皮肤影像学

Imaging in Dermatology

人民卫生出版社
·北京·

图书在版编目（CIP）数据

皮肤影像学 /（美）迈克尔·R.汉布林
（Michael R. Hamblin）主编；许阳主译 . —北京：人
民卫生出版社，2021.3
　ISBN 978-7-117-31142-7

　I.①皮…　II.①迈…　②许…　III.①皮肤病 – 医学
摄影　IV.①R751

　中国版本图书馆 CIP 数据核字（2021）第 006212 号

人卫智网	www.ipmph.com	医学教育、学术、考试、健康，购书智慧智能综合服务平台
人卫官网	www.pmph.com	人卫官方资讯发布平台

图字：01-2019-3248号

皮肤影像学
Pifu Yingxiangxue

主　　译：许　阳
出版发行：人民卫生出版社（中继线 010-59780011）
地　　址：北京市朝阳区潘家园南里 19 号
邮　　编：100021
E - mail：pmph @ pmph.com
购书热线：010-59787592　010-59787584　010-65264830
印　　刷：北京盛通印刷股份有限公司
经　　销：新华书店
开　　本：889 × 1194　1/16　印张：26
字　　数：1061 千字
版　　次：2021 年 3 月第 1 版
印　　次：2021 年 3 月第 1 次印刷
标准书号：ISBN 978-7-117-31142-7
定　　价：398.00 元

皮肤影像学

Imaging in Dermatology

主　编　Michael R. Hamblin
　　　　Pinar Avci
　　　　Gaurav K. Gupta

主　审　崔　勇　孟如松

主　译　许　阳

人民卫生出版社
·北 京·

ELSEVIER

Elsevier (Singapore) Pte Ltd.

3 Killiney Road

#08-01 Winsland House I

Singapore 239519

Tel: (65) 6349-0200

Fax: (65) 6733-1817

序

皮肤病学是建立于直观特征基础上的"视觉科学",因此是最适宜采用各种图像技术的临床二级学科。目前,皮肤影像诊断方法已经渐成体系,显著提高了皮肤科医生的临床诊断及科学研究水平,从根本上改变了皮肤病学的应用模式和发展趋势。同时,日新月异的科学技术进展,必将带给皮肤病学更多更新的影像技术。

Imaging in Dermatology 是一本由哈佛大学医学院麻省总医院 Wellman 光医学中心组织编著的最新的皮肤影像学专著,其内容涉及目前临床使用并逐步推广的技术,如皮肤镜、皮肤超声,以及反射式共聚焦激光扫描显微镜,对于提升我国在这些皮肤影像领域的临床应用与研究水平具有很好的参考价值。同时,本专著还探讨了一些尚处于皮肤科学应用研究阶段的技术,包括偏振散斑成像、拉曼光谱成像、高光谱和多光谱成像、漫反射光谱成像、光声成像等,其呈现的诸多基础和临床相关研究成果已经提示,这些新技术将会成为未来皮肤影像领域的热点。

自 2012 年中华医学会皮肤性病学分会成立皮肤病数字化诊断亚学组、2017 年"中国人群皮肤影像资源库(Chinese Skin Image Database,CSID)"项目启动以来,国内很多学者和相关学术团体积极开展相关工作,协同推进了皮肤影像事业在我国的推广应用和提高。2019 年,在人民卫生出版社及国家卫生健康委员会"十三五"《皮肤性病学》(第 9 版)本科教材、教师版和图谱版配套教材主编和编委团队的共同努力下,皮肤影像相关内容已经整体纳入我国医学教材体系,实现了不同皮肤病学教育阶段的"全覆盖",标示着皮肤影像学已经成为皮肤病学的重要亚专业,并将成为每一名皮肤科医生所必备的知识和技能。

本书主译南京医科大学第一附属医院皮肤科许阳医生,是皮肤科学专业随笔《见山》的作者,也是国家远程医疗与互联网医学中心皮肤影像能力建设委员会委员,近年来在皮肤影像领域辛勤耕耘、成果颇丰。本书译者来自全国多所三甲医院和高等院校,是一群"仰望星空而又脚踏实地"的中青年医生、教师和工程师。译者团队对每一章内容的翻译字斟句酌、精益求精,力求尽量完美地用汉语言表达原意。"信、达、雅"不易,相信这样一本由年轻译者翻译的年轻专业领域的著作,必将使每一位致力于或感兴趣于皮肤影像领域的医生、研究者及学者有所裨益。

未来已来,行稳致远。

中日友好医院副院长、皮肤病与性病科主任
国家远程医疗与互联网医学中心皮肤科专委会主任委员
中国医学装备人工智能联盟皮肤科专委会主任委员
中国人群皮肤影像资源库(CSID)联合创始人

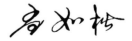

空军特色医学中心皮肤病医院皮肤病影像诊断中心主任、教授
中国体视学学会生物医学分会副主任委员
中国医学装备人工智能联盟皮肤科专委会副主任委员
中国人群皮肤影像资源库(CSID)联合创始人

2021 年 3 月

主　　译

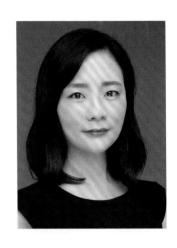

　　许阳,南京医科大学第一附属医院皮肤科主任医师、副教授、硕士生导师,擅长损美性皮肤病诊疗及皮肤影像技术的应用。任中国皮肤科医师协会青年委员、国家远程医疗与互联网医学中心皮肤影像能力建设委员会委员、中华预防医学会皮肤科专业委员会皮肤影像学组副组长等职务。2017年获中国皮肤科医师协会优秀中青年医师奖,2019年出版专著《见山:值得探讨的皮肤科学问题》。

译 者 名 录

（以姓氏拼音为序）

丛　林	解放军总医院第七医学中心	秦　朗　南京医科大学第一附属医院
崔　勇	中日友好医院	沈　雪　成都市第二人民医院
戴　洁	南京医科大学附属南京医院	苏　婷　南京医科大学第一附属医院
范　文	南京医科大学附属常州市第二人民医院	汤华阳　安徽医科大学第一附属医院
范娅琦	同济大学附属皮肤病医院	王　佳　河海大学
郭　泽	安徽医科大学第一附属医院	王大光　南京医科大学第一附属医院
郭　喆	南京医科大学第一附属医院	王佩茹　同济大学附属皮肤病医院
胡　凡	南京医科大学	王上上　复旦大学附属华山医院
胡瑞铭	复旦大学附属华山医院	王文菊　成都市第二人民医院
李　乔	复旦大学附属华山医院	王小燕　南昌大学第二附属医院
李承旭	中日友好医院	吴亚桐　中日友好医院
林尔艺	南方医科大学皮肤病医院	熊喜喜　南京医科大学第一附属医院
刘　娟	南京医科大学第一附属医院	徐　峰　复旦大学附属华山医院
刘厚芳	镇江市第四人民医院	徐丽贤　南京医科大学第二附属医院
刘雯敏	山东第一医院大学附属省立医院	许　阳　南京医科大学第一附属医院
刘业强	同济大学附属皮肤病医院	许德田（冰寒）　同济大学附属皮肤病医院、冰寒护肤实验室
刘珍如	南京医科大学第一附属医院	薛　珂　中日友好医院
刘子菁	南京医科大学第一附属医院	尹　智　南京医科大学第一附属医院
鲁珊珊	南京医科大学第一附属医院	尹慧彬　复旦大学附属华山医院
陆凌怡	宁波市第一医院	于瑞星　中日友好医院
马立文	南京大学附属鼓楼医院	袁　超　同济大学附属皮肤病医院
马仁燕	苏州大学附属苏州九院	张　伟　南京医科大学第一附属医院
马委委	上海市第六人民医院东院	张家安　中国医学科学院皮肤病研究所
孟如松	空军特色医学中心皮肤病医院	郑亚杰　安徽医科大学附属巢湖医院
潘　毅	德国波恩大学附属医院	钟剑波　浙江大学医学院附属杭州市第一人民医院
彭　茂	南京医科大学第一附属医院	周炳荣　南京医科大学第一附属医院

编 者 名 录

J. Aguirre Institute of Biological and Medical Imaging, Helmholtz Zentrum München, Neuherberg, Germany

I. Alarcon Ramon y Cajal Hospital, Madrid, Spain

A. Alavi Hospital of the University of Pennsylvania, Philadelphia, PA, United States

Z. Apalla Aristotle University, Thessaloniki, Greece

G. Argenziano Second University of Naples, Naples, Italy

P. Avci Harvard Medical School & Massachusetts General Hospital, Boston, MA, United States

V. Beylergil Metrohealth Campus of Case Western University, Cleveland, OH, United States

M. Bonmarin Zurich University of Applied Sciences, Winterthur, Switzerland

A.C. Bourgeois The University of Tennessee Graduate School of Medicine, Knoxville, TN, United States

Y.C. Bradley The University of Tennessee Graduate School of Medicine, Knoxville, TN, United States

S.A. Burkes University of Cincinnati, Cincinnati, OH, United States

C.H. Camp, Jr. National Institute of Standards and Technology, Gaithersburg, MD, United States

S. Campos Hospital de Santo António dos Capuchos, Centro Hospitalar de Lisboa Central, Lisboa, Portugal

G.C. Casazza University of Utah School of Medicine, Salt Lake City, Utah, United States

F. Castagnetti Arcispedale Santa Maria Nuova-IRCCS, Reggio Emilia, Italy

G. Charles-Edwards Guy's and St Thomas' NHS Foundation Trust, London, United Kingdom; King's College London, London, United Kingdom

K. Chen Nanyang Technological University, Singapore

R. Cicchi National Institute of Optics, National Research Council (INO-CNR), Sesto Fiorentino, Italy; European Laboratory for Non-linear Spectroscopy (LENS), Sesto Fiorentino, Italy

A. Doronin University of Otago, Dunedin, New Zealand

K.P. Eaton University of Cincinnati, Cincinnati, OH, United States

B.M. Erovic Medical University of Vienna, Vienna, Austria

C.L. Evans Harvard Medical School & Massachusetts General Hospital, Boston, MA, United States

S. Fardin Hospital of the University of Pennsylvania, Philadelphia, PA, United States

D.L. Farkas Spectral Molecular Imaging Inc., Beverly Hills, CA, United States; University of Southern California, Los Angeles, CA, United States

X. Feng University of Massachusetts, Lowell, MA, United States

S. Gardini Arcispedale Santa Maria Nuova-IRCCS, Reggio Emilia, Italy

S. Gholami Hospital of the University of Pennsylvania, Philadelphia, PA, United States

K.E. Göbel University Medical Center Freiburg, Freiburg im Breisgau, Germany; University of Freiburg, Freiburg im Breisgau, Germany

V. Goh Guy's and St Thomas' NHS Foundation Trust, London, United Kingdom; King's College London, London, United Kingdom

S. González Ramon y Cajal Hospital, Madrid, Spain; Universidad de Alcalá, Madrid, Spain; Instituto Ramón y Cajal de Investigación Sanitaria (IRYCIS), Madrid, Spain; Memorial Sloan-Kettering Cancer Center, New York, NY, United States

N. Griffin Guy's and St Thomas' NHS Foundation Trust, London, United Kingdom

G. Guan University of Dundee, Dundee, Scotland, United Kingdom; University of Washington, Seattle, WA, United States

G.K. Gupta Harvard Medical School & Massachusetts General Hospital, Boston, MA, United States

M.R. Hamblin Harvard Medical School & Massachusetts General Hospital, Boston, MA, United States

J. Hegyi Inštitút klinickej a experimentálnej dermatovenerológie, Bratislava, Slovakia

V. Hegyi Inštitút klinickej a experimentálnej dermatovenerológie, Bratislava, Slovakia

H.W. Higgins II Brown University, Providence, RI, United States

D. Ho University of California at Davis, Sacramento, CA, United States; Sacramento VA Medical Center, Mather, CA, United States

Z. Huang University of Dundee, Dundee, Scotland, United Kingdom

D. Ioannides Aristotle University, Thessaloniki, Greece

S.L. Jacques Oregon Health & Science University Portland, OR, United States

J. Jagdeo University of California at Davis, Sacramento, CA, United States; Sacramento VA Medical Center, Mather, CA, United States; State University of New York Downstate Medical Center, Brooklyn, NY, United States

N. Jain Seth G S Medical College and KEM Hospital, Mumbai, India

G.B.E. Jemec Zealand University Hospital, Roskilde, Denmark

L. Kadletz Medical University of Vienna, Vienna, Austria

D. Kapsokalyvas European Laboratory for Non-linear Spectroscopy (LENS), Sesto Fiorentino, Italy

U. Khopkar Seth G S Medical College and KEM Hospital, Mumbai, India

E. Kraeva Sacramento VA Medical Center, Mather, CA, United States

A. Lallas   Aristotle University, Thessaloniki, Greece

E. Lazaridou   Aristotle University, Thessaloniki, Greece

T.K. Lee   BC Cancer Agency, Vancouver, BC, Canada; Vancouver Coastal Health Research Institute and University of British Columbia, Vancouver, BC, Canada

F.A. Le Gal   Geneva University Hospital, Geneva, Switzerland

A. Lencastre   Hospital de Santo António dos Capuchos, Centro Hospitalar de Lisboa Central, Lisboa, Portugal

R.M. Levenson   UC Davis Medical Center, Sacramento, CA, United States

C. Li   University of Dundee, Dundee, Scotland, United Kingdom; University of Washington, Seattle, WA, United States

Q. Liu   Nanyang Technological University, Singapore

C. Longo   Arcispedale Santa Maria Nuova-IRCCS, Reggio Emilia, Italy

H. Lui   University of British Columbia and Vancouver Coastal Health Research Institute, Vancouver, BC, Canada; BC Cancer Agency, Vancouver, BC, Canada

N. MacKinnon   Spectral Molecular Imaging Inc., Beverly Hills, CA, United States

A. Mamalis   University of California at Davis, Sacramento, CA, United States; Sacramento VA Medical Center, Mather, CA, United States

I. Markhvida   Vancouver Coastal Health Research Institute and University of British Columbia, Vancouver, BC, Canada

D.I. McLean   University of British Columbia and Vancouver Coastal Health Research Institute, Vancouver, BC, Canada; BC Cancer Agency, Vancouver, BC, Canada

I. Meglinski   University of Otago, Dunedin, New Zealand; University of Oulu, Oulu, Finland

M.M. Monroe   University of Utah School of Medicine, Salt Lake City, Utah, United States

A.J. Moy   University of Texas at Austin, Austin, TX, United States

V.A. Neel   Massachusetts General Hospital, Boston, MA, United States

S.F. Nemec   Medical University of Vienna, Vienna, Austria

V. Ntziachristos   Institute of Biological and Medical Imaging, Helmholtz Zentrum München, Neuherberg, Germany

M. Omar   Institute of Biological and Medical Imaging, Helmholtz Zentrum München, Neuherberg, Germany

Y.H. Ong   Nanyang Technological University, Singapore

J.R. Osborne   Memorial Sloan Kettering Cancer Center, New York, NY, United States; Weill-Cornell Medical College, New York, NY, United States

Alexandru D.P. Papoiu   Therapeutics Inc., San Diego, CA, United States

A.S. Pasciak   The University of Tennessee Graduate School of Medicine, Knoxville, TN, United States; The University of Tennessee Medical Center, Knoxville, TN, United States

F.S. Pavone   National Institute of Optics, National Research Council (INO-CNR), Sesto Fiorentino, Italy; European Laboratory for Non-linear Spectroscopy (LENS), Sesto Fiorentino, Italy

G. Pellacani   University of Modena and Reggio Emilia, Modena, Italy

J.A. Perez   Memorial Sloan Kettering Cancer Center, New York, NY, United States

B. Peters   University Hospital Antwerp, Edegem, Belgium; AZ Sint-Maarten, Mechelen-Duffel, Belgium

B.W. Petersen   Brown University, Providence, RI, United States

S. Piana   Arcispedale Santa Maria Nuova-IRCCS, Reggio Emilia, Italy

M. Ragazzi   Arcispedale Santa Maria Nuova-IRCCS, Reggio Emilia, Italy

R. Randall Wickett   University of Cincinnati, Cincinnati, OH, United States

A.H. Rook   Hospital of the University of Pennsylvania, Philadelphia, PA, United States

C. Rowlands   Massachusetts Institute of Technology

M. Schwarz   Institute of Biological and Medical Imaging, Helmholtz Zentrum München, Neuherberg, Germany

A. Sidoroff   Medical University of Innsbruck, Innsbruck, Austria

P.T.C. So   Massachusetts Institute of Technology; Laser Biomedical Research Center; Singapore-MIT Alliance for Science and Technology (SMART) Center

L. Tchvialeva   Vancouver Coastal Health Research Institute and University of British Columbia, Vancouver, BC, Canada

L. Themstrup   Zealand University Hospital, Roskilde, Denmark

J.W. Tunnell   University of Texas at Austin, Austin, TX, United States

F.M. Vanhoenacker   University Hospital Antwerp, Edegem, Belgium; AZ Sint-Maarten, Mechelen-Duffel, Belgium; University Hospital Ghent, Ghent, Belgium

F. Vasefi   Spectral Molecular Imaging Inc., Beverly Hills, CA, United States

M.O. Visscher   University of Cincinnati, Cincinnati, OH, United States

H. Wang   Harvard Medical School & Massachusetts General Hospital, Boston, MA, United States

L.V. Wang   Washington University in St. Louis, St. Louis, Missouri, United States

R. Wang   University of Washington, Seattle, WA, United States

T.J. Werner   Hospital of the University of Pennsylvania, Philadelphia, PA, United States

O. Westerland   Guy's and St Thomas' NHS Foundation Trust, London, United Kingdom

X. Wortsman   University of Chile, Santiago, Chile

A.N. Yaroslavsky   University of Massachusetts, Lowell, MA, United States; Massachusetts General Hospital, Boston, MA, United States

E. Yew   Singapore-MIT Alliance for Science and Technology (SMART) Center

C. Yuen   Nanyang Technological University, Singapore

H. Zeng   University of British Columbia and Vancouver Coastal Health Research Institute, Vancouver, BC, Canada; BC Cancer Agency, Vancouver, BC, Canada

J. Zhao   University of British Columbia and Vancouver Coastal Health Research Institute, Vancouver, BC, Canada; BC Cancer Agency, Vancouver, BC, Canada

Y. Zhou   Washington University in St. Louis, St. Louis, Missouri, United States

献　　词

致我一生挚爱，我美丽的妻子 Angela，我们已执手走过 36 年。

Michael R. Hamblin

献给 Ari，Afsin，Atul，Thao，Thomo，Theo，Yair 和 Zehra，他们给予我真诚而宝贵的建议、鼓励和支持。

Pinar Avci

献给我的父母 Dr. Ram P Gupta 和 Sudha Gupta，以及我的爱妻，我最好的朋友 Dr. Tanupriya Agrawal。

Gaurav K. Gupta

目　　录

第 1 章

皮肤影像学简介

M. R. Hamblin, P. Avci, G. K. Gupta

皮肤科是最重要的医学专业之一。皮肤病的患病率超过肥胖、高血压和癌症三者之和[1]。据估计,美国有 1/3 的人患有皮肤病,占美国初级保健就诊人数的 12.4%。尽管皮肤科医生数量增长的速度超过美国人口(1970—2010 年,每 100 000 人增加 1.9~3.2 人)[2],但皮肤科医生总体数量仍然不足[3]。

皮肤病学源于对皮肤的视觉观察。1025 年,波斯 Avicenna(也称为 Ibn Sina)所著医学典籍中,记录了包括皮肤癌[4]在内的各种皮肤病的治疗方法。1572 年,在意大利威尼斯 Girolamo Mercuriale 出版了 De morbis cutaneis(《论皮肤病》),被认为是第一本致力于皮肤病学的科学作品[5]。出生于伦敦的 Daniel Turner 在美国殖民地(后来成为美国)Connecticut 获得了耶鲁大学的第一个博士学位[6]。有趣的是,1712 年,Turner 也出版了一本名为 De morbis cutaneis 的书,副标题“皮肤病发作论”。这是第一本所用语言为英语的皮肤病学著作[7]。1777 年,Anne-Charles Lorry(1726—1783)发表了 700 页的 Tractatus de morbis cutaneis,首次将皮肤作为一个器官[8]。Jean-Louis Alibert(1768—1837)是法国皮肤病学的先驱。Alibert 是路易十八和查理十世的私人医生,1823 年被任命为巴黎药物学和治疗学教授[9]。Alibert 引入了一种皮肤病分类系统,称之为“皮肤病之树”。1806 年,他出版了第一本彩色皮肤病图谱 Descriptions des maladies de la peau:observeés à l'Hôpital Saint-Louis,et exposition des meilleures méthodes suivies pour leur traitement[10]。19 世纪中叶,Ferdinand von Hebra 创立了维也纳皮肤病学院[11],并成为皮肤病学研究的主要学术中心之一。

在 19 世纪后半叶及 20 世纪初期,皮肤病理学在皮肤病学中起着越来越重要的作用,活检标本的病理表现成为诸多皮肤疾病诊断的“金标准”。然而,到了 21 世纪,这种现状可能会开始发生一些改变,而造成这种变化的主要原因之一在于,几乎每个医学分支领域中都在迅猛增加使用的无创成像技术。

爆发性增长使用医学成像技术的源头可以追溯到 X 线的发现。1895 年,Wilhelm Conrad Rontgen(1845—1923)发现具有高度穿透的辐射,称之为“X 线”(表示未知数量),尽管其他人也称之“Rontgen 射线”。1901 年,Rontgen 被授予诺贝尔物理学奖。随后不久,这种新的放射科学便开始被实际应用。1897 年的希腊 - 土耳其战争中,战场放射成像用于检测受伤士兵体内的子弹。摄片装置由伦敦 Miller and Woods 公司提供,该装置由蓄电池供电(铅 - 硫酸电池的先驱),并用 15 个货箱运送到比雷埃夫斯[12]。

在 Rontgen 发现 X 线的同年,Henri Becquerel(1852—1908,巴黎国家自然历史博物馆物理学教授)正在研究具有磷光的铀盐。他最初认为穿透性辐射源于暴露于明亮阳光下的铀盐磷光,但很快发现辐射来自铀本身,而无需任何外部激发。1903 年,放射性铀的发现使他与居里夫人及其丈夫皮埃尔·居里共同获得诺贝尔物理学奖[13]。

20 世纪上半叶,射线照片仍然是唯一广泛使用的成像模式。20 世纪 50 年代,位于 Tennessee 的 Oak Ridge 国家实验室首次生产并将放射性核素(放射性同位素)用于医疗,此后核医学成为了一个医学专业。而直线扫描仪和伽马闪烁相机的发展使之成为一个技术成熟的医学影像专业[14]。

1922 年,法国皮肤病学家 Andre Bocage(1892—1953)[15]在所注册的专利中描述了传统断层成像术(在相反方向上同步旋转 X 射线管和胶片)。然而,直到 20 世纪 70 年代具备了足够的计算能力后,计算机断层扫描(CT)才成为主要成像模式之一,对软组织和骨骼均可成像。1971 年,英国伦敦 Atkinson Morley 医院对一名疑似额叶脑瘤的患者进行了首次 CT 扫描。所采用的机器是 Godfrey Hounsfield 及其团队在 Hayes 的 EMI 中心研究实验室所研发的样机[16]。

纽约市哥伦比亚大学 Pupin 物理实验室 Isidor I. Rabi 教授(1898—1988)在 1937 年观察到量子现象将之称为“核磁共振”(nuclear magnetic resonance,NMR)。他发现原子核(特别是氢原子)暴露于足够强度的磁场时可吸收并发射无线电波。因此于 1944 年获诺贝尔物理学奖[17]。Raymond Vahan Damadian 是一位来自亚美尼亚的美国人,被誉为核磁共振成像(magnetic resonance imaging,MRI)设备原理的发明者[18]。他在钠钾活细胞研究领域的经验使之开始首次 NMR 的实验研究。1969 年他首次提出 MR 人体扫描仪。Damadia 发现肿瘤和正常组织可以在体经 NMR 鉴别,

因肿瘤 T_1（纵向）或 T_2（横向）弛豫时间均较长[19]。1977 年，Damadian 是第一个对人体进行全身扫描来诊断癌症的人。然而，Damadian 的点扫描技术即场聚焦核磁共振（field focused NMR，FONAR）较为耗时，与之相比，Paul C. Lauterbur 和 Sir Peter Mansfield 的设备因基于场梯度并可提供线性定位而胜出。在一项有争议的决定中，2003 年，诺贝尔委员会将诺贝尔生理学或医学奖授予 Lauterbur 和 Mansfield，而无 Damadian[20]。该决定颇受争议，因诺贝尔奖可同时最多有 3 名得主。

正电子发射断层扫描（positron emission tomography，PET）是一种核医学成像技术，可将体内生物活性过程进行三维成像。当特定类型的放射性核素同位素发射的正电子时，该系统可检测到伽马射线对。将 PET 同位素标记于生物活性分子后，可作为体内示踪剂。计算机分析重建体内示踪剂的三维浓度图像。现代 PET-CT 扫描仪采用实时 CT 放射扫描技术可在同一台机器上实现三维成像[21]。1953 年，Sweet 和 Brownell 报道了采用正电子发射同位素来定位脑肿瘤[22]，由宾夕法尼亚大学医院 Martin Reivich、David Kuhl、Abass Alavi 及 Brookhaven 国家实验室的 Alfred Wolf 组成的协作小组采用了 2- 氟 -2- 脱氧 -D- 葡萄糖（[18] 氟）作为葡萄糖 - 类似物的示踪剂[23]。1976 年 8 月，Alavi 在宾夕法尼亚大学首次将该化合物应用于 2 名健康志愿者，经普通（非 PET）核扫描所得脑图像显示了该器官中 [18] 氟 - 脱氧葡萄糖（fluorodeoxyglucose，FDG）的浓度[24]。David Townsend 博士和 Ronald Nutt 博士等人发明了 PET-CT 扫描仪[25]，2000 年被《时代》杂志评为该年度医学发明。

用于诊断成像的超声波称为"超声成像"。出生于英国的物理学家 John Wild（1914—2009）在 1949 年首次使用超声波来测量肠组织厚度[26]。他被称为"医学超声之父"[27]。Glasgow Royal Maternity 医院的 Ian Donald 教授等人首次在腹部肿块的志愿者中采用超声进行诊断[28]。

Donald 和 James Willocks 博士随后将其技术改进用于产科，包括测量胎儿头围、评估胎儿大小和生长情况[29]。

光学成像涵盖了很大领域，很难确定何时开始首次医学应用。也许是 1270 年意大利佛罗伦萨开始使用的眼镜，也许是 1950 年荷兰 Hans 和 Zacharias Janssen 父子二人使用的复合显微镜，也可能是用于疾病诊断的光学成像（正如一般科学界所理解的）和生物医学光学，尤其是 20 世纪 90 年代发现的光学相干断层成像（optical coherence tomography，OCT）技术[30]，尽管在此前多年已经有各种荧光和其他较简单光学成像技术的零星应用。现在已经有更多、更为复杂的光学成像方法正在被研究和探索，比如体内共聚焦显微镜[31]、光学频域成像[32]、漫反射光学成像[33]、荧光断层成像[34]、布里渊显微镜[35]、切伦科夫成像[36]、偏振敏感技术[37] 和光声技术[38] 等。

本书旨在汇总皮肤病学领域所使用的各种医学成像技术信息。

本书首先描述了简单光学成像技术，包括临床实践中常规使用的皮肤镜、毛发镜和甲镜。第 2 章，Sidoroff 教授讨论了皮肤病学中临床摄影的功能和作用。第 3 章，Lallas 等概述了黑色素细胞性和非黑色素细胞性肿瘤、炎症性和感染

性皮肤病的皮肤镜基本特点。第 4 章，Khopkar 和 Jain 重点讲述了非瘢痕性和瘢痕性秃发、遗传性毛发疾病、银屑病、脂溢性皮炎的诊断特征。第 5 章，Lencastre 和 Campos 描述了甲肿瘤、甲细菌和真菌感染，以及炎症性甲病的皮肤镜特征。第 6 章，Themstrup 和 Jemec 概述了光学相干断层成像在非黑色素细胞性皮肤肿瘤（尤其是基底细胞癌和光化性角化病）中的应用。第 7 章，Mamalis 等概述了光学相干断层成像在评估皮肤纤维化中的具体应用。第 8 章，Lee 等讨论了将偏振散斑技术用以评估皮肤粗糙度，进而辅助鉴别诊断黑色素瘤与其他良性皮肤病变，如脂溢性角化病。第 9 章，Hegyi 和 Hegyi（两位编者姓氏相同）介绍了采用荧光来检测和定位边界不清的良性皮肤病变。第 10 章，Longon 等描述了新型成像技术——离体荧光共聚焦显微镜的临床应用。第 11 章，Wang 和 Evans 描述了相干拉曼散射显微镜技术，不仅可以提供皮肤形态和结构信息，还能提供化学和分子信息。第 12 章，Zhao 等学者介绍了两种可在体进行皮肤评估的系统，即快速实时拉曼系统和成像引导的共聚焦拉曼系统。第 13 章，Chen 及其同事介绍了表面增强拉曼光谱的概念，并讨论了如何使用无毒纳米级底物和目标分子进行透皮测量。第 14 章，Camp 概述了宽带相干反斯托克斯 - 拉曼散射光谱。第 15 章，Alarcon 等讨论了反射共聚焦显微镜，可达到与组织学类似的分辨率，进行水平方向皮肤分析。第 16 章，Vasefi 等人描述了皮肤病学中的高光谱和多光谱成像。高光谱成像生成三维数据立方体，包含了每个像素的吸收、反射或荧光光谱数据。第 17 章，Moy 和 Tunnell 介绍了漫反射光谱及其在皮肤病学中的应用，包括皮肤肿瘤、鲜红斑痣、红斑、防晒评估和烧伤，此外还介绍了将漫反射与其他光学方法相结合的未来方向。第 18 章，Ho 等人概述了对在体和离体皮肤标本进行光谱成像的方法。第 19 章，So 等人讨论了多光子成像在研究皮肤免疫反应、老化和再生中的用途。第 20 章，Cicchi 等人主要描述了双光子显微镜、二次谐波生成显微镜，以及两者联合用于区分表皮、鉴定真皮特征。第 21 章，Jacques 则强调了共聚焦反射和偏振光成像的原理。第 22 章，Yaroslavsky 等人概述了皮肤病理和老化状态的偏振光学成像特征。第 23 章，Huang 等人使用表面声波技术定义了皮肤的机械特性，这是一种新颖的相敏 OCT 技术与简单机械脉冲面波刺激的结合。第 24 章，Zhou 和 Wang 讨论了光声层析成像在原发性和转移性黑色素瘤中的使用。第 25 章，Wortsman 总结了超声在常见皮肤、指甲及毛发疾病中的应用。第 26 章，Schwarz 等人描述了光栅扫描光声介观检查，这是一种可穿透至组织中数毫米的高分辨率光学成像技术。第 27 章，Petersen 和 Higgins 阐述了全身摄影和系列数字皮肤镜摄影在皮肤病学中的应用。第 28 章，Papoiu 介绍了功能性 MRI 在检测大脑处理瘙痒机制方面的应用。第 29 章，Göbel 概述了皮肤 MRI。第 30 章，Westerland 等人讨论了 MRI 在肛门生殖器化脓性汗腺炎治疗中的具体应用。第 31 章，Bonmarin 和 Gal 综述了热成像目前在皮肤病学领域中的技术和应用。第 32 章，Bourgeois 等描述了 PET 联合 CT 在皮肤黑色素瘤的分期、成像和监测中的应用。第 33 章，Beylergil 等人介绍了梅克尔细胞癌中分子成像的概念。第 34 章，Kadletz 等人描述了其他成像技术在梅克尔细

胞癌中的使用,如超声、CT、MRI 和淋巴闪烁成像。第 35 章,
Fardin 等人描述了 FDG-PET-CT 在皮肤淋巴瘤中的应用。
第 36 章,Casazza 和 Monroe 概述了头颈部皮肤鳞状细胞癌
的成像。第 37 章,Peters 和 Vanhoenacker 列出了转移性黑
色素瘤的成像模式。在最后一章即第 38 章里,Visscher 等
人讨论了皮肤病学领域中最先进的技术、新兴方法和图像处
理的未来需求。

(郑亚杰　崔勇　孟如松　译)

参考文献

[1] Bickers DR, et al. The burden of skin diseases 2004: a joint project of the American Academy of Dermatology Association and the Society for Investigative Dermatology. J Am Acad Dermatol 2006;55(3):490−500.

[2] Yoo JY, Rigel DS. Trends in dermatology: geographic density of US dermatologists. Arch Dermatol 2010;146(7):779.

[3] Kimball AB, Resneck Jr JS. The US dermatology workforce: a specialty remains in shortage. J Am Acad Dermatol 2008;59(5):741−5.

[4] Abdel-Halim RE. The role of Ibn Sina (Avicenna)'s medical poem in the transmission of medical knowledge to medieval Europe. Urol Ann 2014;6(1):1−12.

[5] Siraisi NG. History, antiquarianism, and medicine: the case of Girolamo Mercuriale. J Hist Ideas 2003;64(2):231−51.

[6] Editorial. Daniel Turner (1667−1740): dermatologist, surgeon, physician. JAMA 1970;213(5):863−4.

[7] Loewenthal LJ. Daniel Turner and "De morbis cutaneis". Arch Dermatol 1962;85:517−23.

[8] Everett MA. Anne-Charles Lorry: the first French dermatologist. Int J Dermatol 1979;18(9):762−4.

[9] Karamanou M, et al. Baron Jean-Louis Alibert (1768−1837) and the first description of mycosis fungoides. J BUON 2014;19(2):585−8.

[10] Alibert JL. Description des maladies de la peau: observées à l'Hôpital Saint-Louis, et exposition des meilleures méthodes suivies pour leur traitement. Bruxelles, Belgium: Wahlen; 1825.

[11] Finnerud CW. Ferdinand von Hebra and the Vienna school of dermatology. AMA Arch Derm Syphilol 1952;66(2):223−32.

[12] Ramoutsaki IA, Giannacos EN, Livadas GN. Birth of battlefield radiology: Greco-Turkish war of 1897. Radiographics 2001;21(1):263−6.

[13] Dutreix J, Dutreix A. Henri Becquerel (1852−1908). Med Phys 1995;22(11 Pt 2):1869−75.

[14] Williams LE. Anniversary paper: nuclear medicine: fifty years and still counting. Med Phys 2008;35(7):3020−9.

[15] Editorial. Andr'e Bocage (1892−1953): French tomographer. JAMA 1965;193:233.

[16] Webb S. Historical experiments predating commercially available computed tomography. Br J Radiol 1992;65(777):835−7.

[17] Shampo MA, Kyle RA, Steensma DP. Isidor Rabi: 1944 Nobel laureate in physics. Mayo Clin Proc 2012;87(2):e11.

[18] Prasad A. The (amorphous) anatomy of an invention: the case of magnetic resonance imaging (MRI). Soc Stud Sci 2007;37(4):533−60.

[19] Damadian R. Tumor detection by nuclear magnetic resonance. Science 1971;171(3976):1151−3.

[20] Dreizen P. The Nobel prize for MRI: a wonderful discovery and a sad controversy. Lancet 2004;363(9402):78.

[21] Bailey DL, et al. Positron emission tomography: Basic sciences. Secaucus, NJ: Springer-Verlag; 2005.

[22] Sweet WH, Brownell GL. Localization of brain tumors with positron emitters. Nucleonics 1953;11:40−5.

[23] Gallagher BM, et al. Radiopharmaceuticals XXVII: ^{18}F-labeled 2-deoxy-2-fluoro-d-glucose as a radiopharmaceutical for measuring regional myocardial glucose metabolism in vivo: tissue distribution and imaging studies in animals. J Nucl Med 1977;18(10):990−6.

[24] Reivich M, et al. Measurement of local cerebral glucose metabolism in man with ^{18}F-2-fluoro-2-deoxy-d-glucose. Acta Neurol Scand Suppl 1977;64:190−1.

[25] Beyer T, et al. A combined PET/CT scanner for clinical oncology. J Nucl Med 2000;41(8):1369−79.

[26] Wild JJ, Neal D. Use of high-frequency ultrasonic waves for detecting changes of texture in living tissues. Lancet 1951;1(6656):655−7.

[27] Brady T. Wild ideas: medical researcher and inventor John Julian Wild led the field of ultrasound medicine. Minn Med 2010;93(3):19−21.

[28] Donald I, Macvicar J, Brown TG. Investigation of abdominal masses by pulsed ultrasound. Lancet 1958;1(7032):1188−95.

[29] Willocks J, et al. Foetal cephalometry by ultrasound. J Obstet Gynaecol Br Commonw 1964;71:11−20.

[30] Huang D, et al. Optical coherence tomography. Science 1991;254(5035):1178−81.

[31] Villringer A, et al. Confocal laser microscopy to study microcirculation on the rat brain surface in vivo. Brain Res 1989;504(1):159−60.

[32] Pogue BW, et al. Initial assessment of a simple system for frequency domain diffuse optical tomography. Phys Med Biol 1995;40(10):1709−29.

[33] Pogue B, et al. Comparison of imaging geometries for diffuse optical tomography of tissue. Opt Express 1999;4(8):270−86.

[34] Graves EE, et al. A submillimeter resolution fluorescence molecular imaging system for small animal imaging. Med Phys 2003;30(5):901−11.

[35] Scarcelli G, Yun SH. In vivo Brillouin optical microscopy of the human eye. Opt Express 2012;20(8):9197−202.

[36] Li C, Mitchell GS, Cherry SR. Cerenkov luminescence tomography for small-animal imaging. Opt Lett 2010;35(7):1109−11.

[37] de Boer JF, et al. Two-dimensional birefringence imaging in biological tissue by polarization-sensitive optical coherence tomography. Opt Lett 1997;22(12):934−6.

[38] Li C, Wang LV. Photoacoustic tomography and sensing in biomedicine. Phys Med Biol 2009;54(19):R59−97.

第 2 章

皮肤病学临床摄影

A. Sidoroff

引言

临床皮肤病学很大程度上依赖于视觉印象。虽然触诊、嗅觉及患者病史有助于诊断,但临床医生更多依赖于视觉所见而初步评估临床疾病。文字描述准确,但无法接近且永不可取代视觉感知。在摄影术发明之前,只有三种方式来描述和传达这种视觉感知:熟练的插画师绘制图像、蜡像模具(疾病受累部位的三维蜡制品)及现场检查患者。这些方法的主要目的在于学习和教学,而可视化是医学教育的重要组成部分。19 世纪初,约瑟夫·尼普切(Joseph Nicéphore Niépce)发明的平版印刷术和路易斯·达盖尔(Louis Daguerre)发明的银版照相术使该领域发生了翻天覆地的变化[1],但直到几十年后,摄影才被大众所接受。1900 年左右,医学科学出版物中开始使用摄影照片(图 2.1)。

临床摄影机会的增多深远地影响了光学信息的传递,

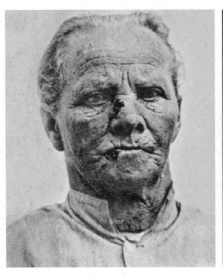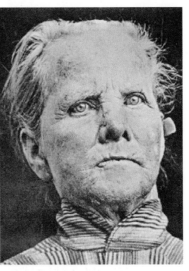

图 2.1　1900 年左右,NMSC 早期光动力治疗记录

且非局限于皮肤病学。拍摄主体(皮肤)的可及性使得皮肤病学从这项技术中获益非比寻常。皮肤病照片可印刷,亦可投影至屏幕用于临床会议和教学机构的讲座。接下来是计算机的开发和普及,以及由此产生的数字化临床照片(始于扫描模拟照片或幻灯片)。数码摄影的发展成为提高现代临床皮肤病学地位的重大突破[2]。皮肤科医生通过数码相机和电脑可极其便捷地拍摄和存储患者照片。本章旨在探讨该技术在皮肤病学中的应用[3-5]。

设备

如今,市场上充斥着各式各样的数码相机。从昂贵的高分辨率成像系统到手机自带的集成相机,可满足各类需求。选择的范围从数千美元的成像系统到几乎人人拥有的并随时可用的摄影设备,例如,具备摄影功能的手机[6,7]。

当然,相关的问题仍是拍照的目的。尽管如此,即使在最佳条件下使用高端智能手机摄像头也足以满足印刷媒体(如医学期刊)的基本分辨率要求。会谈或讲座投影分辨率的要求甚至更低。大规模高分辨率打印的需求相当有限,且非临床常规应用。

鉴于摄影器械领域的极速发展,仅列部分问题以助于选择合适设备:

● 相机是否具有拍摄全景和特写镜头的功能? 许多简单的"即取即拍"设备在微焦范围内成像受限,不能用于近景特写。而厂商提供的参数是最佳光照条件下的测量值,仅能作参考。

● 自动对焦系统[8]是否能够处理低对比度图像? 特别是在特写镜头情况下,正常皮肤和病变皮肤之间对比度可能非常低。较便宜的成像系统可能难以聚焦感兴趣的区域。

● 集成闪光灯是否足够? 正面闪光可能丢失皮损的三维特征。(额外的侧光源可使立体状态重现,如荨麻疹皮损、环状肉芽肿。)

● 各种参数因素可以对照片结果产生多大的影响? 大多数便宜且易于使用的相机具有针对标准情景的自动算法,但对最终照片的影响有限。在皮肤病学中拍摄临床照片并非标准情景。根据皮肤科医生实际需要调整焦距、白平衡和照片标签等。但需注意的是,更改设置是一个需要大量的专业知识且耗时的过程。

● 如何才算标准化照片? 治疗前后照片应在完全相同的光线条件下设置相机,图片才有意义。从不同的角度进行闪光或自动白平衡的轻微变化,可使两张照片无法进行有效的比较。这同样适用于色素性病变的随访拍摄(若未使用特殊的痣随访设备)。在这种情况下,自动调节参数的摄像机几乎没有用处。显然,摄影参数及患者体位的标准化才能使照片具有可比性[9]。

● 如何建立相机系统和现有计算机系统的连接? 通常情况下,相机将图像存储在记忆卡上,然后数据被传输到计算机。这可能是一个繁琐的过程。从导入功能整合到临床记录软件,再到复杂(和昂贵)的系统,可以实现不同水平上的软件对相机的完全操控。这种情况下的主要问题是全面

整合通常仅限于少数相机。

● 数据安全性或真实性能否得到验证? 如上所述,许多相机系统可自动调节闪光和对焦参数。因为这些算法基于一般消费者需求,所得到的图像可能无法满足皮肤病学领域成像的需求。对典型皮损颜色的后期处理必不可少,例如皮肌炎中的淡紫红色红斑。从另一方面讲,这张照片已被"人为处理"了。而有些系统要求不可处理照片。这就要求原始图像在拍摄时即达完美,而这种情况又很少见。

● 什么是照度质量? 综上所述,显然光线条件与相机系统本身一样重要,特别当需要比较照片或需记录三维状态时。集成闪光灯、环形闪光灯、外部闪光灯、自然光或室内人造光均可产生不同效果。

总之,对于皮肤科医生而言,因光学记录需求各异且无通用标准,因此没有最佳摄像设备。依据不同照相目的、医生技术和成本,选择相机是一个高度个体化的决定。

拍摄皮肤临床照片的"艺术"

质量差的照片通常不是技术不足或相机设备选择不足,而是技术不熟练。与每项技能一样,学习曲线不能忽略。低质量照片通常是由摄影师不够细心造成的。特别是照度和对聚焦细节的选择是照片最终提供视觉信息的重要组成部分。只是对准和拍摄(如其他情况摄影的宣传那样)可能不足以拍出理想的皮肤疾病图像。例如,如前所述,要突出病变的浸润/隆起,侧光则很重要。正前方内置闪光灯永远无法突出这种形态特征。或者,病变部位的特写照片又不能显示皮疹的整体分布或其随时间的潜在变化。虽然日常临床工作中常规使用临床摄影,但皮肤病学教育课程中并没有重视摄影技术。此外,鲜有文章和课程涉及该主题。大多数教育机构在教授皮肤科医生如何拍摄高质量、信息丰富的临床照片方面尚有很大的提升空间。了解相机的适用场合和如何使用相机同样重要,数小时即可领会要义,此后即为经验积累。

为什么拍摄照片

据估计,皮肤病学必须处理 3 000 种诊断[至少欧洲如此,其中包括了自身免疫性疾病、恶性肿瘤、过敏性疾病、性传播疾病(sexually transmitted disease,STD)及其他疾病]。如前所述,皮肤科医生已有一套专业术语来用文字描述皮肤病的形态。原发性皮损、继发性皮损、分布模式,特别是颜色术语的使用,如果使用得当,根据临床表现描述,即可作出诊断。一方面,文字描述在很大程度上取决于所使用的语言。此外,编写这些描述需要花费大量时间。良好的临床照片可以省去大量描述性词语,且更客观,即不易受描述者偏见的影响。时间宝贵。拍摄照片并将其存储在患者的病历上只需要几分钟,而用文字描述皮肤病可能需要 1 个多小时。然而,拍照的明显省时优势却有一个通常被低估的弊端——必须用文字描述视诊所得才可全面分析患者,这一直是诊断技能的基石。另一方面,不一定非得是皮肤科医生才能拍照;

拍照不需要文字描述中的分析能力。然而,通过照片获得的记录越好,人们对真实所见的关注就越少。照片过于频繁的取代而非临床观察的有力补充,会形成一个恶性循环。

照片作为教育工具

毫无疑问,临床照片对教学意义重大。皮肤病学是一门视觉临床经验非常重要的专业,实际上有着无与伦比的作用。一旦有人观察到一种罕见的疾病,相关的突触就会记住它并在下次看到时将其记起。与视觉真实性相比,照片只是一位黯然失色的亚军。这两种感知模式之间差异之大超过预计。联想记忆是一个非常复杂的过程。这意味着在教科书"典型病变"图片之外,直接与患者交流可提供一系列可能与疾病本身无关的细节,患者的相貌、状况、姓名和当时的环境显然都不是重要信息,但在回忆疾病时则可能会非常有用。教科书或纸上的照片缺乏这些次要的"附加内容"。大多数时候,照片不像患者那样受到关注,特别是当它只是教科书中海量信息的一部分时。尽管如此,作为相关纯文本的补充,正确的照片对于给出相关疾病的印象非常有帮助。即使这样,人们也意识到,皮肤科医生看到他或她曾经在教科书或讲座中看到过的现实世界中的某种皮肤病之前,可能已经过去了好几年,甚至一辈子都没有遇到。

照片作为诊断工具

大量的典型临床实际是检查(罕见的)皮肤病后并不能作出诊断。大量皮肤疾病以及它们往往有的不典型的表现,以及随着时间推移而改变的外在形态,使医生们不可能记住所有的可能性。因此,优秀的临床医生会提出各种鉴别诊断。在这种情况下,在文献或照片数据库中找到合适、可比较的照片极有帮助。尽管有一些关于皮肤病学鉴别诊断的书籍,但找到合适的照片仍然是一项冗长、繁琐的工作。创建皮肤病学图谱的基本理念已被许多机构(学术和商业)采纳。虽然很容易找到某种疾病的图片,但通过描述性搜索术语查找照片仍是一个挑战。

这就是文字描述和使用正确标准词汇的作用。遗憾的是,到目前为止,仍未有关于皮肤疾病的目录或编码。同样,良好的参考图片有助于正确的诊断。

在此背景下需要考虑的额外三个方面

首先,使用新技术以电子媒体传输照片相对容易。但是,必须保证数据安全性和机密性。一旦满足这一条件,在具有挑战性的案例中获得第二意见就变得非常容易。此外,如果传送的信息足够的话,不同的远程皮肤科治疗方法可以使患者省去从偏远地区到专业中心不必要的旅行[10,11]。

其次,关于皮肤疾病的变化性。一种常见的情况是,当患者到皮肤科医生处就诊时,临床情况已经发生变化,从而无法进行明确诊断。越来越多的患者试图在疾病急性期通过自己拍照来克服这个问题。据我们所知,这种方法尚未经正式评估,也无统计数据,但据个人经验这种方法非常有用,临床照片特别适用于短期变化的疾病或急性期到就诊的时间长于预期的疾病。

最后,某些国家或机构中,仍是临床经验丰富的皮肤病理学家采用组织学切片阅片,临床图片对于建立临床病理学联系非常有用。通常的方法是先检查组织病理切片,再看临床照片可有助于明确诊断或质疑皮肤活检结果,特别是当临床医生和组织病理学家之间互动成为可能时。

照片作为文档工具

文档记录已成为医疗常规中最耗时的一部分。虽然有许多非医疗原因的广泛记录,但从医学角度看,临床照片在查看皮肤病的演变或不同医生治疗同一个患者时非常有用,尤其是大型医院中的病例。

照片作为研究工具

皮肤病学历史悠久。许多疾病名称(如蕈样肉芽肿,一种与真菌无关的皮肤 T 细胞淋巴瘤)及其分类可追溯到很久之前。这里不参与统合派与分割派的讨论,但很明显,新观念强调应重新评估临床模式[12]。形态相似的疾病常有截然不同的病因,不同形态表现可能源自同一种疾病。已有大量工作将基础研究成果转化为临床实践。一种方法是观察临床照片并找出其中的细微差别。但仍需找到基本共同点,将一组临床表现从属于一种疾病。而这一过程,尤其对于罕见疾病,常所需时间长于可发表允许的时间。许多机构拥有大量临床照片(包括数码、印刷照片及幻灯片)。回顾性筛选此类疾病存档材料可重新评估临床形态学,但同样,存档文书越完备,结果越好。

从患者视角的摄影

从日常生活中我们知道许多健康人不喜欢被拍照。而在诊室中,当疾病成为可见缺陷时,这种不适感会加剧[13,14]。目前的主要策略是向患者解释临床照片是皮肤病学文档记录的常规部分(如,与其他学科的 X 光片类比)。强调皮肤病是一个动态过程,照片是记录疾病不同阶段及其演变的最佳方式,这通常有帮助。让病变可见可让患者更易接受治疗(如,位于患者自己不可见部位的皮损,或使用荧光诊断等技术才可见的亚临床病变)。不言而喻,应尽可能减少患者拍照时的不适感,以免比疾病本身更让其感到耻辱。比如当患者的生殖器部位不在需记录范围时应进行遮挡。另一个策略是避免拍摄面部。虽然从医生的角度,这种方法存在缺陷,因为医生通常通过面部识别患者快于姓名识别,且更容易定位和重定位照片。有时对于疾病的诊断和记录而言,身体的某些部位不受影响也很重要。当拍摄明显健康皮肤的部位时,应与患者沟通。患者也会在意所使用的相机系统。在一项针对 300 名患者的研究中,97.7% 的人更接受医院的摄像设备而非医生的相机或智能手机[15]。

从法律视角的摄影

综上所述,从医学角度而言,数字成像技术在教育和临床实践方面无疑具有巨大优势。但是(考虑到国家之间的差异),还需考虑一系列法律问题[16]。最明显的一点是,除患者的主治医生之外,应对患者身份保密。数字图像处理遮挡或像素化患者眼睛,常常会降低疾病临床表现所固有的图像质量。其次,越来越多的期刊和出版商要求发表照片时有患者的书面同意书。在出版物可能导致患者不利的情况下,此举有意义。但更多情况下,这只是为了保护出版商免受法律风险。这种过于防守的态度往往导致在教科书或出版物中不能使用好的、信息丰富的照片,仅仅是因为这些图片拍摄的时间远远早于这一需患者知情同意才能发表照片的普遍做法。虽然在出版此类图片时须权衡利弊,但许多期刊过于严格的规定限制了很多信息丰富照片的使用。笔者有类似经历,曾遇一例中毒性表皮坏死松解症,这种罕见疾病[(1~2)/100 万人年]的死亡率超 30%,而为发表临床照片需获得书面同意的做法与患者的实际生理和心理状况极不相称。

在医疗事故诉讼中使用临床照片也是一个症结,尤其在美国,这种现象已令人无法忍受。一旦诊断明确,即使不典型也很容易在照片上识别疾病的特征。然而,依赖于高度专业医生的诊断信息推论:有可能更早地作出某种诊断。这种情况是一种后验判断(即诊断已知),存在显著偏差。如果同一专业水平的医生(全科医生、专科医生、专家)均对诊断不知情来评估临床照片,会更客观地评估医疗事故。人们必须意识到多样的皮肤病形态学和不断涌现的新出版物超越了任何个人可以应付的信息量。因此,个人需谨慎判断医生在临床照片拍摄的时间点对疾病诊断是否已知,即在明显误诊的情况下,在相关时刻拍摄的照片往往可以帮助患者争取自己的权利。

另一方面,在大多数国家,临床摄影非强制性,亦不报销,毫无疑问,这种方法并未经常使用。

照片作为普通人群的信息工具

临床照片的实用性和可重复性,使现在的健康和预防活动有了可行的工具,可用于告知公众并指出人们需要注意的事项。这些照片可用于传单、海报、报纸或电视剪辑。由于互联网上充斥着大量图片,无疑许多网站有了严谨、高质量的内容。但也有成千上万的网站包含不充分或完全不正确的信息。这其中就有以个人错误的观念或追求商业利益而发布的网站,错误信息量是惊人的。遗憾的是,所有这些未经过滤的数据和照片给互联网用户留下了虚假的印象,认为人可自医,

却未意识到,这些看起来与他们疾病相似的临床图片可能完全是错误的信息。为了寻找治疗方案,患者经常如抓住救命稻草一样,求助于互联网提供的信息却很少关注信息来源的严谨真实性。在这种情况下,最常用的手段就是使用精心挑选治疗前后的对比图。在患者不了解正确背景知识情况下,这是实现误导和操纵患者期望的最佳手段之一。

结论

现今,以简单的方式拍摄高质量皮肤病照片的技术可行性已经显著改变了皮肤病的记录方式,可用于教育、研究、远程皮肤病医疗和患者文档记录。然而,医生 / 摄影师应优化对工具的使用。简而言之,拍摄好的临床照片更多取决于拍摄者的技能,而非设备质量。

首先,数字摄影和计算机技术为我们提供了比以往更好、更便捷的传输和存储视觉信息的可能。但人们应意识到,在大多数情况下,光靠成像是不够的。皮肤科医生不仅要记录资料,还要系统分析所见,方为诊断与经验的重要部分。

其次,临床照片可以用于其他方面,如跨学科交流、患者指导、疾病预防和 / 或早期检测及公众教育信息。警示:皮肤病学照片须在临床或常规情境下展示。

最后,人们应在教育体系和医保体系中强调临床摄影在皮肤科学中的重要性,其应是日常皮肤科学整体中不可或缺的一部分。

(潘毅　译,秦朗　校)

参考文献

[1] Neuse WH, Neumann NJ, Lehmann P, Jansen T, Plewig G. The history of photography in dermatology: milestones from the roots to the 20th century. Arch Dermatol 1996;132(12):1492–8.

[2] Levy JL, Trelles MA, Levy A, Besson R. Photography in dermatology: comparison between slides and digital imaging. J Cosmet Dermatol 2003;2(3–4):131–4.

[3] Kaliyadan F, Manoj J, Venkitakrishnan S, Dharmaratnam AD. Basic digital photography in dermatology. Indian J Dermatol Venereol Leprol 2008;74(5):532–6.

[4] Ratner D, Thomas CO, Bickers D. The uses of digital photography in dermatology. J Am Acad Dermatol 1999;41(5 Pt 1):749–56.

[5] Witmer WK, Lebovitz PJ. Clinical photography in the dermatology practice. Semin Cutan Med Surg 2012;31(3):191–9.

[6] Ashique KT, Kaliyadan F, Aurangabadkar SJ. Clinical photography in dermatology using smartphones: an overview. Indian Dermatol Online J 2015;6(3):158–63.

[7] Helm TN, Wirth PB, Helm KF. Inexpensive digital photography in clinical dermatology and dermatologic surgery. Cutis 2000;65(2):103–6.

[8] Taheri A, Yentzer BA, Feldman SR. Focusing and depth of field in photography: application in dermatology practice. Skin Res Technol 2013;19(4):394–7.

[9] Halpern AC, Marghoob AA, Bialoglow TW, Witmer W, Slue W. Standardized positioning of patients (poses) for whole body cutaneous photography. J Am Acad Dermatol 2003;49(4):593–8.

[10] Kaliyadan F. Digital photography for patient counseling in dermatology – a study. J Eur Acad Dermatol Venereol 2008;22(11):1356–8.

[11] Leggett P, Gilliland AE, Cupples ME, McGlade K, Corbett R, Stevenson M, et al. A randomized controlled trial using instant photography to diagnose and manage dermatology referrals. Fam Pract 2004;21(1):54–6.

[12] Katugampola R, Lake A. The role of photography in dermatology research. J Vis Commun Med 2012;35(1):5−10.

[13] Hacard F, Maruani A, Delaplace M, Caille A, Machet L, Lorette G, et al. Patients' acceptance of medical photography in a French adult and paediatric dermatology department: a questionnaire survey. Br J Dermatol 2013;169(2):298−305.

[14] Leger MC, Wu T, Haimovic A, Kaplan R, Sanchez M, Cohen D, et al. Patient perspectives on medical photography in dermatology. Dermatol Surg 2014;40(9):1028−37.

[15] Hsieh C, Yun D, Bhatia AC, Hsu JT, Ruiz de Luzuriaga AM. Patient perception on the usage of smartphones for medical photography and for reference in dermatology. Dermatol Surg 2015;41(1): 149−54.

[16] Kunde L, McMeniman E, Parker M. Clinical photography in dermatology: ethical and medico-legal considerations in the age of digital and smartphone technology. Australas J Dermatol 2013;54(3):192−7.

第 3 章

皮 肤 镜

A. Lallas, Z. Apalla, E. Lazaridou, D. Ioannides

引言

皮肤镜是一种非侵入性的成像技术,它使肉眼看不见的宏观结构可视化。手持式皮肤镜是一种价格低廉、易于使用的设备,使用非偏振光或偏振光、并10倍放大受检皮损[1,2]。

皮肤镜是临床检查的一部分

皮肤镜虽然是一种成像技术,但不应仅被视为临床预估皮损的二级检查,它应该被视为皮肤科医生的听诊器,因为它便于携带和使用,并且提供了其他方法无法获得的诊断信息[3]。总地来说,皮肤镜检查的重要性并不低于其他临床检查。与此相反,皮肤镜检查的结果应始终与宏观检查、触诊或病史中获得的信息相结合,并且能很好解释患者病情。反对者认为皮肤镜检查太费时,但事实证明对有经验的医生而言,它仅增加了极少的额外临床咨询时间[4]。新一代皮肤镜的引入大大增强了该方法的适用性,通过使用偏振光、无需浸没液,可以快速筛查多种疾病。

皮肤镜最初主要用于评估黑色素细胞性皮肤肿瘤,研究重点是鉴别痣和黑色素瘤的皮肤镜下特征。随着时间的推移,越来越多的证据证实皮肤镜在黑色素瘤检测中的价值,该技术在评估黑色素瘤方面获得了全球的认可[5]。同时,多种非黑色素细胞性色素沉着和非黑色素细胞肿瘤的皮肤镜下模式也逐步被发现[6,7]。最近,皮肤镜在评估感染性和非感染性皮肤病中的作用也被证实[8]。总地来说,皮肤镜现在被认为是皮肤科医生的听诊器,为在该技术中有经验的临床医生提供皮肤病变相关的更多有用信息。

黑色素性皮肤肿瘤的皮肤镜检查

作为一种非侵入性技术，皮肤镜能使色素性皮肤病的诊断特征可视化，而这些特征是肉眼看不到的[1,2]。皮肤镜在黑色素瘤和色素痣鉴别中的价值已经被许多 meta 分析所确认[5,9]。在日常使用中，皮肤镜作为一线临床工具，可以识别早期黑色素瘤症状，有利于临床医生检查临床上看起来很普通的病变，并对患者采取数字监测[10]。同时，皮肤镜通过展现特有的皮肤镜结构，帮助临床医生最大限度地减少对临床表现不佳的痣的不必要切除。

色素性皮肤病的皮肤镜检查基于各种分析方法或算法，这些方法或算法综合了建立在不同模式上的特殊镜下特征，这些镜下模式代表了痣和黑色素瘤形态学诊断的关键。

两步法被认为是评估色素皮肤病的最佳方法[11]。第一步的目的是区分黑色素细胞肿瘤和非黑色素细胞肿瘤，评估是否存在与黑色素细胞病变相关的预估结构。

提示黑色素细胞肿瘤的皮肤镜下标准有：

1. 色素网（网状模式）
2. 小球（球状模式）
3. 条纹（星爆模式）
4. 均匀的蓝色色沉（均一模式）
5. 平行模式（肢端皮损）

如果病灶被判定为黑色素细胞性，则进入第二个分析步骤，目的是将痣与黑色素瘤区分开来。该步骤主要是基于所谓的"模式分析"，即评估全局的皮肤镜下形态（模式），以及存在的局部特征。另外，还提出了几种试图量化皮肤镜诊断标准的算法，包括 ABCD 法则、Menzies 评分方法、7 分测评法和修订后的 7 分测评法，以及 3 分测评法[12-14]（框 3.1）。

模式分析

模式分析被认为是评估色素皮肤病变的经典方法[15,16]，该方法包括评估病变的对称性、色素种类多样性、皮肤镜下整体表现出来的特定模式及局部特征性表现。根据预先确定模式的病灶的全局皮肤镜外观，以及局部特征的存在。全局模式是由大部分皮损主要特征决定的。全局模式通常由 1 个（常见）或 2 个（少见）主要特征构成。存在 2 个以上主要特征的情况下，模式被定义为多形性。相反，局部特征可以是单一或多种特征，它们可以共存于同一病灶。

有 5 种基本的全局模式，包括：网状（由色素网络组成）、球状（由多个小球组成）、星爆状（由边缘条纹或伪足组成）、均质（由没有结构的色素沉着组成），以及多元模式（由以上两种模式组合形成）。在痣和黑色素瘤中都可以看到 4 种模式，而多元模式直接提示黑色素瘤（图 3.1）。痣中可以出现 2 种不同的模式（例如，球状和网状、均质和网状）组合，但这种组合也遵循某种结构化的构架（例如，球状在中心，网状在外围）。如果病变呈现出这四种模式之一，则将根据整体对称性、颜色和局部特征进一步评估，即所谓的"黑色素瘤特异性标准"。

框 3.1　评估黑色素细胞性皮损的方法

ABCD 法则

A：在横轴或纵轴上轮廓、颜色、结构的不对称，不论轮廓、颜色和结构——0~2 分

B：边界轮廓的突然中断——0~8 分

C：颜色（白色、红色、浅棕、深棕、蓝灰、黑色）——1~6 分

D：皮肤镜下结构，色素网、点、球、直线、无结构的均质化区域——1~5 分

皮肤镜总分（TDS）:（分数 A×1.3）+（分数 B×0.1）+（分数 C×0.5）+（分数 D×0.5）

TDS 注释：<4.75 分，良性黑色素细胞性皮损；4.75~5.45 分，可疑皮损；>5.45 分，黑色素瘤

Menzies 评分方法

阴性体征	阳性体征
对称结构	蓝白幕
单色皮损	多发棕色点
	伪足
	放射性条纹
	瘢痕样色素脱失
	外周点或小球
	多种颜色（5 种或 6 种）
	多个蓝色 / 灰色点
	增宽色素网

注释：缺乏阴性体征且 9 条阳性体征至少满足 1 条

7 分测评法

皮肤镜下特点	评分
主要标准	
1. 不典型色素网	2 分
2. 蓝白幕	2 分
3. 不典型血管模式	2 分
次要标准	
4. 不规则条纹	1 分
5. 不规则点或小球	1 分
6. 不规则污斑	1 分
7. 退行结构	1 分

3 分测评法

1. 不对称颜色和 / 或结构	
2. 不典型色素网	符合 1 项以上标准→手术切除
3. 蓝白结构	

针对非皮肤镜专家——目的是识别可疑病变

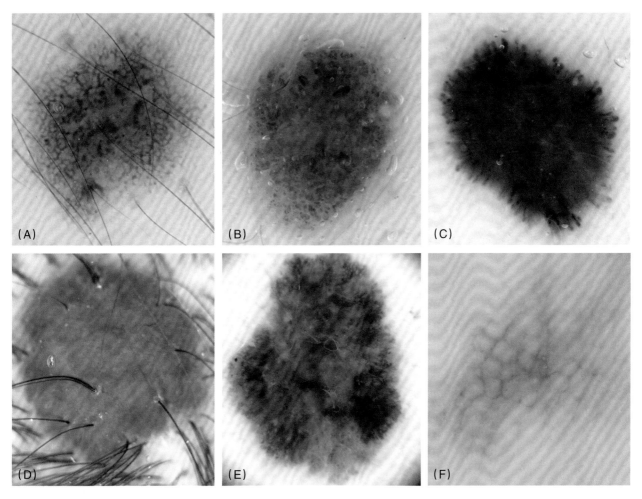

图 3.1　整体皮肤镜下模式:(A)网状(痣)。(B)球状(痣)。(C)星爆状(Spitz 痣)。(D)均质化(蓝痣)。(E)多元模式(黑色素瘤)。(F)平行沟(肢端痣)

　　一般来说,痣结构对称,并只有 1 或 2 种颜色。相比之下,黑色素瘤结构紊乱,往往有 2 种以上的颜色。

黑色素瘤特征

　　非典型色素网络:不规则棕黑色网络,由不同宽度的不规则线条构成(对黑色素瘤诊断高度特异性)。

　　不规则点和 / 或球:棕黑色或灰色、不同大小的点和球不规则分布在病灶内。

　　不规则污斑:黑色、棕色或灰色,形状和 / 或分布不规则。

　　不规则的条纹和 / 或伪足:不规则分布在病变外围的放射线(条纹),有时在末端有球状突起(伪足)。

　　退行结构:见于病变的平整区域,可能表现为与纤维化相对应的白色瘢痕样区域,也可能表现为与噬黑色素细胞相对应的蓝灰色区(胡椒粉样结构)。

　　蓝白幕:见于病变的隆起部分,蓝灰色或蓝白色、弥散、不规则的色素沉着。

　　不规则血管结构:多形血管,在同一病变中逗号样血管、线状血管或发夹样血管共存。

　　皮肤镜检查还可以在外科手术前评估 Breslow 厚度和前哨淋巴结侵犯情况[17,18]。不典型的色素网通常见于薄的、

Breslow 厚度 <0.75mm 的黑色素瘤中。而不典型血管形态、放射线和蓝白幕通常出现在 Breslow 厚度 >0.75mm 的深部病变中[19]。

　　某些部位(面部、掌、跖及甲)的色素性黑色素样病变由于特殊的皮肤解剖结构而表现出独特的皮肤镜下特征。

　　面部皮损的特征是假性色素网,这些无结构的色素斑被大量扩大的毛囊开口所中断。在黑色素细胞和非黑色素细胞的病变中都可能出现假性色素网,而且可以说,两步算法的第一步在面部病变中不能奏效。面部痣的特征是棕色、对称、边界规则的毛囊周围色素沉着。此外,老年人脸上的痣通常是皮内的、几乎无色素的乳头状瘤,而扁平的灰色痣极罕见于老年人面部。

　　此外,面部黑色素瘤[恶性雀斑样痣(lentigo maligna,LM)型]并不一定要与痣区别,而主要是与其他色素丰富的肿瘤鉴别,包括光化性角化病(actinic keratosis,AK)和日光性黑子(solar lentigo,SL)等[20]。LM 早期的皮肤镜检查标准包括灰色、不对称的毛囊周围色素沉着、颗粒状和菱形结构[21,22]。相比之下,SL/ 早期脂溢性角化病(seborrheic keratosis,SK)很少在皮肤镜下出现灰色,除非处于退行期,形成所谓的"扁平苔藓样角化病(lichen planus-like keratosis,LPLK)"[20]。

由于特有的皮肤解剖特征,手掌和脚掌上的黑色素样病变有独特的皮肤镜下模式。痣表现为沿着皮沟的色素沉淀,而黑色素瘤则表现为沿着皮嵴的色素沉着[23]。

良性的肢端皮损模式包括:

1. 平行沟模式(图3.1F):沿皮沟分布的色素沉着(最常见的黑色素痣的皮肤镜下模式)

2. 网格模式:色素沉着并穿过皮沟

3. 纤维模式:垂直于皮沟的纤细纤维素样色素沉着

4. 球状模式

5. 均质模式

6. 网状模式

恶性的皮肤镜下形态有:

1. 平行嵴模式:位于皮嵴上的色素沉着(原位或早期侵袭性黑色素瘤)

2. 弥散色素沉着

3. 多元模式

甲色素沉着

临床最常见的甲色素性皮损是甲黑线。皮肤镜检查改善了甲色素带的评估,可以早期检测黑色素瘤和减少诊断性切除的数量。甲下痣的特征是规则的褐色的纵向平行线。甲下黑色素瘤表现为不规则的多色纵带和微Hutchinson征,即临床上看不见但皮肤镜下可见的、近端甲皱褶的色素沉

着[24]。数字皮肤镜是检测黑色素瘤和黑色素细胞病变的有效方法。用特殊设备进行短期或长期的皮肤镜随访观察,有助于临床医生识别有细微变化的浅表黑色素瘤,尽量减少良性痣的非必要手术[25,26]。

常见良性非黑色素性皮肤肿瘤的皮肤镜检查

在良性非黑色素性皮肤肿瘤的疾病谱中描述了大量不同成分的皮肤肿瘤,其中最常见的是血管肿瘤,包括化脓性肉芽肿(pyogenic granuloma,PG),血管瘤和血管角皮瘤,脂溢性角化症(seborrheic keratosis,SK)和皮肤纤维瘤。皮肤镜对后一组皮肤肿瘤的诊断很有帮助[27]。

脂溢性角化症

脂溢性角化症(seborrheic keratosis,SK)是老年人最常见的良性表皮肿瘤。常见发病部位是躯干、面部、头皮和四肢。SK临床上常见的类型有棘层肥厚型、网状型和疣状型,不常见的类型则有克隆型和激惹型、扁平苔藓样角化症、黑棘皮症和灰泥角化症。SK的皮肤镜下特征主要取决于其临床类型。然而,皮肤镜下某些结构是特异性的。在SK(图3.2A)

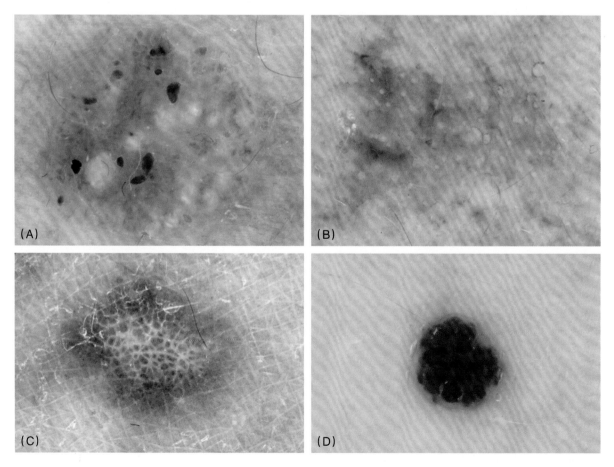

(A)　　　　(B)
(C)　　　　(D)

图3.2 (A)SK特有的大量粟粒样囊肿和粉刺样开口。(B)日光性黑子:皮肤镜下可见均匀网状结构和锐利的边缘。(C)皮肤纤维瘤:中央为白色网络结构或白色无结构区,周围环绕色素网。(D)血管瘤的特征为境界清楚的红色小球(或腔隙)

中发现的经典皮肤镜下结构是粟粒样囊肿和粉刺样开口。粟粒样囊肿的大小不同,圆形、白色或淡黄色结构对应于表皮内假角质囊肿。粟粒样囊肿多存在于棘层肥厚型 SK。粉刺样开口是圆形的、卵球形的,甚至不规则形状的、尖锐的、颜色从棕黄色到棕黑色不等。不规则形状的粉刺样开口也被称为不规则隐窝。它们与毛囊口的角质栓相对应,角质栓可扩大毛囊开口。某些特征被用来提高诊断准确性,如指纹征和胖手指症、"虫噬状"边界、"脑回样"外观(沟和峰),以及纤细的色素网等[28]。后一种皮肤镜下结构具有日光性黑子特点(图 3.2B)。墨点样黑子,一种独特的日光性黑子形态,皮肤镜下是一种特殊的网状模式,在没有任何附加特征的情况下形成一个向心性分布、黑色、破碎的网络结构。这种模式实际上是对墨点样黑子的诊断依据[29]。

此外,在皮肤较白的患者中,我们可以找到 SK 的特殊血管模式,主要是发夹样血管和逗点样血管。推荐使用非偏振光观察 SK,因为它可以着重表现粟粒样囊肿和粉刺样开口。扁平苔藓样角化症在临床上与 SK 相似,但在皮肤镜下有不同模式。前者由蓝灰色小球组成,在组织病理学上与噬黑色素细胞相对应[30]。在鉴别诊断方面,最难区别的是克隆型和黑棘皮病型,因为它们无论在临床上还是皮肤镜下都非常相似[31-33]。

皮肤纤维瘤

皮肤纤维瘤,又叫纤维组织细胞瘤,是一种常见的皮肤良性肿瘤,好发于中青年,女性多见。临床上触诊可及单个或多发坚硬丘疹或结节。可以有浅黄到棕色或紫红色等多种颜色。可以发生于身体任何部位,尤其下肢。多数情况下,依据临床就可以作出诊断。然而,当皮损在临床上不能与其他良性或恶性肿瘤鉴别时,皮肤镜还是很有用的。皮肤纤维瘤的镜下结构由中央的白色瘢痕状斑块和病变周围的色素网构成。均一的色素沉着和白色网络结构是皮肤纤维瘤的另一种常见镜下结构(图 3.2C)[34,35]。正如 Zaballos 等人所描述的,既往报道的皮肤纤维瘤镜下结构,可以归为 10 种模式。

模式 1:色素网围绕在皮损边缘
模式 2:中央白色瘢痕样斑片和周围纤细色素网
模式 3:中央白色网络和周围纤细色素网
模式 4:中央均一色素沉着和周围纤细色素网
模式 5:全皮损白色网状结构
模式 6:全皮损均匀色沉
模式 7:瘢痕样斑片背景上,多个变异的白色瘢痕状斑片规则弥散分布
模式 8:中央白色瘢痕状斑片和周边均匀色素沉着
模式 9:中央白色网络和周围均一色素沉着
模式 10:由非典型色素网络、非典型瘢痕斑片或白色网络、非典型均一色素沉着或这些结构的不规则分布组成的不典型模式[35]

动脉瘤型皮肤纤维瘤是一种相对罕见的组织细胞瘤,占总数的不到 2%[36]。后者和非典型皮肤纤维瘤与其他皮肤肿瘤有许多临床和皮肤镜下相似之处,尤其是恶性黑色素瘤和卡波西肉瘤[36,37]。

血管肿瘤

皮肤镜检查提高了血管瘤、血管角皮瘤、化脓性肉芽肿等血管病变的诊断准确率。血管病变的皮肤镜特征是红色、蓝色或黑色腔隙和红蓝或红黑均质区域(图 3.2D)。腔隙是边界清楚的红色、红蓝、深红色至黑色的圆形或卵圆形区域。组织病理学上,它们对应于位于真皮上部的扩张血管腔[38,39]。血管瘤的一个罕见的类型是靶样含铁血黄素沉积性血管瘤,这可能在临床上令人担忧。然而,在皮损的中央隆起部存在的特征性腔隙表明病变是良性的[40]。静脉湖,又称为静脉扩张症,是一种单发的、柔软的、可压缩的、深蓝色至紫罗兰色的丘疹,通常好发于光照部位,尤其唇、面部和耳部,常见于老年人。皮肤镜下均一蓝色可与黑色素瘤区分[41]。偶尔甲下和角层下出血也可以观察到变异的红色、蓝色或黑色腔隙[24,42,43]。

就 PG 而言,最常见的皮肤镜特征包括红色均质区、白色条带、与病变相交的"白色钢轨线"和溃疡。尽管后者的皮肤镜检查可能提示 PG,但必须强调的是,无色素性黑色素瘤是一个重要的鉴别诊断。因此,高度推荐对所有皮肤镜或鉴别诊断考虑化脓性肉芽肿者进行组织病理学诊断[44,45]。

血管角皮瘤是一种罕见的真皮上层血管网畸形,临床表现为单一或多发的深红色至黑色丘疹、结节或斑块。在血管性角质瘤中观察到的主要的皮肤镜结构有腔隙、白幕、红斑和血痂。模式 1 由深色腔隙和白幕组成,模式 2 由深色腔隙、白幕和周围红斑组成,模式 3 由深色腔隙、白幕和血痂组成[41]。

常见恶性非黑色素细胞肿瘤的皮肤镜检查

基底细胞癌

基底细胞癌(basal cell carcinoma,BCC)是最常见的皮肤恶性肿瘤。它好发于身体曝光部位,尤其头部和颈部,BCC 临床病理学上分五类:结节型、浸润型、微结节型、硬斑病样型及浅表型,每种都有独特的皮肤镜下特征[46]。根据临床病理亚型、部位、性别、年龄和色素特征等要素,皮肤镜下可以看到各种不同的组合结构(图 3.3A~C)。

树枝状血管是结节性 BCC 的重要标志,但也可以在其他所有亚型中看到。它们是癌巢的血供,直径粗,分支不规则并形成终端毛细血管。血管是鲜红色的,因为位于肿瘤表面(表皮下方),这些血管在图像中非常纤细[47]。

浅型基底细胞癌(superficial basal cell carcinoma,sBCC)有另一种典型的镜下血管结构:浅表血管扩张(superfical fine telangiectasia,sFT)。在镜下表现为短的、纤细的、线性血管,很少有分支[48]。

除血管外,色素结构也是 BCC 的重要表现。

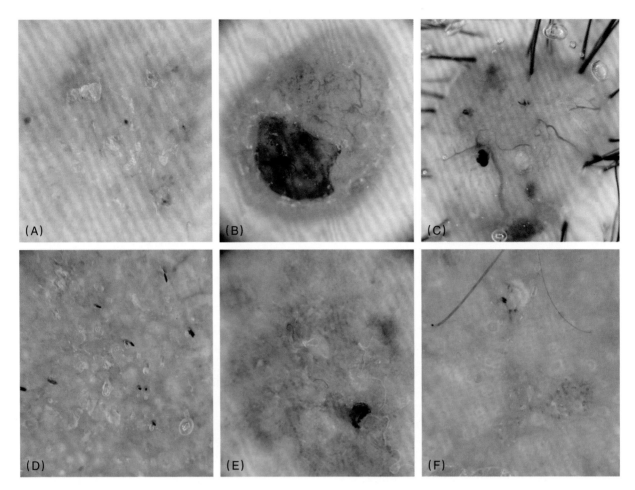

图 3.3　(A)浅表型基底细胞癌(superficial basal cell carcinoma，sBCC)的皮肤镜检查通常显示出短的、纤细的毛细血管扩张；多个小溃疡；以及棕色的色素结构。(B 和 C)结节型 BCC 显示大的分枝状血管和大面积溃疡，染色后表现为蓝灰色的卵圆巢。(D)光化性角化病的"草莓状"结构，红色背景中可见白色至黄色的毛囊开口或角栓。(E)鲍恩病典型皮肤镜下特征有点状血管、肾小球样血管和黄色鳞屑。(F)毛囊开口周围的白圈是分化良好的鳞状细胞癌(superifical basal cell carcinoma，SCC)的最典型皮肤镜标准

　　蓝灰色卵圆巢有明显的边界，通常为密集的、卵圆形的或细长形态，在组织病理学上对应于巨大的、有良好分界的、含色素的肿瘤团块，侵入真皮。多发的蓝灰色卵圆巢是结节型、色素型 BCC 的典型特征，但除了 sBCC 外，它们也可以在所有亚型中出现。

　　较多的圆形蓝灰色点和球，排列松散，结构良好，比巢小。它们在组织病理学上对应于小的、圆形的、中央有色沉的肿瘤团块，分布于真皮乳头层或网状层。在所有的 BCC 亚型中都可以观察到蓝灰色点和小球。

　　枫叶状结构高度提示 BCC，且可以在所有亚型中看到，但更常见于 sBCC。枫叶状的区域是半透明的棕色到灰蓝色的外围小球延伸，类似于枫树叶子的形状。在组织病理学中，它们与含有色素的多发性癌巢相关，这些肿瘤团块通过小叶延伸相互连接。它们通常存在于表皮，偶尔也可见于真皮浅层[49,50]。

　　轮辐结构是枫叶样结构的变异，是边界清楚的辐射状结构，通常是棕色的，但有时是蓝色或灰色的，通过较暗的中轴相互连接。它们在组织病理学上对应于癌巢的形成和与表皮的连接，其特征是指纹样结构和位于中心的色素沉着。轮辐结构是 BCC 的特殊结构，可见于各种类型，但在浅表型中更常见[46-50]。

　　"小点"是一个术语，用来描述小的、排列松散的、环绕的灰色点，在镜下很清晰。在组织病理学上，它们对应于噬黑色素细胞或在真皮乳头层和网状层中的游离色素沉着[46-50]。

　　同心结构是不规则形状的圆形结构，有各种颜色(蓝色、灰色、棕色、黑色)和较暗的中心区域。这可能是轮辐结构的变型或前期，在 sBCC 中比较常见[46-50]。

　　众所周知，BCC 是一个脆弱的肿瘤，容易出血。微小的创伤即可导致溃疡，在皮肤镜下可以看到红色到黑红色的一个或多个大的无结构区域。在溃疡部位有表皮的缺失，通常被血痂覆盖，溃疡多见于结节型 BCC。类似地，多个小的糜烂和小的棕色至棕黄色的结痂一样常见。它们对应于表皮缺失处上覆的薄层痂皮，是 sBCC 的典型特征[46-50]。

　　有报道称，有光泽的红/白结构是 sBCC 的一种皮肤镜下特征，可能与肿瘤的纤维基质有关[47,48]。

　　另一个最近被描述的有趣的 BCC 皮肤镜下特点是蝶蛹

结构或短白条纹。只有在偏振光下才能看到它们是短而粗的交叉白线,它们可能对应于真皮中的胶原基质和纤维化[51]。

角质形成细胞皮肤肿瘤

在历史上,角质形成细胞皮肤肿瘤曾被分为早期恶性肿瘤或癌前病变(AK),中等恶性肿瘤[鲍恩病(Bowen disease,BD)]和高度恶性肿瘤(侵袭性SCC)[52]。然而,AK和BD现在被归类为原位SCC,而角质形成细胞皮肤肿瘤被认为是一系列恶性肿瘤不同进展阶段的连续体,AK是分化较好的一端,而SCC是分化差的一端[46]。

光化性角化

光化性角化又称日光性角化,是人类最常见的原位肿瘤[53]。在I~III型皮肤的个体和光照充足的地区,AK病的发病率明显增高。

据报道,单个AK进展到侵袭性SCC的风险从0.1%到20%不等[54]。然而,患有多发性AK的患者在5年内罹患SCC的概率为14%。无论是否存在AK,都有必要定期随访检查[54]。

在长期曝光部位,如秃顶、耳朵、脸、前臂和手背,AK通常表现为角化性斑疹、丘疹或斑块[46]。

根据最新临床分类方案,I级AK是症状轻微的(可感觉到但看不到),II级包括中等厚度的AK(容易感觉和看到),III级AK是临床明显的,非常厚,而且通常高度角化[55]。有人认为,这些临床等级的AK也对应三种不同的皮肤镜下模式。I级AK表现为红色伪网和白色鳞屑,II级病变的典型特征是所谓的"草莓"模式,表现为红斑背景,中有白色到黄色的扩大毛囊开口,伴或不伴毛囊角栓(图3.3D)。在III级AK中,致密的角化过度表现为黄白色无结构区,常常影响毛囊开口的可见度,毛囊开口通常被角栓堵塞[7]。据报道,皮肤镜在非色素性AK诊断中的灵敏度和特异性分别达到98%和95%[56]。

少数情况下,AK可能呈程度不同的色素沉着[色素型AK(pigmented AK,PAK)],临床表现为一个红褐色或甚至棕色的斑疹。在这种情况下,它必须与SL和早期LM鉴别[20]。当皮损位于面部时,皮肤镜下可见弥漫棕褐色的假性色素网,上有无色素的毛囊开口,在病理上与沿着皮肤变平的真表皮交界处的色素性角质形成细胞相对应。在SL和LM中也可以看到后一种皮肤镜模式,因此,面部色斑的鉴别诊断需要依赖其他特定标准[20]。

PAK偶尔会显示一些LM的皮肤镜特点,如毛囊开口处的不对称色素沉着、菱形结构、灰点或小球,从而使这两种病鉴别困难。皮肤镜下表面鳞屑、角栓、玫瑰花样结构和白色圆圈高度提示为PAK。此外,一个可能有用的线索是,与LM相比,PAK中的色素沉着并没有影响毛囊开口的可视化。值得注意的是,当不清楚基底层的非典型色素细胞是角质细胞形成细胞还是黑色素细胞时,这两个实体之间的区别甚至可能代表了组织病理学上的差异[20]。在缺乏灰色和浅棕色指纹样结构、黄色不透明区、粟粒样囊肿、虫噬样边缘和清晰边界的情况下,可皮肤镜诊断SL(被认为是早期SK的一种类型)[20]。

鲍恩病(表皮内癌)

鲍恩病(BD)被定义为具有表皮全层异形的原位SCC,在侵袭前有可能出现明确的横向扩散[57]。

BD可能在3%~20%的病例中进展为侵袭性SCC。值得注意的是,在既存BD上发展而来的SCC常预后不佳,且与较高的区域或远处转移率相关[58]。

典型的BD表现为无症状的、生长缓慢的、红色的、边界清楚的、有鳞屑的斑片或斑块。这种不明确的临床表现往往导致诊断较晚,增加了治疗难度。

BD的典型皮肤镜图案由点状和/或肾小球样血管、白色至微黄色浅表鳞屑和红黄色背景组成(图3.3E)[59]。肾小球样(或卷曲)血管是逗号样血管的一种变异,是体积较大的迂回的毛细血管,类似于肾小球的组织学外观。点状血管和肾小球样血管经常出现在同一病灶内,并且通常形成小的、密集的簇或组织分布[46,59]。

BD特有的血管形态和分布对区分临床上相似的皮肤肿瘤及炎症性皮肤病非常有效[60]。与sBCC的鉴别通常基于血管的形态,即BD中的点状/肾小球样血管和sBCC中的线性血管。BD和银屑病的鉴别不是绝对的,后者表现为分布在非典型部位上的一个或多个斑块,这可能被误诊为BD。相反,合并银屑病的BD患者,尤其是接受光疗的,皮损容易被忽视。

两种病之间的皮肤镜辨别也可能是错误的,因为银屑病通常显示规则分布的点状血管和白色鳞屑,酷似BD中所见的特征[59]。然而,一些有用的线索确实存在,包括:①血管结构的直径:BD通常是较大的(肾小球样血管与红点);②血管结构的分布,在银屑病几乎总是规则(对称)分布,在BD中成簇分布;黄色鳞屑的存在,使银屑病的可能性最小化;③黄色鳞屑的存在,大大减少了银屑病的可能性,而在BD中鳞屑很常见。

在色素性BD中可见肾小球样或点状血管的特征性线性排列[62]。虽然不是很常见(在大约10%的病例中出现),但近期被建议可作为色素型BD的高度特异性特征,与黑色素瘤相鉴别[62]。

除血管标准外,色素型BD的皮肤镜检查显示两种主要模式:棕色无结构模式和混合模式,合并色素减退的无结构性偏心区域和小的棕色/黑色点。色素型BD中的点以片状分布或周边线排列,后者表现出高度特异性[62]。

鳞状细胞癌

鳞状细胞癌(superifical basal cell carcinoma,SCC)是罹患率第二的皮肤肿瘤[63]。大多数(70%)的SCC发病于头颈部,另外15%在上肢。

临床上,SCC通常表现为硬化性角化结节,伴有或不伴有溃疡。少数情况下SCC不出现角化现象,而只表现为溃疡。邻近和周围皮肤通常可以看到AK皮损[46]。

SCC的皮肤镜模式取决于病理组织学分级[46]。明确可见,高度分化的肿瘤呈现白色,主要由下列一种或多种结构引起:白色无结构区、白色圆圈(围绕毛囊开口)、白晕(围绕血管)和白色无定形角蛋白团块(图 3.3F)^[7,46,64]。白色无结构区域是最常见但非特异的结构。相比之下,与其他常见的非色素性皮肤肿瘤相比,白色圆圈是最能代表 SCC 的结构^[64]。白晕和白色无定形角蛋白团块能提示角化性肿瘤,但对 SCC 的诊断没有特异性。在高分化 SCC 中,皮肤镜下可见线状不规则或发夹状血管结构^[7]。然而,高分化 SCC 中的血管结构通常较少,以白色结构为主。在与角化棘皮瘤鉴别时,后者常见发夹状或线状不规则血管包绕中心角蛋白团块^[7,64]。

相比之下,临床上低分化 SCC 的典型特征是外观扁平,皮肤镜下为红色背景,归因于无鳞屑、出血和 / 或血管密集^[65]。血管数量与 SCC 的分化程度呈显著正相关,因为 50% 以上的病变表面可见血管的肿瘤具有低分化可能性增加 30~120 倍。从血管直径也可以预测到肿瘤的分化等级,血管直径较小者与低分化相关^[65]。

常见皮肤病的皮肤镜检查

越来越多的证据表明,除了对皮肤肿瘤的评估有用外,皮肤镜还有助于评估非肿瘤的病变^[8,66]。后者基于观察,除了黑色素沉着形成的色素结构外,皮肤镜还能显示血管改变、颜色变异、毛囊阻塞以及其他肉眼看不见的特征。多种炎症性和感染性皮肤病的皮肤镜下模式被发现。建议在应用皮肤镜检查炎症性和感染性皮肤病时,应评估四个参数:血管形态模式、血管结构的排列、颜色及毛囊异常,其他特殊特征(线索)也应加以评估^[8]。在表 3.1 中,介绍了几种炎症性皮肤病的皮肤镜下特征。

表 3.1　皮肤炎症性疾病皮肤镜检查标准

疾病	皮肤镜诊断标准
Darier 病	假性角囊肿,红斑,点状 / 线状血管
皮炎	片状分布的点状血管,黄色鳞屑
盘状红斑狼疮	早期皮损:毛囊周围白晕,毛囊角栓和白色鳞屑 晚期皮损:毛细血管扩张,色素结构和白色无结构区
多形红斑	外周线状血管,中央微蓝色斑片
环状肉芽肿	白色、红色或黄色背景,点状、线状或逗点 / 线状血管
面部肉芽肿	毛孔扩张,毛囊周围白晕,色素结构,毛囊角栓,细长或线状分支血管
过敏性紫癜	边界模糊的不规则红色斑片
扁平苔藓	Wickham 纹,周围点状 / 线状血管
硬化萎缩性苔藓	生殖器病变:白色淡黄色无结构区域,线性血管 生殖器外病变:白色 / 黄色无结构区,黄色角栓(假角质囊肿)
网状青斑	规则分布的线性血管
肥大细胞增生症	浅棕色斑点、色素网络、网状血管模式或黄橙色斑点
硬斑病	白色纤维化条索,线状血管
蕈样肉芽肿	短线状血管,橙黄色区域,精子样结构
类脂质坏死	突出的树枝状线状血管网和黄色背景
色素性紫癜性皮病	紫色斑点或小球,橙棕色背景
玫瑰糠疹	黄色背景,外周白色鳞屑,片状分布点状血管
毛发红糠疹	黄色区域,斑片状或周边分布的点状或线状血管
汗孔角化症	周边白色 - 黄色或棕色环状结构;中央棕色色素沉着,点状 / 线状血管,或无结构的白色区域
银屑病	规则分布的点状血管,白色鳞屑
玫瑰痤疮	红斑毛细血管扩张型:多角形血管 丘疹脓疱型:毛囊角栓、毛囊脓疱、多角形血管
结节病	橙黄色小球或区域,线状血管
Sweet 综合征	无结构的浅蓝色斑片
荨麻疹	中央为无血管区域,周围环绕线状血管网
荨麻疹性血管炎	紫色斑点或小球,橙棕色背景

丘疹鳞屑性皮肤病

银屑病

点状血管是银屑病最常见的皮肤镜特征，通常存在于所有银屑病斑块中。实际上，发现任何其他形态类型的血管都应引起对银屑病诊断的质疑。

然而，红点并不代表一种特殊情况，因为它可以出现于其他几种炎症性疾病中。它们在病灶内的均匀分布或规则分布代表银屑病的典型皮肤镜特征，在鉴别诊断中有特异性。银屑病的另一种不太常见但同样特殊的血管排列模式是所谓的"红色球状环"。其他类型的血管分布在银屑病中极为罕见。

浅红色的背景和白色的鳞屑代表了银屑病的另外两个常见的皮肤镜特点。鳞屑颜色对区分该病和皮炎有特殊价值，皮炎的鳞屑通常为黄色[61]。

不同部位的银屑病皮损表现出相同的镜下模式，并有不同程度的鳞屑。例如，在缺乏鳞屑的银屑病和反向银屑病皮损中，均匀红点的典型血管模式在皮肤镜检查下更突出。相反，在头皮或掌跖银屑病中，厚厚的角化斑块遮盖了下方的血管结构，这些血管结构在去除鳞屑后变得明显[67]。

皮炎

一般情况下，皮炎在皮肤镜下表现为片状分布的红色斑点，并有散在黄色的鳞屑[61]。在形态上，皮炎的血管与银屑病的血管没有差异。但是，血管分布是不对称的，在某些部位常集合或成簇分布，而在其他部位则不存在，形成一个整体不对称的"斑状"模式。最重要的是，皮炎的鳞屑通常为黄色，这是非常有用的鉴别手段。值得注意的是，黄色鳞屑不仅可以出现于急性皮炎，而且可以在长期的病变中查到。虽然没有单独调查每种亚型的皮肤镜模式，但包括接触性皮炎、钱币状湿疹、泛发性皮炎、慢性皮炎、脂溢性皮炎和其他亚型报告了类似的皮肤镜下结构[61,68,69]。

扁平苔藓

白色横纹（Wickham 纹）被认为是扁平苔藓标志性的皮肤镜下特征，几乎持续存在于所有亚型中[61,70]。混合形态（逗点和线性）的血管通常分布在病灶的外围，是该病在皮肤镜下的另一特点[61]。

玫瑰糠疹

黄色背景和周边白色鳞屑是玫瑰糠疹最重要的皮肤镜下特征。有些病例中可以出现点状血管，但它们是以不规则或斑片模式排列，不同于典型银屑病的规则分布[61]。

肉芽肿性皮肤病

肉芽肿真皮在皮肤镜下呈半透明的橙黄色斑片或无结构区。这些结构通常与线性血管相联系，高度提示肉芽肿性皮肤病，包括结节病、寻常狼疮和肉芽肿型玫瑰痤疮，但是皮肤镜不足以鉴别这些疾病[71]。

盘状红斑狼疮

早期盘状红斑狼疮（discoid lupus erythematosus，DLE）的主要特征包括毛囊周围白晕、毛囊角栓和白色鳞屑。慢性皮损表现为毛细血管扩张、色素结构和白色无结构区[72]。皮肤镜可特征性突显 DLE 破坏毛囊、冻疮样狼疮和寻常型狼疮有黄色斑片，可显著促进较为困难的鉴别诊断[71]。

玫瑰痤疮

多角形血管模式可见于红斑毛细血管扩张型玫瑰痤疮（erythematotelangiectatic rosacea，ER）的皮肤镜检查中[71]。众所周知，强烈的血管扩张是该病的主要病理改变，导致皮肤镜下特征性的多角形血管模式。毛细血管扩张也可以在慢性光损伤、萎缩的面部皮肤上检测到，但它们通常缺乏特征性的多角形排列。ER 其他皮肤镜下特征有：毛囊堵塞、白色鳞屑、与蠕形螨存在有关的特征即"蠕形螨尾巴"，以及毛囊内无定形白色物质[73]。在丘疹脓疱型玫瑰痤疮中，皮肤镜可突出肉眼不可见的脓疱，提供有用的诊断线索。

硬化萎缩性苔藓和硬斑病

黄白色无结构区域代表了生殖器和非生殖器部位硬化萎缩性苔藓的主要皮肤镜下特征。生殖器病变通常可有线性血管，而早期生殖器外病变常有被红晕包绕的角栓，红晕是疾病活动的标志。相比之下，淡紫色环内的线性血管和"纤维化条索"（组织病理学上对应于真皮胶原纤维化）已经被报道并认为是硬斑病的特征[74]。

荨麻疹和荨麻疹性血管炎

红色线性血管网是常见荨麻疹的皮肤镜下特征[75]。相比之下，荨麻疹性血管炎表现为橙褐色的背景上有紫色点或小球，提示潜在的血管炎[76]。

色素性紫癜性皮病（毛细血管炎）

色素性紫癜性皮病（pigmented purpuric dermatoses，PPD）传统上分为五型：Schamberg 病、Majocchi 紫癜、Doucas 和 Kapetanakis 型湿疹样紫癜、金黄色苔藓和 Gougerot-Blum 型色素性紫癜性苔藓样皮炎。PPD 的典型皮肤镜模式由橙棕色背景和紫色点或球构成[77]。

肥大细胞增生症

皮肤肥大细胞增生症有四项皮肤镜下特征：浅棕色斑点、色素网络、网状血管模式和黄橙色斑点[78,79]。值得注意的是，皮肤镜下模式和疾病亚型相对应。具体而言，浅棕色点和色素网络与斑丘疹型肥大细胞增生症相关，黄橙色斑点与单个肥大细胞瘤相关，并且在所有持久性斑疹性毛细血管扩张症中都可以检测到网状血管模式[79]。

蕈样肉芽肿

橙黄色背景上短线状血管被认为是早期蕈样肉芽肿（mycosis fungoide，MF）最常见的皮肤镜下特征，点状血管也

表 3.2　感染性皮肤病的皮肤镜诊断标准

疾病	皮肤镜诊断标准
寄生虫移行症	呈节段性排列的半透明浅棕色无结构区域
人乳头瘤病毒感染	寻常疣：多个密集的乳头瘤状突起，中央有红点或红圈，周围有白晕；可能有出血（小红点或黑点或条纹） 跖疣：在境界清楚的黄色乳头瘤状表面下明显的出血点，皮纹中断 扁平疣：浅棕色至黄色背景上，规则分布的红点 生殖器疣：马赛克模式（早期/扁平病变）、指纹样和结节样模式（隆起/乳头状瘤样病变）、非特异性模式
利什曼病	橙黄色球或区域，线状血管，红斑，毛囊角栓，角化过度，中央溃疡
寻常狼疮	橙黄色球或区域，线状血管
传染性软疣	中央孔或脐凹，白色至黄色无定形结构，外周线性或分支血管（"红色日冕"）
虱病	虱虫，卵形褐色结构（具有若虫的虫卵），卵形半透明结构（空虫卵）
疥疮	"带尾迹的喷气式飞机"结构
蜘蛛腿刺伤	小型黑色棘刺
蜱叮咬	前腿突出皮肤，棕色到灰色半透明的"盾牌"
黑癣	网纹模式，由表浅的、纤细的、浅褐色线状或色素性针状结构组成
恙虫病	白色至浅棕色背景，围绕黑色中心孔的靶形浅棕环

可并存[69]。在半数 MF 病例中可以找到由点状和线状形态（精子样结构）组成的特殊血管结构。MF 的皮肤镜下模式可用于与皮炎的鉴别。除了长期局部使用类固醇治疗继发了皮肤萎缩和毛细血管扩张的损伤外，典型皮炎仅显示点状血管[69]。

感染性皮肤病的皮肤镜检查

多种感染性皮肤病的皮肤镜下模式已经被人们发现，包括病毒、真菌和寄生虫引起的皮肤病[80]。值得注意的是，使用无须直接接触皮肤的新一代皮肤镜可以减少传染的风险。表 3.2 总结了几种感染性皮肤病的主要皮肤镜特征，其中最常见的在后文中描述。

疥疮

疥疮的典型皮肤镜模式由位于白色曲线或波浪线末端的小的、深棕色、三角形结构组成，其外观让人联想到带有尾迹的三角翼喷气式飞机。显微镜下，棕色三角形对应于疥螨前部着色部分，而螨的隧道与皮肤镜下尾迹相关[81]。据报道，皮肤镜检查的诊断准确率至少与传统的体外显微镜检查相同，但只需要较少的时间、成本和经验[81,82]。

真菌病

黑癣镜下可见典型的网状结构，由非常纤细的束状浅棕色细丝或着色针状物组成[83]。在头癣中，皮肤镜通常显示逗号样毛发，受损的营养不良发，或螺旋、卷曲的头发。

传染性软疣

皮肤镜对传染性软疣的诊断非常实用，镜下可见中央脐凹与多分叶的白色到黄色无定形结构，并被线性或分支血管包绕的特征模式[84]。

虱病

通过找到毛干上虫体或虫卵，可以快速可靠地诊断虱病[85]。含有若虫的虫卵表现为卵圆形棕色结构，而空的虫卵是半透明的，通常可以看到平整和无裂隙的游离端。此外，皮肤镜能够区分虫卵和所谓的"伪虫卵"，例如发套、发胶或发用凝胶的碎屑，后者不能很好附着于毛干而在皮肤镜下呈白色无定形结构[86]。

结论

皮肤镜检查能显著提高临床医生的工作效率，在皮肤肿瘤的评估中具有不可替代的作用。随着多种皮肤病的镜下模式不断被发掘，皮肤镜将担负起类似于病理学家听诊器的作用。

（范文　译，徐峰　校）

参考文献

[1] Malvehy J, Puig S, Argenziano G, Marghoob AA, Soyer HP, International Dermoscopy Society Board Members. Dermoscopy report: proposal for standardization. Results of a consensus meeting of the International Dermoscopy Society. J Am Acad Dermatol 2007;57(1):84−95.

[2] Menzies SW, Zalaudek I. Why perform dermoscopy? The evidence for its role in the routine management of pigmented skin lesions. Arch Dermatol 2006;142(9):1211−2.

[3] Lallas A, Zalaudek I, Apalla Z, Longo C, Moscarella E, Piana S, et al. Management rules to detect melanoma. Dermatology 2013;226(1):52−60.

[4] Zalaudek I, Kittler H, Marghoob AA, Balato A, Blum A, Dalle S,

et al. Time required for a complete skin examination with and without dermoscopy: a prospective, randomized multicenter study. Arch Dermatol 2008;144(4):509−13.

[5] Kittler H, Pehamberger H, Wolff K, Binder M. Diagnostic accuracy of dermoscopy. Lancet Oncol 2002;3(3):159−65.

[6] Menzies SW, Westerhoff K, Rabinovitz H, Kopf AW, McCarthy WH, Katz B. Surface microscopy of pigmented basal cell carcinoma. Arch Dermatol 2000;136(8):1012−6.

[7] Zalaudek I, Giacomel J, Schmid K, Bondino S, Rosendahl C, Cavicchini S, et al. Dermatoscopy of facial actinic keratosis, intraepidermal carcinoma and invasive squamous cell carcinoma: a progression model. J Am Acad Dermatol 2012;66(4):589−97.

[8] Lallas A, Giacomel J, Argenziano G, García-García B, González-Fernández D, Zalaudek I, et al. Dermoscopy in general dermatology: practical tips for the clinician. Br J Dermatol 2014;170(3):514−26.

[9] Vestergaard ME, Macaskill P, Holt PE, Menzies SW. Dermoscopy compared with naked eye examination for the diagnosis of primary melanoma: a meta-analysis of studies performed in a clinical setting. Br J Dermatol 2008;159(3):669−76.

[10] Argenziano G, Albertini G, Castagnetti F, De Pace B, Di Lernia V, Longo C, et al. Early diagnosis of melanoma: what is the impact of dermoscopy? Dermatol Ther 2012;25(5):403−9.

[11] Argenziano G, Soyer HP, Chimenti S, Talamini R, Corona R, Sera F, et al. Dermoscopy of pigmented skin lesions: results of a consensus meeting via the Internet. J Am Acad Dermatol 2003;48(5):679−93.

[12] Johr RH. Dermoscopy: alternative melanocytic algorithms, the ABCD rule of dermatoscopy, Menzies' scoring method, and 7-point checklist. Clin Dermatol 2002;20(3):240−7.

[13] Argenziano G, Catricalà C, Ardigo M, Buccini P, De Simone P, Eibenschutz L, et al. Seven-point checklist of dermoscopy revisited. Br J Dermatol 2011;164(4):785−90.

[14] Soyer HP, Argenziano G, Zalaudek I, Corona R, Sera F, Talamini R, et al. Three-point checklist of dermoscopy: a new screening method for early detection of melanoma. Dermatology 2004;208(1):27−31.

[15] Pehamberger H, Steiner A, Wolff K. In vivo epiluminescence microscopy of pigmented skin lesions. I. Pattern analysis of pigmented skin lesions. J Am Acad Dermatol 1987;17(4):571−83.

[16] Braun RP, Rabinovitz HS, Oliviero M, Kopf AW, Saurat JH. Pattern analysis: a two-step procedure for the dermoscopic diagnosis of melanoma. Clin Dermatol 2002;20(3):236−9.

[17] De Giorgi V, Carli P. Dermoscopy and preoperative evaluation of melanoma thickness. Clin Dermatol 2002;20(3):305−8.

[18] Gonzalez-Alvarez T, Carrera C, Bennassar A, Vilalta A, Rull R, Alos L, et al. Dermoscopy structures as predictors of sentinel lymph node positivity in cutaneous melanoma. Br J Dermatol 2015;172(5):1269−77.

[19] Argenziano G, Fabbrocini G, Carli P, De Giorgi V, Delfino M. Clinical and dermatoscopic criteria for the preoperative evaluation of cutaneous melanoma thickness. J Am Acad Dermatol 1999;40(1):61−8.

[20] Lallas A, Argenziano G, Moscarella E, Longo C, Simonetti V, Zalaudek I. Diagnosis and management of facial pigmented macules. Clin Dermatol 2014;32(1):94−100.

[21] Stolz W, Schiffner R, Burgdorf WH. Dermatoscopy for facial pigmented skin lesions. Clin Dermatol 2002;20(3):276−8.

[22] Pralong P, Bathelier E, Dalle S, Poulalhon N, Debarbieux S, Thomas L. Dermoscopy of lentigo maligna melanoma: report of 125 cases. Br J Dermatol 2012;167(2):280−7.

[23] Saida T, Koga H, Uhara H. Key points in dermoscopic differentiation between early acral melanoma and acral nevus. J Dermatol 2011;38(1):25−34.

[24] Braun RP, Baran R, Le Gal FA, Dalle S, Ronger S, Pandolfi R, et al. Diagnosis and management of nail pigmentations. J Am Acad Dermatol 2007;56(5):835−47.

[25] Kittler H, Binder M. Risks and benefits of sequential imaging of melanocytic skin lesions in patients with multiple atypical nevi. Arch Dermatol 2001;137(12):1590−5.

[26] Fikrle T, Pizinger K, Szakos H, Panznerova P, Divisova B, Pavel S. Digital dermatoscopic follow-up of 1027 melanocytic lesions in 121 patients at risk of malignant melanoma. J Eur Acad Dermatol Venereol 2013;27(2):180−6.

[27] Marghoob AA, Usatine RP, Jaimes N. Dermoscopy for the family physician. Am Fam Physician 2013;88(7):441−50.

[28] Braun RP, Rabinovitz HS, Krischer J, Kreusch J, Oliviero M, Naldi L, et al. Dermoscopy of pigmented seborrheic keratosis: a morphological study. Arch Dermatol 2002;138(12):1556−60.

[29] Bottoni U, Nisticò S, Amoruso GF, Schipani G, Arcidiacono V, Scali E, et al. Ink spot lentigo: singular clinical features in a case series of patients. Int J Immunopathol Pharmacol 2013;26(4):953−5.

[30] Zaballos P, Blazquez S, Puig S, Salsench E, Rodero J, Vives JM, et al. Dermoscopic pattern of intermediate stage in seborrhoeic keratosis regressing to lichenoid keratosis: report of 24 cases. Br J Dermatol 2007;157(2):266−72.

[31] Longo C, Zalaudek I, Moscarella E, Lallas A, Piana S, Pellacani G, et al. Clonal seborrheic keratosis: dermoscopic and confocal microscopy characterization. J Eur Acad Dermatol Venereol 2014;28(10):1397−400.

[32] Rossiello L, Zalaudek I, Ferrara G, Docimo G, Giorgio CM, Argenziano G. Melanoacanthoma simulating pigmented spitz nevus: an unusual dermoscopy pitfall. Dermatol Surg 2006;32(5):735−7.

[33] Shankar V, Nandi J, Ghosh K, Ghosh S. Giant melanoacanthoma mimicking malignant melanoma. Indian J Dermatol 2011;56(1):79−81.

[34] Espasandín-Arias M, Moscarella E, Mota-Buçard A, Moreno-Moreno C, Lallas A, Longo C, et al. The dermoscopic variability of dermatofibromas. J Am Acad Dermatol 2015;72(Suppl. 1):S22−4.

[35] Zaballos P, Puig S, Llambrich A, Malvehy J. Dermoscopy of dermatofibromas: a prospective morphological study of 412 cases. Arch Dermatol 2008;144(1):75−83.

[36] Zaballos P, Llambrich A, Ara M, Olazarán Z, Malvehy J, Puig S. Dermoscopic findings of haemosiderotic and aneurysmal dermatofibroma: report of six patients. Br J Dermatol 2006;154(2):244−50.

[37] Morariu SH, Suciu M, Vartolomei MD, Badea MA, Cotoi OS. Aneurysmal dermatofibroma mimicking both clinical and dermoscopic malignant melanoma and Kaposi's sarcoma. Rom J Morphol Embryol 2014;55(Suppl. 3):1221−4.

[38] Oiso N, Kawada A. The dermoscopic features in infantile hemangioma. Pediatr Dermatol 2011;28(5):591−3.

[39] Haliasos EC, Kerner M, Jaimes N, Zalaudek I, Malvehy J, Lanschuetzer CM, et al. Dermoscopy for the pediatric dermatologist. II. Dermoscopy of genetic syndromes with cutaneous manifestations and pediatric vascular lesions. Pediatr Dermatol 2013;30(2):172−81.

[40] Piccolo V, Russo T, Mascolo M, Staibano S, Baroni A. Dermoscopic misdiagnosis of melanoma in a patient with targetoid hemosiderotic hemangioma. J Am Acad Dermatol 2014;71(5):179−81.

[41] Zaballos P, Daufí C, Puig S, Argenziano G, Moreno-Ramírez D, Cabo H, et al. Dermoscopy of solitary angiokeratomas: a morphological study. Arch Dermatol 2007;143(3):318−25.

[42] Oztas MO. Clinical and dermoscopic progression of subungual hematomas. Int Surg 2010;95(3):239−41.

[43] Massa AF, Dalle S, Thomas L. Subcorneal hematoma. Ann Dermatol Venereol 2013;140(1):63−4.

[44] Zaballos P, Carulla M, Ozdemir F, Zalaudek I, Bañuls J, Llambrich A, et al. Dermoscopy of pyogenic granuloma: a morphological study. Br J Dermatol 2010;163(6):1229−37.

[45] Zaballos P, Rodero J, Serrano P, Cuellar F, Guionnet N, Vives JM. Pyogenic granuloma clinically and dermoscopically mimicking pigmented melanoma. Dermatol Online J 2009;15(10):10.

[46] Lallas A, Argenziano G, Zendri E, Moscarella E, Longo C, Grenzi L, et al. Update on non-melanoma skin cancer and the value of dermoscopy in its diagnosis and treatment monitoring. Expert Rev Anticancer Ther 2013;13(5):541−58.

[47] Lallas A, Apalla Z, Argenziano G, Longo C, Moscarella E, Specchio F, et al. The dermatoscopic universe of basal cell carcinoma. Dermatol Pract Concept 2014;4(3):11−24.

[48] Giacomel J, Zalaudek I. Dermoscopy of superficial basal cell carcinoma. Dermatol Surg 2005;31(12):1710−3.

[49] Lallas A, Argenziano G, Kyrgidis A, Apalla Z, Moscarella E, Longo C, et al. Dermoscopy uncovers clinically undetectable pigmentation in basal cell carcinoma. Br J Dermatol 2014;170(1):192−5.

[50] Lallas A, Tzellos T, Kyrgidis A, Apalla Z, Zalaudek I, Karatolias A,

et al. Accuracy of dermoscopic criteria for discriminating superficial from other subtypes of basal cell carcinoma. J Am Acad Dermatol 2014;70(2):303—11.

[51] Balagula Y, Braun RP, Rabinovitz HS, Dusza SW, Scope A, Liebman TN, et al. The significance of crystalline/chrysalis structures in the diagnosis of melanocytic and nonmelanocytic lesions. J Am Acad Dermatol 2012;67(2):194.e1-8.

[52] MacKie RM, Quinn A. Non-melanoma skin cancer and other epidermal skin tumours. In: Burns T, Breathnach SM, Cox NH, Griffiths CEM, editors. Rook's textbook of dermatology. 7th ed. Oxford: Blackwell Publishing; 2004. p. 36.1—36.39.

[53] Memon AA, Tomenson JA, Bothwell J, Friedmann PS. Prevalence of solar damage and actinic keratosis in a Merseyside population. Br J Dermatol 2000;142(6):1154—9.

[54] Glogau RG. The risk of progression to invasive disease. J Am Acad Dermatol 2000;42(1 Pt 2):23—4.

[55] Rowert-Huber J, Patel MJ, Forschner T, Ulrich C, Eberle J, Kerl H, et al. Actinic keratosis is an early in situ squamous cell carcinoma: a proposal for reclassification. Br J Dermatol 2007;156(Suppl. 3):8—12.

[56] Huerta-Brogeras M, Olmos O, Borbujo J, Hernández-Núñez A, Castaño E, Romero-Maté A, et al. Validation of dermoscopy as a real-time noninvasive diagnostic imaging technique for actinic keratosis. Arch Dermatol 2012;148(10):1159—64.

[57] Lee M-M, Wick MM. Bowen's disease. CA Cancer J Clin 1990; 40(10):237—42.

[58] Kossard S, Rosen R. Cutaneous Bowen's disease: an analysis of 1001 cases according to age, sex, and site. J Am Acad Dermatol 1992;27(3):406—10.

[59] Zalaudek I, Argenziano G, Leinweber B, Citarella L, Hofmann-Wellenhof R, Malvehy J, et al. Dermoscopy of Bowen's disease. Br J Dermatol 2004;150(6):1112—6.

[60] Pan Y, Chamberlain AJ, Bailey M, Chong AH, Haskett M, Kelly JW. Dermatoscopy aids in the diagnosis of the solitary red scaly patch or plaque-features distinguishing superficial basal cell carcinoma, intraepidermal carcinoma, and psoriasis. J Am Acad Dermatol 2008;59(2):268—74.

[61] Lallas A, Kyrgidis A, Tzellos TG, Apalla Z, Karakyriou E, Karatolias A, et al. Accuracy of dermoscopic criteria for the diagnosis of psoriasis, dermatitis, lichen planus and pityriasis rosea. Br J Dermatol 2012;166(6):1198—205.

[62] Cameron A, Rosendahl C, Tschandl P, Riedl E, Kittler H. Dermatoscopy of pigmented Bowen's disease. J Am Acad Dermatol 2010;62(4):597—604.

[63] Alam M, Ratner D. Cutaneous squamous cell carcinoma. N Engl J Med 2001;344(13):975—83.

[64] Rosendahl C, Cameron A, Argenziano G, Zalaudek I, Tschandl P, Kittler H. Dermoscopy of squamous cell carcinoma and keratoacanthoma. Arch Dermatol 2012;148(12):1386—92.

[65] Lallas A, Pyne J, Kyrgidis A, Andreani S, Argenziano G, Cavaller A, et al. The clinical and dermoscopic features of invasive cutaneous squamous cell carcinoma depend on the histopathological grade of differentiation. Br J Dermatol 2015;172(5):1308—15.

[66] Lallas A, Zalaudek I, Argenziano G, Longo C, Moscarella E, Di Lernia V, et al. Dermoscopy in general dermatology. Dermatol Clin 2013;31(4):679—94.

[67] Lallas A, Apalla Z, Argenziano G, Sotiriou E, Di Lernia V, Moscarella E, et al. Dermoscopic pattern of psoriatic lesions on specific body sites. Dermatology 2014;228(3):250—4.

[68] Vazquez-Lopez F, Kreusch J, Marghoob AA. Dermoscopic semiology: further insights into vascular features by screening a large spectrum of nontumoral skin lesions. Br J Dermatol 2004;150(2):

226—31.

[69] Lallas A, Apalla Z, Lefaki I, Tzellos T, Karatolias A, Sotiriou E, et al. Dermoscopy of early stage mycosis fungoides. J Eur Acad Dermatol Venereol 2013;27(5):617—21.

[70] Vázquez-López F, Manjón-Haces JA, Maldonado-Seral C, Raya-Aguado C, Pérez-Oliva N, Marghoob AA. Dermoscopic features of plaque psoriasis and lichen planus: new observations. Dermatology 2003;207(2):151—6.

[71] Lallas A, Argenziano G, Apalla Z, Gourhant JY, Zaballos P, Di Lernia V, et al. Dermoscopic patterns of common facial inflammatory skin diseases. J Eur Acad Dermatol Venereol 2014;28(5): 609—14.

[72] Lallas A, Apalla Z, Lefaki I, Sotiriou E, Lazaridou E, Ioannides D, et al. Dermoscopy of discoid lupus erythematosus. Br J Dermatol 2012;168(2):284—8.

[73] Segal R, Mimouni D, Feuerman H, Pagovitz O, David M. Dermoscopy as a diagnostic tool in demodicidosis. Int J Dermatol 2010; 49(9):1018—23.

[74] Shim W-H, Jwa SW, Song M, Kim HS, Ko HC, Kim MB, et al. Diagnostic usefulness of dermatoscopy in differentiating lichen sclerous et atrophicus from morphea. J Am Acad Dermatol 2012; 66(4):690—1.

[75] Vázquez-López F, Fueyo A, Sánchez-Martín J, Pérez-Oliva N. Dermoscopy for the screening of common urticaria and urticaria vasculitis. Arch Dermatol 2008;144(4):568.

[76] Vazquez-Lopez F, Maldonado-Seral C, Soler-Sánchez T, Perez-Oliva N, Marghoob AA. Surface microscopy for discriminating between common urticaria and urticarial vasculitis. Rheumatology (Oxford) 2003;42(9):1079—82.

[77] Zaballos P, Puig S, Malvehy J. Dermoscopy of pigmented purpuric dermatoses (lichen aureus): a useful tool for clinical diagnosis. Arch Dermatol 2004;140(10):1290—1.

[78] Akay BN, Kittler H, Sanli H, Harmankaya K, Anadolu R. Dermatoscopic findings of cutaneous mastocytosis. Dermatology 2009; 218(3):226—30.

[79] Vano-Galvan S, Alvarez-Twose I, De las Heras E, Morgado JM, Matito A, Sánchez-Muñoz L, et al. Dermoscopic features of skin lesions in patients with mastocytosis. Arch Dermatol 2011; 147(8):932—40.

[80] Zalaudek I, Giacomel J, Cabo H, Di Stefani A, Ferrara G, Hofmann-Wellenhof R, et al. Entodermoscopy: a new tool for diagnosing skin infections and infestations. Dermatology 2008; 216(1):14—23.

[81] Walter B, Heukelbach J, Fengler G, Worth C, Hengge U, Feldmeier H. Comparison of dermoscopy, skin scraping, and the adhesive tape test for the diagnosis of scabies in a resource-poor setting. Arch Dermatol 2011;147(4):468—73.

[82] Park JH, Kim CW, Kim SS. The diagnostic accuracy of dermoscopy for scabies. Ann Dermatol 2012;24(2):194.

[83] Piliouras P, Allison S, Rosendahl C, Buettner PG, Weedon D. Dermoscopy improves diagnosis of tinea nigra: a study of 50 cases. Australas J Dermatol 2011;52(3):191—4.

[84] Zaballos P, Ara M, Puig S, Malvehy J. Dermoscopy of molluscum contagiosum: a useful tool for clinical diagnosis in adulthood. J Eur Acad Dermatol Venereol 2006;20(4):482—3.

[85] Di Stefani A, Hofmann-Wellenhof R, Zalaudek I. Dermoscopy for diagnosis and treatment monitoring of pediculosis capitis. J Am Acad Dermatol 2006;54(5):909—11.

[86] Zalaudek I, Argenziano G. Dermoscopy of nits and pseudonits. N Engl J Med 2012;367(18):1741.

第 4 章

毛 发 镜

U. Khopkar, N. Jain

引言

皮肤镜又称为皮表透光显微镜,可将皮损放大 10 倍或 10 倍以上进行观察。2006 年,Lidia Rudnicka 和 Malgorzata Olszewska 将观察毛发和头皮的皮肤镜命名为"毛发镜"[1]。

皮肤镜最初用于黑色素瘤的早期、非侵入性诊断。如今,皮肤镜也用于肿瘤性/非肿瘤性皮损和头皮毛发疾病的评估。

毛发镜使用简便、非侵袭性、价格相对低廉,是近年来新兴的头皮毛发疾病的评估设备。此外,它使用高效且易于掌握。

不少毛发镜设备附带内置软件,可采集高质量数码图像,便于数据保存。通过比较治疗前和治疗后的图像可有利于指导治疗、评估疗效;毛发镜还可减少活检率,在患者需要活检时挑选出活检最佳部位,从而提高患者的满意度;毛发镜还可在毛囊单位移植手术前计算供区毛囊密度。因此,毛发镜已经成为皮肤科医生的必备武器。

技术层面

皮肤镜设备有接触式和非接触式两种。大多数手持式皮肤镜是接触式皮肤镜,需要浸润液,如油或酒精。观察色素模式就最好采用接触式皮肤镜。

电子皮肤镜是非接触式皮肤镜,通常有三种模式:白光、紫外线和偏振光。毛囊间模式包括血管形态和色素,只能通过偏振光光源或滤光片进行观察。血管形态最好采用电子皮肤镜观察,因为直接接触可使血管受压难以观察[2,3]。使用电子皮肤镜时,医生和患者可同时观察电子图像,记录所选图像作为后续随访比较之用,因此患者的满意度更高。

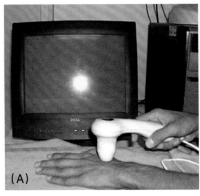
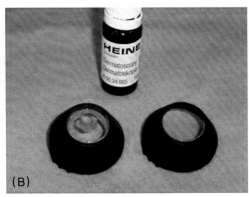
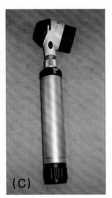

图 4.1　(A)接触式皮肤镜的不同目透镜和浸润液。(B) Heine delta 20 手持式皮肤镜。(C)标准化的电子皮肤镜

头皮检查时,可采用放大 10 倍的手持式皮肤镜,亦可采用可放大 20~1 000 倍的电子皮肤镜[2,3](图 4.1A~C)。

皮肤镜特点

系统性的毛发和头皮毛发镜评估包括:
1. 毛囊征象
a. 黄点征
b. 白点征
c. 黑点征
2. 毛干特点
3. 毛囊间模式
a. 血管模式
b. 色素模式

正常毛发和头皮的毛发镜表现是怎样的? 了解正常的毛发镜表现才能与异常表现相区别。不同肤色和种族者毛发镜特点有所不同。正常头皮的毛发镜下可见毛囊单位含有 2~4 根终毛和 1~2 根毳毛(图 4.2)。

肤色较深者的头皮可见均匀分布的棕色蜂窝状色素网络,曝光部位更为明显[4,5]。采用偏振光电子皮肤镜观察血管形态时,肤色较浅者易于观察,而肤色较深者的皮表由于

色素过多,影响其下真皮血管的观察。

毛囊征象

不同疾病的毛囊征象与皮表结构和皮下结构的病理性改变有关。毛囊周围和毛囊间炎症可引起血管形态和色素的改变以及鳞屑。毛干受累可引起毛干直径改变和毛干断裂形成黑点征。常见的毛囊征象描述如下所示。

黄点征

黄点征是由于变性的角质细胞和过多的皮脂阻塞毛囊漏斗部而形成[2-6]。黄点征多呈圆形,在偏振光下易于观察。在肤色较浅者中黄点征为黄色,而在肤色较深者中,由于在较深的色素背景对比下呈白色。黄点征见于斑秃、雄激素性秃发和隐匿性斑秃(图 4.3)。

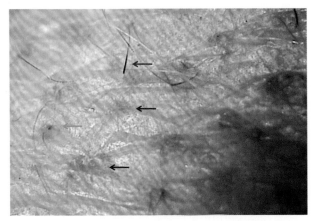

图 4.3　斑秃毛发镜:可见黄点征(蓝色箭),数根毳毛间见一根惊叹号样发(红色箭),亦可见黑点征(绿色箭)

黄点征是斑秃最常见和最特异的毛发镜特点,是由于营养不良发/断发导致角质碎片残留于毛囊漏斗部而形成。黄点征常与斑秃其他毛发镜特点同时出现,如黑点征、断发[2,6]。黄点征中央可有毛发也可为空毛囊。

雄激素性秃发的脱发区域(额顶部和颞部)可见珍珠色及黄色的点,是由于毛囊皮脂腺增生所致。常见于重度雄激

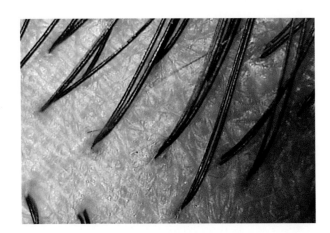

图 4.2　正常头皮毛发镜:每个毛囊单位还有 2~4 根终毛,背景为均匀分布的色素网络

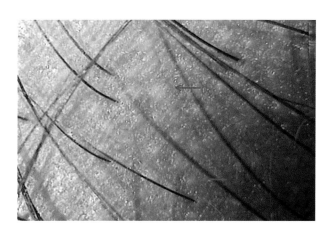

图 4.4 重度雄激素性秃发毛发镜:所有毛囊内可见单根头发,可见较多黄色至珍珠色的点(红色箭)

素性秃发(图 4.4)。

在隐匿性斑秃中,黄点征甚至可见于终毛区域[2]。

头皮穿掘性蜂窝织炎可见类似立体肥皂泡样的黄点征[7,8]。

白点征

瘢痕引起的毛囊破坏但毛囊间区域未受累故而呈白点[2,3,7,9]。瘢痕性秃发如毛发扁平苔藓和秃发性毛囊炎中的白点即为瘢痕性毛囊的纤维化区域[9]。瘢痕性秃发的白点征最初由 Kossard 和 Zagarella 提出[10],肤色深者和曝光区域有蜂窝状色素沉着作为背景更易于观察到(图 4.5)。

若瘢痕累及毛囊间区域,头皮色素网络被破坏,白点征会难以观察到。汗管开口也呈白点,但与之不同,为大量分布的界清、圆形结构,可见于疾病或正常头皮,有时可见汗液

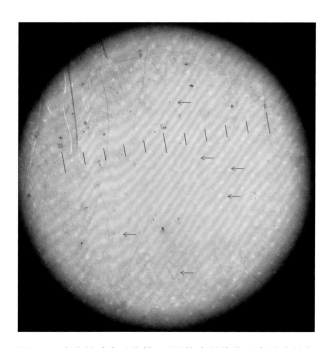

图 4.5 瘢痕性秃发毛发镜:可见较多纤维化毛囊形成的白点征(蓝色箭),有些白点征内有断发。可见汗管开口形成的白点(红色箭)。瘢痕部位还可见蜂窝状色素沉着网络

分泌[11,12]。

黑点征

黑点征是由营养不良发断裂或惊叹号样发近端断裂残留而形成[2,3,7,13]。黑点征可见于斑秃、头癣、穿掘性蜂窝织炎和拔毛癖。

黑点征最常见于斑秃,与病情活动度相关。Inui 等描述该征象是斑秃最特异性的征象(图 4.6)[14]。

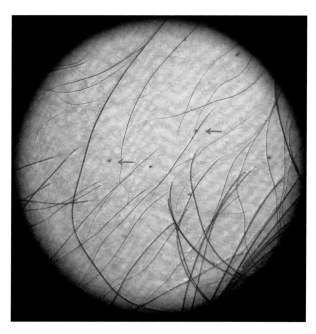

图 4.6 斑秃毛发镜:可见多个黑点征(蓝色箭),背景为蜂窝状色素沉着网络

斑秃中,黑点常见于黄点之中,是由营养不良发在长出头皮前断裂而形成[3,7,14,15]。

毛干特点

毛干的毛发镜检查有助于诊断遗传性或获得性毛干疾病。毛发镜可以观察毛干的直径和色素特点,还可用于其他毛发疾病如雄激素性秃发、休止期秃发和隐匿性斑秃的明确诊断和疗效监测。

正常毛发中大多数为终毛,最多 10% 为毳毛。终毛色素分布均匀,直径较粗,为有髓质或无髓质。毳毛纤细、较短、颜色较浅且无髓质。

毛干评估需从近端至远端观察直径、色素、长度、有无断裂、结节、扭曲和管型。不同疾病的毛发特点如前所述。

测定毛干直径可评估有些疾病的疗效,如雄激素性秃发,该疾病表现为毛囊进行性萎缩、毳毛比例增多。采用附有内置软件的电子皮肤镜可更详细地评估治疗效果。

毛囊间模式

毛囊间区域的病理性改变包括色素结构和血管结构的

改变,可用于诊断原发性和继发性瘢痕性秃发和非脱发性头皮疾病,如银屑病和脂溢性皮炎。

血管模式

Tosti 和 Duque-Estrada 详细描述了不同血管模式与正常/异常头皮的相关性[2,3]。肤色较深者的色素网络过于明显使血管模式难以观察。血管模式最好采用电子显微镜(非接触式)偏振光进行观察。血管模式特点如下所示:

毛囊间单纯红色血管袢:见于正常健康头皮[2,3]。未累及表皮的头皮和毛发疾病也可见到该种血管模式。单纯红色血管袢表现为多个规律分布的发夹样模式。血管袢消失提示表皮萎缩,因此,盘状红斑狼疮后期无法见到血管袢。

毛囊间扭曲状血管袢:表现为扭曲的环,将毛发镜镜头垂直于头皮表面最易于观察[2],可见于以棘层肥厚为特定的疾病,如银屑病和秃发性毛囊炎[2-5]。炎症性脂溢性皮炎也可见到该血管特点。血管数量、可见度和致密度与疾病严重程度相关。毛发镜下扭曲状血管对应银屑病真皮乳头层的扭曲血管袢。

树枝状红线:表现为血管袢下方的红线,直径更粗,对应真皮乳头层下的毛细血管丛[2,3],可见于正常和多种疾病头皮。放大倍率越高,越易于观察。

色素模式

毛发镜放大倍率较高时,正常头皮可见弥漫性均匀分布的蜂窝状色素网络,肤色深者尤为明显(见图4.6)[2,3]。秃发区域或毛发稀疏区域如重度男性雄激素性秃发患者,由于过度暴晒色素网络更明显。正常头皮的色素深浅取决于日晒情况和毛发密度。

色素网络由网格(不规则线条)和空洞构成。线条色素加深对应含有黑色素细胞的表皮突,空洞对应色素减少的真皮乳头上方表皮[2]。

瘢痕性秃发若毛囊间表皮受累可见色素模式连续性的改变,而有些瘢痕性秃发疾病如毛发扁平苔藓,毛囊间表皮未受累,毛囊周围可见色素改变。

常见毛发和头皮疾病的毛发镜特点

雄激素性秃发

诊断标准如下所示:
1. 毛干直径差异
2. 毳毛比例增加,终毛/毳毛比例降低
3. 单根毛发毛囊为主
4. 毛周褐色晕
5. 黄点征
6. 色素增强模式

雄激素性秃发是男性和女性最常见的脱发疾病,其诊断多为临床诊断,但年轻患者、进展迅速者、疗效差者、系统性疾病相关或伴有其他疾病者的诊断存疑,毛发镜可有助于

鉴别雄激素性秃发和其他疾病如休止期秃发、斑秃、前额纤维性秃发和隐匿性斑秃。

雄激素性秃发的发病机制为毛囊进行性萎缩,毛干直径进行性变细。毛发镜特点为毳毛比例增加。雄激素性秃发的早期诊断特点是毛囊直径差异超过20%[2,4,16]。

毛囊进行性萎缩还会引起单个毛囊内终毛数量减少。毛发镜下可见脱发区域单根毛发毛囊为主(正常毛囊有2~4根终毛)。休止期秃发和生长期秃发亦可见到该征象。雄激素性秃发患者的非脱发区域毛发镜下表现则不同。市面上已有一些软件可以计算终毛/毳毛比例、毛干直径、疾病严重程度分级和疗效监测。

早期雄激素性秃发的另一特点为毛周征。疾病早期,轻度的毛囊周围炎症可引起淡褐色晕,临床上往往会忽视(图4.7)。

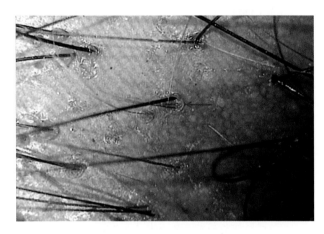

图 4.7　早期雄激素性秃发:毳毛数量增加,可见毛周褐色晕。部分毛囊为单根毛发

之前提到的黄点征,呈珍珠白至黄色的圆形结构,见于重度患者,较多见于颞顶部区域,病理上对应过度增生的皮脂腺[13,15]。即便萎缩的终毛毛囊皮脂腺分泌也是正常的,且皮脂腺对雄激素敏感性增加导致腺体增生(见图4.4)。重度患者脱发区域可见明显的蜂窝状色素模式和黄点征。

男性和女性雄激素性秃发的毛发镜特点相似。女性雄激素性秃发脱发区域空毛囊更常见[13]。

Kibar 等评估男性和女性雄激素性秃发的毛发镜特点及其与疾病严重程度的相关性,发现两组无明显差异。此外,研究还发现其他特点,如褐点征、白点征、多根毛发毛囊单位和隐藏发[17]。

Rakowska 等提出女性雄激素性秃发毛发镜诊断标准。他们比较分析了131例女性患者[16],包括休止期秃发(39)、女性雄激素性秃发(59)和正常对照(33)的前额和枕部区域,分别观察每位患者前额、枕部和双侧颞部,每个区域分别取5张图像:1张为20倍放大图像,4张为70倍放大图像。

诊断标准包括:①毳毛数量;②毛发直径[毳毛(<0.03mm),中毛(0.03~0.05mm),终毛(>0.05mm)];③单根、2根、3根毛发的毛囊皮脂腺单位比例(放大20倍);④黄点征数量;⑤毛周色素沉着比例(放大20倍)。毛发镜记录表采用表格格式记录。女性雄激素性秃发的诊断需比较分析前

额和枕部区域。包括主要和次要标准,满足两条主要标准或一条主要标准 + 两条次要标准诊断女性雄激素性秃发的特异度为 98%[16]。

诊断标准如下所示:

主要标准

1. 4 个视野下黄点数量(FAGA 前额区域黄点超过 4 个 / 视野)

2. 平均毛发直径[毳毛(<0.03mm),中毛(0.03~0.05mm);FAGA 标准——前额区域毛发直径减少,毳毛比例 >10%]

3. 粗毛(>0.05mm)

次要标准

1. 单个视野下(×20)毛囊单位比例(单根毛发、2 根毛发、3 根毛发;FAGA 标准——单根毛发毛囊单位比例,前额区域:枕部区域 >2∶1)

2. 4 个视野下(×70)毳毛数量(FAGA 标准——前额区域:枕部区域 >1.5∶1)

3. 毛周色素改变的毛囊比例(×20)(FAGA 标准——前额区域:枕部区域 >3∶1)

斑秃

临床特点如下所示:

1. 黑点征

2. 黄点征

3. 渐细发 / 惊叹号样发,断发

4. 短毳毛

斑秃是各年龄段最常见的自身免疫性、斑片状、非瘢痕性脱发疾病,可累及头皮和其他部位。毛发镜可有助于将其与其他斑片状秃发疾病相区别,尤其对于儿童患者。

斑秃的毛发周期突然停滞,从而形成营养不良发[2,18]。黑点征和黄点征上文已有详细描述。毛发镜特点会随着疾病严重程度和病程而改变。

渐细发 / 惊叹号样发是近端变细的营养不良短发,是病情活动性的标志,可见于脱发斑周围(图 4.8A 和 B)[7,13,15,19]。惊叹号样发也可见于拔毛癖[7]。

黄点征可见于疾病的各个时期,与疾病严重程度相关(见图 4.3 和图 4.8A)[7,15]。不同肤色和清洁习惯对黄点征有影响,如肤色深者相对不易观察到黄点[2,3]。黄点常含有断裂的营养不良发(断发、黑点)、短毳毛或休止期毛发。

不同地域不同研究显示斑秃各种毛发镜特征的敏感度

和特异度也有不同[4-6,14,19]。近期,埃及的一项研究提出,在儿童斑秃患者中,黑点征是最常见的毛发镜特点,是斑秃的敏感指标(图 4.8C)[19]。

急性进展期斑秃毛发镜特点为惊叹号样发和黑点征。慢性斑秃患者营养不良发脱落,可见空毛囊,亦可见新生毳毛,短毳毛是毛发生长的敏感指标。Rudnicka 等描述新生毛发卷曲似猪尾状[7]。

锥形发,将终毛垂直于头皮表面施压时出现近端弯曲,可见于病情活动期[20]。

将脱落的毛发置于光亮的背景下,采用毛发镜以较高的放大倍率观察发根,活动性斑秃可见发根断裂的营养不良发和休止期毛发[2,3]。

头癣

临床特点如下所示:

1. 逗点发、螺旋发

2. 黑点征

3. 鳞屑

4. 短断发

5. 斑状色素沉着

6. 红斑

7. 脓疱,毛囊痂屑

头癣是头皮真菌感染,是儿童最常见的脱发疾病。毛发镜可有助于将其与其他斑片状脱发疾病相区别,如斑秃和拔毛癖,但毛发镜下黑点征可能会混淆诊断,真菌培养是诊断的"金标准"。毛发镜使用便捷,应注意消毒或用透明薄膜防止交叉感染。

炎症性和非炎症性头癣的毛发镜特点不同。逗点发即轻度卷曲的断发是特异性征象[7,13,15,21,22],Hughes 等描述逗点发和螺旋发是亲动物性真菌感染的特点[19,23]。

黑点征,即断发 / 营养不良发的残留,可见于非炎症性头癣,黑点即为被真菌菌丝寄生毛干的断端。不同于斑秃,头癣黑点量多,且不伴有黄点征和渐细发(图 4.9)。

其他毛发镜特点包括断发、损伤发和"Z"字发[7,19],短断发是最常见但非特异性特点,"Z"字发和螺旋发是逗点发的变异型,多见于非裔患者[19,23]。

炎症性头癣毛发镜特点有斑状色素沉着、鳞屑、红斑、脓疱和毛囊痂屑形成。鳞屑见于各种头癣患者。附带紫外光的电子皮肤镜可显示真菌感染的荧光表现。

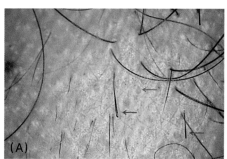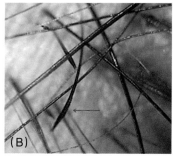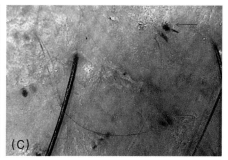

(A) (B) (C)

图 4.8 (A)斑秃毛发镜:惊叹号样发(红色箭),黄点征(蓝色箭)。(B)新生短毳毛(红色箭)。(C)黑点征(红色箭)

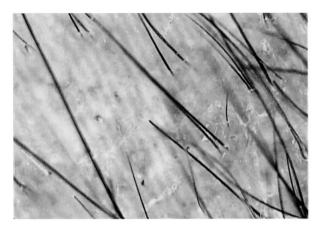

图 4.9　头癣毛发镜:黑点征、鳞屑和斑状色素沉着

拔毛癣

临床毛发镜特点如下所示:

1. 不同长度断发
2. 卷曲发、钩状发(问号发)
3. 裂发(毛干纵裂)
4. "V"字征

拔毛癣是一种精神皮肤疾病,患者表现为冲动性的拔发行为,常见于儿童和青少年,女性患者占 70%~93%[24]。

临床上拔毛癣是一种斑片状脱发,好发于易于触及的头皮顶部区域,可表现为大片秃顶[25,26]。拔毛癣和头癣发病年龄相近,均表现为斑片状秃发,需要仔细鉴别[27]。但黑点征、黄点征和惊叹号样发缺乏特异性,可能会产生混淆。

拔毛癣毛发镜下可见不同长度的纵裂断发(图 4.10A)[24,26,27],有些断发由于拉力过大使远端收缩呈卷曲状[3],部分卷曲还可形成钩状发 / 问号发(图 4.10B)[28]。

牵拉力造成的断裂还可引起"火焰发",火焰发是扭曲或波浪形变细的短发根,是生长期毛发断裂产生,可见于疾病活动期[24,26]。另一种特点是"V"字征,是由同一毛囊单位内 2 根或以上头发在同一水平断裂而形成。Rakowska 等报道"V"字征可见于 57% 的拔毛癣患者[24,26]。斜向断裂的发

干呈远端色素较深的郁金香花形,称为"郁金香发"[24,26,27]。

严重机械性损伤会导致毛干完全破坏,呈破裂 / 碎屑状,Rakowska 等称之为"发粉"[24,26,27]。

拔毛癣其他毛发镜特点还有短毳毛、黄点征、黑点征和惊叹号样发[3,19,24,26,27]。短毳毛不会呈白色,这点不同于斑秃。黄点征数量较斑秃者中要少[19]。其他少见特点有毛周红斑、色素沉着和出血[21]。此外,还需判断是否合并其他疾病。

休止期秃发

临床上毛发镜特点如下所示:

1. 单根毛发毛囊单位为主
2. 垂直的新生毛发
3. 毛发密度减少和空毛囊

休止期秃发缺乏特异性毛发镜特点,因此毛发镜诊断作用有限,主要用于排除性诊断[7,15,29]。毛发镜下可见单根毛发毛囊单位为主和垂直的新生毛发[7,29]。有病例报道显示,休止期秃发还可见黄点征和短毳毛,需要与雄激素性秃发和斑秃相区别。不同于雄激素性秃发,休止期秃发毛发镜下无毛发直径差异和毛周征,且累及整个头皮。

毛发扁平苔藓

临床毛发镜特点如下所示:

1. 毛囊间表皮未受累
2. 毛周管型
3. 靶形分布的蓝灰色点
4. 白点征

毛发扁平苔藓是最常见的头皮瘢痕性秃发,亦可累及其他毛发分布区域。活动性毛发扁平苔藓病理上有毛囊周围界面皮炎和色素失禁,在皮肤镜下可见毛囊周围鳞屑,形成毛周管状管型,可长至数毫米[3,7,13,15]。此外还可见到同心性分布的细长血管(图 4.11A)[7,8,30]。

色素失禁在毛发镜下可见毛囊周围靶形分布的蓝灰色点(图 4.11 B)[3,9,13,15]。拉发试验可见毛根鞘增厚的生长期毛发[2,15,30,31]。

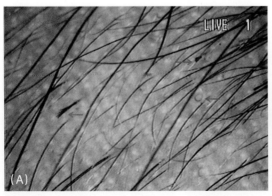
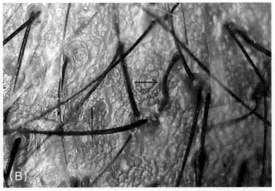

图 4.10　拔毛癣毛发镜:纵裂断发(蓝色箭)和卷曲发(红色箭)。(A)不同长度毛干。(B)部分毛发卷曲,称为问号发 / 钩状发

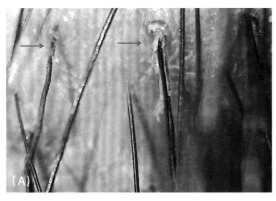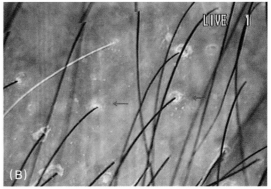

图 4.11　(A)毛发扁平苔藓毛发镜：毛囊周围炎症导致毛囊周围厚层鳞屑形成毛发管型。(B)色素失禁伴毛囊周围炎症形成的靶形分布的蓝灰色点(红色箭)

纤维化期在毛发镜下可见白点征,由瘢痕性毛囊被纤维束替代所致[3,8,9,15]。

在深肤色患者中,毛囊间表皮未受累,可见完整的、均匀分布的蜂窝状色素模式及一些未受累的终毛毛囊。

盘状红斑狼疮

临床皮肤镜特点如下所示：

1. 毛囊开口消失
2. 树枝状 / 分支状血管
3. 毛囊角栓
4. 斑状分布的蓝灰色点
5. 白点征

盘状红斑狼疮是一种较少见的瘢痕性秃发,表现为头皮曝光部位单个或多个、界清的红斑鳞屑性斑块,易与其他斑片状秃发尤其是毛发扁平苔藓相混淆。

盘状红斑狼疮斑块在皮肤镜下可见皮肤萎缩伴毛囊开口消失,树枝状毛细血管扩张和鳞屑(图 4.12)[8,9,15,30]。

盘状红斑狼疮的病理特点有毛囊角栓、界面皮炎和色素失禁,皮肤镜下可见斑块边缘角栓和蓝灰色点。

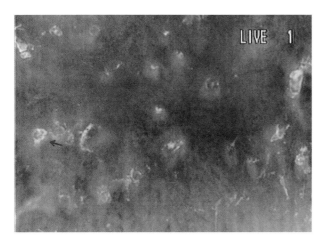

图 4.12　盘状红斑狼疮毛发镜：可见特征性角栓(红色箭),树枝状毛细血管扩张(蓝色箭)。此外,还可见毛囊减少,皮肤萎缩和鳞屑

非活动性盘状红斑狼疮皮损可见白点征,对应被纤维束替代的毛囊,毛囊间表皮纤维化毛发镜下呈现白色或淡红色,另可见毛囊开口消失[8,9,30]。

盘状红斑狼疮的典型特点是从大黄点发出的呈放射状、纤细的树枝状血管,也称为"黄点中的红蜘蛛"[7,8]。

毛发扁平苔藓和盘状红斑狼疮有些毛发镜特点重叠,需要仔细鉴别。毛发扁平苔藓毛囊间表皮未受累是最主要的鉴别特点,因此蜂窝状色素模式可见于毛发扁平苔藓。另外蓝灰色点在毛发扁平苔藓中因毛囊色素失禁呈靶形分布,而在盘状红斑狼疮中因色素失禁累及毛囊间区域而呈斑状分布。此外,毛发扁平苔藓部分毛囊未受累而盘状红斑狼疮皮损的所有毛囊均受累。两种疾病均可见白点征[9,15,30]。

前额纤维性秃发

临床毛发镜特点如下所示：

1. 毛囊周围鳞屑
2. 毛囊周围红斑
3. 毛囊开口消失
4. 分支状血管

前额纤维性秃发是一种少见的瘢痕性秃发,好发于绝经期女性,是常累及前额颞部的斑片状秃发,患者表现为前额颞部发际线后移和眉毛脱落[32,33],其发际线后移和斑片状表现的特点容易被误诊为斑秃或雄激素性秃发。前额纤维性秃发也被认为是毛发扁平苔藓的变异型[32]。

前额纤维性秃发毛发镜特点包括毛囊周围鳞屑、毛囊周围红斑和毛囊开口消失[7-9,32],还可见到分支状 / 树枝状血管[9]和单根毛发毛囊为主的征象[7]。

秃发性毛囊炎

临床毛发镜特点如下所示：

1. 单个毛囊开口中多根毛发
2. 毛囊性鳞屑和毛囊性脓疱
3. 毛囊间扭曲状毛细血管袢
4. 白点征

秃发性毛囊炎特征性毛发镜表现为多根毛发(>5 根)从

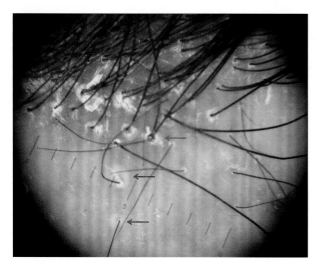

图 4.13　秃发性毛囊炎毛发镜:特征性毛囊性鳞屑(蓝色箭)和皮损外周毛囊性脓疱(红色箭)。非活动性瘢痕性区域呈萎缩性、亮白色斑片,毛囊减少,同时可见明显蜂窝状色素模式中断

同一毛囊开口中长出,与临床图片一致[7]。还可见毛囊性鳞屑,对应毛囊炎症(图 4.13)。此外,皮损活动性边缘可见毛囊性脓疱。受累毛囊周围还可见扭曲状 / 卷曲状毛细血管袢和白点征[7,34]。深肤色患者即便使用偏振光也很难观察血管模式。非活动性瘢痕性区域呈粉白色斑片,可见毛囊开口消失。

其他瘢痕性秃发

头皮穿掘性蜂窝织炎的毛发镜特点为黄点征,黄点呈立体结构且伴营养不良发[7,15]。晚期患者与其他瘢痕性秃发疾病难以区别。

假性斑秃缺乏特异性征象,属于排除性诊断,毛发镜下常见到瘢痕性色素减退区域,伴有毛囊减少和少量营养不良发[7,15]。

瘢痕性边缘性秃发是少见的脱发疾病,主要累及前额、颞部和枕部发迹线区。毛发镜特点包括毛发密度减少、毛囊开口消失和残留毛干变细[35]。

毛干疾病

放大倍率较高的电子皮肤镜易于观察毛干。毛干疾病如念珠状发(发干呈串珠状)[36-38]、结节性脆发症(发干刷子状断裂)[38]、套叠性脆发症(毛干结节)[1,36]和扭曲发(扭曲状发干)[1,36]用毛发镜易于诊断,不需要毛发光镜检查。

念珠状发

属于先天性毛干疾病,表现为规律分布的毛干椭圆形结节和结间部(毛干间歇性萎缩变细),也称为规律弯曲带状征(图 4.14A 和 B)[37,38]。

结节性脆发症

结节性脆发症表现为沿毛干分布的结节,结节处毛干纵向断裂,放大观察可见刷状断端(图 4.15A 和 B)。结节处脆性增加,毛干易断裂,在较高放大倍率的毛发镜下可见清晰的刷状断发纤维[7,39]。

套叠性脆发症

套叠性脆发症或称竹节状发在毛发镜下可见发干发生套叠,在低倍毛发镜观察即可见到发干多个结节,结节处脆弱易断,近端断端呈凹陷状,称为“高尔夫球座”[7,39-41]。

扭曲发

扭曲发可为先天性或获得性,毛发镜下可见毛干扁平和不规则扭曲。

环状发

环状发毛发镜下可见交替分布的暗带和光带,光带区域比暗带区域短[7,36]。

其他头皮疾病

头皮银屑病与脂溢性皮炎鉴别诊断

局限在头皮部位的银屑病易与脂溢性皮炎相混淆,毛

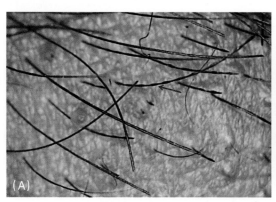
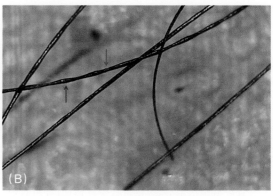

图 4.14　念珠状发毛发镜:(A)毛干在脆弱的结间处断裂(红色箭)。(B)规律分布的结节形成珠状发干(红色箭)和结间部(规律弯曲带状征,蓝色箭)

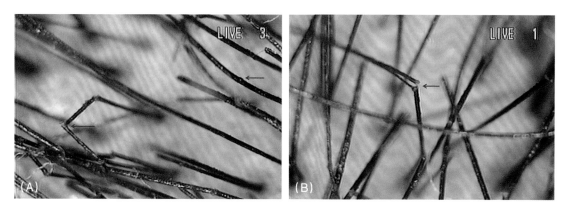

图 4.15 （A 和 B）结节状脆发症毛发镜：毛干上多个结节,结节处纵向断裂呈刷状

发镜下可根据血管模式和鳞屑类型相区别。银屑病毛发镜下可见大量红点征、球状和肾小球状血管[2,7,42]。红点在高倍镜下呈扭曲的毛细血管袢。上述血管特点对应组织学上真皮乳头内扩张的毛细血管。扭曲状毛细血管袢的数量与疾病严重程度相关[2]。

脂溢性皮炎表现为纤细的树枝状毛细血管和非典型血管[7]。银屑病的鳞屑干燥,呈银白色,而脂溢性皮炎的鳞屑油腻,呈黄色[7]。Kim 等的研究显示,毛发镜下两种疾病的鳞屑发生率和特点无明显差异,因此血管模式对鉴别诊断更重要[42]。脱发疾病的毛发镜诊断要点如图 4.16 所示[13]。

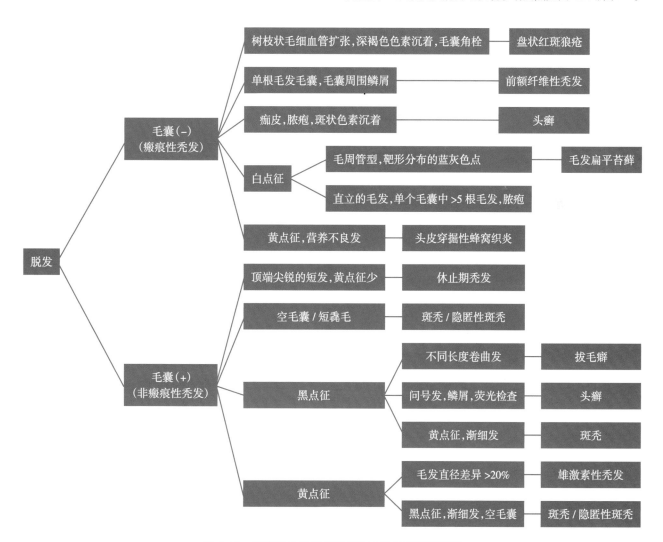

图 4.16 瘢痕性秃发和非瘢痕性秃发的诊断流程图

来源:Kharkar V. Overview of trichoscopy. In:Khopkar U,editor. Dermoscopy and trichoscopy in diseases of the brown skin. 1st ed. New Delhi:Jaypee;2012. p. 169-81.

结论

本章中我们概述了毛发镜的作用和常见毛发和头皮疾病的毛发镜特点,但毛发镜尚需进一步探索研究。需要说明的是,目前全球皮肤镜相关研究主要针对肿瘤性和一些皮肤非肿瘤性疾病,尤其是黑色素瘤。毛发镜易于使用、诊断高效,结果令人满意,目前应用日益广泛。此外,毛发镜数据易于储存检索,可进行疗效比较分析。可给患者一份打印版报告,便于患者就诊和随访,提高患者满意度。我们将继续探索,以期能找到更多疾病的毛发镜特点。

(胡瑞铭 译,徐峰 校)

参考文献

[1] Rudnicka L, Olszewska M, Rakowska A, Kowalska-Oledzka E, Slowinska M. Trichoscopy: a new method for diagnosing hair loss. J Drugs Dermatol 2008;7:651−4.

[2] Tosti A, Ross EK. Patterns of scalp and hair disease revealed by videodermoscopy. In: Tosti A, editor. Dermoscopy of hair and scalp disorders. 1st ed. London: Informa Healthcare; 2007. p. 1−14.

[3] Tosti A, Duque-Estrada B. Dermoscopy in hair disorders. J Egypt Womens Dermatol Soc 2010;7:1−4.

[4] Lacarrubba F, Dall'Oglio F, Rita Nasca M, Micali G. Videodermatoscopy enhances diagnostic capability in some forms of hair loss. Am J Clin Dermatol 2004;5:205−8.

[5] Ross EK, Vincenzi C, Tosti A. Videodermoscopy in the evaluation of hair and scalp disorders. J Am Acad Dermatol 2006;55:799−806.

[6] Mane M, Nath AK, Thappa DM. Utility of dermoscopy in alopecia areata. Indian J Dermatol 2011;56:407−11.

[7] Rudnicka L, Olszewska M, Rakowska A, Slowinska M. Trichoscopy update 2011. J Dermatol Case Rep 2011;5:82−8.

[8] Rakowska A, Slowinska M, Kowalska-Oledzka E, Warszawik O, Czuwara J, Olszewska M, et al. Trichoscopy of cicatricial alopecia. J Drugs Dermatol 2012;11:753−8.

[9] Duque-Estrada B, Tamler C, Sodré CT, Barcaui CB, Pereira FB. Dermoscopy patterns of cicatricial alopecia resulting from discoid lupus erythematosus and lichen planopilaris. An Bras Dermatol 2010;85:179−83.

[10] Kossard S, Zagarella S. Spotted cicatricial alopecia in dark skin. A dermoscopic clue to fibrous tracts. Australas J Dermatol 1993;34:49−51.

[11] de Moura LH, Duque-Estrada B, Abraham LS, Barcaui CB, Sodre CT. Dermoscopy findings of alopecia areata in an African−American patient. J Dermatol Case Rep 2008;2:52−4.

[12] Abraham LS, Piñeiro-Maceira J, Duque-Estrada B, Barcaui CB, Sodré CT. Pinpoint white dots in the scalp: dermoscopic and histopathologic correlation. J Am Acad Dermatol 2010;63:721−2.

[13] Kharkar V. Overview of trichoscopy. In: Khopkar U, editor. Dermoscopy and trichoscopy in diseases of the brown skin. 1st ed. New Delhi: Jaypee; 2012. p. 169−81.

[14] Inui S, Nakajima T, Nakagawa K, Itami S. Clinical significance of dermoscopy in alopecia areata: analysis of 300 cases. Int J Dermatol 2008;47:688−93.

[15] Jain N, Doshi B, Khopkar U. Trichoscopy in alopecias: diagnosis simplified. Int J Trichol 2013;5:170−8.

[16] Rakowska A, Slowinska M, Kowalska-Oledzka E, Olszewska M, Rudnicka L. Dermoscopy in female androgenic alopecia: method standardization and diagnostic criteria. Int J Trichology 2009;1:123−30.

[17] Kibar M, Aktan S, Bilgin M. Scalp dermatoscopic findings in androgenetic alopecia and their relations with disease severity. Ann Dermatol 2014;4:478−84.

[18] Paus R, Olsen EA, Messenger AG. Hair growth disorders. In: Wolff K, Goldsmith LA, Katz SI, Gilchrist BA, Paller AS, Lefell DJ, editors. Fitzpatrick's dermatology in general medicine. 7th ed. USA: McGraw Hill; 2008. p. 753−77.

[19] El-Taweel A-E, El-Esawy F, Abdel-Salam O. Different trichoscopic features of tinea capitis and alopecia areata in pediatric patients. Dermatol Res Pract 2014. 848763.

[20] Shuster S. 'Coudability': a new physical sign of alopecia areata. Br J Dermatol 1984;111:629.

[21] Thakkar V, Haldar S. Trichoscopy of patchy alopecia. In: Khopkar U, editor. Dermoscopy and trichoscopy in diseases of the brown skin. 1st ed. New Delhi: Jaypee; 2012. p. 182−201.

[22] Slowinska M, Rudnicka L, Schwartz RA, Kowalska-Oledzka E, Rakowska A, Sicinska J, et al. Comma hairs: a dermatoscopic marker for tinea capitis: a rapid diagnostic method. J Am Acad Dermatol 2008;59:S77−9.

[23] Hughes R, Chiaverini C, Bahadoran P, Lacour JP. Corkscrew hair: a new dermoscopic sign for diagnosis of tinea capitis in black children. Arch Dermatol 2011;147:355−6.

[24] Yorulmaz A, Artuz F, Erden O. A case of trichotillomania with recently defined trichoscopic findings. Int J Trichol 2014;6:77−9.

[25] Sah DE, Koo J, Price VH. Trichotillomania Dermatol Ther 2008;21:13−21.

[26] Rakowska A, Slowinska M, Olszewska M, Rudnicka L. New trichoscopy findings in trichotillomania: flame hairs, V-sign, hook hairs, hair powder, tulip hairs. Acta Derm Venereol 2014;94:303−6.

[27] Kumar B, Verma S, Raphael V, Khonglah Y. Extensive tonsure pattern trichotillomania-trichoscopy and histopathology aid to the diagnosis. Int J Trichol 2013;5:196−8.

[28] Rudnicka L, Ozewska M, Rakowska A. Trichotillomania and traction alopecia. In: Rudnicka L, Olszewska M, Rakowska A, editors. Atlas of trichoscopy: dermoscopy in hair and scalp disease. 2nd ed. London: Springer-Verlag; 2012. p. 257−78.

[29] Inui S. Trichoscopy: a new frontier for the diagnosis of hair diseases. Expert Rev Dermatol 2012;7:1−8.

[30] Ankad BS, Beergouder SL, Moodalgiri VM. Lichen planopilaris versus discoid lupus erythematosus: a trichoscopic perspective. Int J Trichol 2013;5:204−7.

[31] Kang H, Alzolibani AA, Otberg N, Shapiro J. Lichen planopilaris. Dermatol Ther 2008;21:249−56.

[32] Inui S, Nakajima T, Shono F, Itami S. Dermoscopic findings in frontal fibrosing alopecia: report of four cases. Int J Dermatol 2008;47:796−9.

[33] Rubegni P, Mandato F, Fimiani M. Frontal fibrosing alopecia: role of dermoscopy in differential diagnosis. Case Rep Dermatol 2010; 2:40−5.

[34] Baroni A, Romano F. Tufted hair folliculitis in a patient affected by pachydermoperiostosis: case report and videodermoscopic features. Skinmed 2011;9:186−8.

[35] Goldberg LJ. Cicatricial marginal alopecia: is it all traction? Br J Dermatol 2009;160:62−8.

[36] Rakowska A, Slowinska M, Kowalska-Oledzka E, Rudnicka L. Trichoscopy in genetic hair shaft abnormalities. J Dermatol Case Rep 2008;2:14−20.

[37] Rakowska A, Slowinska M, Czuwara J, Olszewska M, Rudnicka L. Dermoscopy as a tool for rapid diagnosis of monilethrix. J Drugs Dermatol 2007;6:222−4.

[38] Jain N, Khopkar U. Monilethrix in pattern distribution in siblings: diagnosis by trichoscopy. Int J Trichology 2010;2:56−9.

[39] Kharkar V, Gutte R, Thakkar V, Khopkar U. Trichorrhexis nodosa with nail dystrophy: diagnosis by dermoscopy. Int J Trichology 2011;3:105−6.

[40] de Berker DA, Paige DG, Ferguson DJ, Dawber RP. Golf tee hairs in Netherton disease. Pediatr Dermatol 1995;12:7−11.

[41] Bittencourt MJS, Mendes AD, Moure ERD, Deprá MM, Pies OTC, Mello ALP. Trichoscopy as a diagnostic tool in trichorrhexis invaginata and Netherton syndrome. An Bras Dermatol 2015;90:114−6.

[42] Kim GW, Jung HJ, Ko HC, Kim MB, Lee WJ, Lee SJ, et al. Dermoscopy can be useful in differentiating scalp psoriasis from seborrhoeic dermatitis. Br J Dermatol 2011;164:652−6.

第 **5** 章

甲病相关的皮肤镜检查

S. Campos, A. Lencastre

引言

　　甲器官是手指尖端不可分割的组成部分。它用途广泛,能保护指尖,通过指腹的反作用力来促进触觉感受,以及通过甲床和基质的血管球体调节末梢体温[1]。甲器官包括甲板、基质(无菌及生发基质)、近端和侧缘甲皱襞、甲上皮和甲下皮(图5.1)。甲板自近端甲皱襞出现,两旁由侧缘甲皱襞包绕[2]。甲周围覆盖甲皱褶的皮肤是甲上皮,甲上皮远端与甲相连的组织是甲小皮。从甲近端延伸至远端的半月状白色弧形称为甲半月(见图5.1)。甲半月是生发基质的远端。特征性的白色由生发基质细胞核的持续存在所致。其远端甲附着于无菌基质(即甲床),穿过甲皮带(甲附着的终点),然后以白色部分自由脱落而终止。甲下皮位于甲板游离缘,它位于近端甲皮带后,结束于远端甲沟。该区域易受环境污染相互作用的影响。在甲游离缘间,甲下皮的角质栓作为机械屏障避免甲小皮感染。在这个角质栓内还发现多核白

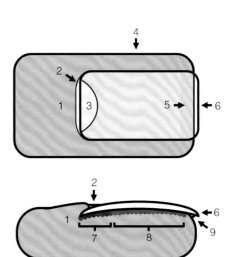

图 5.1　甲的解剖。(1)近端甲皱襞;(2)背侧甲小皮;(3)甲半月;(4)侧缘甲皱襞;(5)甲皮带;(6)甲板游离缘;(7)生发基质;(8)无菌基质(或甲床);(9)甲下皮(具有腹侧甲小皮)

细胞和淋巴细胞,它们为角质栓建立的机械屏障提供免疫屏障[3]。

皮肤镜是一种无创的检查方法,有助于缩小色素性皮肤病变的鉴别诊断范围,以及识别早期黑色素瘤。近来,皮肤镜被认为可用于许多甲疾病的评估和诊断,以及用于评估甲器官的各个部分,包括甲板表面和甲游离缘、甲基质、甲床、甲周褶皱以及甲下皮[4-6]。

评估甲襞毛细管镜下异常被广泛用于多种结缔组织病(connective tissue disease,CTD)的诊断,在识别简单病变时皮肤镜检查被认为相当于毛细血管镜检查[7-9]。

甲皮肤镜的检查方法

有两种类型的皮肤镜可用:有液体浸润的非偏振光型和偏振光型。近期一项研究阐明了接触式和非接触式偏振光皮肤镜,以及接触式非偏振皮肤镜(标准皮肤镜)之间的差异。作者认为虽然这些技术没有提供等效图像,但它们是互补的。偏振光图像似能更好地观察位于皮肤深处的结构,而浸润接触式非偏振光皮肤镜则可以看到更表浅的结构,以及更好地显示血管[10]。根据待评估的甲器官位置,有必要调整皮肤镜装置、光类型(偏振光与非偏振光)和浸润溶液(表 5.1)。

为了正确评估甲色素沉着以及鉴别甲色素带中的细线,必须调整装置的焦点[6]。在评价色甲时,重要的是要记住,甲皮肤镜不能对甲基质或甲床进行直接分析。这些是色素沉着的解剖起源[5]。因此,甲板中的色素分布不能准确地表现底层病变的特征[11]。

色素生成位点的直接可视化仅在术中甲基质和甲床皮肤镜检查中是可能的。该过程可以反映近端甲皱襞和/或甲板部分/完全撕脱。为了避免接触潜在污染的血液和组织,最好使用偏振光皮肤镜[4,5,12,13]。也可以在采集甲活检标本后,立即进行活体皮肤镜检查[14]。

本章中所有图片都是用手持设备拍摄的,这样读者可以轻松体验它评估甲器官的准确性。

甲色素改变的皮肤镜检查(色甲)

黑甲

甲镜检查是评估甲色素性病变的一种方法。它不能取代临床病史或体格检查。组织病理学仍然是确诊黑甲的“金标准”。寻找 Hutchinson 征以及应用甲色素性病变的ABCDEF 法则(患者年龄、带色和宽度、变化史、指趾累及、甲上皮延伸、家族或个人史)也是评价色甲的重要工具,特别是在鉴别诊断的评估中[15,16]。

黑甲,甲板的棕色或黑色色素沉着,通常由存在的黑色素引起,通常表现为一条纵向条带[纵向黑甲(longitudinal melanonychia,LM)]。LM 大多从基质开始,延伸到甲板尖端。较少见的是,色素沉着可能累及整个甲板(完全黑甲)(图 5.2)或表现为横向条带(横向黑甲)。完全黑甲病和横向黑甲病的发生是非常罕见的[4]。LM 的诊断是有挑战性的,因为既可发生良性病变,也可能发生甲恶性肿瘤[5]。

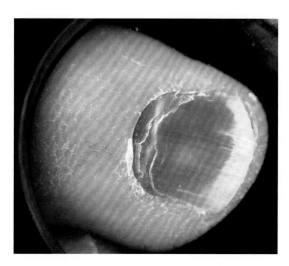

图 5.2　甲下出血引起的完全黑甲病

表 5.1　根据待评估的甲器官部位,所使用的皮肤镜装置、光和浸润溶液的类型

甲部位 / 技术	皮肤镜装置	光类型	浸润溶液(如有需要)
甲板	视频皮肤镜,手持式装置	接触式非偏振光	超声凝胶
甲游离缘	视频皮肤镜,手持式装置	接触式非偏振光	酒精
甲下皮(皮肤、毛细血管)	推荐视频皮肤镜	接触式非偏振光	酒精
甲周皮	推荐视频皮肤镜	推荐接触式非偏振光,或偏振光	酒精
近端甲皱襞毛细血管	视频皮肤镜,手持式装置	偏振光	油,超声凝胶
术中皮肤镜检查	手持式装置	偏振光	无

甲板游离缘的皮肤镜检查可评估甲板色素产生的部位。如果色素来源位于近端甲基质，则色素位于甲游离缘的上部，而在远端基质受累的情况下，甲游离缘下部着色（通常观察到的）[4,17]。当存在疑问时，可以将甲剪下进行 Fontana Mason 染色[6,17]。

就棕色色带而言，医生应该区分黑色素性与非黑色素性甲色素沉着，其中出血引起的色素沉着是主要的鉴别诊断。如果色素是黑色素，则必须评估究竟这种沉积是继发于黑色素细胞活化还是黑色素细胞增生，且若为黑色素细胞增生，必须确定病变是良性（雀斑、痣）还是恶性[4,18]。为了区分黑色素细胞活化引起的黑甲和黑色素细胞增生引起的黑甲，Ronger 等人提出了一些皮肤镜检查标准。这些标准仍存在争议，特别是当黑甲与甲周色素沉着有关时，因为它们不够标准化，不足以进行区分[18]。这些标准如下所示（图 5.3）[6,18,19]：

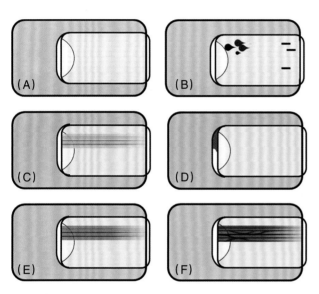

图 5.3　黑甲的模式。（A）正常甲。（B）出血斑（近端）和出血碎片（远端）。（C）带平行线的灰色条带。（D）微 Hutchinson 征。（E）带平行线的棕色条带。（F）具有可变宽度和色调，纵横交错的线条的棕色条带

1. 黑色或深红色圆球（通常有丝状远端）代表血液。
2. 条带的颜色可作为标记物，用于区分活化和增殖。灰色条带代表黑色素细胞活化；这些是良性的，不需要病理组织学评价。棕黑色条带代表黑色素细胞增生。这些可能有[20]：

a. 规则模式，提示良性增生，由具有相似宽度和颜色的单个棕黑色线条组成，这些线条规则地间隔并平行排列[21]。

b. 不规则模式，提示恶性增生。棕黑色线条失去平行性，不规则地间隔分布，并且在宽度和颜色上各不相同（不仅在颜色阴影中）[21]。一些人认为这些标准在儿童中无效，因为良性病变通常具有不规则模式[4]，甚至在成人中也很难应用[22]。

3. 微 Hutchinson 征通过皮肤镜检查显示最佳（而不是临床）。角质层的色素沉着是恶性肿瘤的标志[4]。必须特别注意，不要混淆在相对半透明角质层下的甲板色素沉着（假

Hutchinson 征）与角质层和 / 或近端甲皱襞的色素沉着。

4. 黑色素颗粒包涵体在高倍镜下观察更清晰（直径 <0.1mm），并且在黑色素细胞增生的情况下存在[6]。

这些标准在 Sawada 等人基于严重度的 LM 分类中被重新评估和重组[23]。由皮肤镜评估的、基于 LM 颜色变化的自动计算指数也已开发出来[24]。

Hirata 等人术中采用甲皮肤镜评估了 100 例 LM 患者，报告了以下五种模式：

1. 黑色素细胞活化的灰色模式
2. 良性黑色素细胞增生 / 增殖的规则棕色模式，然而在某些黑色素瘤病例中可观察到[25]
3. 黑色素细胞痣球状和斑点的规则棕色模式
4. 黑色素瘤的不规则模式

这些模式可能不易区分。甲皮肤镜和术中甲皮肤镜检查的经验是非常重要的[22,26]。

甲黑色素瘤

早期黑色素瘤可由皮肤镜特征发现，如棕色背景中纵横交错的棕色到黑色线条，在颜色、间隔和厚度上具有不规则性（图 5.4）[4,19]。然而，甲下黑色素瘤可表现为规则的模式或浅棕色的细条带（<3mm）是个缺陷[6,22]。另外，儿童的痣倾向于表现为不规则棕黑色条带[4]。

陡然中断的线条和微 Hutchinson 征也有助于黑色素瘤的诊断（见图 5.4）[19,27,28]。如临床上观察到的，快速生长的黑色素瘤可能表现为三角形色素带，其中近端（朝向近端甲皱襞）比远端宽[6]。另一个潜在的缺陷是在黑色素瘤的病例中可以观察到出血斑。出血斑的存在并不能排除黑色素瘤的诊断，也不应归因于出血，特别是当其他可疑的皮肤镜征象存在时[19]。

一些研究者提出甲板表面的侵蚀或显微镜可见的沟槽是黑色素瘤的征象，尽管在统计学上缺乏令人信服的证据[19,21]。

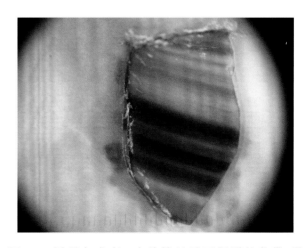

图 5.4　甲黑色素瘤。皮肤镜显示不规则的条带、微 Hutchinson 征和甲周色素，有助于黑色素瘤的诊断
来源：Trakatelli，CM. Second Dermatology Clinic of Aristotle University，Papa-georgiou Hospital，Thessaloniki，Greece

无色素性黑色素瘤的诊断具有挑战性。在后期，当甲被无明显色素的红色肿瘤部分或完全破坏时，可以利用皮肤镜检测色素沉着的痕迹，从而建立与化脓性肉芽肿和其他非黑色素细胞甲肿瘤的鉴别诊断[4,21]。也可观察到与乳红色区域和红色斑点相结合的多态性血管模式[25]。

黑色素细胞痣

棕色背景与相同颜色、间隔和宽度的规则平行线相关联，提示良性病变，即痣或雀斑[27]。

甲母痣可能是先天性或后天性的，常见于儿童和年轻人。通常甲母痣在指甲上比趾甲上更常见，而不好发于特定的手指[4,6]。临床上表现为一条或多条纵向色素带，宽度从几毫米到整个指甲宽度，颜色从浅棕色到黑色不等[4]。皮肤镜下，甲母痣显示棕色的纵向平行线，有规则的间隔和深度（图5.5）[6]。然而，特别是在甲器官先天性痣中，仍存在复杂的病例（图5.6）。这类病例常有深色沉着和不规则线条，可在临床上模仿黑色素瘤[6,21]。此外，临床上的 Hutchinson 征、纵向黑甲有近端较宽的深色延伸条带、甲板变薄和沟槽是儿童先天性痣的常见特征[4,11]。因此，甲镜检查对于儿童黑甲的评估是没有用的。其他限制皮肤镜评估黑甲的情况包括厚甲和完全黑甲病（见图5.2），这使观察变得困难。Hutchinson 征，特别是在甲下皮，并不总是甲下黑色素瘤的证据，因为它既可在黑色素瘤，也可在黑色素细胞痣中观察到。然而，两者的皮肤镜下特征有很大的差异。线状刷状模式提示痣，而不规则的脊状模式或杂乱无章的表面色素沉着提示黑色素瘤[29]。这些特征与评价色素性肢端皮肤病变时发现的特征相似。因此，皮肤镜鉴别在评估 Hutchinson 征时是有用的，用以鉴别良恶性情况，以及通过甲皮肤镜观察的所有其他特征[11]。

蓝痣的特征是通过甲板看到稳定的模糊蓝色[21,26]。

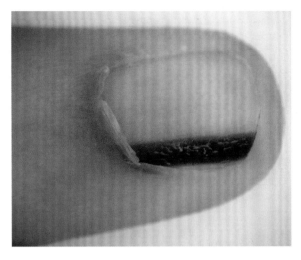

图5.6　甲先天性痣

非黑色素细胞性甲肿瘤

由黑色素细胞活化引起的黑甲也可以由良性（表皮包涵体囊肿、甲母细胞瘤）和恶性（鲍恩病）肿瘤引起，这些肿瘤位于甲器官内或邻近甲器官（图5.7）[18,27,30]。

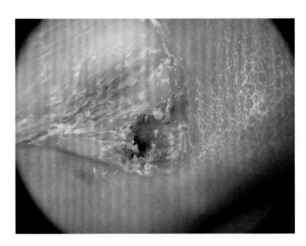

图5.7　60岁妇女的鳞状细胞癌（SCC）。皮肤镜显示纵向黑甲（LM）。临床和皮肤镜改变之间的关联对确诊该患者是非常重要的

黑色素细胞活化

黑色素细胞活化有多种原因（图5.8）。在临床上，可以通过苍白带的存在和多个甲累及来快速诊断[11]。由黑色素细胞活化（创伤性、种族性、炎症性甲病，如扁平苔藓和银屑病，或药物诱发的色素沉着）引起的良性黑甲的模式表现为：均匀的灰色褐色背景上有细长的灰色线条。由于光线散射的 Tyndall 效应，颜色可有变化，这取决于甲的厚度和甲板内的黑色素位置[26,28,31]。若色素沉着是由重复性创伤引起（剔甲癖、咬甲癖、第四和第五趾甲的摩擦性黑甲），皮肤镜检查也显示出微小的暗红色到棕色斑点，代表血液渗出[4,11,21]。在少数种族的色素沉着中，灰色纵向条纹通常是多条和多趾累及的[21]。

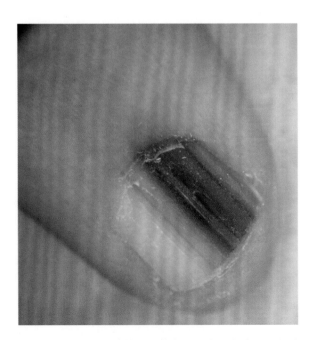

图5.5　甲母痣。皮肤镜显示棕色的纵向平行线，间隔和粗细均匀

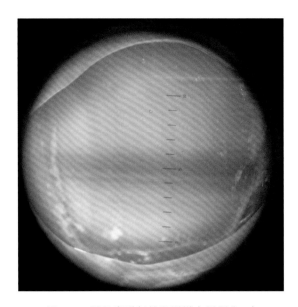

图 5.8　甲母痣引起的趾甲纵向黑甲（LM）

黑色素细胞也可以被炎症性皮肤疾病活化，这些疾病影响甲单位，如银屑病、Hallopeau 肢端皮炎、扁平苔藓和慢性甲沟炎[1]。色素沉着在开始时可能是不易察觉的，随着炎症过程的进展在临床上变得明显。它通常与甲瘢痕和甲板表面异常有关。炎性皮肤病相关甲的临床和皮肤镜特征并无特异性[6]。

甲下出血

根据出血的病期，甲下出血通常表现为甲板可见的红色到红黑色的色素。当观察到纵向位置的甲下出血时，可作为甲黑色素瘤的重要鉴别诊断。皮肤镜下，出血斑模式仍以不规则形状的紫色到棕黑色区域为特征，周围有圆形、深红色的斑点，远端有条纹的"丝状"末端（图 5.9）[4,6,11,19,21]。

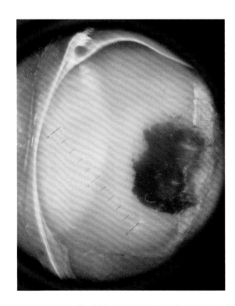

图 5.9　甲下出血。皮肤镜下显示不规则形状的、大的红黑色区域，周围有圆形的深红色斑点。可辨认出圆形的近端边缘和有条纹的"丝状"末端

在色素的近端边缘和侧缘也可以看到红色到红黑色的小球。有均匀的色素，无黑色素颗粒。一个独立报告提出了"甲下出血的远端伪足"这个术语，它可能代表过去所说的条纹远端的同义词[32]。需要注意的是，在极少数情况下，甲下血肿可由出血发作或肿瘤内新生血管引起，因此甲下血肿的存在不可用于排除黑色素瘤的诊断[6,19]。此外，甲单位黑色素瘤的背景下已经提到了手指外伤史，增加了一个潜在的混杂因素[33,34]。谨慎的做法是对可疑的指甲出血，在 3~4 个月后评估其向远端和近端间隙的移动[21]。因此，任何不随甲生长或在同一位置复发的甲下出血都需要特别关注和进一步检查，包括放射学检查（例如，通过影像排除远端指骨外生骨疣）。如果不能通过放射学研究确定诊断，则应对病灶进行活检[6]。

另一方面，碎片状出血是从具有纵向排列的甲床毛细血管和从腹侧甲板中连续合并的血液渗出的结果（图 5.10）。这一发现可能出现在银屑病、接触性皮炎、甲真菌病和甲器官创伤中[35]。

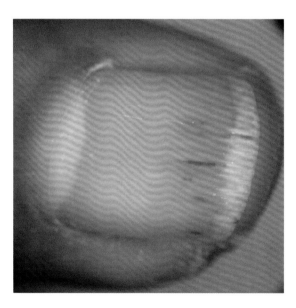

图 5.10　碎片状出血伴有特征性纵向排列的血液外渗

甲真菌和细菌感染

一些细菌和真菌可能是甲板褐黑色变色的原因[11]。真菌性黑甲是真菌感染的结果，是一种相对罕见的甲病[36]，黑甲可能由黑色素细胞活化引起，也可能由真菌直接产生黑色素引起（图 5.11）[4]。颗粒状内容物的缺乏和其他提示性征象（带短刺的锯齿状边缘以及纵向条纹）可能得出致病因素[6,37]。

其他原因色甲的皮肤镜检查

甲变色的原因众所周知。然而，也有一些关于皮肤镜在白甲、红甲和绿甲中的应用的报道，以及关于橙褐色甲与儿童川崎病之间的关系的单独报道[38]。下文讨论了文献中描述的关于这些主题的一些数据。

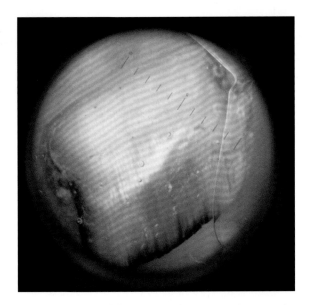

图 5.11　真菌性黑甲。甲真菌病引起的甲板纵向褐黑色变色的皮肤镜图像

白甲

　　白甲或甲不透明的白色变色,是最常见的甲变色症。白甲分为三种类型:真性白甲、显性白甲和假性白甲。皮肤镜检查提供了对白甲的最佳评价,并易于区分真性白甲和假性白甲。真正的白甲病是指甲板本身变白,并进一步分为完全和次全或部分,后者表现为点状、横向和纵向。完全和次全形式的白甲更常与全身性疾病相关,横向和点状者更多是局部创伤的结果[18,39]。皮肤镜检查突出了与甲器官肿瘤相关的纵向白甲的表现,特别是甲乳头状瘤和甲母细胞瘤[40,41]。甲镜检查显示 3 例 Hailey-Hailey 病患者的拇指甲营养不良,表现为多条平行的,宽度不同的纵向白线[42]。

　　假性白甲是甲板正常情况下甲床的改变,导致临床上甲单位呈白色,并可能与甲真菌病(参见下文)或指甲油引起的角蛋白沉积有关。

　　显性白甲的甲板呈白色,病因多种多样,如甲剥离,其白色不来自甲板或床[43]。

红甲

　　纵向红甲是指甲板上的线状红色条带,通常起源于近端甲皱襞,并延伸到甲板游离缘。它表现为一个线性条带,颜色从粉红色到红色,且纵向条纹的宽度通常 <1~3mm。然而,也曾观察到更宽的条带。纵向红甲的甲远端可能存在的相关形态学表现包括:易碎性、甲剥离、碎片状出血、甲下角化病、变薄或 V 形切迹[44]。

　　为评价和处理纵向红甲,可根据甲受累的程度分为两组(单甲或多甲)。这两组病变,局限性纵向红甲(localizaed longitudenal erythronychia,LLE)和多指型纵向红甲(polydactylous longitudenal erythronychia,PLE),鉴别诊断有限。当局限于单个指 / 趾(LLE)时,病因通常是肿瘤性的,以甲乳头状瘤为最常见诊断。然而,血管球瘤、BD、原位黑色素瘤和基底细胞癌在本报告中皆有报道。当鉴别多个

指 / 趾(PLE)时,通常有潜在的部位或系统原因。最常见的包括扁平苔藓和 Darier 病(图 5.12)。其他重要的但不常见的原因包括系统性淀粉样变性、移植物抗宿主病和偏瘫。在某些情况下,需要进行活检。大多数情况下,局部指甲板撕脱结合甲基质和甲床的纵向活检是诊断该病的推荐技术[45,46]。

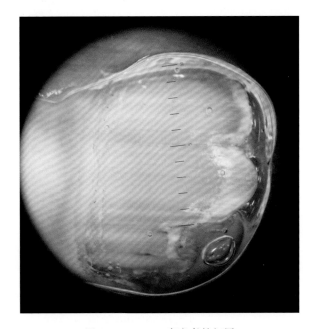

图 5.12　Darier 病患者的红甲

绿甲

　　绿甲,也被称为绿甲或绿甲综合征,其特征是甲板变绿色(绿黄色、绿褐色、绿黑色)(图 5.13)。感染是其原因,大部分来自绿脓杆菌(图 5.14)。临床表现为典型的三联征:甲板的绿色变、近端慢性甲沟炎和远端外侧甲剥离。暴露于潮湿环境、微创伤和相关的甲病如银屑病可能会促进假单胞菌感染[47,48]。

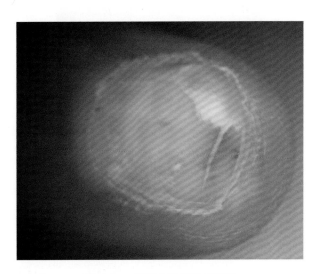

图 5.13　甲下血肿的继发感染

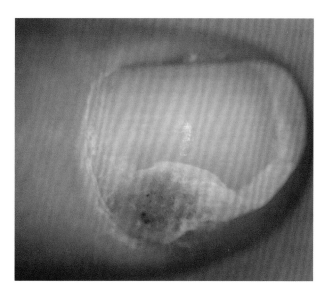

图 5.14　绿脓杆菌引发的绿甲

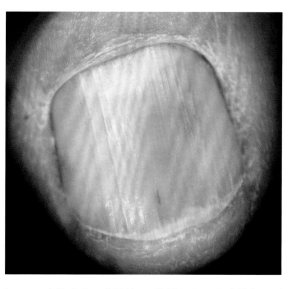

图 5.15　血管球瘤。皮肤镜显示甲板下蓝 - 红色均匀斑片。注意蓝色斑片如何部分覆盖了甲半月的下缘

其他甲改变的皮肤镜检查

除了甲变色和黑色素细胞活化与增生 / 肿瘤的诊断, 皮肤镜在其他甲肿瘤以及甲疾病和体征的评估中占有一席之地, 如甲真菌病、甲银屑病和甲剥离。当这些疾病的典型临床特征是非连续性的或缺失时, 皮肤镜尤为有用。

甲器官的非黑色素细胞性肿瘤

血管球瘤

习惯性甲定位的良性血管性肿瘤常通过临床确诊, 皮肤镜下表现为甲板下蓝 - 红色均匀斑片, 伴或不伴可见血管 (图 5.15)[49]。据报道, 术中甲床 / 基质皮肤镜可能有助于肿瘤边缘的估计和切除后残余肿瘤的评估[45]。

甲乳头状瘤

这种良性的甲床或甲基质肿瘤通常表现为孤立的, 纵向红甲的远端线性片段, 终止于紧邻近端游离缘下的高度角化性丘疹 (图 5.16)[49]。这些特征可在皮肤镜下清楚地观察到, 前面提到的线性条带除了红色以外, 还可能是白色[40]或灰 - 黑色的[30], 并且从邻近甲皱襞的任何地方开始。

甲乳头状瘤可能会出现纵向黑甲, 但保留本节中描述的一些更为经典的特征[30,50]。

甲母质瘤

这种良性的甲基质肿瘤生长在甲板内, 其厚度和凸度增加, 伴有黄色到棕色的多发碎片状出血[51]。甲板上可观察到纵向白甲和碎片状出血, 对甲游离缘行皮肤镜检查有助于进一步探查病理性虫蚀样通道结构 (图 5.17)[51-53]。

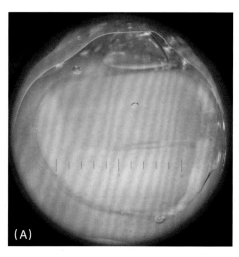

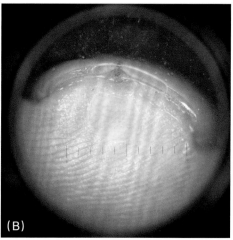

(A)　(B)

图 5.16　（A 和 B）甲乳头状瘤。孤立的、纵向红甲的远端线性片段, 终止于紧邻近端游离缘下的高度角化性丘疹是甲乳头状瘤的典型表现

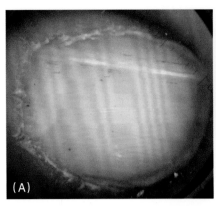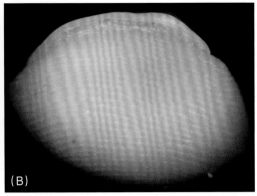

图 5.17   甲母质瘤。(A)甲板上观察到纵向黄甲和碎片状出血。(B)皮肤镜检查甲游离缘,显示病理性虫蚀样通道结构

如甲乳头状瘤部分所述,甲母质瘤可能表现 LM,同时保留前面提到的更经典的特征[50,54,55]。该肿瘤的 LM 可从临床检查中进行描述。然而据我们所知,罕有相关皮肤镜报告发表[56]。因此,色素性甲母质瘤也应包括在甲单位黑色素瘤的鉴别中。

病毒疣

迄今为止,关于甲周疣或甲下疣的皮肤镜发现尚未发表过具体的研究报告。然而,既往关于跖疣的研究显示[57,58],皮肤镜可能有助于辨认特征性血栓性毛细血管,特别是在亚临床病变情况下(图 5.18)。

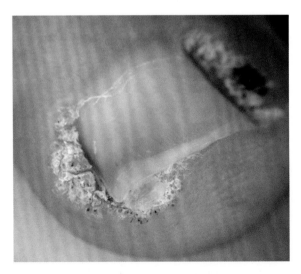

图 5.18   甲周疣的皮肤镜表现

鲍恩病和鳞状细胞癌

临床和皮肤镜检查可发现此类疾病存在大量的甲板和甲周改变,包括红斑、结痂、黑甲、红甲、甲剥离、甲周疣状赘生物、溃疡及血管改变[59,60]。只有非常零星的报告提及其镜下特征,所以我们仅从经验和已发表数据的基础上阐述。

尽管 LM 长期以来被描述为甲床或甲周区域 BD 的潜在特征[61],但 BD 在皮肤镜下的具体特征仍有待描述。此外,

BD 的 LM 改变与黑色素瘤在临床上非常相似[18,62,63]。然而,相关的甲剥离和/或疣状增生可能更加提示 BD[50]。

在鳞状细胞癌(squamous cell carcinoma,SCC)的晚期病例中,巨大甲损害会引起溃疡和渗出(图 5.7)。在这些情况下,其他部位 SCC 的典型皮肤镜模式可能发生进展,即沿虚线分布的褐色点(在色素性 BD 的情况下),或侵袭性 SCC 的球形或多形性血管模式[49]。

甲外伤 / 异物和人工制品

甲或周围组织的急性或慢性创伤可能导致甲下血肿,碎片状出血(见甲下出血)或甲剥离(见甲剥离)[37,64-66]。甲穿孔伤和外源性人工色素沉着的精确观察也可以通过皮肤镜实现可视化(图 5.19)[49]。

长期暴露于职业或环境压力,如水、化学药品或防腐剂,频繁使用指甲油、人造指甲或甲油清洗剂,根据具体情

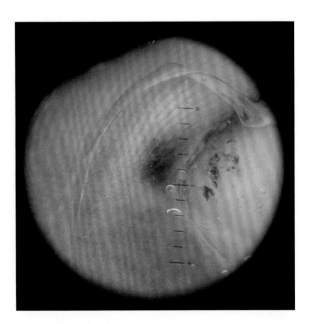

图 5.19   紫色甲油引起的外源性甲色素沉着。皮肤镜观察侧缘甲褶皱附近的痣

况,可改变健康甲的生成或干扰甲板的含水量。其后果是甲脆性改变、脆甲和甲分裂。层状甲分裂中的剥脱甲层突出表现为横向白甲,在脆甲症中纵向裂隙,沟槽和远端裂隙会因为外源性物质的存在呈现轻微的色素沉着[67]。

甲真菌病

真菌侵入甲板和 / 或甲床的途径引起甲真菌病的不同临床亚型,并产生相应的皮肤镜图片,包括浅表性白色甲真菌病、近端甲下型甲真菌病、远端甲下型甲真菌病、甲板内菌型甲真菌病及全甲营养不良性甲真菌病。

甲板表面不规则分布、不同形状和大小的白色到黄色斑片是浅表性白色甲真菌病的主要临床表现(图 5.20)[67]。皮肤镜可能更容易发现亚临床同源性。

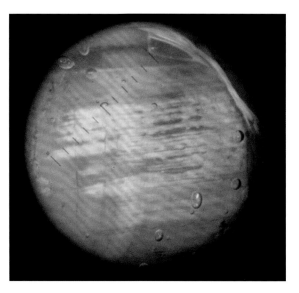

图 5.21　远端甲下型甲真菌病。皮肤镜图像带有尖峰和纵向条纹的锯齿状边缘

和甲床的撕脱可能导致皮肤镜无法观察任何镜下结构[12]。

在难治性甲真菌病中,皮肤镜还能突显皮肤真菌瘤的存在。大量真菌和有机碎片封闭在甲板和甲床间,表现为不触及甲游离缘的黄甲斑片(图 5.22)。

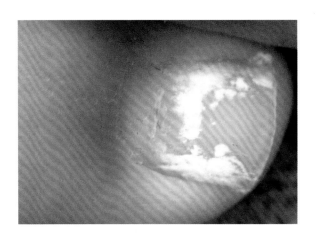

图 5.20　浅表性白色甲真菌病。甲板表面不规则分布、不同形状和大小的白色到黄色斑片

据报道,两种表现对诊断远端甲下型甲真菌病具有特异性和敏感性,即有尖峰和纵向条纹的锯齿状边缘[37,68]。在评价甲真菌病甲剥离的近端区域时,可以观察到指向近端甲皱襞的尖锐白色纵向凹痕,称为短刺(图 5.21)。短刺与皮肤真菌感染的进展边缘相吻合,沿甲床纵脊分布。也可观察到从白色到黄色、橙色或棕色的不同颜色纵向条纹(见图 5.11)。

分离的甲板可能获得不同的色甲(哑光均匀白色、黄色、橙色、棕色或灰黑色),在远端甲游离缘下可观察到甲下碎片,可能存在甲下出血[37,69]。并无证据表明这些表现是甲真菌病所特有的,可能同时合并其他临床图像。

真菌性 LM 可能是由真菌双间柱顶孢或红色毛癣菌引起的。纵向棕色到灰色的条带甚至与黑色素瘤相似[6,36]。然而,其他伴随征象则不太可能相似:出血导致的散点和小球,或远端更广泛 LM 的孤立条带或一系列条带[36,37,70]。一项 20 例真菌性黑甲的回顾性研究总结了以下皮肤镜标准:①多色性色素沉着(黄色、褐色、灰色、黑色或红色);②哑光黑色色素沉着[线状,同源性区域状,粗颗粒状和 / 或色素簇];③黑色反向三角形;④浅表横条纹;⑤皮肤镜下模糊的色素沉着[71]。值得注意的是,色沉通常影响足趾,可能伴有甲真菌病的其他表现[50]。在真菌性黑甲的存在下,甲基质

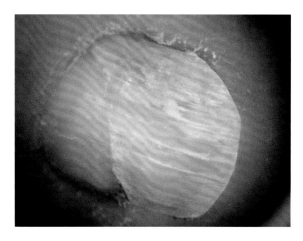

图 5.22　皮肤真菌瘤表现为不触及甲游离缘的黄甲斑片

随着疾病向全甲营养不良性甲真菌病的阶段进展,其中一些征象可能改变或消失[69]。

总之,在特定的临床背景下如准备充分,带有短刺的锯齿状边缘和纵向条纹表现是收集甲标本以备真菌学检测的强烈指征。

甲剥离

与甲真菌病不同,线性边缘限制了其他原因所致的近端区域甲剥离(如炎症性甲病、外伤性甲剥离或特发性甲剥离)(图 5.23)[37]。该征象以及缺乏诊断性征象皆提示甲真菌病(例如短刺),排除了真菌检查的必要性。除了甲剥离以外,创伤性病甲可能表现为甲下血肿和 / 或碎片状出血[37,64]。

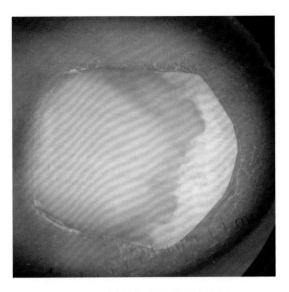

图 5.23　甲剥离，鲑鱼样斑和油斑

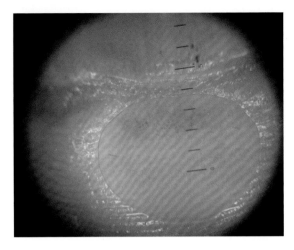

图 5.24　银屑病的皮肤镜表现为甲下皮的规则红点

炎症性甲病（银屑病、湿疹、扁平苔藓）

银屑病

　　甲银屑病的主要鉴别诊断是甲真菌病、特发性甲剥离（或其他原因甲剥离），以及甲床扁平苔藓。

　　为了排除其他疾病，在使用皮肤镜时可以很容易地观察到以下征象：斑点、甲破碎、甲床角化过度、油斑、鲑鱼样斑和碎片状出血[35,67,72]。银屑病可以累及甲床、甲母质，或兼而有之，因而产生这些不同的病变[73]。

　　带有明亮发白环形边界的不规则斑点状凹陷与甲板凹陷相对应，此表现在特应性皮炎的患者中也有报道[49]。亚临床鲑鱼样斑可能在皮肤镜下更容易观察（见图 5.23），表现为不规则形状和大小的红色或橙色斑片，而重要发现是这些病变往往毗邻甲剥离区域而存在[35]。除了不规则的点状凹陷、鲑鱼样斑和油斑（见图 5.23），其余的征象并非甲银屑病特异。

　　甲床的皮肤镜检查可发现扩张、拉长、曲折且不规则分布的甲下毛细血管（图 5.24）[35,74]。甲下毛细血管数也可能与疾病严重度和治疗反应相关[74]。有趣的是，甲床的皮肤镜检查发现的甲板离散病变，甚至可能有助于诊断轻度甲银屑病。作者的经验是这些毛细血管在手持式皮肤镜下可能表现为规则红点。然而，最好是用至少放大 40 倍的视频皮肤镜获得清晰的图像[74]。

　　Yadav 等人描述了银屑病患者中沿甲皮肤带纵向排列的扩张球状甲床毛细血管，周围可见明显的光环[72]。我们在一些患者中也观察到此征象，仍需进一步的研究以描述其与银屑病的关系。

扁平苔藓

　　皮肤镜可助于甲扁平苔藓病变的观察。在超过半数的病例中可观察到甲粗糙脆裂、纵向排列的凹痕、点状凹陷的色甲（即 PLE）和甲板碎片，而碎片状出血、甲剥离和甲下角

化症则较少见（图 5.25 和图 5.26）[74]。部分报告提出了甲扁平苔藓的皮肤镜变化[74,75]。然而，皮肤镜在诊断指甲扁平苔藓方面的作用仍有待进一步研究。虽然有些报告建议皮肤镜也可用于监测治疗反应[64]，但仍需要进一步的研究。

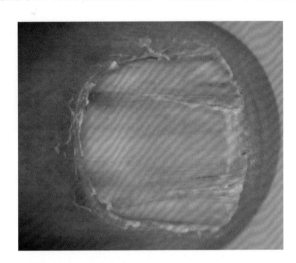

图 5.25　甲扁平苔藓，纵向红甲和纵向排列的凹痕

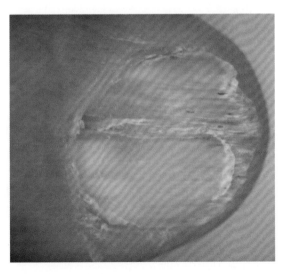

图 5.26　甲扁平苔藓，碎片状出血和脆甲症

如前所述,炎症性甲病,特别是银屑病和扁平苔藓,可能是导致 LM 的原因[50]。

总之,皮肤镜是一种实用的临床辅助手段,可用于诊断和治疗甲银屑病,以及扁平苔藓和湿疹。

结缔组织病和甲襞毛细管镜检查

标准显微毛细血管镜已经在几种类型 CTD 的诊断、疾病进展和治疗反应监测中占有一席之地。

在某些简单病变的识别上,皮肤镜与毛细血管镜被认为是等效的,虽然后者可能提供更详细的信息,从而提供更高的灵敏度变化[7,8,76]。许多研究已经使皮肤镜在评估 CTD 方面获得认可[7,8,77-79],而另一种检测近端甲襞毛细血管变化的技术,可以应用手持式皮肤镜方便地实现[8,39,80]。有报告称偏振光型或非偏振光型的检查方法是等效的[81]。据报道,视频皮肤镜可用于将有原发性雷诺现象的患者(如正常毛细血管模式)与 CTD 相关雷诺现象的患者(合并毛细血管变化)区别开来[77]。

在健康个体中,正常的近端甲襞毛细管丛表现为均匀且规则分布的细 U 形血管环(图 5.27)。与此相反,进展期的自身免疫性血管损伤将导致多种血管结构的改变,这也反映了 CTD 的病情进展。因此,可以假设毛细血管变化与疾病活动性之间存在相关性。此外,即使是早期的局部微血管病变,也可以通过皮肤镜下的近端甲襞毛细血管进行筛查或监测[7,81,82]。

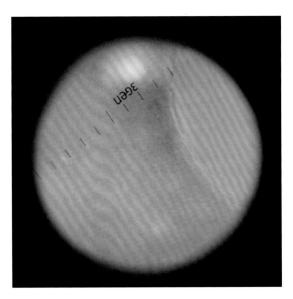

图 5.27　健康患者近端甲襞的皮肤镜表现

毛细血管的病理变化被传统上简便地称为硬皮病性肌炎或硬皮病模式。更为经典的是,系统性硬化症与这种模式的变化有关。然而,皮肌炎、混合性 CTD、未分化 CTD 和重叠综合征也显示类似的改变。

通常情况下,如果两个或两个以上的手指至少显示以下两个标志,即表现为硬皮病模式:毛细血管缺失与不规则毛细血管分布,毛细血管祥扩张,毛细血管形状变化(作为自

身调节反应的一部分)或有出血区域(血管壁损伤所致)[78,83]。作为自身调节反应的一部分,毛细血管的形态变化是由于局部组织缺氧所致,特异的毛细血管改变包括至少两个连续毛细血管的缺失(定义为一个无血管区)。作为代偿,新生血管将具有更加曲折、分支化和/或相互吻合的形状,和/或连续/均质性扩大(称为巨毛细血管化)或不规则/限制性扩大(称为微动脉瘤)。出血可表现为点状、线状、或片状(图5.28 和图 5.29)[84]。

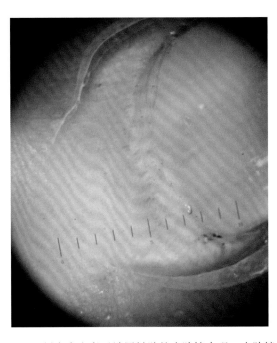

图 5.28　硬皮病患者近端甲襞的皮肤镜表现。皮肤镜显示了硬皮病模式的巨毛细血管化、无血管区和出血

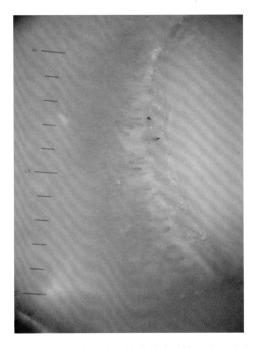

图 5.29　皮肌炎患者近端甲襞的皮肤镜表现。皮肤镜显示了硬皮病模式的巨毛细血管化,无血管区和出血

根据已发表的研究结果,视频皮肤镜或手持设备可推荐用于 CTD 患者的临床筛查、评估和随访观察。

结论

皮肤镜的广泛使用远远超出了黑色素细胞性皮损的评估。除了其他皮肤癌,皮肤镜也用于炎症性皮肤病、毛发疾病和甲病的评估。在后一种情况下,它已是越来越多的甲病专家进行甲病评估、治疗和研究的有效辅助手段。作为皮肤科住院医师,有必要进行该领域的专业培训,而临床甲病学家应该熟悉最常见和最重要的病变描述,然后通过自己的皮肤镜设备进行甲病的观察。

(李乔 译,徐峰 校)

参考文献

[1] Haneke E. Surgical anatomy of the nail apparatus. Dermatol Clin 2006;24(3):291−6.

[2] Fleckman P, Allan C. Surgical anatomy of the nail unit. Dermatol Surg 2001;27(3):257−60.

[3] de Berker D, Baran R. Science of the nail apparatus. In: Baran R, de Berker D, Holzberg M, Thomas L, editors. Baran & Dawber's diseases of the nails and their management. NY: Wiley-Blackwell; 2012. p. 1−50.

[4] Tosti A, Piraccini B, de Farias D. Dealing with melanonychia. Semin Cutan Med Surg 2009;28(1):49−54.

[5] Hirata S, Yamada S, Enokihara M, Di Chiacchio N, Ameida F, Enokihara M, et al. Patterns of nail matrix and bed of longitudinal melanonychia by intraoperative dermatoscopy. J Am Acad Dermatol 2011;65(2):297−303.

[6] Braun R, Baran R, Le Gal F, Dalle S, Ronger S, Pandolfi R, et al. Diagnosis and management of nail pigmentations. J Am Acad Dermatol 2007;56(5):835−47.

[7] Dogan S, Akdogan A, Atakan N. Nailfold capillaroscopy in systemic sclerosis: is there any difference between videocapillaroscopy and dermatoscopy? Skin Res Technol 2013;19(4):446−9.

[8] Baron M, Bell M, Bookman A, Buchignagni M, Dunne J, Hudson M, et al. Office capillaroscopy in systemic sclerosis. Clin Rheumatol 2007;26(8):1268−74.

[9] Micalli G, Lacarruba F, Massimino D, Schwartz R. Dermatoscopy: alternative uses in daily clinical practice. J Am Acad Dermatol 2011;64(6):1135−46.

[10] Braun R, Oliviero M, Kolm I, French L, Marghoob A, Rabinovitz H. Dermoscopy: what's new? Clin Dermatol 2009;27(1):26−34.

[11] Lencastre A, Lamas A, Sa D, Tosti A. Onychoscopy. Clin Dermatol 2013;31(5):587−93.

[12] Hirata S, Yamada S, Almeida F, Tomomori-Yamashita J, Enokihara M, Paschoal F, et al. Dermoscopy of the nail bed and matrix to assess melanonychia striata. J Am Acad Dermatol 2005;53(5):884−6.

[13] Hirata S, Almeida F, Enokihara M, Yamada S, Rosa I, Enokihara M, et al. Dermoscopic examination of the nail bed and matrix. Int J Dermatol 2006;45(1):28−30.

[14] Pinto-Gouveia M, Coutinho I, Vieira R, Gonçalo M, Cardoso J, Figueredo A. Immediate ex-vivo dermoscopy of a nail bed biopsy specimen: a useful procedure for melanonychia. J Eur Acad Dermatol Venereol 2014. http://dx.doi.org/10.1111/jdv.12783 [Epub ahead of print].

[15] Levit E, Kage M, Scher R, et al. The ABC rule for clinical detection of subungual melanoma. J Am Acad Derm 2000;42(2 Pt 1):269−74.

[16] Braun R, Baran R, Saurat J, Thomas L. Surgical pearl: dermoscopy of the free edge of the nail to determine the level of nail plate pigmentation and the location of its probable origin in the proximal or distal nail matrix. J Am Acad Dermatol 2006;55(3):512−3.

[17] Tosti A, Argenziano G. Dermoscopy allows better management of nail pigmentation. Arch Dermatol 2002;138(10):1369−70.

[18] Ronger S, Touzet S, Ligeron C, Balme B, Viallard A, Barrut D, et al. Dermoscopic examination of nail pigmentation. Arch Dermatol 2002;138(10):1327−33.

[19] Husain S, Scher R, Silvers D, Ackerman A. Melanotic macule of the nail unit and its clinicopathologic spectrum. J Am Acad Dermatol 2006;54(4):664−7.

[20] Thomas L, Dalle S. Dermoscopy provides useful information for the management of melanonychia striata. Dermatol Ther 2007; 20(1):3−10.

[21] Di Chiacchio N, Hirata S, Enokihara M, Michalany N, Fabbrocini G, Tosti A. Dermatologists' accuracy in early diagnosis of melanoma of the nail matrix. Arch Dermatol 2010;146(4):382−7.

[22] Sawada M, Yokota K, Matsumoto T, Shibata S, Yasue S, Sakakibara A, et al. Proposed classification of longitudinal melanonychia based on clinical and dermoscopic criteria. Int J Dermatol 2014;53(5):581−5.

[23] Koga H, Yoshikawa S, Sekiguchi A, Fujii J, Saida T, Sota T. Automated evaluation system of dermoscopic images of longitudinal melanonychia: proposition of a discrimination index for detecting early nail apparatus melanoma. J Dermatol 2014;41(10):867−71.

[24] Phan A, Dalle S, Touzet S, Ronger-Savlé S, Balme B, Thomas L. Dermoscopic features of acral lentiginous melanoma in a large series of 110 cases in white population. Br J Dermatol 2010;162(4): 765−71.

[25] Koga H, Saida T, Uhara H. Key point in dermoscopic differentiation between early nail apparatus melanoma and benign longitudinal melanonychia. J Dermatol 2011;38(1):45−52.

[26] John R, Izakovic J. Dermatoscopy/ELM for the evaluation of nail-apparatus pigmentation. Dermatol Surg 2011;27(3):315−22.

[27] Kawabata Y, Ohara K, Hino H, Tamaki K. Two kinds of Hutchinson's sign, benign and malignant. J Am Acad Dermatol 2001;44(2): 305−7.

[28] Di Chiacchio N, Farias D, Piraccini B, Hirata S, Richert B, Zaiac M, et al. Consensus on melanonychia nail plate dermoscopy. An Bras Dermatol March−April 2013;88(2):309−13.

[29] Miteva M, Fanti P, Romanelli P, Zaiac M, Tosti A. Onychopapilloma presenting as longitudinal melanonychia. J Am Acad Dermatol 2012;66(6):242−3.

[30] Lambiase M, Gardner T, Altman C, Albertini J. Bowen disease of the nail bed presenting as longitudinal melanonychia: detection of human papillomavirus type 56 DNA. Cutis 2003;72(4):305−9.

[31] Haas N, Henz B. Pitfall in pigmentation: pseudopods in the nail plate. Dermatol Surg 2002;28(10):966−7.

[32] Grazzini M, Rossari S, Gori A, Corciova S, Guerriero G, Lotti T, et al. Subungueal pigmented lesions: warning for dermoscopic melanoma diagnosis. Eur J Dermatol 2011;21(2):286−7.

[33] Phan A, Touzet S, Dalle S, Ronger-Savle S, Balme B, Thomas L. Acral lentiginous melanoma: a clinicoprognostic study of 126 cases. Br J Dermatol 2006;155(3):561−9.

[34] Farias D, Tosti A, Chiacchio N, Hirata S. Dermoscopy in nail psoriasis. An Bras Dermatol 2010;85(1):101−3.

[35] Finch J, Arenas R, Baran R. Fungal melanonychia. J Am Acad Dermatol 2012;66(5):830−41.

[36] Piraccini B, Balestri R, Starace M, Rech G. Nail digital dermoscopy (onychoscopy) in the diagnosis of onychomycosis. J Eur Acad Dermatol Venereol 2013;27(4):509−13. http://dx.doi.org/ 10.1111/j.1468-3083.2011.04323.x.

[37] Tessarotto L, Rubin G, Bonadies L, Valerio E, Cutrone M. Orange-brown chromonychia and Kawasaki disease: a possible novel association? Pediatr Dermatol 2015;32(3):e104−5. http:// dx.doi.org/10.1111/pde.12529.

[38] Bergman R, Sharony L, Schapira D, Nahir M, Balbir-Gurman A. The handheld dermatoscope as a nail-fold capillaroscopic instrument. Arch Dermatol 2003;139(8):1027−30.

[39] Criscione V, Telang G, Jellinek N. Onychopapilloma presenting as longitudinal leukonychia. J Am Acad Dermatol 2010;63(3): 541−2.

[40] Piraccini B, Antonucci A, Rech G, Starace M, Misciali C, Tosti A. Onychomatricoma: first description in a child. Pediatr Dermatol 2007;24(1):46−8.

[41] Bel B, Jeudy G, Vabres P. Dermoscopy of longitudinal leukonychia in Hailey-Hailey disease. Arch Dermatol 2010;146(10):1204.

[42] Grossman M, Scher R. Leukonychia: review and classification. Int

J Dermatol 1990;29(8):535−40.

[43] Cohen P. Longitudinal erythronychia, individual or multiple linear red bands of the nail plate: a review of clinical features and associated conditions. Am J Clin Dermatol 2011;12(4):217−31.

[44] Maehara Lde S, Ohe E, Enokihara M, Michalany N, Yamada S, Hirata S. Diagnosis of glomus tumor by nail bed and matrix dermoscopy. An Bras Dermatol 2010;85(2):236−8.

[45] Jellinek N. Longitudinal erythronychia: suggestions for evaluation and management. J Am Acad Dermatol 2011;64(1):167.

[46] Maes M, Richert B, Brassinne M. Green nail syndrome or chloronychia. Rev Med Liege 2002;57(4):233−5.

[47] Chiriac A, Brzenzinski P, Foia L, Marincu I. Chloronychia: green nail syndrome caused by *Pseudomonas aeruginosa* in elderly persons. Clin Interv Aging 2015;10:265−7.

[48] Haenssle H, Brehmer F, Zalaudek I, Hofmann-Wellenhof R, Kreush J, Stolz W, et al. Dermoscopy of nails. Der Hautarzt 2014;65(4):301−11. http://dx.doi.org/10.1007/s00105-013-2707-x.

[49] Piraccini B, Dika E, Fanti P. Tips for diagnosis and treatment of nail pigmentation with practical algorithm. Dermatol Clin 2015; 33(2):185−95.

[50] Richert B, André J. L'onychomatricome. Ann Dermatol Venereol 2011;138(1):71−4.

[51] Di Chiacchio N, Tavares G, Padoveze E, Bet D, Di Chiacchio N. Onychomatricoma. Surg Cosmet Dermatol 2013;5(1):10−4.

[52] Tavares G, Chiacchio N, Chiacchio N, Souza M. Onychomatricoma: a tumor unknown to dermatologists. An Bras Dermatol 2015;90(2):265−7.

[53] Fayol J, Baran R, Perrin C, Labrousse F. Onychomatricoma with misleading features. Acta Derm Venereol 2000;80(5):370−2.

[54] Wynes J, Wanat K, Huen A, Mlodzienski A, Rubin A. Pigmented onychomatricoma: a rare pigmented nail unit tumor presenting as longitudinal melanonychia that has potential for misdiagnosis as melanoma. J Foot Ankle Surg 2015;54(4):723−5.

[55] Wanat K, Reid E, Rubin A. Onychocytic matricoma: a new, important nail-unit tumor mistaken for a foreign body. JAMA Dermatol 2014;150(3):335−7.

[56] Bae J, Kang H, Kim H, Park Y. Differential diagnosis of plantar wart from corn, callus and healed wart with the aid of dermoscopy. Br J Dermatol 2009;160(1):220−2.

[57] Lee D, Park J, Lee J, Yang J, Lee E. The use of dermoscopy for the diagnosis of plantar wart. J Eur Acad Dermatol Venereol 2009; 23(6):726−7.

[58] Thomas L, Zook E, Haneke E, Drapé J, Baran R. Tumors of the nail apparatus and adjacent tissues. In: Baran R, de Berker D, Holzberg M, Thomas L, editors. Diseases of the nails and their management. Oxford: John Wiley & Sons, Ltd; 2012. p. 657−61.

[59] Lecerf P, Richert B, Theunis A, André J. A retrospective study of squamous cell carcinoma of the nail unit diagnosed in a Belgian general hospital over a 15-year period. J Am Acad Dermatol 2013;69(2):253−61.

[60] Baran R, Simon C. Longitudinal melanonychia: a symptom of Bowen's disease. J Am Acad Dermatol 1988;18(6):1359−60.

[61] Sau P, McMarlin S, Sperling L, Katz R. Bowen's disease of the nail bed and periungual area: a clinicopathologic analysis of seven cases. Arch Dermatol 1994;130(2):204−9.

[62] Sass U, Andre J, Stene J, Noel J. Longitudinal melanonychia revealing an intraepidermal carcinoma of the nail apparatus: detection of integrated *HPV16* DNA. J Am Acad Dermatol 1998; 39(3):490−3.

[63] Piraccini B, Bruni F, Starace M. Dermoscopy of non-skin cancer nail disorders. Dermatol Ther 2012;25(6):594−602.

[64] Haenssle H, Blum A, Hofmann-Wellenhof R, Kreusch J, Stolz W, Argenziano G, et al. When all you have is a dermatoscope: start looking at the nails. Dermatol Pract Concept 2014;4(4):11−20.

[65] Bakos R, Bakos L. Use of dermoscopy to visualize punctate hemorrhages and onycholysis in "playstation thumb". Arch Dermatol 2006;142(12):1664−5.

[66] Tosti A, Piraccini B, de Farias D. Nail diseases. In: Dermatoscopy in clinical practice: beyond pigmented lesions. London: Informa Healthcare Ltd; 2010.

[67] Jesús-Silva M, Fernández-Martínez R, Roldán-Marín R, Arenas R. Dermoscopic patterns in patients with a clinical diagnosis of onychomycosis-results of a prospective study including data of potassium hydroxide (KOH) and culture examination. Dermatol Pract Concept 2015;5(2):39−44. http://dx.doi.org/10.5826/dpc.0502a05 [eCollection 2015].

[68] De Crignis G, Rezende P, Leverone A. Dermatoscopy of onychomycosis. Int J Dermatol 2014;53(2):e97−9. http://dx.doi.org/10.1111/ijd.12104.

[69] Haneke E. Pigmentations of the nails. Pigment Disord 2014;1(5): 1−11. http://dx.doi.org/10.4172/2376-0427.1000136.

[70] Kilinc Karaarslan I, Acar A, Aytimur D, Akalin T, Ozdemir F. Dermoscopic features in fungal melanonychia. Clin Exp Dermatol 2015;40(3):271−8.

[71] Yadav T, Khopkar U. Dermoscopy to detect signs of subclinical nail involvement in chronic plaque psoriasis: a study of 68 patients. Indian J Dermatol 2015;60(3):272−5.

[72] Baran R. How to diagnose and treat psoriasis of the nails. Presse Med 2014;43(11):1251−9.

[73] Iorizzo M, Dahdah M, Vicenzi C, Tosti A. Videodermoscopy of the hyponychium in nail bed psoriasis. J Am Acad Dermatol 2008; 58(4):714−5.

[74] Nakamura R, Broce A, Palencia D, Ortiz N, Leverone A. Dermatoscopy of nail lichen planus. Int J Dermatol June 2013;52(6):684−7.

[75] Nakamura R, Costa M. Dermatoscopic findings in the most frequent onychopathies: descriptive analysis of 500 cases. Int J Dermatol 2012;51(4):483−5.

[76] Hughes M, Moore T, O'Leary N, Tracey A, Ennis H, Dinsdale G, et al. A study comparing videocapillaroscopy and dermoscopy in the assessment of nailfold capillaries in patients with systemic sclerosis-spectrum disorders. Rheumatology (Oxford) 2015;54(8): 1435−42.

[77] Beltrán E, Toll A, Pros A, Carbonell J, Pujol R. Assessment of nailfold capillaroscopy by ×30 digital epiluminescence (dermoscopy) in patients with Raynaud phenomenon. Br J Dermatol 2007;156(5): 892−8.

[78] Hasegawa M. Dermoscopy findings of nail fold capillaries in connective tissue diseases. J Dermatol 2011;38(1):66−70. http://dx.doi.org/10.1111/j.1346-8138.2010.01092.x.

[79] Ohtsuka T. Dermoscopic detection of nail fold capillary abnormality in patients with systemic sclerosis. J Dermatol 2012;39(4): 331−5.

[80] Bauersachs R. The poor man's capillary microscope. a novel technique for the assessment of capillary morphology. Ann Rheum Dis 1997;56(7):435−7.

[81] Mazzotti N, Bredemeier M, Brenol C, Xavier R, Cestari T. Assessment of nailfold capillaroscopy in systemic sclerosis by different optical magnification methods. Clin Exp Dermatol March 2014; 39(2):135−41.

[82] Muroi E, Hara T, Yanaba K, Ogawa F, Yoshizaki A, Takenaka M, et al. A portable dermatoscope for easy, rapid examination of periungual nailfold capillary changes in patients with systemic sclerosis. Rheumatol Int 2011;31(12):1601−6.

[83] Maricq H. Wide-field capillary microscopy. Arthritis Rheum 1981; 24(9):1159−65.

[84] Gallucci F, Russo R, Buono R, Acampora R, Madrid E, Uomo G. Indications and results of videocapillaroscopy in clinical practice. Adv Med Sci 2008;53(2):149−57.

第 6 章

光学相干断层成像诊断皮肤
肿瘤和光化性角化病

L. Themstrupm, G.B.E. Jemec

引言

基底细胞癌(basal cell carcinoma,BCC)和鳞状细胞癌(squamous cell carcinoma,SCC)等常见的角质形成细胞皮肤肿瘤,构成了绝大多数非黑色素细胞性皮肤肿瘤(nonmelanocytic skin cancer,NMSC),是浅色人种中最常见的癌。随着年龄的增长,皮肤肿瘤的发病率和风险会持续上升,甚至达到流行程度[1-3]。众所周知,环境中的紫外线(ultraviolet,UV)辐射是I类致癌物,而因社会趋势导致的紫外线暴露被认为在 NMSC 的流行中也起着重要作用[4,5]。这些趋势包括对晒黑的审美偏好,休闲时间的增加,以及日晒沙龙或廉价的阳光假日旅游的机会普遍增多[6]。

区域性癌变的概念是广为人知的,特别是与皮肤肿瘤相关。大面积的皮肤经过一定时间的照射,可能在不同部位发生多点突变,最终导致不典型增生或肿瘤性改变[7]。这些变化可能会或不会发展为临床上显见的皮肤肿瘤。综上所述,一位普通的皮肤肿瘤患者,在任何给定的时间点都可能会呈现出谱系样改变,其中包括一些含有紫外线诱导突变形成的色斑,或是亚临床不典型增生,或是临床不典型增生,或是出现皮肤肿瘤,而最后一类表现才会使患者去找寻皮肤科医生的帮助。因此,将针对临床显见的皮肤肿瘤的治疗,转变为同时针对亚临床损害治疗的观念是合理的[8]。

为了实现这一目标,人们开发了一系列局部的医学治疗手段,包括局部应用抗代谢药物(5-氟尿嘧啶乳膏)、免疫系统刺激物(咪喹莫特和双氯芬酸)、光敏剂(氨基酮戊酸),以及经验性药物(巨大戟醇甲基丁烯酸酯),后者的确切机制仍有待阐明[9]。以上这些方法可以有效地治疗亚临床、不典型增生性以及大多数浅表性肿瘤性皮疹,同时具有良好的美容效果。美容效果方面的意义不应被低估,因为这些肿瘤最常见于面部以及其他暴露的身体部位。除了光动力治疗需要应用光敏剂外,其他治疗手段均在初步诊断及治疗方案制订后由患者自行给药,因此,可能有助于减轻皮肤肿瘤治疗的负担。由于局部治疗仅被批准用于不典型增生性病变以及浅表型 BBC 的治疗,因此在选择具体的治疗前应先完成诊断流程。诊断性活检通常是可行的,但必须用于肉眼可见的损害,并且往往遗留瘢痕。

结合皮肤肿瘤的流行现状以及非手术治疗选择的多样,引入非侵入性的诊断方法可使皮肤肿瘤的管理受益,这类方法可以帮助明确诊断及描述病变、识别亚临床损害,以及准确地评估皮损厚度。光学相干断层成像(optical coherence tomography,OCT)就是其中一种方法[10]。

光学相干断层成像

OCT 是一种利用光组织相互作用生成图像的宏观

光学成像方法。在其最简单的形式中,OCT 系统由光源、分束器和探测器组成,也称为迈克尔逊干涉仪(Michelson interferometer)。通过将其与已知的参考路径进行关联,OCT 可以测量组织反射或反向散射的光线[11]。根据得到的干涉信号,可以导出沿光束轴线分布的反射率曲线。在三维空间中重复这些测量可以得到组织高分辨率的二维和三维映射[12,13]。在临床上,OCT 最初被引入眼科领域,并在 1993 年得到了第一张体内图像[11]。OCT 于 1997 年被引入皮肤科学领域,迄今,该系统的数家制造商已经使皮肤科学目的的 OCT 成像商业化[例如 Telesto(Thorlabs Inc., Newton, New Jersey, 美国), VivoSight(Michelson Diagnostics Ltd, Maidstone, Kent, 英国)及 SKINTELL(Agfa HealthCare, Mortsel, 比利时)等]。OCT 系统可以对皮肤纵切面和横切面同时成像,根据不同系统的差异,其轴向分辨率为 $3{\sim}5\mu m$,横向分辨率为 $3{\sim}8\mu m$。一般情况下,操作者可根据穿透能力及分辨率不同,来区分传统 OCT 和高清晰度 OCT(HD-OCT),前者具有较好的穿透性,但分辨率较低,后者穿透性较差,但分辨率较高。通常情况下,较长波长的光可以更深地穿透组织,尽管这取决于组织的散射和吸收特性。对于 OCT 系统来说,光源的中心波长必须如此,以使其在散射程度较高的皮肤组织中获得最大的成像深度。因为长波长是以低分辨率为代价的,大多数 OCT 系统采用 900~1 300nm 的工作波长(近红外光谱),以使其达到最大 2mm 的皮肤成像深度(这高度依赖于系统本身及成像分辨率),因此 OCT 的成像效果是介于反射共焦显微镜(reflective confocal microscopy, RCM)和高频超声(high-frequency ultrasound, HFUS)当中的[11,14]。

与其他皮肤成像方式相比,OCT 的优势之一是它能在很短时间内产生实时、动态的皮肤图像,通常成像时间不超过 30 秒。此外,OCT 还具有一个相当大的视野范围,根据所采用系统的不同,可以在 1.8mm×1.5mm~10mm×10mm 范围内。在横截面视图中评估 OCT 图像的可能性使其更容易与组织切片进行对比[15],但与活检和组织学评估不同,OCT 是一种无创性检查,允许组织在体进行检查,而不会对皮肤造成创伤,从而使皮肤形态在检查过程中保持不变。这也意味着随着时间的推移,同一个皮肤区域可反复多次进行评估,这在随访观察评估中尤其有价值[14]。

在过去 10 年中,OCT 已从一种实验室有趣的科学工具变成一个有效的临床工具,成为临床诊断及疗效监测的有益补充。这些进展是 OCT 系统技术高速发展的结果,进一步促进了图像质量的提高、诊疗流程设计的优化以及手持探头的精细化,而且 OCT 系统比以往更简洁、移动性更好、更适用于临床。OCT 在皮肤科学中最大的潜力是对于 NMSC,特别是 BCC 的诊断、描述以及疗效监测。但是,色素性病变对于 OCT 成像仍是巨大挑战,并且在恶性黑色素瘤(malignant melanoma, MM)的诊断中,OCT 不如皮肤镜和 RCM 准确。OCT 的另一个局限是其成像深度最大只有 2mm,这常常不能满足 OCT 对超出真皮网状层的皮肤病变的评估。在评估及描述非浅表性恶性皮肤肿瘤时,OCT 组织穿透深度的局限性需要加以特别关注。

鳞状谱系

与 BBC 或黑色素瘤不同,SCC 的谱系涵盖了从局部不典型增生细胞到光化性角化病再到分化成熟的 SCC 的整个范围。谱系中的不同病变在组织学上的相似度很高,因此一些作者认为,尽管具有不同的发病潜力,这些病变均可视作 SCC[16]。这些肿瘤在临床上被描述为不同程度的角化过度和红斑。在临床谱系的一端,最轻的 AK 有时难以肉眼察觉,仅可感受到皮肤表面不规则和角化过度,而充分发展的 SCC 却可呈现为显见的硬化性角化性溃疡性肿瘤。因此,这些肿瘤为诊断带来了挑战,并导致了皮肤活检的大量开展。不典型增生性疾病(AK)与肿瘤(SCC)临床诊断的准确性依赖于观察者的环境、背景以及训练,但很少能达到 50% 以上[17-22]。上皮内病变,如 BD 的临床诊断准确性普遍较低。

除了 AK 和 SCC 临床诊断的不确定性外,在某些病例中还存在组织学的不确定性,这一方面是因为与病理学家之间信息和标本传递的误差,另一方面,也是更为罕见的情况,是因为对组织病理学阐述的差异[23,24]。在组织学上,这些肿瘤(AK 和 SCC)以无序排列的、具有大而深染细胞核的不典型增生性角质形成细胞为特征。增厚的表皮内多见有丝分裂象和凋亡或角化不良细胞。常见毛囊累及,并且这些肿瘤往往与真皮嗜碱性变性及致密慢性炎症性浸润有关。肿瘤突破基底膜侵入真皮层是 SCC 的诊断标志。侵袭的前缘通常伴有间质反应,这在低分化肿瘤中更易于辨识。组织学上,肿瘤分化程度与神经是否受累是 SCC 重要的预后因素[25]。

光化性角化病的光学相干断层成像

AK 角化过度的特性使其具有了额外的浅层反射微粒,从而对 OCT 的图像质量造成了负面影响。图像局部可能因此变模糊,限制了 OCT 在临床应用中的敏感性和特异性。与正常皮肤相比较,AK 表现为表皮增厚,通常伴有交替出现的增生与萎缩[26,27]。AK 皮损厚度增加与疾病严重程度相关,并且通常在适当治疗后变薄[27,28]。图像中可以见到分层的中断,通常表皮中包含高反射性的条索状或点状结构,可能代表着炎症或棘层松解(图 6.1)。偶尔可见溃疡。

高清晰度 OCT(HD-OCT)具有更高的横向分辨率,因此可以获得更为细节的图像。HD-OCT 的图像以横切面视图显示,并且在某些方面,类似于反射共焦显微镜所获得的图像。在 AK 中,基底层、棘层以及颗粒层细胞正常的蜂窝状结构,因为细胞大小、形状和反射率的多样性而变得不规则。此外,附属器的浅表部分可以被直观地显示。毛囊漏斗部在图像上表现为被毛囊周围低反射带环绕的居于中心的暗孔,这一低反射带又被窄窄的一层暗色环包围。在 AK 中,这些同心环状结构的消失可以视为附属器受累[27]。

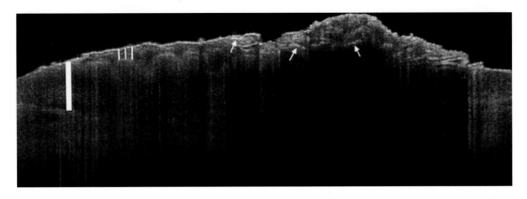

图 6.1   由 VivoSight OCT 扫描仪（Michelson Diagnostics, Kent, 英国）获得的传统纵切面光学相干断层成像（OCT）图像（图像大小为 6mm×2mm）。位于躯干部位的光化性角化病（AK），表现为正常分层中断、表皮增厚（白色粗线条）。在表面可见分界清楚的宽角化过度区域（白色细线条），表皮中可见白色条纹（白色箭）

鳞状细胞癌的成像

与组织学表现相同，AK 和 SCC 的 OCT 表现呈现出渐变的趋势，之前提到的特征变得越来越突出。目前尚缺少更大规模的研究，但 Boone 等人的研究表明，真表皮交界清晰轮廓的消失、表皮增厚/萎缩的显著变异，以及皮损部位的棘层松解（OCT 下显示为点状）被视为 SCC 而非 AK 的标志。在高清晰度 OCT 中，蜂窝状非典型性的程度和附属器开口处同心环状结构的消失尤为重要[29]。一项初步研究观察了 OCT 在 Mohs 外科手术中的应用[30]，表明了组织学与 OCT 结果之间良好的相关性[30]。

先前，OCT 在宫颈癌中的应用已经使用了类似的定性形态学特征[31]。早期的一项研究集中在从正常到肿瘤的一系列病理状态下的真表皮交界、上皮厚度，以及组织反射率的变化。在黏膜部位，清晰的真表皮交界与正常组织相关，而间质反射率的增加、表皮与间质的肿胀以及可辨识的真表皮交界的消失与不典型增生及恶性程度的增加有关。OCT 还被用于测试用于外阴上皮内瘤变（一种可进展为外阴 SCC 的癌前病变）的无创诊断。与正常组织相比较，外阴上皮内瘤变组织的厚度和衰减系数的差异可以由 OCT 确定[32]。

目前的数据表明，OCT 可能能够识别从 AK 到 SCC 谱系的形态学特征，以使其能用于 SCC 的诊断、管理以及鉴别诊断，但是需要进一步大规模的前瞻性研究来验证初步的结果，并建立该技术在实际应用的功效测定中的地位[32]。

基底细胞癌

BCC 是西方人群中最常见的癌。在临床和组织学上，BCC 可以被分为三种最常见的亚型：结节型 BCC、浅表型 BCC 和浸润型 BCC（包括硬斑病型和硬化型 BCC）。治疗方法的选择取决于其亚型。

BCC 病变通常位于头颈部，但浅表型 BCC 与其他亚型不同，它更常见于年轻患者的躯干部位[33]。在临床上，结节型 BCC 通常表现为光滑、半透明、粉红色的丘疹或结节，具有珍珠样的边缘。肉眼可以看到中央溃疡和树枝状毛细血管扩张。结节型 BCC 在临床上与其他病变不同，其鉴别诊断可能包括其他肿瘤，如皮内痣、皮脂腺增生、表皮样囊肿、复合痣以及无黑色素性黑色素瘤[34]。无色素性浅表型 BCC 临床上表现为扁平的红色斑疹或斑片，边缘稍隆起，表面光泽，可有或无鳞屑。其他特征包括皮损表面多发小溃疡或血痂形成。浅表型 BCC 的临床诊断极具挑战性，因为它与许多其他的粉红色皮损类似，如 BD、AK、粉红色苔藓样角化病、体癣或炎症性病变如湿疹或银屑病[34]。浸润型 BCC 是上述亚型中最为少见的，临床上表现为白色、边缘不清的瘢痕状斑块。浸润型 BCC 容易与其他具有萎缩和良性外观的损害相似，因此肉眼诊断较为困难[34]。尽管 BCC 的临床检查是最容易获得和应用的评估方法，其诊断的准确性往往是难以预料的。在一篇综述性文献中，临床诊断 NMSC 的总体敏感性为 56%~90%，特异性为 75%~90%，其中 BCC 诊断的数值最高[35]。另一项研究发现，肉眼诊断恶性肿瘤（包括黑色素瘤和 NMSC）的敏感性可达 70%[36]。

BCC 的组织学特点包括具有较少胞质（高核质比）的基底样细胞以及延长、深染的细胞核。外周细胞核排列成栅栏状，包绕肿瘤团块，肿瘤团块周围可见裂隙，周围间质可见黏液性改变[37]。各种 BCC 亚型具有其自身的组织学特点，包括真皮内的大块肿瘤结节（结节型 BCC）、由表皮呈多灶性生长的肿瘤巢（浅表型 BCC）和在肿瘤前缘以浸润性方式生长的成角度的狭窄的肿瘤巢（浸润型 BCC）。BCC 不同亚型组织病理学的差异与不同的预后相关，而环钻取材活检并不能将之可靠区分[24]。浸润型 BCC 边界不清，难以划定，通常被认为是最具有侵袭性的 BCC 亚型。预后不良的组织学因素包括肿瘤浸润性生长（而非扩张性生长）、致密的纤维基质形成，以及外周栅栏样结构的消失[37,38]。

OCT 用于 BCC 成像是其适应证的最好例子。OCT 用于描述这些肿瘤已经取得了可喜的结果，并且已经建立了相应的 BCC 诊断标准[11,35,39-42]。在正常皮肤中，OCT 能够可靠地识别深达深部真皮网状层的皮肤层次（取决于成像的皮肤部位以及所用的 OCT 系统），其中真表皮交界表现为完整的狭窄的低反射性线条（图 6.2）。

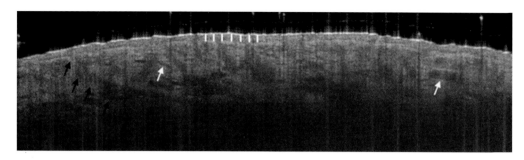

图 6.2　（图像大小为 6mm×1.3mm）皮肤成像深度为 0.9mm。由 VivoSight OCT 扫描仪（Michelson Diagnostics，Kent，英国）获得的传统纵切面光学相干断层成像（OCT）图像。颏部正常皮肤。层次完整，真表皮交界可见为真皮与表皮（白色线条）交界处完整而精细的高反射性线条。低反射性的对角线与毛囊和穿过表皮的毛干（黑色箭）相对应。白色箭所指示为血管

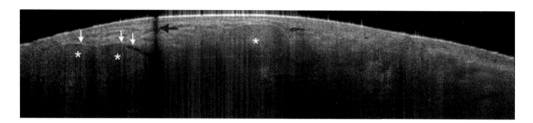

图 6.3　（图像大小为 6mm×1.4mm）皮肤成像深度为 0.9mm。由 VivoSight OCT 扫描仪（Michelson Diagnostics，Kent，英国）获得的传统纵切面光学相干断层成像（OCT）图像。面颊部位的结节型基底细胞癌，显示为正常层次的破坏以及与癌岛相对应椭圆形低反射性结构（白色星号）。癌岛边缘可见无反射性线条（白色箭），这与组织切片中常见黏液性间隙和周围栅栏样结构相对应。黑色箭是毛发投射阴影的标志

BCC 损害中整体呈现出正常皮肤结构的缺失。BCC 特异性的 OCT 特征包括真表皮交界的改变以及真皮中被白色晕环（间质）包绕的暗色卵圆形区域（基底细胞巢），有时被称作"蜂窝征"。在基底细胞巢边缘呈栅栏样排列的细胞和肿瘤旁裂隙在 OCT 图像上常常表现为细胞巢外周的低密度信号（图 6.3）。这也可以在正面视图中看到（图 6.4）。

次要特征包括正常毛囊和腺体的消失，以及真皮毛细血管向基底样细胞岛生长[42]。尽管早期的研究发现 OCT 难以鉴别不同的 BCC 亚型，但一些研究仍然发现某些皮肤肿瘤的 OCT 形态学与组织学特征具有关联性[39,41,43-46]。HD-OCT 具有更高的横向分辨率（以穿透深度为代价），可鉴别不同的 BCC 亚型[47]。HD-OCT 所描述的特征仅见于皮损浅层，包括形态各异的小叶状组织、毛细血管丛显著的血管模式，以及伴 / 不伴间质的牵拉效应。

如前所述，OCT 在区分病变与正常皮肤方面具有较高的准确性，这对鉴定肿瘤边界具有重要意义。在正常皮肤与 NMSC 病变的鉴别中，OCT 具有 79%~94% 的敏感性和 85%~96% 的特异性[48]。近期已有研究评估了 OCT 对 BCC 诊断的准确性[49,50]。通过使用基于五个预定 OCT 诊断标准的特定评分系统（Berlin 评分表），Wahrlich 等人发现，当由熟悉 OCT 的皮肤科专家评价时，多束 OCT 的敏感性和特异性分别高达 96.6%（95%CI 80.4%~99.8%）和 75.2%（95%CI 52.5%~90.9%）。这意味着，经组织病理学证实，依据 OCT 诊断的 BCC 中，88% 都被正确分类[49]。Ulrich 和 Mayer 等人

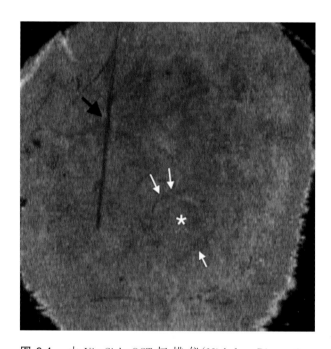

图 6.4　由 VivoSight OCT 扫描仪（Michelson Diagnostics，Kent，英国）获得的传统横切面光学相干断层成像（OCT）图像（图像大小为 6mm×6mm）。本图为图 6.1 中的结节型基底细胞癌的正面图像。图中低反射性结构（白色星号）与外周无反射性的边缘（白色箭）分别与 BCC 癌岛以及黏液性间隙相对应。黑色箭是毛发投射阴影的标志

在一项多中心研究中,对典型临床背景下 OCT 诊断 BCC 的价值进行了研究。对 155 例具有 235 个非色素性粉红色皮损、疑似 BCC 的患者分别进行了临床评估、皮肤镜检查、OCT 以及活检/组织学检查,并在每一阶段记录诊断。结果显示,所有三种技术的敏感性均较高,临床评估为 90.0%,联合 OCT 敏感性仅提高到 95.7%。然而,诊断的特异性却从临床评估的 28.6% 显著提高到联合 OCT 时的 75.3%,具有显著的统计学意义。OCT 的阳性预测值和阴性预测值最大,同时 BCC 诊断的准确率从 65.8%(仅用临床评估)提高到 87.4%[50]。该研究的作者强调,OCT 不应被用作临床检查和皮肤镜的替代方法,而应作为最好的非侵入性的辅助性工具,特别是对于疑难病例的诊断,以及对区域性癌变或大量疑似皮肤肿瘤损害患者的管理。

色素痣与黑色素瘤

色素痣是最常见的黑色素细胞肿瘤,临床上表现为棕褐色、着色均匀,通常较小(6mm 或更小)的丘疹和斑疹。西方人平均有 20~30 颗痣。与良性痣相比,皮肤黑色素瘤临床表现为具有警示含义的改变,如色素性病变的颜色变化、原有痣扩大或痒痛以及不规则的边缘等。皮肤黑色素瘤最常见于头颈部、背部和下肢。在临床和组织学上,黑色素瘤可分为四种最常见的亚型:肢端雀斑样型、恶性雀斑样痣型、结节型和浅表扩散型。肉眼检查诊断原发性黑色素瘤的准确性有不同的报道,其敏感性为 43%~100%,特异性为 71%~94%[51]。meta 分析显示,熟练使用皮肤镜与肉眼检查相比,明显提高了黑色素瘤诊断的准确性,并减少了临床试验中良性黑色素细胞病变的切除率[52]。组织学上良性色素痣由大小均一的痣细胞巢组成,并根据细胞巢的分布进行分类。这一网状组织的结构规则,互相之间没有桥接或融合[53]。黑色素瘤没有单一的病理学特征可以明确诊断,但却有很多特征性的表现。细胞学非典型性几乎总是存在,细胞增大并含有较大、多形而深染的核,核仁明显,并常可见到大量有丝分裂象。

到目前为止,只有少数研究探索了色素痣和黑色素瘤的 OCT 成像。原因是黑色素是强大的光散射物;应用基于光穿透原理的技术,难以获得色素性病变,如恶性黑色素瘤和痣的图像[14]。常规 OCT 的成像分辨率为 5~7mm,不能显示细胞特征,因此,黑色素细胞性病变的成像分析必须依赖于组织不同的形态学改变。在良性痣中,OCT 图像上常可见到完整的真表皮交界和棘层松解现象。相比之下,恶性黑色素瘤常明显结构混乱,并且由于肿瘤的浸润性生长,很少能显示出清晰的真表皮边界[14,54]。传统 OCT 下恶性黑色素瘤最显著的特征是大的、垂直的冰柱状结构,良性痣中没有观察到这些特征。然而,尽管有这一发现,传统 OCT 在作为恶性黑色素瘤的诊断工具时,并不能展示恶性和良性色素性病变之间足够明晰的差异[54,55]。这同样适用于罕见的无黑色素性黑色素瘤,后者表现为粉红色的斑片、斑块或结节,临床可与 BCC 相似。无黑色素性黑色素瘤的 OCT 诊断标准在很大程度上仍是未知的,需要进一步的研究来确定无黑色

素性黑色素瘤与 BCC 的鉴别是否可行[50]。在浅表型黑色素瘤中,当深度不超过 2mm 时,常规 OCT 可以评估肿瘤在垂直方向的大小。与 HFUS 相比,OCT 似乎能更精确地确定较薄的黑色素细胞性皮肤损害的厚度[56]。但另有研究将 930nm 光源的 OCT 与 HFUS 比较,得出了相反结论[57]。对于传统 OCT 的黑色素细胞性病变成像的未来发展,将 OCT 与检索定量数据的功能方法联合可能是可行的,相应的定量数据包括衰减系数或血流等[58]。

与常规 OCT 相比,HD-OCT 在细胞水平对组织成像具有足够高的分辨率,但穿透深度有限,这可以与 RCM 互相补充。HD-OCT 的高分辨率可以实现黑色素细胞性病变的细节成像,并且研究表明,HD-OCT 可以提供可鉴别表皮和真皮浅层色素性疾病的结构模式与细胞学特征的形态学图像诊断[59,60]。关于 HD-OCT 诊断恶性黑色素瘤的准确性,最近一项多中心研究引入了一位单盲调查者评估 HD-OCT 鉴别良性黑色素细胞性皮肤病变与恶性黑色素瘤的诊断性能[61]。该研究纳入了 93 例组织病理证实的黑色素细胞性皮肤病变,其中 27 例为恶性黑色素瘤。HD-OCT 的敏感性为 74.1%(95% CI 53.7%~88.8%),特异性为 92.4%(95% CI 83.2%~97.5%)。阳性预测值为 80%,阴性预测值为 89.7%。HD-OCT 的性能依赖于肿瘤的厚度及皮损边缘病变的存在。依据是:诊断厚度非常薄的黑色素瘤时假阴性率较高;诊断发育不良痣时的假阳性率较高。总之,尽管最近的研究有了一些进展,但 OCT 诊断恶性黑色素瘤的性能仍逊于 RCM 等其他具有竞争力的技术[61]。为了优化恶性黑色素瘤的早期诊断,OCT 可发展为有价值的辅助工具,但在实现这一目标之前,还需要进一步的技术开发和更广泛的研究。

其他皮肤肿瘤

淋巴瘤

其他皮肤肿瘤 OCT 成像相关的有限的文献主要集中在皮肤淋巴瘤。这些肿瘤的识别需要时间,并且依赖于多点活检。因此,非侵入性的诊断方法可以使患者受益,既可以作为初步的诊断工具,又可用于指导活检以获得最可能正确的诊断。

在眼科学中积累了一组文献,提示眼部复杂解剖结构中特定位置以及病变模式可以提示淋巴瘤的存在[62,63]。在皮肤中相应的观察要少得多,但表明 OCT 可以识别与组织学研究中所见对应部位的细胞群,在这些部位活检阳性的可能性因此增大[64,65]。OCT 在淋巴瘤患者中初次诊断的准确性尚未被阐明。

血管瘤

由于含有较多的红细胞成分,血管瘤多数可以通过简单的临床检查识别,但偶尔也需要与恶性黑色素瘤区别。OCT 已被用以诊断眼部血管瘤[66,67],但关于皮肤 OCT 成像

尚未开展大规模的系统性研究。有限的报道显示,血管性肿瘤具有特征性的结构,这使得对血管瘤作出确切的诊断成为可能[68-70]。

结论

皮肤成像技术的发展极具挑战性,这不仅是因为皮肤的散射和吸收特性,也因为临床检查的便利性和传统性,使其成为临床开展新成像技术的障碍。然而,非侵入性治疗特别是针对皮肤肿瘤应用的增加,以及对患者密切监测的广泛要求,意味着引入非侵入性的诊断方法具有巨大的益处。OCT 填补了 RCM 和 HFUS 之间的成像空白,提供了高分辨率的图像与合理的穿透深度,且应用简便。BCC 的 OCT 成像诊断标准已经建立,并且最近广泛的研究已经显示出良好的诊断准确性。OCT 在色素性病变中有限的应用及其成像深度的局限仍是 OCT 成像技术的挑战,但可推测的是,进一步的技术发展可以推动该方法在更多皮肤病中获得更加广泛的应用。

致谢

作为竞争与创新框架计划的一部分,该项目获得了欧盟 ICT 政策支持项目的资金支持。以上内容仅反映作者的观点,欧盟不承担任何包含在其中的信息的使用义务。

（袁超　译,苏婷　许阳　校）

参考文献

[1] Perera E, Gnaneswaran N, Staines C, Win AK, Sinclair R. Incidence and prevalence of non-melanoma skin cancer in Australia: a systematic review. Australas J Dermatol 2015;56(4):258−67.

[2] Ahmad AS, Ormiston-Smith N, Sasieni PD. Trends in the lifetime risk of developing cancer in Great Britain: comparison of risk for those born from 1930 to 1960. Br J Cancer 2015;112(5):943−7.

[3] Rogers HW, Weinstock MA, Harris AR, et al. Incidence estimate of nonmelanoma skin cancer in the United States, 2006. Arch Dermatol 2010;146(3):283−7.

[4] monographs.iarc.fr/eng/classification. [last accessed 01.05.15].

[5] Chang C, Murzaku EC, Penn L, et al. More skin, more sun, more tan, more melanoma. Am J Public Health 2014;104(11):e92−9.

[6] Mogensen M, Jemec GB. The potential carcinogenic risk of tanning beds: clinical guidelines and patient safety advice. Cancer Manag Res 2010;2:277−82.

[7] Vanharanta S, Massague J. Field cancerization: something new under the sun. Cell 2012;149(6):1179−81.

[8] Philipp-Dormston WG. Field cancerization: from molecular basis to selective field-directed management of actinic keratosis. Curr Probl Dermatol 2015;46:115−21.

[9] Gupta AK, Paquet M. Network meta-analysis of the outcome 'participant complete clearance' in nonimmunosuppressed participants of eight interventions for actinic keratosis: a follow-up on a Cochrane review. Br J Dermatol 2013;169(2):250−9.

[10] Mogensen M, Thrane L, Jorgensen TM, Andersen PE, Jemec GB. OCT imaging of skin cancer and other dermatological diseases. J Biophotonics 2009;2(6−7):442−51.

[11] Gambichler T, Jaedicke V, Terras S. Optical coherence tomography in dermatology: technical and clinical aspects. Arch Dermatol Res 2011;303(7):457−73.

[12] Vakoc BJ, Fukumura D, Jain RK, Bouma BE. Cancer imaging by optical coherence tomography: preclinical progress and clinical potential. Nat Rev Cancer 2012;12(5):363−8.

[13] Dasgeb B, Kainerstorfer J, Mehregan D, Van Vreede A, Gandjbakhche A. An introduction to primary skin imaging. Int J Dermatol 2013;52(11):1319−30.

[14] Sattler E, Kastle R, Welzel J. Optical coherence tomography in dermatology. J Biomed Opt 2013;18(6):061224.

[15] Drakaki E, Vergou T, Dessinioti C, Stratigos AJ, Salavastru C, Antoniou C. Spectroscopic methods for the photodiagnosis of nonmelanoma skin cancer. J Biomed Opt 2013;18(6):061221.

[16] Ackerman AB, Mones JM. Solar (actinic) keratosis is squamous cell carcinoma. Br J Dermatol 2006;155(1):9−22.

[17] Green A, Leslie D, Weedon D. Diagnosis of skin cancer in the general population: clinical accuracy in the Nambour survey. Med J Aust 1988;148(9):447−50.

[18] Cooper SM, Wojnarowska F. The accuracy of clinical diagnosis of suspected premalignant and malignant skin lesions in renal transplant recipients. Clin Exp Dermatol 2002;27(6):436−8.

[19] Hallock GG, Lutz DA. A prospective study of the accuracy of the surgeon's diagnosis and significance of positive margins in nonmelanoma skin cancers. Plast Reconstr Surg 2001;107(4):942−7.

[20] Hillson TR, Harvey JT, Hurwitz JJ, Liu E, Oestreicher JH, Pashby RC. Sensitivity and specificity of the diagnosis of periocular lesions by oculoplastic surgeons. Can J Ophthalmol [J canadien d'ophtalmologie] 1998;33(7):377−83.

[21] Matteucci P, Pinder R, Magdum A, Stanley P. Accuracy in skin lesion diagnosis and the exclusion of malignancy. J Plast Reconstr Aesthet Surg 2011;64(11):1460−5.

[22] Zemelman V, Valenzuela CY, Fich F, Roa J, Honeyman J. Assessment of clinical diagnostic accuracy for skin cancer. Revista Med de Chile 2003;131(12):1421−7.

[23] Comfere NI, Sokumbi O, Montori VM, et al. Provider-to-provider communication in dermatology and implications of missing clinical information in skin biopsy requisition forms: a systematic review. Int J Dermatol 2014;53(5):549−57.

[24] Trotter MJ, Bruecks AK. Interpretation of skin biopsies by general pathologists: diagnostic discrepancy rate measured by blinded review. Arch Pathol Lab Med 2003;127(11):1489−92.

[25] LeBoeuf NR, Schmults CD. Update on the management of high-risk squamous cell carcinoma. Semin Cutan Med Surg 2011; 30(1):26−34.

[26] Banzhaf CA, Themstrup L, Ring HC, Mogensen M, Jemec GB. Optical coherence tomography imaging of non-melanoma skin cancer undergoing imiquimod therapy. Skin Res Technol 2014;20(2): 170−6.

[27] Boone MA, Norrenberg S, Jemec GB, Del Marmol V. Imaging actinic keratosis by high-definition optical coherence tomography. Histomorphologic correlation: a pilot study. Exp Dermatol 2013; 22(2):93−7.

[28] Schmitz L, Bierhoff E, Dirschka T. Optical coherence tomography imaging of erythroplasia of Queyrat and treatment with imiquimod 5% cream: a case report. Dermatology 2014;228(1):24−6.

[29] Boone MA, Marneffe A, Suppa M, et al. High-definition optical coherence tomography algorithm for the discrimination of actinic keratosis from normal skin and from squamous cell carcinoma. J Eur Acad Dermatol Venereol 2015;29(8):1606−15.

[30] Durkin JR, Fine JL, Sam H, Pugliano-Mauro M, Ho J. Imaging of Mohs micrographic surgery sections using full-field optical coherence tomography: a pilot study. Dermatol Surg 2014;40(3):266−74.

[31] Escobar PF, Belinson JL, White A, et al. Diagnostic efficacy of optical coherence tomography in the management of preinvasive and invasive cancer of uterine cervix and vulva. Int J Gynecol Cancer 2004;14(3):470−4.

[32] Wessels R, de Bruin DM, Faber DJ, et al. Optical coherence tomography in vulvar intraepithelial neoplasia. J Biomed Opt 2012; 17(11):116022.

[33] McCormack CJ, Kelly JW, Dorevitch AP. Differences in age and body site distribution of the histological subtypes of basal cell carcinoma: a possible indicator of differing causes. Arch Dermatol 1997;133(5):593−6.

[34] Giacomel J, Zalaudek I. Pink lesions. Dermatol Clin 2013;31(4): 649−78. ix.

[35] Mogensen M, Jemec GB. Diagnosis of nonmelanoma skin cancer/

keratinocyte carcinoma: a review of diagnostic accuracy of non-melanoma skin cancer diagnostic tests and technologies. Dermatol Surg 2007;33(10):1158−74.

[36] Rosendahl C, Tschandl P, Cameron A, Kittler H. Diagnostic accuracy of dermatoscopy for melanocytic and nonmelanocytic pigmented lesions. J Am Acad Dermatol 2011;64(6):1068−73.

[37] Nakayama M, Tabuchi K, Nakamura Y, Hara A. Basal cell carcinoma of the head and neck. J Skin Cancer 2011;2011, 496910.

[38] Strutton GM. Pathological variants of basal cell carcinoma. Australas J Dermatol 1997;38(Suppl. 1):S31−5.

[39] Gambichler T, Orlikov A, Vasa R, et al. In vivo optical coherence tomography of basal cell carcinoma. J Dermatol Sci 2007;45(3):167−73.

[40] Olmedo JM, Warschaw KE, Schmitt JM, Swanson DL. Optical coherence tomography for the characterization of basal cell carcinoma in vivo: a pilot study. J Am Acad Dermatol 2006;55(3):408−12.

[41] Coleman AJ, Richardson TJ, Orchard G, Uddin A, Choi MJ, Lacy KE. Histological correlates of optical coherence tomography in non-melanoma skin cancer. Skin Res Technol 2013;19(1):10−9.

[42] Hussain AA, Themstrup L, Jemec GB. Optical coherence tomography in the diagnosis of basal cell carcinoma. Arch Dermatol Res 2015;307(1):1−10.

[43] Forsea AM, Carstea EM, Ghervase L, Giurcaneanu C, Pavelescu G. Clinical application of optical coherence tomography for the imaging of non-melanocytic cutaneous tumors: a pilot multi-modal study. J Med Life 2010;3(4):381−9.

[44] Bechara FG, Gambichler T, Stucker M, et al. Histomorphologic correlation with routine histology and optical coherence tomography. Skin Res Technol 2004;10(3):169−73.

[45] Boone MA, Norrenberg S, Jemec GB, Del Marmol V. Imaging of basal cell carcinoma by high-definition optical coherence tomography. Histomorphological correlation: a pilot study. Br J Dermatol 2012;167(4):856−64.

[46] Gambichler T, Plura I, Kampilafkos P, et al. Histopathological correlates of basal cell carcinoma in the slice and en face imaging modes of high-definition optical coherence tomography. Br J Dermatol 2014;170(6):1358−61.

[47] Boone MA, Suppa M, Pellacani G, et al. High-definition optical coherence tomography algorithm for discrimination of basal cell carcinoma from clinical BCC imitators and differentiation between common subtypes. J Eur Acad Dermatol Venereol 2015;29(9):1771−80.

[48] Mogensen M, Joergensen TM, Nurnberg BM, et al. Assessment of optical coherence tomography imaging in the diagnosis of non-melanoma skin cancer and benign lesions versus normal skin: observer-blinded evaluation by dermatologists and pathologists. Dermatol Surg 2009;35(6):965−72.

[49] Wahrlich C, Alawi SA, Batz S, Fluhr JW, Lademann J, Ulrich M. Assessment of a scoring system for basal cell carcinoma with multi-beam optical coherence tomography. J Eur Acad Dermatol Venereol 2015;29(8):1562−9.

[50] Ulrich M, Maier T, Kurzen H, et al. The sensitivity and specificity of optical coherence tomography for the assisted diagnosis of non-pigmented basal cell carcinoma: an observational study. Br J Dermatol 2015;173(2):428−35.

[51] Vestergaard ME, Macaskill P, Holt PE, Menzies SW. Dermoscopy compared with naked eye examination for the diagnosis of primary melanoma: a meta-analysis of studies performed in a clinical setting. Br J Dermatol 2008;159(3):669−76.

[52] Menzies SW. Evidence-based dermoscopy. Dermatol Clin 2013;31(4):521−4. vii.

[53] Chamlin SL, Williams ML. Pigmented lesions in adolescents. Adolesc Med 2001;12(2):195−212. v.

[54] Gambichler T, Regeniter P, Bechara FG, et al. Characterization of benign and malignant melanocytic skin lesions using optical coherence tomography in vivo. J Am Acad Dermatol 2007;57(4):629−37.

[55] Kardynal A, Olszewska M. Modern non-invasive diagnostic techniques in the detection of early cutaneous melanoma. J Dermatol Case Rep 2014;8(1):1−8.

[56] Hinz T, Ehler LK, Voth H, et al. Assessment of tumor thickness in melanocytic skin lesions: comparison of optical coherence tomography, 20-MHz ultrasound and histopathology. Dermatology 2011;223(2):161−8.

[57] Meyer N, Lauwers-Cances V, Lourari S, et al. High-frequency ultrasonography but not 930-nm optical coherence tomography reliably evaluates melanoma thickness in vivo: a prospective validation study. Br J Dermatol 2014;171(4):799−805.

[58] Wessels R, de Bruin DM, Relyveld GN, et al. Functional optical coherence tomography of pigmented lesions. J Eur Acad Dermatol Venereol 2015;29(4):738−44.

[59] Boone MA, Norrenberg S, Jemec GB, Del Marmol V. High-definition optical coherence tomography imaging of melanocytic lesions: a pilot study. Arch Dermatol Res 2014;306(1):11−26.

[60] Picard A, Tsilika K, Long-Mira E, et al. Use of high-definition optical coherent tomography (HD-OCT) for imaging of melanoma. Br J Dermatol 2013;169(4):950−2.

[61] Gambichler T, Schmid-Wendtner MH, Plura I, et al. A multicentre pilot study investigating high-definition optical coherence tomography in the differentiation of cutaneous melanoma and melanocytic naevi. J Eur Acad Dermatol Venereol 2015;29(3):537−41.

[62] Baryla J, Allen LH, Kwan K, Ong M, Sheidow T. Choroidal lymphoma with orbital and optic nerve extension: case and review of literature. Can J Ophthalmol 2012;47(1):79−81.

[63] Shields CL, Pellegrini M, Ferenczy SR, Shields JA. Enhanced depth imaging optical coherence tomography of intraocular tumors: from placid to seasick to rock and rolling topography. The 2013 Francesco Orzalesi Lecture. Retina 2014;34(8):1495−512.

[64] Christian Ring H, Hansen I, Stamp M, Jemec GB. Imaging cutaneous T-cell lymphoma with optical coherence tomography. Case Rep Dermatol 2012;4(2):139−43.

[65] Ring HC, Hussain AA, Jemec GB, Gniadecki R, Gjerdrum LM, Mogensen M. Imaging of cutaneous T-cell lymphomas by optical coherence tomography: a case series study. J Eur Acad Dermatol Venereol 2015.

[66] Heimann H, Jmor F, Damato B. Imaging of retinal and choroidal vascular tumours. Eye (Lond) 2013;27(2):208−16.

[67] Qin XJ, Huang C, Lai K. Retinal vein occlusion in retinal racemose hemangioma: a case report and literature review of ocular complications in this rare retinal vascular disorder. BMC Ophthalmol 2014;14:101.

[68] Liu G, Jia W, Nelson JS, Chen Z. In vivo, high-resolution, three-dimensional imaging of port wine stain microvasculature in human skin. Lasers Surg Med 2013;45(10):628−32.

[69] Zhao S, Gu Y, Xue P, et al. Imaging port wine stains by fiber optical coherence tomography. J Biomed Opt 2010;15(3):036020.

[70] Zhou Y, Yin D, Xue P, et al. Imaging of skin microvessels with optical coherence tomography: potential uses in port wine stains. Exp Ther Med 2012;4(6):1017−21.

第 7 章

光学相干断层成像评估皮肤瘢痕和纤维化

A. Mamalis, D. Ho, J. Jagdeo

引言

光学相干断层成像(optical coherence tomography,OCT)是一种实时成像设备,可用于诊断皮肤疾病。OCT通过干涉测量实现组织的实时二维成像[1-6]。OCT最初用于眼科,可记录眼球结构的精确数据,并已成为多种眼球疾病的临床管理标准[7]。自OCT引进医学领域以来,在皮肤科和其他医学领域中得到了广泛的应用[2,7-12]。OCT可帮助皮肤科医生成像皮肤表皮、真皮、附件以及浅层血管[2]。这使皮肤科医生可以无创地诊断某些皮肤疾病,并纵向评价治疗效果,以代替侵入性的皮肤活检。

胶原蛋白是OCT皮肤成像的关键成分,是皮肤中最丰富的成分,占真皮干重的80%[13]。胶原蛋白的定向排列、组成以及反射的特性使得皮肤胶原在OCT下成像[14]。瘢痕

疙瘩、增生性瘢痕、慢性移植物抗宿主病和系统性硬化等疾病表现为皮肤胶原含量增加。但皮肤纤维化的表现较难评估,往往需要临床医生根据疾病表现和治疗效果主观判断。我们预测OCT成像将成为评估和管理皮肤纤维化相关疾病的标准。

还有许多其他的不同检测能力的无创皮肤成像方法都被研究过。但成像的穿透深度和分辨率之间成反比关系(表7.1)[5]。图7.1展示了各种成像方法的不同穿透深度。高频超声(ultrasound,US)的穿透深度较深,约15mm,但分辨率仅为300μm;低分辨率限制了高频超声评价皮肤内较小组织变化的能力[15,16]。计算机断层扫描(computed tomography,CT)和磁共振成像穿透深度深,但它们的分辨率仅为100μm,评估皮肤内结构变化的能力差,并且使用成本高,很少应用于皮肤临床[1,16]。共聚焦激光显微镜分辨率<1mm,但其穿透深度小,仅为0.2mm,并且穿透时间长,使其

表 7.1　无创成像技术的最大穿透深度和分辨率

成像方式	最大渗透深度	最大分辨率
共聚焦显微镜	0.2mm[1]	0.5~1μm[1]
频域光学相干断层成像	0.57mm[38,39]	<3μm[38,39]
光学相干断层成像	2mm[1]	4~10μm[1]
高频超声	15mm[15]	300μm[15]
计算机断层扫描	全身渗透[1]	100μm[15]
磁共振成像	全身渗透[1]	100μm[15]

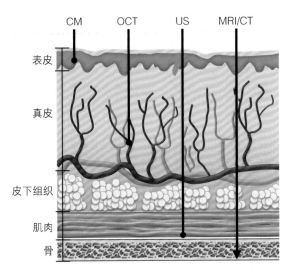

图7.1　各种成像方式的穿透深度图。计算机断层扫描(CT)、磁共振成像(MRI)和高频超声(US)具有良好的穿透深度，但分辨率较低。共聚焦显微镜(CM)具有良好的分辨率，但穿透深度较浅。光学相干断层成像(OCT)具有真皮成像最佳的穿透深度和分辨率。因此，OCT是以真皮胶原增加为特点的纤维增生性皮肤病最佳的成像方式

评估皮肤胶原改变的效用降低[1,5]。而OCT的穿透深度为2mm，分辨率在4~10μm，穿透深度与分辨率之间的平衡是实时评估皮肤胶原的最佳成像窗口。因此，OCT比共聚焦显微镜成像结构深，同时比高频超声成像分辨率高[17]。

　　OCT成像的原理与US相似。不过，US是声波成像，而OCT是光或激光皮肤成像。OCT成像通过干涉测量来捕获和记录有效的反射光。有效反射光在OCT系统形成二维图像，并且某些特殊系统可形成三维图像[17-21]。因此，OCT成像结构与皮肤组织学活检横截面图像相似[21]。然而，虽然OCT可以提供组织和胶原总体结构影像，但细胞成像能力有限。

　　最早，OCT成像基于时域干涉技术，该技术通过一个移动的参考臂来测量样品反射光程[5]。近年来，OCT系统通过频域(frequency-domain，FD)技术成像。该技术通过静态参考镜分析组织全层，具备较高的灵敏度和成像速度[5]。扫频OCT(swept-source OCT，SS-OCT)就是基于这种FD技术，根据胶原束密度提供皮肤胶原的结构信息，同时与细胞外液的量成反比[22]。因此，使用SS-OCT，可以轻易地区分较高胶原含量的皮肤肉芽肿区域与较低胶原含量的皮肤区域。

　　OCT不仅可以评估皮肤的总体结构特征，还可以用于定量检测皮肤胶原含量[23]。偏振敏感OCT(polarization-sensitive OCT，PS-OCT)是一种基于反射光的偏振状态测量和显示OCT图像的技术。偏振光变化的速率与皮肤的总胶原含量直接相关[24]。因此，皮肤纤维胶原蛋白含量高的组织光偏振态速度改变快，导致高相位延迟率，而胶原蛋白含量正常或低的组织具有相对较低的偏振率和低相位延迟率[24]。细胞外基质的其他成分也可以促进偏振态的改变。然而，由于皮肤胶原是主要的细胞外成分，是皮肤非均质性的主要组成成分，PS-OCT成像可以通过定量胶原蛋白组织含量来评估皮肤纤维化程度。

　　OCT对于改变临床实践和皮肤科研究有几个优点。首先，OCT是一种实时、无创、安全的影像学检查方法，它主要用于皮肤纤维化患者的临床评价。与活检相比，这种实时成像技术时间效率更高，临床医生可以在不到10秒的时间内检查皮肤局部[25]；OCT还具有很高的可信度，临床诊断和评估皮肤纤维化更可靠[25]；此外，OCT操作训练简单，并且皮肤图像可被用户采集、保存、存储和转发[25]。未来，OCT将改变我们对皮肤纤维化的研究和管理。通过OCT图像成像和定量特点，医生将能够数字化、标准化地记录和临床评估皮肤纤维化，从而强化临床试验数据，追踪个体治疗效果，并改善皮肤纤维化患者的远程医疗照护。

　　本章旨在综述OCT成像在正常皮肤和纤维化皮肤上的现有临床证据，以及OCT成像在诊断和评估以皮肤纤维化为特征的疾病的潜力。相关研究的详细内容列于表7.2中。

表7.2　光学相干断层成像评估皮肤纤维化的研究总结

作者	研究目的	人群特点	结论	缺点
正常皮肤				
Mogensen 等[4]	PS-OCT成像描述不同部位的正常皮肤	年龄在0.5~59岁的健康志愿者(*n*=20)	PS-OCT可以识别表皮、真皮乳头、真皮网状层之间的双折射差异	尽管志愿者年龄覆盖广，但大多数年龄偏大
Pierce 等[26]	PS-OCT成像描述不同部位的正常皮肤	年龄在24~35岁的健康志愿者(*n*=5)	平均相位阻滞率在背部皮肤最高，在太阳穴皮肤最低	样本量小
Pircher 等[27]	PS-OCT成像描述不同部位的正常皮肤	健康志愿者	三维PS-OCT对比度更高，可以显示皮肤结构双折射的走向	只研究了指尖和手掌
Yasuno 等[28]	研究正常皮肤PS-OCT成像的双折射特性	健康志愿者	PS-OCT可以区分人皮肤双折射的不同	志愿者信息缺乏

续表

作者	研究目的	人群特点	结论	缺点
纤维化				
Abignano 等[25]	评价 SS-OCT 成像作为皮肤纤维化生物标记物的应用	系统性硬化症患者(n=21)	真皮乳头层皮肤纤维化光密度与 MRSS 评分相关	21 个患者中只有 2 个患者行组织活检对照
Gong 等[35]	展示通过 OCT 测量衰减系数来描述真皮瘢痕组织的方法	伴有增生性和非增生性瘢痕的烧伤患者(n=6);检测各个瘢痕部位	瘢痕组织较正常皮肤的平均衰减系数低 36%。基于红细胞的高光散射的特性,提出了一种通过遮蔽血管消除衰减系数计算伪信号的算法	样本量小
Kunzi-Rapp 等[37]	评价 Er:YAG 激光治疗瘢痕后胶原合成情况	12~39 岁创伤后以及痤疮瘢痕患者(n=12)	OCT 可以用于 Er:YAG 激光治疗后胶原生成的成像	主要目的是使用 OCT 评估激光术后胶原的生成,而不是 OCT 成像的研究
Liew 等[34]	通过 OCT 评价增生性瘢痕血管生成情况	增生性瘢痕患者(n=8),平均年龄 32 岁	增生性瘢痕组织中平均血管密度(38%)比正常无瘢痕皮肤(22%),并且增生血管更大	样本量小
Pierce 等[18]	说明 OCT 探测皮肤纤维化的能力	纤维化瘢痕患者(n=1)	OCT 测得正常皮肤与纤维化部位存在明显的偏振差异	纤维化的检查局限于手;n=1
Ring 等[36]	探讨 OCT 成像体内评估和监测胶原贮积性疾病的可行性	普通瘢痕、增生性瘢痕、瘢痕疙瘩、苔藓性硬化/萎缩,以及局限性或系统性硬皮病患者(n=33),检测各个瘢痕部位	每个病变类型的 OCT 成像都具有重要的标志性特征	样本量不足。OCT 成像与组织活检相比缺乏特异性、敏感性以及上述标记特性的阳性预测值

PS-OCT,偏振敏感光学相干断层成像;SS-OCT,扫频光学相干断层成像;OCT,光学相干断层成像;MRSS,改良 Rodnan 皮肤评分

正常皮肤胶原的光学相干断层成像

胶原是真皮细胞外基质的重要成分。不同部位的皮肤胶原蛋白含量不同,如背部比面部等部位的皮肤胶原含量高[26]。学者们试图标记正常皮肤不同部位胶原水平的变化[4,27,28]。一项研究测量了正常健康志愿者颞部、手背和下背部皮肤 OCT 成像双折射数据[26]。研究者发现 OCT 测量所得相位延迟率下,背部皮肤最高,手背皮肤介于两者之间,而颞部最低[26]。该发现与这些部位皮肤胶原含量的差异成正相关。该研究表明,OCT 能够区分生理性胶原的基线变化,提示 OCT 可敏感辨别皮肤纤维化疾病中更大的变化。在进一步临床应用前,尚需更多研究来验证 OCT 所测的正常皮肤胶原含量基线值,这些值将有助于诊断和评估以胶原含量改变为特征的皮肤疾病。

一项研究通过 OCT 成像来检查健康患者的额头、耳垂、鼻子、脸颊、下颌、脖子、胸部、手、手臂和小腿的正常皮肤[4]。研究者得出结论,OCT 能够显像并区分所有这些部位的表皮、真皮乳头层和真皮网状层[4]。而以上部位的累及是许多肉芽肿性皮肤病的主要特征,且该研究提示 OCT 具有成像这些主要部位改变所必需的分辨率[29]。

OCT 相关研究主要集中在二维图像上,而三维图像可能已经被用于正常皮肤的研究上[1,25,30]。我们预测,未来三维 OCT 成像将得到更广泛的应用,临床医生可以通过它分析胶原蛋白的分布以及纤维化程度。未来,OCT 有可能成为评估皮肤纤维化程度以及治疗效果的标准。确立 OCT 测量胶原含量的正常和病理范围需要进一步的研究。通过以上这些标准化方法,临床医生可以对纤维增生性皮肤病作出客观的评价,甚至可在出现明显临床表现之前更早地诊断和治疗。

系统性硬化症为特征性皮肤纤维化的光学相干断层成像

皮肤系统性纤维化,也称为硬皮病,是一种纤维化性皮肤病,是免疫介导的皮肤以及其他器官的胶原沉积[29,31,32]。皮肤纤维化程度是影响系统性硬化症预后的一个重要因素,也是临床试验的主要测量指标。然而,没有有效的成像标志来量化真皮胶原蛋白水平[25]。大多数系统性硬化症研究使用皮肤纤维化的临床评分系统,最常用的是改良的 Rodnan 皮肤评分(MRSS)[31]。MRSS 需要触诊和测量不同部位的皮肤厚度,且缩小不同观察者间的测量差异需要很高的技巧[25,31]。OCT 成像可以为研究人员和临床医生提供一种用于皮肤纤维化成像的生物标志物,与 MRSS 相比,它改善了测量数据的不稳定性和可重复性。

最早,人们研究 OCT 作为定量评估系统性硬化症的影像标志[25]。一项关于 OCT 评估系统性硬化症的研究,对 21 例系统性硬化症患者的手和前臂进行 SS-OCT 成像[25]。研究发现,OCT 成像定量的胶原含量与组织学检测以及 MRSS 评估结果一致[25]。此外,作者还发现随着皮肤胶原的沉积,皮肤表皮与真皮交界变模糊。OCT 成像与组织学检测、临床 MRSS 评分结果之间的一致性表示 OCT 在系统性硬化症的评估和监测治疗反应方面具有巨大的潜力。

OCT 评估系统性硬化症和其他以皮肤纤维化为特征的疾病的能力仍需要进一步的研究验证。此外,在硬皮病患者发生皮肤临床表现前的研究有助于更早的诊断和更好预后。未来,我们相信 OCT 将用于辅助系统性硬化症临床诊断,评价其治疗效果,并在临床试验中测定胶原含量。

纤维化瘢痕的光学相干断层成像

OCT 可以用于评估增生性瘢痕。增生性瘢痕是一种由皮肤损伤(如伤口或烧伤)导致的肉芽肿性疾病。增生性瘢痕是皮肤损伤时皮肤胶原合成过量导致的[33,34]。OCT 用于评估增生性瘢痕、烧伤瘢痕和其他瘢痕引起肉芽肿性改变的相关研究已有报道。

早期的病例报告提出,OCT 可用于区分瘢痕组织与正常组织[18]。最近开展了许多关于通过 OCT 进一步描述瘢痕组织方法的研究,其中一项研究提出了一种通过 OCT 测量衰减系数描述真皮瘢痕组织的算法[35]。衰减系数可反映组织 OCT 信号随深度的变化率。据推测,瘢痕和正常皮肤之间的组织微观结构(如胶原蛋白和血管系统)的差异可能导致 OCT 衰减系数的不同。红细胞高光散射的特性使得背景血管成为计算衰减系数的重要伪影,而该研究中的算法成功地遮蔽了背景血管的伪影信号[35]。研究发现 6 例增生性和普通烧伤瘢痕患者的瘢痕皮肤的平均衰减系数较健康皮肤低 36%[35]。这有助于潜在瘢痕组织结构成像并提高瘢痕组织的双折射模式特性[35]。通过该算法遮蔽背景血管,OCT 可能成为研究瘢痕的一个更细致客观的工具。

另一项研究表明,增生性瘢痕、瘢痕疙瘩和硬皮病的 OCT 成像特征有显著差异[36]。增生性瘢痕致密胶原沉积,其成像表现为白色纵向真皮条纹[36]。瘢痕疙瘩 OCT 成像表现为多信号的紊乱条纹,这与成纤维细胞聚集、高度有序化以及胶原单向分布等组织学表现相一致[36]。硬皮病 OCT 成像表现为真皮致密紊乱的光散射,这表明硬皮病中胶原或其他真皮结构的密度不同。OCT 可以实现对同一伤口连续成像,而不需要可能会影响伤口愈合的侵入性活检。但 OCT 与侵入性活检组织学相比的敏感性、特异性和阳性预测值,仍需进一步临床随机试验研究。另一项研究分析了 OCT 在评估面部嫩肤、创伤后瘢痕和痤疮瘢痕 2 940nm Er:YAG 激光治疗后效果的应用[37]。作者表示 OCT 能够成像治疗后真皮的重塑和胶原蛋白的生成[37]。OCT 也可用于评价其他剥脱性和非剥脱性激光的治疗效果。OCT 可以实时成像表皮和真皮结构的特点,可依据患者个体情况设置剥脱激光参数,从而改善患者预后。

除了胶原,局部血管也参与皮肤纤维化的发病。一项临床研究利用 OCT 对 8 例增生性瘢痕的血管进行了成像描述,发现增生性瘢痕血管密度明显高于正常皮肤,并且在增生性瘢痕中发现大血管(>100μm),而普通瘢痕皮肤和正常皮肤中未发现[34]。该研究表明,OCT 可以识别诊断和管理增生性瘢痕的其他成像生物标志物。

虽然直接研究瘢痕疙瘩和其他类型瘢痕的研究有限,但我们相信 OCT 对于诊断和评估这些瘢痕类型有实用价值。OCT 成像作为纤维化定量影像生物标记物具有很大应用前景,OCT 通过非侵入性临床和研究评估改善患者的预后,尤其是对此前需要活检可恶化瘢痕的一些患者而言。

光学相干断层成像的未来

与其他评估皮肤纤维化和胶原含量的方法相比,OCT 缺乏评价疗效的临床随机试验。然而,临床研究始终表明,正常皮肤和肉芽肿皮肤之间存在图像和测量数据的不同。我们相信,OCT 将广泛用于许多以皮肤纤维化为特征的疾病上,如慢性移植物抗宿主病、硬斑病或硬化萎缩性苔藓等。组织活检皮肤纤维化是目前诊断和评估上述许多疾病的"金标准",OCT 成像与其相关性仍需要进一步研究。

OCT 确实有一些技术上的局限性,但未来可被解决。OCT 与其他可兼容声光成像系统联合应用可以改善 OCT 穿透深度浅这一主要缺点。多波长 OCT 成像系统可穿透不同深度,而联合识别背景散射的改良算法可改善图像质量。

到目前为止,OCT 已被证明对于评价皮肤纤维化具有应用价值。然而,虽然临床医生可以快速地获取皮肤纤维化区域的定性图像,但是目前,在视觉上定量地评估胶原蛋白含量仍需要第三方应用或算法。更先进的本地实时定量 OCT 成像软件将扩大 OCT 的实际临床应用。

OCT 未来有可能重新定义在皮肤病学研究背景下如何评估纤维化皮肤病。OCT 将具有远程下载、储存或转发功能,可对皮肤纤维化进行远程下载和 / 或无偏盲评价。此外,OCT 成像中皮肤胶原含量的可视化定量数据可能是远程皮肤病诊断触觉受限的解决方案。

目前限制 OCT 广泛使用的因素在于仪器成本高以及不方便移动。OCT 市场竞争力低和技术成本高也影响其广泛推广应用。在不久的将来，电信行业内的创新将有望应用到 OCT 技术中，从而降低成本和缩小设备体积。随着成本的持续下降，OCT 在皮肤科医生和研究人员中的使用率将增加。OCT 成像用于评估皮肤纤维化仍处于开始阶段，虽然目前仍存在局限性，但必将取得与美国过去 30 年的发展和需求平行的巨大进展。

结论

OCT 是一种利用光或激光产生与组织结构相近皮肤图像的成像方式。OCT 成像是一种无创的方法，可以实时诊断并评估系统性硬化、增生性瘢痕等多种皮肤疾病。OCT 图像还可以定量评估皮肤内胶原水平。这项技术将改变皮肤科医师只能通过纵向可重复测量胶原含量来管理皮肤纤维化的方法。OCT 评估皮肤纤维化的非侵入性成像生物标志物是胶原，其将不仅提高皮肤病临床诊断与治疗，也将对皮肤纤维化的生理、病理及其诊断与治疗研究方面的新发现作出一定贡献。

（袁超　译，沈雪　许阳　校）

参考文献

[1] Dalimier E, Salomon D. Full-field optical coherence tomography: a new technology for 3D high-resolution skin imaging. Dermatology 2012;224(1):84−92.

[2] Gambichler T, Jaedicke V, Terras S. Optical coherence tomography in dermatology: technical and clinical aspects. Arch Dermatol Res 2011;303(7):457−73.

[3] Matcher SJ. Practical aspects of OCT imaging in tissue engineering. Methods Mol Biol 2011;695:261−80.

[4] Mogensen M, Morsy HA, Thrane L, Jemec GB. Morphology and epidermal thickness of normal skin imaged by optical coherence tomography. Dermatology 2008;217(1):14−20.

[5] Sattler E, Kastle R, Welzel J. Optical coherence tomography in dermatology. J Biomed Opt 2013;18(6):061224.

[6] Welzel J. Optical coherence tomography in dermatology: a review. Skin Res Technol 2001;7(1):1−9.

[7] Fujimoto JG. Optical coherence tomography for ultrahigh resolution in vivo imaging. Nat Biotechnol 2003;21(11):1361−7.

[8] Cahill RA, Mortensen NJ. Intraoperative augmented reality for laparoscopic colorectal surgery by intraoperative near-infrared fluorescence imaging and optical coherence tomography. Minerva Chir 2010;65(4):451−62.

[9] Chu CR, Izzo NJ, Irrgang JJ, Ferretti M, Studer RK. Clinical diagnosis of potentially treatable early articular cartilage degeneration using optical coherence tomography. J Biomed Opt 2007;12(5):051703.

[10] Unterhuber A, Povazay B, Bizheva K, Hermann B, Sattmann H, Stingl A, et al. Advances in broad bandwidth light sources for ultrahigh resolution optical coherence tomography. Phys Med Biol 2004;49(7):1235−46.

[11] Lamirel C, Newman N, Biousse V. The use of optical coherence tomography in neurology. Rev Neurol Dis 2009;6(4):E105−20.

[12] Tearney GJ, Brezinski ME, Bouma BE, Boppart SA, Pitris C, Southern JF, et al. In vivo endoscopic optical biopsy with optical coherence tomography. Science 1997;276(5321):2037−9.

[13] Krieg T, Aumailley M, Koch M, Chu M, Uitto J. Collagens, Elastic fibers, and other extracellular matrix proteins of the dermis. In: Fitzpatrick's dermatology in general medicine. 8th ed. New York: McGraw-Hill; 2012.

[14] Liu B, Vercollone C, Brezinski ME. Towards improved collagen assessment: polarization-sensitive optical coherence tomography with tailored reference arm polarization. Int J Biomed Imaging 2012;2012:892680.

[15] Crisan M, Crisan D, Sannino G, Lupsor M, Badea R, Amzica F. Ultrasonographic staging of cutaneous malignant tumors: an ultrasonographic depth index. Arch Dermatol Res 2013;305(4):305−13.

[16] Han JH, Kang JU, Song CG. Polarization sensitive subcutaneous and muscular imaging based on common path optical coherence tomography using near infrared source. J Med Syst 2011;35(4):521−6.

[17] Mogensen M, Thrane L, Joergensen TM, Andersen PE, Jemec GB. Optical coherence tomography for imaging of skin and skin diseases. Semin Cutan Med Surg 2009;28(3):196−202.

[18] Pierce MC, Strasswimmer J, Park BH, Cense B, de Boer JF. Advances in optical coherence tomography imaging for dermatology. J Invest Dermatol 2004;123(3):458−63.

[19] Gladkova ND, Petrova GA, Nikulin NK, Radenska-Lopovok SG, Snopova LB, Chumakov YP, et al. In vivo optical coherence tomography imaging of human skin: norm and pathology. Skin Res Technol 2000;6(1):6−16.

[20] Tadrous PJ. Methods for imaging the structure and function of living tissues and cells: 3. Confocal microscopy and micro-radiology. J Pathol 2000;191(4):345−54.

[21] Wessels R, De Bruin DM, Faber DJ, Van Leeuwen TG, Van Beurden M, Ruers TJ. Optical biopsy of epithelial cancers by optical coherence tomography (OCT). Lasers Med Sci 2013. http://dx.doi.org/10.1007/s10103-013-1291-8.

[22] Phillips KG, Wang Y, Levitz D, Choudhury N, Swanzey E, Lagowski J, et al. Dermal reflectivity determined by optical coherence tomography is an indicator of epidermal hyperplasia and dermal edema within inflamed skin. J Biomed Opt 2011;16(4):040503.

[23] Sakai S, Yamanari M, Lim Y, Nakagawa N, Yasuno Y. In vivo evaluation of human skin anisotropy by polarization-sensitive optical coherence tomography. Biomed Opt Express 2011;2(9):2623−31.

[24] Pierce MC, Sheridan RL, Hyle Park B, Cense B, de Boer JF. Collagen denaturation can be quantified in burned human skin using polarization-sensitive optical coherence tomography. Burns 2004;30(6):511−7.

[25] Abignano G, Aydin SZ, Castillo-Gallego C, Liakouli V, Woods D, Meekings A, et al. Virtual skin biopsy by optical coherence tomography: the first quantitative imaging biomarker for scleroderma. Ann Rheum Dis 2013. http://dx.doi.org/10.1136/annrheumdis-2012-202682.

[26] Pierce MC, Strasswimmer J, Hyle Park B, Cense B, De Boer JF. Birefringence measurements in human skin using polarization-sensitive optical coherence tomography. J Biomed Opt 2004;9(2):287−91.

[27] Pircher M, Goetzinger E, Leitgeb R, Hitzenberger C. Three dimensional polarization sensitive OCT of human skin in vivo. Opt Express 2004;12(14):3236−44.

[28] Yasuno Y, Makita S, Sutoh Y, Itoh M, Yatagai T. Birefringence imaging of human skin by polarization-sensitive spectral interferometric optical coherence tomography. Opt Lett 2002;27(20):1803−5.

[29] Jimenez SA, Derk CT. Following the molecular pathways toward an understanding of the pathogenesis of systemic sclerosis. Ann Intern Med 2004;140(1):37−50.

[30] Pan Y, Farkas DL. Noninvasive imaging of living human skin with dual-wavelength optical coherence tomography in two and three dimensions. J Biomed Opt 1998;3(4):446−55.

[31] Gabrielli A, Avvedimento EV, Krieg T. Scleroderma. New Engl J Med 2009;360(19):1989−2003.

[32] Varga J, Abraham D. Systemic sclerosis: a prototypic multisystem fibrotic disorder. J Clin Invest 2007;117(3):557−67.

[33] Oliveira GV, Chinkes D, Mitchell C, Oliveras G, Hawkins HK, Herndon DN. Objective assessment of burn scar vascularity, erythema, pliability, thickness, and planimetry. Dermatol Surg 2005;31(1):48−58.

[34] Liew YM, McLaughlin RA, Gong P, Wood FM, Sampson DD. In vivo assessment of human burn scars through automated

quantification of vascularity using optical coherence tomography. J Biomed Opt 2013;18(6):061213.

[35] Gong P, Chin L, Es'haghian S, Liew YM, Wood FM, Sampson DD, et al. Imaging of skin birefringence for human scar assessment using polarization-sensitive optical coherence tomography aided by vascular masking. J Biomed Opt 2014;19(12):126014.

[36] Ring HC, Mogensen M, Hussain AA, Steadman N, Banzhaf C, Themstrup L, et al. Imaging of collagen deposition disorders using optical coherence tomography. J Eur Acad Dermatol Venereol 2014. http://dx.doi.org/10.1111/jdv.12708.

[37] Kunzi-Rapp K, Dierickx CC, Cambier B, Drosner M. Minimally invasive skin rejuvenation with Erbium: YAG laser used in thermal mode. Lasers Surg Med 2006;38(10):899–907.

[38] Boone M, Norrenberg S, Jemec G, Del Marmol V. High-definition optical coherence tomography: adapted algorithmic method for pattern analysis of inflammatory skin diseases: a pilot study. Arch Dermatol Res 2013;305(4):283–97.

[39] Boone MA, Norrenberg S, Jemec GB, Del Marmol V. High-definition optical coherence tomography imaging of melanocytic lesions: a pilot study. Arch Dermatol Res 2013. http://dx.doi.org/10.1007/s00403-013-1387-9.

第 8 章

偏振散斑

T.K. Lee, L. Tchvialeva, I. Markhvida, H. Zeng, H. Lui, A. Doronin, I. Meglinski, D.I. McLean

引言

皮肤癌是世界范围内的健康问题,仅美国每年新发病例超过 3 000 000[1]。皮肤癌发病率约等于或超过其他所有癌症的总和,以至于登记人员甚至不愿意去确定、编码和再编码这些癌症病例[2]。在不同种类的皮肤癌症中,恶性黑色素瘤因致死率最高而研究最为深入。澳大利亚和新西兰是全球黑色素瘤发病率最高的地区,超过 35/100 000[3],大部分欧洲国家发病率约 10/100 000,而北欧国家如挪威和丹麦,发病率约为 15/100 000[3]。

黑色素瘤发病率保持持续快速增长。例如,在过去 30 年中,加拿大黑色素瘤发病率由 1973 年[4]每 100 000 人口中 4.1 个男性、5.2 个女性增加到 2013 年[5]15.1 个男性和 12.2 个女性。英国也有同样趋势,1990 年时仍为罕见肿瘤,每年新发病例约 5 900 例,在男性常见肿瘤中位于第 13 位,女性中位于第 11 位[6]。但至 2011 年,年新发患者超 13 384 例,在男性和女性常见肿瘤中升至第 6 位[7]。每年新增的较多的黑色素瘤病例、社会影响以及治疗费用给两个国家的卫生保健系统带来了巨大的经济负担。据估计,加拿大 2004 年黑色素瘤相关的经济负担为 4.43 亿美元,其中 3 000 万美元是直接医疗花费,4.14 亿美元是致死率和致残率相关的间接花费[8]。近来英国的一项研究显示,2008 年,国家卫生服务中黑色素瘤相关医疗照护花费为 2 200 万英镑,而到 2020 年预计达 3 700 万英镑[9]。

黑色素瘤是一种致死性疾病,多年来局限性黑色素瘤的标准治疗均为手术切除,早期切除黑色素瘤预后较好,10 年生存率高于 90%。而在晚期病例中 10 年生存率仅为 15%[10]。因此,早期诊断是治疗黑色素瘤的关键所在。

虽然患者和医生都可以通过肉眼直接观察到位于皮表的黑色素瘤皮损,但是直接诊断黑色素瘤依然有很多挑战,因为很多良性皮损,如黑色素细胞痣和脂溢性角化,在临床上与黑色素瘤类似[11,12]。肉眼诊断的敏感性为 60%~90%[11,13,14]。由于黑色素瘤的诊断目前仍主要依赖于对特异性形态学表现的视诊,如颜色、形状、边界、构型、分布、凸出与否和质地,皮肤科医生诊断的准确率明显高于非皮肤科医生[15]。虽然视觉诊断中可采用分类规则[16],但总体这一过程较多依赖于医生所受的培训和经验,较为主观且仅能定性。在特异性方面,一项关于基础医疗医生的研究报告显示,非皮肤科医生所行皮肤活检皮损中超 80% 均为良性[17]。故亟须为最早接触患者的基础医疗医生提供一种辅助诊断的工具来提高黑色素瘤诊断的敏感性,早期发现、处理或转诊,同时提高诊断特异性,减少对良性皮损的误切。

过去 20 年中,已经有了一些用于测量皮肤生理指标的非侵入性技术用于提高医生视觉评估的准确性,如采用荧光光谱检测和分析荧光基团的存在和分布。Raman 光谱可测定皮内分子的分子指纹。皮肤镜、多光谱成像、光学相干断层成像、共聚焦成像和多光子显微镜可产生表皮和真皮内结构的二维高分辨率影像。这些进展提示非侵入性"光学活检"的应用潜能,尤其用于鉴别良恶性皮损。但这些设备大都较昂贵,需要专业人员解读复杂的二维数据,故基础医疗提供者需要智能图像分析程序。

本章介绍一种新的分析光相干性和偏振性的方法。光相干性和偏振性是光波的自然特性,具有大致与波长及组织显微结构维度相应的特征尺度,因此是生物医学光学中常用的敏感工具[18,19]。光的统一理论揭示了光相干性和偏振性之间的相互联系[20]，背散射相干激光产生的干涉图样称为散斑，散射颗粒中的光仍保持其相关性和偏振性[21]。光偏振性的空间分布称为偏振散斑[22]，分布不均匀，具有与组织形态相关的统计分布[23]。由于全相关偏振光的特殊情况，新近发展的偏振散斑理论描述受到一定限制[24]。实际上，皮肤的背散射光是部分去偏振的。因为尚缺乏偏振散斑现象的理论解释，该领域有很多试验研究。本章介绍偏振散斑在皮肤科的一些应用。笔者发明了一种可在体测量皮肤粗糙度并通过偏振指标诊断皮疹的方法，该方法可提高皮肤疾病诊断准确率，易于操作，本章将展示该技术的进展。

相干性

相干性是光最重要的特点之一，但因肉眼不可见，不如光的强度和颜色广为人知。所有光的干涉现象都与相干性有关，尤其相干激光。例如，激光束（相干光）被粗糙表面背散射后可呈现散斑现象，干扰（散斑）图样表现为亮点和暗点，高和低强度散斑则对应单个背散射波的加和减。已知光源的相干性等于散斑对比度 C，等于光强度 σ_I 标准差与平均强度 $<I>$ 之比[25]：

$$C=\frac{\sigma_I}{<I>}.\qquad\text{（公式 8.1）}$$

C 值范围为 0（无相干）~1（全相干）。

散斑中编码了关于光源、靶目标及图像形成过程中几何结构的相关信息，数十年前已经建立了散斑理论[26]，但由于技术局限性，早期理论表述并未用于实际仪器。如今，光源和记录影像设备的发展使得散斑技术重新得到重视。散斑对比度和表面粗糙度的关系已有详尽研究[27-36]，并已有工业应用，如检测路面的微质地[37]。散斑对比度亦被用于评估组织光学特性。漫射媒质的吸收和散射系数可经测定对比度获得，取决于组织厚度或光源的相干长度[38]。动态生物散斑对比度的实时均值可用以监测组织状态[39]、可视化内部不均匀性[40-43]、测量动脉粥样硬化斑块黏弹性[44]及评估血流[45-47]。

偏振

偏振是光的另一重要特性。物理学中，偏振指垂直于光传播路径的电场振荡方向。电场在同一方向振荡的射线具有相同的偏振。根据不同振荡扫描模式，偏振分为线、圆和椭圆三类。而非偏振光的振荡方向随机变化，故此分类法不适用。

当部分光的振荡方向改变时，可产生新的偏振态或去偏振。如改变后光仍保持初始光的相干性，则保持偏振，但状态已改变；如改变后光失去相干性，则呈部分去偏振。例如，当偏振光进入散射介质后可被散射和去偏振。去偏振的量是光在介质中传播平均距离的函数[48]。因此，表面之下穿透较浅的光保留了更多的原始偏振，而穿透较深的光最终随着光线随机方向振荡而完全去偏振。通过测量偏振度可计算保留原始偏振的光量。

双折射也可引起去偏振和偏振的改变。某些介质，如方解石晶体、液晶显示器及皮肤蛋白质（角蛋白和胶原）可根据入射光的偏振性和各向异性折射率将其分成两束，从而产生双折射效应。

偏振技术已被积极应用于包括皮肤在内的各项医学研究。基于去偏振量和穿透深度，所谓的"偏振滤波"或"偏振门限"使得浅层生物组织特点层次可被看见[49-51]。皮肤镜是很好地通过操纵偏振滤波片来产生皮损内部图像的例子[52]。Steven Jacques 提出，偏振滤波可用以确定肉眼不可见的皮肤癌边缘[51,53]。偏振技术还被用于产生仅限表面皮肤的拉曼光谱[54]。这些技术均是通过偏振原理产生皮肤的内部视图。基于偏振测量的数值分析的技术也被用于生物医学应用。对体模[55,56]和生物组织[51,57]的研究表明，偏振度的变化取决于散射体的大小和浓度。胶原和角蛋白通过双折射、光学活性和去衰减改变入射光的偏振[58]。对生物组织切片样本（如脾、心脏、肾脏）的测试表明，改变后的偏振信号可以定量分析，并可识别组织特性[59]。暴露于辐射的猪皮肤[60]及皮肤疾病引起的内部病理变化[61]也可改变背散射光的偏振状态。Kim 等人[62]的研究表明，线偏振度在最富含色素的黑色素细胞病变区域最高。最近有关于石蜡包埋的肺组织的体外研究发现，圆偏振光可以区分癌组织和正常组织[63]。已经有研究者发明了带偏振成像系统的内镜用于检查子宫内膜病变[64]。通常，最先进的偏振技术通过描述偏振光与介质相互作用的复杂数学公式来表征组织。确定数学公式中所有成分需要一个冗长的在方位角扫描中调整偏振器的过程[58,60,61]。最近的一项研究通过使用具有来自多个光源的顺序照明的复杂设置来避免移动部件[65,66]。尽管这些技术具有很强的诊断潜力，但是多步骤的数据采集过程是临床情境应用的一个挑战。

偏振散斑

偏振性常以 Stokes 矢量形式表示。Stokes 矢量 $S=[S_0,S_1,S_2,S_3]$，4 个分量的计算公式如下：

$$S_0=I_0+I_{90}$$
$$S_1=I_0-I_{90}$$
$$S_2=I_{45}+I_{135}\qquad\text{（公式 8.2）}$$
$$S_3=I_{LHC}-I_{RHC}$$

其中，I_0，I_{90}，I_{45} 和 I_{135} 分别是通过 0°、90°、45° 和 135° 线性偏振器的强度。I_{LHC} 和 I_{RHC} 分别为左、右圆分量。概念而言，Stokes 矢量较易测量。四个 Stokes 分量直接与偏振椭圆参数、光强度和偏振度有关。理论而言，Stokes 矢量遵循波动方程[22]，即相干光任何 Stokes 分量及其组合的空间分布可显示散斑结构，即偏振散斑[22,24]。与具有随机振幅、随机相位和均匀偏振特性的经典强度激光散斑相比，偏振散斑表现为随机振幅、随机相位和空间随机偏振。换言之，偏振散斑比传统激光散斑可编码更多信息。

我们着力于开发一种基于黑色素瘤的偏振散斑的新无创检测技术。相干光的散斑图像可用以量化皮肤表面粗糙度，这是区分 MM 和 SK 的一个重要特性。SK 是一种良性色素性皮肤疾病(译者注:SK 为角质形成细胞增生所致,伴有色素沉着,但一般不归类为色素性疾病)。这两种皮肤病常外观相似,可导致混淆和误诊。但其表面轮廓是重要的诊断因素,黑色素瘤往往表面光滑,而 SK 更加粗糙。从技术上讲,我们计算散斑图像 S_1 的对比度 C,它可被视为 S_1 的第一矩上的第二统计矩。此外,该装置还可以利用 $S_1(x,y)/S_0(x,y)$ 空间分布的数学矩在细胞水平上分析皮肤组织的形态。

我们已经构建了一个原型设备,原理如图8.1所示。

该设备包括两个可产生偏振散斑的多色二极管激光,其一为红色激光(λ=663nm,相干长度约为 300μm),另一个为蓝色激光(λ=407nm,相干长度约为 200μm),两种激光独立、序贯工作。使用两种激光是为了检测对光源波长的依赖性。两个无物镜的电荷耦合器件相机用以同时捕获两个散斑图像。两个相机均配有偏光镜,一个偏光镜与照明偏振方向平行(0°),另一个与之垂直(90°)。我们采用了三种滤波方法(包括空间滤波、偏振滤波和光谱滤波)来为强表面反射,并将其与体背散射分离。空间滤波依赖于弱散射光出现于近照明点位置[67],因此,可以通过限制出现的光来增强表面信号。使用以入射光束为中心的不透明光阑可收集弱散射光。偏振滤波是基于弱散射光的偏振保持特性。当线性偏振光照射散射介质时,从浅表区域出射的弱散射光保持其原始偏振方向,而从深层区域出射的多重散射光则随机偏振[68]。从同方向偏振图中减去正交偏振图可以抑制体散射。光谱滤波[50]基于皮肤衰减系数的光谱依赖性[69]。较短波长的光被生物组织衰减更多,产生更多弱散射光。蓝光穿透深度比红光浅,故采用蓝色激光测量皮肤粗糙度[70]。当打开一个激光器后,光先穿过线性偏振器进入设备,背散射光经空间过滤后进入两个相机。不需要扫描,故采集时间极短,数毫秒内完成。该装置可用于通过检测增强表面反射的散斑来量化表面粗糙度,并通过检测去偏振的空间分布来分析体背散射的去偏振。分析细节将在下文讨论。

量化皮肤表面粗糙度

目前,测量皮肤粗糙度实际采用两步法,首先采用硅胶倒模皮肤,然后再离体对压印进行机械或光学扫描。这种间接法的主要缺点是制作倒模的过程耗时且易产生失真和扭曲。近年来,仅有少数几个新的在体测量方法,基于二极管激光[71]的光三角测量和白光光栅投影[72-74]技术,主要用于测量深度皱纹,对不同身体部位和皮肤状态、皮肤粗糙度之间的细微差异检测灵敏度不足。该设备的其他潜在应用是老化研究和其他粗糙皮损(如疣、光化性角化病和银屑病)的管理。

散斑可编码表面粗糙度信息,我们将之用于皮肤研究。我们建立了将 S_1 散斑对比度 C 与皮肤均方根粗糙度 Rq 相关联的理论公式[75,76],并且选择了适合于检测 20~100μm 范围内皮肤粗糙度的适当光源[77]。常规反射较弱的信号通过空间和偏振滤波减少体背散射而增强[78],且设备的外形和设置均经仔细分析以确保散斑可用于表面粗糙度测定[79]。

我们进行了一项临床研究来验证该技术,系统测量了加拿大温哥华总医院皮肤护理中心 72 名成年志愿者的 24 个身体部位,蓝光产生散斑后用以计算皮肤表面粗糙度(蓝光更适于表面粗糙度测定)。统计分析结果表明,男性皮肤表面较女性粗糙。将人体部位按曝光极少、间歇曝光及曝光极多部位分类,数据显示,曝光极多部位的粗糙度明显高于另两类。目前,我们正致力于进一步验证该技术并将其用于异常皮肤粗糙度测定。

黑色素瘤筛查

该装置还可用于分析体背散射的偏振测量特性。尤其有意思的是去偏振比率 D 的空间分布,其定义为平行偏振($I_{parallel}$)和垂直偏振($I_{perpendicular}$)强度之间的差值,可用如下的

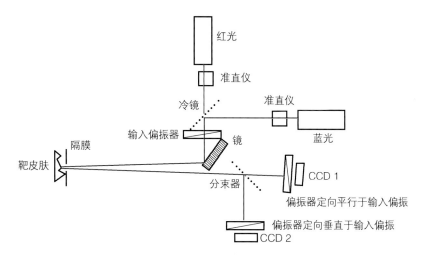

图 8.1 偏振散斑原型设备原理图

来源:Tchvialeva L,Dhadwal G,Lui H,Kalia S,Zeng H,McLean DI,et al. Polarization speckle imaging as a potential technique for in vivo skin cancer detection. J Biomed Opt June 2013;18(6):061211.

公式表示[80]:

$$D = \frac{I_{parallel} - I_{prependicular}}{I_{parallel} + I_{prependicular}} = \frac{S_1}{S_0}. \qquad (公式 8.3)$$

采用名词"去偏振"而非"线状偏振度"是为了强调目的在于测量偏振量或入射光和背散射信号之间的偏振差异。为了避免镜面反射的斜面使得两台相机结果有微小偏差,我们对两幅偏振散斑应用刚性配准计算机程序进行了校正,产生了像素去偏振地图(图像)$D(x,y)$,定义为

$$D(x,y) = \frac{I_{parallel}(x,y) - I_{prependicular}(x,y)}{I_{parallel}(x,y) + I_{prependicular}(x,y)} = \frac{S_1(x,y)}{S_0(x,y)}.$$

(公式 8.4)

地图 $D(x,y)$ 的分布形状可用 N 个像素表示分布,分别用 M, σ, A 和 E 表示一阶矩至四阶矩,可松散描述为均值、方差、偏度和峰度。这四个数学矩定义为

$$M = \frac{1}{N} \sum_1^N |D(x,y)|,$$

$$\sigma = \frac{1}{N} \sum_1^N D(x,y)^2,$$

$$A = \frac{1}{\sigma^{3/2}} \left(\frac{1}{N} \sum_1^N D(x,y)^3 \right),$$

$$E = \frac{1}{\sigma^2} \left(\frac{1}{N} \sum_1^N D(x,y)^4 \right). \qquad (公式 8.5)$$

一项临床研究在温哥华总医院皮肤护理中心完成[80],214 名皮肤病患者签署知情同意书后入组研究,包括 25 例恶性黑色素瘤(maglignant melanoma,MM),11 例鳞状细胞癌(squamous cell carcinoma,SCC),31 例基底细胞癌(basal cell carcinoma,BCC),76 例痣和 71 例脂溢性角化。使用退偏振比地图对皮损进行成像和分析,恶性黑色素瘤两种激光均较其他皮损一阶和二阶矩高,而三阶和四阶矩低。Kraskay-

Walis 统计检验证实,所有皮损的四个矩之间存在显著差异(P=0.000 1)。Dunn 多重比较检验发现,配对组间存在显著差异(表 8.1)。蓝光能较好地将 MM 与 SCC,BCC,SK 区分,而红光能区分 SK 与 MM、痣和 BCC。蓝色激光下区分 MM 及红色激光下区分 SK 最有意义的诊断预测因子是四阶矩。MM 与 SK 有相似之处,患者与医生均可能将之混淆,故用以鉴别两者的研究较多。如图 8.2 所示,我们比较了红色激光及既往

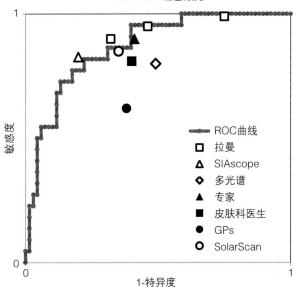

图 8.2　我们的方法用以鉴别恶性黑色素瘤和脂溢性角化(使用偏振散斑图案的四阶矩 E 的接收机操作特性分析),以及文献相关数值。包括已发表的拉曼(空心正方形)[81]、SIAscope(空心三角形)[82]、多光谱成像(空心钻石形)[83]、SolarScan(空心环状)[84]和三组皮肤科医生[84][黑色素瘤专家(实心三角)、普通皮肤科医生(实心正方形)以及全科医生(圆形)]相关研究的敏感度和特异度

来 源:Tchvialeva L,Dhadwal G,Lui H,Kalia S,Zeng H,McLean DI,et al. Polarization speckle imaging as a potential technique for in vivo skin cancer detection. J Biomed Opt June 2013;18(6):061211.

表 8.1　用 Dunn 多重比较检验对蓝光和红光进行配对统计学检验

蓝光			
MM vs. SK***	MM vs. SK***	MM vs. SK***	MM. SK***
MM vs. SCC***	MM vs. SCC***	MM vs. SCC**	MM vs. SCC***
		MM vs. BCC*	MM vs. BCC*
			色素痣 vs. SK*
			色素痣 vs. SCC*
红光			
SK vs. MM***	SK vs. MM**	SK vs. MM***	SK vs. MM***
SK vs. 色素痣 ***	SK vs. 色素痣 ***	SK vs. 色素痣 ***	SK vs. 色素痣 ***
SK vs. BCC*		SK vs. BCC**	SK vs. BCC**
		SCC vs. MM*	SCC vs. MM*

BCC,基底细胞癌;MM,恶性黑色素瘤;SCC,鳞状细胞癌;SK,脂溢性角化。*$P<0.05$;**$P<0.001$;***$P<0.000\ 1$

文献报道的其他方法的四阶矩受试者工作特征曲线,这些方法包括 Raman[81]、SIAscope[82]、多光谱装置[83]、SolarScan[84]和医生(黑色素瘤专家、皮肤科医生和全科医生)[84],发现我们的方法与拉曼研究[81]和黑色素瘤专家[84]相当,即该技术优于多光谱装置[83]、全科医生和普通皮肤科医生[84]。

电场蒙特卡罗模拟

临床结果令人鼓舞,并让我们产生了更大兴趣。我们的样机基于两个偏振散斑图像,可较为准确地鉴别皮肤肿瘤和良性皮损,结果似乎与当前最先进的方法和专家相似,甚至更好。另外,未经改良的装置可分析皮肤表面粗糙度。为了详细了解该过程并进一步开发该技术,我们启动了一个蒙特卡洛(Monte Carlo,MC)模拟项目。

我们感兴趣的是表面粗糙度对偏振光在混浊介质中传播的影响。然而,在混浊介质中的辐射传播只能在简单的

(摄动法)或特殊的(漫射近似)情况下解析求解,其他问题则需要借助 MC 模拟。我们选择了电场 MC 方法[85,86],它扩展了传统的标量 MC 方法,主要针对非相干光和非偏振光,包括复杂的电场和跟踪共偏振态和交叉偏振态。基于琼斯公式,电场 MC 模型考虑了光的波动特性、时间相干性、偏振、相变和粗糙边界[87-89]。该模型将初始权重分配给光子包,并将其发射到具有粗糙界面的半无限介质中。利用基于散射事件分布的随机光子包步长示踪光子包与介质的相互作用。Henyey-Greenstein 相位函数[90]用于描述散射。"hop"事件将光子包分裂成反射和透射部分来助于边界交叉。光子包的偏振沿着轨迹传播,散射事件中电场共偏振分量和交叉偏振分量被示踪。采用红色二极管激光(λ=663nm,5mW)照射两个粗糙皮肤模型来模拟退偏振比。典型模拟发射了大约 10^8 个光子包。NVIDIA 图形处理单元的并行程序在大约 6 小时内完成 10^{11} 包模拟。皮肤模型研究的试验结果证实了 MC 模型[89,91]。该模型可用于分析偏振光与介质的相互作用。例如,图 8.3 显示了具有不同均方根 Rq 粗糙度值和脱偏振比

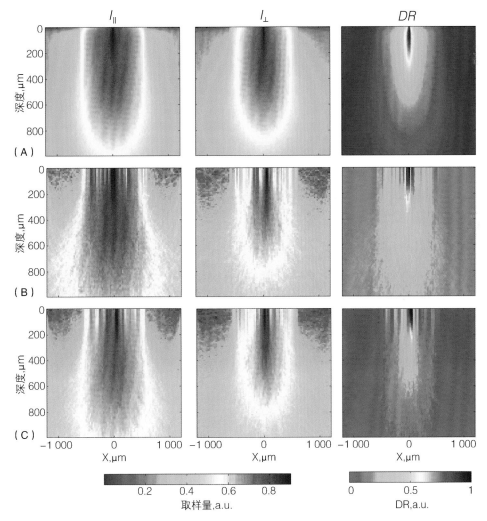

图 8.3 共偏振光和交叉偏振光强度的空间分布,由在体的穿透深度(μm)及其退偏振比计算,用于各种表面均方根粗糙度值:(A)2.5μm;(B)34.4μm;(C)65.8μm
来源:Tchvialeva L,Markhvida I,Lee TK,Doronin A,Meglinski I. Depolarization of light by rough surface of scattering phantoms. Proc SPIE 2013;8592:859217. San Francisco.

的三个体模介质中共偏振光和交叉偏振光强度的差异。

MC 模拟结果表明,共偏振光比交叉偏振光穿透更宽、更深。此外,高 Rq 粗糙度值的皮肤降低了光强度和退偏振比。

结论

本章中,我们报道了采用偏振散斑检测黑色素瘤的新技术发展。特别是,散斑对比度可用于测量皮肤表面粗糙度——这一区分黑色素瘤和 SK 的诊断参数。这两种疾病常引起混淆和误诊。另外该技术还可用于评估因体背散射而光去偏振的空间分布。这两项临床研究显示,散斑对比可以用于检测皮肤粗糙度,而偏振分析可用以鉴别黑色素瘤与其他皮肤病变。我们还研究了一种新型 MC 模拟,即电场 MC,以分析粗糙度与脱偏振比之间的关系。这一系列的研究可为基层医生的繁忙工作提供便携和快速的检测设备。

(王上上 译,许阳 校)

参考文献

[1] American Cancer Society. Cancer facts and figures 2015. Atlanta: American Cancer Society; 2015.

[2] Gallagher RP, Lee T. Assessing incidence rates and secular trends in nonmelanocytic skin cancer: which method is best? J Cutan Med Surg 1998;3(1):35−9.

[3] Forman D, Bray F, Brewster DH, Gombe Mbalawa C, Kohler B, Piñeros M, et al. Cancer incidence in five continents (electronic version), vol. X. Lyon: IARC; 2013. Available from: http://ci5.iarc.fr.

[4] National Cancer Institute of Canada. Canadian cancer statistics 2002. Toronto, Canada; 2002.

[5] Canadian Cancer Society's Advisory Committee on Cancer Statistics. Canadian cancer statistics 2013. Toronto, Canada: Canadian Cancer Society; 2013.

[6] Gavin A, Walsh P. Melanoma of skin. Smps No 68: cancer atlas of the UK and Ireland. Office for National Statisics; 2005.

[7] Cancer Research UK. Skin cancer incidence statistics 2015. February 7, 2015. Available from: http://www.cancerresearchuk.org/cancer-info/cancerstats/types/skin/incidence/uk-skin-cancer-incidence-statistics.

[8] Canadian Partnership Against Cancer. The economic burden of skin cancer in Canada: current and projected. February 26, 2010.

[9] Vallejo-Torres L, Morris S, Kinge JM, Poirier V, Verne J. Measuring current and future cost of skin cancer in England. J Public Health (Oxf) March 2014;36(1):140−8.

[10] Balch CM, Gershenwald JE, Soong SJ, Thompson JF, Atkins MB, Byrd DR, et al. Final version of 2009 AJCC melanoma staging and classification. J Clin Oncol December 20, 2009;27(36):6199−206. PubMed PMID: 19917835.

[11] Witheiler DD, Cockerell CJ. Sensitivity of diagnosis of malignant melanoma: a clinicopathologic study with a critical assessment of biopsy techniques. Exp Dermatol November 1992;1(4):170−5.

[12] Izikson L, Sober AJ, Mihm Jr MC, Zembowicz A. Prevalence of melanoma clinically resembling seborrheic keratosis: analysis of 9204 cases. Arch Dermatol December 2002;138(12):1562−6.

[13] Grin CM, Kopf A, Welkovich B, Bart R, Levenstein M. Accuracy in the clinical diagnosis of malignant melanoma. Arch Dermatol 1990;126:763−6.

[14] Mayer J. Systematic review of the diagnostic accuracy of dermatoscopy in detecting malignant melanoma. Med J Aust August 18, 1997;167(4):206−10. PubMed PMID: 9293268.

[15] Cassileth BR, Clark Jr WH, Lush EJ, Frederick BE, Thompson CJ, Walsh WP. How well do physicians recognize melanoma and other problem lesions. J Am Acad Dermatol 1986;14:555−60.

[16] Rapini R. Clinical and pathologic differential diagnosis. In: Bolognia JL, Jorizzo JL, Rapini RP, editors. Dermatology. London: Mosby; 2003.

[17] Jones TP, Boiko PE, Piepkorn MW. Skin biopsy indications in primary care practice: a population-based study. J Am Board Fam Pract November−December 1996;9(6):397−404.

[18] Ghosh N, Vitkin IA. Tissue polarimetry: concepts, challenges, applications, and outlook. J Biomed Opt November 2011;16(11):110801.

[19] Boas DA, Dunn AK. Laser speckle contrast imaging in biomedical optics. J Biomed Opt January−February 2010;15(1):011109. PubMed PMID: 20210435.

[20] Wolf E. Introduction to the theory of coherence and polarization of light. Cambridge: Cambridge University Press; 2007.

[21] Elies P, LeJeune B, LeRoyBrehonnet F, Cariou J, Lotrian J. Experimental investigation of the speckle polarization for a polished aluminium sample. J Phys D Appl Phys January 7, 1997;30(1):29−39.

[22] Takeda M, Wang W, Hanson SG. Polarization speckles and generalized Stokes vector wave: a review. Proc SPIE 2010:73870V.

[23] Angelsky OV, Ushenko AG, Ushenko YA, Ushenko YG, Tomka YY, Pishak VP. Polarization-correlation mapping of biological tissue coherent images. J Biomed Opt 2006;10(6):064025.

[24] Wang W, Hanson SG, Takeda M. Statistics of polarization speckle: theory versus experiment. Proc SPIE 2009:738803.

[25] Goodman JW. Speckle phenomena in optics: theory and application. Greenwood Village, Colorado: Roberts and Company Publishers; 2006.

[26] Briers J. Surface roughness evaluation. In: Sirohi RS, editor. Speckle metrology. CRC Press; 1993.

[27] Goodman JW. Statistical properties of laser speckle patterns. In: Dainty JC, editor. Laser speckle and related phenomena. Springer series topics in applied physics, vol. 9. Heidelberg: Springer-Verlag; 1975. p. 9−75.

[28] Pedersen HM. On the contrast of polychromatic speckle patterns and its dependence on surface roughness. J Mod Opt 1975;22(1):15−24.

[29] Pedersen HM. Second-order statistics of light diffracted from gaussian, rough surfaces with applications to the roughness dependence of speckles. J Mod Opt 1975;22(6):523−35.

[30] Iwai T, Takai N, Asakura T. Space-time correlation function of the dynamic polychromatic laser speckle. J Mod Opt 1983;30:759−76.

[31] Parry G. Speckle patterns in partially coherent light. In: Dainty JC, editor. Laser speckle and related phenomena. Springer series topics in applied physics, vol. 9. Berlin; New York: Springer-Verlag; 1984. p. 77−122.

[32] McKechnie TS. Image-plane speckle in partially coherent illumination. Opt Quan Electronics 1976;8(1):61−7.

[33] Hu Y-Q. Dependence of polychromatic-speckle-pattern contrast on imaging and illumination directions. Appl Opt 1994;33(13):2707−14.

[34] George N, Jain A. Space and wavelength dependence of speckle intensity. Appl Phys 1974;4(3):201−12.

[35] Huntley JM. Simple model for image-plane polychromatic speckle contrast. Appl Opt 1999;38:2212−5.

[36] Rodrigues CMP, Pinto JL. Contrast of polychromatic speckle patterns and its dependence to surface height distribution. Opt Eng 2003;42(6):1699−703.

[37] Hun C, Caussignac J-M, Bruynooghe MM. Speckle techniques for pavement surface analysis. In: Gastinger K, Lokberg OJ, Winther S, editors. Proc SPIE; 2003. p. 261−6.

[38] McKinney JD, Webster KJ, Webb KJ, Weiner AM. Characterization and imaging in optically scattering media by use of laser speckle and a variable-coherence source. Opt Lett 2000;25:4−6.

[39] Zimnyakov DA, Agafonov DN, Sviridov AP. Speckle-contrast monitoring of tissue thermal modification. Appl Opt 2002;41(28):5989−96.

[40] Tearney GJ, Bouma BE. Atherosclerotic plaque characterization by spatial and temporal speckle pattern analysis. Opt Lett 2002;27(7):533−5.

[41] Li J, Ku G, Wang LV. Ultrasound-modulated optical tomography of biological tissue by use of contrast of laser speckles. Appl Opt 2002;41(28):6030−5.

[42] Yu P, Mustata M, Turek JJ, French PMW, Melloch MR, Nolte DD. Holographic optical coherence imaging of tumor spheroids. Appl Phys Lett 2003;83(3):575–7.

[43] Nothdurft R, Yao G. Imaging obscured subsurface inhomogeneity using laser speckle. Opt Express 2005;13(25):10034–9.

[44] Nadkarni SK, Bouma BE, Yelin D, Gulati A, Tearney GJ. Laser speckle imaging of atherosclerotic plaques through optical fiber bundles. J Biomed Opt 2008 ;13(5):054016.

[45] Tanin LV, Dick SC, Alexandrov SA, Loiko MM, Kumeisha AA, Markhvida IV, et al., editors. Laser specklometer for determining the biomechanical parameters of skeletal muscles and the micro-haemodynamics of human skin. Laser optics '95: biomedical applications of lasers. Proc. SPIE, 2769; 1996. p. 94–100.

[46] Cheng H, Luo Q, Wang Z, Gong H, Chen S, Liang W, et al. Efficient characterization of regional mesenteric blood flow by use of laser speckle imaging. Appl Opt 2003;42(28):5759–64.

[47] Zakharov P, Volker AC, Wyss MT, Haiss F, Calcinaghi N, Zunzunegui C, et al. Dynamic laser speckle imaging of cerebral blood flow. Opt Express August 3, 2009;17(16):13904–17.

[48] Zimnyakov DA, Sinichkin YP, Tuchin VV. Polarization reflectance spectroscopy of biological tissues: diagnostic applications. Radiophysics Quan Electronics 2004;47(10–11):860–75.

[49] Morgan SP, Stockford I. Surface-reflection elimination in polarization imaging of superficial tissue. Opt Lett 2003;28(2):114–6.

[50] Demos SG, Radousky HB, Alfano RR. Deep subsurface imaging in tissues using spectral and polarization filtering. Opt Express 2000;7(1):23–8.

[51] Jacques SL, Ramella-Roman JC, Lee K. Imaging skin pathology with polarized light. J Biomed Opt July 2002;7(3):329–40.

[52] Braun RP, Rabinovitz HS, Oliviero M, Kopf AW, Saurat J-H. Dermoscopy of pigmented skin lesions. J Am Acad Dermatol 2005;52:109–21.

[53] Jacques S. Video imaging with polarized light finds skin cancer margins not visible to dermatologists: Steven Jacques. 1998 [cited July 2000]. Available from: http://omlc.bme.ogi.edu/news/feb98/polarization/index.html.

[54] Smith ZJ, Berger AJ. Surface-sensitive polarized Raman spectroscopy of biological tissue. Opt Lett June 1, 2005;30(11):1363–5.

[55] Ghosh N, Patel HS, Gupta PK. Depolarization of light in tissue phantoms - effect of a distribution in the size of scatterers. Opt Express 2003;11(18):2198–205.

[56] Sankaran V, Joseph T, Walsh J, Maitland DJ. Polarized light propagation through tissue phantoms containing densely packed scatterers. Opt Lett 2000;25(4):239–41.

[57] Sankaran V, Joseph T, Walsh J, Maitland DJ. Comparative study of polarized light propagation in biologic tissues. J Biomed Opt 2002;7(3):300–6.

[58] Wood MFG, Ghosh N, Moriyama EH, Wilson BC, Vitkin IA. Proof-of-principle demonstration of a Mueller matrix decomposition method for polarized light tissue characterization in vivo. J Biomed Opt 2009;14:014029.

[59] Angelsky OV, Ushenko AG, Ushenko YA, Ushenko YG, Tomka YY, Pishak VP. Polarization-correlation mapping of biological tissue coherent images. J Biomed Opt 2005;10(6):064025.

[60] Boulvert F, Boulbry B, Le Brun G, Le Jeune B, Rivet S, Cariou J. Analysis of the depolarizing properties of irradiated pig skin. J Opt A Pure Appl Opt 2005;7(1):21–8.

[61] Angelsky OV, Ushenko AG, Ushenko YA, Ushenko YG. Polarization-singularities of the object field of skin surface. Jphys D Appl Phys 2006;39(16):3547–58.

[62] Kim J, John R, Wu PJ, Martini MC, Walsh Jr JT. In vivo characterization of human pigmented lesions by degree of linear polarization image maps using incident linearly polarized light. Lasers Surg Med 2010;42(1):76–85.

[63] Kunnen B, Macdonald C, Doronin A, Jacques S, Eccles M, Meglinski I. Application of circularly polarized light for non-invasive diagnosis of cancerous tissues and turbid tissue-like scattering media. J biophotonics October 18, 2014;9999(9999).

[64] Detection of endometrial lesions by degree of linear polarization maps. In: Kim J, Fazleabas A, Walsh JT, editors. SPIE Photonics West; 2010; January 24, 2010. San Francisco.

[65] Lemaillet P, Ramella-Roman JC. Hemispherical Stokes polarimeter for early cancer diagnosis. Proc SPIE 2011;7883:788304.

[66] Ghassemi P, Lemaillet P, Germer TA, Shupp JW, Venna SS, Boisvert ME, et al. Out-of-plane Stokes imaging polarimeter for early skin cancer diagnosis. J Biomed Opt July 2012;17(7):076014.

[67] Phillips K, Xu M, Gayen S, Alfano R. Time-resolved ring structure of circularly polarized beams backscattered from forward scattering media. Opt Express 2005;13(20):7954–69.

[68] Stockford IM, Morgan SP, Chang PC, Walker JG. Analysis of the spatial distribution of polarized light backscattered from layered scattering media. J Biomed Opt July 2002;7(3):313–20.

[69] Salomatina E, Jiang B, Novak J, Yaroslavsky AN. Optical properties of normal and cancerous human skin in the visible and near-infrared spectral range. J Biomed Opt 2006 ;11(6):064026.

[70] Tchvialeva L, Zeng H, Lui H, McLean DI, Lee TK. Comparing in vivo Skin surface roughness measurement using laser speckle imaging with red and blue wavelengths. In: The 3rd world congress of noninvasive skin imaging; May 7–10, 2008; Seoul, Korea; 2008.

[71] Potorac A, Toma I, Mignot J. In vivo skin relief measurement using a new optical profilometer. Skin Res Technol 1996;2:64–9.

[72] Jaspers S, Hopermann H, Sauermann G, Hoppe U, Lunderstadt R, Ennen J. Rapid in vivo measurement of the topography of human skin by active image triangulation using a digital micromirror device. Skin Res Technol 1999;5:195–207.

[73] Piche E, Hafner HM, Hoffmann J, Junger MFOITS. (fast optical in vivo topometry of human skin): new approaches to 3-D surface structures of human skin. Biomed Tech (Berl) November 2000; 45(11):317–22.

[74] Levy JL, Servant JJ, Jouve E. Botulinum toxin A: a 9-month clinical and 3D in vivo profilometric crow's feet wrinkle formation study. J Cosmet Laser Ther May 2004;6(1):16–20.

[75] Markhvida I, Tchvialeva L, Lee TK, Zeng H. Influence of geometry on polychromatic speckle contrast. J Opt Soc Am A Opt Image Sci Vis January 2007;24(1):93–7.

[76] Tchvialeva L, Lee TK, Markhvida I, McLean DI, Lui H, Zeng H. Using a zone model to incorporate the influence of geometry on polychromatic speckle contrast. Opt Eng 2008;47(7):074201.

[77] Tchvialeva L, Markhvida I, Zeng H, McLean DI, Lui H, Lee TK. Surface roughness measurement by speckle contrast under the illumination of light with arbitrary spectral profile. Opt Lasers Eng 2010;48:774–8.

[78] Tchvialeva L, Zeng H, Markhvida I, Dhadwal G, McLean L, McLean DI, et al. Optical discrimination of surface reflection from volume backscattering in speckle contrast for skin roughness measurements. Proc SPIE 2009;7161:71610I.

[79] Tchvialeva L, Markhvida I, Lee TK. Error analysis for polychromatic speckle contrast measurements. Opt Lasers Eng December 2011;49(12):1397–401.

[80] Tchvialeva L, Dhadwal G, Lui H, Kalia S, Zeng H, McLean DI, et al. Polarization speckle imaging as a potential technique for in vivo skin cancer detection. J Biomed Opt June 2013;18(6):061211.

[81] Lui H, Zhao J, McLean D, Zeng H. Real-time Raman spectroscopy for in vivo skin cancer diagnosis. Cancer Res May 15, 2012;72(10):2491–500.

[82] Moncrieff M, Cotton S, Claridge E, Hall P. Spectrophotometric intracutaneous analysis: a new technique for imaging pigmented skin lesions. Br J Dermatol 2002;146(3):448–57.

[83] Farina B, Bartoli C, Bono A, Colombo A, Lualdi M, Tragni G, et al. Multispectral imaging approach in the diagnosis of cutaneous melanoma: potentiality and limits. Phys Med Biol May 2000; 45(5):1243–54.

[84] Menzies SW, Bischof L, Talbot H, Gutenev A, Avramidis M, Wong L, et al. The performance of SolarScan: an automated dermoscopy image analysis instrument for the diagnosis of primary melanoma. Arch Dermatol November 2005;141(11): 1388–96.

[85] Doronin A, Meglinski I. Online object oriented Monte Carlo computational tool for the needs of biomedical optics. Biomed Opt Express September 1, 2011;2(9):2461–9.

[86] Doronin A, Meglinski I. Peer-to-peer Monte Carlo simulation of photon migration in topical applications of biomedical optics. J Biomed Opt September 2012;17(9):090504.

[87] Doronin A, Macdonald C, Meglinski I. Propagation of coherent polarized light in turbid highly scattering medium. J Biomed Opt 2014;19(2):025005.

[88] Doronin A, Radosevich AJ, Backman V, Meglinski I. Two electric

field Monte Carlo models of coherent backscattering of polarized light. J Opt Soc Am A Opt Image Sci Vis November 1, 2014;31(11): 2394—400.

[89] Deleted in review.

[90] Henyey LG, Greenstein JL. Diffuse radiation in the galaxy. Astro-phys J January 1941;93(1):70—83.

[91] Tchvialeva L, Markhvida I, Lee TK, Doronin A, Meglinski I. Depolarization of light by rough surface of scattering phantoms. Proc SPIE 2013;8592:859217. San Francisco.

第 9 章

荧光诊断

J. Hegyi, V. Hegyi

引言

想要获得公众认可,任何医学学科都需要实现成功的治疗。患者很少对病因和病理感兴趣,如果他们感兴趣,也只是想知道如何避免复发。但这对皮肤科疾病来说很重要,因为所有的皮损和表现都会一目了然。

可以理解,皮肤疾病的视觉背景使人们过去尝试获得皮肤表面和深层的影像。皮肤病学是一门视觉科学,无论是为了简单好奇或法医学应用,均需要照片或直接可见。早在文艺复兴时期的画作和雕塑中就能看到这种尝试。疾病的最初记载方式是绘画、图表以及之后的摄影,只是照片质量不及如今。蜡塑曾被用来记录皮损大小、形状和结构。随着时间推移,摄影成为标准记录方式,是皮肤科临床实践的重要组成部分。过去 10 年,直接观察皮肤的技术取得了显著进展。皮肤科医生在临床实践中不再局限于视诊、触诊和活检。利用其他(不可见)光谱发展出了新的摄影方法。数码摄像的出现使我们能够在摄影以后用不同的方法和过滤器来分析图像。这些新的皮肤成像方法让我们看到过去隐藏着的信息,并有可能使疗效更好,诊断更早,更好地随访、护理患者。然而,更重要的是,成像方法最终能给皮肤科医生提供可量化分析的数据。虽然,到目前为止,许多新技术仅应用于研究,但其中一些已成为临床使用的标准工具。典型的例子包括荧光分析和诊断、共聚焦激光显微镜[1]、高频超声和光学相干断层成像[2]。

荧光的历史

荧光是一种光学现象,能量以光子的形式被分子吸收,从而触发具有较长波长的荧光光子发射。通常,被吸收的是紫外(ultraviolet, UV)光谱的光子,而发射出的光子则属于可见光谱。荧光与磷光不同,它的寿命很短,激发停止后即消失[3]。光活性物质的历史可以追溯到 1841 年,H. Scherer 首次报道血卟啉[4]。然而,直到 1867 年,血卟啉的荧光特性还不为人知[6]。1924 年,Policard 首次用伍德灯在大鼠肉瘤中观察到了特征性的红色荧光[7]。这种灯是 Robert W. Wood 于 1903 年设计制作的,最初用于检测毛发的真菌感染[8]。伍德灯发出 320~400nm 的长波紫外线(也称为黑光),峰值 365nm。当组织吸收伍德灯紫外线时,所发射荧光的波长更长,通常在可见光范围内。经特殊过滤清除剩余紫外线辐射或自体荧光后,正常皮肤与病变处之间对比增强,该方法成为现代荧光检测和临床应用的基础[9]。1942 年,Auler 和 Banzer 首次采用局部外用卟啉利用荧光定位恶性肿瘤[10]。1948 年,Figgis 和 Weiland 使用原卟啉(血卟啉、粪卟啉)在实验诱导和移植肿瘤的小鼠模型中观察到荧光[11]。在正常组织,如淋巴结、大网膜、胎儿组织、胎盘组织和正在愈合的伤口中也可观察到一些荧光。20 世纪 50 年代,人们首次尝试采用荧光在人体检测肿瘤。1955 年,Rassmussan 和 Taxdal 报道盐酸血卟啉静脉给药后,不同种类的恶性和良性肿瘤可出现典型红色荧光。肿瘤中荧光与静脉给予卟啉的

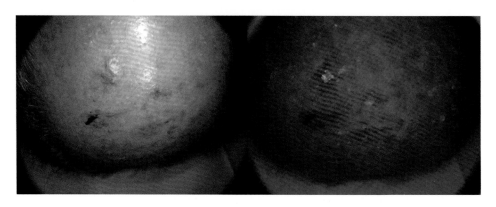

图 9.1　氨基酮戊酸(ALA)介导的光化性损伤皮肤的荧光成像,市售数码相机[3.8 兆像素 (Mpix)]拍摄,伍德灯光源。作者摄制

量成比例增加。作者甚至设法隔着完整的皮肤定位了 1 例乳腺癌,隔着腹壁定位了 1 例腺癌[12]。

目前,荧光诊断(fluorescence diagnosis,FD)的临床主要用途是精确检测和定位界限不清的肿瘤。非黑色素细胞性皮肤癌(nonmelanocytic skin cancer,NMSC)患者不断增多,引发了新的非侵入性、诊断性和治疗性方法的研究开发,其中最常用的检测方法之一为 FD。一般而言,强红色荧光区域可能提示肿瘤存在或复发。很多病例经组织学分析进一步得到证实。FD 虽较为敏感,但缺乏特异性。新近一些新的成像设备和方法弥补了该缺陷。

荧光的原理

FD 可经点测量或成像几何实现。在点测量模式下,整个荧光光谱从一个小的组织点获得。而成像模式下,监测区域更大,但荧光光谱分辨率更低。组织的 FD 检测,可以利用正常组织与病变组织自发荧光的差异(天然荧光),也可以利用特异性聚集于肿瘤而增强的受体或标记分子的荧光。

检测组织中的卟啉荧光时,使用最广泛的是氨基酮戊酸(aminolevulinic acid,ALA)和氨基酮戊酸甲酯(methyl ester of ALA,MAL)。虽然正常和病变皮肤都能吸收 ALA/MAL,但两类组织不同的代谢特点和血流状态导致荧光强度存在差异。ALA 是血红素的前体,进入代谢途径后,先产生光敏物质原卟啉IX(protoporphyrin IX,Pp IX),之后再转换成血红素,进而组装为血红蛋白。健康细胞中过程如此,但肿瘤细胞中铁螯合酶含量更低,给予 ALA 后可绕过负反馈抑制机制,ALA 转换不完全,大量中间产物 Pp IX 在非正常细胞中滞留。Pp IX 在蓝光或 UVA 照射下可发出荧光[5]。MAL 较 ALA 的优势在于细胞摄取更多、荧光发生更快,其效率比 ALA 高约 30%。

荧光捕获与检测

进行非侵入性影像检查,数字摄影是一个重要的问题。尽管它现在被认为是医学记录的标准方法,但对临床医生来说,仍有许多尚待开发的潜力。现代数码相机能以越来越高的分辨率捕获图像。此外,各种特殊的模式也逐步应用于临床摄影,能比肉眼更灵敏地获得荧光影像(图 9.1)。

数码相机摄影技术的缺点之一是必须采用高 ISO (International Organization for Standardization,国际标准化组织)或 DIN(Deutsches Institut für Normung,德国标准化研究所)值,这使曝光时间延长,可能导致图像模糊。为了避免这个问题,需要固定相机和拍照对象。此外,光源可以直接连接到相机,以确保照明恒定。采用这种设计的设备之一是 Curalux 荧光检测仪(Saalmann GmbH,Herford,德国)。该装置特殊的截止滤镜可消除反射的激发光,所得图像蓝色通道不过饱和,且对比度更好。Curalux 的优点在于多用途、易于操作和图像质量佳,仅需一个固定设备(架)来避免图像模糊(图 9.2 和图 9.3)。

获取高质量图像的另一种方法是使用专用的荧光检测设备。这类设备通常包括一组相机,这些相机与集成成像软件的检测器和专门捕捉荧光的手柄相连。通常,不同的光源和镜头系统是集成的,也可以定制。最常见的光源包括可见光和紫外光。切换光源可获得正常图像和荧光图像。然后,两种模式的图像可以重叠、融合,实现荧光定位。此设备的

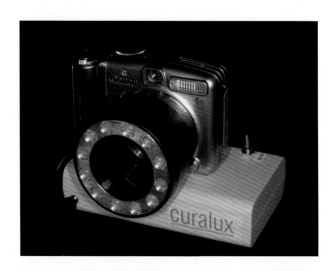

图 9.2　一种用于荧光成像的便携式设备,包括数码相机、LED 紫外线(UV)光源和电源(Saalmann GmbH,Herford,德国)

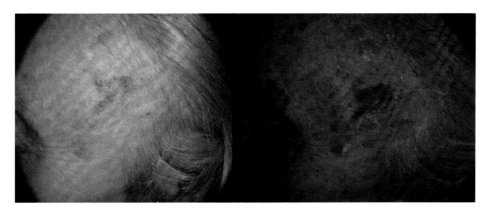

图 9.3　氨基酮戊酸甲酯(MAL)介导的基底细胞癌荧光成像。便携式荧光成像设备拍摄,设备包括数码相机、LED 紫外(UV)光源和电源。作者摄制

缺点是通常体积庞大,需要较大的空间。使用手柄有助于抵消设备的质量和重量带来的不便,但必须连接一个固定设备以确保图像清晰(图 9.4)。

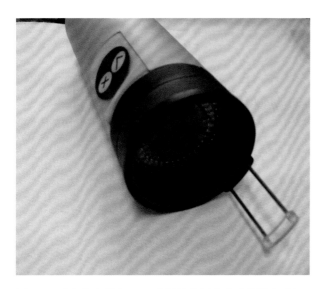

图 9.4　配有稳定舱和 LED 光源的专用荧光成像设备手柄。作者摄制

图像增强

获取图像后,软件的进一步分析可以包括:提升图像清晰度、测量信号强度、用不同颜色标注不同信号强度,即所谓"查找表"(look-up table,LUT)。这种现代数字方法可更好、更精确地评估图片[13](图 9.5 和图 9.6)。一种有用且可行的分离出所需光谱的方法是分离荧光和自发荧光。采集图像时,镜头前放置特定的截止滤光片,可以达到类似的效果。也可以使用电荷耦合器件(charged-coupled device,CCD)相机摄像。根据所需波长,最常用的是带有不同滤光片的 CCD 相机。据此,可以在二维区域上检测荧光强度。CCD 摄像机与计算机连接后可进行图像软件分析。CCD 影像数据由灰度图像组成,每个像素值对应于测量的光强度值(图 9.7),

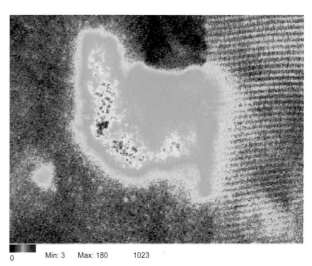

图 9.5　利用查找表(LUT)对基底细胞癌荧光图像进行彩色编码。红色代表最强的荧光强度,绿色代表最弱的荧光强度。作者摄制

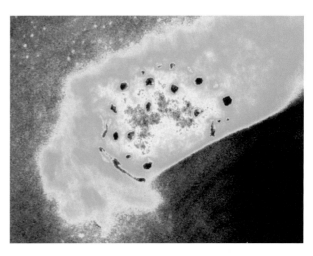

图 9.6　利用查找表(LUT)对基底细胞癌荧光图像进行彩色编码。红色代表最强的荧光强度,绿色代表最弱的荧光强度。蓝点代表病变的预期临床边界。作者摄制

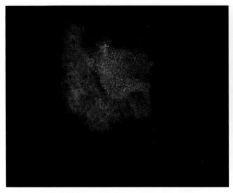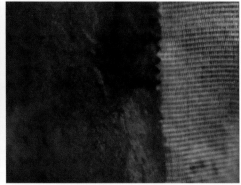

图 9.7　内眦基底细胞癌皮损的 CCD 灰度图像。图像经软件建模进一步放大后肿瘤分界更清晰,对比度更强。作者摄制

并可转换为预定义的色阶,以更好地区分不同强度[14]。理想情况下,可以定义一个光强度阈值来区分肿瘤组织和正常组织。

自发荧光

自发荧光是组织中几种不同荧光基团发出的内源性荧光,这些荧光基团包括结缔组织中的胶原蛋白和弹性蛋白、大多数蛋白质的组分色氨酸,以及所有活细胞中都存在的辅酶——烟酰胺腺嘌呤二核苷酸(nicotinamide adenine dinucleotide,NAD)。不同荧光基团的荧光寿命存在差异,基于此可区分不同组织类型。例如,胶原蛋白和黑色素的荧光寿命很短(0.2~0.4 纳秒),而相反黄素荧光寿命较长(3.5~5.2 纳秒)。荧光光谱取决于激发波长,也受组织光学性质影响,因为组织中的荧光基团分布并不均匀。强荧光吸收剂如血红蛋白,可重吸收特定波长荧光,从而改变荧光光谱。

正常组织和病变组织因结构和代谢不同可被区分。代谢性荧光基团包括还原型 NAD(NADH)-NADP 和黄素,结构性荧光基团是胶原和弹性蛋白。自发荧光的发射光谱为绿光,而 ALA/MAL 的发射光谱为红光。使用自发荧光界定肿瘤边界的优点是无须使用耗时且具有潜在危害的外源物质[15-18]。

其他检测方法

第二种广泛使用的荧光检测方法是光谱检测。用分光光度法对皮肤进行分析是一个较新的概念。该法先用激发光照射皮肤,再扫描和分析反射光的光谱。荧光光谱技术是一种可定性和定量测定组织成分的高灵敏技术。尽管荧光发射光谱的许多其他特性也可用于诊断,例如激发波长峰值、荧光寿命和荧光的偏振性[19,20],但传统上几乎都只使用荧光发射光谱数据。大多数通用分光光度计测试紫外和可见光光谱,部分也测量近红外光谱。分光光度计可定量比较病变部位发出的光,并将其与参考光进行比较。发射光和反射光都被导向到光谱仪,光谱仪把光转换成波长的"彩虹",这样就容易把激发光和发射光分离开来。反射光的强度经

配备光电二极管或其他传感器的光谱仪测量,然后与参考光进行光谱对比。这种方法利用了皮肤中可吸收和反射不同波长光的色基。皮肤不同成分产生相异的发射光谱,经适当的计算机软件程序重建,获得的数据可转换成曲线,精确显示每个波长对应的强度值。这种方法可能不如传统数字成像或 CCD 成像那样便捷,但与光栅扫描装置结合后,数据更加精确,可克服 FD 固有的缺陷。FD 最重要的优点是便于在体研究[21-25]。

使用光纤后不仅可以测量皮肤,也可以测量内部器官,如肺或宫颈。此外,荧光分光光度测量可以利用其他成像技术来使荧光检查更省时,尤其在筛查较大区域时[26]。

荧光和自发荧光检测已成为皮肤科的主流诊断工具。它发展已久,已成为一种用于检测异常组织的切实可行的方法。不同条件下图像的可数字化和可分析性为检查人员提供了更为强大的工具,并为肿瘤检测开辟了新的途径。

（马仁燕　译,冰寒　校）

参考文献

[1] Rajadhyaksha M. Confocal microscopy of skin cancers: translational advances toward clinical utility. Conf Proc IEEE Eng Med Biol Soc 2009;1:3231−3.

[2] Mogensen M, Thrane L, Joergensen TM, Andersen PE, Jemec GB. Optical coherence tomography for imaging of skin and skin diseases. Semin Cutan Med Surg 2009;28:196−202.

[3] Gregorie Jr HB, Horger EO, Ward JL, Green JF, Richards T, Robertson Jr HC, et al. Hematoporphyrin derivative fluorescence in malignant neoplasms. Ann Surg 1968;167:829.

[4] Figge FHJ, Weiland GS. The affinity of neoplastic embryonic and traumatized tissue for porphyrins and metalloporphyrins. Anat Rec 1948;100:659.

[5] Henderson BW, Dougherty TJ. How does photodynamic therapy work? Photochem Photobiol 1992;55:145−57.

[6] Scherer H. Chemisch-physiologische Untersuchungen. Ann Chem Pharm 1841;40:1.

[7] Policard A. Etudes sur les aspects offerts par des tumeurs experimentales examinées a la lumière de Wood. C R Soc Biol 1924;91:1423−8.

[8] Wood RW. Secret communications concerning light rays. J Physiol 1919. In: Asawanonda P, Charles TR, editors. Wood's light in dermatology. Int J Dermatol, 38; 1999. p. 801−7.

[9] Kennedy JC, Pottier RH. Endogenous protoporphyrin IX: a clinically useful photosensitizer for photodynamic therapy. J Photochem Photobiol (B) 1992;14:275−92.

[10] Auler H, Banzer G. Untersuchungen über die Rolle der Porphyrine bei geschwulstkranken Menschen und Tieren. Z Krebsforsch 1942;53:65—8.

[11] Figge FHJ, Weiland GS, Manganiello LOJ. Cancer detection and therapy: affinity of neoplastic, embryonic and traumatized regenerating tissues for porphyrins and metalloporphyrins. Proc Soc Exp Biol Med 1948;68:640—1.

[12] Rassmussan-Taxdal DS, Ward GE, Figge FHJ. Fluorescence of human lymphatic and cancer tissues following high doses of intravenous hematoporphyrin. Cancer 1955;8:78—81.

[13] Andersson-Engels S, Canti G, Cubeddu R, Eker C, Klinteberg C, Pifferi A, et al. Preliminary evaluation of two fluorescence imaging methods for the detection and the delineation of basal cell carcinomas of the skin. Lasers Surg Med 2000;26:76—82.

[14] Han X, Lui H, McLean DI, Zeng H. Near-infrared autofluorescence imaging of cutaneous melanins and human skin in vivo. J Biomed Opt 2009;14:024017.

[15] Fritsch C, Becker-Wegerich PM, Menke H, Ruzicka T, Goerz G, Olbrisch RR. Successful surgery of multiple recurrent basal cell carcinomas guided by photodynamic diagnosis. Aesthet Plast Surg 1997;21:437—9.

[16] Wennberg AM, Gudmundson F, Stenquist B, Ternesten A, Molne L, Rosen A, et al. In vivo detection of basal cell carcinoma using imaging spectroscopy. Acta Derm Venereol 1999;79:54—61.

[17] Fischer F, Dickson EF, Pottier RH, Wieland H. An affordable, portable fluorescence imaging device for skin lesion detection using a dual wavelength approach for image contrast enhancement and aminolevulinic acid-induced protoporphyrin IX. I. Design, spectral and spatial characteristics. Lasers Med Sci 2001;16(3):199—206.

[18] Tope WD, Ross EV, Kollias N, Martin A, Gillies R, Anderson RR. Protoporphyrin IX fluorescence induced in basal cell carcinoma by oral delta-aminolevulinic acid. Photochem Photobiol 1998;67:249—55.

[19] Yavari N. Optical spectroscopy for tissue diagnostics and treatment control [Doctoral thesis]. Department of Physics and Technology, University of Bergen; April 2006.

[20] Sandberg C. Aspects of fluorescence diagnostics and photodynamic therapy in non-melanoma skin cancer [Doctoral thesis]. Department of Dermatology and Venereology, Sahlgrenska University Hospital, Institute of Clinical Sciences, Sahlgrenska Academy University; 2009.

[21] Lohmann W, Nilles M, Bodeker RH. In situ differentiation between nevi and malignant melanomas by fluorescence measurements. Naturwissenschaften 1991;78:456—7.

[22] Sterenborg HJCM, Motamedi M, Wagner Jr RF, Duvic M, Thomsen S, Jacques SL. In vivo fluorescence spectroscopy and imaging of human skin tumours. Lasers Med Sci 1994;9:191—201.

[23] Schomacker KT, Frisoli JK, Compton CC, Flotte TJ, Richter JM, Nishioka NS, et al. Ultraviolet laser-induced fluorescence of colonic tissue: basic biology and diagnostic potential. Lasers Surg Med 1992;12:63—78.

[24] Papazoglou TG. Malignancies and atherosclerotic plaque diagnosis: is laser induced fluorescence spectroscopy the ultimate solution? J Photochem Photobiol B 1995;28:3—11.

[25] Fritsch C, Ruzicka T. Fluorescence diagnosis and photodynamic therapy of skin diseases handbook and atlas. 1st ed. Springer; 2003.

[26] Sapozhnikova VV, Shakhova NM, Kamensky VA, Petrova SA, Snopova LB, Kuranov RV. Capabilities of fluorescence spectroscopy using 5-ALA and optical coherence tomography for diagnosis of neoplastic processes in the uterine cervix and vulva. Laser Phys 2005;12:1664—73.

第 10 章

离体荧光显微镜

C. Longo, S. Gardini, S. Piana, F. Castagnetti, G. Argenziano, G. Pellacani, M. Ragazzi

引言

在冰冻切片的组织学检查指导下,可经多种手术精确切除肿瘤,且对周围健康组织损伤最小。例如显微 Mohs 手术(Mohs surgery,MMS),可用于上皮性皮肤肿瘤切除,头颈部手术中口腔黏膜病变、甲状腺结节、甲状旁腺和骨切除,以及乳腺癌和许多其他组织的针刺活检和肿块切除。MMS 通常十分耗时,术中切除的每块组织均需要经冰冻切片检查是否存在肿瘤及相应位置,以指导下一步手术方案。准备冰冻切片耗时费力,单次 MMS 常需 2 小时或更久。美国每年 MMS 大约 100 万台,总耗资超 10 亿美元[1],其中,传统冰冻组织切片占 15%,每年 1.5 亿美元。

离体荧光共聚焦显微镜(fluorescence confocal microscopy,FCM)可实时直接查见新鲜切除组织中的细胞核形态,是替代冰冻组织学检查的新方法[1-22]。FCM 最初应用于此领域是指导切除皮肤肿瘤尤其基底细胞癌(basal cell carcinoma,BCC),之后又应用于内脏肿瘤。手术病理需要时,FCM 获得的灰度图像可以拼接起来以显示更大视野,其 12mm×12mm 的视野范围相当于一般 Mohs 手术冰冻切片检查标准光学显微镜下 2 倍的视野。FCM 生成一个拼接图只需要 9~10 分钟,而每次术后准备冰冻切片检查需 20~45 分钟,所以前者可更快捷地在切除组织中直接检查 BCC 和其他肿瘤,节省大量人力和费用。本章将总结 FCM 这一较新且有趣技术的主要应用。其可能成为冰冻切片术的补充,甚至可能完全取代冰冻切片术。

造影剂

过去,反射式成像中曾用醋酸作造影剂(图像增强剂),以出现"醋白"现象或者使细胞核更亮[2]。但是,皮损周围的正常真皮组织散射能力很强,也显得很亮。因此,小的、细条索状、有核细胞稀少的肿瘤(如微结节型、浸润型、硬化/浸润型 BCC)就无法被观察到。探测肿瘤的能力取决于影像中观察到的对比度和可视度,这些又取决于肿瘤在周边背景中的相对大小。BCC 中细胞核在单个图像中通常为 100 个像素大小,但随后在拼接图像中仅显示为 1 个像素。这是因为拼图缩小了 10 倍,以使像素和分辨率能匹配组织学 2 倍的视图。为了克服这一问题,研究人员对荧光成像进行了探索。事实上,使用特异性亲核荧光造影剂,周围真皮只有非常少的光信号。有研究报道用亚甲蓝和甲苯胺蓝作为荧光造影剂检测大、小 BCC 和鳞状细胞癌(squamous cell carcinom,SCC)。但临床最常用的仍是能提供最佳对比度的吖啶橙。吖啶橙可区分内皮细胞的核 DNA 和胞浆 RNA。吖啶橙与 DNA 结合后荧光量子产率为 75%,消光系数约 53 000L/(mol·cm)。利用荧光共聚焦显微镜的可探测性分析模型,真皮可明显变暗,细胞核的对比度可从 10^5 降至 10^3。这意味着在拼接图上,即使是微小的 BCC 或其他癌症都可以被观察到。

仪器和图像采集

共聚焦拼接图通过新版本离体荧光共聚焦显微镜(型号为 Viva-scope 2 500,Mavig,Munich, 德国;FCC 2A 类, 欧盟) 获得。照明激光波长为 488nm,照明激光功率由显微镜自动设置,成像深度手动调整为表面成像。采用 30 倍 0.9 数字浸水透镜,在 488nm 波长处可提供约 1.5μm 厚、分辨率约 0.4μm 的光学切片。以吖啶橙为造影剂。吖啶橙特异性地染色有核细胞的 DNA 和 RNA,使细胞核与真皮产生强烈对比,FCM 从真皮和皮下脂肪仅采集到微弱的荧光,而上皮细胞(包括表皮、附属器结构和肿瘤细胞)的对比度则增加 1 000 倍。

标本为 MMS 手术新鲜切除的病灶。仪器和程序据文献所述[23]。总体而言,该程序可总结为以下五个步骤[19,22]:

第一步:Mohs 手术的新鲜切除组织,附有解剖区域(面部)示意图及标本的方向(通常用丝线在组织的一个或多个极点标记),即所有边缘均按时钟顺序依次编号为 A,B,C,D 和 E。

第二步:将 2~3mm 厚的组织浸泡在 0.6mM 浓度的吖啶橙染料溶液中 10~20 秒,然后用纸张拭去多余染料。

第三步:将组织夹在两张用模型陶土固定的玻片之间,然后放置在倒置显微镜的载物台上。设置好"扫描"按钮,图像采集可采用"A/C"(自动对比度)模式,或利用组织最佳荧光对比度进行手动设置。

第四步:每个皮肤标本(单层 / 边缘)采集一个二维图像序列,并将图像拼接起来以显示组织的整个区域。拼接图可显示区域大小为 7mm×7mm~12mm×12mm。

第五步:FCM 成像结束后,"三明治"样标本可以很容易打开,标本完整保存了组织学特征,可进一步处理制作冰冻切片。

目前的技术改进方向主要是采用高速条状拼接共焦显微成像技术来提升成像速度和效率。正在开发中的还有一种数字染色方法,将灰度(黑色和白色)对比度图像转换为紫色和粉红色,以模拟标准组织病理切片的外观[13,14,18]。

离体荧光显微镜在皮肤病学中的应用

基底细胞癌

BCC 约占所有皮肤肿瘤的 70%~80%,是人类最常见的恶性肿瘤。通常选择标准手术治疗。但即使手术切除,也有一些特征性的肿瘤有较高的复发率,包括位于眶周、鼻周、唇周和耳周的肿瘤,硬斑病样型、浸润型、微结节型和基底鳞状细胞型等组织病理学亚型,边界不清的 BCC,复发性病变,切除不完全的病变,以及累及神经或血管的病变。具有这些特点的 BCC 多用 MMS 治疗,可完全切除所有的组织边缘,最大限度地降低复发风险,避免不必要地切除健康组织。

FCM 已应用于 MMS 术中,已经有一套经典且较新明确的组织学标准来解释 FCM 灰度图像[19,22]。FCM 标准包括以下方面:

1. 荧光:荧光通过屏幕上明亮的白色图像来确定。荧光代表吖啶橙染色的有核细胞。与较暗的背景相比,荧光较亮的区域通常被认为是正在形成结构 / 聚集。

2. 肿瘤边界:肿瘤形状分为两类,一种边界模糊,不能清楚地用一条线将分开肿瘤与周围组织,而另一种边界清楚,可以用一条线很好地勾勒出肿瘤的轮廓。

3. 核拥挤:定义为皮损处核密度高于周围表皮和附属器结构的核密度。

4. 外周栅栏:栅栏用以描述外周极化并荧光均一的椭圆,与甲醛溶液固定的 HE 染色片中所谓的标准对应,代表最外层基底细胞极化、平行排列的显著倾向。

5. 裂隙:基底样细胞岛周围低荧光区域;在微结节型和浸润型 BCC 亚型中可部分勾勒出细胞岛外形,而在浅表性和结节型中则更明显。

6. 核多形性:与正常角质形成细胞中的正常圆形或椭圆形核轮廓不同的细胞核形状。

7. 核浆比增大:BCC 巢表现为密集、细长的异质性荧光斑点(核明显),而胞浆极少或缺失。

8. 间质:肿瘤间质是包绕在 BCC 肿块周围已出现变化的真皮。在 FCM 拼接图中表现为黑色背景上的荧光点,看起来像是核密集的真皮。

BCC 不同亚型的 FCM 图像各具特定的形态学特征[22]。具体而言,浅表型 BCC 的典型表现是不典型基底样细胞增生,这些细胞形成与表皮平面平行的轴,并且栅栏状基底细胞与临近间质间存在裂隙样回缩(裂隙样间隙)。结节型 BCC 表现为大小不等的结节,周围有栅栏状基底样细胞和裂隙(图 10.1)。而微结节型则表现为单一、界清、小而圆、形状大小一致的细胞岛。浸润型 BCC 的诊断最具挑战性,基底样细胞形成柱状和条索状,1~2 个细胞厚度,边角锐利,外周致密胶原化的间质包裹;栅栏和裂隙不常见。

应用 FCM 评估标准对 80 例 BCC 进行的研究表明,FCM 检测残余 BCC 的总体敏感性和特异性分别为 88% 和 99%[21]。此外,与冷冻切片的处理相比,新技术节省了近 2/3 的时间。

评估 FCM 图像可能有一些陷阱[22]。特别是浸润型 BCC 中常见微小、有棱角的条索和成串的荧光细胞,很难识别。此外,尽管周围间质不会聚集成束,也较难将之与浸润性条索区分。另一个可能的陷阱是多个聚集的皮脂腺体可能与 BCC 细胞岛相混淆,但前者没有栅栏状表现、荧光较少,且核位于细胞中央。

鳞状细胞癌

一些初步研究报告讨论了 FCM 用于 SCC 诊断和边缘评估的可行性。Longo 等[22]制定了 SCC 分级的 FCM 标准。初步研究表明,FCM 图像上,若肿瘤轮廓清晰、大量角珠、角蛋白形成和较少核多形性,则提示为高分化 SCC。相反,低分化肿瘤则境界不清,无角珠伴明显核多形性。中分化的 SCC 呈中间型生长,伴角蛋白形成(图 10.2)。

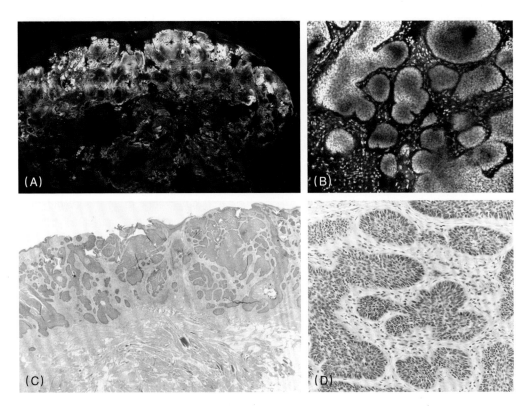

图 10.1 结节型基底细胞癌。(A)高倍镜下见高荧光、界限清楚的肿瘤增殖。(B)致密的圆形肿瘤岛。荧光共聚焦显微镜图像相应的低倍(C)和高倍(D)组织学图像

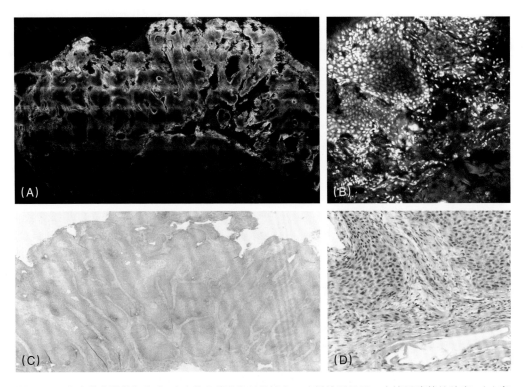

图 10.2 中度分化鳞状细胞癌。(A)荧光共聚焦显微镜(FCM)拼接图显示一个境界清楚的肿瘤。(B)高亮荧光的角质形成细胞形态较单一。(C)组织学图片与图 A 中的 FCM 图像相一致。(D)组织学示中度分化的鳞状细胞癌

离体荧光显微镜在普外科中的应用

离体荧光显微镜在普通病理学方面的研究较皮肤病学和 MMS 要少，但大有可为。2000 年始，共聚焦显微镜被用于普通病理方面的研究，主要集中在内镜和胃肠病理学。这些研究采用反射模式成像，未使用荧光染料，而是基于组织内部亚细胞结构之间的自然折射率差异。作者利用了未处理的食道、胃和结肠黏膜标本，探讨了这种快速和非破坏性成像技术是否可替代传统组织学[23]。另外对大鼠肝脏和胰腺活检标本也进行了初步研究[24,25]。

之后其他研究均使用反射模式共焦显微镜，研究标本主要来源于甲状旁腺、口腔、头颈部手术、膝关节软骨活检，以及乳腺立体定向活检[26-33]。

2005 年，Carlson 及其同事报道了基于宫颈活检组织自发荧光的研究。研究采用 Leica 倒置激光扫描共聚焦荧光显微镜对 25 例宫颈不典型增生进行了评估和分级[34]，主要检测了细胞角蛋白和上皮细胞线粒体中烟酰胺腺嘌呤二核苷酸 / 黄素腺嘌呤二核苷酸（nicotinamide adenine dinucleotide/flavin adenine dinucleotide，NAD/FAD）。作者报道，正常宫颈上皮细胞的特征表现为基底层增殖活跃（细胞线粒体活性高），胞浆显荧光，而较厚的中间层和表层由成熟细胞构成，仅边缘出现细胞角蛋白荧光。而随着癌症进展，胞浆荧光愈趋明显，并逐步累及完整上皮[34]。

2013 年，三项使用了荧光染料辅助的相关研究几乎同时发表[35-37]。El Hallani 等人在 31 例口腔黏膜手术切除标本中研究了共聚焦显微镜对口腔高度不典型增生病变的诊断准确性。经体外细胞培养从 5 种临床所用荧光造影剂中筛选出盐酸吖啶黄，所用共焦荧光显微镜是桌上型卡尔蔡司 Axio 成像仪 Z1，配备定制激光扫描共焦附件[35]。

Ragazzi 及其同事最近对 35 份手术新鲜组织（乳腺、甲状腺、结肠和淋巴结组织）标本进行了研究，采用了 Vivascope 2 500 共焦显微镜，吖啶橙为造影剂，发现该技术在鉴别肿瘤与正常组织方面可提供与传统 HE 染色组织切片相类似的组织学信息。他们一并讨论了该装置可能的应用和

主要限制[36]。

Dobbs 等报告了对 70 个源于手术切除或细针穿刺的乳腺组织样本的研究，使用上述相同的装置，但以普罗黄素为荧光造影剂。除了用以区分正常组织和肿瘤组织，他们还分析了该技术用于良性病变鉴别的可能性，包括轻度增生、慢性炎症、纤维囊性改变和纤维化[37]。

最近一篇论文中，Dobbs 等用共聚焦荧光显微镜检测了 25 例炎性乳腺癌细针穿刺活检组织中的肿瘤细胞学[38]。

以下所报道的有关体外荧光显微镜在普外科的潜在应用的数据，主要基于上述这些试验研究的结果。

口腔黏膜

FCM 已被用于研究口腔鳞状上皮不典型增生和 SCC，证实可在活检标本中辅助诊断具有高致癌风险的癌前病变，并可克服样本量不足而延误外科手术的问题，并且有助于确定外科手术切除边界。

乳腺癌

在 Mammotome 真空辅助乳腺微创旋切系统海绵所获得的标本中，共聚焦荧光显微镜已被证明可以很容易地将侵袭性肿瘤与正常导管、炎症和纤维化等反应过程鉴别（图 10.3 和图 10.4）。而且，FCM 可以与常规组织学一样精确地显示脂肪组织，避免了冰冻切片相关伪像。而对与细针穿刺活检和手术标本的分析结果与之类似。因此，FCM 可在活检过程中实时评估穿刺活检是否适当，证实是否存在肿瘤病变，并可立即重复这一过程。FCM 也可替代冰冻切片用以评估肿瘤边缘状态，因为冰冻切片中脂肪组织的伪像可影响评估的准确性。FCM 还可用于不适宜做冰冻切片的小肿瘤（<1cm），因为冰冻切片要求足够的组织标本以最终进行生物预测标记（而 FCM 不需要）。

将抗体与纳米粒子结合，可以为共聚焦显微镜的应用提供一个有意思的改进。Bickford 和同事将硅 - 金纳米壳用作一个有潜力的术中分子探针，评估了 *HER-2* 基因的过表达，取得了令人鼓舞的结果[39,40]。

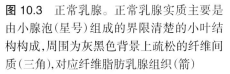

图 10.3 正常乳腺。正常乳腺实质主要是由小腺泡（星号）组成的界限清楚的小叶结构构成，周围为灰黑色背景上疏松的纤维间质（三角），对应纤维脂肪乳腺组织（箭）

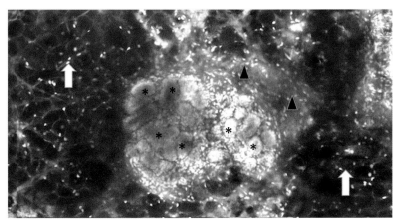

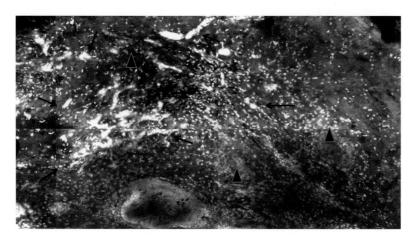

图 10.4　乳腺癌。癌较易识别,因乳腺实质组织变得杂乱,具高度荧光:浸润性导管癌表现为不规则分布的明亮细长条带和线状(箭),浸润至深灰色纤维化间质(三角)。致密的较大巢状结构代表原位部分(星号)

结肠癌

在结直肠切除术中,FCM 成像可以很容易地识别肿瘤与正常黏膜之间的边界,提示 FCM 可用于胃肠道手术病理中肿瘤边缘的评估。此外,内镜术中对内镜下黏膜切除术的标本进行评估以确定肿瘤的范围和边缘,可能是一个有意思的应用领域。

甲状腺癌

利用 FCM 成像可以清楚地区分乳头样结构和滤泡结构,并可与正常滤泡鉴别。因此,FCM 可用于可疑细胞学变化病变组织的术中评估,尤其是过小(<1cm)不宜行冰冻切片的病变。对于不适合行冰冻切片分析的钙化或囊性肿瘤,FCM 也是一种实用的术中检查工具。由于共聚焦技术不能评估细胞核细节,故不能识别乳头状瘤滤泡亚型,在冰冻切片分析中亦存在类似情况。

其他肿瘤

正如 Ragazzi 及其同事所建议的,FCM 中应用免疫组化可实现进一步的应用(例如,评估淋巴结转移)[36]。淋巴结中小淋巴细胞比例多,荧光强度高,FCM 难以明确鉴别淋巴结实质和转移肿瘤,特别是当肿瘤细胞形状和大小与淋巴细胞相似,或肿瘤细胞在淋巴实质中呈弥漫性分布时(如乳腺小叶癌)。

结论

离体荧光显微镜为普外科实时评价新鲜切除组织提供了一种实用的工具,可以不破坏标本的完整性,不仅能用于常规组织病理学诊断,也可用于免疫组化和分子检测等辅助研究。这些特征促使其用以替代冰冻切片,评估组织标本量是否足够(例如,研究乳腺穿刺针活检标本的肿瘤细胞学,确认肾活检组织中是否有肾小球,非小细胞肺癌小活检所得细胞量是否足以进行分子学研究,以及评估组织库)。

目前尚需更大规模研究来定义不同组织 FCM 表现的新症状学信息,并且需要进行前瞻性临床试验以确定诊断的准确性和可靠性。

(潘毅　译,冰寒　彭茂　校)

参考文献

[1] Bialy L, Whalen J, Veledar E, Lafreniere D, Spiro J, Chartier T, et al. Mohs micrographic surgery versus traditional surgical excision: a cost comparison analysis. Arch Dermatol 2004;140:736−42.

[2] Rajadhyaksha M, Menaker G, Flotte TJ, Dwyer PJ, Gonzalez S. Rapid confocal examination of nonmelanoma cancers in skin excisions to potentially guide Mohs micrographic surgery. J Invest Dermatol 2001;117:1137−43.

[3] Rajadhyaksha M, Menaker G, Flotte T, Dwyer PJ, González S. Confocal examination of nonmelanoma cancers in thick skin excisions to potentially guide Mohs micrographic surgery without frozen histopathology. J Invest Dermatol 2001;117:1137−43.

[4] Gauthier P, Ngo H, Azar K, Allaire A, Comeau L, Maari C, et al. Mohs surgery − a new approach with a mould and glass discs: review of the literature and comparative study. J Otolaryngol 2006; 35(5):292−304.

[5] Chung VQ, Dwyer PJ, Nehal KS, Rajadhyaksha M, Menaker GM, Charles C, et al. Use of ex vivo confocal scanning laser microscopy during Mohs surgery for nonmelanoma skin cancers. Dermatol Surg 2004;30:1470−8.

[6] Patel YG, Nehal KS, Aranda I, Li Y, Halpern AC, Rajadhyaksha M. Confocal reflectance mosaicing of basal cell carcinomas in Mohs surgical skin excisions. J Biomed Opt 2007;12(3):034027.

[7] Gareau DS, Patel YG, Li Y, Aranda I, Halpern AC, Nehal KS, et al. Confocal mosaicing microscopy in skin excisions: a demonstration of rapid surgical pathology. J Microsc 2009;233(1):149−59.

[8] Schüle D, Breuninger H, Schippert W, Dietz K, Moehrle M. Confocal laser scanning microscopy in micrographic surgery (three-dimensional histology) of basal cell carcinomas. Br J Dermatol 2009;161(3):698−700.

[9] Ziefle S, Schüle D, Breuninger H, Schippert W, Moehrle M. Confocal laser scanning microscopy vs 3-Dimensional histologic imaging in basal cell carcinoma. Arch Dermatol 2010;146(8): 843−7.

[10] Kaeb S, Landthaler M, Hohenleutner U. Confocal laser scanning microscopy—evaluation of native tissue sections in micrographic surgery. Lasers Med Sci 2009;24(5):819−23.

[11] Yaroslavsky AN, Barbosa J, Neel V, DiMarzio C, Anderson RR. Combining multispectral polarized light imaging and confocal microscopy for localization of nonmelanoma skin cancer. J Biomed Opt 2005;10(1):14011.

[12] Al-Arashi MY, Salomatina E, Yaroslavsky AN. Multimodal confocal microscopy for diagnosing nonmelanoma skin cancers. Lasers Surg Med 2007;39(9):696−705.

[13] Gareau DS, Li Y, Huang B, Eastman Z, Nehal KS,

Rajadhyaksha MJ. Confocal mosaicing microscopy in Mohs skin excisions: feasibility of rapid surgical pathology. J Biomed Opt 2008;13(5):054001.

[14] Gareau DS, Karen JK, Dusza SW, Tudisco M, Nehal KS, Rajadhyaksha M. Sensitivity and specificity for detecting basal cell carcinomas in Mohs excisions with confocal fluorescence mosaicing microscopy. J Biomed Opt 2009;14(3):034012.

[15] Karen JK, Gareau DS, Dusza SW, Tudisco M, Rajadhyaksha M, Nehal KS. Detection of basal cell carcinomas in Mohs excisions with fluorescence confocal mosaicing microscopy. Br J Dermatol 2009;160(6):1242−50.

[16] Bennàssar A, Vilalta A, Carrera C, Puig S, Malvehy J. Rapid diagnosis of two facial papules using ex vivo fluorescence confocal microscopy: toward a rapid bedside pathology. Dermatol Surg 2012; 38(9):1548−51.

[17] Abeytunge S, Li Y, Larson B, Toledo-Crow R, Rajadhyaksha M. Rapid confocal imaging of large areas of excised tissue with strip mosaicing. J Biomed Opt 2011;16(5):050504.

[18] Abeytunge S, Li Y, Larson B, Peterson G, Seltzer E, Toledo-Crow R, et al. Confocal microscopy with strip mosaicing for rapid imaging over large areas of excised tissue. J Biomed Opt 2013; 18(6):61227.

[19] Longo C, Ragazzi M, Castagnetti F, Gardini S, et al. Inserting ex vivo fluorescence confocal microscopy perioperatively in Mohs micrographic surgery expedites bedside assessment of excision margins in recurrent basal cell carcinoma. Dermatology 2013; 227(1):89−92.

[20] Bennàssar A, Carrera C, Puig S, Vilalta A, Malvehy J. Fast evaluation of 69 basal cell carcinomas with ex vivo fluorescence confocal microscopy: criteria description, histopathological correlation, and interobserver agreement. JAMA Dermatol 2013;149(7): 839−47.

[21] Bennàssar A, Vilata A, Puig S, Malvehy J. Ex vivo fluorescence confocal microscopy for fast evaluation of tumor margins during Mohs surgery. Br J Dermatol 2014;170(2):360−5.

[22] Longo C, Ragazzi M, Gardini S, Piana S, Moscarella E, Lallas A, Raucci M, Argenziano G, Pellacani G. Ex vivo fluorescence confocal microscopy in conjunction with Mohs micrographic surgery for cutaneous squamous cell carcinoma. J Am Acad Dermatol 2015;73(2):321−2.

[23] Inoue H, Igari T, Nishikage T, Ami K, Yoshida T, Iwai T. A novel method of virtual histopathology using laser-scanning confocal microscopy in-vitro with untreated fresh specimens from the gastrointestinal mucosa. Endoscopy 2000;32(6):439−43.

[24] Keck T, Campo-Ruiz V, Warshaw AL, Anderson RR, Fernandez-del Castillo C, Gonzalez S. Evaluation of morphology and microcirculation of the pancreas by ex vivo and in vivo reflectance confocal microscopy. Pancreatology 2001;1(1):48−57.

[25] Campo-Ruiz V, Ochoa ER, Lauwers GY, Gonzalez S. Evaluation of hepatic histology by near-infrared confocal microscopy: a pilot study. Hum Pathol 2002;33(10):975−82.

[26] White WM, Tearney GJ, Pilch BZ, Fabian RL, Anderson RR, Gaz RD. A novel, noninvasive imaging technique for intraoperative assessment of parathyroid glands: confocal reflectance microscopy. Surgery 2000;128(6):1088−100.

[27] Clark AL, Gillenwater AM, Collier TG, Alizadeh-Naderi R, El-Naggar AK, Richards-Kortum RR. Confocal microscopy for real-time detection of oral cavity neoplasia. Clin Cancer Res Off J Am Assoc Cancer Res 2003;9(13):4714−21.

[28] White WM, Baldassano M, Rajadhyaksha M, Gonzalez S, Tearney GJ, Anderson RR, et al. Confocal reflectance imaging of head and neck surgical specimens. A comparison with histologic analysis. Arch Otolaryngol-Head Neck Surg 2004;130(8):923−8.

[29] Campo-Ruiz V, Patel D, Anderson RR, Delgado-Baeza E, Gonzalez S. Evaluation of human knee meniscus biopsies with near-infrared, reflectance confocal microscopy. A pilot study. Int J Exp Pathol 2005;86(5):297−307.

[30] Tilli MT, Cabrera MC, Parrish AR, Torre KM, Sidawy MK, Gallagher AL, et al. Real-time imaging and characterization of human breast tissue by reflectance confocal microscopy. J Biomed Opt 2007;12(5):051901.

[31] Yoshida S, Tanaka S, Hirata M, Mouri R, Kaneko I, Oka S, et al. Optical biopsy of GI lesions by reflectance-type laser-scanning confocal microscopy. Gastrointest Endosc 2007;66(1):144−9.

[32] Schiffhauer LM, Boger JN, Bonfiglio TA, Zavislan JM, Zuley M, Fox CA. Confocal microscopy of unfixed breast needle core biopsies: a comparison to fixed and stained sections. BMC Cancer 2009;9:265.

[33] Anuthama K, Sherlin HJ, Anuja N, Ramani P, Premkumar P, Chandrasekar T. Characterization of different tissue changes in normal, betel chewers, potentially malignant lesions, conditions and oral squamous cell carcinoma using reflectance confocal microscopy: correlation with routine histopathology. Oral Oncol 2010;46(4):232−48.

[34] Carlson K, Pavlova I, Collier T, Descour M, Follen M, Richards-Kortum R. Confocal microscopy: imaging cervical precancerous lesions. Gynecol Oncol 2005;99(3 Suppl. 1):S84−8.

[35] El Hallani S, Poh CF, Macaulay CE, Follen M, Guillaud M, Lane P. Ex vivo confocal imaging with contrast agents for the detection of oral potentially malignant lesions. Oral Oncol 2013;49(6):582−90.

[36] Ragazzi M, Piana S, Longo C, Castagnetti F, Foroni M, Ferrari G, et al. Fluorescence confocal microscopy for pathologists. Mod Pathol 2014;27(3):460−71.

[37] Dobbs JL, Ding H, Benveniste AP, Kuerer HM, Krishnamurthy S, Yang W, et al. Feasibility of confocal fluorescence microscopy for real-time evaluation of neoplasia in fresh human breast tissue. J Biomed Opt 2013;18(10):106016.

[38] Dobbs J, Krishnamurthy S, Kyrish M, Benveniste AP, Yang W, Richards-Kortum R. Confocal fluorescence microscopy for rapid evaluation of invasive tumor cellularity of inflammatory breast carcinoma core needle biopsies. Breast Cancer Res Treat 2015; 149(1):303−10.

[39] Bickford LR, Agollah G, Drezek R, Yu TK. Silica-gold nanoshells as potential intraoperative molecular probes for HER2-overexpression in ex vivo breast tissue using near-infrared reflectance confocal microscopy. Breast Cancer Res Treat 2010;120(3): 547−55.

[40] Bickford LR, Langsner RJ, Chang J, Kennedy LC, Agollah GD, Drezek R. Rapid stereomicroscopic imaging of HER2 overexpression in ex vivo breast tissue using topically applied silica-based gold nanoshells. J Oncol 2012;2012:291898.

第 11 章

相干拉曼散射显微术

H. Wang, C.L. Evans

引言

皮肤的结构

皮肤是人体最大的器官之一,包括细胞构成的表皮层和结缔组织构成的真皮。表皮可分为四个亚层:①最外层是角质层,含有无生命的角质形成细胞,主要作为渗透屏障;②颗粒层含有颗粒细胞,促进角蛋白的交联;③棘层由棘细胞构成,角质化过程始于此;④基底层提供生发细胞,是表皮更新所必需的。表皮中的角质形成细胞经历从生发状态到充满角蛋白的终末分化状态,这一重要的细胞分化过程称为角化。真皮主要成分为胶原纤维、弹性纤维及皮肤附属器,如毛囊、汗腺和皮脂腺(sebaceous gland,SG)。表皮和真皮之间是表真皮连接(dermal epidermal junction,DEJ),既为表皮提供了机械支撑,也为阻止表真皮间细胞和大分子交换提供了物理屏障。

人体皮肤是抵抗外部化学物质和微生物极好的物理屏障,并且通过温度和压力感受器对外界刺激产生反应以维持内部稳态。黑色素细胞是皮肤中一种非常独特的细胞,能产生黑色素,在阳光下保护机体免受紫外线(ultraviolet,UV)辐射损伤。皮肤附属器中的 SG 可分泌富含脂质的皮脂,既可使皮肤和毛发防水,亦可防水分丢失。皮肤还参与调节体温,当周围环境温度升高时,真皮中血管会扩张,增加流向体表的血流。分泌汗液是人体另一种降温机制[1]。

光学技术在皮肤成像中的应用

眼睛能灵敏地感知皮肤颜色和质地的变化,故皮肤科临床评估传统依赖于视觉检查。多年来,已经有许多非侵入性方法被用于辅助以更客观地评估皮肤。

伍德灯

伍德灯发明于 1903 年,当时人们提出用荧光灯来帮助观察皮肤[2]。临床上,紫外光源的伍德灯最初用以诱导荧光来检测毛发真菌感染[3]。后来亦被用以观察皮肤疾病,如卟啉病[4]、皮肤感染[5]和色素异常疾病[6]。然而,伍德灯下其他外源成分(如皂质残留和外用药物/乳膏)产生的荧光可能会干扰组织的自发荧光。

皮肤镜

皮肤镜本质上是一种皮肤表面显微镜,它使我们能观察到皮肤结构的细节。皮肤科医生在 20 世纪 50 年代首次使用皮肤镜评估色素性皮肤疾病[7]。如今,皮肤镜在皮肤学的应用包括:评估炎症性和感染性疾病[8]、自身免疫性疾病[9]和非色素性皮肤肿瘤[10],以及监测治疗反应[8,11,12]。与单纯皮肤视诊相比,皮肤镜诊断准确率高出 5%~30%,比例取决于皮肤科医生的经验及皮损类型[13]。皮肤镜诊断的准确率受限于较低的分辨率和无光学层析功能。

反射共聚焦显微镜

共聚焦扫描激光显微镜(confocal scanning laser microscopy,CSLM)可以对厚样品逐层成像[14],已在皮肤科学广泛应用。反射共聚焦显微镜(reflectance confocal microscopy,RCM)是 CSLM 的一个分支,利用内源性折射率的差异作为图像对比度的来源,因此无需外源标记[15]。RCM 可高速采集数百毫米深处皮肤的高分辨率图像,故适用于很多在体皮肤应用。正常皮肤的共聚焦图像可以显示表皮的细胞细节、真皮中胶原蛋白和弹性纤维,以及真皮毛细血管中的循环血细胞[16]。因黑色素可产生高图像对比度,RCM 已被用于研究良恶性黑色素细胞性病变[17]。RCM 的其他应用包括诊断基底细胞癌(basal cell carcinoma,BCC)[18]、变应性接触性皮炎[19]和光化性角化病[20],以及判定肿瘤边缘指导 Mohs 手术[21]。RCM 还与共焦拉曼光谱技术联合用于鉴别良、恶性皮肤细胞[22]。

光学相干断层成像

光学相干断层成像(optical coherence tomography,OCT)是另一种非侵入性技术,它能够实现活组织微观结构的高分辨率横断面成像。1997 年,OCT 首次用于皮肤科,目前试验和临床皮肤研究均已使用[23]。OCT 成像可以很好地观察表皮、真皮上部、血管和皮肤附属器[24]。OCT 也可用于鉴别皮肤疾病。例如,OCT 可以看到银屑病的角化不全[25]。也可以看到炎症性皮肤状况如接触性皮炎[23,25-27]。光学显微血管造影是 OCT 的一个分支,可成像炎症皮肤的血管[28,29]。OCT 在皮肤研究中的其他应用包括评估大疱性疾病[30-32]、甲真菌病[33]、皮肤癌和癌前病变[34-36],以及评估保湿剂[37]和激光热疗[38]等的疗效。然而,标准 OCT 中的对比度由光散射引起,不具备分子特异性。

多光子显微镜

以近红外(near-infrared,NIR)光为激发光,多光子显微镜(multiphoton microscopy,MPM)成像深度更深,图像分辨率与 CSLM 相当,且亦具有光学层析能力。MPM 需超快(通常飞秒级脉冲宽度)的激光光源达到极高的光子密度,进而在焦平面上激发双光子吸收荧光。可被双光子激发的内源性荧光基团包括烟酰胺腺嘌呤二核苷酸(磷酸)[nicotinamide adenine dinucleotide(phosphate),NAD(P)H]、黄素和弹性蛋白。超快光源也可以通过二次谐波产生(second harmonic generation,SHG)产生图像对比度,可观察到非中心对称分子,如皮内的胶原蛋白。

自 MPM 问世以来,其在皮肤病学领域的应用数量急剧增加。例如,在体均可获得双光子荧光(two-photon fluorescence,TPF)和 SHG 图像,可清晰观察细胞和纤维结构[39,40]。TPF 和 SHG 可分别成像弹性纤维和胶原纤维,MPM 也被用来计算弹性纤维与胶原纤维的比值(真皮老化指数),来量化皮肤的光老化程度[41]。在皮肤研究中的更多应用包括研究给药[42]、非黑色素瘤性皮肤肿瘤[43,44]和黑色素瘤[45]。临床应用方面的一大进步是快速扫描多光子显微系统的发展,其视频级的成像速度可补偿非自主身体运动,以防图像失真[46]。最近,一种商用的在体 MPM 仪器(DermaInspect,JenLab,Jena,德国)已经开发出来,它将超快激光、光学元件、扫描单元和电路集成到一个微型便携单元中。关节臂上的扫描探头可以测量不同身体部位的皮肤。除了可对健康或患病皮肤进行直接成像外,MPM 还具有基于双光子吸收的光热解作用。由于组织内对光的高选择性吸收,这可能成为一种高度靶向性治疗手段。MPM 同时具有成像和治疗能力,双光子吸收可同时用于治疗和疗效监测[47]。

相干拉曼散射

生物医学成像领域(尤其临床皮肤影像)急需不使用化学造影剂的技术。因为不同化学结构的分子各具独特振动频率,振动光谱和显微镜技术可识别内在特定的化学对比。在这些振动技术中,拉曼光谱已广泛应用于诸如肿瘤检测等生物医学领域[48]。然而,拉曼显微镜一个主要限制是因自发拉曼效应极弱而需较长的信号捕获时间。相干拉曼散射(coherent Raman scattering,CRS),包括相干反斯托克斯-拉曼散射(coherent anti-Stokes Raman scattering,CARS)和受激拉曼散射(stimulated Raman scattering,SRS),可以通过非线性相互作用相干增强较弱的拉曼信号,快速采集图像,更适合于在体生物成像。此外,CRS 利用非线性过程,具有与 MPM 类似的"虚拟活检"层析功能。

当两束脉冲激光之间的频率差 $\Delta\omega=\Delta\omega_1-\Delta\omega_2$(拍频)与特定的分子振动频率相匹配时,两个输入场可以为焦点中所有振动共振分子提供相干驱动力,从而能够在 $\Delta\omega_{as}=\Delta\omega_p-\Delta\omega_s$ 处产生强烈的反斯托克斯-拉曼信号,其中 $\Delta\omega_{as}$、$\Delta\omega_s$、$\Delta\omega_p$ 分别代表反斯托克斯信号、斯托克斯信号和泵浦信号的频率。图 11.1 显示了 CARS 过程[49]。当 $\Delta\omega_p-\Delta\omega_s$ 调谐到分子振动的频率时,反斯托克斯信号明显增强;但当 ω_p 和 ω_s 远离电子共振时,仍会观察到电子非共振背景。CARS 信号可以向前和向后(Epi)方向传播。对于厚的皮肤组织,CARS 显微镜中的图像对比度主要来源于更强的前向传播的 CARS 信号的后向散射。

SRS 也属于 CRS 家族,它需要两束超快激光束[50]。当 $\Delta\omega_{as}=\Delta\omega_p-\Delta\omega_s$ 的两束激光的频差与分子 U 的振动频率相匹配时,斯托克斯光束的强度(I_s)增大(ΔI_s),泵浦光的强度(I_p)减小(ΔI_p)。ΔI_s 和 ΔI_p 的强度变化分别称为受激拉曼增益(SRG)和受激拉曼损耗(SRL)。SRG 和 SRL 的发生需要严格的频率匹配,因此,SRS 没有非共振背景。与 CARS 类似,从组织中检测到的 epi 信号来源于正向信号的后向散射。SRS 的输入和输出光谱以及检测方案见图 11.2。

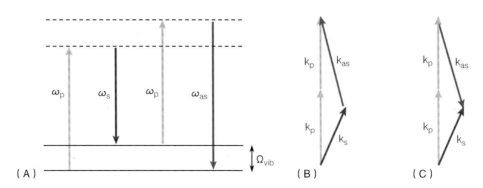

图 11.1 （A）相干反斯托克斯 - 拉曼散射（CARS）过程示意图。当泵浦频率和斯托克斯频率之差（$\omega_p - \omega_s$）与分子振动频率 ω_{vib} 匹配时，反斯托克斯信号的产生频率为 $\omega_{as} = 2\omega_p - \omega_s$。（B）前向产生 CARS 的相位匹配条件。（C）后向（epi）产生 CARS 的相位匹配条件。k 称为波矢量，$k=$（$2\pi/\lambda$）。此处，k_p，k_s 和 k_{as} 分别表示泵浦、斯托克斯和反斯托克斯波矢量

来源：Evans CL, Xie XS. Coherent anti-Stokes Raman scattering microscopy：chemical imaging for biology and medicine. Annu Rev Anal Chem 2008；1：883-909.

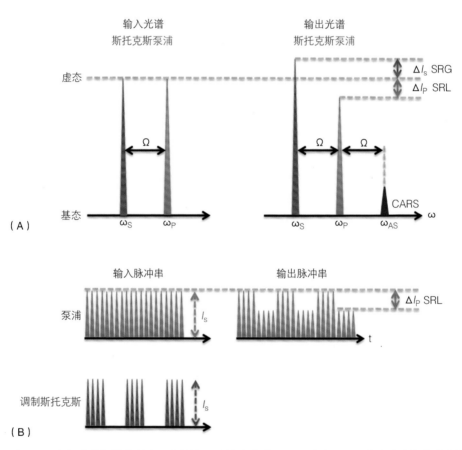

图 11.2 （A）受激拉曼散射（SRS）的输入和输出光谱。SRS 导致 Stokes 光强度增加［受激拉曼增益（SRG）］，泵浦光强度下降［受激拉曼损耗（SRL）］。在反斯托克斯频率（ω_{as}）上产生的相干反斯托克斯喇曼散射（CARS）信号也被显示（不成比例）。（B）SRL 检测示意图。斯托克斯光束调制在高频（MHz），由此产生的振幅调制泵浦光所引起的 SRL 可以被检测到

来源：Freudiger, Christian Wm et al. Label-free biomedical imaging with high sensitivity by stimulated Raman scattering microscopy. Science 2008；322（5909）：1857-1861.

相干拉曼技术在生物医学研究中的应用

相干拉曼技术,包括 CARS 和 SRS 显微镜,已被广泛应用于生物医学成像。例如,Freudiger 及其同事在 2008 年证实 SRS 能够非侵入性地成像活细胞和脑组织[50],可识别 ω_3 脂肪酸和饱和脂肪在细胞中的分布[50]。此外,已经成功地利用 SRS 成像了小鼠胼胝体中的神经元束,可以清晰地显示单个神经元[50]。由于小鼠完整角膜质膜上的脂类 CARS 信号较强,CARS 结合 TPF 显微镜能对角膜上皮和内皮细胞进行成像[51]。CARS 显微镜也被用来成像小鼠动脉粥样硬化的斑块病变,在西方饮食喂养小鼠的斑块病变中观察到整体脂质含量的增加[52]。为了了解肥胖与乳腺癌之间的联系,Le 等发现肥胖大鼠乳腺中脂肪细胞和胞内脂滴增加[52]。此外,CARS 和 SHG 显微镜还被用于乳腺基质的成像[53]。

相干拉曼散射成像皮肤结构

正常皮肤

由于皮肤很容易接触,CRS 已被广泛使用于研究皮肤结构及附属器。CARS 显微术作为活体皮肤成像技术首次是在小鼠身上得到证明,并具有化学物质特异性[54]。例如,当调谐至饱和脂质,亚甲基(CH_2)振动模式在 2 845cm^{-1},每个多边形角质细胞周围可以很容易地看到脂质丰富的"灰浆"(图 11.3)。CARS 可用于观察小鼠耳部皮肤深层的特殊脂质结构。深度超过120μm 的皮下脂肪也可以很好地显示出来,

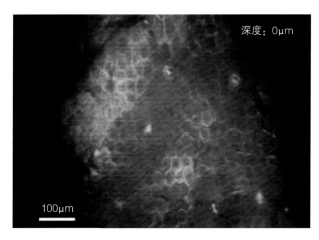

图 11.3　无毛小鼠耳朵的相干反斯托克斯 - 拉曼散射(CARS)图像。拉曼位移设置在 2 845cm^{-1}(ω_p=816.8nm),以探测脂类中亚甲基(CH_2)对称拉伸振动。帧时的平均值为 2 秒。请注意角质层,围绕多边形角质层细胞的板层脂质发出明亮的信号。亮点是皮脂腺的导管
来源:Evans CL,Potma EO,Puoris' haag M,Côté D,Lin CP,Xie XS. Chemical imaging of tissue in vivo with video-rate coherent anti-Stokes Raman scattering microscopy. Proc Natl Acad Sci U S A 2005;102:16807-12.

证明 CARS 可探测高度散射的皮肤组织[55]。同样,SRS 也被证明能用于皮肤成像。通过调节蛋白质(2 950cm^{-1})的甲基(CH_3)伸缩振动,角质层和表皮中不同大小的角质形成细胞可以很好地显现[50]。

CRS 除了可显示皮肤内的细胞结构外,也可成像皮肤的附属物,如毛囊、汗腺和 SGS。由于方便测量,人的头发已经成为研究蛋白质结构和功能的最重要的模型之一[56-58]。超宽带多重 CARS 微区光谱已被用来研究经过或不经过化学 /机械处理的头发,获得的 CARS 图像显示毛发中化学成分和蛋白质二级结构不均匀。利用极化敏感测量技术,可以清楚地观察到化学 / 机械处理引起的蛋白质二级结构的变化[59]。

SG 存在于每根头发的下方,分泌富含脂类的皮脂,作为皮肤的天然屏障,防止水分流失,并保持皮肤湿润。由于 SG 的生理活动在寻常痤疮的发生发展中起着重要作用,非侵入性观察 SG 可能有助于研究更好的治疗痤疮的方法。SG 的主要化学成分是脂质,可以在 2 845cm^{-1} 处对小鼠皮肤中的 SG 进行特异性成像。研究发现,SG 和脂肪细胞的 CARS 光谱因其化学脂组成不同而存在一定程度的差异;鼠 SG 的饱和 - 不饱和脂肪比例高于脂肪细胞[54]。因为 CARS 显微镜可以以视频速度(每秒 30 帧)实现,并且可以用于长期观察而不引起扰动,故可以用 CARS 来研究皮脂生产、细胞增殖和迁移。实际上,Jung 等证明,CARS 显微镜能够揭示皮脂腺细胞全浆分泌的动态过程,以及冷处理后 SGS 的反应[60]。CARS 显微镜下单个皮脂腺细胞的迁移都是可视化的,可以对之进行跟踪(图 11.4)。

CARS 和 SRS 也被用来研究护肤霜、洗发水和其他化妆品的特性。化妆品公司有极大的兴趣了解护肤品如何与人类皮肤 / 头发相互作用。一些常见的参数包括穿透深度、穿透时间和皮肤的变化机制。CRS 技术是研究这些问题的理想方法,并可能作为一种新方法来评估皮肤和头发产品。CARS 显微镜已被用来测定所选化合物在人发中的分布和浓度。例如,Zimmerley 及其同事已经利用 CARS 显微镜测量了人类头发皮质区域的水和外用的 D- 甘氨酸(氘化甘氨酸)的含量[61]。然后根据 CARS 对比度进行定量分析,以帮助理解护发产品的化学和物理机制。

CARS除了可研究SG外,还可用于研究其他皮肤附属器,如汗腺。CARS 和 TPF 显微镜联用已经被用来成像小汗腺的切片(皮肤表面下 18μm)[62]。CARS 显像的主要对比物是脂质,而 TPF 显微镜下激发的主要荧光发色团是 NAD(P)H。

使用无创成像方法(如 CRS 显微镜)获得正常皮肤的特征,作为基线参数。这些参数可以作为参考,以指导研究人员和医生诊断和评估皮肤病。

患病皮肤

历史上,皮肤病的诊断在很大程度上依赖于医生对临床症状的主观评估。光谱学和成像工具的兴起,有望为皮肤病的评估和诊断引入更多定量和客观的评估方法。皮肤病的评估除了可以用自动化的常规程序、计算机影像工具、皮肤科专家的专业知识外,成像工具(如 CRS 显微镜)也可用来获取皮肤数据,因而可提供改进方法,实现及时的疾病诊

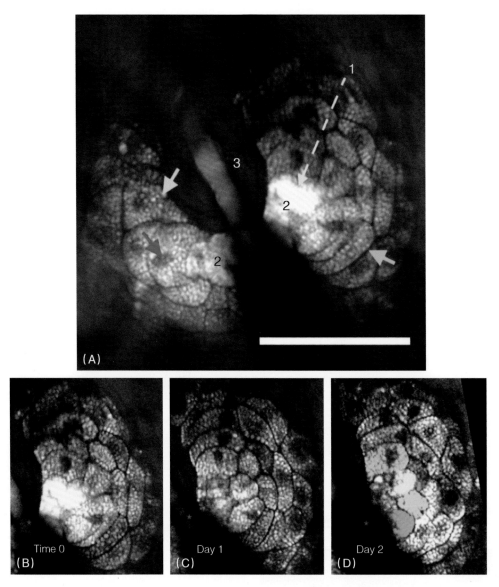

图11.4　正常皮脂腺的相干反斯托克斯-拉曼散射(CARS)成像。(A)皮脂腺,显示细胞内脂滴(蓝色箭)、细胞核(红色箭)和细胞膜(绿色箭)。1. CARS信号强度随着皮脂腺细胞靠近腺体导管而增强,反映细胞成熟时脂质的积累。2. 导管附近的皮脂腺细胞显示了最强的CARS信号,反映了细胞死亡和脂质释放时的细胞结构。3. 毛干被分泌的脂类包覆。(B~D)连续3天同一皮脂腺中的脂肪细胞迁移。5个皮脂腺细胞用不同的颜色标记以便识别。当脂肪细胞迁移到腺体导管(星号)时,细胞内结构丧失,CARS信号增加。刻度=50μm

来源:Jung Y,Tam J,Jalian HR,Anderson RR,Evans CL. Longitudinal,3D in vivo imaging of sebaceous glands by coherent anti-Stokes Raman scattering microscopy:normal function and response to cryotherapy. J Invest Dermatol 2014.

断。例如,银屑病是一种非常常见的慢性皮肤病,皮损通常是有鳞屑的红色斑块。银屑病的病因尚不完全清楚,但它已与某些癌症、心血管疾病和其他自身免疫性疾病的风险增加有关。CRS技术与TPF显微镜联用,最近已被应用于揭示健康皮肤和银屑病皮损细胞水平的差异。在银屑病患者皮损的细胞间区域,CARS捕捉到的CH_2脂质信号与正常皮肤相比有所降低[63]。这种光信号为银屑病的初步诊断和斑块的监测提供了一种潜在的方法。

另一个潜在的应用是最常见的皮肤癌——BCC。尽管BCC是浅表性的,但用常规方法鉴别BCC边缘仍是一个挑战。最近一项研究用CARS和MPM[64]对一个大的BCC截面(9.5mm×6.35mm)进行了检测。当CARS系统被调至2 850cm⁻¹的脂质带时,作者在癌变区的最上层表皮发现了强烈的CARS信号。这提示皮内CARS脂质成像对比可作为评价BCC肿瘤侵袭性的重要指标。获得的拼接图像(图11.5)与苏木精和伊红(hematoxylin and eosin,HE)组织学"金标准"病理诊断相符,图中灰色阴影标记的是病理医生诊断的损害。此外,SHG结合CARS成像,可以确定真皮胶原含量的差异。同时,TPF也被纳入联合应用,用于显示组织中自发荧光的分布。这三种技术各自提供互补的信息,组合提供了一套更完整的信息,可与常规HE切片相媲美,具有很高的潜在临床诊断价值。

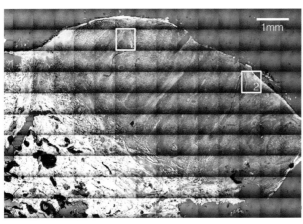
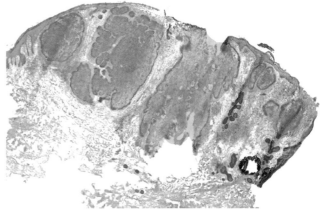

图 11.5 相干反斯托克斯 - 拉曼散射（CARS）图像（左）与苏木精和伊红（HE）染色平行切片（右）。肿瘤区域已标记（阴影）
来源：Vogler N，Heuke S，Akimov D，Latka I，Kluschke F，Röwert- Huber H-J，et al. Discrimination of skin diseases using the multimodal imaging approach. In：Spie Photonics Europe；2012，pp. 842710-8.

鳞状细胞癌（squamous cell carcinoma，SCC）是另一种非黑色素瘤皮肤癌。临床上，皮肤 SCC 原位癌在日晒部位表现为多层鳞屑、红斑或丘疹，而侵袭性 SCC 通常表现为快速生长的丘疹或结节，多数病灶有鳞屑、角质痂壳和病灶中心周围溃疡[65-67]。有研究对 5 例 SCC 患者的皮肤切片进行了 CARS、TPF 和 SHG 等多模态非线性显微镜观察，以获取 SCC 的光学特征[68]。CARS 调至 2 850cm^{-1}，检测脂类的 CH_2 伸缩振动，TPF 检测 435~485nm 以观察 NADH。图 11.6 显示了代表性的 SCC 截面 CARS 影像，可见真皮网状层有明显的角化浸润，角蛋白聚集的瘤巢内显示高脂 CARS 信号。肿瘤岛可见细胞核增大。这些形态学特征与组织学表现有很好的对应关系。

图 11.6 （A）相干反斯托克斯 - 拉曼散射（CARS）。（B）图示肿瘤区域，肿瘤区域由（A）中的虚线定位。（C）角化中的肿瘤。（D）鳞状细胞癌癌巢。从包绕的真皮组织中可以看出肿瘤细胞。（E）具有多形性细胞核的肿瘤细胞。（F）角珠。（G）SCC 细胞。白色箭示在 CARS 中显得黑暗的核。与非癌组织相比，肿瘤组织具有更高的细胞密度，更大的细胞核，因此核浆比更高
来源：Heuke S，Vogler N，Meyer T，Akimov D，Kluschke F，Röwert-Huber H-J.，et al. Detection and discrimination of non-melanoma skin cancer by multimodal imaging. In：Healthcare；2013，pp. 64-83.

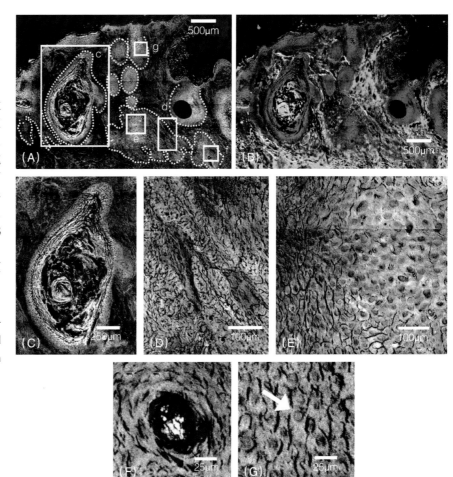

瘢痕疙瘩是一种瘢痕亚型,通常由肉芽组织(Ⅲ型胶原)过度生长引起,逐渐被Ⅰ型胶原所取代。即使瘢痕疙瘩是良性的,也可能引起剧烈的疼痛和瘙痒。有研究用 CARS、TPF 和 SHG 多模态成像系统比较了正常皮肤和瘢痕疙瘩组织[69]。在手术中切除的人皮肤样本(3 例正常皮肤和 3 例瘢痕疙瘩)被切成 20μm 厚的切片,不做进一步的处理。脂质 CARS 图像显示 CARS 可以观察到瘢痕疙瘩组织中角质层的单个细胞有强烈信号,可能作为瘢痕疙瘩的一种无创即时成像生物标记。然而,应该注意到,在体瘢痕疙瘩成像,即使是所有三种模式,穿透深度仍只是有限的约 200μm。因此,可能需要像 OCT 这样的工具来克服这一限制。

药物渗透和化学扩散的 相干拉曼散射成像

除了对皮肤结构进行成像外,CRS 显微镜还可用于经皮药物渗透和化学扩散的成像和评估。尽管人体皮肤的屏障功能对于维持体内平衡至关重要,但皮肤的低渗透性给透皮给药带来了挑战[70]。评估药物的皮肤穿透深度,传统的方法是用胶带逐层剥下角质层,逐层化学分析。然而结果可能不准确,因为胶带剥离技术可能带来干扰。另一类追踪药物渗透的方法包括荧光标记,但是很难对小分子药物进行荧光标记,加入标记物质可能改变目标分子及其输送方式。例如,一个荧光基团可能与药物分子大小相同,或比目标药物分子更大。因此,为了准确地跟踪药物,需要一种通过内在对比来可视化药物分子的技术。相干拉曼成像可以满足许多分子的这一需要,并能实现微尺度上的分子可视化,以揭示药物的扩散、运输和吸收。

视黄醇和维 A 酸

视黄醇是一类维生素 A 衍生物,对皮肤有多种作用[71]。维 A 酸(retinoic acid,RA)是视黄醇的一种代谢产物,制药工业多年来一直积极发现和研究其多种效应,包括缓解痤

疮[72]、刺激胶原合成[73]以及改善银屑病[74]。SRS 已被证实能跟踪局部外用视黄醇渗透到小鼠皮肤[50]。为了成像 RA,SRS 系统需要调到一个 RA 高度特异的振动带 1 570cm⁻¹。利用 SRS 观察到疏水分子 RA 通过表皮角质形成细胞之间富含脂质的细胞间隙进入皮肤。CARS 显微镜还显示,视黄醇可以通过毛干渗透到 SG,进入毛干周围组织及与之毗邻的 SG(图 11.7)[49]。

非甾体抗炎药

非甾体抗炎药(nonsteroidal anti-inflammatory drug,NSAID),如酮洛芬和布洛芬,除了作为止痛药外,还常用于治疗皮疹、皮炎和光线性角化病。酮洛芬的结构在芳基 CH- 键 1 599cm⁻¹ 振动频率上产生强烈的共振,可被观察到。虽然布洛芬的结构并不能产生强烈而独特的振动频率,但可以用氘化的分子(其中氢被其较重的同位素氘取代)。由于碳 - 氘(CD)键在自然界中并不存在,因此利用这种氘标记方法可以在 2 120cm⁻¹ 的 CD 振动带上实现布洛芬的特异性观测。在不同的时间点拍摄三维 SRS 图像,分别观察脂肪、布洛芬、酮洛芬和丙二醇(propylene glycol,PG),包括氘化和正常两种形式。图 11.8 是一组 SRS 图像,显示了 PG(氘化)和酮洛芬穿透角质层。SRS 图像显示,这些化合物通过角质层的细胞间脂质以及毛干渗透[75]。作者还观察到,在(未氘化)PG 中局部应用布洛芬(氘化)溶液后,在组织表面形成了药物晶体。

油脂类

许多化妆品都含有油脂和其他富含脂类的成分,长期以来,人们一直认为这些化合物是通过角质层的脂质结构进入皮肤的。在一项小鼠试验中,将视频帧速的 CARS 显微镜调到 CH₂ 脂质带,监测使用婴儿油(强生公司)后皮肤脂质含量的变化[54]。视频帧速 CARS 三维成像捕捉到脂质在角质层细胞之间缓慢地渗透,20 分钟后角质层中的脂类浓度明显增加。没有发现真皮中矿物油的 CARS 信号增加,因此矿物油并不会穿透到表皮层以下(图 11.9)。

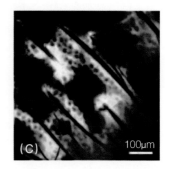

(A)　　　　　(B)　　波数/cm⁻¹　　　(C)　　　100μm

图 11.7 (A)视黄醇的结构。(B)视黄醇的拉曼光谱,在 1 594cm⁻¹ 处有强烈的特征峰,这是由共轭多烯结构引起的。(C)用 10% 视黄醇(香桃木油 318 稀释)处理小鼠耳部皮肤,成像范围为 620μm×620μm。A.U.,自定单位;CH₃,甲基

来源:Evans CL, Xie XS. Coherent anti-Stokes Raman scattering microscopy:chemical imaging for biology and medicine. Annu Rev Anal Chem 2008;1:883-909.

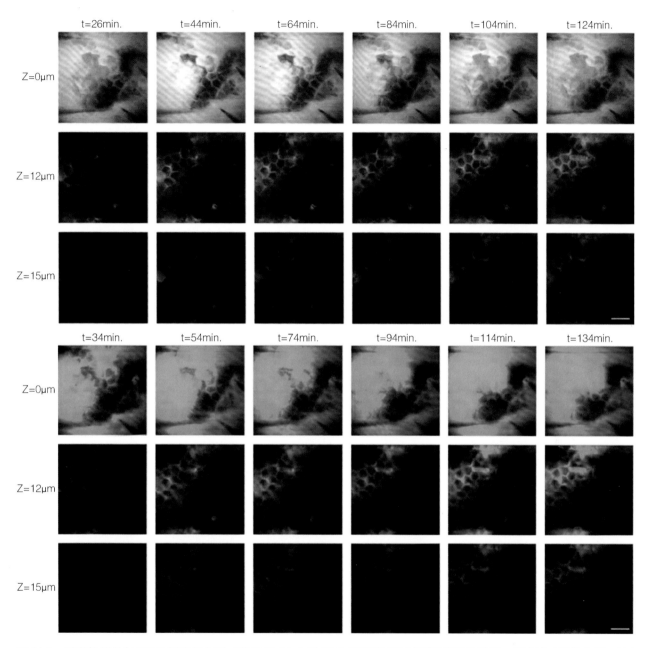

图 11.8　受激拉曼散射（SRS）探测氘化丙二醇（PG）（上方图集）和酮洛芬（下方图集）穿透角质层。深度示于图像左侧，时间示于图像上方。溶剂和药物的峰值分别在 2 120cm⁻¹ 和 1 599cm⁻¹。刻度 =50μm

来源：Saar BG，Contreras-Rojas LR，Xie XS，Guy RH. Imaging drug delivery to skin with stimulated Raman scattering microscopy，Mol Pharm 2011；8：969-75.

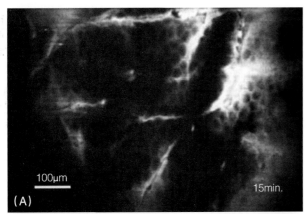

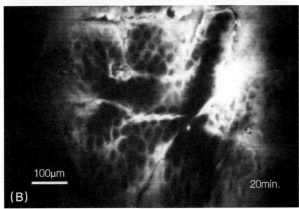

图 11.9　矿物油在小鼠表皮的扩散。(A)外敷矿物油透过角质层间的脂质裂缝渗透过角质层。在涂油后 15 分钟后获取皮肤表面下 20μm 处的图像。拉曼频移设置为 2 845cm⁻¹，矿物油在此处有一个明亮的信号。(B)再过 5 分钟后的同一区域。较亮的信号表明 5 分钟内可以清楚地看到矿物油随时间而扩散，导致油浓度升高
来源：Evans CL，Potma EO，Puoris' haag M，Côté D，Lin CP，Xie XS. Chemical imaging of tissue in vivo with video-rate coherent anti-Stokes Raman scattering microscopy. Proc Natl Acad Sci U S A 2005；102：16807-12.

相干拉曼技术在皮肤成像中的挑战及新进展

作为光学成像技术，相干拉曼成像面临着与多光子和共焦显微镜等相关技术类似的挑战。包括：成像深度的限制，如何从样本中获取更大的信号对比度，尤其还有一个额外的应用障碍——系统十分复杂。必须克服这些困难，才能推动它的日常普及应用。

成像深度

皮肤深层成像是所有光学技术面临的挑战，因为皮肤高度浑浊。为了有效成像，激发光必须首先穿透到焦平面，然后有效地激发出发射光，最后发射光必须到达检测器。探测器在混浊的环境中，多光子技术尤其会受到影响，因为焦点的质量对非线性产生过程至关重要。散射既能衰减聚焦光束，又能增大焦斑尺寸。这两种情况都能降低单位体积的峰值功率，从而降低非线性过程的效率。散射还会以另一种方式负面影响相干拉曼成像：泵浦和斯托克斯颜色会经历不同程度的散射，从而影响焦距重叠。

克服这个挑战的方法之一是简单地使用较长波长的光，其散射较少，能到达更深层皮肤。在 CARS 或 SRS 中，当两种颜色的差异与分子振动匹配时，就会产生分子成像对比度，因此并不存在某个"理想"的波长范围。虽然，在 CARS 显微镜中，近红外光比可见光或紫外光更好，能避免光损伤和非共振信号的产生，但只要具有所需的能量差异，就可以利用任何一对波长。Evans 等证明长波长的光源可改善泵浦和斯托克斯的穿透深度，900nm/1 200nm 的泵浦 - 斯托克斯光束比 700nm/900nm 的光在脑组织中的穿透更深[76]。然而，应该指出，这一改进是以牺牲分辨率为代价的。较长波长的光自然具有较大的激发体积，从而降低成像分辨率。因此，波长的选择取决于应用对象、所需的深度和可容忍的最小分辨率。

自适应光学技术可以提高相干拉曼成像的成像深度。该技术借鉴于天文学，使用变形镜改变聚焦光束的波阵面，以补偿样品中的光学像差[77]。虽然这不能克服散射，但主动光学技术可以极大地提高成像深度。镜子的形状实际上可以用两种方法来确定。首先，可以根据 Zernike 模式(或多边形)来调整反射镜的形状，这种模式是一组正交的圆盘形状。相干拉曼信号的强度一般被监测着，以便算法根据 Zernike 模式改变镜面形状，通过迭代过程选择最优模式。或者，可以使用迭代算法(如随机搜索或遗传算法)独立调整镜面中的每个因素，以找到最佳镜面形状。Wright 等就采用了后一种方法[78]。在 CARS 显微镜下，肌肉组织的成像深度超过 700μm。虽然自适应光学方法需要一定的知识水平，而且可能很复杂，但这些方法可以在成像深度方面实现重大进步。

前面两种方法通过改变成像系统提高成像深度，但也可以通过改变组织本身达到目的。组织透明化就是方法之一：在皮肤中引入一种化学物质，使之与局部折光系数相匹配，从而减少散射。在组织透明化时，添加一种化学物质，如二甲基亚砜(DMSO)或甘油，其折射指数介于水和脂质之间，当它在组织中扩散时，可降低局部的折光系数，反过来又减少了光散射。此法非常有效。当甘油通过破坏的角质层应用到皮肤上时，组织对裸眼来说变得相对透明，从而改善了显微成像深度。组织透明化可以提高相干拉曼成像的深度，尽管应用这种技术时需要非常小心。Evans 等证明[54]，组织中可见的强 CARS 信号主要由正向产生的 CARS 光被焦点外的组织后向散射产生，epi 方向检测到的 SRS 信号也是类似方式产生的。因此，如果组织完全被透明化，CARS 或 SRS 信号可能会非常弱。要想透明化产生效果，则感兴趣的区域应位于扩散系数匹配的界面附近(译者注：即在透明化的部位附近)。这样，仍然会有组织后向散射正向传播信号。虽然并不总是能操作成功，但组织透明化确实能大大提高成像深度。

提高对比度

在最常见的 CARS 或 SRS 装置中,激光系统被调谐到一个特定的振动模式,图像采集信号来源于单一的振动带。拉曼显微光谱不同,它在组织位置收集整个光谱。"超光谱"成像试图将这两个极端联合起来,以便同时获得光谱和空间信息。该方法在白光和荧光成像中得到了成功的应用,分离了图像中的光谱构成,提高了图像的对比度和特征分类,并增加了可获得的信息量。例如,在荧光显微镜中,在每个像素处收集光谱,在后处理过程中,可以对重叠的荧光光谱进行光谱分解。光谱重叠荧光成像可能捕获 3~4 个荧光发色团,而超光谱荧光显微镜可以在给定的图像中显示和量化 8 个或更多个发色团。

高光谱 CARS 和 SRS 的工作方式类似:或通过显微光谱获得每个像素的完整光谱[79];或通过串行扫描,在每个拉曼频移处依次收集图像,以构造光谱[80,81]。这比标准的单拉曼位移相干成像能得到多得多的信息,包括测量物种浓度、确定物种之间的比率,以及同时显示多个分子的相互作用。相对于传统拉曼光谱的许多优点,唯一的缺点是图像采集速度。在大多数样本中,产生的(能被 CARS 收集到的)光子太少,在不对生物造成干扰的入射激光功率水平下产生的拉曼增益/损耗太小,无法以视频速率进行高光谱成像,大多数高光谱数据集收集时间为几秒或几分钟。

相干拉曼成像的普及

虽然相干拉曼成像在皮肤学上有许多优势,但目前的问题之一是大多数皮肤病研究人员仍然无法接触到 CRS。这有几个原因,特别是需要的复杂激光装置以获取高对比度和高分辨率。CARS 和 SRS 需要两种颜色的短脉冲光,它们的飞秒或皮秒脉冲必须在同一时间到达完全相同的位置。此外,至少有一种颜色必须在相当大的波长范围内可调。满足这些要求的激光系统极少,而且满足要求的系统还需要严格的实验室条件,如干燥的空气和避振处理。迄今为止,相干拉曼成像的所有主要进展都是通过基于台式激光系统实现的,但 CARS 和 SRS 未来的实际应用需要更好的便携性、灵活性和兼容性,以便日常使用。台式激光系统也可能相当昂贵,购买和组装需要花费数十万美元。应该指出,至少有一家公司提供基于当前技术的便携式 CARS 成像系统,但价格高,仪器复杂,可能限制其普及应用。

现在,有几个进展为手推车式、交钥匙型和低成本的相干拉曼成像工具带来了希望。几个研究小组已经根据基于泵浦激光器开发出了光纤方法来产生 CARS 和 SRS 成像所需的斯托克斯光束,这让系统变得更简单,也免去了第二种光源的高昂成本[82]。新的光学变量振荡器光源可以同时、共线性地产生泵浦光束和斯托克斯光束,避免了复杂的光束线和时间重叠设置[83]。然而,最大的进步是光纤激光器,这种激光器比上一代在自由空间传播的激光稳定得多,是一项巨大的改进。与传统激光器不同的是,光纤激光器可以被操纵、撞击、甚至坠地,而不会失去准直和影响关键功能,这符

合临床可用的手推车载设备的要求。谢晓亮和同事已经展示了基于这些光纤激光光源的 CARS 成像系统[84,85],新成立的公司承诺在未来几年内推出可移动的相干拉曼成像系统。光纤激光器唯一的较大局限是其可调谐性,这是众多研究小组关注的焦点。

这些新的 CRS 成像系统将更便于研究人员和临床医生使用。简单、低成本和易于使用的激光光源将能使 CARS 和 SRS 进入更多的实验室,特别是如果它们能作为现有显微镜设备的插入式模块的话,就更方便了。与现在大多数商用显微镜的荧光寿命成像显微镜(fluorescence lifetime imaging microscopy)类似,CARS 和 SRS 可以通过添加激光系统、光路和控制软件而很容易地引入显微镜中。以类似的方式,基于光纤的 CARS 和 SRS 系统可以很容易地发展为临床应用。手推车装载结合手持或 C 形臂安装扫描头,CRS 成像系统就十分类似于目前临床上使用的 VivaScope 共焦反射系统。如结合其他成像模式,如荧光和反射成像,这样的平台将大大有助于临床研究。

结论

作为一种非侵入性、具有化学物质特异性的成像技术,CRS 显微镜将对皮肤学产生重要影响。CRS 不需要外源性造影剂就能显示特定分子,是临床成像的理想选择。正在开发的新成像系统极为重要,特别是那些可调的、能简单操作的系统,它们将填补研究和应用之间的鸿沟。目前,CARS 和 SRS 研究人员的主要任务是必须继续接触我们的皮肤科同行,以推进关于这些令人兴奋的工具的研究和应用。研究的重点是药物吸收、皮肤结构的变化、皮肤病特征的可视化,以实现 CRS 的在体应用和临床价值。例如,最近 SRS 在不使用染料或标记物的情况下观察脑组织,达到了与 HE 染色相当的成像质量[85]。这种技术将在皮肤学领域发挥很大的作用。另一个重要的途径是让制药和药妆品公司、实验室作为 CRS 领域的合作伙伴参与下一步的工作。这些公司目前面临许多问题,从药物吸收到各种活性物质的作用,都可以通过 CRS 显微镜加以解决和量化。CRS 技术的迅速发展和广泛的应用使其成为一项令人兴奋和有前途的技术。在研究人员、技术公司、制药公司、药妆品公司以及临床医生的合作支持下,CRS 技术将在未来几年中取得重大进展。通过克服(物理性、实用性和经济性)障碍,CRS 将在皮肤学中有着光明的前景。

(冰寒　译,许阳　校)

参考文献

[1] Kurosumi K, Shibasaki S, Ito T. Cytology of the secretion in mammalian sweat glands. Int Rev Cytol 1984;87:253.

[2] Wood R. Secret communications concerning light rays. J Physiol 1919;5e(p. t IX).

[3] Margarot J, Deveze P. Aspect de quelques dermatoses lumiere ultraparaviolette: note preliminaire. Bull Soc Sci Med Biol Montpellier 1925;6:375–8.

[4] Halprin KM. Diagnosis with Wood's light. II. The porphyrias. JAMA 1967;200:460.

[5] Jilson O. Wood's light: an incredibly important diagnostic tool.

Cutis 1981;28:620, 623.

[6] Sanchez NP, Pathak MA, Sato S, Fitzpatrick TB, Sanchez JL, Mihm MC. Melasma: a clinical, light microscopic, ultrastructural, and immunofluorescence study. J Am Acad Dermatol 1981;4: 698−710.

[7] Braun RP, Rabinovitz HS, Oliviero M, Kopf AW, Saurat J-H. Dermoscopy of pigmented skin lesions. J Am Acad Dermatol 2005;52: 109−21.

[8] Vázquez López F, Kreusch J, Marghoob A. Dermoscopic semiology: further insights into vascular features by screening a large spectrum of nontumoral skin lesions. Br J Dermatol 2004;150: 226−31.

[9] Bergman R, Sharony L, Schapira D, Nahir MA, Balbir-Gurman A. The handheld dermatoscope as a nail-fold capillaroscopic instrument. Arch Dermatol 2003;139:1027−30.

[10] Argenziano G, Zalaudek I, Corona R, Sera F, Cicale L, Petrillo G, et al. Vascular structures in skin tumors: a dermoscopy study. Arch Dermatol 2004;140:1485−9.

[11] Vázquez-López F, Manjón-Haces JA, Vázquez-López AC, Pérez-Oliva N. The hand-held dermatoscope improves the clinical evaluation of port-wine stains. J Am Acad Dermatol 2003;48:984−5.

[12] Bianchi L, Orlandi A, Campione E, Angeloni C, Costanzo A, Spagnoli L, et al. Topical treatment of basal cell carcinoma with tazarotene: a clinicopathological study on a large series of cases. Br J Dermatol 2004;151:148−56.

[13] Binder M, Puespoeck-Schwarz M, Steiner A, Kittler H, Muellner M, Wolff K, et al. Epiluminescence microscopy of small pigmented skin lesions: short-term formal training improves the diagnostic performance of dermatologists. J Am Acad Dermatol 1997;36:197−202.

[14] Minsky M. Microscopy apparatus. Google Patents, editor; 1961.

[15] Rajadhyaksha M, Grossman M, Esterowitz D, Webb RH, Anderson RR. In vivo confocal scanning laser microscopy of human skin: melanin provides strong contrast. J Invest Dermatol 1995;104:946−52.

[16] Rajadhyaksha M, González S, Zavislan JM, Anderson RR, Webb RH. In vivo confocal scanning laser microscopy of human skin. II. Advances in instrumentation and comparison with histology. J Invest Dermatol 1999;113:293−303.

[17] Langley RG, Rajadhyaksha M, Dwyer PJ, Sober AJ, Flotte TJ, Anderson RR. Confocal scanning laser microscopy of benign and malignant melanocytic skin lesions in vivo. J Am Acad Dermatol 2001;45:365−76.

[18] González S, Tannous Z. Real-time, in vivo confocal reflectance microscopy of basal cell carcinoma. J Am Acad Dermatol 2002;47: 869−74.

[19] Astner S, Gonzalez E, Cheung A, Rius-Diaz F, González S. Pilot study on the sensitivity and specificity of in vivo reflectance confocal microscopy in the diagnosis of allergic contact dermatitis. J Am Acad Dermatol 2005;53:986−92.

[20] Aghassi D, Anderson RR, González S. Confocal laser microscopic imaging of actinic keratoses in vivo: a preliminary report. J Am Acad Dermatol 2000;43:42−8.

[21] Rajadhyaksha M, Menaker G, Flotte T, Dwyer PJ, González S. Confocal examination of nonmelanoma cancers in thick skin excisions to potentially guide Mohs micrographic surgery without frozen histopathology. J Invest Dermatol 2001;117:1137−43.

[22] Wang H, Tsai TH, Zhao J, Lee A, Lo BKK, Yu M, et al. Differentiation of HaCaT cell and melanocyte from their malignant counterparts using microRaman spectroscopy guided by confocal imaging. Photodermatol Photoimmunol Photomed 2012;28: 147−52.

[23] Welzel J, Lankenau E, Birngruber R, Engelhardt R. Optical coherence tomography of the human skin. J Am Acad Dermatol 1997; 37:958−63.

[24] Gambichler T, Jaedicke V, Terras S. Optical coherence tomography in dermatology: technical and clinical aspects. Arch Dermatol Res 2011;303:457−73.

[25] Welzel J, Bruhns M, Wolff HH. Optical coherence tomography in contact dermatitis and psoriasis. Arch Dermatol Res 2003;295: 50−5.

[26] Izatt JA, Kulkarni MD, Yazdanfar S, Barton JK, Welch AJ. In vivo bidirectional color Doppler flow imaging of picoliter blood volumes using optical coherence tomography. Opt Lett 1997;22:

1439−41.

[27] Welzel J. Optical coherence tomography in dermatology: a review. Skin Res Technol 2001;7:1−9.

[28] Wang H, Baran U, Wang RK. In vivo blood flow imaging of inflammatory human skin induced by tape stripping using optical microangiography. J Biophotonics 2015;8:265−72.

[29] Wang RK, Jacques SL, Ma Z, Hurst S, Hanson SR, Gruber A. Three dimensional optical angiography. Opt Express 2007;15: 4083−97.

[30] Gladkova ND, Petrova G, Nikulin N, Radenska Lopovok S, Snopova L, Chumakov YP, et al. In vivo optical coherence tomography imaging of human skin: norm and pathology. Skin Res Technol 2000;6:6−16.

[31] Mogensen M, Morsy HA, Nurnberg BM, Jemec GB. Optical coherence tomography imaging of bullous diseases. J Eur Acad Dermatol Venereol 2008;22:1458−64.

[32] Mogensen M, Thrane L, Jørgensen TM, Andersen PE, Jemec GB. OCT imaging of skin cancer and other dermatological diseases. J Biophotonics 2009;2:442−51.

[33] Abuzahra F, Spöler F, Först M, Brans R, Erdmann S, Merk HF, et al. Pilot study: optical coherence tomography as a non-invasive diagnostic perspective for real time visualisation of onychomycosis. Mycoses 2010;53:334−9.

[34] Jørgensen TM, Tycho A, Mogensen M, Bjerring P, Jemec GB. Machine learning classification of non-melanoma skin cancers from image features obtained by optical coherence tomography. Skin Res Technol 2008;14:364−9.

[35] Strasswimmer J, Pierce MC, Park BH, Neel V, de Boer JF. Polarization-sensitive optical coherence tomography of invasive basal cell carcinoma. J Biomed Opt 2004;9:292−8.

[36] Gambichler T, Regeniter P, Bechara FG, Orlikov A, Vasa R, Moussa G, et al. Characterization of benign and malignant melanocytic skin lesions using optical coherence tomography in vivo. J Am Acad Dermatol 2007;57:629−37.

[37] Sand M, Gambichler T, Moussa G, Bechara F, Sand D, Altmeyer P, et al. Evaluation of the epidermal refractive index measured by optical coherence tomography. Skin Res Technol 2006;12: 114−8.

[38] Yang VX, Pekar J, Lo SS, Gordon ML, Wilson BC, Vitkin IA. Optical coherence and Doppler tomography for monitoring tissue changes induced by laser thermal therapy: an in vivo feasibility study. Rev Sci Instrum 2003;74:437−40.

[39] Masters BR, So P, Gratton E. Multiphoton excitation fluorescence microscopy and spectroscopy of in vivo human skin. Biophysical J 1997;72:2405.

[40] Lee A, Wang H, Yu Y, Tang S, Zhao J, Lui H, et al. In vivo video rate multiphoton microscopy imaging of human skin. Opt Lett 2011;36:2865−7.

[41] Lin S-J, Jee S-H, Chan J-Y, Wu R-J, Lo W, Tan H-Y, et al. Monitoring photoaging by use of multiphoton fluorescence and second harmonic generation microscopy. In: Biomedical optics; 2006. p. 607803−607803-7.

[42] König K, Ehlers A, Stracke F, Riemann I. In vivo drug screening in human skin using femtosecond laser multiphoton tomography. Skin Pharmacol Physiol 2006;19:78−88.

[43] Paoli J, Smedh M, Wennberg A-M, Ericson MB. Multiphoton laser scanning microscopy on non-melanoma skin cancer: morphologic features for future non-invasive diagnostics. J Invest Dermatol 2008;128:1248−55.

[44] Lin S-J, Jee S-H, Kuo C-J, Wu Jr R, Lin W-C, Chen J-S, et al. Discrimination of basal cell carcinoma from normal dermal stroma by quantitative multiphoton imaging. Opt Lett 2006;31: 2756−8.

[45] Dimitrow E, Ziemer M, Koehler MJ, Norgauer J, König K, Elsner P, et al. Sensitivity and specificity of multiphoton laser tomography for in vivo and ex vivo diagnosis of malignant melanoma. J Invest Dermatol 2009;129:1752−8.

[46] Wang H, Lee A, Frehlick Z, Lui H, McLean DI, Tang S, et al. Perfectly registered multiphoton and reflectance confocal video rate imaging of in vivo human skin. J Biophotonics 2013;6:305−9.

[47] Wang H, Zandi S, Lee A, Zhao J, Lui H, McLean DI, et al. Imaging directed photothermolysis through two photon absorption demonstrated on mouse skin: a potential novel tool for highly targeted skin treatment. J Biophotonics 2014;7:534−41.

[48] Wang H, Huang N, Zhao J, Lui H, Korbelik M, Zeng H. Depth-resolved in vivo micro-Raman spectroscopy of a murine skin tumor model reveals cancer-specific spectral biomarkers. J Raman Spectrosc 2011;42:160−6.

[49] Evans CL, Xie XS. Coherent anti-Stokes Raman scattering microscopy: chemical imaging for biology and medicine. Annu Rev Anal Chem 2008;1:883−909.

[50] Freudiger CW, Min W, Saar BG, Lu S, Holtom GR, He C, et al. Label-free biomedical imaging with high sensitivity by stimulated Raman scattering microscopy. Science 2008;322:1857−61.

[51] Ammar DA, Lei TC, Kahook MY, Masihzadeh O. Imaging the intact mouse cornea using coherent anti-Stokes Raman scattering (CARS). Invest Ophthalmol Vis Sci 2013;54:5258−65.

[52] Lim RS, Kratzer A, Barry NP, Miyazaki-Anzai S, Miyazaki M, Mantulin WW, et al. Multimodal CARS microscopy determination of the impact of diet on macrophage infiltration and lipid accumulation on plaque formation in ApoE-deficient mice. J Lipid Res 2010;51:1729−37.

[53] Le TT, Rehrer CW, Huff TB, Nichols MB, Camarillo IG, Cheng J-X. Nonlinear optical imaging to evaluate the impact of obesity on mammary gland and tumor stroma. Mol Imaging 2007;6:205.

[54] Evans CL, Potma EO, Puoris' haag M, Côté D, Lin CP, Xie XS. Chemical imaging of tissue in vivo with video-rate coherent anti-Stokes Raman scattering microscopy. Proc Natl Acad Sci U S A 2005;102:16807−12.

[55] Djaker N, Lenne P-F, Marguet D, Colonna A, Hadjur C, Rigneault H. Coherent anti-Stokes Raman scattering microscopy (CARS): instrumentation and applications. Nucl Instrum Methods Phys Res Sect A Accel Spectrom Detect Assoc Equip 2007;571:177−81.

[56] Robbins CR. Chemical and physical behavior of human hair, vol. 4. Springer; 2002.

[57] Hearle J. A critical review of the structural mechanics of wool and hair fibres. Int J Biol Macromol 2000;27:123−38.

[58] Feughelman M. Natural protein fibers. J Appl Polym Sci 2002;83: 489−507.

[59] Bito K, Okuno M, Kano H, Tokuhara S, Naito S, Masukawa Y, et al. Protein secondary structure imaging with ultrabroadband multiplex coherent anti-Stokes Raman scattering (CARS) microspectroscopy. The J Phys Chem B 2012;116:1452−7.

[60] Jung Y, Tam J, Jalian HR, Anderson RR, Evans CL. Longitudinal, 3D in vivo imaging of sebaceous glands by coherent anti-Stokes Raman scattering microscopy: normal function and response to cryotherapy. J Invest Dermatol 2014.

[61] Zimmerley M, Lin C-Y, Oertel DC, Marsh JM, Ward JL, Potma EO. Quantitative detection of chemical compounds in human hair with coherent anti-Stokes Raman scattering microscopy. J Biomed Opt 2009;14:044019−044019-7.

[62] Breunig H, Weinigel M, Kellner-Höfer M, Bückle R, Darvin M, Lademann J, et al. Combining multiphoton and CARS microscopy for skin imaging. In: Spie BiOS; 2013. p. 85880N−85880N-7.

[63] Breunig HG, Bückle R, Kellner Höfer M, Weinigel M, Lademann J, Sterry W, et al. Combined in vivo multiphoton and CARS imaging of healthy and disease affected human skin. Microsc Res Tech 2012;75:492−8.

[64] Vogler N, Heuke S, Akimov D, Latka I, Kluschke F, Röwert-Huber H-J, et al. Discrimination of skin diseases using the multimodal imaging approach. In: Spie Photonics Europe; 2012. p. 842710−842710-8.

[65] Berardesca E, Maibach H, Wilhelm K. Non invasive diagnostic techniques in clinical dermatology. Springer Science & Business Media; 2013.

[66] Zalaudek I, Kreusch J, Giacomel J, Ferrara G, Catricalà C, Argenziano G. How to diagnose nonpigmented skin tumors: a review of vascular structures seen with dermoscopy. I. Melanocytic skin tumors. J Am Acad Dermatol 2010;63:361−74.

[67] Zalaudek I, Giacomel J, Schmid K, Bondino S, Rosendahl C, Cavicchini S, et al. Dermatoscopy of facial actinic keratosis, intra-epidermal carcinoma, and invasive squamous cell carcinoma: a progression model. J Am Acad Dermatol 2012;66:589−97.

[68] Heuke S, Vogler N, Meyer T, Akimov D, Kluschke F, Röwert-Huber H-J, et al. Detection and discrimination of non-melanoma skin cancer by multimodal imaging. In: Healthcare; 2013. p. 64−83.

[69] Vogler N, Medyukhina A, Latka I, Kemper S, Böhm M, Dietzek B, et al. Towards multimodal nonlinear optical tomography: experimental methodology. Laser Phys Lett 2011;8:617.

[70] William A. Transdermal and topical drug delivery from theory to clinical practice. London: Pharmaceutical Press; 2003. p. 37−84.

[71] Varani J, Warner RL, Gharaee-Kermani M, Phan SH, Kang S, Chung J, et al. Vitamin a antagonizes decreased cell growth and elevated collagen-degrading matrix metalloproteinases and stimulates collagen accumulation in naturally aged human skin1. J Invest Dermatol 2000;114:480−6.

[72] Shalita AA, Weiss J, Chalker D, Ellis C, Greenspan A, Katz H, et al. A comparison of the efficacy and safety of adapalene gel 0.1% and tretinoin gel 0.025% in the treatment of acne vulgaris: a multi-center trial. J Am Acad Dermatol 1996;34:482−5.

[73] Schwartz E, Cruickshank FA, Mezick JA, Kligman LH. Topical all-trans retinoic acid stimulates collagen synthesis in vivo. J Invest Dermatol 1991;96:975−8.

[74] Fredriksson T, Pettersson U. Severe psoriasis: oral therapy with a new retinoid. Dermatology 1978;157:238−44.

[75] Saar BG, Contreras-Rojas LR, Xie XS, Guy RH. Imaging drug delivery to skin with stimulated Raman scattering microscopy. Mol Pharm 2011;8:969−75.

[76] Evans CL, Xu X, Kesari S, Xie XS, Wong ST, Young GS. Chemically-selective imaging of brain structures with CARS microscopy. Opt Express 2007;15:12076−87.

[77] Booth MJ. Adaptive optics in microscopy. Philos Trans R Soc Lond A Math Phys Eng Sci 2007;365:2829−43.

[78] Wright A, Poland S, Girkin J, Freudiger C, Evans C, Xie X. Adaptive optics for enhanced signal in CARS microscopy. Opt Express 2007;15:18209−19.

[79] Parekh SH, Lee YJ, Aamer KA, Cicerone MT. Label-free cellular imaging by broadband coherent anti-Stokes Raman scattering microscopy. Biophysical J 2010;99:2695−704.

[80] Zhang D, Wang P, Slipchenko MN, Ben-Amotz D, Weiner AM, Cheng J-X. Quantitative vibrational imaging by hyperspectral stimulated Raman scattering microscopy and multivariate curve resolution analysis. Anal Chem 2012;85:98−106.

[81] Brideau C, Poon K, Stys P. Broadly tunable high-energy spectrally focused CARS microscopy with chemical specificity and high resolution for biological samples. In: Spie BiOS; 2013. p. 85880E−85915E.

[82] Murugkar S, Brideau C, Ridsdale A, Naji M, Stys PK, Anis H. Coherent anti-Stokes Raman scattering microscopy using photonic crystal fiber with two closely lying zero dispersion wavelengths. Opt Express 2007;15:14028−37.

[83] Ganikhanov F, Carrasco S, Sunney Xie X, Katz M, Seitz W, Kopf D. Broadly tunable dual-wavelength light source for coherent anti-Stokes Raman scattering microscopy. Opt Lett 2006;31:1292−4.

[84] Wang K, Freudiger CW, Lee JH, Saar BG, Xie XS, Xu C. Synchronized time-lens source for coherent Raman scattering microscopy. Opt Express 2010;18:24019−24.

[85] Freudiger CW, Pfannl R, Orringer DA, Saar BG, Ji M, Zeng Q, et al. Multicolored stain-free histopathology with coherent Raman imaging. Lab Invest 2012;92:1492−502.

第 12 章

快速实时拉曼光谱和成像引导共聚焦拉曼光谱用于体内皮肤评价和诊断

J. Zhao, H. Lui, D.I. McLean, H. Zeng

引言

拉曼效应

拉曼散射效应是指激发光与生物分子相互作用后散射光频率发生变化的非弹性散射效应。1928 年,印度科学家 C. V. Raman 在实验中首次发现这种现象,此后这种现象以他的名字命名[1]。拉曼光谱被用于测量分子的振动模式,并且在分子水平上高度依赖生化成分的结构和构象。

以 785nm 光激发下的胆固醇粉拉曼光谱为例(图 12.1),测量激发光的拉曼信号频率变化,其拉曼位移峰值与特定的分子对应。例如,弯曲模式下 1 445cm^{-1} 峰对应 CH_2 和 CH_3 分子,拉伸模式下 1 650cm^{-1} 峰对应 C═C 键。峰值强度(有时是峰下面积)是指样品中分子的数量。因此,通过测量拉曼光谱的变化,可以量化测定分子组成的差异。这些差异为包括皮肤疾病在内的不同疾病提供诊断信息。与红外光谱不同,拉曼信号对组织中的水分相对不敏感,因此,它在体内应用中具有特有优势。

皮肤拉曼光谱研究

拉曼光谱已被用于研究各类组织的发育不良和恶性肿瘤,如皮肤[2-5]、肺[6-8]、乳腺[9-12]、胃[13-16]、结肠[17-20]、子宫颈[21-23]、前列腺[24,25]和口腔癌[26]。1992 年,Edwards 等首次将拉曼光谱用于皮肤调查[27,28]。他们使用傅里叶变换拉曼(Fourier transform Raman,FT-Raman)系统离体测量了几

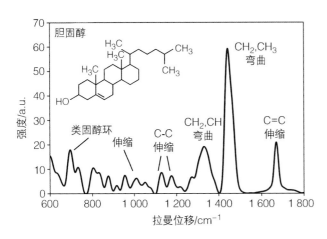

图 12.1　在 785nm 激发下的胆固醇粉末的拉曼光谱

个皮肤样品，并明确了皮肤样品的主要拉曼峰值。利用 FT-Raman 获得单个光谱的时间约为 30 分钟。后来，Puppels 等开发了一种共焦显微拉曼系统，并在体外和体内测量了各皮肤层的拉曼特性[29-32]。他们用 850nm 激光离体测量了正常皮肤组织和基底细胞癌（basal cell carcinoma，BCC）组织（12 个结节型 BCC 和 3 个浅表型 BCC），灵敏度达到 100%，特异性为 93%[33]。他们还用 720nm 激光测量了高频区域的 BCC 和正常皮肤（19 例 BCC 和 9 例正常皮肤），发现拉曼光谱可以高精度地区分 BCC 和正常组织[34]。在 Puppels 的研究中，获得单一光谱需要 10 秒～8 分钟，而我们开发了一套先进的快速拉曼系统，用于 785nm 激发下的体内皮肤研究，将积分时间缩短至 1~5 秒（校者注：积分时间指从实验开始到检测信号最大化并维持稳定能进行有效测定的时间），使其可以进行体内临床测量[3,5]。我们对人体黑色素的拉曼特性进行了体内测试[35]，发现将拉曼信号与相应的荧光背景相结合可改进肿瘤的诊断[36]。Gniadecka 等报道使用傅里叶变换光谱法离体诊断黑色素瘤和非黑色素瘤皮肤恶性肿瘤[37-41]。在一项研究中，他们使用 FT-Raman 系统测量了 223 个皮肤样本，包括 22 例黑色素瘤、41 例色素痣、48 例 BCC、23 例脂溢性角化病（seborrheic keratosis，SK）和 89 例离体正常皮肤。在 1 064nm 激光激发下，每个光谱的积分时间约为 7 分钟，使用神经网络分类模型，灵敏度达到 85%，特异性达到 99%[37]。Mahadevan-Jansen 等开发了一套用于离体和体内皮肤恶性肿瘤诊断的共焦显微拉曼系统[42,43]。共焦显微镜拉曼光谱仪的采集大约需要 30 秒。他们证明，共焦显微拉曼光谱可高效诊断皮肤恶性肿瘤。但该体内研究病例数较少（9 例 BCC，4 例鳞状细胞癌，8 例瘢痕，21 例正常皮肤）。我们报道了拉曼光谱在体内皮肤恶性肿瘤诊断中的第一次大规模临床研究[2]，也第一次证明了拉曼光谱可用于皮肤恶性肿瘤临床体内诊断，其诊断效能同临床医生及其他辅助诊断方法相仿[2]。

拉曼光谱也可用于其他与皮肤相关的研究，如测量皮肤中的类胡萝卜素水平[44]，监测皮肤的局部传递药物[45-47]，监测微光热解（microphotothermolysis）[48]，客观评价化妆品产品的效果[49,50]。Huang 等系统地研究了小鼠皮肤和其他

器官在指纹区域和高频区域的拉曼特性[51]。已有的文献表明，拉曼光谱技术是一种可行的皮肤科学和皮肤恶性肿瘤诊断技术。

用于体内环境的拉曼光谱

传统的 FT-Raman 系统需要较长的积分时间才能获得单一光谱，因而无法在体内应用。拉曼光谱在临床环境下进行体内检测的应用取决于能否在几秒或更短时间内用光纤探头测量足够的拉曼光谱。下面，我们将介绍用于体内皮肤恶性肿瘤诊断的快速实时拉曼系统和用于体内皮肤评估的成像引导共聚焦拉曼系统。我们还用蒙特卡罗（Monte Carlo，MC）模拟方法对体内皮肤拉曼光谱进行了建模。在本章中，我们将特别关注拉曼光谱在皮肤研究中的体内应用。

快速实时拉曼系统

设备

用于体内诊断皮肤恶性肿瘤的快速实时拉曼系统原型如图 12.2 所示。它由二极管激光器、定制拉曼探针、光谱仪和光纤束组成，用于激光的传输和信号的捕获。激光由波长稳定化的二极管激光器发生，皮肤拉曼测量的最佳波长是 785nm。与其他波长相比，它具有以下优点：①该波长的光比短波光有更好的穿透深度；②组织在该波长激光的荧光背景下比短波长的更弱；③组织在该波长激光下的拉曼量子产率高于长波长者；④785nm 激光下拉曼信号的波长位于硅基充电耦合器件（charge-coupled device，CCD）相机的灵敏度范围内。

激光束通过直径为 200μm 的单纤维传送到拉曼探头。由拉曼信号和组织荧光背景组成的原始信号通过拉曼探针采集，并通过定制的纤维束传输到光谱仪。光纤束由 58 个 100μm 核心直径的低羟基纤维组成，更有利于近红外光（near-infrared，NIR）透射。连接到拉曼探针的光纤束的远端放置在直径为 1.3mm 的圆形区域中。连接到光谱仪的光纤束的近端被设计成抛物线拱，并与透射光谱仪的图像呈反向像差。中心光纤用于校准，使得光纤的图像沿 CCD 探测器的中心线对称。通过这种光纤布置，图像差得到了完全校正，使我们能够实现全芯片垂直硬件组合。与使用软件分级相比，快速实时拉曼系统的信噪比提高了 16 倍[5]。CCD 需有 16 位动态范围，且被液氮冷却至 –120℃。该系统的光谱分辨率为 8cm⁻¹。

CCD 相机的光传递函数和光谱响应随系统的不同而变化，需要进行强度校正。可使用经美国国家标准与技术研究院（National Institute of Standards and Technology，NIST）追踪的钨校准灯或 NIST 认证的强度校准盘（即 SRM2241）。可由光谱与灯/盘的测量光谱已知比率导出强度校准因子。强度校准的光谱是所测光谱与强度校准因子的乘积。

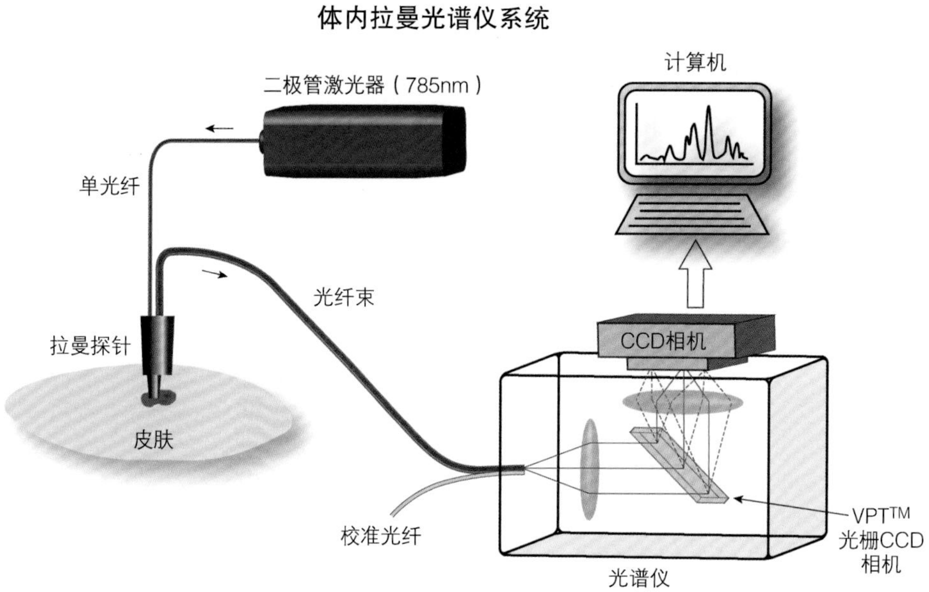

体内拉曼光谱仪系统

计算机

二极管激光器（785nm）

单光纤

光纤束

拉曼探针

皮肤

校准光纤

CCD相机

VPT™
光栅CCD
相机

光谱仪

图12.2 体内皮肤恶性肿瘤诊断的快速实时拉曼系统的配置示意图。CCD，电荷耦合器件

来源：Lui H，Zhao J，McLean D，Zeng H. Real-time Raman spectroscopy for in vivo skin cancer diagnosis. Cancer Res 2012；72（10）：2491-500，with permission from the American Association for Cancer Research.

系统校准和荧光背景去除

在可靠实施光谱测量之前，需要几个校准程序，包括波长校准和强度校准[3]。需要波长校准来确定CCD像素和波长（或拉曼位移）之间的相关性。在快速实时拉曼系统的校准中，我们从两个已知光源（HgeAr和Krlamps）中选择10个主要波峰进行波长校准。使用五阶多项式拟合来将CCD像素位置与波长相关联。

有一款专用软件包用于快速实时拉曼测量，包括暗噪声减除、强度校准和荧光背景去除。我们提出的一种温哥华拉曼算法被认为是去除皮肤荧光背景的最优算法[52]。

用于体内临床拉曼测量的特殊照明

拉曼信号通常在黑暗环境中获得，但对于操作者和患者而言都很不方便。我们提出了一种利用发光二极管（light-emitting diode，LED）照明光源实现实时体内拉曼测量的方法，该光源基于多个滤光照明和采集光学器件[53]，其多重滤波系统包括宽带通滤波器、长通滤波器和窄带激光线滤波器：放置在LED光源前方的宽带通滤波器透过可见光并阻挡长于700nm的NIR光；放置在拉曼信号采集路径中的长通滤波器阻挡LED光和激光以进行拉曼测量；位于拉曼激发路径中的窄带激光线滤波器抑制激光侧带和光纤内的发射。以手掌皮肤为样本，分别在专门设计的LED光开启和关闭状态下获得的拉曼光谱如图12.3所示，其结果在统计学上

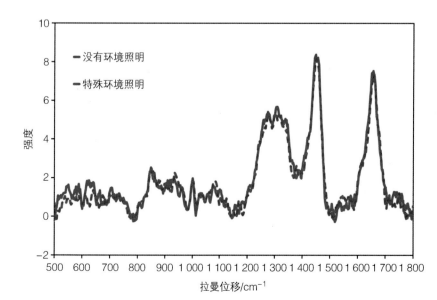

图12.3 有和无特别设计的照明光源的手掌皮肤的拉曼光谱。两者的差异无统计学意义（P=0.4591）

来源：Zhao J，Short M，Braun T，Lui H，McLean D，Zeng H. Clinical Raman measurements under special ambient lighting illumination. J Biomed Opt 2014；19（11）：111609 with permission from SPIE.

无显著性差异（P=0.459 1）。该研究表明,临床拉曼光谱可以在多重滤光光源的照射环境中实现无干扰测量。

用于体内皮肤恶性肿瘤诊断的快速实时拉曼系统

患者招募

研究得到了加拿大不列颠哥伦比亚大学临床研究伦理委员会（Vancouver,BC,加拿大;C96-0499 协议）的批准。快速实时拉曼光谱仪系统用于体内皮肤恶性肿瘤诊断。我们总共报告了 645 例病例。此前研究中的第一组的 518 例病例是在 2003 年 1 月—2011 年 5 月获得,称之为"旧队列"[2]。在 2011 年 6 月—2014 年 5 月间的第二组 127 例为完全独立的新病例,称之为"新队列"[54]。当两组患者按病理合并时,称为"合并队列"。表 12.1 提供了包括诊断亚型在内的详细信息。病变类型包括恶性肿瘤和需要治疗的癌前病变,包括恶性黑色素瘤（malignant melanoma,MM),SCC,BCC 和光化性角化病（actinic keratosis,AK),以及需与皮肤恶性肿瘤鉴别的良性病变,包括 SK、非典型痣（atypical nevi,AN)、交界痣（junctional nevi,JN)、复合痣（compound nevi,CN)、皮内痣（intradermal nevi,IN)和蓝痣（blue nevi,BN)。研究中每个单独的病变都被作为分析的单元。

三项临床诊断任务

快速实时拉曼系统在皮肤病变分类的诊断效能测定,是基于临床相关性的三项任务进行的:①鉴别良性病变（AN、BN、CN、IN、JN 和 SK)和需要治疗的恶性和癌前病变（MM、BCC、SCC 和 AK);②鉴别良性色素皮肤病变（AN、BN、CN、IN、JN 和 SK)和黑色素瘤（所有类型 MM);③鉴别黑色素瘤（所有类型 MM)和 SK（SK 有时外观与 MM 类似而容易混淆)。

多变量分析:主成分广义判别分析和偏最小二乘法

根据三个临床诊断任务分别对样本进行多变量分析,分析方法中包括主成分广义判别分析（principal component generalized discriminant analysis,PC-GDA)和偏最小二乘法（partial least squares,PLS)。图 12.4 为 PC-GDA 的示意图。其将一组光谱随机分为训练光谱和测试光谱。在应用 PC-GDA 之前,先减去平均值并除以标准偏差来对训练光谱进行缩放和归一化,然后计算训练光谱的主成分（principal component,PC)因子和 PC 负载。基于训练谱中所得的 PC 因子,建立一个通用的判别模型,而其中的分类采用的是先验的标准。然后使用鉴别模型对测试光谱进行分类:使用从训练光谱获得的平均值和标准偏差对测试光谱进行缩放和归一化;基于训练光谱产生的鉴别模型,对测试光谱的 PC 因子进行分类,经训练光谱建立判别模型而分类测试光谱,然后获得皮肤恶性肿瘤的测试光谱的后验概率（基于鉴别

表 12.1　通过拉曼光谱评估的损伤概述

最终病变诊断	旧研究队列 [a]	新研究队列 [b]	合并队列 [c]
恶性雀斑样痣	20	0	20
恶性雀斑样痣样黑色素瘤	8	2	10
浅表扩散型黑色素瘤	14	7	21
其他类型的黑色素瘤	2	0	2
浅表型 BCC	28	6	34
结节型 BCC	73	24	97
其他类型的 BCC	8	5	13
原位 SCC	18	5	23
侵袭性 SCC	28	13	41
其他类型的 SCC	1	0	1
光化性角化病	32	15	47
非典型痣	57	16	73
蓝痣	13	0	13
复合痣	30	2	32
皮内痣	38	7	45
交界痣	34	1	35
脂溢性角化病	114	24	138
总计	518	127	645

BCC,basal cell carcinoma,基底细胞癌;SCC,squamous cell carcinoma,鳞状细胞癌

[a] 指在 2003 年 1 月至 2011 年 5 月期间所分析的有效病例[2]

[b] 指用于独立验证的 2011 年 6 月至 2014 年 5 月期间的有效病例

[c] 指依据诊断旧队列与新队列的组合

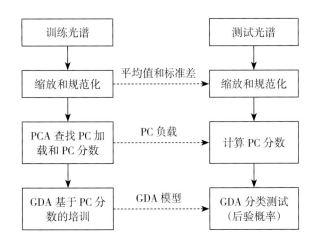

图 12.4　主成分图和一般判别分析图。对于留一法交叉验证算法,将连续的单个光谱省略为"测试光谱",其余光谱用于"训练光谱"。GDA,一般鉴别分析;PC,主要组成部分;PCA,主成分分析

模型将光谱分类为皮肤恶性肿瘤的概率）。除非另有说明，本章中的所有多变量数据分析均基于"弃一法交叉验证"（leave-one-out cross-validation，LOO-CV）实施，其中留下连续的单个光谱用于"测试"，其余光谱被用于"训练"。基于 LOO-CV 的 PLS 分析程序与 PC-GDA 类似。

接收器工作特性曲线和诊断参数

接收器操作特征（receiver operating characteristic，ROC）曲线［即灵敏度与（1- 特异性）］是根据先前得出的后验概率计算的，并代表诊断性能。ROC 曲线向图的左边界和顶边界移动表示鉴别明确，而接近对角线的曲线代表鉴别意义小。使用梯形法则计算 ROC 曲线下面积（under the ROC curve，AUC）[55]。95% 置信区间（confidence interval，CI）和 AUC 的显著性则以标准方式计算[56-58]。两条 ROC 曲线之间的比较则通过（Graphpad，LaJolla，California，美国）z 得分计算。

$$z = |AUC_1 - AUC_2|/SQRT$$
$$\times (SE_1^2 + SE_2^2 - 2 \times \gamma \times SE_1 \times SE_2)$$

其中 AUC_1 和 AUC_2 是两个 ROC 曲线下的面积，SE_1 和 SE_2 是两条 ROC 曲线的标准误差，γ 是两条 ROC 曲线之间的相关性[56]。对于两个不成对的集合，$\gamma=0$。在 Excel 中，双尾 P 值计算为 $P=2[1-NORMSDIST(z)]$。所有 ROC 分析均基于非参数技术，并分别针对 PC-GDA 和 PLS 分析以及三个临床诊断任务中的每一个进行。其他诊断参数包括灵敏度，特异性，阳性预测值（positive predictive value，PPV），阴性预测值（negative predictive value，NPV），活检率和准确性[59]。这些诊断参数的定义可以从表 12.2 中找到。

不同病理的拉曼光谱

不同皮肤病理的平均拉曼光谱如图 12.5 所示。所有的光谱被归一化到它们各自的曲线下的区域，然后根据诊断汇总成平均值。总地来说，各类皮肤病变似乎具有相似的拉曼峰和带。其最强的拉曼峰位于 1 445cm⁻¹ 左右，代表弯曲振动模式中脂质和蛋白质的 CH_2 和 CH_3 键。其他主要集中在 855cm⁻¹，936cm⁻¹，1 002cm⁻¹，1 271cm⁻¹，1 302cm⁻¹，1 655cm⁻¹ 和 1 745cm⁻¹。其中 C-C 拉伸模式下的 855cm⁻¹ 和 936cm⁻¹ 峰值是Ⅰ型胶原蛋白的特征。1 000~1 150cm⁻¹ 的区域包含有关

表 12.2　最佳诊断波段摘要：主成分广义判别分析和偏最小二乘分析在接收机工作特性曲线下的面积

诊断	波段 /cm⁻¹	AUC	
		PCA-GDA（95% CI）	PLS（95% CI）
皮肤恶性肿瘤 + 光化性角化病与良性病变	500~1 800	0.879（0.829~0.929）	0.896（0.846~0.946）
黑色素瘤与良性色素皮肤病变	1 055~1 800	0.823（0.731~0.915）	0.827（0.735~0.929）
黑色素瘤与脂溢性角化病	1 055~1 800	0.898（0.797~0.999）	0.894（0.793~0.995）

AUC，接收器工作特性曲线下的面积；CI，置信区间；P-GDA，主成分广义判别分析；PLS，偏最小二乘法

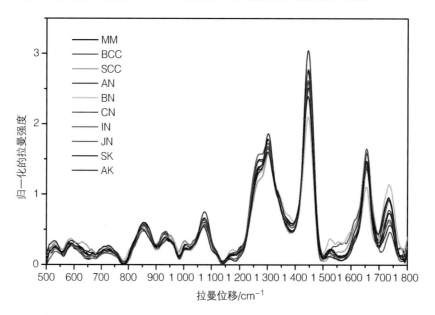

图 12.5　根据诊断分类的平均拉曼光谱。所有病变光谱都归一化到受检者操作特征曲线下的区域（通过范围内数据数的乘法），然后通过诊断进行平均。AK，光化性角化病；AN，非典型痣；BCC，基底细胞癌；BN，蓝痣；CN，复合痣；IN，皮内痣；JN，交界痣；MM，恶性黑色素瘤；SCC，鳞状细胞癌；SK，脂溢性角化病
来源：Lui H，Zhao J，McLean D，Zeng H. Real-time Raman spectroscopy for in vivo skin cancer diagnosis. Cancer Res 2012；72（10）：2491-500 with permission from the American Association for Cancer Research.

脂肪烃链的信息。在所有的病理标本中都观察到 1 002cm⁻¹ 的苯丙氨酸峰。1 265cm⁻¹ 峰为酰胺Ⅲ带，1 304cm⁻¹ 峰为 CH_2 亚甲基在胞内脂酰亚胺的扭曲变形体。1 655cm⁻¹ 左右的波段与涉及酰胺Ⅰ键的角蛋白振动模式相关。1 742cm⁻¹ 左右的波段指向脂质酯的 C=O 伸缩模式，但它可能与有黑色素在体内的痕迹相关[35]。请注意，仅通过视觉检查，任何拉曼峰或条带都不能单独代表皮肤病理。因此，就需要用统计学的方法来从复杂且数据丰富的拉曼光谱中提取诊断信息。

拉曼光谱法区分皮肤良恶性病变：旧队列

我们发现拉曼光谱的诊断性能是光谱带依赖性的。1 055~1 800cm⁻¹ 的高光谱区间最适合诊断任务（Ⅱ）鉴别黑色素瘤与非黑色素瘤性色素性病灶，以及诊断任务（Ⅲ）鉴别黑色素瘤与 SK；500~1 800cm⁻¹ 的全光谱范围最适合诊断任务（Ⅰ）将皮肤恶性肿瘤及癌前病变与良性病变鉴别。PLS 方法产生的结果类似于 PC-GDA。对于这三种临床诊断任务，PLS 和 PC-GDA 并无显著差别（P 值分别为 0.064 4，0.749 4 和 0.64 6）。

基于 PC-GDA LOO-CV 分析的这三种临床诊断任务的后验概率和 ROC 曲线如图 12.6 所示。当拉曼光谱用于皮肤恶性肿瘤、癌前病变病变（n=232）与良性病变（n=286）的鉴别时，ROC AUC 为 0.879（95%CI：0.829~0.929，PC-GDA）且具有统计学意义（P<0.001）。图 12.6A 显示了每个病变被分类为皮肤恶性肿瘤或癌前病变的后验概率。由后验概率分布得到 95% CI 的 ROC 曲线，如图 12.6D 所示。在灵敏度为 90% 的情况下，总体特异性 >64%，PPV 为 67%，NPV 为 89%。在灵敏度为 90% 时，估计活检率约为 0.49：1。

当仅考虑有色素性皮损时，拉曼光谱可以将恶性黑色素瘤（n=44）与非黑色素瘤色素性皮损（AN，BN，CN，IN，JN，SK，n=286）进行区分，ROC AUC 为 0.823（95%CI：

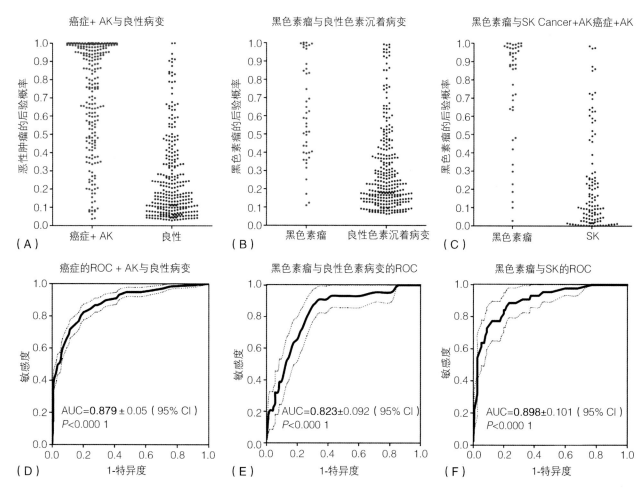

图 12.6　基于主成分广义判别分析的拉曼光谱的病损分类（旧队列）。鉴别（A）皮肤恶性肿瘤和癌前病变（包括恶性黑色素瘤，基底细胞癌，鳞状细胞癌，AK，n=232）与良性皮肤病（包括 AN，BN，CN，IN，JN 和 SK，n=286）的后验概率。（B）鉴别黑色素瘤（n=44）和良性色素性皮肤病（包括 AN，BN，CN，IN，JN，SK，n=286）；（C）以及鉴别黑色素瘤（n=44）与 SK（n=114）。（D~F）相应的后验概率产生 ROC 曲线和 95%CI，且所有 AUC 均显著（P<0.000 1）。AK，光化性角化病；AN，非典型痣；AUC，ROC 曲线下面积；BN，蓝痣；CI，置信区间；CN，复合痣；IN，皮内痣；JN，交界痣；ROC，接收机工作特性；SK，脂溢性角化病
来源：Lui H，Zhao J，McLean D，Zeng H. Real-time Raman spectroscopy for in vivo skin cancer diagnosis. Cancer Res 2012；72（10）：2491-500 with permission from the American Association for Cancer Research.

0.731~0.915，PC-GDA）且基于 PC-GDA LOO-CV 分析在统计学上有显著性差异（P<0.001）。图 12.6B 显示了每个病变被归类为黑色素瘤的后验概率。从后验概率分布来看，95%CI 的 ROC 曲线可以区分恶性黑色素瘤和非黑色素瘤色素性皮损，如图 12.6E 所示。我们的结果显示，在敏感性为 99%~90% 和特异性为 15%~68% 的情况下，活检率分别为（5.6∶1）~（2.3∶1）。

图 12.6C 和图 12.6F 显示 95%CI 为黑色素瘤或 SK 的患者的后验概率和 ROC 曲线。相应 ROC 曲线的 AUC 为 0.894（95%CI：0.793~0.995），且具有统计学意义（P<0.001）。活检率从 1.96∶1 至 0.92∶1 不等。表 12.2 和表 12.3 总结了实时拉曼光谱对这三种诊断任务的性能和其他诊断参数，包括 ROC 曲线的 AUC，以及敏感性、特异性、PPV、NPV 和活检率。PLS 的诊断参数与 PC-GDA 的诊断参数相似，列于表 12.2 和表 12.3 中。

与既往临床和实验研究的比较：旧队列

Cohen 等观察 1 250 名患者的队列研究显示，有或没有黑色素瘤病史的患者的活检率为（135∶1）~（576∶1）[60]。通过一项由 468 名全科医生对 4 741 例色素性皮损进行判别的回顾性研究，English 等[61]发现，新全科医生和有经验的全科医生，其活检为（58∶1）~（21∶1）。Heal 等[62]发现对于皮肤恶性肿瘤和癌前病变的临床诊断，BCC 的敏感性为 63.9%，SCC 为 41.1%，MM 为 33.8%，该研究中 BCC 的 PPV 为 72.7%，SCC 为 49.4%，MM 为 33.3%。Millier 等[63]发现，普通皮肤科医生排除 MM 的准确率仅为 64% 左右。在他们的研究中，354 个 MM 中的 128 个没有能被皮肤科医生通过传统的显微镜识别。MacKenzie-Wood 等[64]发现临床经验 5 年内的医生的诊断准确率为 50%，而经验丰富的医生准确

率可达 72.1%，与 Lindelof 等人的数据相似[65]。Menzies 等[66]报道，专家、皮肤科医生、培训医生和全科医生诊断的敏感性和特异性分别约为 90%，81%，85%，62%，以及 59%，60%，36%，63%。从图 12.6 和表 12.3 中我们发现，拉曼光谱与以往的临床研究相比具有可比性或更优越的诊断性能。随着皮肤镜、表面显微镜和多光谱成像等新技术的应用，皮肤恶性肿瘤的诊断有了很大的改善。Robinson 等[67]报道用数码发光显微镜进行排除黑色素瘤诊断，其活检率为 47∶1。Banky 等[68]报道对于黑色素瘤高危的患者，结合基线图像和皮肤镜检查，活检率降低至 3∶1，但敏感性相对较低，只有 72%。Binder 等[69]仅用皮肤镜观察了 120 个病灶（含 39 例黑色素瘤），发现根据样本量和病灶的不同，其敏感性和特异性分别为 38%~93% 和 50%~84%。Menzies 等[66]利用一种基于皮肤镜的自动诊断技术 SolarScan 研究了 2 430 个病变（含 382 例黑色素瘤），其灵敏度为 85%，特异性为 65%。Farina 等[70]利用多光谱成像对 237 个色素性皮损（67 例黑色素瘤）进行研究，发现 ROC 曲线的 AUC 为 0.779，灵敏度为 80%，特异性为 51%。Moncrieff 等[71]使用 SIAscope——一种窄带光谱成像技术研究了 348 个色素性皮损（含 52 例黑色素瘤），发现灵敏度为 82.7%，特异性为 80.1%。Westerhoff 等[72]发现借助表面显微镜可以将黑色素瘤的诊断准确率从 63% 提高到 76%。Monheit 等[73]发现，使用多光谱成像技术（即 MelaFind）鉴别有或没有交界性病变的黑色素瘤的活检率约为（7.6∶1）~（10.8∶1）。灵敏度为 98.3%，平均特异性为 9.9%，优于临床医生的 3.7%[73]。Wells 等[74]利用基于多光谱成像的 Melafind 研究了 23 例黑色素瘤和 24 例良性色素性病变，发现其敏感性和特异性分别为 96% 和 8%，与 Monheit 等人的发现相似[73]。我们的研究支持使用拉曼光谱来指导临床不同水平的皮肤恶性肿瘤诊断。对于所有三个诊断任务，拉曼方法的特异性大于 15%，敏感性为

表 12.3　不同灵敏度水平下接收机工作特性曲线的拉曼光谱诊断参数总结

诊断	敏感度（95% CI）	PCA-GDA				PLS			
		特异度（95% CI）	PPV[a]	NPV[b]	活检比[c]	特异度（95% CI）	PPV[a]	NPV[b]	活检比[c]
肿瘤 +AK vs. 良性皮损	0.99（0.98~1.00）	0.17（0.13~0.21）	0.49	0.95	1.03∶1	0.24（0.19~0.29）	0.51	0.97	0.95∶1
	0.95（0.92~0.99）	0.41（0.35~0.48）	0.57	0.91	0.77∶1	0.52（0.48~0.58）	0.62	0.93	0.62∶1
	0.90（0.86~0.94）	0.64（0.58~0.70）	0.67	0.89	0.49∶1	0.66（0.61~0.71）	0.68	0.89	0.47∶1
黑色素瘤 vs. 良性色素性皮损	0.99（0.96~1.00）	0.15（0.11~0.19）	0.15	0.99	5.58∶1	0.14（0.10~0.18）	0.15	0.99	5.65∶1
	0.95（0.89~1.00）	0.38（0.32~0.44）	0.19	0.98	4.24∶1	0.44（0.38~0.50）	0.21	0.98	3.83∶1
	0.90（0.81~0.99）	0.68（0.63~0.73）	0.30	0.98	2.31∶1	0.63（0.57~0.69）	0.27	0.98	2.67∶1
黑色素瘤 vs. 脂溢性角化	0.99（0.96~1.00）	0.25（0.17~0.33）	0.34	0.98	1.96∶1	0.46（0.37~0.55）	0.41	0.99	1.41∶1
	0.95（0.89~1.00）	0.54（0.45~0.63）	0.44	0.97	1.25∶1	0.52（0.43~0.61）	0.43	0.96	1.31∶1
	0.90（0.81~0.99）	0.68（0.59~0.77）	0.52	0.95	0.92∶1	0.66（0.57~0.75）	0.51	0.94	0.98∶1

AK，光化性角化病；CI，置信区间；NPV，阴性预测值；PC-GDA，主成分广义判别分析；PLS，偏最小二乘法；PPV，阳性预测值

[a] 真阳性与真阳性和假阳性总和的比率

[b] 真阴性与真阴性和假阴性总和的比率

[c] 每个活检的真阳性、假阳性率的数量

来源：Lui H，Zhao J，McLean D，Zeng H. Real-time Raman spectroscopy for in vivo skin cancer diagnosis. Cancer Res 2012；72（10）：2491-500 with permission from the American Association for Cancer Research.

99%,确实高于其他研究。总地来说,拉曼光谱似乎比临床医生和其他技术诊断辅助工具更有效。

独立验证:新队列

作为转化研究,我们使用了完全独立的新测量方法,进一步评估了先前得到的用于体内皮肤恶性肿瘤诊断的算法的性能。在本节中,我们基于前一组队列研究的鉴别模型报告了新队列患者的病变分类[54]。使用 PC-GDA 和 PLS 来验证既往的分析。图 12.7A 显示了基于先前的队列(n=518),使用皮肤拉曼光谱(n=127)后每个病变被 PC-GDA 分类为皮肤恶性肿瘤或癌前病变的后验概率。图 12.7B 显示了从图 12.7A 中的后验概率分布获得的具有 95%CI(虚线)的 ROC 曲线(实线)。新队列的 ROC AUC 为 0.861(95%CI:0.796~0.927;PC-GDA),与之前的结果相当,其中 ROC AUC 为 0.879(95%CI:0.829~0.929;PC-GDA,LOO-CV)。特异性范围为 24%~54%,而相应的敏感度为 99%~90%,而之前的队列研究结果特异性范围为 17%~64%,敏感度与本研究相同。

独立验证:合并队列

图 12.7C 显示了一项基于 PC-GDA LOO-CV 分析的合并队列(n=645)研究,该研究针对的是用 PC-GDA 将病变分类为皮肤恶性肿瘤或癌前病变的后验概率。从图 12.7D 中的后验概率分布得到图 12.7C。合并队列的 ROC AUC 为 0.894(95%CI:0.870~0.918;PC-GDA,LOO-CV),与既往的队列 ROC AUC 0.879(95%CI:0.829~0.929;PC-GDA,LOO-CV)相近,和新的队列 ROC AUC 0.861(95%CI:0.796~0.927;PC-GDA)也相近。请注意,合并队列具有最窄的 CI,灵敏度从 99% 到 90% 不等,特异度从 25% 到 65% 不等,这点与旧队列及新队列相当。PLS 分析的结果与 PC-GDA 的结果相似。快速实时拉曼光谱对既往队列、新队列和合并队列的诊断性能总结在表 12.4 和表 12.5 中。独立研究验证了所有先前的发现。先前的诊断模型可以直接用于诊断症状接近的新患者,但基于更大样本量的诊断模型因具有更窄 CI 而可能更具可靠性。

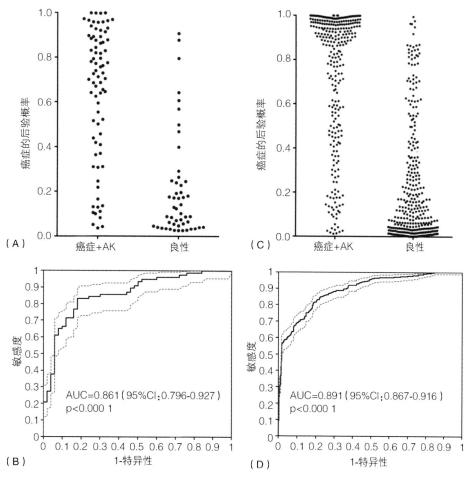

图 12.7　基于 PC-GDA 的拉曼光谱对新队列和合并队列的病变分类。(A 和 C)鉴别皮肤恶性肿瘤和癌前病变(包括黑色素瘤,基底细胞癌,鳞状细胞癌,AK)与良性皮肤病(包括不典型痣,蓝痣,复合痣,皮内痣和交界痣和脂溢性角化病)的后验概率。(A)对以前的训练队列(癌症 n=232 vs. 良性 n=286)和新队列(癌症 n=77 vs. 良性 n=50)进行测试。(C)基于 PC-GDA 的合并队列弃-法交叉验证(癌症 n=309 vs. 良性 n=336)。(B 和 D)对应经图(A 和 C)相应后验概率所得接收器操作特性曲线(实线)和 95%CIs(虚线)。所有 AUC 均有统计学意义(P<0.000 1)。AK,光化性角化病;AUC,接收器工作特性曲线下的面积;CI,置信区间;PC-GDA,主成分广义判别分析

表12.4   拉曼光谱用于区分皮肤恶性肿瘤和良性皮肤病变的不同交叉验证的性能

数据集	PLS(95% CI)	PC-GDA(95% CI)
旧队列 LOO-CV	0.896(0.846~0.946)	0.879(0.829~0.929)
旧队列训练新的队列测试	0.889(0.834~0.944)	0.861(0.796~0.927)
合并队列 LOO-CV	0.894(0.870~0.918)	0.891(0.867~0.916)

CI,置信区间;LOO-CV,弃一法交叉验证;PC-GDA,主成分广义判别分析;PLS,偏最小二乘法

表12.5   基于偏最小二乘法和主成分分析的受体操作特征曲线,对鉴别皮肤恶性肿瘤和良性病变中的癌前病变的不同灵敏度的拉曼光谱诊断特异性总结

特异度水平(95%CI)	敏感度水平(95%CI)		
	旧队列 LOO-CV	旧队列训练新队列测试	合并队列:LOO-CV
PLS 分析			
0.99(0.98~1.00)	0.24(0.19~0.29)	0.30(0.18~0.45)	0.24(0.19~0.28)
0.95(0.92~0.99)	0.52(0.48~0.58)	0.46(0.32~0.61)	0.54(0.48~0.59)
0.90(0.86~0.94)	0.66(0.61~0.71)	0.58(0.43~0.72)	0.67(0.62~0.72)
PC-GDA			
0.99(0.98~1.00)	0.17(0.13~0.21)	0.24(0.13~0.38)	0.24(0.20~0.29)
0.95(0.92~0.99)	0.41(0.35~0.48)	0.48(0.34~0.63)	0.54(0.48~0.59)
0.90(0.86~0.94)	0.64(0.58~0.70)	0.54(0.39~0.68)	0.65(0.60~0.70)

CI,置信区间;LOO-CV,弃一法交叉验证;PC-GDA,主成分广义判别分析;PLS,偏最小二乘法

体内拉曼光谱的建模

活体皮肤的拉曼光谱受到皮肤组织的吸收和散射影响,所以一个准确的理论模型对于理解体内皮肤拉曼测量是很重要的。MC 模拟被认为是研究多层生物组织中荧光和拉曼光谱的有效理论工具[75-79]。Feld 等[80]利用 MC 模拟来阐明有限和半有限生物样本中拉曼和漫反射系数之间的关系。Everall 等[81]应用 MC 模拟研究了各向同性和正向散射条件下的时间分辨拉曼散射。Wilson 等[82]建立了分层 MC 模型,以了解覆盖组织层对检测到的拉曼信号的影响。Matousek 等[83]和 Keller 等[84]设计了 MC 模型来研究组织和探针几何形状的影响。Rebel 等[85]设计了一种用于计算双层皮肤的深度依赖性灵敏度或采样体积模型。Mo 等[86]设计了一种用于内窥镜光纤探针的 MC 模型。我们提出一种八层皮肤模型,供研究有变化性的活体人体皮肤。我们是第一个在 MC 模型中通过实验测量不同组织层的固有拉曼光谱。我们将详细介绍 MC 模拟及其在体内皮肤拉曼光谱建模中的应用。

八层正常人体皮肤模型

我们已发表了关于在正常人体皮肤中光传播及光组织相互作用模型的系统研究[77-79]的论文。现在我们提出一种八层皮肤模型,该模型用于 NIR 波长范围内的人活体皮肤拉曼光谱研究。表12.6 给出了八层皮肤模型在 840nm 下每个层次的参数,包括厚度(d),折射率(n),光输运参数[吸收系数(ma),散射系数(ms),射各向异性(g)]。一些参数由 Salomatina 等[87]和 Meglinski 等[88]编制。

八层组织上方的环境介质的折射率为 1.0,即假设为空气,而八层组织下方的环境介质为 1.37,假设为肌肉。本研究中,拉曼激发的激光波长为 785nm。为了研究皮肤拉曼特性,我们编制了每个皮肤层的参数,分别为 18 个波长,838~914nm,相当于 800~1 800cm⁻¹。其他细节请参阅 Wang 等人的文章[89]。

蒙特卡罗模拟程序

人皮肤拉曼光谱的 MC 模拟利用了 Wang 和 Jacques 等人[90,91]根据八层皮肤模型修改的代码。类似于人体皮肤荧光的 MC 模拟[78]。体内人体皮肤拉曼光谱的 MC 模拟包括以下步骤:

1. 计算模型皮肤内部激发光的分布,$\Phi(\lambda_{ex}, r, z, \theta)$。其以 W/cm^2 为单位,λ_{ex} 是激发波长,而 r, z 和 θ 代表圆柱坐标中的局部位置。

2. 计算不同发射波长和不同深度的逃逸函数 $E(\lambda_{em}, r, z, \theta)$,其中 λ_{em} 为发射波长。MC 编码被进行了一定的修改,模拟了埋在组织深度 z 的各向同性拉曼点源的光传播过程。在相对于圆柱坐标中的 r 和 θ 积分之后,可以简化逃逸函数作为发射波长和深度的函数 $E(\lambda_{em}, z)$。

3. 计算拉曼检测效率 $\eta(\lambda_{em}, z)$,作为皮肤不同层次发射波长的函数。拉曼检测效率定义为从特定皮肤层获得拉曼信号的可能性,这说明了在逃逸过程中,组织再吸收和散射对固有拉曼光谱的扭曲。它是组织内部激发光分布和拉曼

表 12.6　八层皮肤光学模型的参数,包括蒙特卡罗模型中每个皮层的厚度(d)、深度和间隔,以及 840nm 的传输参数(μ_a,μ_s,g,n)

层次	$d(\mu m)$	n	$\mu_s(cm^{-1})$	$\mu_a(cm^{-1})$	G	模型中的深度和间隔
空气	–	1.0	–	–	–	–
角质层	10	1.45	176.125	0.740 5	0.8	5 个深度间隔 2μm
表皮	80	1.4	176.125	1.3	0.8	8 个深度间隔 10μm
真皮乳头层	100	1.4	106.25	1.05	0.8	10 个深度间隔 10μm
上部血管丛	80	1.39	145.625	1.427	0.818	8 个深度间隔 10μm
真皮网状层	1500	1.4	106.25	1.05	0.8	30 个深度间隔 50μm
深部血管丛	70	1.34	460.625	4.443	0.962	7 个深度间隔 10μm
真皮下层	160	1.4	106.25	1.05	0.8	8 个深度间隔 20μm
皮下脂肪	3000	1.46	97.125	0.975	0.8	30 个深度间隔 100μm
肌肉	–	1.37	–	–	–	–

逃逸函数乘积的积分。

$$\eta_{\text{layer}z_1 \to z_2}(\lambda) = \int_{z_1}^{z_2} \Phi(z)E(\lambda,z)dz$$

其中 $z_2{-}z_1{=}d$,表示皮肤层的厚度。

4. 计算模拟的拉曼光谱 $R(\lambda_{ex},\lambda_{em},r)$。在体内重建的皮肤组织拉曼光谱是固有光谱和所有激发态分子的拉曼检测效率的乘积的线性组合。任何皮肤层的固有拉曼光谱 $\beta(\lambda_{ex},\lambda_{em},z)$ 都可以从切除的人体皮肤组织中获得[92]。模拟的拉曼光谱是由激发光分布、内在拉曼光谱和拉曼逃离函数的卷积计算出来的。

$$R(\lambda_{ex},\lambda_{em},r) = \int_0^D \int_0^{2\pi} \int_0^{\infty} \Phi(\lambda_{ex},r',z',\theta)\beta(\lambda_{ex},\lambda_{em},z')$$
$$\times E\left(\lambda_{em},\sqrt{r^2+r'^2-2rr'\cos\theta'},z'\right)r'dr'd\theta'dz'$$

其中 D 是模型皮肤的总厚度。

在我们的 MC 模拟中,我们模拟了 18 个发射波长和 106 个深度下的激振分布和逃逸函数。波长为 840~910nm,间隔为 5nm(对应 785nm 激发下 800~1 800cm⁻¹)。模拟中还使用了另外三个波长:838nm,858nm 和 914nm,分别对应 800cm⁻¹、1 080cm⁻¹ 和 1 800cm⁻¹。表 12.6 列出了模拟中 106 个深度级别。我们总共进行了 1 908 次模拟以重建体内人体皮肤拉曼光谱。在每次模拟中,都发射了 1 000 000 个光子。

皮肤中的光分布

光在皮肤中的分布如图 12.8 所示,假设正常入射时皮肤上的激发光束无限宽,由于反向散射,光子聚集在空气组织界面附近,达到角质层中入射通量的 3.7 倍。光通量随深度的加深而递减。对于表 12.6 中列出的皮肤模型,光可深达到皮下脂肪层中,但脂肪层中入射通量仅为角质层的大约 2% 左右。

皮肤中的拉曼逃逸功能

拉曼光子必须从皮肤中逃逸出来才能被观察到。假设拉曼光子为皮肤中的一个各向同性发射源,其在不同深度的

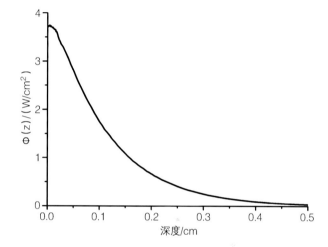

图 12.8　蒙特卡罗模拟中激发激光(785nm)在皮肤组织中的分布,假设无限宽的光束以 1W/cm² 的入射功率密度照射在正常入射下的组织

来源:Wang S,Zhao J,Lui H,He Q,Bai J,Zeng H. Monte Carlo simulation of in vivo Raman spectral measurements of human skin with a multi-layered tissue optical model. J Biophotonics 2014;7(9):703-12,copyright Wiley-VCH Verlag GmbH & Co. KGaA.

838~914nm 波长的模拟逃逸函数 $E(\lambda_{em},z)$ 如图 12.9 所示。结果表明,逃逸函数对发射波长 λ_{em} 的依赖性很小,但对组织深度的依赖性很大。随着组织深度增加,拉曼光子从组织表面逃逸的难度增大。但是发现在 0.28cm 深度的皮下脂肪层的拉曼光子逃逸轻度增加,这个现象的原因在于组织层间边界折射率的变化。皮下脂肪层的折射率高于其上层和下层,可能会发生某种形式的内部反射,因此,拉曼光子积聚在该层中。在 0.035cm 左右深度的真皮网状层也有类似的现象,其折射率也高于相邻层。

拉曼检测效率

拉曼检测效率 $\eta(\lambda_{em},z)$ 是从特定皮肤层获得拉曼光子的可能性的量度,描述了由组织重吸收和散射引起的内在拉

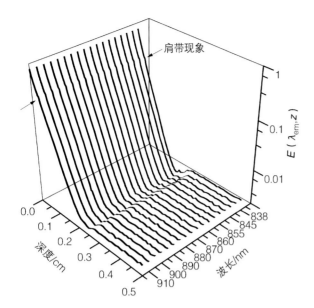

图 12.9 作为组织中特定波长深度的函数——拉曼逃逸效率 E（l，z）。图中的数据是根据表 12.6 中的参数，通过蒙特卡罗模拟计算而来。(译者注：随着组织深度增加，拉曼逃逸效率显著下降。但在 0.035cm 左右深度的真皮网状层和 0.28cm 深度的皮下脂肪层的拉曼光子逃逸轻度增加，出现数据的波动。这个现象的原因在于组织层间边界折射率的变化)

来源：Wang S，Zhao J，Lui H，He Q，Bai J，Zeng H. Monte Carlo simulation of in vivo Raman spectral measurements of human skin with a multi-layered tissue optical model. J Biophotonics 2014；7（9）：703-12，copyright Wiley-VCH Verlag GmbH & Co. KGaA.

曼信号的失真。模型模拟的拉曼检测效率如图 12.10 所示。角质层和皮下脂肪层的拉曼检测效率较低，表明它们在拉曼光谱的构成中占比较小。大多数拉曼光子在表皮和真皮层中产生。角质层、皮下脂肪层和表皮层的检测效率与发射波长的关系最小。真皮层的检测效率增加可能与真皮层的吸收减少有关。

活体皮肤的模拟拉曼光谱

如前文所述，模拟拉曼光谱是激发光分布、固有拉曼光谱和拉曼逃逸函数的卷积。本研究中的固有拉曼光谱 β（λ_{ex}，λ_{em}，z）来自体外实验研究[92]。图 12.11 显示了与体内皮肤拉曼光谱比较的模拟拉曼光谱，它们被归一化为各自的 AUC。一般而言，模拟与活体皮肤拉曼光谱相当吻合，而且通过该 MC 重建的在 855cm^{-1}，935cm^{-1}，1 265cm^{-1}，1 445cm^{-1} 和 1 745cm^{-1} 附近的五个主要拉曼峰与体内光谱非常匹配。重建和体内拉曼光谱之间的差异可以在 900cm^{-1}，1 080cm^{-1} 和 1 650cm^{-1} 波段附近看到，可能是从显微镜测量获得的固有拉曼信号和体内皮肤标本来自不同的研究对象，使用不同的拉曼系统，所以结果存在差异。然而，我们可以评估每个皮肤层对体内拉曼光谱的占比。例如，利用 1 445cm^{-1} 最强的拉曼峰，我们测量到角质层、表皮、真皮和皮下脂肪层对体内拉曼光谱的占比分别约为 1%，28%，70% 和 1%。总之，该八层光学模型可以用来替代皮肤组织作为研究对象。MC 模拟用于研究正常人皮肤的拉曼特性，而重建的拉曼光谱与体内皮肤的相应测量结果非常吻合。以上结果证明微观非均匀拉曼散射对体内拉曼光谱具有独特意义。吸收和散射系数因不同的皮肤类型或皮肤状况而异。因此，需要进一步

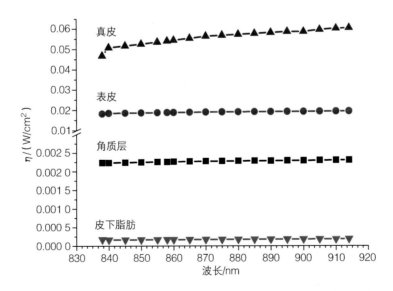

图 12.10 蒙特卡罗模拟的拉曼检测效率 η，即角质层，表皮，真皮和皮下脂肪层的波长函数

来源：Wang S，Zhao J，Lui H，He Q，Bai J，Zeng H. Monte Carlo simulation of in vivo Raman spectral measurements of human skin with a multi-layered tissue optical model. J Biophotonics 2014；7（9）：703-12，copyright Wiley-VCH Verlag GmbH & Co. KGaA.

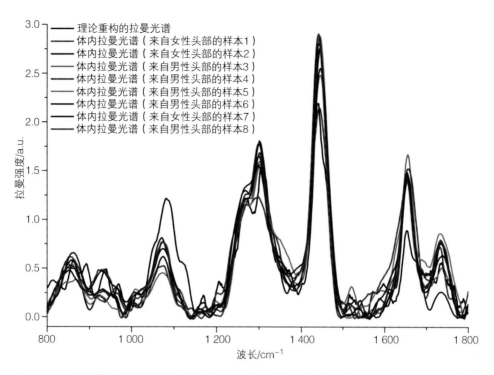

图 12.11　通过蒙特卡罗模拟与面部皮肤组织的八个体内拉曼光谱比较重建的面部皮肤拉曼光谱

来源：Wang S，Zhao J，Lui H，He Q，Bai J，Zeng H. Monte Carlo simulation of in vivo Raman spectral measurements of human skin with a multi-layered tissue optical model. J Biophotonics 2014；7（9）：703-12，copyright Wiley-VCH Verlag GmbH & Co. KGaA.

研究不同皮肤类型的正常皮肤、良性皮肤色素病变和恶性皮肤组织的拉曼特性。

用于体内皮肤评估的成像引导共聚焦拉曼光谱

　　共聚焦拉曼光谱结合了共聚焦显微镜和拉曼光谱，由于整合时间长，主要用于体外拉曼测量，但它已被用于研究几种活体人体组织，如角质层厚度的估算[93]，监测皮肤内的药物渗透[94]或皮肤恶性肿瘤的诊断[32,42,43]。然而，目前的共聚焦拉曼系统存在一些局限性。例如，因为检查时间长，受试者出现移动，共聚焦拉曼光谱可能包含来自目标区域外的信息；共聚焦成像和拉曼光谱的激光源通常是不同的，所以两者的感兴趣区域（region of interest，ROI）通常不是同步的；而且因为没有实时监测，拉曼光谱可偏离目标区域。在本节中，我们将介绍一种用于体内皮肤评估的多模态成像引导共聚焦拉曼系统的新颖、最先进的设计[95]。在设计中，我们不仅结合了激光扫描共聚焦显微镜（基于折射率变化的形态学信息），还结合了其他成像方式，包括双光子荧光（two-photon fluorescence，TPF）和二次谐波发生（second harmonic generation，SHG），为诊断提供补充信息。该系统有几个优点：①拉曼光谱和反射式共聚焦显微镜具有相同的激光源，因此，两者的测量的记录是同步的；②三种成像模式，包括激光扫描共聚焦显微镜、TPF 和 SHG，其记录是同步的，因此，

可以在任一成像模式的指导下测量共聚焦拉曼光谱；③在不关闭扫描仪的情况下，可以很好地定义共聚焦拉曼测量的ROI；④最后，由于共聚焦拉曼光谱是实时成像监测的，因此可以用于评估目标外区域对于总拉曼光谱的影响。如果发现目标偏离了拉曼测量 ROI，可以重新进行测量。

多模成像引导共聚焦拉曼仪器

　　多模成像制导共聚焦拉曼系统如图 12.12 所示，它将共聚焦拉曼光谱、多光子显微镜和激光扫描共聚焦显微镜结合在一起。有两种激光源用于多模成像引导的共聚焦拉曼系统：785nm 波长连续波（continuous-wave，cw）激光在共聚焦拉曼测量和连续波模式反射共聚焦显微镜（cw-mode reflectance confocal microscopy，cwRCM）成像中均有应用；飞秒（femtosecond，fs）钛蓝宝石激光器用于多光子显微镜，包括 TPF 成像，SHG 成像和飞秒模式反射共聚焦显微镜（fs-mode reflectance confocal microscopy，fsRCM）成像。

　　在 cwRCM 模式下，连续波 785nm 激光束通过若干透镜，一个带通滤波器，一个半波板，一个偏振分束器（polarizing beam splitter，PBS），一个二向色分束器和一个 1/4 波板，并指向一个光学扫描系统，其包含一个共振扫描仪和一个电流计扫描仪，然后通过浸水物镜（×60，NA=1.0）聚焦到人体皮肤上。共聚焦拉曼信号和反射共焦信号由同一物镜采集，并沿同一光照路径反向定向到 cwRCM 检测器和拉曼光谱仪。反射共焦信号通过扫描系统、1/4 波板、二色镜和 PBS，定向到

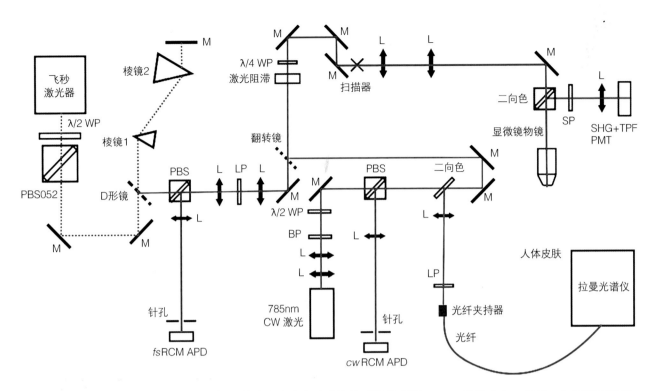

图 12.12   体内多模式共聚焦拉曼光谱,反射共焦和多光子成像的系统示意图。APD,雪崩光电二极管;BP,带通滤波器;CW,连续波;cwRCM,连续波反射式共聚焦显微镜;fs,飞秒;fsRCM,飞秒反射共焦显微镜;L,镜头;LP,长通滤波器;M,镜子;PBS,偏振分束器;PMT,光电倍增管;SHG,二次谐波发生;SP,短通滤波器;TPF,双光子生成;WP,波板
来源:Wang H, Lee AMD, Lui H, McLean DI, Zeng H. A method for accurate in vivo micro-Raman spectroscopic measurements under guidance of advanced microscopy imaging. Sci Rep 2013; 3:1890 with permission from Nature Publishing Group.

cwRCM 雪崩光电二极管(avalanche photo-diode, APD)模块,该模块前面有一个 30μm 的针孔。共聚焦拉曼信号通过相同的光学元件,并通过二向色分束器导向拉曼光谱仪,二向分束器与长通滤波器相结合,可以抑制反射的激光。连接到拉曼光谱仪的 50μm 光纤用作针孔。

在 fsRCM 模式下,飞秒激光束通过半波片和 PBS(用于控制飞秒激光功率),色散校正系统(由棱镜 1、棱镜 2 和镜子组成),一个 PBS,以及长通滤波器,与 1/4 波片的 cwRCM 模式组合成相同的光路。然后将飞秒激光束引导到相同的光学扫描系统和物镜以进行成像。TPF 和 SHG 信号以及 fsRCM 反射共焦信号由相同的物镜收集并传送到相应的成像检测器。位于物镜正后方的光电倍增管用于生成集成的 SHG 和 TPF 图像。SHG 和 TPF 信号由物镜后面的二向色分束器反射,并由短通滤波器滤波。目标采集 fsRCM 信号,通过扫描系统、1/4 波片、长通滤波器,由 PBS 反射到 fsRCM APD,其前端有一个 50mm 的针孔,如图 12.12 所示。反射镜用于在 cwRCM 和 fsRCM 模式之间切换,fsRCM 模式位于 1/4 波片的正前方。目标皮肤上的激光功率为连续波激光器的 27mW 和飞秒激光器的 40mW。成像视野(imaging field of view, FOV)可从 10μm×10μm 到 300μm×300μm 不等。

体内血液成像引导共聚焦拉曼光谱

本节以多模成像引导共聚焦拉曼系统测量人体血液为

范例。研究目标是亚洲男性志愿者上臂的樱桃状血管瘤病变。为了找到 ROI,首先开启 fsRCM 和 SHG+TPF 模式以定位樱桃状血管瘤病变内的血管。然后在 cwRCM 成像指导下接通 cwRCM 成像模式以进行共聚焦拉曼光谱测量。调整 FOV,以便仅对 ROI 进行成像和测量。皮肤镜图像、cwRCM 和血管的共聚焦拉曼光谱如图 12.13 所示。因为位移而超出 ROI 的共聚焦拉曼测量结果很容易被实时监测识别。血红蛋白(752cm⁻¹)、葡萄糖(1 123cm⁻¹ 和 1 343cm⁻¹)和蛋白质(940cm⁻¹ 和 1 665cm⁻¹)的强拉曼峰可以很容易地从拉曼光谱中识别出来;也可以测量其他微结构,例如细胞结构。

监测体内葡萄糖水平

如前所述,在 1 124cm⁻¹ 和 1 343cm⁻¹ 附近的拉曼峰指向葡萄糖,而且可以很容易地从共聚焦拉曼光谱中识别出来。因此,我们设计了一个实验来监测体内葡萄糖水平。志愿者被要求喝一种标准葡萄糖液体,使用成像引导共聚焦拉曼系统,每 15 分钟测量拉曼光谱,持续 2 小时。实验前,将体内共聚焦拉曼光谱作为基线参考。用葡萄糖峰在 1 124cm⁻¹ 下的面积与蛋白质峰在 1 450cm⁻¹ 下的面积之比作为葡萄糖水平的测量。1 450cm⁻¹ 处的蛋白质峰被认为是血液中不受葡萄糖浓度影响的稳定拉曼信号。结果如图 12.14 所示,血糖浓度随时间增加,服用葡萄糖液后约 45~60 分钟达到最高水平(比参考浓度高 10% 左右)。

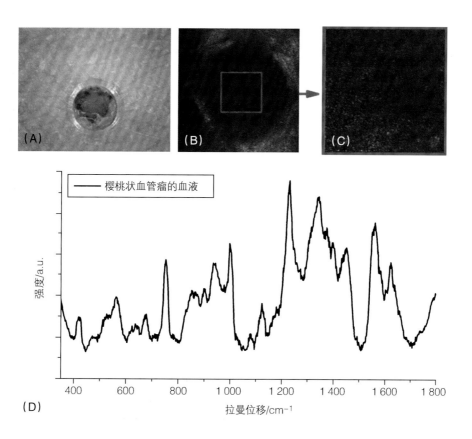

(D)

图 12.13　（A）樱桃状血管瘤皮损的皮肤镜图像。（B）cwRCM 血管图像,FOV=300μm×300μm。（C）图 B 中红色方块所示目标感兴趣区域中血管的 cwRCM 图像,FOV=100μm×100μm。（D）测量图 B 和 C 中红色方块所示区域中血管的共聚焦拉曼光谱。曝光时间为 20 秒。cwRCM,连续波反射共聚焦显微镜;FOV,成像视野

来源:Wang H,Lee AMD,Lui H,McLean DI,Zeng H. A method for accurate in vivo micro-Raman spectroscopic measurements under guidance of advanced microscopy imaging. Sci Rep 2013;3:1890 with permission from Nature Publishing Group.

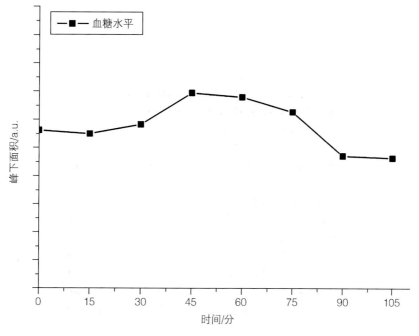

图 12.14　使用由反射共焦成像引导的共聚焦拉曼光谱,体内监测志愿者上臂皮肤上的樱桃状血管瘤病变的血糖水平变化

来源:Wang H,Lee AMD,Lui H,McLean DI,Zeng H. A method for accurate in vivo micro-Raman spectroscopic measurements under guidance of advanced microscopy imaging. Sci Rep 2013;3:1890 with permission from Nature Publishing Group.

有趣的是，在共聚焦拉曼光谱中，葡萄糖信号非常清晰，其他组织成分的干扰大大减少。尽管拉曼光谱已被用于体内葡萄糖水平的无创监测[96,97]，但我们的系统证明了微量监测体内葡萄糖水平的可行性。在共焦成像指导下，可以仅从血管内而不是在组织中的其他地方进行葡萄糖测量，这提高了血糖水平的诊断准确性。此外，与以往的文献相比，拉曼光谱的质量显著提高，其原因可能是由于共焦几何结构，血管可以在共焦成像引导下精确定位。多模成像引导共聚焦拉曼光谱，也可用于量化其他微尺度的局部生化信息，如氧合血红蛋白和脱氧血红蛋白的浓度。

结论

总之，我们提供了一种用于体内皮肤恶性肿瘤诊断的快速、实时的拉曼系统和用于微观体内拉曼测量的成像引导共聚焦拉曼系统。我们还提出了一个 MC 模型来模拟体内皮肤拉曼光谱。由于拉曼光谱可以在分子水平上提供诊断信息，因此与其他技术相比，它提供了独特的机会。我们希望拉曼光谱能在皮肤病学和皮肤科学中被广泛接受，并最终成为标准的临床诊断工具。

致谢

本项目得到加拿大卫生研究院、加拿大癌症协会、加拿大皮肤病学基金会、VGH 和 UBC 医院基金会以及 BC Hydro 员工社区服务基金的支持。非常感谢 Sunil Kalia，Wei Zhang，Hequn Wang 和 Shuang Wang 提供的部分材料。

（丛林　译，钟剑波　校）

参考文献

[1] Raman CV. A change of wave-length in light scattering. Nature 1928;121:619.

[2] Lui H, Zhao J, McLean D, Zeng H. Real-time Raman spectroscopy for in vivo skin cancer diagnosis. Cancer Res 2012;72(10):2491–500.

[3] Zhao J, Lui H, McLean DI, Zeng H. Integrated real-time Raman system for clinical in vivo skin analysis. Skin Res Technol 2008;14(4):484–92.

[4] Zeng H, Zhao J, Short M, McLean DI, Lam S, McWilliams A, et al. Raman spectroscopy for in vivo tissue analysis and diagnosis, from instrument development to clinical applications. J Innovation Opt Health Sci 2008;1(1):95–106.

[5] Huang Z, Zeng H, Hamzavi I, McLean DI, Lui H. Rapid near-infrared Raman spectroscopy system for real-time in vivo skin measurements. Opt Lett 2001;26(22):1782–4.

[6] Huang Z, McWilliams A, Lui H, McLean DI, Lam S, Zeng H. Near-infrared Raman spectroscopy for optical diagnosis of lung cancer. Int J Cancer 2003;107(6):1047–52.

[7] Short MA, Lam S, McWilliams A, Zhao J, Lui H, Zeng H. Development and preliminary results of an endoscopic Raman probe for potential in vivo diagnosis of lung cancers. Opt Lett 2008;33(7):711–3.

[8] Short MA, Lam S, McWilliams AM, Ionescu DN, Zeng H. Using laser Raman spectroscopy to reduce false positives of autofluorescence bronchoscopies: a pilot study. J Thorac Oncol 2011;6(7):1206–14.

[9] Barman I, Dingari NC, Saha A, McGee S, Galindo LH, Liu W, et al. Application of Raman spectroscopy to identify microcalcifications and underlying breast lesions at stereotactic core needle biopsy.

Cancer Res 2013;73(11):3206–15.

[10] Frank CJ, Mccreery RL, Redd DCB. Raman-spectroscopy of normal and diseased human breast tissues. Anal Chem 1995;67(5):777–83.

[11] Haka AS, Volynskaya Z, Gardecki JA, Nazemi J, Shenk R, Wang N, et al. Diagnosing breast cancer using Raman spectroscopy: prospective analysis. J Biomed Opt 2009;14(5).

[12] Keller MD, Vargis E, de Matos Granja N, Wilson RH, Mycek M-A, Kelley MC, et al. Development of a spatially offset Raman spectroscopy probe for breast tumor surgical margin evaluation. J Biomed Opt 2011;16(7):077006.

[13] Teh SK, Zheng W, Ho KY, Teh M, Yeoh KG, Huang Z. Diagnostic potential of near infrared Raman spectroscopy in the stomach: differentiating dysplasia from normal tissue. Br J Cancer 2008;98:457–65.

[14] Teh SK, Zheng W, Ho KY, Teh M, Yeoh KG, Huang Z. Near-infrared Raman spectroscopy for optical diagnosis in the stomach: identification of Helicobacter-pylori infection and intestinal metaplasia. Int J Cancer 2010;126(8):1920–7.

[15] Teh SK, Zheng W, Ho KY, Teh M, Yeoh KG, Huang Z. Near-infrared Raman spectroscopy for early diagnosis and typing of adenocarcinoma in the stomach. Br J Surg 2010;97(4):550–7.

[16] Feng S, Chen R, Lin J, Pan J, Wu Y, Li Y, et al. Gastric cancer detection based on blood plasma surface-enhanced Raman spectroscopy excited by polarized laser light. Biosens Bioelectron 2011;26(7):3167–74.

[17] Short MA, Tai IT, Owen D, Zeng H. Using high frequency Raman spectra for colonic neoplasia detection. Opt Express 2013;21(4):5025–34.

[18] Widjaja E, Zheng W, Huang Z. Classification of colonic tissue using near-infrared Raman spectroscopy and support vector machines. Int J Oncol 2008;32:653–62.

[19] Andrade PO, Bitar RA, Yassoyama K, Martinho H, Santo AME, Bruno PM, et al. Study of normal colorectal tissue by FT-Raman spectroscopy. Anal Bioanal Chem 2007;387(5):1643–8.

[20] Chowdary MVP, Kumar KK, Thakur K, Anand A, Kurien J, Krishna CM, et al. Discrimination of normal and malignant mucosal tissues of the colon by Raman spectroscopy. Photomed Laser Surg 2007;25(4):269–74.

[21] Duraipandian S, Zheng W, Ng J, Low JJH, Ilancheran A, Huang Z. Near-infrared-excited confocal Raman spectroscopy advances in vivo diagnosis of cervical precancer. J Biomed Opt 2013;18(6):67007.

[22] Mahadevan-Jansen A, Mitchell MF, Ramanujam N, Malpica A, Thomsen S, Utzinger U, et al. Near-infrared Raman spectroscopy for in vitro detection of cervical precancers. Photochem Photobiol 1998;68(1):123–32.

[23] Utzinger U, Heintzelman DL, Mahadevan-Jansen A, Malpica A, Follen M, Richards-Kortum R. Near-infrared Raman spectroscopy for in vivo detection of cervical precancers. Appl Spectrosc 2001;55:955–9.

[24] Patel II, Martin FL. Discrimination of zone-specific spectral signatures in normal human prostate using Raman spectroscopy. Analyst 2010;135(12):3060–9.

[25] Crow P, Molckovsky A, Sone N, Uff J, Wilson B, Song LMW. Assessment of fiberoptic near-infrared Raman spectroscopy for diagnosis of bladder and prostate cancer. Urology 2005;65(6):1126–30.

[26] Guze K, Pawluk HC, Short M, Zeng H, Lorch J, Norris C, et al. Pilot study: Raman spectroscopy in differentiating premalignant and malignant oral lesions from normal mucosa and benign lesions in humans. Head & Neck 2014;37(4):511–7.

[27] Barry BW, Edwards HGM, Williams AC. Fourier transform Raman and infrared vibrational study of human skin: assignment of spectral bands. J Raman Spectrosc 1992;23:641–5.

[28] Williams AC, Edwards HGM, Barry BW. Fourier transform Raman spectroscopy: a novel application for examining human stratum corneum. Int J Pharm 1992;81:R11–4.

[29] Caspers PJ, Jacobsen ADT, Lucassen GW, Wolthuis R, Bruining HA, Puppels GJ. Raman microspectroscopy of human skin. Spectrosc Biol Mol Mod Trends 1997:453–4.

[30] Caspers PJ, Lucassen GW, Wolthuis R, Bruining HA, Puppels GJ. In vitro and in vivo Raman spectroscopy of human skin. Biospectroscopy 1998;4:S31–9.

[31] Bakker Schut TC, Witjes MJ, Sterenborg HJ, Speelman OC, Roodenburg JL, Marple ET, et al. In vivo detection of dysplastic tissue by Raman spectroscopy. Anal Chem 2000;72(24):6010—8.

[32] Caspers PJ, Lucassen GW, Carter EA, Bruining HA, Puppels GJ. In vivo confocal Raman microspectroscopy of the skin: noninvasive determination of molecular concentration profiles. J Invest Dermatol 2001;116(3):434—42.

[33] Nijssen A, Schut TCB, Heule F, Caspers PJ, Hayes DP, Neumann MHA, et al. Discriminating basal cell carcinoma from its surrounding tissue by Raman spectroscopy. J Invest Dermatol 2002;119:64—9.

[34] Nijssen A, Maquelin K, Santos LF, Caspers PJ, Bakker Schut TC, den Hollander JC, et al. Discriminating basal cell carcinoma from perilesional skin using high wave-number Raman spectroscopy. J Biomed Opt 2007;12(3):034004.

[35] Huang Z, Lui H, Chen XK, Alajlan A, McLean DI, Zeng H. Raman spectroscopy of in vivo cutaneous melanin. J Biomed Opt 2004; 9(6):1198—205.

[36] Huang Z, Lui H, McLean DI, K M, Zeng H. Raman spectroscopy in combination with background near-infrared autofluorescence enhances the in vivo assessment of malignant tissues. Photochem Phobiol 2005;81(5):1219—26.

[37] Gniadecka M, Philipsen PA, Sigurdsson S, Wessel S, Nielsen OF, Christensen DH, et al. Melanoma diagnosis by Raman spectroscopy and neural networks: structure alterations in proteins and lipids in intact cancer tissue. J Invest Dermatol 2004;122:443—9.

[38] Gniadecka M, Wulf HC, Mortensen NN, Nielsen OF, Christensen DH. Diagnosis of basal cell carcinoma by Raman spectroscopy. J Raman Spectrosc 1997;28:125—9.

[39] Gniadecka M, Nielsen OF, Wulf HC. Water content and structure in malignant and benign skin tumours. J Mol Struct 2003;661—662: 405—10.

[40] Sigurdsson S, Philipsen PA, Hansen LK, Larsen J, Gniadecka M, Wulf HC. Detection of skin cancer by classification of Raman spectra. IEEE Trans Biomed Eng 2004;51(10):1784—93.

[41] Philipsen PA, Knudsen L, Gniadecka M, Ravnbak MH, Wulf HC. Diagnosis of malignant melanoma and basal cell carcinoma by in vivo NIR-FT Raman spectroscopy is independent of skin pigmentation. Photochem Photobiol Sci 2013;12(5):770—6.

[42] Lieber CA, Majumder SK, Ellis DL, Billheimer D, Mahadevan-Jansen A. In vivo nonmelanoma skin cancer diagnosis using Raman microspectroscopy. Lasers Surg Med 2008;40(7): 461—7.

[43] Lieber CA, Majumder SK, Billheimer D, Ellis DL, Mahadevan-Jansen A. Raman microspectroscopy for skin cancer detection in vitro. J Biomed Opt 2008;13:024013.

[44] Darvin ME, Sandhagen C, Koecher W, Sterry W, Lademann J, Meinke MC. Comparison of two methods for noninvasive determination of carotenoids in human and animal skin: Raman spectroscopy versus reflection spectroscopy. J Biophotonics 2012; 5(7):550—8.

[45] Lawson EE, Williams AC, Edwards HGM, Barry BW. The interactions between penetration enhancers and human skin assessed by FT-Raman spectroscopy. Fourier Transform Spectrosc 1998;430: 306—7.

[46] Melot M, Pudney PDA, Williamson A-M, Caspers PJ, Van Der Pol A, Puppels GJ. Studying the effectiveness of penetration enhancers to deliver retinol through the stratum cornum by in vivo confocal Raman spectroscopy. J Control Release 2009; 138(1):32—9.

[47] Bonnist EYM, Gorce JP, Mackay C, Pendlington RU, Pudney PDA. Measuring the penetration of a skin sensitizer and its delivery vehicles simultaneously with confocal Raman spectroscopy. Skin Pharmacol Physiol 2011;24(5):274—83.

[48]] Huang Y, Zhao J, Lui H, McLean D, Zeng H. Monitoring changes of skin Raman spectra induced by ultrafast laser irradiation: a porcine skin model study. In: Optics in the life sciences; 2015. Vancouver: Optical Society of America; April 12, 2015. JT3A.16.

[49] Chrit L, Bastien P, Biatry B, Simonnet JT, Potter A, Minondo AM, et al. In vitro and in vivo confocal Raman study of human skin hydration: assessment of a new moisturizing agent, pMPC. Biopolymers 2007;85(4):359—69.

[50] Tfayli A, Guillard E, Manfait M, Baillet-Guffroy A. Molecular interactions of penetration enhancers within ceramides organization:

a Raman spectroscopy approach. Analyst 2012;137(21):5002—10.

[51] Huang N, Short M, Zhao J, Wang H, Lui H, Korbelik M, et al. Full range characterization of the Raman spectra of organs in a murine model. Opt Express 2011;19(23):22892—909.

[52] Zhao J, Lui H, McLean DI, Zeng H. Automated autofluorescence background subtraction algorithm for biomedical Raman spectroscopy. Appl Spectrosc 2007;61(11):1225—32.

[53] Zhao J, Short M, Braun T, Lui H, McLean D, Zeng H. Clinical Raman measurements under special ambient lighting illumination. J Biomed Opt 2014;19(11):111609.

[54] Zhao J, Lui H, Kalia S, Zeng H. Real-time Raman spectroscopy for automatic in vivo skin cancer detection: an independent validation. Anal Bioanal Chem 2015;407(27):8373—9.

[55] Hanley JA, McNeil BJ. The meaning and use of the area under a receiver operating characteristic (ROC) curve. Radiology 1982; 143(1):29—36.

[56] Hanley JA, McNeil BJ. A method of comparing the areas under receiver operating characteristic curves derived from the same cases. Radiology 1983;148(3):839—43.

[57] Metz CE, Herman BA, Shen JH. Maximum likelihood estimation of receiver operating characteristic (ROC) curves from continuously-distributed data. Stat Med 1998;17(9):1033—53.

[58] Hajian-Tilaki KO, Hanley JA, Joseph L, Collet J-P. A comparison of parametric and nonparametric approaches to ROC analysis of quantitative diagnostic tests. Med Decis Making 1997;17(1): 94—102.

[59] Akobeng AK. Understanding diagnostic tests 1: sensitivity, specificity and predictive values. Acta Paediatr 2007;96(3):338—41.

[60] Cohen M, Cohen BJ, Shotkin JD, Morrison PT. Surgical prophylaxis of malignant melanoma. Ann Surg 1991;213(4):308.

[61] English DR, Del Mar C, Burton RC. Factors influencing the number needed to excise: excision rates of pigmented lesions by general practitioners. Med J Aust 2004;180(1):16—9.

[62] Heal CF, Raasch BA, Buettner P, Weedon D. Accuracy of clinical diagnosis of skin lesions. Br J Dermatol 2008;159(3):661—8.

[63] Miller M, Ackerman AB. How accurate are dermatologists in the diagnosis of melanoma? Degree of accuracy and implications. Arch Dermatol 1992;128(4):559—60.

[64] MacKenzie-Wood AR, Milton GW, Launey JW. Melanoma: accuracy of clinical diagnosis. Australas J Dermatol 1998;39(1):31—3.

[65] Lindelöf B, Hedblad M-A. Accuracy in the clinical diagnosis and pattern of malignant melanoma at a dermatological clinic. The J Dermatol 1994;21(7):461—4.

[66] Menzies SW, Bischof L, Talbot H, Gutenev A, Avramidis M, Wong L, et al. The performance of SolarScan: an automated dermoscopy image analysis instrument for the diagnosis of primary melanoma. Arch Dermatol 2005;141(11):1388—96.

[67] Robinson JK, Nickoloff BJ. Digital epiluminescence microscopy monitoring of high-risk patients. Arch Dermatol 2004;140(1): 49—56.

[68] Banky JP, Kelly JW, English DR, Yeatman JM, Dowling JP. Incidence of new and changed nevi and melanomas detected using baseline images and dermoscopy in patients at high risk for melanoma. Arch Dermatol 2005;141(8):998—1006.

[69] Binder M, Kittler H, Seeber A, Steiner A, Pehamberger H, Wolff K. Epiluminescence microscopy-based classification of pigmented skin lesions using computerized image analysis and an artificial neural network. Melanoma Res 1998;8(3):261—6.

[70] Farina B, Bartoli C, Bono A, Colombo A, Lualdi M, Tragni G, et al. Multispectral imaging approach in the diagnosis of cutaneous melanoma: potentiality and limits. Phys Med Biol 2000;45(5):1243.

[71] Moncrieff M, Cotton S, Claridge E, Hall P. Spectrophotometric intracutaneous analysis: a new technique for imaging pigmented skin lesions. Br J Dermatol 2002;146(3):448—57.

[72] Westerhoff K, McCarthy W, Menzies S. Increase in the sensitivity for melanoma diagnosis by primary care physicians using skin surface microscopy. Br J Dermatol 2000;143(5):1016—20.

[73] Monheit G, Cognetta AB, Ferris L, Rabinovitz H, Gross K, Martini M, et al. The performance of MelaFind: a prospective multicenter study. Arch Dermatol 2011;147(2):188—94.

[74] Wells R, Gutkowicz-Krusin D, Veledar E, Toledano A, Chen SC. Comparison of diagnostic and management sensitivity to melanoma between dermatologists and MelaFind: a pilot study. Arch Dermatol 2012;148(9):1083—4.

[75] Pavlova I, Weber CR, Schwarz RA, Williams M, El-Naggar A, Gillenwater A, et al. Monte Carlo model to describe depth selective fluorescence spectra of epithelial tissue: applications for diagnosis of oral precancer. J Biomed Opt 2008;13(6):064012−3.

[76] Pavlova I, Weber CR, Schwarz RA, Williams MD, Gillenwater AM, Richards-Kortum R. Fluorescence spectroscopy of oral tissue: Monte Carlo modeling with site-specific tissue properties. J Biomed Opt 2009;14(1):014009−10.

[77] Zeng H, MacAulay C, McLean DI, Palcic B. Reconstruction of in vivo skin autofluorescence spectrum from microscopic properties by Monte Carlo simulation. J Photochem Photobiol B 1997; 38(2−3):234−40.

[78] Wang S, Zhao J, Lui H, He Q, Zeng H. Monte Carlo simulation of near infrared autofluorescence measurements of in vivo skin. J Photochem Photobiol B 2011;105(3):183−9.

[79] Chen R, Huang Z, Lui H, Hamzavi I, McLean DI, Xie S, et al. Monte Carlo simulation of cutaneous reflectance and fluorescence measurements—the effect of melanin contents and localization. J Photochem Photobiol B 2007;86(3):219−26.

[80] Shih W-C, Bechtel KL, Feld MS. Intrinsic Raman spectroscopy for quantitative biological spectroscopy part I: theory and simulations. Opt Express 2008;16(17):12726−36.

[81] Everall N, Hahn T, Matousek P, Parker AW, Towrie M. Photon migration in Raman spectroscopy. Appl Spectrosc 2004;58(5):591−7.

[82] Wilson RH, Dooley KA, Morris MD, Mycek M-A. Monte Carlo modeling of photon transport in buried bone tissue layer for quantitative Raman spectroscopy. In: SPIE BiOS: biomedical optics; 2009. International Society for Optics and Photonics; 2009. p. 716604−10.

[83] Matousek P, Morris M, Everall N, Clark I, Towrie M, Draper E, et al. Numerical simulations of subsurface probing in diffusely scattering media using spatially offset Raman spectroscopy. Appl Spectrosc 2005;59(12):1485−92.

[84] Keller MD, Wilson RH, Mycek M-A, Mahadevan-Jansen A. Monte Carlo model of spatially offset Raman spectroscopy for breast tumor margin analysis. Appl Spectrosc 2010;64(6):607−14.

[85] Reble C, Gersonde I, Lieber CA, Helfmann J. Influence of tissue absorption and scattering on the depth dependent sensitivity of Raman fiber probes investigated by Monte Carlo simulations. Biomed Opt Express 2011;2(3):520−33.

[86] Mo J, Zheng W, Huang Z. Fiber-optic Raman probe couples ball lens for depth-selected Raman measurements of epithelial tissue. Biomed Opt Express 2010;1(1):17−30.

[87] Salomatina E, Jiang B, Novak J, Yaroslavsky AN. Optical properties of normal and cancerous human skin in the visible and near-infrared spectral range. J Biomed Opt 2006;11(6):064026−9.

[88] Meglinski IV, Matcher SJ. Quantitative assessment of skin layers absorption and skin reflectance spectra simulation in the visible and near-infrared spectral regions. Physiol Meas 2002;23(4):741.

[89] Wang S, Zhao J, Lui H, He Q, Bai J, Zeng H. Monte Carlo simulation of in vivo Raman spectral measurements of human skin with a multi-layered tissue optical model. J Biophotonics 2014;7(9): 703−12.

[90] Wang L, Jacques SL, Zheng L. MCML—Monte Carlo modeling of light transport in multi-layered tissues. Comput Methods Programs Biomed 1995;47(2):131−46.

[91] Wang L, Jacques SL, Zheng L. CONV—convolution for responses to a finite diameter photon beam incident on multi-layered tissues. Comput Methods Programs Biomed 1997;54(3):141−50.

[92] Wang S, Zhao J, Lui H, He Q, Zeng H. A modular Raman microspectroscopy system for biological tissue analysis. J Spectrosc 2010;24(6):577−83.

[93] Egawa M, Hirao T, Takahashi M. In vivo estimation of stratum corneum thickness from water concentration profiles obtained with Raman spectroscopy. Acta Derm Venereol 2007;87(1):4−8.

[94] Caspers PJ, Williams AC, Carter EA, Edwards HGM, Barry BW, Bruining HA, et al. Monitoring the penetration enhancer dimethyl sulfoxide in human stratum corneum in vivo by confocal Raman spectroscopy. Pharm Res 2002;19(10):1577−80.

[95] Wang H, Lee AMD, Lui H, McLean DI, Zeng H. A method for accurate in vivo micro-Raman spectroscopic measurements under guidance of advanced microscopy imaging. Sci Rep 2013;3:1890.

[96] Berger AJ, Itzkan I, Feld MS. Feasibility of measuring blood glucose concentration by near-infrared Raman spectroscopy. Spectrochim Acta A 1997;53A(2):287−92.

[97] Enejder AMK, Scecina TG, Oh J, Hunter M, Shih W, Sasic S, et al. Raman spectroscopy for noninvasive glucose measurements. J Biomed Opt 2005;10(3):031114.

第 13 章

表面增强拉曼光谱用于皮内测量

K. Chen, Y. H. Ong, C. Yuen, Q. Liu

引言

皮内测量及相关技术

皮肤是人体最大的器官。皮肤分为四层:角质层(stratum corneum,SC),表皮,真皮和皮下组织(译者注:角质层属于表皮,此处应为皮肤分为三层:表皮、真皮和皮下组织)。它们都有不同的光学特征。因此,皮肤可以被看作一个复杂、可变及多层次的光学介质。

对物理性质的评估和对皮肤内生物化学成分的分析是在临床诊断中经常使用的两种技术,广泛应用于诊断皮肤相关疾病,如湿疹、银屑病、皮肤结核和黑色素瘤,以及诊断与皮肤不相关的疾病,如糖尿病和艾滋病[1]。因为皮肤易于接触,大多数皮肤状况的检查最初都通过视觉检查、肉眼观察或借助皮肤镜[2]的辅助完成。然而,由于医生经验和使用的评估算法类型的不同,视觉检查的诊断准确性和精确度差异很大[3,4]。因为肉眼观察皮肤结构并不总是可靠的,所以任何皮肤病的诊断都必须通过组织病理学检查来确认[5]。组织病理学检查包括分析活检标本或体液中的皮肤生化成分,其中含有大量对临床结论有预测性的物质。然而,组织病理学检查中的样品制备是侵入性的,例如手术切除组织样本和使用注射器收集体液,这是劳力、耗时、昂贵且给患者带来疼痛的操作。

为了帮助临床更好地诊断皮肤病,人们正在探索人体皮内测量的各种非侵入性诊断技术。皮内测量是指对皮肤生化成分的检测和特征化,包括循环和供养皮肤层的血液和组织液。组织病理学检查指对手术中切除的皮肤活体组织进行检查。需要注意的是,目前它仍是用于确诊疾病和区分组织特征的"金标准"。下文所讨论的不同皮肤学诊断方法,均指在不需要切除组织标本或采集体液的前提下,达到组织病理学的临床诊断准确度的目的。

如今,光学技术已被广泛用于在皮内测量,能够非侵入性地从皮肤组织提取重要临床信息。光学相干断层扫描(optical coherence tomography,OCT)是一种原理上类似于超声波的光学成像模式,它使用光来实现具有高空间分辨率的皮肤结构的三维图像[6]。OCT可原位、实时提供深达几毫米的皮肤组织的横截面图像。它已被广泛用于研究正常皮肤的各种形态特征,如评估角质层[7]和表皮[8]的厚度,可视化皮肤微结构,包括毛细血管和皮肤附属器[9]。OCT还能够可视化和监测各种皮肤病的病理性变化,这些变化与常规组织学发现有关联[10,11]。然而,典型的OCT图像并不包含关于皮肤的生化组成的信息,而其对于组织肿瘤和皮肤癌的识别和分类是至关重要的。

激光共聚焦显微镜(confocal laser scanning microscopy,CLSM)代表了另一种新兴的用于非侵入性皮内测量的医学成像技术,能在所需深度提供组织形态学的亚微米分辨率的精细细节[12,13]。CLSM 可以以反射或荧光模式进行。反射式 CLSM 基于组织微结构折射率的区别产生图像对比度,而荧光 CLSM 基于来自外源荧光染料或内源荧光团荧光信号的对比度产生图像。尽管 CLSM 具有出色的光学切片能力,能够以皮肤病学中所有光学技术中的最高分辨率生成皮肤组织的光学切片图像,但该技术受到其穿透深度有限和采集速度缓慢的限制。此外,我们需要经验极为丰富的专家来分析解读 CLSM 图像皮肤组织形态学[12]。

漫反射光谱法(diffuse reflectance spectroscopy)作为一种简单、快速的皮内测量工具,目前也有研究进行,因为漫反射测量对皮肤组织光学特性的改变很敏感[14]。漫反射光谱与许多临床重要参数相关,包括血氧饱和度、血红蛋白浓度和组织水合[15]。漫反射光谱法已经被用于评估皮瓣存活率[15,16]、区分离体[17]及在体[18]的各种类型组织,并在手术过程中鉴别原位良性和恶性组织[19]。然而,漫反射光谱法没有光学切片能力,因此需要联合共聚焦成像或 OCT 更好地进行层次特异性皮内测量。此外,其数据解释需要复杂的光传输模型和广泛的假设。

自发荧光光谱(autofluorescence spectroscopy)和成像(imaging)也是优秀的非侵入性皮内测量的工具,目前已被广泛应用。皮肤组织含有许多内源性荧光团,如核黄素、胶原蛋白、原卟啉Ⅸ和色氨酸,它们在紫外可见光的激发下发出荧光[20]。皮肤恶性肿瘤改变了这些荧光团分子的浓度,导致皮肤自发荧光强度变化,这可提供重要的临床生化信息,可用于各种皮肤病之间的鉴定、皮肤肿瘤与正常组织的鉴定[21,22]、色素性皮肤病的鉴别[23]、皮肤老化的评估[24],以及皮肤伤口愈合的监测[25]。然而,该技术的缺点在于,内在荧光团分子荧光发射峰较宽且有重叠难以区分,这限制了该技术的多重检测能力。

拉曼光谱

自发拉曼光谱

拉曼光谱(Raman spectroscopy)是一种振动光谱技术,由于其高化学特异性、无创性和无标记性,已作为医学诊断领域的分析工具被广泛应用。该技术通过提供分子水平上关于组织样本的其他生化信息来与其他提供结构和形态信息的光学设备互补[26]。该信息对于诊断很重要,因为皮肤组织中的病理变化会导致分子组成和官能团的改变以及分子键合的变化,这可以通过拉曼光谱法中所测光谱范围内的拉曼峰位置、相对强度和峰宽度的微小变化进行检测[27]。然而,由于皮肤拉曼活性生物分子的低拉曼散射截面,迄今为止,拉曼光谱应用于在体皮内分析仍受到限制。自发拉曼光谱的微小变化通常被较强自发荧光背景的更大的变化所掩盖,且因组织吸收和散射而衰减。如何在强自发荧光背景下有效提取这些微小拉曼变化的问题,已经显著限制了拉曼光谱在皮肤病学以及其他体内临床应用中的进展。

表面增强拉曼光谱

表面增强拉曼光谱(surface-enhanced Raman spectroscopy,

SERS)是一种具有高分子选择性和表面灵敏度的拉曼光谱技术,当这些拉曼活性分析物分子吸附在金属表面上或紧邻金属表面时,拉曼散射显著增强。自 1974 年 Fleischmann 等人有了早期发现以来[28],学者们开展了大量工作来理解和描述这种现象的机制,使 SERS 技术在过去几十年中,在物理、化学、材料科学、纳米科学和医学领域等众多学科中迅速发展,其中也包括皮肤病学。典型的 SERS 增强因子(enhancement factor,EF)大约有 10^4~10^6 个,表面增强共振拉曼散射的增强因子可达 10^8~10^{14} 个[29],这使得 SERS 可有力感测一些无法通过自发拉曼散射光谱检测的微量分子。在下文中,我们将简要讨论 SERS 中信号增强的机制,并评价 SERS 作为皮内测量工具的潜力。

表面增强拉曼光谱的机制

SERS 增强可以通过两种基本机制来解释:①通过金属纳米结构中光场定位的电磁(electromagnetic,EM)场增强;②当分子与金属纳米结构接触时,由于拉曼截面的增加而导致的化学增强(chemical enhancement,CE)[30]。SERS EF 的增强是这两种主要机制的结果,而其中以 EM 机制为主[31]。出现这两种机制是因为拉曼散射的强度与诱发偶极矩的平方成正比,后者是拉曼极化率和入射 EM 场大小的乘积。

电磁增强

当入射光(EM 波)与金属表面相互作用时,局部表面等离子体被激发,从而增强了表面处 EM 场的大小。当入射光的频率与表面电子的固有频率匹配时,发生局域表面等离子体共振(localized surface plasmon resonance,LSPR)。在 LSPR 期间,当金属表面这些价电子集体振荡与入射光频率共振时,场增强最大。需要粗糙的表面来产生等离子体组分,该组分通过垂直于表面的平面振荡发生散射[32]。因此,EM 增强取决于金属表面的粗糙性。粗糙的金属表面和不同形状的纳米颗粒,如纳米棒[33]、纳米新月[34]、纳米三角[35]、纳米花[36]、纳米立方体[37]或纳米锥[38],已被制造来为这些局部集体振荡的发生提供区域或热点。

拉曼散射辐射强度与测试分子上入射 EM 场大小的平方成比例,即:

$$I_R \propto E^2 \tag{公式 13.1}$$

其中,I_R 是拉曼场的强度,E 是与分析物耦合的整个 EM 场(指在没有所有粗糙特征时,分析物 EM 场的总和以及从颗粒金属粗糙发射的场)[39,40]。因为场增强发生两次,所以 SERS 被显著放大。首先,LSPR 放大激发金属表面上的测试分子的入射光强度。然后,拉曼散射光通过相同机制被增强。因此,每个测试分子所经历的总增强大约是这两个场增强原因的产物:

$$\text{Enhancement Factor (EF)} \approx |E(\omega)|^2 |E(\omega')|^2 \tag{公式 13.2}$$

其中,$E(\omega)$ 表示频率为 ω 的入射光所经历的场增强因子,而 $E(\omega')$ 表示拉曼信号在斯托克斯频移 ω' 处经历的场增强因子。因此,当 $\omega=\omega'$ 时,电磁表面增强拉曼光谱的增强显示出对电磁场幅度的四重幂依赖性[41,42],即 $|E(\omega')|^4$。当测试分子与金属表面直接接触时,其增强因子最强。对于远

离金属球表面距离 d 的分子,EF 以 $[r/(r+d)]^{12}$ 的系数衰减,其中 r 是球面半径[30,43]。这表明针对目标皮肤分子所选金属表面 / 纳米颗粒的平均距离将直接影响皮内表面增强拉曼光谱信号的总增强因子。因此,引入和制造这些金属表面 / 纳米颗粒的方法对于定义表面增强拉曼光谱作为皮内分析工具的有效性是至关重要的。

化学增强

化学增强(CE)提供拉曼散射强度的 1 个或 2 个数量级的增强。尽管这种机制的细节不如电磁增强明显,但很明显的是,CE 是分析物分子在被金属表面吸附时因电子结构发生变化而提高了其拉曼极化率[30,31]。当分析物分子被吸附到金属表面上时,分析物分子和金属表面之间的相互作用可以产生电子耦合的途径,使分子轨道和金属轨道之间可出现电子转移。金属和分子之间的电子耦合为分子弛豫建立了新的平衡,增加了其拉曼散射截面[44,45]。除了形成电荷转移中间体外,金属和吸附物质相互作用的几种途径中也会出现 CE,包括金属分子电子隧穿[46]、强度借用[47]和金属 - 分子表面状态的形成[48]。尽管它们的增强机制不同,但 EM 增强和 CE 都需要金属表面和分析物分子之间有非常小的距离。因此,如何制造这些金属表面 / 纳米颗粒并将它们引入皮肤以尽可能接近特定皮肤成分是 SERS 在皮肤病学中成功应用所需考虑的主要因素。

表面增强拉曼光谱在生物医学中的应用

在自发拉曼光谱中,当激发光照射并通过皮肤传播时,可激发大部分组织的拉曼信号。准确地识别和分离源自目标皮肤成分的拉曼信号是具有挑战性的,且自发荧光背景的产生使该问题进一步复杂化,自发荧光背景通常比由相同组织成分产生的拉曼信号强几个数量级。由于其高灵敏度和分子选择性,在用于皮内测量时,SERS 优于自发拉曼光谱。SERS 效应放大了源自紧邻金属表面分子的拉曼信号强度,使之远高于其他诸多信号,并且与荧光背景强度相匹敌。SERS 的增强可以减少所需的入射激光功率并缩短数据采集时间,从而减少皮内测量期间可能造成的潜在皮肤损伤。

金属纳米结构的制造进展促使 SERS 成为生物和医学诊断中广泛应用的强大分析工具,因此它可以在渺摩尔级浓度[49]甚至单分子水平[50]上感测多种生物分子。敏锐的 SERS 光谱具有高分子特异性,并且可同时检测多种低浓度生物分子,使得 SERS 在多重检测方面优于荧光法,因为荧光法的缺点在于,在多个目标荧光团产生的宽发射光谱中会有光谱重叠,并且带有强背景自发荧光。除了多重检测能力之外,拉曼信号还不受光漂白的影响,而光漂白是荧光法中存在的问题。这使得拉曼法可精确量化目标分子的浓度。可见光和近红外光(near-infrared,NIR)常用于拉曼激发,以减少生物组织的自发荧光背景。由于 NIR 光能够深入穿透到生物组织并深达含丰富血液的血管化真皮,因此 SERS 检测已迅速转向体内生物医学应用,特别是用于皮内测量,以期减少侵入性组织活检的需求和血液采样。

因为 SERS 选择性地放大来自靠近金属表面分子的拉曼信号,所以必须将金属表面或纳米颗粒引入皮肤以增强来自皮肤生物分子的 SERS 信号。在下一节中,我们将回顾当前用于皮内 SERS 测量的最新技术,并讨论每种方法中的设计考虑因素。

皮内表面增强拉曼光谱法

为了使 SERS 测量大幅增强,必须在生物分子附近引入金属纳米颗粒。而实现这一目标的最直接的方法是将微小的纳米粒子扩散到组织样本中,或将体液样本与纳米粒子悬浮液混合。Falamas 等人[51]将离体皮肤样品浸入银(Ag)胶体悬浮液中,并用 SERS 检测了核酸分子。Hsu 等人[52]报道了如何从人血清和银胶体的混合物中定量检测生理浓度的乳酸。Yin 等人[53]报道了与银胶体混合的血浆 SERS 光谱中的特征谱带,可用于鉴别小鼠模型中的健康皮肤和鳞状细胞癌。

尽管如前所述,来自生物分子的拉曼信号大幅增强,但这些研究仅限于离体测量,仍需要侵入性组织活检或生物流体取样。受到 SERS 在生理浓度下检测生物分子这一方法的大好前景的驱动,人们现已研究了许多方法将这些金属表面或纳米颗粒引入体内与生物分子紧密接近,用于对组织或组织模型进行微创性 SERS 测量。为了便于讨论,我们根据 SERS 底物的特征将这些方法分为四类:①注射 SERS 活性纳米粒子;②植入 SERS 活性结构;③使用 SERS 活性针灸针;④应用 SERS 活性微针。

注射表面增强拉曼光谱活性纳米粒子

SERS 活性纳米颗粒已经在 SERS 体内应用中被用于疾病相关的组织成像。这些 SERS 活性纳米颗粒,也称为"纳米标签",通常与各种抗体和受体部分结合起作用,将其暴露给特定生物标记物用于体内多重检测。在金(Au)纳米颗粒上化学吸附强拉曼活性分子,即报告分子(reporter molecule,RM)后,将其包裹在聚乙二醇[54,55],二氧化硅[56]或牛血清白蛋白(bovine serum albumin,BSA)[57]壳中制成 SERS 纳米标签。除了在体内生化环境中提供物理稳健性、信号稳定性和保护外,该壳还可用作生物共轭的"手柄"[58]。当用于多重检测时,这些 SERS 纳米标签优于基于荧光的纳米颗粒,例如量子点,因为它们的光谱指纹清晰而窄。除此之外,SERS 纳米标签在 NIR 光谱区域产生强而稳定的信号,不易受光漂白影响,并且由于使用惰性金纳米颗粒而细胞毒性较低[58]。

SERS 纳米标签已成功用于肿瘤生物标志物的检测[57,59]。Samanta 等人[57]发现并合成了一种新型化合物 CyNAMLA-381,它是一种高灵敏度的 NIR SERS 活性报告分子,与可检测和鉴别人表皮生长因子 2——阳性肿瘤细胞的抗体共轭后成为一种超敏 SERS 探针。Wang 等人[59]开发了一种特异而敏感的方法,使用表皮生长因子和金纳米粒子进行生物偶联,再用 QSY RM 标记,可快速检测头颈部不同分期鳞状细胞癌患者外周血中的循环肿瘤细胞。Qian 等人[55]报道了体内 SERS 成像,在小鼠模型中经尾静脉注射 Au 纳米颗粒,其与单链可变片段抗体共轭后可成功靶向体内癌性肿瘤。在另一项 Maiti 等人[60]的研究中,研究者通过活体小鼠的尾静脉注射三种不同 BSA 包裹并用 NIR 活性 RM(CyNAMLA-381,Cy7LA 和 Cy7.5LA)构建的纳米标签,并研究了 8 天中它们在小鼠肿瘤和肝脏中的动力学和分布,最终证明了 SERS 体内多路复用能力。Kang 等人[61]通过有效检测被注入猪组织 8mm 深度由 Au/Ag 空心壳体和芳香 RM 构建的 SERS 纳米标记的信号,从而证明了 SERS 在深部组织成像的能力。这些研究表明,抗体功能化纳米颗粒可以通过动物模型的血液循环系统到达并标记特定目标,在皮肤深达 8mm 的位置也可检测到 SERS 信号。

尽管所讨论的研究都没有直接在皮内测量皮肤中特定分析物,但所涉及的方法同样适用于皮肤。在所有提到的例子中,测量信号源自 SERS RM。应注意的是,这些信号不提供关于目标生物标志物的直接生化信息。为了尽可能开发 SERS 用于皮内测量的能力,当某一频率靶向生物标记的固有拉曼信号超过纳米标记的拉曼信号时,可以采用第二激发激光[62]。

使用 SERS 纳米标签进行体内成像时,需考虑的另一个因素是观察金属纳米粒子在体内可能存在的长期毒性。在 Asharani 等人进行的一项研究中[63],当用银纳米颗粒(Ag nanoparticles,AgNP)处理斑马鱼胚胎时,观察到出现表型畸形、生理功能改变和死亡率增加,这表明 AgNP 浓度依赖性地引起机体健康风险和生态毒性。Bar-llan 等人[64]已经系统地评估了斑马鱼胚胎中不同大小 Ag 和 Au 纳米颗粒的毒性,发现 Ag 和 Au 纳米颗粒表现出明显不同的毒性特征。该研究表明 AgNP 有毒,而所有测试尺寸的 Au 纳米颗粒都是惰性的,这表明 Au 更适合用于 SERS 皮肤内测量,因其对宿主身体产生危害的风险更低。最近,Wang 等人[65]研究了 Au 纳米颗粒的生物相容性和生物分布,他们将 Au 纳米标记物直接显微注射到单细胞阶段的斑马鱼胚胎中,并评估其在发育胚胎的各种细胞类型和组织中的分布。在 SERS Au 纳米颗粒注射后,不同发育阶段的斑马鱼胚胎均体现正常形态和基因表达,这表明 Au 纳米颗粒无毒,且适合用于监测在体生理和病理过程。皮内测量背景下的类似研究需要在更先进的动物模型中进行,以预测 SERS 纳米标签在人体应用中的安全性。

表面增强拉曼光谱活性结构

除了在 SERS 测量中使用的纳米颗粒和纳米标签外,人们还开发了更为复杂的结构,如纳米线[66]、生物片[67]和薄膜结构[68],以促进皮内 SERS 测量。目前已经有将其用在动物模型或皮肤模型中进行皮内测量的相关研究报道。

为了能够轻松渗透到组织中,Han 等人[66]展示了使用硅纳米线(silicon nanowire,SiNW)进行 SERS 测量的 NIR 探针,该探针实现了高分辨率的细胞内 pH 检测。将具有均匀尺寸的 AgNP 涂覆在 SiNW 的表面以产生 AgNP@SiNW 的结构。然后将 AgNP@SiNW 浸入对 pH 敏感的对巯基苯甲酸(p-mercaptobenzoic acid,pMBA)溶液(1×10^{-5}M)中。从吸附在 AgNP@SiNW 上的 pMBA 获得拉曼光谱。为了评估 AgNP@SiNW 的性能,将 SERS 探针加载到玻璃移液管的尖端,然后插入培养基中以测量 pH。使用两种不同的激发激光(633nm 和 785nm),功率为 0.5mW,采集时间为 30 秒,测量了 1 395cm^{-1} 附近的 pMBA 光谱带的强度变化,发现其与 pH 4.0~9.0 的变化相关。此外,新制备的 pMBA 官能化的 AgNP@SiNW 和储存在去离子水中 7 天的相同材料的光谱没有显著差异。该结果表明,AgNP@SiNW 在水性环境中具有相当大的稳定性,从而可实现原位连续监测。AgNP@SiNW 的所有这些特性表明其作为 pH 感测或皮肤其他生化测量的传感器的巨大潜力,尽管纳米线的强度和生物相容性需要在体内应用之前得到进一步评估。

为了尽量减少纳米颗粒注射入人体,Park 等人[67]报道了一种用于在体 SERS 测量的纳米电浆生物贴片,该贴片由琼脂糖凝胶包被纳米颗粒组成。将纳米粒子和琼脂糖混合物重铸成聚二甲基硅氧烷模型,形成厚度 1mm 的生物贴片。整个结构具有高度生物相容性,无拉曼信号。当贴附于皮肤表面时,该生物贴片可从体内吸收生物分子。研究者将 10mM 罗丹明 6G(R6G)点涂于生物贴片尖端,用以模拟从皮肤释放并扩散入贴片的生物分子,采用功率 2.5mW 的 633nm 激光激发,点涂 10 秒后采集表面下 100μm 深度处的 SERS 谱,结果显示 10 秒后因 R6G 扩散到更广区域,焦区的浓度下降,因此拉曼信号下降。点涂区域附近的浓度较高,但生物贴片的散射和吸收影响拉曼信号。因此,拉曼信号不仅取决于 AgNP 和分析物浓度,也与焦深和扩散时间有关。此外,还检测了生物分子神经递质 γ-氨基丁酸(200mM)和阿尔茨海默病生物标志物 β-淀粉样蛋白(1.2mM),拉曼信号良好。这种纳米等离子体生物贴片具有低拉曼背景和高生物相容性,有助于高灵敏度的无标记检测,可用于监测皮肤或其他组织。然而,这种方法需要有创才能使得皮内生物分子扩散至生物贴片表面并被吸收。尚需要进一步研究建立对于皮肤无创的最佳方式。

Stuart 等人[68]已经证明了一种可植入的方法,将具有"纳米球上银膜"(silver-film over nanosphere,AgFON)的基底植入大鼠体内用于在体葡萄糖测量。将一层有序排列的 390nm 乳胶聚苯乙烯纳米球涂覆到直径为 18mm 的圆形铜网上,然后将具有 200nm 厚度的 Ag 膜沉积在纳米球层的顶部以形成 AgFON 基底。将该 AgFON 基底置于大鼠皮下,该位置通过固定在大鼠背部中线的玻璃窗从外部可及。在 SERS 测量中,785nm 激光倾斜地通过窗口聚焦到基底上,并且沿垂直于窗口表面的方向收集发射的信号。当激发功率为 50mW 且暴露时间为 2 分钟时,该装置能够评估大鼠中的葡萄糖浓度,均方根差为 2.97mM。在彻底研究了这种植入对生物组织的长期影响之后,也许 SERS 基底植入体内的方法也适用于人类皮内长期测量。

表面增强拉曼光谱活性针灸针

纳米颗粒注射或纳米结构植入都能将 SERS 基底引入皮肤中的靶分子,但这两者都对生物相容性和健康风险提出了挑战。还有另一种方法是将体液(如血液)放置在 SERS 基底上。然而,从人体皮肤吸取血液或间质液需要使用诸如皮下注射针的有创性工具,会有引起疼痛和感染的风险。为了尽量减少体液提取过程中的有创和不适感[69],现在已经开发出可将体液带出体外的针灸针,这可直接应用于皮内测量。

Dong 等人[70]使用内径和外径分别为 55nm 和 80nm 的 Au 纳米壳涂覆的 0.2mm 针灸针测量了琼脂糖模型中 SERS 光谱的深度分布。将该 SERS 活性针灸针插入深达 7mm 的研究部位以进行分析物吸收,然后将针缩回以进行 SERS 测量。将激发功率为 60mW 的 785nm 激光依次聚焦——从距离针尖 1mm 处开始,并每次增加 1mm 距离,直到在针根处终止,以进行 SERS 测量。当每个位置的采集时间为 10 秒时,获得的 SERS 信号可以检测到 6-巯基嘌呤,它是用于治疗急性淋巴细胞白血病的药物,在抗凝血液中浓度高于 $1×10^{-6}$M。该方法具有独特的优点,即可以通过将皮肤表面下方的深度与进行 SERS 测量的针灸针尖端的距离相关联,从而获得针插入部位处的 SERS 深度分布信息。

同一研究组[71]通过微孔聚苯乙烯涂层将葡萄糖氧化酶和 4-巯基苯甲酸(4-mercaptobezoic acid,4-MBA)加入 SERS 活性针灸针中,进一步设计了葡萄糖反应性多功能针灸针。葡萄糖氧化酶将葡萄糖转化为葡萄糖酸内酯和葡萄糖酸,从而改变了 pH。4-MBA 的拉曼信号变化即反映了 pH 的变化。涂布针上的 Au 纳米壳增强了 4-MBA 的拉曼信号,用于定量葡萄糖浓度。将从葡萄糖溶液测量的 SERS 结果与具有相同葡萄糖浓度的琼脂糖模型的结果进行比较,结论是模型测量中的插入过程不影响其准确度。此外,葡萄糖反应性针还被用于测量在葡萄糖注入兔血流前后兔肌腱中心和耳静脉的葡萄糖浓度。通过血糖仪测量的葡萄糖浓度和 SERS 读数之间的相似趋势,表明该技术在人体皮肤内测量的极好前景。潜在的问题在于,留在皮肤上针头上的不稳定涂层可能引起人体金属聚集,从而对健康产生危险,这需要进一步调查研究。

表面增强拉曼光谱活性微针

与传统的皮下注射针和长针灸针(需要精确控制穿透深度并可能引起疼痛)相比,微针的主要优点是可以穿透角质层到达体液,但其长度可避免触及神经末梢,所以几乎没有疼痛[72,73]。因此,可以方便地将微针贴片施加到皮肤上而不用担心其过深。例如,微针已被证明适用于皮内接种[74]。

Yuen 和 Liu[75]构建了一种用于 SERS 检测葡萄糖的银涂层不锈钢微针贴片,该贴片埋在琼脂糖皮肤模拟模型中,将 785nm 激光聚焦到模型底层中,该模拟层通过由微针插入产生的管腔而内含葡萄糖。葡萄糖发射的拉曼信号以相反方向穿过内腔并到达光谱仪以进行光谱采集。在这项研究中,SERS 效应增强了葡萄糖分子的拉曼信号,该信号紧邻涂在微针上的 AgNP。此外,微针插入为激发和发射光产生了一条细的传播通道。在没有微针的情况下,由于光学吸收或在表面层中散射,拉曼光将显著衰减。因为将 SERS 活性纳米颗粒或结构引入体内需要熟练的注射或植入技巧,而微针易于施用且疼痛较轻[76],因此,对缺乏丰富经验的临床医

生更为适用。然而,本研究中使用的不锈钢微针的一个显著缺点是成本偏高[72,77],这可能会限制其潜在用途。

为了克服因不锈钢微针的高成本缺点并防止金属微针重复使用,Yuen 和 Liu[78]开发了一种用于皮肤测量的 Ag 涂层琼脂糖针/微针,用于在双层皮肤模型中进行皮内测量。该方法使用 1ml 移液管尖端作为琼脂糖针的模具,并且将针刺针放置在移液管尖端的中心以在琼脂糖凝胶凝固期间产生内腔。为了实现 SERS 测量,使用 Tollen 法将 Ag 层涂覆在琼脂糖针内腔。然后用刀片切割针头以形成尖锐的尖端。如图 13.1A 所示,以这种方式制造的琼脂糖针的内腔便于 SERS 测量。用与前述论文类似的方法评价琼脂糖针在两层皮肤模拟模型中的性能[75],结果表明,功率 5mW、曝光时间 10 秒的 785nm 激光经琼脂糖针可检测模拟真皮的皮肤模型底层的葡萄糖。此外,在针插入模型几分钟后发现其形态发生了显著变化,如图 13.1B 所示。这种变形现象将确保一次性使用并防止重复使用造成的潜在污染。所有这些结果表明,这种低成本琼脂糖针在体皮内测量上存在很大应用潜力。

所有方法的比较

为便于选择适合特定皮内测量的方法,表 13.1 列举了上述 SERS 方法在感知深度、灵敏度或准确度、测试模型以及主要优势和劣势方面的比较。由于这些数据是在不同实验配置下由不同小组获得的,因此该表仅用于对这些 SERS 方法的初始评估。

用于注射的各种纳米颗粒或纳米标签允许纳米颗粒表面修饰更加灵活,这为生物分子的最佳增强和表征提供了多种选择。然而,光散射和皮肤组织的吸收可以引起光的显著衰减并导致低 SERS 信号和来自表层皮肤的显著干扰。此外,此方法中金属纳米粒子在人体中的潜在毒性仍需要进一步评估。纳米结构植入可被用于连续皮内测量,并且已在动物模型中进行了测试。然而,它也面临生物相容性问题。生物贴片方法与皮肤高度生物相容,但难以检测在体皮肤深层的分子。AgNP@SiNW 方法能够检测来自单个细胞的 SERS,但以纳米线的强度可能难以渗透到皮肤深层。

与先前讨论的方法相比,借助针的方法将纳米颗粒残留在皮肤中的风险低得多,因为针仅暂时停留在皮肤中用于取样或 SERS 测量,随后即撤回。在这些方法中,SERS 活性针灸针方法在组织模型中穿透最深。针灸针可以达到 10mm 的深度,可用于真皮下检测[79]。针灸针方法的采样时间极短,最小化患者的不适感。尽管 SERS 中的深度剖面已经被证明,但仍需要研究较浅深度血液对较深深度血液的影响,以尽量减少交叉污染。

为了微创和方便实施,Ag 涂层微针将是一个很好的选择。微针可以由生物相容的琼脂糖制成,并且使用后尖端变钝可以降低尖锐废弃物和再利用风险。该方法的另一个优点尚未被文献探究,即其具有尖端阵列的微针贴片可用于大组织区域的皮内测量,这在估计分析物浓度梯度时有用。与其他方法相比,由于针机械强度不足,琼脂糖针可以实现的皮肤穿透深度受限制,但是随着制造过程的改进,穿透深度

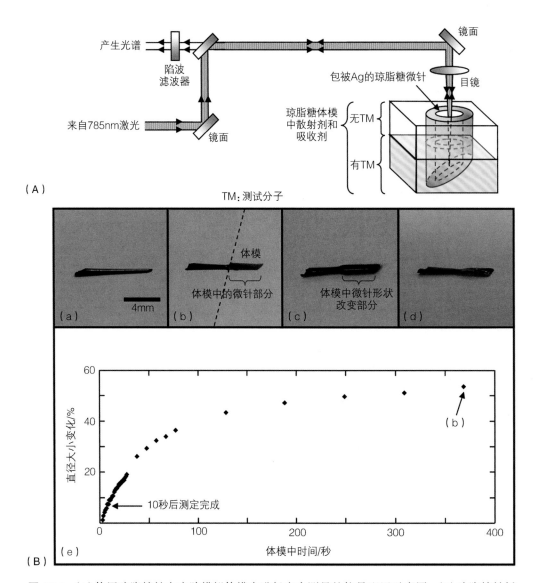

图 13.1　(A)使用琼脂糖针在皮肤模拟体模中进行皮内测量的拉曼配置示意图。(B)琼脂糖针插入体模后的尺寸变化。在插入体模后6分钟内,琼脂糖针直径增加了53.9%。Ag,银

来源:Yuen C,Liu Q. Hollow agarose microneedle with silver coating for intradermal surface-enhanced Raman measurements:a skin-mimicking phantom study. J Biomed Opt 2015;20(6):061102.

可以增加。应该强调的是,所有基于针的方法可以与前述纳米颗粒或纳米标签组合以进一步增强信号。

皮内表面增强拉曼光谱发展的未来趋势

SERS 在皮内测量中表现出巨大的潜力。尽管目前该方法取得了很大进展,但在临床应用之前还需要解决一些挑战。

首先,连续皮内 SERS 测量仍然是一个挑战。虽然 AgFON 薄膜已被植入动物模型中并被证实可用于葡萄糖测量,但它需要玻璃窗来暴露皮肤的深部区域,这在应用于人类时是不可行的。然而,使用无玻璃窗的植入方法是值得尝试的,可在动物模型中(并最终在人体中)实现连续监测。

现代外科手术技术可以在皮肤上开出非常小的切口来用于浅表植入[80],可用于长期监测多种皮内生化成分。

其次,对于那些涉及注入纳米颗粒或无玻璃窗植入 SERS 基底的 SERS 技术,激光的穿透和检测深部目标的拉曼信号可能是一项挑战。对光传输和配置检测的操纵可以有助于实现更大的感测深度。例如,空间偏移的拉曼光谱[81],其中源和检测器光纤分开放置在肌肉组织中,可有深达 25mm 的感测深度。锥壳光传输和检测几何[82]已被证实可以最小化双层组织模型的表面层在深度荧光测量中的贡献,其可以轻易地转移到拉曼测量系统。

皮内 SERS 的焦点主要局限于单点处的生物分子检测,例如葡萄糖。单个点处的生物分子信息不能提供整个皮肤的总体状态,但这在皮肤病变边界评估等应用中很重要。克服此局限的一种解决方案是在人体皮肤中实现 SERS 成像。SERS 成像可以以宽视野拉曼成像的形式或在微透镜阵列

表 13.1　适用于皮内 SERS 测量的当前方法在感知深度优缺点、测试模型和报告的灵敏度／准确度方面的比较

方法类别	感应深度	皮内测量的优点	皮内测量的缺点	已测试的模型	灵敏度／准确度
注射纳米颗粒[51,57,60,61,79]	深达 8mm[61]	1. 与组织活检查相比，最小化创伤 2. 可表征多种生物分子	1. 人体内的纳米粒子聚集可能引起生物危害 2. 在深度测量中，拉曼测量受皮肤组织光散射和吸收特性的影响	动物模型[51,57,60,61,79]	未提及
SERS 活性结构[66-68]	AgFON 可用于皮下测量[68]	1. 能够连续实时监控（使用 AgNP@SiNW 和 AgFON 法） 2. 无创（使用生物贴片法）或微创（使用 AgNP@SiNW 法）	1. AgNP@SiNW 和生物贴片的方法尚未在动物模型或人体研究中进行测试 2. 当测量皮肤内的生物分子时，AgFON 薄膜和生物贴片的方法需要侵入性处理 3. 当纳米线较长时，AgNP@SiNW 易损	AgNP@SiNW 的模型[66]和生物贴片方法的模型[67]；AgFON 薄膜方法的动物模型[68]	AgNP@SiNW：能够在 4.0~9.0 的范围内检测 0.5 精度的 pH 变化[66]。Biopatch：测试 10mM R6G, 200mM γ- 氨基丁酸和 1.2mM β- 淀粉样蛋白[67]。AgFON：测试 38.9mM 葡萄糖[68]
SERS 活性针灸针[70,71]	深达 7mm[70]	1. 能够达到皮肤深层 2. 通过离体测量避免了由组织散射和吸收引起的光衰减 3. 与皮下注射针相比，疼痛有限、感染风险低 4. 可以测量 SERS 深度剖面	1. 针灸针还是会引起疼痛和不适 2. 金属针面临着废弃锐器损伤和重复使用造成的潜在污染风险	琼脂糖模型和动物模型[70,71]	1×10⁻⁶M 的 6- 巯基嘌呤[70]和 2.8mM 的葡萄糖[71]
SERS 活性微针[75,78]	0.7mm[75]	1. 几乎无痛、无创 2. 不可重复使用且使用后变形可防止变锐器损伤和交叉污染风险（琼脂糖针） 3. 具有成本效益（琼脂糖针）	1. 测量深度有限 2. 高成本和重复使用风险（不锈钢微针） 3. 琼脂糖针的强度需要在人体皮肤上进行系统测试	皮肤模拟模型[75,78]	镀银不锈钢微针：1×10⁻⁶ M 的 R6G，测量 0~140mM 葡萄糖的均方根差为 3.1mM[75]。镀银琼脂糖针：测试 1×10⁻⁶ M 的结晶紫；测量 0~140mM 葡萄糖的均方根差为 5.1mM[78]

AgFON，纳米球上银膜；AgNP，银纳米粒子；R6G，罗丹明 6G；RMSE，均方根误差；SERS，表面增强拉曼光谱；SiNW，硅纳米线

的帮助下实现,每个途径都有其优缺点。尽管宽视野拉曼成像[83]的方法提供了高空间分辨率,但检测范围有限。使用微透镜阵列[84,85]的方法在每个焦点处提供了更大的激发功率密度,但是相邻焦点之间有较大的间隔。SERS 成像技术[86,87]可用于评估皮肤病变的边界,来辅助诊断或指导手术。

第四,人体的体内测量目前尚未实现。本章报道的所有实验均在组织模型或动物模型中进行。为了填补这一空白,需要彻底解决一些重要问题,如纳米粒子或结构的潜在毒性以及激光应用于人体的安全性,这就要对纳米毒理学进行更系统的研究。有少量纳米粒子已被批准用于特定应用[88]。区别于其他纳米颗粒,对这些已批准的纳米颗粒进行皮内测量的研究可能更有助于在未来得到批准。

第五,耗时且耗力的样品制备限制了离体 SERS 测量的效率。大多数样品制备步骤可以在微流体芯片中实施[89]。来自人体皮肤的体液样品的提取和浓缩可以整合到用于SERS 测量的芯片中[90]。该技术不仅可以减少样品制备所需的劳力和时间,还可以提高结果的可重复性。

最后,与荧光法或反射法相比,用于典型拉曼或 SERS测量的设备相对昂贵。光学界已开发出更实惠的拉曼光谱仪[91]。这对于 SERS 测量尤其适用,因为 SERS 测量中的信号强度虽与荧光的信号强度相当,但需要更高的光谱分辨率。目前已经证明,利用具有低光谱分辨率的拉曼测量,重建高光谱分辨率拉曼光谱可行[92]。因此,可以把光谱分辨率低的经济有效的光谱仪和 SERS 测量光谱重建法相结合。这种方法可以扩展到 SERS 成像,可以使用窄带拉曼测量来进一步增强 SERS 信号[93]。此外,其在具有成本效益的拉曼基底方面也取得了进展[94]。所有这些新方法将有助于加快 SERS 技术在不久的将来从实验室走向临床应用。

结论

由贵金属纳米颗粒或纳米结构实现的 SERS 已经证明了其适用于生物样品测量的许多优点,例如灵敏度高、穿透较深、分子表征精确,以及可多路复用。如本章所述,人们目前已经研究了各种方法,包括直接注射、植入、生物贴片、针灸针和微针等,来使纳米颗粒/纳米结构与皮肤模型中的测试分子或用于 SERS 测量的动物模型紧密接近。这些实验测试的结果证明了 SERS 在人体皮肤的皮内测量中存在极好的潜力。

虽然用于皮内测量的 SERS 的研究取得了重大进展,但在临床应用该技术之前仍需要克服一些挑战:金属纳米颗粒的生物相容性、点测量较慢、缺乏连续测量的方法、样品制备耗力,以及拉曼设备成本较高。这些问题中的大多数可以通过现有辅助方法来解决,但用于皮内测量时仍需进一步专门研究。随着拉曼仪器、无毒纳米级基底以及将基底和靶分子结合方法的不断进步,可以预见的是,SERS 最终将在皮内测量中发挥重要的作用。

（范娅琦　刘业强　译,许阳　校）

参考文献

[1] Habif TP, Chapman MS, Campbell JL, Dinulos JGH, Zug KA. Skin disease: diagnosis and treatment. Elsevier Health Sciences; 2011. p. 360-81.

[2] Soyer HP, Argenziano G, Hofmann-Wellenhof R, Zalaudek I. Dermoscopy: the essentials. Elsevier Health Sciences; 2011. p. 3-25.

[3] Vestergaard ME, Macaskill P, Holt PE, Menzies SW. Dermoscopy compared with naked eye examination for the diagnosis of primary melanoma: a meta-analysis of studies performed in a clinical setting. Br J Dermatol 2008;159(3):669-76.

[4] Binder M, PuespoeckSchwarz M, Steiner A, et al. Epiluminescence microscopy of small pigmented skin lesions: short-term formal training improves the diagnostic performance of dermatologists. J Am Acad Dermatol 1997;36(2):197-202.

[5] Orchard G, Nation B. Histopathology. Oxford University Press; 2011. p. 6-29.

[6] Drexler W, Fujimoto JG. Optical coherence tomography: technology and applications. Springer Science & Business Media; 2008. p. 73-113.

[7] Fruhstorfer H, Abel U, Garthe CD, Knuttel A. Thickness of the stratum corneum of the volar fingertips. Clin Anat 2000;13(6):429-33.

[8] Weissman J, Hancewicz T, Kaplan P. Optical coherence tomography of skin for measurement of epidermal thickness by shapelet-based image analysis. Opt Express 2004;12(23):5760-9.

[9] Welzel J, Lankenau E, Birngruber R, Engelhardt R. Optical coherence tomography of the human skin. J Am Acad Dermatol 1997;37(6):958-63.

[10] Bechara FG, Gambichler T, Stucker M, et al. Histomorphologic correlation with routine histology and optical coherence tomography. Skin Res Technol 2004;10(3):169-73.

[11] Gambichler T, Hyun J, Moussa G, et al. Optical coherence tomography of cutaneous lupus erythematosus correlates with histopathology. Lupus 2007;16(1):35-8.

[12] Ulrich M, Lange-Asschenfeldt S. In vivo confocal microscopy in dermatology: from research to clinical application. J Biomed Opt 2013;18(6):061212.

[13] Pawley J. Handbook of biological confocal microscopy. Springer Science & Business Media; 2010. p. 141-50.

[14] Török P, Kao FJ. Optical imaging and microscopy: techniques and advanced systems. Springer Science & Business Media; 2003. p. 3-19.

[15] Payette JR, Kohlenberg E, Leonardi L, et al. Assessment of skin flaps using optically based methods for measuring blood flow and oxygenation. Plast Reconstr Surg 2005;115(2):539-46.

[16] Zhu C, Chen S, Chui CH-K, Tan B-K, Liu Q. Early prediction of skin viability using visible diffuse reflectance spectroscopy and autofluorescence spectroscopy. Plast Reconstr Surg 2014;134(2):240E-7E.

[17] Stelzle F, Tangermann-Gerk K, Adler W, et al. Diffuse reflectance spectroscopy for optical soft tissue differentiation as remote feedback control for tissue-specific laser surgery. Lasers Surg Med 2010;42(4):319-25.

[18] Stelzle F, Adler W, Zam A, et al. In vivo optical tissue differentiation by diffuse reflectance spectroscopy: preliminary results for tissue-specific laser surgery. Surg Innov 2012;19(4):385-93.

[19] Bensalah K, Peswani D, Tuncel A, et al. Optical reflectance spectroscopy to differentiate benign from malignant renal tumors at surgery. Urology 2009;73(1):178-81.

[20] Sauer M, Hofkens J, Enderlein J. Handbook of fluorescence spectroscopy and imaging: from ensemble to single molecules. John Wiley & Sons; 2010. p. 90-115.

[21] Stender RNI, Wulf HC. Can autofluorescence demarcate basal cell carcinoma from normal skin? A comparison with protoporphyrin IX fluorescence. Acta Derm Venereol 2001;81(4):246-9.

[22] Brancaleon L, Durkin AJ, Tu JH, Menaker G, Fallon JD, Kollias N. In vivo fluorescence spectroscopy of nonmelanoma skin cancer. Photochem Photobiol 2001;73(2):178-83.

[23] Borisova EG, Troyanova PP, Avramov LA. Fluorescence spectroscopy for early detection and differentiation of cutaneous pig-

mented lesions. Optoelectron Adv Mat Rapid Commun 2007; 1(8):388−93.

[24] Koetsier M, Nur E, Han C, et al. Skin color independent assessment of aging using skin autofluorescence. Opt Express 2010; 18(14):14416−29.

[25] Mokry M, Gal P, Vidinsky B, et al. In vivo monitoring the changes of interstitial pH and FAD/NADH ratio by fluorescence spectroscopy in healing skin wounds. Photochem Photobiol 2006;82(3): 793−7.

[26] Ghomi M. Applications of Raman spectroscopy to biology: from basic studies to disease diagnosis. IOS Press; 2012. p. 1−31.

[27] Talari ACS, Movasaghi Z, Rehman S, Rehman IU. Raman spectroscopy of biological tissues. Appl Spectrosc Rev 2015;50(1):46−111.

[28] Fleischmann M, Hendra PJ, McQuilla AJ. Raman-spectra of pyridine adsorbed at a silver electrode. Chem Phys Lett 1974;26(2): 163−6.

[29] Kneipp K, Kneipp H, Itzkan I, Dasari RR, Feld MS. Ultrasensitive chemical analysis by Raman spectroscopy. Chem Rev 1999;99(10): 2957−76.

[30] Yuen C, Zheng W, Huang Z. Surface-enhanced Raman scattering: principles, nanostructures, fabrications, and biomedical applications. J Innov Opt Health Sci 2008;1(2):267−84.

[31] Kambhampati P, Child CM, Foster MC, Campion A. On the chemical mechanism of surface enhanced Raman scattering: experiment and theory. J Chem Phys 1998;108(12):5013−26.

[32] Nima ZA, Biswas A, Bayer IS, et al. Applications of surface-enhanced Raman scattering in advanced bio-medical technologies and diagnostics. Drug Metab Rev 2014;46(2):155−75.

[33] Chaney SB, Shanmukh S, Dluhy RA, Zhao YP. Aligned silver nanorod arrays produce high sensitivity surface-enhanced Raman spectroscopy substrates. Appl Phys Lett 2005;87(3):31908−10.

[34] Li K, Clime L, Cui B, Veres T. Surface enhanced Raman scattering on long-range ordered noble-metal nanocrescent arrays. Nanotechnology 2008;19(14):145305.

[35] Chandran SP, Chaudhary M, Pasricha R, Ahmad A, Sastry M. Synthesis of gold nanotriangles and silver nanoparticles using aloe vera plant extract. Biotechnol Prog 2006;22(2):577−83.

[36] Xie J, Zhang Q, Lee JY, Wang DIC. The synthesis of SERS-active gold nanoflower tags for in vivo applications. ACS Nano 2008; 2(12):2473−80.

[37] Camargo PHC, Rycenga M, Au L, Xia Y. Isolating and probing the hot spot formed between two silver nanocubes. Angew Chem Int Ed 2009;48(12):2180−4.

[38] Lin T-H, Linn NC, Tarajano L, Jiang B, Jiang P. Electrochemical SERS at periodic metallic nanopyramid arrays. J Phys Chem C 2009;113(4):1367−72.

[39] Moskovits M. Surface-enhanced spectroscopy. Rev Mod Phys 1985;57(3):783−826.

[40] Garrell RL. Surface-enhanced Raman-spectroscopy. Anal Chem 1989;61(6):401A−11A.

[41] Le Ru EC, Etchegoin PG. Rigorous justification of the $|E|^4$ enhancement factor in surface enhanced Raman spectroscopy. Chem Phys Lett 2006;423(1−3):63−6.

[42] Cialla D, Maerz A, Boehme R, et al. Surface-enhanced Raman spectroscopy (SERS): progress and trends. Anal Bioanal Chem 2012;403(1):27−54.

[43] McCall SL, Platzman PM, Wolff PA. Surface enhanced Raman-scattering. Phys Lett A 1980;77(5):381−3.

[44] Otto A, Billmann J, Eickmans J, Erturk U, Pettenkofer C. The adatom model of SERS (surface enhanced Raman-scattering): the present status. Surf Sci 1984;138(2−3):319−38.

[45] Zhao LL, Jensen L, Schatz GC. Pyridine-Ag-20 cluster: a model system for studying surface-enhanced Raman scattering. J Am Chem Soc 2006;128(9):2911−9.

[46] Persson BNJ. On the theory of surface-enhanced Raman-scattering. Chem Phys Lett 1981;82(3):561−5.

[47] Lombardi JR, Birke RL, Lu TH, Xu J. Charge-transfer theory of surface enhanced Raman spectroscopy: Herzberg-Teller contributions. J Chem Phys 1986;84(8):4174−80.

[48] Alexson DA, Badescu SC, Glembocki OJ, Prokes SM, Rendell RW. Metal-adsorbate hybridized electronic states and their impact on surface enhanced Raman scattering. Chem Phys Lett 2009; 477(1−3):144−9.

[49] Kwon MJ, Lee J, Wark AW, Lee HJ. Nanoparticle-enhanced surface plasmon resonance detection of proteins at attomolar concentrations: comparing different nanoparticle shapes and sizes. Anal Chem 2012;84(3):1702−7.

[50] Li L, Hutter T, Steiner U, Mahajan S. Single molecule SERS and detection of biomolecules with a single gold nanoparticle on a mirror junction. Analyst 2013;138(16):4574−8.

[51] Falamas A, Dehelean C, Pinzaru SC. Raman and SERS characterization of normal pathological skin. Stud Univ Babes-Bol Chem 2011;56(4):89−96.

[52] Hsu P-H, Chiang HK. Surface-enhanced Raman spectroscopy for quantitative measurement of lactic acid at physiological concentration in human serum. J Raman Spectrosc 2010;41(12): 1610−4.

[53] Yin WZ, Guo ZY, Zhuang ZF, Liu SH, Xiong K, Chen SJ. Application of surface-enhanced Raman in skin cancer by plasma. Laser Phys 2012;22(5):996−1001.

[54] Maiti KK, Dinish US, Fu CY, et al. Development of biocompatible SERS nanotag with increased stability by chemisorption of reporter molecule for in vivo cancer detection. Biosens Bioelectron 2010;26(2):398−403.

[55] Qian XM, Peng XH, Ansari DO, et al. In vivo tumor targeting and spectroscopic detection with surface-enhanced Raman nanoparticle tags. Nat Biotechnol 2008;26(1):83−90.

[56] Kuestner B, Gellner M, Schuetz M, et al. SERS labels for red laser excitation: silica-encapsulated SAMs on tunable gold/silver nanoshells. Angew Chem Int Ed 2009;48(11):1950−3.

[57] Samanta A, Maiti KK, Soh K-S, et al. Ultrasensitive near-infrared Raman reporters for SERS-based in vivo cancer detection. Angew Chem Int Ed 2011;50(27):6089−92.

[58] Dinish US, Balasundaram G, Chang Y-T, Olivo M. Actively targeted in vivo multiplex detection of intrinsic cancer biomarkers using biocompatible SERS nanotags. Sci Rep 2014;4:4075.

[59] Wang X, Qian XM, Beitler JJ, et al. Detection of circulating tumor cells in human peripheral blood using surface-enhanced Raman scattering nanoparticles. Cancer Res 2011;71(5):1526−32.

[60] Maiti KK, Dinish US, Samanta A, et al. Multiplex targeted in vivo cancer detection using sensitive near-infrared SERS nanotags. Nano Today 2012;7(2):85−93.

[61] Kang H, Jeong S, Park Y, et al. Near-infrared SERS nanoprobes with plasmonic Au/Ag hollow-shell assemblies for in vivo multiplex detection. Adv Funct Mater 2013;23(30):3719−27.

[62] McAughtrie S, Faulds K, Graham D. Surface enhanced Raman spectroscopy (SERS): potential applications for disease detection and treatment. J Photochem Photobiol C Photochem Rev 2014; 21:40−53.

[63] Asharani PV, Wu YL, Gong ZY, Valiyaveettil S. Toxicity of silver nanoparticles in zebrafish models. Nanotechnology 2008;19(25): 255102.

[64] Bar-Ilan O, Albrecht RM, Fako VE, Furgeson DY. Toxicity assessments of multisized gold and silver nanoparticles in zebrafish embryos. Small 2009;5(16):1897−910.

[65] Wang Y, Seebald JL, Szeto DP, Irudayaraj J. Biocompatibility and biodistribution of surface-enhanced Raman scattering nanoprobes in zebrafish embryos: in vivo and multiplex imaging. ACS Nano 2010;4(7):4039−53.

[66] Han XM, Wang H, Ou XM, Zhang XH. Silicon nanowire-based surface-enhanced Raman spectroscopy endoscope for intracellular pH detection. ACS Appl Mater Inter 2013;5(12):5811−4.

[67] Park SG, Ahn MS, Oh YJ, Kang M, Jeong Y, Jeong KH. Nanoplasmonic biopatch for in vivo surface enhanced Raman spectroscopy. Biochip J 2014;8(4):289−94.

[68] Stuart DA, Yuen JM, Shah N, et al. In vivo glucose measurement by surface-enhanced Raman spectroscopy. Anal Chem 2006; 78(20):7211−5.

[69] Vuckovic D, de Lannoy I, Gien B, et al. In vivo solid-phase microextraction: capturing the elusive portion of metabolome. Angew Chem 2011;123(23):5456−60.

[70] Dong J, Chen Q, Rong C, Li D, Rao Y. Minimally invasive surface-enhanced Raman scattering detection with depth profiles based on a surface-enhanced Raman scattering-active acupuncture needle. Anal Chem 2011;83(16):6191−5.

[71] Dong J, Tao Q, Guo MD, Yan TY, Qian WP. Glucose-responsive multifunctional acupuncture needle: a universal SERS detection strategy of small biomolecules in vivo. Anal Methods 2012;4(11):

3879—83.

[72] Allen MG, Prausnitz MR, McAllister DV, Cros FPM. Microneedle devices and methods of manufacture and use thereof. US Patent No. US6334856 B1. 2002.

[73] Henry S, McAllister DV, Allen MG, Prausnitz MR. Microfabricated microneedles: a novel approach to transdermal drug delivery. J Pharm Sci 1998;87(8):922—5.

[74] Van Damme P, Oosterhuis-Kafeja F, Van der Wielen M, Almagor Y, Sharon O, Levin Y. Safety and efficacy of a novel microneedle device for dose sparing intradermal influenza vaccination in healthy adults. Vaccine 2009;27(3):454—9.

[75] Yuen C, Liu Q. Towards in vivo intradermal surface enhanced Raman scattering (SERS) measurements: silver coated microneedle based SERS probe. J Biophotonics 2014;7(9):683—9.

[76] Kim Y, Park J, Prausnitz MR. Microneedles for drug and vaccine delivery. Adv Drug Deliv Rev 2012;64(14):1547—68.

[77] Sherman FF, Yuzhakov VV, Gartstein V, Owens GD. Apparatus and method for manufacturing an intracutaneous microneedle array. US Patent No. US6312612 B1. 2001.

[78] Yuen C, Liu Q. Hollow agarose microneedle with silver coating for intradermal surface-enhanced Raman measurements: a skin-mimicking phantom study. J Biomed Opt 2015;20(6):061102.

[79] Habif TP. Clinical dermatology: a color guide to diagnosis and therapy. Mosby; 2004. p. 23—55.

[80] Böcker D, Fruhstorfer H. Cutting device for skin for obtaining small blood samples in almost pain-free manner. US Patent No. US6210421 B1. 2001.

[81] Stone N, Faulds K, Graham D, Matousek P. Prospects of deep Raman spectroscopy for noninvasive detection of conjugated surface enhanced resonance Raman scattering nanoparticles buried within 25 mm of mammalian tissue. Anal Chem 2010;82(10):3969—73.

[82] Ong YH, Liu Q. Fast depth-sensitive fluorescence measurements in turbid media using cone shell configuration. J Biomed Opt 2013;18(11):110503.

[83] Schlücker S, Schaeberle MD, Huffman SW, Levin IW. Raman microspectroscopy: a comparison of point, line, and wide-field imaging methodologies. Anal Chem 2003;75(16):4312—8.

[84] Fujita K, Nakamura O, Kaneko T, Kawata S, Oyamada M, Takamatsu T. Real-time imaging of two-photon—induced fluorescence with a microlens-array scanner and a regenerative amplifier. J Microsc 1999;194(2—3):528—31.

[85] Zhu C, Ong YH, Liu Q. Multifocal noncontact color imaging for depth-sensitive fluorescence measurements of epithelial cancer. Opt Lett 2014;39(11):3250—3.

[86] Mallia RJ, McVeigh PZ, Veilleux I, Wilson BC. Filter-based method for background removal in high-sensitivity wide-field-surface-enhanced Raman scattering imaging in vivo. J Biomed Opt 2012;17(7):0760171—5.

[87] McVeigh PZ, Mallia RJ, Veilleux I, Wilson BC. Widefield quantitative multiplex surface enhanced Raman scattering imaging in vivo. J Biomed Opt 2013;18(4):046011.

[88] Dreaden EC, Alkilany AM, Huang X, Murphy CJ, El-Sayed MA. The golden age: gold nanoparticles for biomedicine. Chem Soc Rev 2012;41(7):2740—79.

[89] Chen L, Choo J. Recent advances in surface-enhanced Raman scattering detection technology for microfluidic chips. Electrophoresis 2008;29(9):1815—28.

[90] März A, Mönch B, Rösch P, Kiehntopf M, Henkel T, Popp J. Detection of thiopurine methyltransferase activity in lysed red blood cells by means of lab-on-a-chip surface enhanced Raman spectroscopy (LOC-SERS). Anal Bioanal Chem 2011;400(9):2755—61.

[91] Malinen J, Rissanen A, Saari H, et al. Advances in miniature spectrometer and sensor development. In: Next-generation spectroscopic technologies VII. Proc. SPIE 9101; 2014. 91010C.

[92] Chen S, Lin X, Yuen C, Padmanabhan S, Beuerman RW, Liu Q. Recovery of Raman spectra with low signal-to-noise ratio using Wiener estimation. Opt Express 2014;22(10):12102—14.

[93] Chen S, Ong YH, Liu Q. Fast reconstruction of Raman spectra from narrow-band measurements based on Wiener estimation. J Raman Spectrosc 2013;44(6):875—81.

[94] Han Y-A, Ju J, Yoon Y, Kim S-M. Fabrication of cost-effective surface enhanced Raman spectroscopy substrate using glancing angle deposition for the detection of urea in body fluid. J Nanosci Nanotechnol 2014;14(5):3797—9.

第 14 章

宽带相干反斯托克斯 - 拉曼散射

C.H. Camp, Jr.

引言

在每个分子内,每个原子都在不断运动。事实上,键合原子和连接原子的小基团之间的运动是通过振荡实现的。振动的准确频率(能量)是由涉及的原子、分子取向以及温度等因素决定的。此外,这些振动以各种模式出现,可描述为"伸展""扭转""呼吸""摇摆"。重要的是,特定原子组之间的特定振动模式是以可被预测的频率(或过小的频率)出现的。因此,可经振动指纹表征分子 / 化学物质。此外,基于可提取出这些振动模式的成像技术,可以构建出材料、细胞和组织内的分子含量,提取细胞状态和功能信息,而这些信息可以在表征呈现之前就可以诊断其病理状态。宽带相干反斯托克斯拉曼散射(broadband coherent anti-Stokes Raman scattering,BCARS)显微分光镜可以用于在细胞、组织、药物和聚合物成像中观察获取这些振动指纹。

然而,经过对此技术的前景展望以及 10 多年来的发展,直到最近,BCARS 因为有了无与伦比的速度、光谱清晰度和可寻址振动频率范围等特性,而逐渐展示出高质量的成像和光谱分析能力。本章将概述 BCARS 技术和理论基础,以及组织成像的示例。

背景

测量分子振动的分析方法已经有 50 多年的商用历史。两种经典振动光谱法是红外(infrared,IR)吸收光谱和拉曼散射光谱。在室温下,大多数分子的振动模式发生在电磁光谱红外区域内的频率上。如果用红外光照射样品,则与现有振动模式相对应的特定频率(波长)上的光子可被吸收。红外吸收光谱法的基础是通过比较样本的入射光谱和发射光谱而确定样本的振动光谱。在 19 世纪末至 20 世纪初,科学家对红外辐射的吸收进行了初次探索[1,2]。在 20 世纪 50 年代,红外显微镜被商业化,而今天,诸如傅里叶变换红外光谱之类的现代研究方法仍被广泛使用。

20 世纪 20 年代,探索分子振动结构的另一种方法——拉曼散射光谱法首次被应用[3-6]。拉曼效应(或散射)以印度先驱物理学家和诺贝尔奖得主 Chandrasekhara Venkata Raman 命名,这是一种非弹性散射事件,通过入射光子与分子振动相互作用,获得或失去振动模式的能量(图 14.1A)。因此,使用拉曼散射光谱技术可以观察到入射至样品后产生的新波长的光。

虽然这些经典技术依然在使用并被商业化,但是仍有重大技术挑战限制了它们的广泛应用。例如,由于红外光的衍射极限,红外吸收光谱在数微米范围内只能提供较低的空间分辨率。此外,作为吸收技术,除非样品高度散射(即,存在显著的背向反射),该方法需要透射几何结构,且不可用以直接三维成像。水可被红外光谱吸收,故样本需脱水以保证细胞结构对红外光谱有最高的敏感性。另一方面,拉曼光谱作为一种发射技术,可以提供透射或反射几何形状的三维图像,并且可以在可见波长下进行,因此其空间分辨率可接近于其他标准光学显微镜。然而,一个主要的挑战是自体荧光可能会模糊拉曼光谱。此外,拉曼散射是一种罕见的现象,大约每 1 000 万个入射光子中仅 1 个光子发生,因此,获取

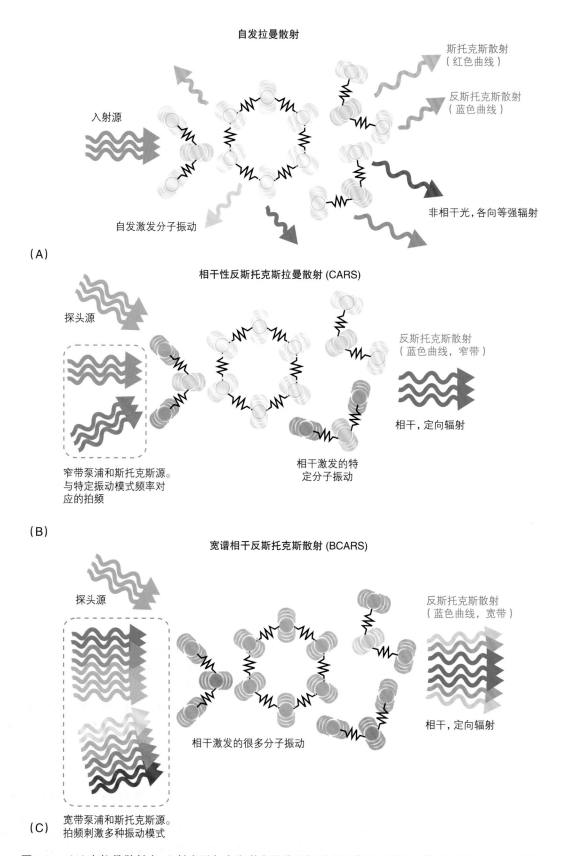

图 14.1 （A）在拉曼散射中，入射光子与自发激发的分子振动相互作用，以能量（频率）增加或减少的形式进行非弹性散射。（B）在相干反斯托克斯拉曼散射（CARS）中，激发源（泵浦和斯托克斯）被调谐，使得其频差对应于特定分子振动的频率，从而激发振动模式。探测光子以较高的能量（频率）非弹性地散射被激发振动。（C）类似于相干反斯托克斯拉曼散射，在宽带相干反斯托克斯拉曼散射（BCARS）中，激光器相干地激发振动模式。然而在宽带相干反斯托克斯拉曼散射中，宽带源被用来同时激发多个分子振动

单个光谱可能需要几十毫秒到几秒。即使在 100 毫秒驻留时间内获得一幅很小的 100 像素 ×100 像素的图片也需超 15 分钟。

虽然拉曼显微分光镜系统不断改进，但是散射事件的固有不可能性，以及对细胞和组织可接受的入射光数量的限制，都显著地限制了高通量成像平台最终构建的可能性。振动模式非弹性散射的另一种机制是通过相干拉曼散射（coherent Raman scattering，CRS）。上述拉曼效应 / 散射是一个自发过程，其中微小的量子热力学波动决定了哪些振动模式可以经随机方式获得，因此散射事件发生的可能性很小[7-9]。在相干拉曼散射中，脉冲激光被用来主动激发分子振动，从而提高另一个入射光子非弹性散射的概率[10]。此外，由于发射光子处于有向光束中，所以收集散射光子的效率显著提高[10,11]，而在传统的拉曼散射中，发射通常是等向性的。因此，即使具有高数值孔径（numerical aperture，NA）透镜，收集效率也可能明显低于 20%。最后，相干拉曼散射是一个非线性过程，其中散射光的强度与分析物浓度成二次方关系，与入射光强度成三次方关系（自发拉曼散射在浓度和入射强度上都是线性的）。

最常用的相干拉曼散射机制是相干反斯托克斯 - 拉曼散射（coherent anti-Stokes Raman scattering，CARS）。如图 14.1B 所示，相干反斯托克斯 - 拉曼散射的发生机制是当"泵浦"光子和"斯托克斯"光子在与可激发振动模式的分子振动相对应的频率跳动时，相干反斯托克斯 - 拉曼散射就产生了[11-15]。一个"探测"光子无弹性地从激发模式散射，从而获得该模式的能量。在相干反斯托克斯 - 拉曼散射和自发拉曼散射中，探测光子能够分别失去或获得两个振动模式——斯托克斯和反斯托克斯散射的能量。在生理温度下的自发拉曼散射过程中，斯托克斯拉曼散射的概率比反斯托克斯散射的概率高出几个数量级，因此，"拉曼光谱"这个术语代表着斯托克斯散射，而不是反斯托克斯散射。然而，相干拉曼散射斯托克斯和反斯托克斯散射都可较易获得。反斯托克斯散射的优点是，散射光子中的能量增益等于波长上的蓝移，因此与红移的自发荧光无重叠。

相干反斯托克斯 - 拉曼散射机制最早由福特汽车公司的 Maker 和 Terhune[16] 在 1965 年描述[17]。尽管当时人们对相干反斯托克斯 - 拉曼光谱学有着浓厚的兴趣，但直到 1982 年才出现了第一台相干反斯托克斯 - 拉曼散射显微镜[18]。相干反斯托克斯 - 拉曼散射显微镜通常缩写为"CARS"（相干反斯托克斯 - 拉曼散射机制和技术之间的术语有些模糊），并不获取光谱，而是采用调谐泵浦光和斯托克斯源激发单个振动（见图 14.1B）。这有助于快速获取图像，但是记录完整的高光谱图像需要跨越能量谱扫描频泵和斯托克斯频率。

虽然 Duncan 等人[18]演示了高速、无标记的成像，但由于脉冲激光有限的可用性和背景信号的存在，这种技术没有得到长足的发展。这个背景后来被称为非共振背景（nonresonant background，NRB），是与相干反斯托克斯 - 拉曼散射信号共同产生的其他非线性光学过程的集合。由于这些过程本质上主要是电子相关的，所以使用可见激光大大提高了它们利用相干反斯托克斯 - 拉曼散射机制进行成像的能力。此外，非共振背景与相干斯托克斯 - 拉曼散射信号是一致的，因此，非共振背景是构造性、破坏性的干扰，扭曲了有效的相干反斯托克斯 - 拉曼散射光谱。直到 1999 年，Zumbusch 和 Xie[13]利用新近获得的具有红外辐射能力和简化几何结构的钛蓝宝石激光技术重新检测相干反斯托克斯 - 拉曼散射时，这一技术才开始成为一种用于生物成像的显微技术。

尽管相干反斯托克斯 - 拉曼散射技术不断进步，但是它仍然面临着两个基本的挑战：①虽然红外激光可减弱非共振背景，但拉曼光谱仍被扭曲；②激光器的有限可调谐性限制了拉曼振动带的范围。为了解决第二个挑战，并将相干反斯托克斯 - 拉曼散射转变为光谱技术，几个小组开发了多重相干反斯托克斯 - 拉曼散射（multiplex CARS，MCARS）显微光谱技术[19,20]。在多重相干反斯托克斯 - 拉曼散射中，泵浦光和 / 或斯托克斯源是宽波段的，因此可以同时激发多个振动带（图 14.1C）。不同于用单元件探测器捕获反斯托克斯光子的相干反斯托克斯 - 拉曼散射技术，多重相干反斯托克斯 - 拉曼散射技术利用分光计捕获信号。这些最早的多重相干反斯托克斯 - 拉曼散射系统仅限于探寻拉曼能量谱内的小光谱窗口。在 2004 年，Kee 和 Cicerone[21]引入了宽带相干反斯托克斯 - 拉曼散射拉曼散射（BCARS）显微光谱技术，将多重相干反斯托克斯 - 拉曼散射的光谱宽度扩大了 1 个数量级以上。这项技术发展的关键是使用非线性光纤来产生"超连续"（supercontinuum，SC）斯托克斯源，其跨度超过 600nm，这使得振动刺激处于传统的拉曼光谱分析的整个能量范围内。这项技术的发展和超连续谱生成的非线性纤维的进一步提升促进了材料[22,23]、细胞[24-28]和组织[29-31]的高光谱成像。

宽带相干反斯托克斯 - 拉曼散射

BCARS 技术的最初发展使得宽光谱探寻成为可能，但是非共振背景继续阻止拉曼光谱与 BCARS 光谱的直接比较。此外，由于非共振背景在一定程度上对分子敏感，而光谱畸变又取决于局部样品条件，这些都进一步增加了分析中的挑战。跨越相干反斯托克斯 - 拉曼散射和多重相干反斯托克斯 - 拉曼散射 / 宽带相干反斯托克斯 - 拉曼散射共同体的一个解决方案是减少非共振背景的生成[32-37]。然而，这种方法有一个公认但未被认可的后果。虽然有干扰性，但非共振背景实际上放大了相干反斯托克斯 - 拉曼散射的信号（外差放大）[38]。通过激发非共振背景的产生，相干反斯托克斯 - 拉曼散射光谱强度也在逐渐降低，所有的优势都相互抵消了。另一种方法是去除硅中非共振背景的畸变影响，这保持了外差放大的优点。基于信息论，利用相干反斯托克斯 - 拉曼散射和非共振背景对全光谱之间的物理关系，Vartiainen[39]证明了利用最大衰退方法获取拉曼振动信号的有效性。这种"相位恢复"技术已经广泛地应用于生物分子[40,41]和生物成像[26,29,31]，证明相干反斯托克斯 - 拉曼散射光谱在形状上可与用自发拉曼光谱测量的光谱相媲美。随后基于物理基础，利用 Kramerse-Kronig（KK）关系提出了一种替代相位恢复的方法，该方法获得了与最大熵方法相同的结果，但计算时间明显缩短[42,43]。

光学硬件和处理方法的发展扩大了 BCARS 的可能应用范围，并在不到 1 小时内实现了高光谱成像，但仍然存在一个重大挑战——"指纹"拉曼区域。在生物样品的相干反斯托克斯拉曼散射成像中，由于这些振动模式的高密度和信号强度对模式密度的二次依赖性，CH-/OH- 拉伸区（约 2 700～3 400cm^{-1}）呈现频响，通常超过 10 倍。然而，拉曼峰很少。位于较低频率（<1 800cm^{-1}）的指纹检测区域通常包含最高数目的拉曼峰，但响应却最弱，其非共振背景强度通常可与拉曼峰相当或大于拉曼峰。事实上，指纹区域太弱、太扭曲，因而不能很好地用于成像。然而，Camp 等人[30]最近开发了一种新的系统架构，可以将 BCARS 对指纹区域的敏感度显著提升 100 倍左右。这种新的 BCARS 方法使用了一种独特的激光组合，它用"脉冲"刺激（也称为"三色"激发）不成比例地激发指纹区域内的振动模式。此外，本系统设计不需要使用高功率激光，只需提高效率即可。

理论

振动刺激与散射

尽管对该理论的完整描述超出了本章范围，但简要总结将有助于理解各种 BCARS 方法之间的表现差异。相干反斯托克斯拉曼散射的经典机制是通过由三阶非线性磁化率张量（X^3）描述的材料对泵浦（E_p）和斯托克斯电场（E_S）的振动来阐述的。探测场（E_{pr}）在新的频率下非弹性地散射激发分子振动。如果泵浦、斯托克斯场和探测场的中心频率分别为 ω_{p0}，ω_{S0} 和 ω_{pr0}，并且在 $\omega_{p0}-\omega_{S0}$ 处存在振动模式（Ω），则散射辐射处于 $\omega_{p0}-\omega_{S0}+\omega_{pr0}$ 频率。在频域（ω）中的总生成信号 I 可以按照[12]描述为：

$$I(\omega) \propto \left| \iiint \chi^{(3)}(\omega; \omega_{\mathrm{p}}, -\omega_{\mathrm{S}}, \omega_{\mathrm{pr}}) E_{\mathrm{P}}(\omega_{\mathrm{p}}) E_{\mathrm{S}}^*(\omega_{\mathrm{S}}) \right.$$
$$\left. E_{\mathrm{pr}}(\omega_{\mathrm{pr}}) \delta(\omega - \omega_{\mathrm{p}} + \omega_{\mathrm{S}} - \omega_{\mathrm{pr}}) d\omega_{\mathrm{p}} d\omega_{\mathrm{S}} d\omega_{\mathrm{pr}} \right|^2$$

（公式 14.1）

其中 ω_p，ω_S 和 ω_{pr} 是频率空间，δ 是维持能量守恒的狄拉克函数。这个公式可以用数学上相同但更易处理的形式来写[30]：

$$I(\omega) \propto \left| \left\{ [E_{\mathrm{S}}(\omega) \star E_{\mathrm{P}}(\omega)] \chi^{(3)}(\omega) \right\} * E_{\mathrm{pr}}(\omega) \right|^2$$ （公式 14.2）

其中"★"和"*"分别代表交互相关和卷积运算。公式 14.2 强调相干反斯托克斯拉曼散射系统的一些重要性质：①探针源的带宽决定光谱分辨率；②斯托克斯和泵浦光源交互相关的带宽决定刺激带宽；③相干反斯托克斯拉曼散射谱的绝对频率与探测频率有关。

关于属性①，在相干反斯托克斯拉曼散射显微镜中，泵浦光、斯托克斯源和探针源来自频带宽度经常在 1~2cm^{-1} 范围内的皮秒激光器，其带宽小于或可与大多数拉曼线形

相比。在 BCARS 显微分光镜中，泵浦和 / 或斯托克斯源是超连续源，其带宽经常超过 3 000cm^{-1}，但是探针源为窄带（≤10cm^{-1}），因此相干反斯托克斯拉曼散射显微分光镜和 BCARS 显微分光镜具有相似的光谱分辨率，但是探寻区域显著不同（属性②）。属性③指出，所有记录的拉曼光谱将都是与探针频率有关的（通常描述为"拉曼位移"）。作为非弹性散射过程，探测光子将根据它们的初始能量（频率）改变能量。例如，不管探针的实际波长如何，在 3 000cm^{-1} 处的拉曼峰将会被测量为距探头中心频率 3 000cm^{-1}。在拉曼光谱中，能量（频率）和波长无关，这就导致多采用频率单位（cm^{-1}，"波数"）而不是波长。

除了频谱分辨率和刺激带宽之外，也需分析信号频谱强度。为了简单起见，我们将忽略非线性敏感度，并且假设所有激光源都具有 $E(\omega) = E_0 \exp\left[i(\omega-\omega_0)^2/2\sigma^2\right]$ 形式的真实高斯场，其中 E_0 是场幅值，ω_0 是中心频率，σ 是带宽参数，它与全宽度半最大值（FWHM，FWHM=2$(2\ln 2)^{1/2}\sigma$）有关。在这个区域，平均功率 P，与 $|E|^2 = |E_0|^2 I\sqrt{\pi}\sigma$ 成比例。在这些条件下，公式 14.2 可以改写为：

$$I(\omega) \propto \left| 2\pi \frac{E_{S0} E_{p0} E_{pr0} \sigma_S \sigma_p \sigma_{pr}}{\sqrt{\sigma_S^2 + \sigma_p^2 + \sigma_{pr}^2}} \exp\left\{ \frac{-(\omega - \omega_{p0} + \omega_{S0} - \omega_{pr0})^2}{2(\sigma_S^2 + \sigma_p^2 + \sigma_{pr}^2)} \right\} \right|^2$$

（公式 14.3）

$$\propto 4\sqrt{\pi} \frac{P_S P_p P_{pr} \sigma_S \sigma_p \sigma_{pr}}{\sigma_S^2 + \sigma_p^2 + \sigma_{pr}^2} \exp\left\{ \frac{-(\omega - \omega_{p0} + \omega_{S0} - \omega_{pr0})^2}{(\sigma_S^2 + \sigma_p^2 + \sigma_{pr}^2)} \right\}$$

（公式 14.4）

其中 E_{p0}，E_{S0} 和 E_{pr0} 分别是泵、斯托克斯和探针源的光谱场强度，σ_p，σ_S 和 σ_{pr} 是带宽参数，ω_{p0}，ω_{S0} 和 ω_{pr0} 是中心频率。从公式 14.4 也可以分析总的（综合）信号强度：

$$\int I(\omega) d\omega \propto 4\pi \frac{P_S P_p P_{pr} \sigma_S \sigma_p \sigma_{pr}}{\sqrt{\sigma_S^2 + \sigma_p^2 + \sigma_{pr}^2}}$$ （公式 14.5）

利用公式 14.4 和 14.5 我们可以阐明相干反斯托克斯拉曼散射显微镜的重要特征以及其与 BCARS 不同的实现方式。在最常见的 BCARS 显微镜和相干反斯托克斯拉曼散射显微镜中，泵浦光源和探针源是衰减的（$P_p = P_{pr} = P_{p,pr}$，$\sigma_p = \sigma_{pr} = \sigma_{p,pr}$）。在过去，这种刺激被称作"双色"刺激，但是为了清楚起见，我们将其称作"脉冲间"刺激（图 14.2A）。在这种情况下，光谱强度和总强度被描述为：

$$I(\omega) \propto 4\sqrt{\pi} \frac{P_S P_{p,pr}^2 \sigma_S \sigma_{p,pr}^2}{\sigma_S^2 + 2\sigma_{p,pr}^2} \exp\left\{ \frac{-(\omega - 2\omega_{p0,pr0} + \omega_{S0})^2}{(\sigma_S^2 + 2\sigma_{p,pr}^2)} \right\}$$

（公式 14.6）

$$\int I(\omega) d\omega \propto 4\pi \frac{P_S P_{p,pr}^2 \sigma_S \sigma_{p,pr}^2}{\sqrt{\sigma_S^2 + 2\sigma_{p,pr}^2}}$$ （公式 14.7）

从公式 14.6 可以看出，产生的信号是以 $\omega = 2\omega_{p0,pr0}-\omega_{S0}$（或 $\omega_{p0}-\omega_{s0}$ 的拉曼位移）为中心的高斯信号，FWHM=2

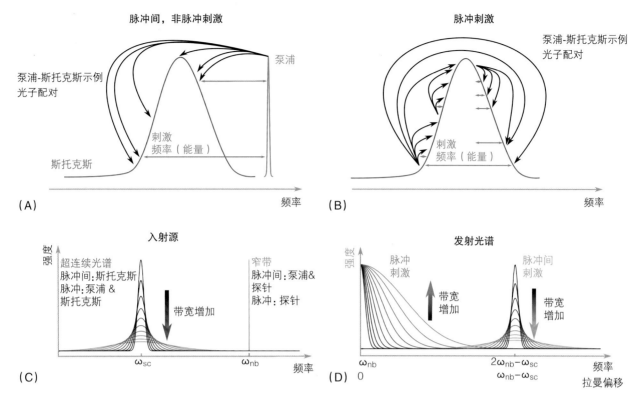

图 14.2 （A）经脉冲间刺激，泵浦光和斯托克斯光子从不同的源发出。黑色箭描绘了泵浦光和斯托克斯光之间可能存在的频率差异。蓝色箭表示这些配对的能量（频率）。任何两个配对都不具有相同的频率。（B）在脉冲刺激中，泵浦光和斯托克斯光来自同一源。泵浦 - 斯托克斯光子对是根据光谱上的不同排列得到的。对于最小频率，存在许多具有相同激发频率 - 最大值的光子对（参见示例配对的蓝色箭）。（C）随着超连续谱（SC）源带宽的增加和平均功率的维持，超连续谱的峰值强度随之下降。（D）随着超连续谱带宽的增加，由脉冲刺激产生的总相干反斯托克斯拉曼散射（CARS）信号保持恒定，但能量会分布在较宽的频谱上（峰值强度下降）。在脉冲内刺激下，0cm⁻¹ 处的峰值相干反斯托克斯拉曼散射强度保持不变，其余的光谱随着带宽的增加而增加。脉冲刺激产生的总相干反斯托克斯拉曼散射信号随着超连续谱带宽的增加而增加

$[(\sigma_{S2}+2_{\sigma p,pr2})\ln 2]^{1/2}$。从公式 14.7 我们可以比较相干反斯托克斯拉曼散射显微镜（$\sigma_S=\sigma_{p,pr}$）和 BCARS 显微镜产生的总信号与脉冲间刺激（$\sigma_{S}>>\sigma_{p,pr}$）：

CARS 显微镜：

$$\int I(\omega)d\omega \propto 4\pi \frac{P_S P_{p,pr}^2 \sigma_{p,pr,S}^2}{\sqrt{3}}$$ （公式 14.8）

脉冲间刺激 BCARS：

$$\int I(\omega)d\omega \propto 4\pi P_S P_{p,pr}^2 \sigma_{p,pr}^2$$ （公式 14.9）

比较公式 14.8 和 14.9，我们看到产生的总信号在大小上是相似的。然而，在 BCARS 中，总信号被划分在一个大的带宽上，因此在任何给定频率处的强度都比用相干反斯托克斯拉曼散射显微镜探测到的强度要小得多。这从根本上解释了相干反斯托克斯拉曼散射显微镜如何能够在数百纳秒到微秒内探测单个振动带，但是 BCARS 显微光谱仪传统上需要几十毫秒才能获得完整的光谱。此外，宽带相干反斯托克斯拉曼固有的弱点阻碍了指纹区域谱的显著获取。

另一种刺激机制是"冲动"或"脉冲间"刺激（以往称为"三色"）。这种刺激模式虽有一个小的差异但却产生较大的影响：泵浦光和斯托克斯源是衰减的（图 14.2B）。在此条件下，总产生的信号是（来自公式 14.7，假设 $\sigma_{p,S}>>\sigma_{pr}$）：

脉冲间刺激 BCARS：

$$\int I(\omega)d\omega \propto 4\pi \frac{P_{p,S}^2 P_{pr}\sigma_{p,S}^2\sigma_{pr}}{\sqrt{2\sigma_{p,S}^2+\sigma_{pr}^2}} \approx 4\pi \frac{P_{p,S}^2 P_{pr}\sigma_{p,S}\sigma_{pr}}{\sqrt{2}}$$

（公式 14.10）

比较公式 14.9 和 14.10，我们看到对于相同的入射功率，脉冲刺激产生大约 $0.71\sigma_{p,S}/\sigma_{pr}$ 倍增的信号，这实际上可以是 100 倍，甚至更多。

尽管 BCARS 中的脉冲刺激可以产生更多的信号，但是还有另一个同样重要的好处：它不成比例地探测最低能量水平。使用与公式 14.6 相同的导数，并且注意公式 14.2 中的交互作用现在是自相关[30]：

脉冲刺激 BCARS：

$$I(\omega) \propto 4\sqrt{\pi}\ \frac{P_{p,S}^2 P_{pr}\sigma_{p,S}^2\sigma_{pr}}{2\sigma_{p,S}^2+\sigma_{pr}^2}\exp\left\{\frac{-(\omega-\omega_{pr0})^2}{(2\sigma_{p,S}^2+\sigma_{pr}^2)}\right\}$$

（公式 14.11）

在脉冲激发下，中心频率在 $\omega-\omega_{pr0}$ 处，对应于 0cm⁻¹ 的拉曼位移。在脉冲刺激下，可以以最小能量产生最强的信号，

其相对应于密集和稀疏的指纹拉曼区域。

最后,脉冲刺激和脉冲间刺激还有一个更重要的区别:信号强度随斯托克斯带宽的增加而增加。通过脉冲间刺激,产生的总相干反斯托克斯拉曼散射信号随着斯托克斯源带宽和固定平均功率的增加而保持恒定(图14.2C和D,公式14.9)。因此,在任何特定频率下的光谱强度将减弱。相反,采用脉冲刺激时,总信号将随着斯托克斯带宽的增加而增加(见图14.2C和D,公式14.10和公式14.11)。有趣的是,在0cm⁻¹处的最大强度将保持近似恒定。因此,脉冲刺激被视为比脉冲间刺激更有效。

非线性极化率、非共振背景和拉曼光谱提取

如前所述,相干反斯托克斯拉曼散射信号与非共振背景一起产生。非共振背景非常普遍,以至于在理论表述中,相干反斯托克斯拉曼散射和非共振背景机制不是分开的,而是作为相干反斯托克斯拉曼散射机制整体呈现的。

材料响应使用三阶非线性磁化率张量 $\chi^{(3)}$ 来描述(在此,我们忽略张量的性质)。通常,非线性磁化率被分成两个部分:描述化学共振响应的拉曼分量 χ_R 和产生非共振背景的化学非共振分量 χ_{NR}。此外,拉曼分量通过类似于阻尼谐振子的复杂洛伦兹线形的总和来估算:

$$\chi^{(3)}(\omega) = \chi_R(\omega) + \chi_{NR}(\omega)$$
$$= \chi_{NR}(\omega) + \sum_m \frac{A_m}{\Omega_m - \omega - i\Gamma_m} \quad \text{(公式 14.12)}$$

其中,A_m,Ω_m 和 Γ_m 是第 m 个拉曼振动分量的振幅因子、中心频率和半线宽。图14.3A显示了具有真实非谐振分量的模拟非线性磁化率,其远离电子谐振相对准确。对于一阶粗略估计,自发拉曼光谱测量 χ_R 的虚部。另一方面,相干反斯托克斯拉曼散射方法(见公式14.2)测量与 $|\chi|^2$ 成比例的信号。这表示 χ_R 和 χ_{NR} 是一致的,其在数学上被描述为:

$$I(\omega) \propto |\chi|^2 = |\chi_R|^2 + |\chi_{NR}|^2 + 2\text{Re}\{\chi_R\chi_{NR}^*\}$$

(公式 14.13)

其中 Re 表示真实的部分。如图14.3B所示,净效应实际上是失真的频谱。虽然非共振背景在振动上是非共振的,但在一定程度上它仍然具有化学敏感性,因此,它不能简单地去除,且原始BCARS谱不能直接与自发拉曼光谱进行比较。

如前所述,利用相位反演技术计算非线性磁化率的实部和虚部。两个最好的方法是最大熵方法[39,40]以及使用KK关系[42]。这两种方法都提供了等价的结果,虽然KK关系在计算上更方便[43]。图14.3C显示了一个模拟的BCARS谱,其激发谱类似于参考文献[30]中的系统。由于与非共振背景的连续混合,拉曼信号失真到不能使用的程度。图14.3D显示出在与 Im{χ_R} 比较后的理想的提取拉曼光谱。

所有基于相干反斯托克斯拉曼散射的方法的最后一个重要方面是有关分析物浓度的非线性光谱强度。χ_R 与浓度成线性关系,因此自发拉曼光谱与浓度成线性关系,相干反斯托克斯拉曼散射光谱与浓度成二次关系。对于高浓度物质,相干反斯托克斯拉曼散射光谱是强烈的,但随着浓度的

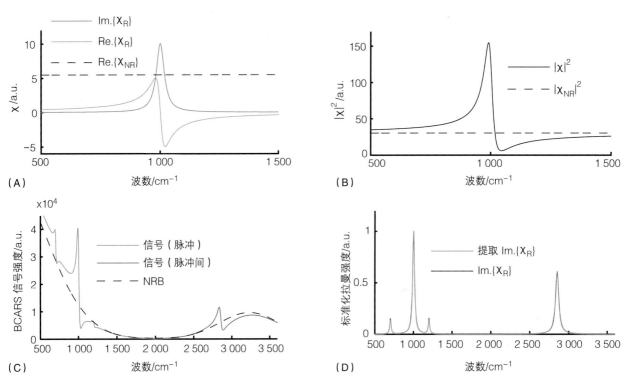

图14.3 (A)非线性磁化率的化学共振和非共振分量的实(Re)和虚(Im)部分。通常与红外激发的情况不同,假设非共振分量远离电子共振。(B)测得的宽带相干反斯托克斯拉曼散射(BCARS)光谱与非线性极化率平方的系数成正比。共振分量和非共振分量的相干混合导致光谱畸变,从而阻止了自发拉曼光谱和BCARS光谱的直接比较。(C)四个拉曼峰的模拟BCARS光谱显示由于非共振背景造成的显著峰值畸变。(D)利用 Kramers-Kronig 关系和理想拉曼光谱提取拉曼光谱

降低而迅速减少,这就是净效应。在脉冲刺激下,BCARS 显示灵敏度为每升几十毫摩尔(在大约毫微升的体积内)[30]。虽然这不一定代表最终的检测极限,但确实展示了该技术的现状,并表明基于相干反斯托克斯拉曼散射的成像方法最适用于致密的生物分子,例如结构蛋白和脂体。

实验结果:组织成像

BCARS 最近才成熟应用到组织成像中。基于拉曼光谱学在皮肤科的成功应用[44-50],在未来几年 BCARS 技术可能会有重大贡献。本节将展示小鼠组织切片,尤其阴道和胰腺动脉的 BCARS 图像。

系统结构

BCARS 系统建立在两个共掺光纤激光器上:一个提供 771nm 的约 3.4 皮秒的窄带光源,另一个提供约 900~1 350nm 的 16-fsSC 超连续光源(两个光源重复频率均为 40MHz)。这种激光设计的特别之处在于,从约 470~2 000cm⁻¹ 获得脉冲激发光谱以及从约 2 000~3 600cm⁻¹ 获得脉冲间激发光谱。激光器使用延迟线使光谱暂时重叠,并使用分色束器进行线性组合。使用浸水物镜(NA=1.2)将光源引入倒置显微镜并聚焦在样品上。散射光(弹性的和非弹性的)用长工作距离物镜(NA=0.7)沿透射方向收集,并依据短程二色性进行光谱滤波。反斯托克斯信号被聚焦在光谱仪的前狭缝上,光谱被记录在冷却的电荷耦合器件相机上,集成时间为 3.5ms。样品安装在压电驱动的平台上,并在 200μm×200μm 范围内进行光栅扫描。

获取的高光谱图像通过使用内部开发的软件进行处理。基本工作流程如下:暗信号去除,奇异值分解去噪,通过 KK 关系提取拉曼光谱,最后进行基线趋势消解。文献[30]中描述了系统结构和处理方法的更具体的细节。

组织学成像

图 14.4 显示从小鼠阴道组织切片获得的 BCARS 图像和光谱。与人类表皮相似,小鼠阴道由角化的扁平鳞状上皮构成[51]。折叠组织表面的纵向切片使得多个上皮表面在管腔周围接触。图 14.4A 显示了一种伪彩色 BCAR 图像,

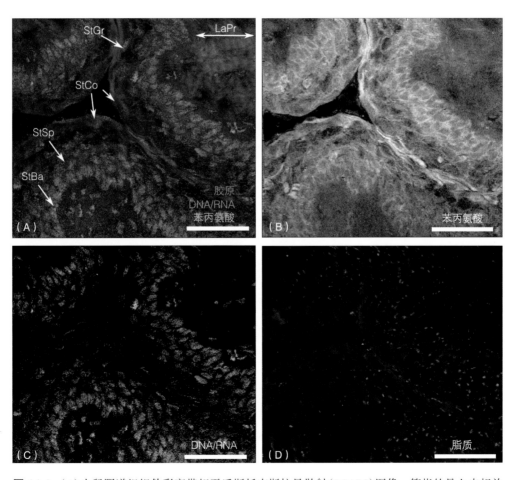

图 14.4 (A)小鼠阴道组织伪彩宽带相干反斯托克斯拉曼散射(BCARS)图像。箭指的是上皮相关结构。StCo,角质层,StGr,颗粒层,StSp,棘层,StBa,基底层;LaPr,固有层。(B)苯丙氨酸含量的灰度 BCARS 图像。请注意,在角质层中含量最高,胶原区域最低。(C)DNA/RNA 的灰度 BCARS 图像。(D)突显脂质的灰度 BCARS 图像

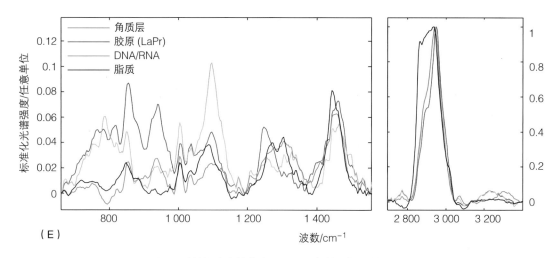

图 14.4(续)（E）单像素 BCARS 光谱。标尺是 50μm

突出显示红色的胶原、橙色的 DNA/RNA 和蓝色的苯丙氨酸（phenylalanine，Phe）显像。特别地，胶原由 1 250cm⁻¹ 酰胺Ⅲ峰[52,53]鉴定。从磷酸二酯拉伸骨架振动和嘧啶环呼吸模式产生的 785cm⁻¹ 峰来突出细胞核[54-56]，嘧啶环呼吸模式见于胞嘧啶、胸腺嘧啶和尿嘧啶。使用环呼吸 1 004cm⁻¹ 峰[55]突出苯丙氨酸含量。如图 14.4B 所示，增强的苯丙氨酸含量清楚地区分了上皮层与纤维固有层之间的界限。通过细胞核形状和相对于角化表面以及固有层的位置（图 14.4C）可识别上皮层。图 14.4E 标示出了来自不同组织特征的单像素光谱。此外，图 14.4D 标示出突出了 CH₂ 对称拉伸的图像，其在脂类中特别突出。

从图 14.4E 中的光谱可以看出拉曼特征的深度和复杂性。呈现的图像使用单个峰来确定分子含量。然而，这并不总是可行的，并且限制了化学特异性。在下一个示例中，会利用几个峰和光谱肩来区分具有高度相似光谱的结构蛋白。

图 14.5 显示胰腺动脉的彩色 BCARS 图像。图 14.5A

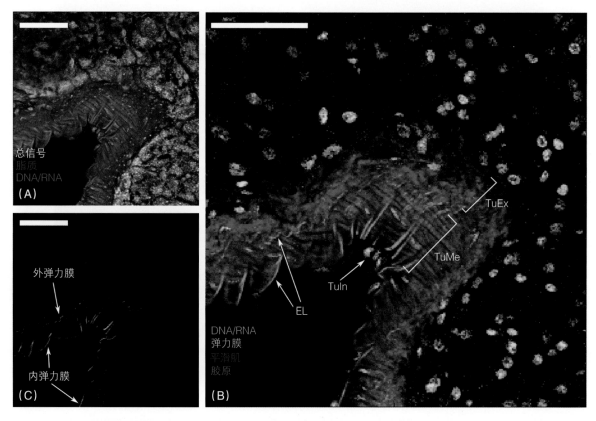

图 14.5（A）小鼠胰腺动脉伪彩 BCARS 影像。（B）突显 DNA/RNA、弹力膜、平滑肌和胶原的伪彩 BCARS 影像。箭指示为动脉壁的相关结构。EL，弹力膜；TuIn，内膜；TuMe，中膜；TuEx，外膜。（C）突显弹力膜的灰度 BCARS 影像（1 106cm⁻¹）

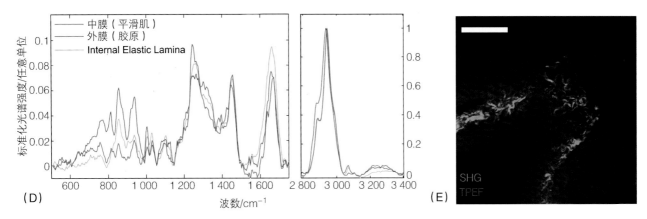

图 14.5（续）（D）结构蛋白的单像素 BCARS 光谱。（E）二次谐波（胶原）产生的伪彩图和双光子激发荧光（自发荧光）。标尺是 50μm

以灰度显示总 BCARS 信号，并以蓝色（785cm⁻¹）突出显示细胞核，以红色（2 857cm⁻¹）突出显示脂质。从这张图片中可以看到动脉的褶皱内表面以及周围的平滑肌[57]。此外，还可以识别内膜的内皮细胞。图 14.5B 显示了一个 BCARS 图像，突出显示橙色的细胞核、蓝色的胶原蛋白、红色的平滑肌、粉红色的弹力层。由于肌动蛋白和 / 或肌球蛋白[58,59]的原因，平滑肌可使用 1 342cm⁻¹ 处的光谱肩部来识别，并且通过减去 1 312~1 353cm⁻¹ 的线性插值来消除附近峰的影响。使用 855cm⁻¹ 突出显示胶原。胶原和弹性层都含有 855cm⁻¹ 峰，这可能仅仅是由于弹性蛋白[52]或也可能是胶原成分[59]。然而，弹性层在 907cm⁻¹（弹性蛋白的 C-C-N 伸展[52]）处有一个峰，而在 1 106cm⁻¹ 处有一个突出的峰，这是由于弹性蛋白中的去氨酸和异去氨酸所致[52,60]。1 106cm⁻¹ 的峰与其他几个峰显著重叠，例如 1 093cm⁻¹ 的峰（核酸的磷酸对称延伸[54]），因此需要减去这些因素。图 14.5 单独标示出了弹力层，定义了其间的中膜。为了对比，图 14.5E 显示了胶原蛋白纤维[61,62]的二次谐波产生（second harmonic generation，SHG）以及对 >900nm[62]的光敏感物质的双光子激发（自）荧光。由于它们的准晶体非中心对称结构，胶原纤维可产生强烈二次谐波。BCARS 图像与二次谐波图像显著相似。差异可能是由于 SHG 仅由具有特定方向的光纤产生的，该方向与入射激光偏振或光纤衰减有关[61,63]。然而，拉曼散射并不受制于这些效应，而是调制特定峰的形状[53,64]。图 14.5 标示出了该图像中三种结缔组织的单像素 BCARS 谱。这些光谱清楚地显示了区分单个蛋白质所遇到的挑战，因为光谱是密集的并且具有显著的相似性。

结论

近 1 个世纪以来，振动光谱学为我们提供了一个独特的视角，让我们了解化学世界，了解分子的组成和它们在自然环境中的状态。在细胞和组织中捕获这种丰富的信息可以从根本上改变我们对生物学和疾病的理解。尽管有着巨大的前景，经典的拉曼散射和红外吸收光谱技术并不能提供高通量显微镜所需的速度和空间分辨率，这严重阻碍了它们

的广泛应用。相干拉曼方法大大提高了振动敏感的成像速度。BCARS 微谱的最新发展为振动分析提供了新的应用和前沿。

BCARS 显微光谱技术为皮肤组织分析提供了一个独特的平台，目前正在应用于组织切除术。随着激光源、探测器和光纤探针的进一步发展，体内成像可以成为评估可疑病变及手术切缘的有力工具。红外和拉曼技术已经用于皮肤组织和病理学（以及其他组织类型[68-72]）的活体光谱分析[44,49,65-67]。然而，这些研究绝大部分仅从感兴趣的点提供单一光谱，而那些具有成像能力的研究提供的空间质量则十分有限。相干拉曼方法已提供高分辨率的图像，但化学特异性却有限[73-77]。这些早期的发展为 BCARS 应用到体内成像奠定了基础。虽然 BCARS 通常以透射几何结构进行，但是最近对药物片剂成像实验[78]的研究则显示出其通过反射几何结构进行的可能性。

本章介绍了 BCARS 显微光谱的背景、基本理论和实验展示。小鼠阴道和胰腺的图像展示了光谱内容的复杂性和可及信息的深度。这项新的技术可以提供化学结构和空间的清晰度，以加强我们对疾病化学标志物的理解并促进临床诊断。

（刘娟　译，周炳荣　校）

参考文献

[1] de Wiveleslie Abney W, Festing ER. On the influence of the atomic grouping in the molecules of organic bodies on their absorption in the infra-red region of the spectrum. Philos Trans R Soc Lond 1881;172:887–918.

[2] Coblentz WW. Investigations of infrared spectra Part I. Washington, DC: Carnegie Institution of Washington; 1905.

[3] Raman CV. A new radiation. Indian J Phys 1928;398:368–76.

[4] Raman CV, Krishnan KS. A new type of secondary radiation. Nature 1928;121:501–2.

[5] Smekal A. Zur Quantentheorie der Dispersion. Naturwissenschaften 1923;11(43):873–5.

[6] Landsberg G, Mandelstam L. Eine neue Erscheinung bei der Lichtzerstreuung in Krystallen. Naturwissenschaften 1928;16(28):557–8.

[7] Long DA. Raman spectroscopy. New York: McGraw-Hill; 1977.

[8] Konigstein JA. Introduction to the theory of the Raman effect. Dordrecht, Holland: D. Reidel; 1972.

[9] Stevenson TL, Vo-Dinh T. Signal expressions in Raman spectroscopy. In: Laserna JJ, editor. Modern techniques in Raman spectroscopy. New York: John Wiley & Sons; 1996. p. 1–40.

[10] Petrov GI, Arora R, Yakovlev VV, Wang X, Sokolov AV, Scully MO. Comparison of coherent and spontaneous Raman microspectroscopies for noninvasive detection of single bacterial endospores. Proc Natl Acad Sci USA 2007;104:7776–9.

[11] Cheng J-X, Volkmer A, Xie XS. Theoretical and experimental characterization of coherent anti-Stokes Raman scattering microscopy. J Opt Soc Am B 2002;19(6):1363–75.

[12] Gomez JS. Coherent raman spectroscopy. In: Laserna JJ, editor. Modern techniques in Raman spectroscopy. Chichester: John Wiley & Sons; 1996. p. 305–42.

[13] Zumbusch A, Holtom G, Xie XS. Three-dimensional vibrational imaging by coherent anti-Stokes Raman scattering. Phys Rev Lett 1999;82(20):4142–5.

[14] Potma EO, Mukamel S. Theory of coherent Raman scattering. In: Cheng J-X, Xie XS, editors. Coherent Raman scattering microscopy. Boca Raton: CRC; 2013. p. 3–42.

[15] Mukamel S. Principles of nonlinear optical spectroscopy. New York: Oxford University; 1995.

[16] Maker P, Terhune R. Study of optical effects due to an induced polarization third order in the electric field strength. Phys Rev 1965;137(3):A801–18.

[17] Begley RF, Harvey AB, Byer RL. Coherent anti-Stokes Raman spectroscopy. Appl Phys Lett 1974;25(7):387–90.

[18] Duncan MD, Reintjes J, Manuccia TJ. Scanning coherent anti-Stokes Raman microscope. Opt Lett 1982;7(8):350–2.

[19] Cheng J-X, Volkmer A, Book LD, Xie XS. Multiplex coherent anti-Stokes Raman scattering microspectroscopy and study of lipid vesicles. J Phys Chem B 2002;106(34):8493–8.

[20] Müller M, Schins JM. Imaging the thermodynamic state of lipid membranes with multiplex CARS microscopy. J Phys Chem B 2002;106(14):3715–23.

[21] Kee TW, Cicerone MT. Simple approach to one-laser, broadband coherent anti-Stokes Raman scattering microscopy. Opt Lett 2004;29(23):2701–3.

[22] von Vacano B, Meyer L, Motzkus M. Rapid polymer blend imaging with quantitative broadband multiplex CARS microscopy. J Raman Spectrosc 2007;38:916–26.

[23] Lee YJ, Moon D, Migler KB, Cicerone MT. Quantitative image analysis of broadband CARS hyperspectral images of polymer blends. Anal Chem 2011;83(7):2733–9.

[24] Lee YJ, Vega SL, Patel PJ, Aamer KA, Moghe PV, Cicerone MT. Quantitative, label-free characterization of stem cell differentiation at the single-cell level by broadband coherent anti-Stokes Raman scattering microscopy. Tissue Eng Part C Methods 2014; 20(7):562–9.

[25] Kano H, Hamaguchi H-O. Vibrationally resonant imaging of a single living cell by supercontinuum-based multiplex coherent anti-Stokes Raman scattering microspectroscopy. Opt Express 2005;13(4):1322–7.

[26] Rinia HA, Burger KNJ, Bonn M, Müller M. Quantitative label-free imaging of lipid composition and packing of individual cellular lipid droplets using multiplex CARS microscopy. Biophys J 2008;95(10):4908–14.

[27] Parekh SH, Lee YJ, Aamer KA, Cicerone MT. Label-free cellular imaging by broadband coherent anti-Stokes Raman scattering microscopy. Biophys J (Biophysical Society) 2010;99(8):2695–704.

[28] Afonso PV, Janka-Junttila M, Lee YJ, McCann CP, Oliver CM, Aamer KA, et al. LTB4 is a signal-relay molecule during neutrophil chemotaxis. Dev Cell 2012;22(5):1079–91.

[29] Pohling C, Buckup T, Pagenstecher A, Motzkus M. Chemoselective imaging of mouse brain tissue via multiplex CARS microscopy. Biomed Opt Express 2011;2(8):2110–6.

[30] Camp Jr CH, Lee YJ, Heddleston JM, Hartshorn CM, Walker ARH, Rich JN, et al. High-speed coherent Raman fingerprint imaging of biological tissues. Nat Photon (Nature Publishing Group) 2014;8(8):627–34.

[31] Billecke N, Rago G, Bosma M, Eijkel G, Gemmink A, Leproux P, et al. Chemical imaging of lipid droplets in muscle tissues using hyperspectral coherent Raman microscopy. Histochem Cell Biol 2014;141(3):263–73.

[32] Volkmer A, Book LD, Xie XS. Time-resolved coherent anti-Stokes

Raman scattering microscopy: imaging based on Raman free induction decay. Appl Phys Lett 2002;80(9):1505–7.

[33] Cui M, Joffre M, Skodack J, Ogilvie JP. Interferometric Fourier transform coherent anti-Stokes Raman scattering. Opt Express 2006;14(18):8448–58.

[34] Dudovich N, Oron D, Silberberg Y. Single-pulse coherently controlled nonlinear Raman spectroscopy and microscopy. Nature 2002;418(6897):512–4.

[35] Cheng J-X, Book LD, Xie XS. Polarization coherent anti-Stokes Raman scattering microscopy. Opt Lett 2001;26(17):1341–3.

[36] Garbacik ET, Korterik JP, Otto C, Mukamel S, Herek JL, Offerhaus HL. Background-free nonlinear microspectroscopy with vibrational molecular interferometry. Phys Rev Lett 2011; 107(25):253902.

[37] Evans CL, Xie XS. Coherent anti-Stokes Raman scattering microscopy: chemical imaging for biology and medicine. Annu Rev Anal Chem 2008;1:883–909.

[38] Müller M, Zumbusch A. Coherent anti-Stokes Raman scattering microscopy. ChemPhysChem 2007;8(15):2156–70.

[39] Vartiainen EM. Phase retrieval approach for coherent anti-Stokes Raman scattering spectrum analysis. J Opt Soc Am B 1992;9(8): 1209–14.

[40] Vartiainen EM, Rinia HA, Müller M, Bonn M. Direct extraction of Raman line-shapes from congested CARS spectra. Opt Express 2006;14(8):3622–30.

[41] Rinia HA, Bonn M, Vartiainen EM, Schaffer CB, Müller M. Spectroscopic analysis of the oxygenation state of hemoglobin using coherent anti-Stokes Raman scattering. J Biomed Opt 2006;11(5):050502.

[42] Liu Y, Lee YJ, Cicerone MT. Broadband CARS spectral phase retrieval using a time-domain Kramers–Kronig transform. Opt Lett 2009;34(9):1363–5.

[43] Cicerone MT, Aamer KA, Lee YJ, Vartiainen E. Maximum entropy and time-domain Kramers–Kronig phase retrieval approaches are functionally equivalent for CARS microspectroscopy. J Raman Spectrosc 2012;43(5):637–43.

[44] Lieber CA, Majumder SK, Ellis DL, Billheimer DD, Mahadevan-Jansen A. In vivo nonmelanoma skin cancer diagnosis using Raman microspectroscopy. Lasers Surg Med 2008;40(7):461–7.

[45] Gniadecka M, Philipsen PA, Sigurdsson S, Wessel S, Nielsen OF, Christensen DH, et al. Melanoma diagnosis by Raman spectroscopy and neural networks: structure alterations in proteins and lipids in intact cancer tissue. J Invest Dermatol 2004;122(2): 443–9.

[46] Gniadecka M, Wulf HC, Mortensen NN, Nielsen OF, Christensen DH. Diagnosis of basal cell carcinoma by Raman spectroscopy. J Raman Spectrosc 1997;28:125–9.

[47] Nijssen A, Bakker Schut TC, Heule F, Caspers PJ, Hayes DP, Neumann MH, et al. Discriminating basal cell carcinoma from its surrounding tissue by Raman spectroscopy. J Invest Dermatol 2002;119(1):64–9.

[48] Hata TR, Scholz TA, Ermakov IV, McClane RW, Khachik F, Gellermann W, et al. Non-invasive Raman spectroscopic detection of carotenoids in human skin. J Invest Dermatol 2000;115(3): 441–8.

[49] Lui H, Zhao J, McLean D, Zeng H. Real-time Raman spectroscopy for in vivo skin cancer diagnosis. Cancer Res 2012;72(10): 2491–500.

[50] Sigurdsson S, Philipsen PA, Hansen LK, Larsen J, Gniadecka M, Wulf HC. Detection of skin cancer by classification of Raman spectra. IEEE Trans Biomed Eng 2004;51(10):1784–93.

[51] Rendi MH, Muehlenbachs A, Garcia RL, Boyd KL. Female reproductive system. In: Treutling PM, Dintzis SM, editors. Comparative anatomy and histology: a mouse and human atlas. St. Louis: Academic Press; 2011. p. 253–84.

[52] Frushour BG, Koenig JL. Raman scattering of collagen, gelatin, and elastin. Biopolymers 1975;14(2):379–91.

[53] Bonifacio A, Sergo V. Effects of sample orientation in Raman microspectroscopy of collagen fibers and their impact on the interpretation of the amide III band. Vib Spectrosc (Elsevier B.V.) 2010;53(2):314–7.

[54] Deng H, Bloomfield VA, Benevides JM, Thomas GJ. Dependence of the Raman signature of genomic B-DNA on nucleotide base sequence. Biopolymers 1999;50(6):656–66.

[55] De Gelder J, De Gussem K, Vandenabeele P, Moens L. Reference database of Raman spectra of biological molecules. J Raman Spectrosc 2007:1133−47.

[56] Erfurth SC, Kiser EJ, Peticolas WL. Determination of the backbone structure of nucleic acids and nucleic acid oligomers by laser Raman scattering. Proc Natl Acad Sci USA 1972;69(4):938−41.

[57] Kempf SC, Hortsch M, MacCallum D. Don MacCallum's Michigan histology. Ann Arbor: University of Michigan Technology Transfer; 2013.

[58] Romer TJ, Brennan JF, Fitzmaurice M, Feldstein ML, Deinum G, Myles JL, et al. Histopathology of human coronary atherosclerosis by quantifying its chemical composition with Raman spectroscopy. Circulation 1998;97(9):878−85.

[59] Buschman HP, Deinum G, Motz JT, Fitzmaurice M, Kramer JR, Van Der Laarse A, et al. Raman microspectroscopy of human coronary atherosclerosis: biochemical assessment of cellular and extracellular morphologic structures in situ. Cardiovasc Pathol 2001;10(2):69−82.

[60] Manoharan R, Wang Y, Feld MS. Histochemical analysis of biological tissues using Raman spectroscopy. Spectrochim Acta Part A Mol Biomol Spectrosc 1996;52(2):215−49.

[61] Williams RM, Zipfel WR, Webb WW. Interpreting second-harmonic generation images of collagen I fibrils. Biophys J (Elsevier) 2005;88(2):1377−86.

[62] Zipfel WR, Williams RM, Christie R, Nikitin AY, Hyman BT, Webb WW. Live tissue intrinsic emission microscopy using multiphoton-excited native fluorescence and second harmonic generation. Proc Natl Acad Sci USA 2003;100(12):7075−80.

[63] Sun Y, Chen W-L, Lin S-J, Jee S-H, Chen Y-F, Lin L-C, et al. Investigating mechanisms of collagen thermal denaturation by high resolution second-harmonic generation imaging. Biophys J (Elsevier) 2006;91(7):2620−5.

[64] Dong R, Yan X, Pang X, Liu S. Temperature-dependent Raman spectra of collagen and DNA. Spectrochim Acta A 2004;60(3):557−61.

[65] McIntosh LM, Jackson M, Mantsch HH, Mansfield JR, Crowson AN, Toole JWP. Near-infrared spectroscopy for dermatological applications. Vib Spectrosc 2002;28:53−8.

[66] Caspers PJ, Lucassen GW, Carter EA, Bruining HA, Puppels GJ. In vivo confocal Raman microspectroscopy of the skin: noninvasive determination of molecular concentration profiles. J Invest Dermatol 2001;116:434−42.

[67] Greve TM, Kamp S, Jemec GBE. Disease quantification in dermatology: in vivo near-infrared spectroscopy measures correlate strongly with the clinical assessment of psoriasis severity. J Biomed Opt 2013;18:037006.

[68] Bergholt MS, Zheng W, Lin K, Ho KY, Teh M, Yeoh KG, et al. Raman endoscopy for in vivo differentiation between benign and malignant ulcers in the stomach. Analyst 2010;135(12):3162−8.

[69] Shim MG, Wong Kee Song L-M, Marcon NE, Wilson BC. In vivo near-infrared Raman spectroscopy: demonstration of feasibility during clinical gastrointestinal endoscopy. Photochem Photobiol 2000;72(1):146−50.

[70] Krafft C, Kirsch M, Beleites C, Schackert G, Salzer R. Methodology for fiber-optic Raman mapping and FTIR imaging of metastases in mouse brains. Anal Bioanal Chem 2007;389(4):1133−42.

[71] Motz JT, Gandhi SJ, Scepanovic OR, Haka AS, Kramer JR, Dasari RR, et al. Real-time Raman system for in vivo disease diagnosis. J Biomed Opt 2005;10(3):031113.

[72] Matthäus C, Dochow S, Bergner G, Lattermann A, Romeike BFM, Marple ET, et al. In vivo characterization of atherosclerotic plaque depositions by Raman-probe spectroscopy and in vitro coherent anti-Stokes Raman scattering microscopic imaging on a rabbit model. Anal Chem 2012;84(18):7845−51.

[73] Evans CL, Potma EO, Puoris'haag M, Côté D, Lin CP, Xie XS. Chemical imaging of tissue in vivo with video-rate coherent anti-Stokes Raman scattering microscopy. Proc Natl Acad Sci USA 2005;102(46):16807−12.

[74] Ji M, Orringer DA, Freudiger CW, Ramkissoon S, Liu X, Lau D, et al. Rapid, label-free detection of brain tumors with stimulated Raman scattering microscopy. Sci Transl Med 2013;5(201):1−10.

[75] Fu Y, Wang H, Huff TB, Shi R, Cheng J-X. Coherent anti-Stokes Raman scattering imaging of myelin degradation reveals a calcium-dependent pathway in lyso-PtdCho-induced demyelination. J Neurosci Res 2007;85(13):2870−81.

[76] Bélanger E, Henry FP, Vallée R, Randolph MA, Kochevar IE, Winograd JM, et al. In vivo evaluation of demyelination and remyelination in a nerve crush injury model. Biomed Opt Express 2011;2(9):2698−708.

[77] Jung Y, Tam J, Jalian HR, Anderson RR, Evans CL. Longitudinal, 3D in vivo imaging of sebaceous glands by coherent anti-Stokes Raman scattering microscopy: normal function and response to cryotherapy. J Invest Dermatol (Nature Publishing Group) 2014;135(1):1−6.

[78] Hartshorn CM, Lee YJ, Camp CH, Liu Z, Heddleston J, Canfield N, et al. Multicomponent chemical imaging of pharmaceutical solid dosage forms with broadband CARS microscopy. Anal Chem 2013;85(17):8102−11.

第 15 章

体内反射共聚焦显微镜

I. Alarcon, C. Longo, S. González

引言

据报道，皮肤病变诊断的临床诊断准确率为 24%~64%[1]，即使是对于经验丰富的皮肤科医生，皮肤肿瘤的正确诊断率约为 75%~80%[2]。因此，皮肤状况的诊断最终依赖于组织病理学分析，这是一种有痛感的侵入性方法，可留下瘢痕并且可能需要多次活检才能最终实现。

皮肤镜技术于 20 世纪 90 年代出现，可根据表皮下特征以鉴别恶性和良性病变[3]，检查肉眼所不能见的形态学特征来联系临床评估和组织病理学分析，使得诊断灵敏度提高了

10%~30%[4]。然而，皮肤镜检查仍然在很大程度上依赖于观察者的主观判断，经验不足的医生诊断准确性可能会降低[5]。尽管如此，皮肤镜检查是用于诊断的皮肤成像发展最快的方法。与其他专业相比，皮肤科医生采用先进技术诊断辅助工具的脚步较缓。

在过去的 10 年中，新的计算机辅助技术可实现非侵入性在体诊断，可提高皮肤疾病的诊断准确性和灵敏度，并且优化了活检和病理检查的皮损选择。这些技术包括超声，反射共聚焦显微镜（reflectance confocal microscopy，RCM），磁共振成像，光学相干断层扫描，多光谱成像和多光子显微镜。尽管由于缺乏细胞水平的分辨率，皮肤镜技术已达到该方法

固有的潜在诊断准确率,但在体 RCM 尚有更多改善空间[6]。

RCM 是一种新型无创技术,可采用较高的准组织学分辨率和良好的对比度来评估皮肤。在较新的技术中,它是唯一具有组织学分析所必需的细胞分辨率的技术,可以替代组织活检[2]。在本章中,我们将综述 RCM 在皮肤病领域的使用并客观评价其优势和局限性。

技术:反射共聚焦激光显微镜

1995 年,Rajadhyaksha 等报道了第一例用于人体皮肤实时在体成像的 RCM[7]。几年前,这种非侵入性方法被认为是一种非常有前景的工具,可用于活体人体皮肤细胞水平的形态学研究[8]。该技术基于 Petran 和 Hadravsky 发明的串联扫描反射光显微镜。它在共焦模式下提供了实时观察觉。1993 年,Corcuff 等在体内探索细胞水平的人体皮肤,深度为 150μm,研究了两个不同的解剖部位:手背和前臂掌侧。以角质层的分层、全层表皮中活角质形成的细胞核以及真皮浅层毛细血管襻作为参考点,可在 1μm 精度内测量角质层和表皮厚度。此外,它可对生物材料进行无损光学切片,其深度取决于组织透明度,为活体标本的研究增加了第四维度(时间)[9]。

该装置使用 830nm 的二极管激光器,在组织水平下功率低于 35mW。使用数值孔径为 0.9 的 ×30 水浸物镜,其中水(折射率 1.33)或凝胶(折射率 1.333 5)作为浸没介质。它捕获的图像的横向尺寸为空间分辨率 0.5~1.0μm,轴向尺寸 4~5μm[10]。

在 RCM 中,激光束被物镜聚焦到皮肤内的单个点,组织反向散射光通过针孔状光学系统到放置于前面的检测器上。当光束在一个方向上移动(扫描)时,产生一行反射信号(x 轴),当光束在另一个方向(y 轴)移动时,可以扫描一个完整的区域,从而产生一个相当于"光学切片"的组织图像。通过将该平面移入或移出组织(z 轴,平行于光束方向),可以生成表示组织体积的光学图像的一叠图像,使共聚焦显微镜可看到样品切片。使用灰度值[11]将检测到的信号强度数字化。

对于活体组织使用,有三种可商购的显微镜:VivaScope 1 500,VivaScope 1 500 Multilaser 和 VivaScope 3 000(Calibre I.D.,Rochester,美国)。VivaScope 3 000 是一款紧凑型手持设备,可便于检查解剖学上无法触及的皮肤区域,如鼻唇沟和眼睑游离缘。

反射共聚焦显微镜下的正常皮肤

在 RCM 下,表皮和真皮的不同层次可以通过细胞的形态学外观、角质层下切片深度以及诸如真皮乳头的独特结构来识别[12]。共焦图像基于对比度存在的可检测性,黑色素是人体皮肤中存在的最强的内源性对比[7],其他对比来源包括细胞质中细胞器、角蛋白、核染色质和真皮。

角质层在光学切片中为最浅表层,可观察到大(10~30μm)而明亮的无核多角形角质细胞,形成由皮肤皱褶分开的黑色"小岛"。颗粒层位于角质层下方约 15~20μm 深处,由 2~4 层角质细胞组成,直径 25~35μm,连续排列。颗粒细胞形态特征为细胞中央处深色、椭圆形细胞核和明亮的颗粒状细胞质,亮度与其细胞器、角质透明蛋白和黑色素小体含量一致。在角质层下方约 20~100μm 的深度处为棘层,角质细胞较小(15~25μm),密集分布,边界清晰,核暗伴有清晰、均质的细胞质[13]。RCM 下可见颗粒层和棘层细胞以特征性"蜂巢状模式"排列[14]。在角质层下方平均 50~100μm 深度处为基底层,由直径 7~12μm 细胞组成。黑色素聚集在细胞核上方形成明亮的圆盘,使基底细胞高度折光性[13]。黑色素细胞表现为明亮的圆形、卵圆形和纺锤形细胞或树突状细胞,位于表真皮连接处(dermo epidermal junction,DEJ)。

真皮乳头表现为黑色的圆形或椭圆形结构,其中心可见毛细血管环,并清晰可见血流,周边包绕明亮的基底细胞环。在真皮乳头层,平均深度 100~300μm 处胶原纤维(1~5μm)和纤维束(5~25μm)形成网络[10]。外分泌汗管导管在光学切片中表现为明亮的中空结构,穿透表皮和真皮。高折射毛干从与毛囊皮脂腺单位相关的毛囊中出现,表现为中空结构,周边可见椭圆形细长细胞[15]。

反射共聚焦显微镜用于色素性肿瘤

早期发现恶性黑色素瘤(malignant melanoma,MM)是临床皮肤病学中最具挑战性的问题之一。因此,已迅速出现了提高皮肤黑色素瘤临床诊断准确性的非侵入性方法的研究。RCM 已经被证明,其可识别体内良性和恶性色素性皮肤病变的不同模式和细胞学特征。

获得性黑色素细胞痣

RCM 可以显示在体黑色素细胞痣的不同特征。存在规则蜂巢状和鹅卵石模式为特征的基底层上方结构与良性黑色素细胞病变有关。边缘乳头是黑色素细胞痣的特征,表现为明亮的细胞环包绕的真皮乳头,呈现为与深色背景对比鲜明的明亮环。连接巢表现为簇状或增厚。连接簇表现为与基底细胞层连接的真皮乳头内隆起的致密细胞聚集体。连接增厚是聚集细胞形成的毛细血管间隙的扩大。簇和增厚是良性病变的特征。黑色素细胞痣在真皮上部表现为明亮细胞,核居中央,聚集于致密均质巢[10,16,17]。

RCM 还可显示与皮肤镜下色素性小球以及组织病理学边界清楚的细胞巢相对应的细胞簇,后者由具有微尘黑色素的较大上皮样黏附细胞组成,位于表皮下部或真皮上层。

在交界痣中,痣细胞仅位于 DEJ 处,复合痣还累及真皮上部。皮内痣特征在于真皮乳头和真皮网状层的痣细胞巢[18](图 15.1)。

先天性痣

在一项旨在确定 RCM 是否可用于体内评估先天性黑色素细胞痣恶变可能的研究中,RCM 可表征细胞的形态特征,包括形状是否规则、相对较小的细胞大小,以及细胞结构的单形性,结果与常规组织病理学分析的结果相关性良好。

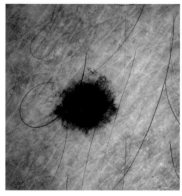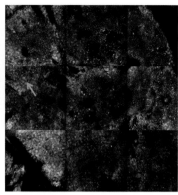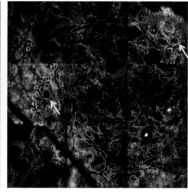

图 15.1　痣。皮肤镜下可见对称色素网络和无结构区域,中央图片中鹅卵石模式对应表皮中色素细胞(蓝色箭)。右侧图像显示有边缘乳头(黄色箭)和痣细胞巢,即连接增厚(红色箭)

这些结果提示,RCM 可作为一种评估先天性黑色素细胞痣是否恶变的非侵入性筛查工具。近红外光的穿透深度限制了 RCM 不能完全评估先天性痣在真皮深部的细胞,也不能识别真皮网状层中细胞的结构,这遗漏了诊断过程中的重要信息。然而,由于大多数较小的先天性痣来源性黑色素瘤始发于 DEJ,这也缓和了 RCM 的这一局限性[19]。

发育不良痣

关于具有发育不良痣作为前体的 MM 逐步发展致病模型仍有争议,需要临床和组织病理学特征之间的精确联系。皮肤镜无法评估细胞学,故不能识别发育不良痣[20]。RCM 提供的细胞分辨率可以将皮肤镜检查和组织病理学相关联。一项发表于 2012 年的研究旨在确定发育不良痣中特定组织学特征是否在共聚焦显微镜中具有可靠相关性以及建立体内微观分级系统。作者评估了 60 个黑色素细胞病变,皮肤镜特征模糊包括 19 个非发育不良痣、27 个发育不良痣和 14 个黑色素瘤。

使用 Duke 分级标准通过共聚焦显微镜和组织病理学分析皮损。Duke 分级评分的所有结构和细胞学特征都具有显著的 RCM 相关性。在 RCM 下,发育不良痣的特征在于,大部分病例均存在与网状模式相关的环状模式,皮损中央存在非典型交界细胞,以及具有短互连的不规则交界巢。文章中提出了一种简化算法来区分发育不良痣、MM 和非发育不良痣。同时存在细胞学异型性和非典型交界巢(不规则,短的相互连接和 / 或伴不均一细胞)提示组织学异常增生,而广泛的 Paget 样细胞浸润、交界处广泛的细胞学异型性和无边缘乳头则提示黑色素瘤诊断[21]。可在体区分发育不良痣与 MM,并且区分可安全随访的皮损与应立即切除的皮损,这可使得管理决策较为合理[21]。

Spitz 痣

Spitz 痣临床表现可为经典型(粉红)或色素(棕黑色)变异型。没有一个类型具有特殊皮肤镜下模式而可与黑色素瘤鉴别。即使是病理组织学,良性和恶性 Spitz 痣样肿瘤之间也较难以明确区分[22]。一项用 RCM[23] 评估 Spitz 痣最

大规模研究显示,Spitz 痣诊断的一些组织学特征与共焦特征相关,包括一些可用于非典型 Spitz 痣分类的特征。区分 Spitz 痣和 MM 最显著的特征是边界锐利、连接巢和噬黑色素细胞。其他方面未发现相关性,如 Kamino 小体、角化过度、棘层肥厚、有丝分裂和与深度相关的成熟程度。不能探及更深层次阻碍了与 MM 的准确区分。

黑色素瘤

对于高加索人群中黑色素瘤发病率上升的担忧集中在已有文献证实早期切除和降低死亡率之间明确相关[24]。皮肤 MM 是早期或预防性检测中最大的挑战之一。在肿瘤发展的早期阶段,手术切除几乎可达治愈,诊断延误则增加了肿瘤生长和转移疾病死亡的风险[25,26]。皮肤镜检查是目前皮肤肿瘤常规筛查的临床标准[27]。一项 meta 分析显示,皮肤镜检查诊断黑色素瘤的准确率显著高于无皮肤镜检查,提高了 49%。作者的结论是,与肉眼检查相比,皮肤镜检查提高了黑色素瘤的诊断准确性,但只限于有经验的检查者[28]。

RCM 是对黑色素瘤诊断和黑色素细胞皮损生物学知识的突破[18]。由于黑色素小体和黑色素是内源性对比的强有力来源,因此利用这种技术[7,10],黑色素细胞尤其清晰可见。一些研究已经明确了黑色素细胞皮损的 RCM 特征[16,29,30],表明 MM 的诊断准确度可以进一步提高[6,25,26],特别是 RCM 结合皮肤镜[18,31]。

浅表播散型

Pellacani 及其同事[32] 的一项研究旨在评估良恶性黑色素细胞病变中共焦特征的频率及其对黑色素瘤识别的诊断意义,其中第二研究目标是识别黑色素瘤诊断的最相关特征。研究纳入了 102 个连续的黑色素细胞皮损[37 个 MM,49 个获得性痣(21 个交界痣、27 个复合痣和 1 个皮内痣),16 个上皮样和 / 或梭形细胞痣(3 个交界 Spitz 痣、8 个复合痣和 5 个 Reed 痣)]。在描述所有每种类型病变的 RCM 特征之后,确定了六个与独立诊断黑色素瘤相关的标准:两个主要标准分别是细胞学不典型(轻度或显著)和基底层无边缘乳头的存在;四个次要标准包括:浅层存在圆形细胞,以 Paget 样模式向上生长,Paget 样细胞广泛分布于整个病灶,

真皮乳头中的脑回状簇以及真皮乳头内的有核细胞。该研究结论是，RCM 对于临床和皮肤镜下无法鉴别的黑色素细胞病变具有一定应用价值。

2007 年，PelaChani 等开发了一种算法，旨在用标准统计方法定义可用以区分黑色素瘤和痣的 RCM 特征[17]。他们定义了以下可用于诊断黑色素瘤的 RCM 特征：

浅层（颗粒层 / 棘层）：黑色素瘤中常见表皮细胞排列明显紊乱，尽管也可见于 1/3 的痣，相反，以规则蜂窝状和 / 或鹅卵石状模式为特征的均质表皮与良性病变密切相关。78% 的黑色素瘤和 19% 的痣可有圆形细胞 Paget 样浸润，而树突状 Paget 样细胞虽特征最显著，但黑色素瘤中出现比例相对较低。每张图中超 3 个细胞或存在 >20μm 的细胞主要见于黑色素瘤。多形性细胞和皮损内广泛浸润的 Paget 样细胞是恶性肿瘤特征性但非敏感性的标记。

表真皮连接：90% 的黑色素瘤和 41% 的痣中均可见无边缘乳头，而有边缘乳头主要存在于痣中。在 73% 的黑色素瘤和 27% 的痣中可见轻到重度不典型细胞。细胞呈片状分布，破坏了基底层乳头状结构，这是黑色素瘤高度特异性但敏感性较低的特征。另一方面，交界巢、簇和增厚是良性病变的特点。

真皮上部：紧接于表真皮下方，超一半皮损可见巢状细胞聚集。规则的致密巢更多见于痣，而非典型巢（例如，非均质巢、稀疏细胞巢和 / 或脑回状巢）的存在与恶性肿瘤（53% 的黑色素瘤）相关，尽管亦可见于 26% 的痣。在真皮乳头中，近一半的黑色素瘤表现出大的有核细胞，而痣中仅 13%。在饱满的明亮细胞（明亮小细胞和 / 或超反射点）以及增宽

的网状和 / 或大纤维束的出现频率上，两组之间没有差异。当将厚度≤1mm 的黑色素瘤与较厚黑色素瘤比较时，表皮紊乱、片状结构中的细胞、脑回状巢和真皮乳头内的有核细胞与较厚的黑色素瘤显著相关[17]。

恶性雀斑样痣

恶性雀斑样痣（lentigo maligna, LM）是黑色素瘤的早期形式，其发病率在过去 2 年中有所增加[33]。临床上，它发生于曝光部位皮肤上的色素性皮损，尤其是老年患者的头颈部[34]。未经治疗，LM 有 5%~50% 的风险可进展为 LM 黑色素瘤，LM 黑色素瘤是侵袭性表现，在 45 岁以上的个体中，发病率也在增加[35]。

多项研究表明，RCM 可用于鉴别 LM 与面部其他色素性皮损[36,37]。它还可以帮助确定 LM[38]，甚至无色素型肿瘤的边界[39]。

2010 年，Guitera 等[40] 通过判别分析确定了与 LM 诊断独立相关的六个特征，按相关性排序分别是：无边缘乳头，Paget 样大而圆的细胞，真皮乳头中的有核细，DEJ 处 5 个 0.5mm×0.5mm 图像中有 3 个或更多非典型细胞，毛囊中的 Paget 样细胞和 / 或非典型连接细胞，以及表皮增宽蜂窝模式的一个负性（良性）特征。

一项研究旨在探讨疑难 LM 病例是否可以通过在体 RCM 成像来决定患者照护和管理的最有效途径，作者比较了 RCM、皮肤镜以及组织病理学分析的 LM 边界差异。根据该技术所获得的信息，作者认为其可帮助多学科医疗团队管理困难和具有挑战性的病例[41]（图 15.2）。

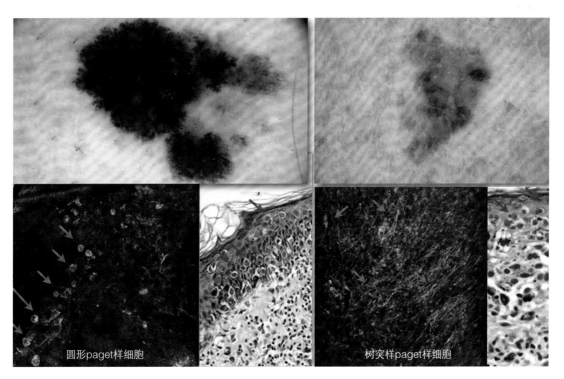

图 15.2　黑色素瘤，图中有不同类型的黑色素瘤：左侧为浅表播散型黑色素瘤，有多个棕色小斑点、伪足、放射流、瘢痕样无色素区、不规则宽大网络。在反射共聚焦显微镜（RCM）下，可见表皮紊乱和圆形 Paget 样的细胞（红色箭）对应于组织病理学中 Paget 样细胞播散。右侧，在慢性光损伤皮肤上出现黑色素瘤，RCM 下可见树突样 Paget 样细胞（红色箭），组织学上亦可见

结节型黑色素瘤

结节型黑色素瘤(nodular melanoma,NM)与浅表播散型 MM 的 RCM 存在数个差异特征,这些差异往往与皮肤镜和组织病理学结果相符。在表皮内,NM 缺乏黑色素瘤的特征,如表皮排列紊乱和 Paget 样细胞播散。相反,它们通常呈现蜂巢模式或由具有黑色核和亮而厚边界的多边形细胞组成的特殊增宽模式。在 DEJ,典型的乳头结构不可见,与真皮中恶性细胞的大量增殖导致的表皮扁平化相对应。NM 中可见低折射巢,亦称"脑回状巢",与深部肿瘤浸润有关。存在与真皮巨噬细胞有关的饱满的细胞,通常与中等程度炎症相关[42]。

无特征性和无色素性黑色素瘤

小直径黑色素瘤代表一个独特的临床病理实体,因为其不遵循 ABCD 规则,且无足够明确可用于鉴别黑色素瘤和不典型痣的组织病理学标准[43]。RCM 发现显示,小的黑色素瘤经常显示特定的皮肤镜和共焦特征,这有助于区别于痣[43]。

无色素性黑色素瘤的诊断是具有挑战性的,因为缺乏色素性黑色素瘤典型的临床和皮肤镜下特征。因此,RCM 是诊断部分和完全无色素性肿瘤的有用工具[44-46](表 15.1)。

表 15.1　反射共聚焦显微镜算法诊断黑色素瘤和恶性雀斑样痣

反射共聚焦显微镜评分 恶性黑色素瘤[17]	反射共聚焦显微镜评分 恶性雀斑痣[40]
两个主要特征,每个得 2 分 表真皮结合处的真皮表皮连接处的无边缘乳头及异型细胞	两个主要特征,每个得 2 分 无边缘乳头 圆形 Paget 样细胞 >20 个
四个次要特征,每个得 1 分 圆形 Paget 样细胞 广泛的 Paget 样细胞浸润 脑回状巢 乳头内有核细胞	三个次要特征,每个得 1 分 表真皮结合处 5 幅图像中超 3 个不典型细胞 毛囊内 Patet 样细胞和 / 或不典型连接细胞 乳头内有核细胞 一个负分特征,扣 1 分 增宽的蜂巢模式
阈值≥3,灵敏度 91.9%,特异性 69%	阈值≥2,灵敏度 85%,特异性 76%

来源:Guitera P,Pellacani G,Crotty KA,Scolyer RA,Li LX,Bassoli S,et al. The impact of in vivo reflectance confocal microscopy on the diagnostic accuracy of lentigo maligna and equivocal pigmented and nonpigmented macules of the face. J Invest Dermatol 2010;130(8):2080-91.

黑色素瘤诊断评分系统

2009 年,有文献提出了在体 RCM 诊断皮肤肿瘤的两步算法[47],包括黑色素细胞性和非黑色素细胞性皮损。该方法的第一步为区分黑色素细胞性和非黑色素细胞性皮损,四个独特共聚焦特征有助于识别黑色素细胞性皮损:表皮层的鹅卵石模式、Paget 样细胞播散、DEJ 的网状外观和真皮巢。第二步,在黑色素细胞性皮损中,圆盘样基底层上细胞和真皮内非典型有核细胞与黑色素瘤相关,有边缘乳头和典型基底细胞与痣相关。

对于 LM 则有一种简化算法,称为"LM 评分"[40]。LM 评分≥1 诊断 LM 的敏感性和特异性分别为 93% 和 61%。然而,≥2 的阈值诊断准确率最高,敏感性为 85%,特异性为 76% [OR:18.6(95%CI:9.3~37.1)]。将 RCM 分析与皮肤镜检查结合可减少不必要的切除,提高诊断准确性,并且可以减少与皮肤癌治疗相关的经济影响[48]。

反射共聚焦显微镜用于上皮性肿瘤

非黑色素瘤皮肤肿瘤(nonmelanoma skin cancer,NMSC)是高加索人群中最常见的肿瘤类型[49]。在世界范围内,基底细胞癌(basal cell carcinoma,BCC)和鳞状细胞癌(squamous cell carcinoma,SCC)的发病率呈上升趋势,但死亡率稳定,甚至下降。NMSC 的发病率上升可能是由于对紫外线(ultraviolet,UV)或阳光的暴露增加、户外活动增加、衣着风格改变、寿命延长、臭氧消耗、遗传因素,以及在某些病例中的免疫抑制状态。儿童和青少年时期强烈的紫外线照射是 BCC 的发病原因,而 SCC 的病因是前几十年的慢性紫外线暴露。

基底细胞癌

已经有 BCC 的 RCM 特征的描述,包括肿瘤岛状和索状结构的存在是鉴别肿瘤的标准。在 2002 年,González 等人首次用 RCM 定义了在体 BCC 的组织学特征[50]。在表皮水平,RCM 成像可见表皮正常规则蜂巢模式的结构改变。

在向下延伸或与表皮分离的 DEJ 中,在 RCM 下可见正常真皮乳头层所没有的密集细胞堆积。肿瘤周围的细胞核彼此平行排列("栅栏状")。这些密集的细胞形成小梁或索状结构和结节,并包绕无折光的肿瘤周围间隙。这些通常被认为是在制备光学显微镜切片的常规组织处理期间发生肿瘤回缩而引起的伪影。但 RCM 图像与组织病理学样本之间的相关性研究表明,RCM 上的低折光区域直径以及肿瘤周围黏蛋白沉积厚度对应于 BCC 中肿瘤周围裂隙样空间[51]。

间质折光性低,而肿瘤细胞折光性增高。核质比率高,则可能存在明显的核仁。可见大量血管迁曲明显,大量单核细胞为主的炎性浸润,与 BCC 细胞混合或紧邻。肿瘤周边内皮细胞上可见白细胞滚动、血流量增加。在 BCC 细胞之间,偶尔见到明亮的圆形细胞及白细胞[50](图 15.3)。

基底细胞癌诊断评分系统

2004 年,Nori 等人[52]开发了一种基于 RCM 的 BCC 诊断算法。评估来自四个机构的 RCM 图像和 152 个良性或恶

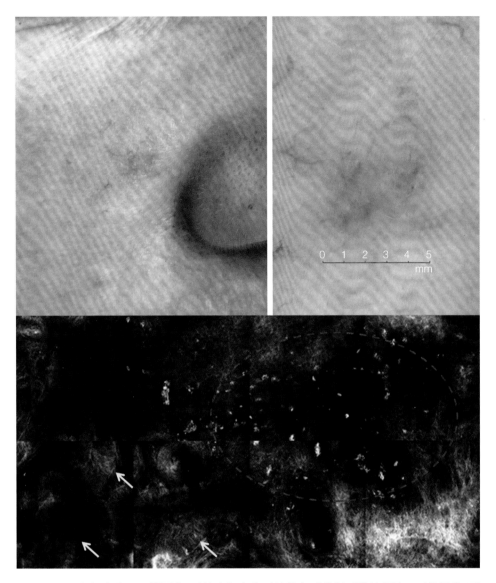

图 15.3　基底细胞癌。上排图像：可见有红白色无结构与无特征区域的斑块。下排图像：可见外周栅栏样排列的基底细胞样岛屿（黄色箭）。低折光区域（红色圆圈）对应于炎性浸润的无色素基底细胞样岛屿（组织学待确认）

性的皮损。临床检查病变，记录了 83 个 BCC 的活检结果。在先前研究的基础上，建立了用于诊断 BCC 的五条组织学相关的共聚焦成像标准，包括：表皮细胞多形性、表皮基底层中存在细长的单形核细胞、肿瘤细胞核具有统一轴向、大量炎性细胞浸润，以及真皮上层毛细血管增多。由一位初学该标准的研究者对 152 个病灶的图像进行盲法回顾性分析，来研究这五个 RCM 标准对 BCC 诊断的敏感性和特异性。

满足两条或多条标准诊断 BCC 的敏感性 100%，满足五条中四条标准诊断 BCC 的特异性 95.7%，灵敏性 82.9%。满足其中五条标准的特异性为 100%，但敏感性降至 48.8%，且在不同研究地点和 BCC 不同亚型之间这些结果保持一致。

2009 年，另一项研究提出了两步诊断法：首先区分黑色素细胞性和非黑色素细胞性皮损，然后应用标准来区分黑色素瘤和痣。作者通过对 26 例 BCC 的分析，阐述了 BCC 的 RCM 特点。此外，临床典型的 BCCS 病例未切除，因此并非

每个病例的诊断均经病理证实[47]。

2012 年，一篇文献研究了大样本量黑色素细胞性和非黑色素细胞性皮损后，提出了皮肤肿瘤两步 RCM 法[53]。作者分析了在两个专科皮肤肿瘤诊治所的患者病灶的 RCM 特征，以定义精确诊断 BCC 和 MM 的模型，并与先前发表的共焦诊断方法进行比较。因 BCC 诊断比黑色素细胞性皮损更直接，作者首先表征了 BCC。诊断 BCC 的方法基于八个独立的显著特征（表 15.2）。

反射式共聚焦显微镜用于基底细胞癌分型

现有多个指南针对不同 BCC 亚型提出了不同的最佳治疗方案[54]。浅表型基底细胞癌（superficial BCC，sBCC）首选非手术治疗。结节型 BCC（nodular BCC，nBCC），标准治疗是手术切除；而浸润型 BCC（infiltrative BCC，iBCC），Mohs 显微外科手术是避免不完全切除或复发的最佳选择[55]。

表 15.2 反射共聚焦显微镜诊断皮肤肿瘤两步法

五个阳性特征	三个阴性特征
最显著特征为浅表层极化延长,据报道与基底细胞极化和核延长伸有关[52]	表皮紊乱,MM 中更为特异,在该系列的 90% 以上的 BCC 中存在蜂巢模式
水平方向的线性毛细血管扩张样血管	乳头不可见,提示 BCC 结构改变了正常的表真皮连接
结节型 BCC 中可见基底索、结节以及以栅栏方式包绕的紧密聚集的低折光细胞	脑回状巢,对 MM 具有特异性
表皮阴影,定义为大的无特征区域,边界模糊,破坏正常表皮,并相应于水平裂隙(低折光间质引起)[51]	
卷曲的肾小球样血管	

该 BCC 算法诊断准确率为 100%,特异性为 88.5%
BCC,基底细胞癌;MM,恶性黑素瘤
来源:Guitera P,Menzies SW,Longo C,Cesinaro AM,Scolyer RA,Pellacani G. In vivo confocal microscopy for diagnosis of melanoma and basal cell carcinoma using a two-step method:analysis of 710 consecutive clinically equivocal cases. J Invest Dermatol 2012;132(10):2386-2394.

最近的一项研究旨在发现 BCC 不同亚型的关键共聚焦特征,并研究 RCM 作为皮肤镜的辅助手段是否能够提高亚型分类的准确性。通过描述共聚焦特征进而提出了诊断 BCC 不同亚型的特定标准[56]。

BCC 亚型均具有与表皮连接的条索。表皮紊乱是诊断 BCC 最重要的参数,出现则 sBCC 的发生概率增加 50%[52,53],但这一结果无统计学意义。然而,不同观察者对此标准解读不一,又加剧了该标准的局限性[56]。

nBCC 主要表现为大的肿瘤巢,尽管也可能检测到小肿瘤巢,可能对应与组织病理亚型中微小结节型。nBCC 中裂隙出现比例高于 sBCC 和 iBCC。最后,所有亚型 BCC 均有血管增生,nBCC 较 sBCC 和 iBCC 血管直径更大[56]。

iBCC 具有独特的 RCM 特征,即黑色轮廓和大量明亮的紧致胶原。黑色轮廓特别有助于区分 iBCC 与其他亚型。此外,在没有与表皮条索状相连的小的或大的肿瘤岛的情况下,iBCC 是最常见的诊断。对于这个标准,观察者之间观念一致,但由于黑色轮廓为低折光性,需经特别的 RCM 训练才能识别[56]。

光化性角化病

世界范围内,已有文献描述了光化性角化病(actinic keratose,AK)的结构模式和细胞学 RCM 特征[57-59]。也有研究探讨了在体 RCM 与常规组织学诊断 AK 的联系的临床应用[60]。

根据先前文献提及的 RCM 参数[57],有研究确定了 AK 的 RCM 特征如下:角质层破坏、角化不全、单个角质细胞、胞吐与颗粒层和棘层水平的结构紊乱。在这些特征中,RCM

发现的最一致的特征包括表浅破坏、结构紊乱,以及棘层和颗粒层细胞多形性。根据敏感性和特异性分析,后两者是 AK 的最佳预测因子[60]。

光化性唇炎相当于嘴唇 AK。也有研究评估了 RCM 在此的应用[61]。RCM 能够正确地识别光化性唇炎诊断的数条标准,包括在棘层和颗粒层的不典型蜂巢模式。明显炎症反应是诊断的一个陷阱,应慎重评估。

鳞状细胞癌

AK 诊断主要依据临床评价。相反,如果怀疑病变是 SCC,应采集活检标本进一步组织学证实。这使得 SCC 难以早期识别。尽管大多数 SCC 仅显示有限的皮肤镜特征,即鳞屑和点状或肾小球样血管,但 RCM 可以观察到更广泛的诊断描述[59]。

Rishpon 等人描述了 SCC 几种重复性较高的 RCM 特征[59]。AK 较少出现相似特征。这些特征如下,是 RCM 用于 SCC 床边诊断的一个重要步骤。

- 鳞屑:折光度可变,无定形物质
- 角质层多角有核细胞:轮廓清晰,弱折光性边缘包绕暗色的核
- 非典型蜂巢
- 表皮模式紊乱:棘状颗粒层的严重结构混乱,其中蜂窝模式不再可见
- 棘层颗粒层圆形有核细胞:轮廓清晰,折光性轮廓环绕暗色的核,对应于不典型角质形成细胞或角化不良细胞
- 圆形血管横穿真皮乳头

但这些 SCC 的 RCM 特征并不能区分 SCC 和 AK。Peppelman 等人最近发表的一项探索区分 AK 和 SCC 在体 RCM 特征的研究发现,颗粒层结构紊乱、棘层结构紊乱和真皮巢样结构同时出现可用于鉴别 SCC 和 AK[62](图 15.4)。

脂溢性角化病

在 RCM 下,脂溢性角化病具有表皮蜂巢模式,以及 DEJ 处密集圆形至多形性、边界清楚的真皮乳头。这两个特征提示良性肿瘤。与脂溢性角化病诊断相关的共焦特征包括:皮损表面的表皮突、角蛋白内陷、表皮内角化假囊肿、真皮乳头层的噬黑色素细胞、扩张的圆形和线状血管。尽管临床和皮肤镜表现不同,但这些 RCM 特征存在[63]。

反射共聚焦显微镜用于炎症性皮肤病

银屑病

RCM 检查可以识别银屑病皮损的主要组织学特征,并发现 RCM 图像与常规组织学之间具有高度相关性。1999 年,González 等人采用 RCM 在体表征了银屑病皮损和非皮损区域皮肤的组织学特征。在银屑病皮损中清晰可见有核角质

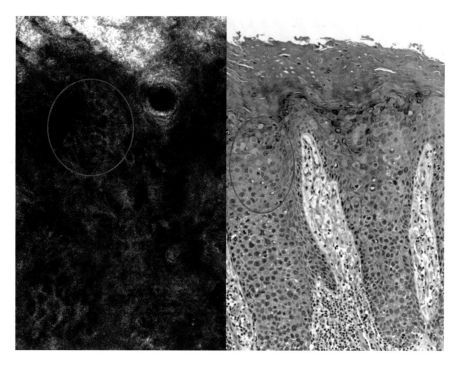

图 15.4 鲍恩病。左图：表皮中的不典型蜂窝伴有大而圆、中央暗色、边缘明亮的细胞（红色圆圈），对应组织病理学上不同程度的角化不良（右图）

细胞和炎症细胞浸润集合。定量分析形态学参数较为容易，包括表皮厚度、真皮乳头长度和真皮乳头数目。真皮上层可见扩张毛细血管祥[64]。这是第一个提出 RCM 是可用于在体银屑病组织学评估的技术的研究。

Ardigo 等研究了斑块状银屑病的在体 RCM 特征，并分析了其与组织病理学结果的关系。他们评估了 36 名确诊为斑块状银屑病患者的皮损，RCM 成像之后在相同区域进行 4mm 环钻取材活检进行组织病理学检查。来自 12 名健康志愿者相同身体部位的正常皮肤作为对照。结果显示，数个银屑病 RCM 特征与组织病理学结果密切相关。超过 90% 的病例 RCM 下可见角化过度、角化不全、颗粒层变薄或消失、乳头状瘤样增生和血管扩张。银屑病病例中可见棘层肥厚，厚度范围为 75~300μm，而正常皮肤为 60~90μm。真皮乳头直径（>100μm）较正常皮肤（>80μm）增大。因此，RCM 可用于斑块型银屑病特征的显微评估，并与组织病理学表现具有的良好相关性[65]。

Wolberink 等人进一步描述了银屑病皮损的细胞学特征[66]。在该研究中，使用 RCM 评估和量化了斑块型银屑病皮损和非皮损区皮肤的形态学和细胞生物学特征。

评估了 RCM 与苏木精和伊红（hematoxylin and eosin，HE）染色横向切片及丝聚蛋白和 CD3 免疫组化染色切片的相关性。总体而言，RCM 具有与组织学高度的相关性，一方面证实了 González 和 Ardigo 等人的早期结果[64,65]，另一方面也发现了新特征，即可以观察到特征性 Munro 微脓肿，并且 RCM 定量和评估斑块型银屑病细胞生物学和组织学特征与 HE 染色、CD3 染色和丝聚蛋白染色的组织学表现具有高度相关性[66]。

最近，有研究采用 RCM 成像评估了活动性银屑病皮损

中中性粒细胞迁移。活动性皮损中中性粒细胞迁移呈现环状模式，显示出中性粒细胞迁移的循环模式，包括乳头上方表皮变薄、经表皮迁移、棘层聚积、角质层聚集和脓肿变性。该研究确定了在体银屑病皮损中中性粒细胞迁移的动力学和时间分期，并证明 RCM 可区分活动性或慢性银屑病区域，这可能有助于对银屑病发病机制提供新见解[67]。

过敏性和刺激性接触性皮炎

急性刺激性接触性皮炎（irritant contact dermatitis，ICD）和过敏性接触性皮炎（allergic contact dermatitis，ACD）难以通过临床或组织学来鉴别。已有研究采用 RCM 在体无创检测 ACD 和 ICD，并描述了两种急性接触性皮炎皮肤的动态变化[68-73]。

通过将 RCM 结果与临床表现和组织学表现相关联[73,74]，发现 RCM 已可用以区分 ACD 和 ICD 反应。RCM 下很容易看到表皮破坏，并且 RCM 表现与临床评分相符合。在鉴别 ICD 和 ACD 中，表皮海绵水肿、水疱形成以及囊泡并不明显，特异性较低。ACD 中表皮内水疱明显，而 ICD 中更常见坏死。

另一个有意思的 RCM 参数是表皮厚度的演变。刺激反应的表皮厚度显著增加只能部分由海绵水肿来解释，因在类似水肿程度的过敏反应中表皮厚度增加并不明显。对于 ACD，已有研究在其随访后期报道了可出现局灶性角化不全、角化过度和表皮明显增厚。RCM 允许反复测量体内表皮深度并随着时间的推移跟踪表皮厚度的演变[72]。在 ICD 中，角质层中看到的早期变化包括更明显的表皮破坏和分界以及局灶性角化不全，后者表现为角质层中存在明亮的细胞核。

RCM 还用于评估黑色和白色皮肤对 ICD 易感性的差异。该技术能够跟踪早期病理生理事件,揭示 ICD 发展过程中黑皮肤和白皮肤之间的差异。例如,白皮肤受试者比黑皮肤受试者临床反应更重,RCM 可查见临床表现不明显的刺激反应的显微镜下变化[74]。

反射共聚焦显微镜用于监测皮肤肿瘤治疗反应

一些报告显示 RCM 可用于监测随时间变化的治疗反应。

反射共聚焦显微镜用于监测基底细胞癌的治疗反应

BCC 的非手术治疗主要包括光动力疗法(photodynamic therapy,PDT),咪喹莫特和口服 hedgehog 抑制剂。PDT 对 BCC 疗效确切,对 sBCC 和 nBCC 的治愈率分别为 87% 和 53%。RCM 已被用于监测散发性 BCC 和 Gorline-Goltz 综合征患者的 PDT 疗效[75],并被认为是检测 BCC 是否持续存在的最佳方式。

Longo 等人在不同时间点分析了一系列 BCC,以获得治疗后生物学变化的精确分析,并在长期随访中评估 PDT 疗效。尽管所有 BCC 病例均在基线时通过皮肤镜检查和 RCM 明确诊断,但仅采用 RCM 检测持续存在的肿瘤,即临床和皮肤镜下对治疗具有完全反应[76]。RCM 不仅是监测 BCC 对 PDT 肿瘤反应的有价值的实用工具,而且它还可用于早期评估亚临床复发和更好地管理皮损,使之受益于不同的治疗方案[77,78]。

也有研究使用 RCM 确定咪喹莫特治疗后的 BCC 是否需要手术干预,RCM 结果与肿瘤治疗反应的组织学分析结果相符合,这表明共聚焦显微镜有助于确定是否需要手术[79]。

Vismodegib 是一种口服 hedgehog 抑制剂,可有效治疗 BCC。通过使用 RCM 来评估肿瘤消退,可无创性看到 BCC 对 Vismodegib 治疗反应的特征表现,即形成假囊肿及纤维化,而这是原传统组织病理学才可见的改变[80]。

反射共聚焦显微镜用于监测光化性角化病的治疗反应

一项研究采用 RCM 评估了移植患者的 AK 对 5- 氨基酮戊酸 PDT 的治疗反应。该研究提示 RCM 是监测 PDT 治疗反应的优秀工具。对于易罹患 AK 的免疫抑制患者而言,RCM 的这种应用尤为重要[81]。

也有研究评估了 AK 对其他外用药,如 5% 咪喹莫特和 3% 双氯芬酸的治疗反应[82,83]。在局部治疗期间,使用 RCM 可无创观察并监测药效动力学随时间的变化。此外,RCM 有助于区域癌化中查找亚临床 AK,可较单临床观察提高诊断准确率。

反射共聚焦显微镜用于监测恶性雀斑样痣的治疗反应

已有研究将咪喹莫特超适应证用于 LM 非手术治疗或者手术切除后辅助治疗。Alarcon 等人采用在体 RCM 评估了外用咪喹莫特治疗 LM 方案替代手术的疗效[84]。他们发现,临床评估高估了咪喹莫特治疗的肿瘤清除率(85%),存在大量假阴性结果,而皮肤镜检查低估了治疗反应(60%),较临床观察发现的假阴性结果更少。RCM 发现 70% 的患者有治疗反应,无假阴性,并且与组织病理学相比,RCM 评估 LM 对咪喹莫特的治疗反应并无统计学差异[85]。

反射共聚焦显微镜用于感染性疾病

床旁使用 RCM 在体观察皮肤生物体是一种可替代刮片、显微镜、培养和活检的方法[86]。

甲真菌病和皮肤真菌病

在一项前瞻性研究中,RCM 被用于趾甲真菌病的诊断和治疗监测[87]。该研究的目的是评估 RCM 诊断甲真菌病与标准真菌学检查相比的准确性。在 RCM 下,甲板中可见丝状和 / 或圆形结构,分别对应于真菌的隔膜菌丝和 / 或关节孢子。RCM 诊断甲真菌病的敏感性和特异性分别为 52.9% 和 90.2%。

RCM 在体癣中的应用在于可用于显微观察菌丝特征,并且在研究浅表皮肤真菌感染中具有科学价值[88,89]。

梅毒

有研究采用 RCM 在体评估了可能为二期梅毒疹皮损中的梅毒螺旋体。在 RCM 下观察到具有与角质形成细胞混合的螺旋形、细长、明亮的小颗粒,并且与免疫组织化学结果提示的一些螺旋体穿透入表皮相对应[90]。

毛囊糠疹

已有研究将 RCM 与标准化皮肤表面活检(standardized skin surface biopsy,SSSB)进行比较,用以检测蠕形螨密度,认为 RCM 是一种快速、直接和无创的蠕形螨相关疾病的检查方法,且检测蠕形螨优于 SSSB[91-93]。

利什曼病

已有研究采用 RCM 在体观察皮肤利什曼病特征。皮肤镜和 RCM 下一些特征很明显,包括对应于局部血管生成的线状或逗号状血管、无定形物质核毛囊栓塞。其他特征与组织病理学密切相关,包括多核巨细胞和混合炎性浸润。尽管深度穿透有限,但观察到真皮网状层的一些多核巨细胞。

这说明 RCM 可识别细胞内生物免疫应答的细胞形态,并表明 RCM 可作为这些常见自愈性病变的补充诊断工具,可避免不必要的切除[94]。

病毒

也有研究采用 RCM 观察了皮肤疱疹病毒感染,以即时、无创进行床旁检测。RCM 下可见在角质形成细胞、炎症细胞核碎片的松散聚集中存在多形气球样变角质形成细胞和多核巨细胞,这与常规组织学改变相符[95,96]。

已证明 RCM 可用于评估人乳头瘤病毒感染。在生殖器疣中获得的 RCM 图像与皮肤镜和组织学检查结果相符,包括乳头瘤样改变和血管模式。也可能发现一些区域表皮结构改变,包括凹空细胞和树突结构,而这仅见于组织病理学检查[97,98]。

反射共聚焦显微镜在化妆品中的应用

在体 RCM 可检测局部外用产品后的皮肤动力学改变[99],并可评估老化对表皮更新的影响。

皮肤老化

皮肤老化是一种复杂的生物过程,传统分为内源性和外源性老化。已有几种临床评分和仪器装置用以精确评估皮肤老化。其中,RCM 已成为一种新技术,能够以近乎组织病理学的分辨率评估细胞结构的变化。

RCM 显示年轻皮肤的特征是规则多角形角质细胞和薄网状胶原纤维,而老化皮肤的特征是小皮沟消失,表皮蜂窝模式不规则,角质形成细胞形状不规则,不规则分布(斑点状)的含黑色素角质形成细胞/黑色素细胞,不规则乳头环和/或皮嵴消失,细胶原纤维消失,出现对应弹力纤维变性的胶原块[100-104]。

Longo 等用 RCM 开发了一种量化评分皮肤老化相关标志的方法。结合先前确定的共焦特征,计算三种不同的半定量评分:表皮混乱评分(不规则蜂窝模式 + 表皮厚度 + 皮沟模式),表皮增生评分(斑点状色素沉着 + 多环状乳头状程度 + 表皮厚度)和胶原评分(卷曲纤维、胶原束为 2 分,粗胶原结构为 1 分,薄网状胶原为 0 分)。该方法可在体量化老化表现[105]。

监测美容治疗

一项研究表明,通过 RCM 可以分析皮肤表面外用产品后不同时间点的形态变化。当应用保湿剂时,可观察到角质形成细胞之间的高亮区,而对照区域则无。该表现可能与角质形成细胞膜蛋白暴露和/或角质形成细胞间隙存在释放的物质有关[99]。

也有用 RCM 研究外用维生素 C 对表皮更新(即乳头指数)的影响。与常规组织学相比,RCM 可更准确地评估真皮乳头中的功能实体密度,部分由于避免了固定后出现的伪像。在外用维生素 C 后,治疗区域中出现较小的颗粒层细胞,是表皮增生活跃的表现。乳头增生的另一个表现是维生素 C 治疗期间出现新生血管。RCM 下新血管具有正常解剖结构,且整合于健康血管结构中。此外,并未观察到脉管系统的病理改变[101]。

浅表化学剥脱联合多模无氢醌皮肤美白剂的研究中,采用 RCM 在体观察治疗前后改善结果,与研究者观察结果相符[106]。

还有研究通过在体共聚焦显微镜评估激光嫩肤诱导的表皮变化和胶原重塑,提示 RCM 可以成为临床医生测量激光治疗效果的必要辅助手段,并可能对副作用发生获得新见解[107,108]。

结论

在本章中,我们回顾了 RCM 在皮肤病临床和研究领域应用的快速增长。在体 RCM 是真正意义的"光学活检"。RCM 的使用能够提高多种皮肤病的诊断速度和准确性,包括鉴别良性和恶性皮肤病变、监测药物或手术治疗的反应,以及研究感染和非感染状态炎症过程的病理生理学改变。

RCM 受穿透深度仅达真皮上部的限制,作为准组织学成像,在体 RCM 仍较其他无创技术显著提高了敏感性和特异性。虽然掌握这项技术需要培训过程,但技能开发和经验交流的远程皮肤病平台可以为初学者提供有价值的支持。

RCM 的潜在临床应用受到光与人体组织相互作用的基本原理和当前技术发展水平的限制。

由于光学图像可以近乎实时远程记录而无须去除组织,并且图像分析可以自动化,我们认为 RCM 提供了许多优于传统技术的重要优势,包括可能减少不必要的活检数量或快速评估肿瘤是否治疗有效。

因缺乏微结构特异性对比,造影剂的可检测性决定了目前皮肤和微循环共聚焦反射成像仅限于在细胞、核和一般结构水平[109]。特定造影剂的开发可以帮助更好地呈现亚细胞细节。预计充分利用 RCM 显微镜卓越性能的新技术趋势正在加速,这将迅速促使共聚焦显微镜成为皮肤科医生的常规实验室工具。

致谢

研究获得西班牙经济和竞争事务部(MINECO,FIS PI12/01253)和马德里社区(CAM,S2010/BMD-2359)的支持,西班牙。利益声明:S.G. 是反射共聚焦显微镜制造商 Caliber ID 的顾问。

(胡凡 译,许阳 校)

参考文献

[1] Masood A, Al-Jumaily AA. Computer aided diagnostic support system for skin cancer: a review of techniques and algorithms. Int J Biomed Imag 2013;2013:323268.

[2] Calzavara-Pinton P, Longo C, Venturini M, Sala R, Pellacani G. Reflectance confocal microscopy for in vivo skin imaging. Photochem Photobiol 2008;84(6):1421−30.

[3] Rigel DS, Russak J, Friedman R. The evolution of melanoma diagnosis: 25 years beyond the ABCDs. CA Cancer J Clin 2010;60(5):301−16.

[4] Mayer J. Systematic review of the diagnostic accuracy of dermatoscopy in detecting malignant melanoma. Med J Aust 1997;167(4):206−10.

[5] Piccolo D, Ferrari A, Peris K, Diadone R, Ruggeri B, Chimenti S. Dermoscopic diagnosis by a trained clinician vs a clinician with minimal dermoscopy training vs computer-aided diagnosis of 341 pigmented skin lesions: a comparative study. Br J Dermatol 2002;147(3):481−6.

[6] Gerger A, Hofmann-Wellenhof R, Samonigg H, Smolle J. In vivo confocal laser scanning microscopy in the diagnosis of melanocytic skin tumours. Br J Dermatol 2009;160(3):475−81.

[7] Rajadhyaksha M, Grossman M, Esterowitz D, Webb RH, Anderson RR. In vivo confocal scanning laser microscopy of human skin: melanin provides strong contrast. J Invest Dermatol 1995;104(6):946−52.

[8] Corcuff P, Bertrand C, Leveque JL. Morphometry of human epidermis in vivo by real-time confocal microscopy. Arch Dermatol Res 1993;285(8):475−81.

[9] Corcuff P, Lévêque JL. In vivo vision of the human skin with the tandem scanning microscope. Dermatology 1993;186(1):50−4.

[10] Busam KJ, Charles C, Lee G, Halpern AC. Morphologic features of melanocytes, pigmented keratinocytes, and melanophages by in vivo confocal scanning laser microscopy. Mod Pathol 2001;14(9):862−8.

[11] Sheppard CJ, Wilson T. Depth of field in the scanning microscope. Opt Lett 1978;3(3):115.

[12] Branzan AL, Landthaler M, Szeimies RM. In vivo confocal scanning laser microscopy in dermatology. Lasers Med Sci 2007;22(2):73−82.

[13] Rajadhyaksha M, González S, Zavislan JM, Anderson RR, Webb RH. In vivo confocal scanning laser microscopy of human skin II: advances in instrumentation and comparison with histology. J Invest Dermatol 1999;113(3):293−303.

[14] González S, Swindells K, Rajadhyaksha M, Torres A. Changing paradigms in dermatology: confocal microscopy in clinical and surgical dermatology. Clin Dermatol 2003;21(5):359−69.

[15] Rajadhyaksha M, Anderson RR, Webb RH. Video-rate confocal scanning laser microscope for imaging human tissues in vivo. Appl Opt 1999;38(10):2105−15.

[16] Langley RG, Walsh N, Sutherland AE, Propperova I, Delaney L, Morris SF, et al. The diagnostic accuracy of in vivo confocal scanning laser microscopy compared to dermoscopy of benign and malignant melanocytic lesions: a prospective study. Dermatology 2007;215(4):365−72.

[17] Pellacani G, Guitera P, Longo C, Avramidis M, Seidenari S, Menzies S. The impact of in vivo reflectance confocal microscopy for the diagnostic accuracy of melanoma and equivocal melanocytic lesions. J Invest Dermatol 2007;127(12):2759−65.

[18] Pellacani G, Cesinaro AM, Seidenari S. In vivo assessment of melanocytic nests in nevi and melanomas by reflectance confocal microscopy. Mod Pathol 2005;18(4):469−74.

[19] Marghoob AA, Charles CA, Busam KJ, Rajadhyaksha M, Lee G, Clark-Loeser L, Halpern AC. In vivo confocal scanning laser microscopy of a series of congenital melanocytic nevi suggestive of having developed malignant melanoma. Arch Dermatol 2005;141(11):1401−12.

[20] Soyer HP, Kenet RO, Wolf IH, Kenet BJ, Cerroni L. Clinicopathological correlation of pigmented skin lesions using dermoscopy. Eur J Dermatol 2000;10(1):22−8.

[21] Pellacani G, Farnetani F, Gonzalez S, Longo C, Cesinaro AM, Casari A, et al. In vivo confocal microscopy for detection and grading of dysplastic nevi: a pilot study. J Am Acad Dermatol 2012;66(3):e109−21.

[22] Ferrara G, Gianotti R, Cavicchini S, Salviato T, Zalaudek I, Argenziano G. Spitz nevus, Spitz tumor, and spitzoid melanoma: a comprehensive clinicopathologic overview. Dermatol Clin 2013;31(4):589−98.

[23] Pellacani G, Longo C, Ferrara G, Cesinaro AM, Bassoli S, Guitera P, et al. Spitz nevi: in vivo confocal microscopic features, dermatoscopic aspects, histopathologic correlates, and diagnostic significance. J Am Acad Dermatol 2009;60(2):236−47.

[24] Balch CM, Gershenwald JE, Soong SJ, Thompson JF, Atkins MB, Byrd DR, et al. Final version of 2009 AJCC melanoma staging and classification. J Clin Oncol 2009;27(36):6199−206.

[25] Gerger A, Koller S, Kern T, Massone C, Steiger K, Richtig E, et al. Diagnostic applicability of in vivo confocal laser scanning microscopy in melanocytic skin tumors. J Invest Dermatol 2005;124(3):493−8.

[26] Gerger A, Hofmann-Wellenhof R, Langsenlehner U, Richtig E, Koller S, Weger W, et al. In vivo confocal laser scanning microscopy of melanocytic skin tumours: diagnostic applicability using unselected tumour images. Br J Dermatol 2008;158(2):329−33.

[27] Pehamberger H, Steiner A, Wolff K. In vivo epiluminescence microscopy of pigmented skin lesions. I. Pattern analysis of pigmented skin lesions. J Am Acad Dermatol 1987;17(4):571−83.

[28] Kittler H, Pehamberger H, Wolff K, Binder M. Diagnostic accuracy of dermoscopy. Lancet Oncol 2002;3(3):159−65.

[29] Pellacani G, Cesinaro AM, Seidenari S. Reflectance-mode confocal microscopy for the in vivo characterization of pagetoid melanocytosis in melanomas and nevi. J Invest Dermatol 2005;125(3):532−7.

[30] Busam KJ, Charles C, Lohmann CM, Marghoob A, Goldgeier M, Halpern AC. Detection of intra epidermal malignant melanoma in vivo by confocal scanning laser microscopy. Melanoma Res 2002;12(4):349−55.

[31] Pellacani G, Cesinaro AM, Longo C, Grana C, Seidenari S. Microscopic in vivo description of cellular architecture of dermoscopic pigment network in nevi and melanomas. Arch Dermatol 2005;141(2):147−54.

[32] Pellacani G, Cesinaro AM, Seidenari S. Reflectance-mode confocal microscopy of pigmented skin lesions−improvement in melanoma diagnostic specificity. J Am Acad Dermatol 2005;53(6):979−85.

[33] Swetter SM, Boldrick JC, Jung SY, Egbert BM, Harvell JD. Increasing incidence of lentigo maligna melanoma subtypes: northern California and national trends 1990−2000. J Invest Dermatol 2005;125(4):685−91.

[34] Cohen LM. Lentigo maligna and lentigo maligna melanoma. J Am Acad Dermatol December 1995;33(6):923−36. quiz 937−940.

[35] Erickson C, Miller SJ. Treatment options in melanoma in situ: topical and radiation therapy, excision and Mohs surgery. Int J Dermatol 2010;49(5):482−91.

[36] Tannous ZS, Mihm MC, Flotte TJ, González S. In vivo examination of lentigo maligna and malignant melanoma in situ, lentigo maligna type by near-infraredreflectance confocal microscopy: comparison of in vivo confocal images with histologic sections. J Am Acad Dermatol 2002;46(2):260−3.

[37] Langley RG, Burton E, Walsh N, Propperova I, Murray SJ. In vivo confocal scanning laser microscopy of benign lentigines: comparison to conventional histology and in vivo characteristics of lentigo maligna. J Am Acad Dermatol 2006;55(1):88−97.

[38] Chen CS, Elias M, Busam K, Rajadhyaksha M, Marghoob AA. Multimodal in vivo optical imaging, including confocal microscopy, facilitates presurgical margin mapping for clinically complex lentigo maligna melanoma. Br J Dermatol 2005;153(5):1031−6.

[39] Curiel-Lewandrowski C, Williams CM, Swindells KJ, Tahan SR, Astner S, Frankenthaler RA, et al. Use of in vivo confocal microscopy in malignant melanoma: an aid in diagnosis and assess-

ment of surgical and nonsurgical therapeutic approaches. Arch Dermatol 2004;140(9):1127−32.

[40] Guitera P, Pellacani G, Crotty KA, Scolyer RA, Li LX, Bassoli S, et al. The impact of in vivo reflectance confocal microscopy on the diagnostic accuracy of lentigo maligna and equivocal pigmented and nonpigmented macules of the face. J Invest Dermatol 2010;130(8):2080−91.

[41] Guitera P, Moloney FJ, Menzies SW, Stretch JR, Quinn MJ, Hong A, et al. Improving management and patient care in lentigo maligna by mapping with in vivo confocal microscopy. JAMA Dermatol 2013;149(6):692−8.

[42] Segura S, Pellacani G, Puig S, Longo C, Bassoli S, Guitera P, et al. In vivo microscopic features of nodular melanomas: dermoscopy, confocal microscopy, and histopathologic correlates. Arch Dermatol 2008;144(10):1311−20.

[43] Pupelli G, Longo C, Veneziano L, Cesinaro AM, Ferrara G, Piana S, et al. Small-diameter melanocytic lesions: morphological analysis by means of in vivo confocal microscopy. Br J Dermatol 2013;168(5):1027−33.

[44] Busam KJ, Hester K, Charles C, Sachs DL, Antonescu CR, Gonzalez S, et al. Detection of clinically amelanotic malignant melanoma and assessment of its margins by in vivo confocal scanning laser microscopy. Arch Dermatol 2001;137(7): 923−9.

[45] Curchin C, Wurm E, Jagirdar K, Sturm R, Soyer P. Dermoscopy, reflectance confocal microscopy and histopathology of an amelanotic melanoma from an individual heterozygous for MC1R and tyrosinase variant alleles. Australas J Dermatol 2012;53(4): 291−4.

[46] Maier T, Sattler EC, Braun-Falco M, Korting HC, Ruzicka T, Berking C. Reflectance confocal microscopy in the diagnosis of partially and completely amelanotic melanoma: report on seven cases. J Eur Acad Dermatol Venereol 2013;27(1):e42−52.

[47] Segura S, Puig S, Carrera C, Palou J, Malvehy J. Development of a two-step method for the diagnosis of melanoma by reflectance confocal microscopy. J Am Acad Dermatol 2009; 61(2):216−29.

[48] Alarcon I, Carrera C, Palou J, Alos L, Malvehy J, Puig S. Impact of in vivo reflectance confocal microscopy on the number needed to treat melanoma in doubtful lesions. Br J Dermatol 2014;170(4): 802−8.

[49] Leiter U, Eigentler T, Garbe C. Epidemiology of skin cancer. Adv Exp Med Biol 2014;810:120−40.

[50] González S, Tannous Z. Real-time, in vivo confocal reflectance microscopy of basal cell carcinoma. J Am Acad Dermatol 2002; 47(6):869−74.

[51] Ulrich M, Roewert-Huber J, González S, Rius-Diaz F, Stockfleth E, Kanitakis J. Peritumoral clefting in basal cell carcinoma: correlation of in vivo reflectance confocal microscopy and routine histology. J Cutan Pathol 2011;38(2):190−5.

[52] Nori S, Rius-Díaz F, Cuevas J, Goldgeier M, Jaen P, Torres A, et al. Sensitivity and specificity of reflectance-mode confocal microscopy for in vivo diagnosis of basal cell carcinoma: a multicenter study. J Am Acad Dermatol 2004;51(6):923−30.

[53] Guitera P, Menzies SW, Longo C, Cesinaro AM, Scolyer RA, Pellacani G. In vivo confocal microscopy for diagnosis of melanoma and basal cell carcinoma using a two-step method:analysis of 710 consecutive clinically equivocal cases. J Invest Dermatol 2012;132(10):2386−94.

[54] Telfer NR, Colver GB, Morton CA. British Association of Dermatologists. Guidelines for the management of basal cell carcinoma. Br J Dermatol 2008;159(1):35−48.

[55] Sterry W. European dermatology Forum guideline committee. Guidelines: the management of basal cell carcinoma. Eur J Dermatol 2006;16(5):467−75.

[56] Longo C, Lallas A, Kyrgidis A, Rabinovitz H, Moscarella E, Ciardo S, et al. Classifying distinct basal cell carcinoma subtype by means of dermatoscopy and reflectance confocal microscopy. J Am Acad Dermatol 2014;71(4):716−24. e1.

[57] Aghassi D, Anderson RR, González S. Confocal laser microscopic imaging of actinic keratoses in vivo: a preliminary report. J Am Acad Dermatol 2000;43(1 Pt 1):42−8.

[58] Horn M, Gerger A, Ahlgrimm-Siess V, Weger W, Koller S, Kerl H,

et al. Discrimination of actinic keratoses from normal skin with reflectance mode confocal microscopy. Dermatol Surg 2008; 34(5):620−5.

[59] Rishpon A, Kim N, Scope A, Porges L, Oliviero MC, Braun RP, et al. Reflectance confocal microscopy criteria for squamous cell carcinomas and actinic keratoses. Arch Dermatol 2009; 145(7):766−72.

[60] Ulrich M, Maltusch A, Rius-Diaz F, Röwert-Huber J, González S, Sterry W, et al. Clinical applicability of in vivo reflectance confocal microscopy for the diagnosis of actinic keratoses. Dermatol Surg 2008;34(5):610−9.

[61] Ulrich M, González S, Lange-Asschenfeldt B, Roewert-Huber J, Sterry W, Stockfleth E, et al. Non-invasive diagnosis and monitoring of actinic cheilitis with reflectance confocal microscopy. J Eur Acad Dermatol Venereol 2011;25(3):276−84.

[62] Peppelman M, Nguyen KP, Hoogedoorn L, van Erp PE, Gerritsen MJ. Reflectance confocal microscopy: non-invasive distinction between actinic keratosis and squamous cell carcinoma. J Eur Acad Dermatol Venereol October 30, 2014. http://dx.doi.org/10.1111/jdv.12806 [Epub ahead of print].

[63] Ahlgrimm-Siess V, Cao T, Oliviero M, Laimer M, Hofmann-Wellenhof R, Rabinovitz HS, et al. Seborrheic keratosis: reflectance confocal microscopy features and correlation with dermoscopy. J Am Acad Dermatol 2013;69(1): 120−6.

[64] González S, Rajadhyaksha M, Rubinstein G, Anderson RR. Characterization of psoriasis in vivo by reflectance confocal microscopy. J Med 1999;30(5−6):337−56.

[65] Ardigo M, Cota C, Berardesca E, González S. Concordance between in vivo reflectance confocal microscopy and histology in the evaluation of plaque psoriasis. J Eur Acad Dermatol Venereol 2009;23(6):660−7.

[66] Wolberink EA, van Erp PE, Teussink MM, van de Kerkhof PC, Gerritsen MJ. Cellular features of psoriatic skin: imaging and quantification using in vivo reflectance confocal microscopy. Cytometry B Clin Cytom 2011;80(3):141−9.

[67] Wolberink EA, Peppelman M, van de Kerkhof PC, van Erp PE, Gerritsen MJ. Establishing the dynamics of neutrophil accumulation in vivo by reflectance confocal microscopy. Exp Dermatol 2014;23(3):184−8.

[68] González S, González E, White WM, Rajadhyaksha M, Anderson RR. Allergic contact dermatitis: correlation of in vivo confocal imaging to routine histology. J Am Acad Dermatol 1999;40(5 Pt 1):708−13.

[69] Sakanashi EN, Matsumura M, Kikuchi K, Ikeda M, Miura H. A comparative study of allergic contact dermatitis by patch test versus reflectance confocal laser microscopy, with nickel and cobalt. Eur J Dermatol 2010;20(6):705−11.

[70] Astner S, Gonzalez E, Cheung A, Rius-Diaz F, González S. Pilot study on the sensitivity and specificity of in vivo reflectance confocal microscopy in the diagnosis of allergic contact dermatitis. J Am Acad Dermatol 2005;53(6):986−92.

[71] Astner S, González S, Gonzalez E. Noninvasive evaluation of allergic and irritant contact dermatitis by in vivo reflectance confocal microscopy. Dermatitis 2006;17(4):182−91.

[72] Astner S, González E, Cheung AC, Rius-Díaz F, Doukas AG, William F, et al. Non-invasive evaluation of the kinetics of allergic and irritant contact dermatitis. J Invest Dermatol 2005; 124(2):351−9.

[73] Swindells K, Burnett N, Rius-Diaz F, González E, Mihm MC, González S. Reflectance confocal microscopy may differentiate acute allergic and irritant contact dermatitis in vivo. J Am Acad Dermatol 2004;50(2):220−8.

[74] Hicks SP, Swindells KJ, Middelkamp-Hup MA, Sifakis MA, González E, González S. Confocal histopathology of irritant contact dermatitis in vivo and the impact of skin color (black vs white). J Am Acad Dermatol 2003;48(5):727−34.

[75] Segura S, Puig S, Carrera C, Lecha M, Borges V, Malvehy J. Non-invasive management of non-melanoma skin cancer in patients with cancer predisposition genodermatosis: a role for confocal microscopy and photodynamic therapy. J Eur Acad Dermatol Venereol 2011;25(7):819−27.

[76] Longo C, Casari A, Pepe P, Moscarella E, Zalaudek I,

Argenziano G, et al. Confocal microscopy insights into the treatment and cellular immune response of Basal cell carcinoma tophotodynamic therapy. Dermatology 2012;225(3):264−70.

[77] Goldgeier M, Fox CA, Zavislan JM, Harris D, Gonzalez S. Noninvasive imaging, treatment, and microscopic confirmation of clearance of basal cell carcinoma. Dermatol Surg 2003;29(3):205−10.

[78] Venturini M, Sala R, Gonzàlez S, Calzavara-Pinton PG. Reflectance confocal microscopy allows in vivo real-time noninvasive assessment of the outcome of methyl aminolaevulinate photodynamic therapy of basal cell carcinoma. Br J Dermatol 2013;168(1):99−105.

[79] Torres A, Niemeyer A, Berkes B, Marra D, Schanbacher C, González S, et al. 5% imiquimod cream and reflectance-mode confocal microscopy as adjunct modalities to Mohs micrographic surgery for treatment of basal cell carcinoma. Dermatol Surg 2004;30(12 Pt 1):1462−9.

[80] Maier T, Kulichova D, Ruzicka T, Berking C. Noninvasive monitoring of basal cell carcinomas treated with systemic hedgehog inhibitors: pseudocysts as a sign of tumor regression. J Am Acad Dermatol 2014;71(4):725−30.

[81] Astner S, Swindells K, González S, Stockfleth E, Lademann J. Confocal microscopy: innovative diagnostic tools for monitoring of noninvasive therapy in cutaneous malignancies. Drug Discov Today Dis Mech 2008;5(1):e81−91.

[82] Ulrich M, Krueger-Corcoran D, Roewert-Huber J, Sterry W, Stockfleth E, Astner S. Reflectance confocal microscopy for noninvasive monitoring of therapy and detection of subclinical actinic keratoses. Dermatology 2010;220(1):15−24.

[83] Malvehy J, Roldán-Marín R, Iglesias-García P, Díaz A, Puig S. Monitoring treatment of field cancerisation with 3% diclofenac sodium 2.5% hyaluronic acid by reflectance confocal microscopy: a histologic correlation. Acta Derm Venereol 2015;95(1):45−50.

[84] Nadiminti H, Scope A, Marghoob AA, Busam K, Nehal KS. Use of reflectance confocal microscopy to monitor response of lentigo maligna to nonsurgical treatment. Dermatol Surg 2010;36(2):177−84.

[85] Alarcon I, Carrera C, Alos L, Palou J, Malvehy J, Puig S. In vivo reflectance confocal microscopy to monitor the response of lentigo maligna to imiquimod. J Am Acad Dermatol 2014;71(1):49−55.

[86] Slutsky JB, Rabinovitz H, Grichnik JM, Marghoob AA. Reflectance confocal microscopic features of dermatophytes, scabies, and demodex. Arch Dermatol 2011;147(8):1008.

[87] Pharaon M, Gari-Toussaint M, Khemis A, Zorzi K, Petit L, Martel P, et al. Diagnosis and treatment monitoring of toenail onychomycosis by reflectance confocal microscopy: prospective cohort study in 58 patients. J Am Acad Dermatol 2014;71(1):56−61.

[88] Hui D, Xue-cheng S, Ai-e X. Evaluation of reflectance confocal microscopy in dermatophytosis. Mycoses 2013;56(2):130−3.

[89] Cinotti E, Perrot JL, Labeille B, Moragues A, Raberin H, Flori P. Cambazard F groupe imagerie cutanée non invasive de la Société française de dermatologie. Tinea corporis diagnosed by reflectance confocal microscopy. Ann Dermatol Venereol 2014;141(2):150−2.

[90] Venturini M, Sala R, Semenza D, Santoro A, Facchetti F, Calzavara-Pinton P. Reflectance confocal microscopy for the in vivo detection of *Treponema pallidum* in skin lesions of secondary syphilis. J Am Acad Dermatol 2009;60(4):639−42.

[91] Turgut Erdemir A, Gurel MS, Koku Aksu AE, Bilgin Karahalli F, Incel P, Kutlu Haytoğlu NS, et al. Reflectance confocal microscopy vs standardized skin surface biopsy for measuring the density of Demodexmites. Skin Res Technol 2014;20(4):435−9.

[92] Yuan C, Wang XM, Guichard A, Lihoreau T, Sophie MM, Lamia K, et al. Comparison of reflectance confocal microscopy and standardized skin surface biopsy for three different lesions in a pityriasis folliculorum patient. Br J Dermatol October 31, 2014. http://dx.doi.org/10.1111/bjd.13506 [Epub ahead of print].

[93] Veasey J, Framil V, Ribeiro A, Lellis R. Reflectance confocal microscopy use in one case of Pityriasis folliculorum: a Demodex folliculorum analysis and comparison to other diagnostic methods. Int J Dermatol 2014;53(4):e254−7.

[94] Alarcon I, Carrera C, Puig S, Malvehy J. In vivo confocal Microsc features Cutan leishmaniasis. Dermatology 2014;228(2):121−4.

[95] Goldgeier M, Alessi C, Muhlbauer JE. Immediate noninvasive diagnosis of herpesvirus by confocal scanning laser microscopy. J Am Acad Dermatol 2002;46(5):783−5.

[96] Debarbieux S, Depaepe L, Poulalhon N, Dalle S, Balme B, Thomas L. Reflectance confocal microscopy characteristics of eight cases of pustular eruptions and histopathological correlations. Skin Res Technol 2013;19(1):e444−52.

[97] Veasey JV, Framil VM, Nadal SR, Marta AC, Lellis RF. Genital warts: comparing clinical findings to dermatoscopic aspects, in vivo reflectance confocal features and histopathologic exam. An Bras Dermatol 2014;89(1):137−40.

[98] González S, Gilaberte-Calzada Y. In vivo reflectance-mode confocal microscopy in clinical dermatology and cosmetology. Int J Cosmet Sci 2008;30(1):1−17.

[99] Manfredini M, Mazzaglia G, Ciardo S, Simonazzi S, Farnetani F, Longo C, et al. Does skin hydration influence keratinocyte biology? in vivo evaluation of microscopic skin changes induced by moisturizers by means of reflectance confocal microscopy. Skin Res Technol 2013;19(3):299−307.

[100] Wurm EM, Longo C, Curchin C, Soyer HP, Prow TW, Pellacani G. In vivo assessment of chronological ageing and photoageing in forearm skin using reflectance confocal microscopy. Br J Dermatol 2012;167(2):270−9.

[101] Sauermann K, Jaspers S, Koop U, Wenck H. Topically applied vitamin C increases the density of dermal papillae in aged human skin. BMC Dermatol 2004;4(1):13.

[102] Longo C, Casari A, Beretti F, Cesinaro AM, Pellacani G. Skin aging: in vivo microscopic assessment of epidermal and dermal changes by means of confocal microscopy. J Am Acad Dermatol 2013;68(3):e73−82.

[103] Haytoglu NS, Gurel MS, Erdemir A, Falay T, Dolgun A, Haytoglu TG. Assessment of skin photoaging with reflectance confocal microscopy. Skin Res Technol 2014;20(3):363−72.

[104] Kawasaki K, Yamanishi K, Yamada H. Age-related morphometric changes of inner structures of the skin assessed by in vivo reflectance confocal microscopy. Int J Dermatol 2015;54(3):295−301.

[105] Longo C, Casari A, De Pace B, Simonazzi S, Mazzaglia G, Pellacani G. Proposal for an in vivo histopathologic scoring system for skin aging by means of confocal microscopy. Skin Res Technol 2013;19(1):e167−73.

[106] Goberdhan LT, Mehta RC, Aguilar C, Makino ET, Colvan L. Assessment of a superficial chemical peel combined with a multimodal, hydroquinone-free skin brightener using in vivo reflectance confocal microscopy. J Drugs Dermatol 2013;2(3):S38−41.

[107] Longo C, Galimberti M, De Pace B, Pellacani G, Bencini PL. Laser skin rejuvenation: epidermal changes and collagen remodeling evaluated by in vivo confocal microscopy. Lasers Med Sci 2013;28(3):769−76.

[108] Shin MK, Kim MJ, Baek JH, Yoo MA, Koh JS, Lee SJ, et al. Analysis of the temporal change in biophysical parameters after fractional laser treatments using reflectance confocal microscopy. Skin Res Technol February 2013;19(1):e515−20. http://dx.doi.org/10.1111/srt.12003 [Epub September 7, 2012].

[109] Rajadhyaksha M, Gonzalez S, Zavislan JM. Detectability of contrast agents for confocal reflectance imaging of skin and microcirculation. J Biomed Opt 2004;9(2):323−31.

第 16 章

高光谱和多光谱成像

F. Vasefi, N. MacKinnon, D.L. Farkas

引言

高光谱成像(hyperspectral imaging,HSI)是一个新兴领域,它将成像技术与光谱技术结合,其中,光谱技术的优点是可以作为一种分析工具来探测目标的一维光谱信息,从而获得更全面的图像数据[70]。在高光谱成像系统中,图像的每个像素都包含着光谱信息,这个信息可作为第三维添加到二维空间图像中,最终生成一个三维数据立方体,也可称为超立方体数据或图像立方体[34]。我们常见的 RGB 彩图就是一个三维数据集合,每个像素都包含红色、绿色和蓝色三个颜色。而高光谱立方体数据则包含了每个图像像素的吸收、反射或荧光光谱数据[37]。一般高光谱数据的谱学采样超过20 个均匀的波段[35],其谱学范围由可见光扩展到了紫外及红外波段。多光谱成像(multispectral imaging,MSI)则是指同时采用 2 种或更多种不同的光谱学成像模式(如波长、荧光寿命)的方法。但是需要注意的是,某些文献(尤其生物学文献)对"多光谱成像"这个术语有滥用的现象,仅使用数个色带或滤光片成像的结果不可以称为"多光谱成像"。在下文中,"多光谱成像"被定义为可记录少于 20 个波段的

图像采集系统,并且可包括非连续的宽 / 窄光谱带。

Goetz 在 20 世纪 80 年代后期首先定义了工业中的 HSI应用(机器视觉[62])和遥感(包括卫星侦察[33])[18],因此大众较为熟悉。然而在过去 10 年间,HSI 技术已广泛应用于生命科学、农业[36,38]、食品质量和安全[19],以及药品领域[40],尤其是医疗保健领域。

人体表面是使用光学方法的理想对象,HSI 技术在皮肤病学的很多研究中被广泛应用,如可用于非侵入性癌症靶向检测、糖尿病溃疡的皮肤氧合状态作图[71]及荧光标记抗原的光谱分离等。在本章中,我们将介绍用于高光谱皮肤成像的组织光学原理,以及用于各种皮肤疾病的不同光谱成像技术。

组织光学原理

随着科技的发展,我们可以通过光学成像方法非侵入性地获得关于皮肤生理学、形态学和组成成分的信息。但是传统的光学成像方法存在一些问题,如光与组织相互作用时,它通常在被图像传感器或探针检测之前以某种方式改

变。而且由于皮肤胶原纤维或膜在微观水平[55]上的折射率波动,光子可以散射,在多次散射后其偏振就会改变,或者被诸如血红蛋白或黑色素的分子吸收,这些都会影响成像的准确性。皮肤具有由表皮和真皮构成的复合层状结构,表皮的厚度在 30~150μm[2]。黑色素以红色 / 黄色褐黑素和 / 或褐色 / 黑色真黑素的形式存在于表皮中,其吸收光谱非常宽。其中,真黑素在表皮中的比例(体积分数)决定了人的肤色,范围是 1.3%〔浅白种人皮肤(Ⅰ型)〕~43%〔非常黑非洲裔皮肤(Ⅵ型)〕[24]。真皮厚度在 0.6μm~3mm[78],由乳头状真皮层和网状真皮层组成,主要成分为结缔组织、血管和神经。真皮中的血液浓度为 0.2%~7%[24]。在血液细胞中有几种天然发色团,其中最主要的是血红蛋白,它可以吸收蓝光和绿光,使血液呈红色。由于血红蛋白的氧合程度不同,静脉和动脉的血氧饱和度亦存在很大差异,从 47% 至 90%~95% 不等[3]。血液中的总血红蛋白浓度在 134~173g/L[80],血红蛋白主要以氧合血红蛋白和脱氧血红蛋白形式存在于真皮微血管网络中,通常距离皮肤表面 50~500μm[84]。皮肤中还包括胆红素和 β - 胡萝卜素发色团,它们和真黑素发色团是人类肤色的三大决定因素。图 16.1 显示了皮肤中具有独特吸收特征的主要成分吸收光谱。

我们使用基于生物物理学的光与人体皮肤相互作用光谱模型(BioSpec)建模软件来计算皮肤吸收度,该软件由加拿大滑铁卢大学的研究人员开发。图 16.2 展示了黑色素、表皮厚度和血红蛋白的变化对皮肤光谱吸收的影响。图 16.2A 和 B 展示了黑素体(译者注:细胞中的黑色素颗粒)占表皮百分比在 1%~5% 范围内波动,以及 50~150μm 的不同厚度表皮对皮肤吸收光谱的影响。图 16.2C 则展示了当血液中血红蛋白浓度在 100~200g/L 范围内波动时,皮肤吸收光谱的变化情况。当黑素体占表皮百分比、表皮厚度和血液中血红蛋白浓度分别为 1.3%、100μm 和 147g/L 时,吸收光谱强度可保持恒定。图 16.2D 则展示了当三个因素共同作用时对吸收光谱的影响,黑素体占表皮百分比、血红蛋白浓度或表皮厚度值的不同组合可具有相似的吸收光谱图像。

当光进入组织后,由于与皮肤内的原子分子等发生相互作用,其波长分布会发生偏移,产生荧光或拉曼信号[83]。解释这些变化可以提供关于组织的基础结构的诊断上有用的信息,只要该变化具有合理的生物学原理。不同波长区域光谱特性的变化反映了不同生物组织具有可区分的光谱特征。

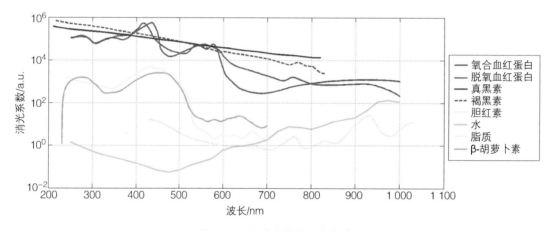

图 16.1　皮肤成分的吸收光谱

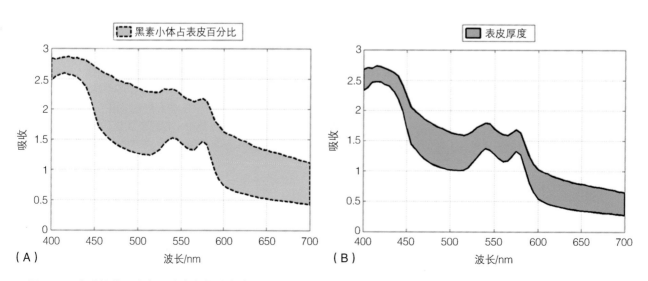

图 16.2　皮肤性状和发色团浓度变化对皮肤吸收光谱的影响。(A)黑素体占据的表皮百分比的变化。(B)表皮厚度变化

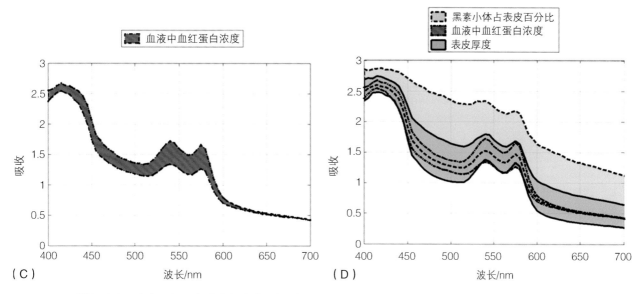

图 16.2(续) (C)血液中血红蛋白浓度的变化。(D)在图 A,B 和 C 中描述的三种皮肤特性变化的重叠皮肤吸收光谱

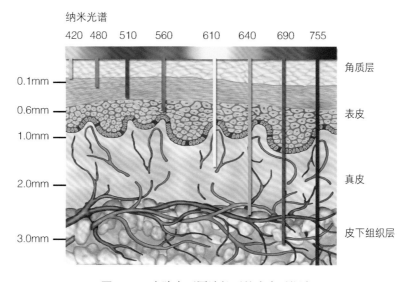

图 16.3 皮肤中不同波长下的光穿透深度

光谱成像技术可以展示邻域中不同组织吸收光谱之间的空间关系,故而具有独特的皮肤表征能力。光谱数据立体分析可以包含复杂的光谱空间模型,针对目标疾病可以提供更精细的特征图像。通过这种技术可以观察到生物活性分子之间的空间和功能关系,有助于非侵入性地识别和量化生物体的变化,并有助于提高组织病理学和荧光生物标志物图像技术水平,以期对疾病的生物学改变有一个更全面的认识。

光进入生物组织的深度取决于组织的吸收及光散射程度。皮肤最顶层(表皮)的黑色素浓度较高,可吸收紫外线和可见光范围内的光,因此,波长短于 600nm 的光穿透深度非常浅,波长在 600~1 300nm 的光皮肤吸收能力很弱,穿透深度较大。同时由于这个特性,这个波长范围通常被称为“治疗窗”[79]。图 16.3 显示了人体皮肤中不同波长下的光穿透深度。

高光谱／多光谱成像系统

目前,可以通过扫描技术及非扫描技术来采集谱学分辨的图像。扫描技术采用的光谱识别装置可以插入照明光路或成像光路中,光谱成像系统的照明臂可以被光谱仪扫描,提供反射或吸收的信息,类似于对检测臂进行光谱滤波测量。另外通过采用可调光源,照射光在光谱中可以连续或离散地变化。波长选择可以通过衍射光栅、滤片转盘或可调滤光器[如声光可调滤光器(acousto-optic tunable filter,AOTF)或液晶可调滤光器(liquid crystal tunable filter,LCTF)]来完成。可调谐滤波器可以在“频带顺序”操作中提供快速和／或随机选择的窄光谱带。为了以更高的光谱分辨率同时检测所有所需波长,可以使用配备有单个或多个狭缝的色散元件进行空间坐标扫描,这种空间扫描系统可以设计成逐点或逐行扫描。另一种非扫描技术只可提供有限的谱学和空间分辨率,但其优点是可以在快照中获取图像数据立方体,计算机断层成像光谱仪(computed tomography imaging spectrometer,CTIS)系统即采用了这种非扫描技术。在下一节中,我们将综述人们最感兴趣和最常用的记录光谱图像的成像系统,并详细说明它们在生物医学应用中的优缺点。图16.4 展示了皮肤分析中使用的典型光谱成像技术。

摆扫式

在摆扫式(也称为飞点)成像技术[50](图 16.4A)中,扫描镜通常用于在 x 和 y 方向上对视场进行光栅扫描,反射光被棱镜色散或被光栅衍射,由线性阵列检测器记录,可以通过在二维场景(x,y)上扫描来获取光谱图像数据立方体(x,y 和 λ)。在这种点扫描方法中,通常需要双轴电动定位镜来完成图像采集,硬件配置复杂且采集更耗时。光谱共焦激光扫描方法则具有高采集速度和高灵敏度,在该方案中样本被照射后,通过共焦或共轭的针孔来获取结合多激光或波长色散分光光度计[15]来提供谱学信息。共焦方法的优势在于:控制景深、排除 x-y 扫描系统、减少焦平面外的信号干扰,以及可从厚样本收集连续光学切片以形成四维数据(三维空间和第四维的谱学信息)。

推扫式

近年来,由于引入了具有快速采集的更灵敏的二维传感器,技术平台从摆扫式和单缝光谱仪扩展到了线扫描系统。在推扫式成像方法中(图 16.4B),物体被广角照射,并且执行目标式(推扫式成像光谱仪)或狭缝式(移动狭缝光谱仪)的扫描以获得三维高光谱数据立方体[58]。物体的空间坐标连同狭缝方向和光谱信息被记录在二维传感器的相应行或列中。推扫式的高光谱成像系统非常坚固、稳定,在提供高光谱分辨率的同时可以快速采集。推扫式成像技术还允许减少照明(线照明)强度,与其他成像技术相比,可以减少样品中的热负荷和背景散射。

凝视阵列

凝视阵列成像技术采用序列波段光谱成像仪,通过对多个波段进行连续或离散的扫描照射或发射光来记录灰度图像(图 16.4C)。其结果是构成光谱立方体的图像堆栈,并且可以进一步分析相关信息。以下各节介绍最常用的波长扫描方法。

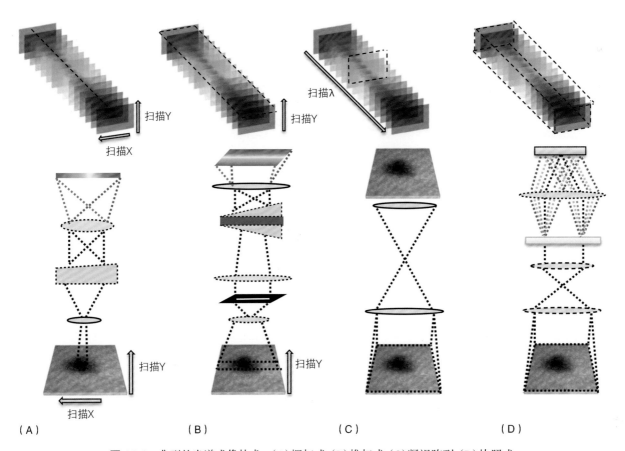

图 16.4　典型的光谱成像技术。(A)摆扫式;(B)推扫式;(C)凝视阵列;(D)快照式

滤片转轮

狭缝光谱仪进行在空间扫描的同时一次测量整个光谱范围，而序列波段光谱仪一次记录整个图像并扫描光谱。波段扫描多光谱成像最基本的方法是使用一组安装在旋转盘（滤片转轮）上的窄带滤波器，当滤光轮的旋转与电荷耦合器件（charge-coupled device，CCD）检测器的帧速率同步时，不同的滤光器与光路垂直，进而进行波长选择。滤光片更换器通常用于荧光成像，代表了所有更先进的光谱成像设备的主要替代品。尽管它们不提供严格意义上的连续高分辨率光谱的成像，但是这种方法的优点是基本架构简单和低成本。在这里讨论的所有技术中，基于固定波长滤波器的系统最有可能形成一站式方案（包括临床应用）。但其潜在的缺点包括：缺乏灵活性；新的染料或荧光标记可能难以添加到库中；仍然存在与过滤器的每次改变相关的图像偏移可能性，不过通过仔细的工程设计可以被最小化，并且可以进行后续校正。但该系统对于信号不是由充分表征的荧光团或发色团组成的复杂样品的效果不佳。光谱分辨率则由带宽和所用滤波器的数量决定，如在 200nm 的光谱范围内 5nm 的光谱分辨率则需要 40 个滤波器。

液晶可调谐滤波器

液晶可调谐滤波器（liquid crystal tunable filter，LCTF）基于与固定波长干涉滤波器相同的原理选择它们发射的波长，但具有更快（几十毫秒）的电子控制调谐，具有在其光谱范围内无移动部件和随机波长接入的优点。LCTF 由许多液晶层组成，每个液晶层允许通过许多不同的频率，对它们进行堆叠，会产生单个主导传输频带，以及更小的边带。一般由 m 层液晶（m 通常为 3~10）在双折射晶体之间形成堆叠结构，可构成 $m+1$ 个偏振器。双折射晶体中的光程差取决于晶体厚度和在入射光照射的波长（λ）下产生的普通光线（译者注：散射光）和非常光线（译者注：荧光或拉曼）之间的折射率差异。光通过晶体的传输取决于由非常光线和普通光线之间的传播速度差异所产生的相位延迟。为了使得光线在最厚的晶体延迟器所选择的波长下透射率最大，通常采用二分形式的晶体延迟器。此外，滤波器中的附属装置可以阻止不需要的波长传输。这些特点决定了 LCTF 可以通用且相对快速地选择波长，并且减少绝大多数图像失真或移位。每个滤光器组件可以跨越大约 1 个倍频程的波段（如 400~800nm），并且它们的有用范围可以延伸到近红外，在照射（或激发）途径、发射途径或两者中引入。该技术的另一个问题是通量，因为经过偏振片以后，光线的特定偏振消失导致光强损失一般，而另一半的峰值透视率最多也不超过 40%，在不使用二向色镜或交叉极化的情况下，仅靠带外排除以防止激发光泄漏到发射通道中是不够的[48]，因此，除了计算机之外，还需要一个小型控制器盒来驱动 LCTF 组件。此外，所有波长的带宽都不相同，带通随着波长的增加而增加，较长波长的带宽是较短波长的 3 倍。

声光可调谐滤波器

声光可调谐滤波器（acoustooptic tunable filter，AOTF）可提供电子可控、固态波长可调性的光，波长范围为紫外到近红外，同时具有随机访问、带通可变性和高通量[15]等特性。它们基于二氧化碲晶体中的光 - 声（光子 - 声子）相互作用而起作用，因此在晶体中声音传播速度的上限范围内均可调。这一特性决定了典型波长切换时间只有几十微秒，使其成为可用的最快波长切换设备，故而 AOTF 在各种光谱设备中被广泛应用。然而，直到最近，多光谱生物和生物医学成像中的 AOTF 技术才引起人们的注意。20 世纪 70 年代和 80 年代实现了地基和行星目标的遥感型成像应用之后，有几个小组进行了面包板 AOTF 成像演示[7,61]，并将其应用在生物相关实验中，如生物样品的荧光[47]和拉曼[65]显微镜观察。

在 AOTF 中，窄光谱带宽的滤波光在晶体输出处以角偏转的方式被偏离入射光束，该滤波光束的中心波长由 AOTF 的声频决定，该波长可在约 25 微秒内更改为系统范围内的任何其他波长。与 LCTF 相比，高端 AOTF 涉及额外的光学器件，并且需要更高的功率和更多相关的电子器件。相应的优点是更快的切换，不仅能改变波长，而且可以改变透射光的带宽和强度的能力，该技术可以应用于发光寿命或非常快速获取多个波长的实验。然而，由于通常只有一种偏振状态可用，当波长改变时存在一些图像偏移，固有图像模糊，并且带外抑制不大于 $10^{-3} \sim 10^{-2}$，多年来该成像应用已经受到限制。先前的报道中，研究者找到了一些解决办法[76]，改进包括换能器变迹（在发射路径中）和串联使用两个 AOTF（在激发路径中）以进一步改善带外抑制[12]，此外还有变迹技术。变迹是指在 AOTF 中将换能器分成多个离散的切片，其中用于驱动每个的电子信号的相对振幅被布置成在晶体内产生声学空间轮廓，即可优化滤波器光谱带通的形状。通过适当的变迹（11 个电绝缘的单独驱动切片，切片与切片间距离约 50μm），Wachman 和 Farkas 获得了在初级旁叶之间的带外光下降超过 10dB 的衰减，在特定区域可获得更大的衰减。此外，他们开发了一种 AOTF 照明系统，可以与任何显微镜（或其他光学系统）进行光纤耦合，提高激发和检测的速度并增加光谱通用性。该光源由 500W 短弧氙灯光束和一对相同的 AOTF 串联组成，第二个 AOTF 的输出耦合到光纤中，这种晶体结构可以将两种偏振光滤光 2 次，并与最少的额外光学元件重新组合，双重滤波大大降低了相对于峰值的带外光水平（低于 10^{-4}）。该系统已经过测试，适用于明场和荧光应用。最近关于 AOTF 新的进展是使用超连续激光光源，由于激光脉冲的持续时间短（数皮秒），不仅可以选择波长，还可以提供样品的多光子激发和时间分辨测量（如荧光寿命成像显微镜）。

数字微镜器件

图 16.5 展示了一款用于皮肤分析的 HIS 产品（产品相关信息为：SkinSpect, Spectral Molecular Imaging Inc., Beverly Hills, CA, 美国），该产品采用了一款数字控制的光谱可编程光引擎：OneLight Spectra 数字微镜系统（产品相关信息为：OneLight Corporation, Vancouver, 加拿大，包含氙弧灯和两个用于荧光激发的 LED 光源）。SkinSpect 系统包括一个控制台和一个手柄探针，控制台采用光谱可编程数字光源。手

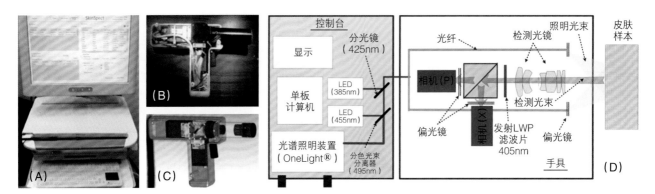

图 16.5　(A) SkinSpect (Spectral Molecular Imaging Inc., Beverly Hills, CA, 美国) 研究原型。(B) 手具模块。(C) 手具模块的 CAD 设计。(D) SkinSpect 研究原型的系统框架图。LWP, 长波通过

持件包含两个摄像头、一个中央底盘、一个分束器和光纤导向器,它们将来自控制台照明源的光导向固定装置,该装置将组件定位在正确的深度以照亮组织表面。线性偏振器放置在光纤的前面,仅允许线性偏振光照射组织表面。两个摄像机相互正交地进行安装,同时各自具有独立的偏振片。这种结构可以捕获皮肤的线性偏振图像(包括从组织的表面和较深层反射或二次发射的光)以及交叉极化图像,其中到达传感器的二次发射光由于组织散射而使其偏振改变大约 90°,由于组织的散射作用,这些光中大约有 95% 来自组织的较深层。两个相机同步图像采集系统可产生两个区域约 11mm×16mm 的皮肤图像,该图像同时包含平行和交叉极化信息。

快照式

光谱成像可以使用多种技术来完成,但这些技术均是以顺序模式或同时成像模式将光谱信息色散到检测器上(图 16.4D)。前面部分中介绍的方法都是基于相应维度的空间 / 波长扫描,也就是顺序模式,虽然采用了快速扫描仪,但是在许多应用中可检测的光子数量很少,使得在扫描模式下执行的光谱成像很耗时,因此,扫描装置不能观察到许多快速的生物过程。为了在 CCD 芯片上同时记录光谱和空间信息,研究者们开发了可同时成像的 CTIS 技术[14,73,74]。在 CTIS 技术中,计算机生成的全息色散器可用于在大型二维 CCD 阵列上分布主光斑的各级衍射级(图 16.4D),得到的多图像马赛克的位置和强度反映了原始光斑的光谱内容,这些光谱内容是使用迭代乘法代数重建算法来重建的。这种方法的优点是可以通过单次图像曝光来获取空间和光谱信息,而无须在空间或波长域中进行扫描,因此采集时间大大缩短,短至 50 毫秒(亮样本)和 2 秒(暗样本)。但是这种同时成像模式对 CCD 阵列尺寸需求更高,因为 CCD 不仅要捕获主图像,还要捕获其所有高阶衍射图像,此外,从分散图像重建光谱数据立方体也依赖于密集计算。

系统性能

空间和光谱特性

由于使用了光栅或棱镜等色散元件,所有的摆扫式、推扫式和快照式系统都可以测量较大的光谱范围。凝视阵列系统通常仅能测量较小的光谱范围,但与其他技术相比,优势在于可以选择光谱以及不同带宽的不同波长,在每个单独光谱带处调整曝光强度和时间有助于校正不同光谱测量的信噪比。

使用色散元件的摆扫式和推扫式技术光谱成像仪可以提供最高的光谱分辨率,而凝视阵列和快照式方法提供中等和低等的光谱分辨率。快照式成像方法由于同时采用了二维传感器进行光谱分辨和空间分辨,最终导致结果分辨率较低。

使用色散元件的光谱成像仪的光通量通常高于光谱扫描方法,因为诸如 AOTF 和 LCTF 的光谱扫描技术在可见光和近红外光谱波长中通常只具有有限的通量。

除了立即获取图像立方体的快照方法之外,使用基于电子学扫描(如凝视阵列)的光谱成像系统比机械扫描过程(推扫式)能够更快地收集图像数据立方体。

用于皮肤分析的图像数据立方体的处理

已经有多种算法用于量化采用组织光传输模型的皮肤发色团。目前,实际应用的模型包括:使用各种正演模型的 Beere-Lambert[44,68] 和 Kubelkae-Munk[75],以及类似的辐射传递方程[81] 等。光通过组织的传递控制方程可以使用蒙特卡罗[77]、有限元[29] 或离散纵坐标[20] 方法来求解,这些方法在计算速度方面有所不同。实时算法(30~1 000m 毫秒)通常与相对简单的模型相关联,例如比率分析[9,28],其更适用于从具有数百万个体素的三维光谱图像堆栈中提取高分辨率皮肤发色团二维图。这些快速量化算法的范围为从各种波长的皮肤反射图的比率计算到 Beere-Lambert 模型[4] 或用于均匀混浊介质的双通量 Kubelkae-Munk 模型(计算

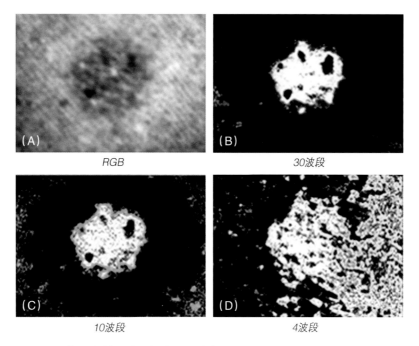

图 16.6　使用光谱相关分析检测皮肤色素沉着病变边缘；依赖于所使用的波段数量。RGB,红色、绿色、蓝色

时间最多数分钟)[2,41]。同时,光传播模型可通过结合两层或更多层来适应异质性,这通常通过预测每个特定组织层的层厚度和发色团浓度来实现[54]。皮肤的复杂几何形状需要计算密集的非线性回归(如 Levenberge-Marquardt[84])技术,以从相关的正演模型导出的估计光谱来拟合测量的光谱特征。

波长数量的影响

为了准确估计皮肤解剖和生理成分,需要进行足够详细的测量,同时必须将它们纳入适当的组织模型。这两个主要的混淆源限制了对皮肤组织成分的精确估计:测量不够和组织结构的"过度建模",而 SkinSpect 旨在解决这两个问题。

研究已经表明,测量更多的波段和多个极化可减少测量串扰,因为这些串扰可能会模糊组织成分的准确数据[63]。如主要的皮肤发色团(黑色素和血红蛋白)在可见光和近红外波长中具有类似的上升和下降吸收趋势,故而需要更好地分辨它们。图 16.6 说明了使用简单相关分析但具有不同数量的波段,在非均匀色素病变边界的光谱分辨能力。如这个例子所示,在鉴别相同病变时,只能测量更少和更宽的波段的系统,如 SIAscope(MedX Health Inc.,Mississauga,ON,加拿大)(4 个频段,图 16.3D)的分辨能力较差。MelaFind 的10 波段方法(图 16.3C)和我们的 30 波段方法(图 16.3B)之间的差异较微小,但可能导致不同的病变边界数据,故仍然需要被重视。

皮肤科应用

黑色素瘤

皮肤肿瘤是目前所有肿瘤类型中最常见的。黑色素瘤占皮肤肿瘤病例的比例不到 5%,却是一种致死率非常高的皮肤肿瘤[30],如果发现时是晚期,绝大多数患者最终死亡。研究者在最近的 5 年研究中证实,早期诊断有助于提高存活率,可以从晚期或已转移时的 15.1% 提高到早期原位时的98.2%[56]。为了提高黑色素瘤患者生存率,早期诊断是至关重要的,但目前的诊断方法特异性不足,导致经常需要进行不必要的活检。

目前,黑色素瘤患者诊断的常见标准依赖于皮肤科医生的目视检查,使用格拉斯哥七点检查表或美国癌症协会的ABCD 规则[不对称,不规则边界,不止 1 个或不均匀的颜色分布,以及大(>6mm)]来分辨形状、大小和颜色异常的"痣"[64]。全球每年大约进行 200 万次活检以检测黑色素瘤,其中绝大多数(超过 80%)结果显示为良性病变[26]。使用具有(低功率)放大率和 / 或特定照明的皮肤镜可以增强评估准确性[5],许多皮肤科医生也采用更先进的皮肤镜,可以提供不同波长的光,更高放大率或更先进的计算机算法,以增强诊断准确性。

近来,更复杂的成像 / 传感系统 SIAscope IV 已经被开发完成,可量化关于皮肤成分的解剖学和生理学信息[46]。使用 SIAscopy 进行皮内分析的仪器可提供皮肤发色团(黑色素、血红蛋白和胶原蛋白)的图谱信息。它灵敏度较高(96.2%),但特异性低(56.8%)[46]。发表于 2013 年的一项独立研究[63]得出结论：①基于 SIAscopy 的分析数据对黑色素瘤的诊断准确性较低；②单个 SIAscopic 特征在组织病理学检查中无法提供与病变内部结构相关的可靠诊断信息；③在组织病理学检查中，SIAscopy 无法检测病变的最大深度位置。

此外，诸如 MelaFind（STRATA Skin Sciences，Horsham，PA，美国）（与 SIAscopy 相比可采集更多波段）和 Verisante Aura（Verisante Technology，Inc.，Vancouver，BC，加拿大）（使用非成像拉曼光谱）的系统采用统计分类器，有时称为"黑盒"方法，以分析光学测量数据[21,39]。尽管这些系统灵敏度较高，但随着对这些装置研究样本数的增加，特异性显著降低。如 MelaFind 的特异性从 85%[10] 降至 9.9%[6]，而 Verisante Aura 从 78%[83] 降至 15%[39]。正如这些研究所反映的那样，当临床设备无法在更大规模的研究中实现较好的应用时，问题在于统计分类方法。笔者小组正在开发的系统使用基于组织模型的算法，并且不需要像其他统计分类器那样更大的人口试验来生成学习和测试数据库，因此具有更好的应用前景。

单模光学系统的组织定量结果表明，仅使用一种光学模式时，很难有足够的灵敏度和特异性来表征组织特性[13]。相反，通过使用多种光学模式和软件来实现校正和交叉验证，我们可以提高组织表征的准确性，并具有更高的灵敏度和特异性。多种成像模式的协同使用不仅使分析变得更简单，而且通过允许使用限制和验证分解算法来加强和简化分析过程。

基于这种方法，笔者开发的多模皮肤镜设备 SkinSpect，将高光谱漫反射和自发荧光成像与光照和图像捕获的偏振控制相结合，集成到单个仪器和程序中。

笔者使用基于模型的方法来量化生物学和生理学上合理的特征信息。因为具有多种光学测量模式，故而可以交叉检查（如量化可见波长中的血红蛋白定量）和交叉验证（如验证在正常和有色区域的吸收光谱中，黑色素浓度测量值与其对皮肤自发荧光的预期影响）。这种多模测量法可以克服错误预估（如测量中混淆了黑色素和血红蛋白[41]），和/或其他单模测量法的串扰。这项创新的关键在于我们可以同时测量多种成像模式和多种波段（>30）的皮肤，并采用快速的基于模型算法，这些算法在区分和量化基本生物和解剖学特征方面更为准确[67]。我们选择的多模式测量（来自笔者自己的广泛调查和临床医生的反馈）和基于组织模型的算法也允许测量病变深度。由于其可以帮助确定黑色素瘤是否正在通过基底层进入真皮层，对于黑色素瘤的风险评估也具有很重要的意义。

慢性皮肤溃疡和创伤愈合

慢性创伤是一个重要且花费巨大的全球健康问题[57]。伤口愈合所费甚高，且许多慢性创伤现在被归类为医疗过错，其费用以及与医疗事故诉讼相关的费用必须由医院承担。对于慢性创伤患者，伤口管理和记录是电子病历的重要组成部分。高光谱创伤成像可以记录和评估伤口愈合进展。最常见的慢性创伤是糖尿病足溃疡、压疮和静脉淤滞性溃疡。

糖尿病足溃疡（diabetic foot ulcer，DFU）：美国有超过 2 580 万人患有糖尿病，糖尿病患者有 15%~25% 的风险发展为足溃疡。DFU 的平均愈合时间为 140 天，2008 年死亡率约为 11.6%，2007 年则有超过 10 万名糖尿病患者进行了足部截肢[43]。每年用于糖尿病足溃疡的医疗成本约为 110 亿美元。

压疮：是由皮肤长时间受压导致血液循环丧失引起的。在美国有 50.33 万名压疮住院患者，2006 年平均住院时间为 14 天，大多数患者出院后仍需要长期护理或家庭护理。压疮愈合的时间则取决于所处的阶段：第 1 阶段需要 1~7 天；第 2 阶段，5~90 天；第 3 阶段，30~180 天；第 4 阶段，180~360 天[66]。

静脉淤滞性溃疡：静脉溃疡易发生在静脉回流（静脉血回流到心脏）不良的区域，尤其是小腿，这些溃疡占下肢伤口的 40%~70%。这类溃疡的平均愈合时间为 168 天，成人患病率为 0.18%~1.3%，每年约有 60 万人寻求治疗。

美国医疗保险系统要求对慢性伤口进行评估和分类，通常采用的全球通用评估工具有 Waterlow，Norton 及 Braden。评估通常由护理人员进行，包括患者疼痛程度、伤口外观、气味和液体渗出物，以及尺寸。护理人员一般采用标尺对于伤口尺寸进行测量，需要准确并且测量多个方向，因为尺寸是确定计费的关键信息。这些测量结果现在被纳入使用智能手机和平板电脑的电子医疗记录系统中，通过 HSI 系统实现自动化测量则更为简便[8]。

慢性创伤的增强治疗

目前，伤口局部处理技术大多采用湿伤口敷料，包括水凝胶、水胶体、藻酸盐、泡沫和透明膜等，并经常与抗菌剂如银、碘或蜂蜜结合以对抗感染。局部抗菌敷料的使用可以减少全身抗生素的应用。

HSI 在伤口治疗管理方面具有良好的应用前景，因为它可用于测量和评估伤口愈合程度。临床相关的发色团包括氧合血红蛋白、脱氧血红蛋白、黑色素、胆红素、脂质和水。临床相关的荧光团包括胶原蛋白、黄素腺嘌呤二核苷酸、烟酰胺腺嘌呤二核苷酸和卟啉。

愈合过程始于血管反应，然后是炎症，接着进入增殖阶段，最后进入重塑阶段。血管反应包括形成纤维蛋白网，捕获血细胞；在炎症阶段，血管和毛细血管扩张，带来愈合所需的细胞和化学物质[59]，同时局部产生热量和压力，导致疼痛和肿胀；在增殖期，成纤维细胞产生胶原蛋白以重建受损组织，生成肉芽、局部收缩和上皮形成，形成瘢痕组织；在重塑阶段，血管化减少，导致瘢痕组织看起来更白，胶原蛋白成熟并强度增加，同时交联增强。这个过程所描述的动态变化涉及许多发色团、荧光团和光散射结构，可以使用 HSI 进行检测。Pilon 等人已尝试使用 450~700nm 的 HSI（OxyVu，HyperMed，Inc.，Burlington，摩洛哥）和光谱分离器（LCTF-10-20，CRI Inc.，Woburn，摩洛哥）来评估组织氧合和表皮厚度，以帮助预测和了解溃疡机制[82]。

此外，慢性难愈性伤口通常是因为局部循环和淋巴系统退化而无法提供必要的重建材料,伤口部位的感染可进一步加重损害,HSI还可用于通过测量细菌产生的卟啉荧光来评估感染。

瘀伤

皮肤瘀伤是一种常见的损伤,通常由钝性物体撞击导致。组织的颜色从冲击到完全愈合会随着时间变化,所以使用组织的颜色测量和光谱学来确定损伤何时发生,有很大意义(如应用于刑事调查)。

众所周知,这些颜色变化是生物过程演变的结果,但可以使用HIS来进行量化[52,53,72]。瘀伤可以有多种颜色,颜色的混合是由于很多发色团的存在:氧合血红蛋白(红色)、脱氧血红蛋白(蓝色)、高铁血红蛋白(棕色)、碳氧血红蛋白(鲜红色)、黑色素(棕色)、胆绿素(绿色)和胆红素(黄色)[32]。此外,皮肤的分层性质对颜色也存在影响,由于散射特性的存在,对短波长影响较大,而较长波长影响较小,故不同的损伤深度会产生不同的瘀伤颜色。

受伤后,真皮和皮下组织中的毛细血管破裂,外渗血液开始在附近的组织中积聚。渗出的血液中的氧合血红蛋白最初看起来是红色的,但随着血红蛋白的脱氧发生而开始变成蓝色。随之巨噬细胞开始将血红蛋白分解为球蛋白和绿色发色团——胆绿素。胆绿素迅速转化为胆红素,胆红素是造成瘀伤黄色的原因。此外,在血红蛋白分解代谢过程中产生一氧化碳,可导致一些氧合血红蛋白转化为亮红碳氧血红蛋白。而且血红蛋白中的铁分子可能被氧化,产生棕色高铁血红蛋白[31]。

通过直接观看或彩色摄影所见的一些颜色变化可能看起来相似,但实际上由不同的过程引起。如瘀伤中的绿色可能是胆绿素吸收的结果,但也可以是胆红素和脱氧血红蛋白吸收的组合。通过更准确地确定各个发色团对瘀伤颜色和组织损伤分布的影响,HSI可用于更好地区分组织状态。既往文献指出,单独的颜色测量不足以准确地确定受伤时间,但随着时间的推移,颜色的变化与通过光谱和HSI精确测定发色团浓度相结合,则可以更准确地评估这些损伤。

烧伤

皮肤烧伤可以由多种方式引起。据美国烧伤协会称,根据美国疾病预防控制中心的门诊护理统计数据,每年有486 000人寻求烧伤治疗,其中约有40 000人受伤需要治疗,约3 300例最终因此死亡[51]。为了确定烧伤的最佳治疗和管理方案,早期烧伤的监测非常必要。

活检和组织学检查都是侵入性的,在烧伤创面中具有应用局限性。光谱学和HIS则可以通过测量临床相关的发色团,如氧合血红蛋白、脱氧血红蛋白、脂质、水和衍生值,如组织氧饱和度,无创地提供有关烧伤组织的信息[1,60]。当与极化、荧光或拉曼HSI结合时,则可以提供关于循环系统、胶原结构和细胞外基质损伤的深度分布等相关信息[27]。这样可以对组织状态进行高度局部化的实时评估,并在急性期以及恢复和愈合阶段管理烧伤时提供有价值的信息,在很多方面与慢性创伤处理的问题相似。皮肤烧伤通常以损伤的深度来区分。浅表烧伤主要指顶部表皮层的损伤,特征在于真皮的血流量增加引起的微红色不黏性外观(如晒伤),通常对触摸敏感,一般在14天内愈合。

全厚度烧伤延伸超过皮肤的表皮层和真皮层,进入皮下层。它们通常具有三个区域,包括凝固、充血和淤滞区域。凝固区域坏死,必须除去。充血区域可恢复。根据血管闭塞的缓解或发展,淤滞区可发展为充血或坏死。前列腺素、组胺和缓激肽的存在,以及由血管通透性增加引起的水肿对此都有影响。如果缺血持续存在,淤滞区也将坏死[23]。

浅表部分厚度和深部分厚度烧伤受伤深度延伸到真皮层。浅表部分厚度烧伤仅延伸至乳头状真皮的上层,愈合取决于损伤程度和剩余脉管系统,这些损伤可在2~3周内自然愈合,瘢痕极小乃至无。它们通常具有斑驳的粉红色和白色外观,可以在压力下变白,并且对针刺的敏感度低于正常值。

深部局部厚度烧伤受伤深度延伸至网状真皮,可与部分非烧焦全层烧伤混合存在。这些烧伤通常需要切除和移植以获得最佳治疗效果。它们也具有斑驳的粉红色和白色外观,可以在压力下变白,对针刺不太敏感[11]。

仅基于临床印象来识别烧伤深度是具有挑战性的,根据临床医生的经验,视觉评估仅具有约50%~76%的准确度。高估烧伤严重程度会导致不必要的侵入性手术治疗和长期住院治疗,而低估会导致治疗延误,延长住院时间,增加挛缩和增生性瘢痕形成的可能性[25,49]。从前面描述的烧伤和对组织的影响可以看出,基于研究中技术的HSI系统可以提供一种快速有效的方法来监测烧伤对皮肤的复杂动态代谢和结构影响,以便指导治疗及护理。

湿疹

湿疹在人群中的患病率相当之高,美国湿疹/特应性皮炎的患病率在儿童中为10.7%,在成人中为10.2%。大约1/3的患者为中度至重度湿疹/皮炎,需要全身治疗[22]。常见的诱因是刺激物,如肥皂、洗涤剂、洗发水、洗碗液、泡泡浴,以及氯等消毒剂;新鲜水果、肉类和蔬菜的汁液;屋尘螨、宠物(猫>狗)、花粉(季节性)和霉菌等过敏原;头皮屑;微生物如某些细菌如金黄色葡萄球菌、病毒和某些真菌;温度如炎热的天气、高湿度或低湿度、运动时出汗;以及食品过敏原如乳制品、鸡蛋、坚果和种子、豆制品和小麦等。

湿疹表现为发痒的红色皮疹,可以出现在全身。体征为干燥、敏感的皮肤,剧烈瘙痒;红色、发炎的皮肤;反复出现的皮疹;鳞片状皮屑;粗糙、皮革状斑块;渗出或结痂;局部肿胀以及深色的皮肤斑块;这些均可以使用HSI和MSI进行成像[69]。湿疹主要影响皮肤的屏障功能,破坏表皮和基底膜提供的保护作用。病变以红斑丘疹开始,聚集后可能表现出渗出、结痂或鳞屑的斑块。由于血红蛋白对蓝色和红色波长的吸收,红斑的毛细血管扩张特性改变了皮肤的漫反射,疾病发展中的水肿改变了组织的吸收和散射特性,故而红斑的颜色变化是可以用HSI测量的一个特征[17]。对皮肤纹理等其他空间特征的分析也可以用来作为皮肤表征。

其他皮肤成像应用

我们在前文中重点介绍了光谱成像在皮肤镜检查中的一些应用,但这项调查绝对不是详尽无遗的。光谱成像方法还可应用于如研究皮肤发色团作图[15]、组织病理学分析等其他有希望的领域。

结论

光学成像方法为生物组织(特别是皮肤组织)的表征提供了非常有价值的工具,具有高分辨率和辨别能力,可以准确、可靠分辨正常和异常状态,且可做到无创评估。其可以广泛应用于临床,包括用于早期诊断疾病。某些困难问题可能需要结合使用多种成像方法并从分子水平去研究,而 HSI 正在成为这方面更强大的技术之一,为了充分发挥其应用潜力,必须深刻理解组织特性并熟练掌握所需工具,笔者在此进行了总结,希望对读者有所裨益。

(郭泽　译,胡凡　校)

参考文献

[1] Afromowitz MA, Callis JB, Heimbach DM, DeSoto LA, Norton MK. Multispectral imaging of burn wounds: a new clinical instrument for evaluating burn depth. Biomed Eng IEEE Trans 1988;35(10):842—50.

[2] Anderson RR, Parrish JA. The optics of human skin. J Invest Dermatol 1981;77(1):13—9.

[3] Angelopoulou E. Understanding the color of human skin. In: Photonics West 2001-Electronic Imaging. International Society for Optics and Photonics; 2001. p. 243—51.

[4] Attas M, et al. Visualization of cutaneous hemoglobin oxygenation and skin hydration using near-infrared spectroscopic imaging. Skin Res Technol 2001;7:238—45.

[5] Bafounta ML, Beauchet A, Aegerter P, Saiag P. Is dermoscopy (epiluminescence microscopy) useful for the diagnosis of melanoma? Results of a meta-analysis using techniques adapted to the evaluation of diagnostic test. Arch Dermatol 2001;137(10):1343—50.

[6] Bergstrom KG. MelaFind was approved by FDA: where does it fit in dermatology? J Drugs Dermatol 2012;11(3):420—2.

[7] Cui Y, Cui D, Tang JH. Study on the characteristics of an imaging spectrum system by means of an acousto-optic tunable filter. Opt Eng 1993;32(11):2899—903.

[8] Denstedt M, Pukstad BS, Paluchowski LA, Hernandez-Palacios JE, Randeberg LL. Hyperspectral imaging as a diagnostic tool for chronic skin ulcers. In: SPIE BiOS. International Society for Optics and Photonics; 2013. 85650N.

[9] Diebele I, et al. Clinical evaluation of melanomas and common nevi by spectral imaging. Biomed Opt Express 2012;3:467—72.

[10] Elbaum M, Kopf AW, Rabinovitz HS, Langley RG, Kamino H, Mihm Jr MC, et al. Automatic differentiation of melanoma from melanocytic nevi with multispectral digital dermoscopy: a feasibility study. J Am Acad Dermatol 2001;44(2):207—18.

[11] Enoch S, Roshan A, Shah M. Emergency and early management of burns and scalds. BMJ 2009;338:b1037.

[12] Farkas DL, Du C, Fisher GW, Lau C, Niu W, Wachman ES, Levenson RM. Non-invasive image acquisition and advanced processing in optical bioimaging. Comput Med Imag Graphics April 30, 1998;22(2):89—102.

[13] Farkas DL, Becker D. Applications of spectral imaging: detection and analysis of human melanoma and its precursors. Pigm Cell Res 2001;14(1):2—8.

[14] Ford BK, Volin CE, Murphy SM, Lynch RM, Descour MR. Computed tomography-based spectral imaging for fluorescence microscopy. Biophys J 2001;80(2):986—93.

[15] Fujimoto JG, Farkas D. Biomedical optical imaging. Oxford University Press; 2009.

[16] Gao L, Kester RT, Tkaczyk TS. Compact image slicing spectrometer (ISS) for hyperspectral fluorescence microscopy. Opt Express 2009;17(15):12293—308.

[17] Stamatas GN, Southall M, Kollias N. In vivo monitoring of cutaneous edema using spectral imaging in the visible and near infrared. J Invest Dermatol 2006;126:1753—60.

[18] Goetz AFH, Vane G, Solomon JE, Rock BN. Imaging spectrometry for earth remote sensing. Science 1985;228(4704):1147—53.

[19] Gowen AA, O'Donnell CP, Cullen PJ, Downey G, Frias JM. Hyperspectral imaging: an emerging process analytical tool for food quality and safety control. Trends Food Sci Technol 2007;18(12):590—8.

[20] Guo Z, Kim K. Ultrafast-laser-radiation transfer in heterogeneous tissues with the discrete-ordinates method. Appl Opt 2003;42:2897—905.

[21] Gutkowicz-Krusin D, Elbaum M, Jacobs A, Keem S, Kopf AW, Kamino H, et al. Precision of automatic measurements of pigmented skin lesion parameters with a MelaFind multispectral digital dermoscope. Melanoma Res 2000;10(6):563—70.

[22] Hanifin JM, Reed ML. A population-based survey of eczema prevalence in the United States. Dermatitis June 2007;18(2):82—91.

[23] Hettiaratchy S, Dziewulski P. Pathophysiology and types of burns. BMJ 2004;328(7453):1427—9.

[24] Jacques SL. Origins of tissue optical properties in the UVA, visible, and NIR regions. OSA TOPS Adv Opt Imag Photon Migr 1996;2:364—9.

[25] Jeng JC, Bridgeman A, Shivnan L, Thornton PM, Alam H, Clarke TJ, et al. Laser Doppler imaging determines need for excision and grafting in advance of clinical judgment: a prospective blinded trial. Burns 2003;29(7):665—70.

[26] Jones TP, Boiko PE, Piepkorn MW. Skin biopsy indications in primary care practice: a population-based study. J Am Board Farm Pract 1996;9(6):397—404.

[27] Kaiser M, et al. Noninvasive assessment of burn wound severity using optical technology: a review of current and future modalities. Burns J Int Soc Burn Inj 2011;37(3):377—86. 1083—3668.

[28] Kapsokalyvas D, et al. Spectral morphological analysis of skin lesions with a polarization multispectral dermoscope. Opt Express 2013;21:4826—40.

[29] Katika KM, Pilon L. Steady-state directional diffuse reflectance and fluorescence of human skin. Appl Opt 2006;45:4174—83.

[30] Kopf AW, Rigel DS, Friedman RJ. The rising incidence and mortality rate of malignant melanoma. J Dermatol Surg Oncol 1982;8:760—1.

[31] Langois NEI. The science behind the quest to determine the age of bruises: a review of the English language literature. Forensic Sci Med Pathol 2007;3:241—51.

[32] Langois NEI, Gresham GA. The ageing of bruises: a review and a study of the colour changes with time. Forensic Sci Int 1991;50:227—38.

[33] Leachtenauer JC, Driggers RG. Surveillance and reconnaissance imaging systems: modeling and performance prediction. Artech House; 2001.

[34] Lee HS, Younan NH, King RL. Hyperspectral image cube compression combining JPEG-2000 and spectral decorrelation. In: Geoscience and remote sensing symposium, 2002. IGARSS'02. 2002 IEEE International, vol. 6. IEEE; 2002. p. 3317—9.

[35] Li Q, He X, Wang Y, Liu H, Xu D, Guo F. Review of spectral imaging technology in biomedical engineering: achievements and challenges. J Biomed Opt 2013;18(10):100901.

[36] Lorente D, Aleixos N, Gómez-Sanchis J, Cubero S, García-Navarrete Or L, Blasco J. Recent advances and applications of hyperspectral imaging for fruit and vegetable quality assessment. Food Bioprocess Technol 2012;5(4):1121—42.

[37] Lu G, Fei B. Medical hyperspectral imaging: a review. J Biomed Opt 2014;19(1):010901.

[38] Lu R, Chen Y-R. Hyperspectral imaging for safety inspection of food and agricultural products. In: Photonics East (ISAM, VVDC, IEMB). International Society for Optics and Photonics;

1999. p. 121−33.

[39] Lui H, Zhao J, McLean D, Zeng H. Real-time Raman spectroscopy for in vivo skin cancer diagnosis. Cancer Res 2012;72(10):2491−500.

[40] Lyon RC, Lester DS, Neil Lewis E, Lee E, Yu Lawrence X, Jefferson EH. Near-infrared spectral imaging for quality assurance of pharmaceutical products: analysis of tablets to assess powder blend homogeneity. AAPS PharmSciTech 2002;3(3):1−15.

[41] MacKinnon NB, et al. In vivo skin chromophore mapping using a multimode imaging dermoscope (SkinSpect). Proc SPIE 2013;8587:85870U.

[42] Deleted in review.

[43] Margolis DJ, Malay DS, Hoffstad OJ, et al. Economic burden of diabetic foot ulcers and amputations: data points #3 [Internet]. In: Rockville MD, editor. Agency for Healthcare Research and Quality; 2008. Available from: http://www.effectivehealthcare.ahrq.gov.proxy1.lib.uwo.ca [accessed 20. 05. 16].

[44] Martinez L. A non-invasive spectral reflectance method for mapping blood oxygen saturation in wounds. In: Proc. of the 31st Applied Imagery Pattern Recognition Workshop; 2002. p. 112−6.

[45] Massone C, Di Stefani A, Soyer HP. Dermoscopy for skin cancer detection. Curr Opin Oncol 2005;17(2):147−53.

[46] Moncrieff M, Cotton S, Claridge E, Hall P. Spectrophotometric intracutaneous analysis: a new technique for imaging pigmented skin lesions. Br J Dermatol 2002;146(3):448−57.

[47] Morris HR, Hoyt CC, Treado PJ. Imaging spectrometers for fluorescence and Raman microscopy: acousto-optic and liquid crystal tunable filters. Appl Spectrosc 1994;48(7):857−66.

[48] Morris HR, Hoyt CC, Miller P, Treado PJ. Liquid crystal tunable filter Raman chemical imaging. Appl Spectrosc 1996;50(6):805−11.

[49] Niazi ZB, Essex TJ, Papini R, Scott D, McLean NR, Black MJ. New laser Doppler scanner, a valuable adjunct in burn depth assessment. Burns 1993;19(6):485−9.

[50] Winter EM. The development of a hyperspectral sensor: a data processing viewpoint. In: Aerospace Conference, IEEE Proc 4; 2001. p. 4−1979.

[51] Palmer QB. National Burn Repository: report of data from 2002 to 2011. Am Burn Assoc 2012.

[52] Randeberg LL, Baarstad I, Løke T, Kaspersen P, Svaasand LO. Hyperspectral imaging of bruised skin. In: Biomedical Optics 2006. International Society for Optics and Photonics; 2006. 60780O.

[53] Randeberg LL, Larsen ELa P, Svaasand LO. Characterization of vascular structures and skin bruises using hyperspectral imaging, image analysis and diffusion theory. J Biophoton 2010;3(1−2):53−65.

[54] Saager RB, Truong A, Cuccia DJ, Durkin AJ. Method for depth-resolved quantitation of optical properties in layered media using spatially modulated quantitative spectroscopy. J Biomed Opt 2011;16:077002.

[55] Schmitt JM, Kumar G. Turbulent nature of refractive-index variations in biological tissue. Opt Lett 1996;21(16):1310−2.

[56] SEER Stat Fact Sheets: Melanoma of the skin, http://seer.cancer.gov/.

[57] Sen CK, Gordillo GM, Roy S, Kirsner R, Lambert L, Hunt TK, et al. Human skin wounds: a major and snowballing threat to public health and the economy. Wound Rep Regen November 1, 2009;17(6):763−71.

[58] Shaw GA, Burke HH. Spectral imaging for remote sensing. Linc Lab J November 1, 2003;14(1):3−28.

[59] Stamatas GN, Kollias N. In vivo documentation of cutaneous inflammation using spectral imaging. J Biomed Opt 2007;12(5):051603.

[60] Stamatas GN, Costas JB, Kollias N. Hyperspectral image acquisition and analysis of skin. In: Biomedical Optics 2003. International Society for Optics and Photonics; 2003. p. 77−82.

[61] Suhre DR, Gottlieb MS, Taylor LH, Melamed NT. Spatial resolution of imaging noncolinear acousto-optic tunable filters. Opt Eng 1992;31(10):2118−21.

[62] Sun D-W, editor. Hyperspectral imaging for food quality analysis and control. Elsevier; 2010.

[63] Terstappen K, Suurkula M, Hallberg H, Ericson MB, Wennberg AM. Poor correlation between spectrophotometric intracutaneous analysis and histopathology in melanoma and nonmelanoma lesions. J Biomed Opt 2013;18(6):061223.

[64] Thomas L, Tranchand P, Berard F, Secchi T, Colin C, Moulin G. Semiological value of ABCDE criteria in the diagnosis of cutaneous pigmented tumors. Dermatology 1998;197(1):11−7.

[65] Treado PJ, Ira WL, Neil Lewis E. High-fidelity Raman imaging spectrometry: a rapid method using an acousto-optic tunable filter. Appl Spectrosc 1992;46(8):1211−6.

[66] VanGilder C, MacFarlane GD, Meyer S. Results of nine international pressure ulcer prevalence surveys: 1989 to 2005. Ostomy Wound Manag February 2008;54(2):40−54.

[67] Vasefi F, MacKinnon NB, Farkas DL. Toward in-vivo diagnosis of skin cancer using multimode imaging dermoscopy. II. Molecular mapping of highly pigmented lesions. Proc SPIE 2014;8947−9018 (in press).

[68] Vasefi F, MacKinnon N, Farkas DL. Toward in vivo diagnosis of skin cancer using multimode imaging dermoscopy. II. Molecular mapping of highly pigmented lesions. In: SPIE BiOS 2014;4:89470J.

[69] Veien NK, Hattel T, Laurberg G. Hand eczema: causes, course, and prognosis I. Contact Dermat 2008;58:330−4. http://dx.doi.org/10.1111/j.1600-0536.2008.01345.x.

[70] Vo-Dinh T. A hyperspectral imaging system for in vivo optical diagnostics. Eng Med Biol Mag IEEE 2004;23(5):40−9.

[71] Vogel A, Chernomordik VV, Riley JD, Hassan M, Amyot F, Dasgeb B, et al. Using noninvasive multispectral imaging to quantitatively assess tissue vasculature. J Biomed Opt 2007;12(5):051604.

[72] Vogeley E, Pierce M, Bertocci G. Experience with wood lamp illumination and digital photography in the documentation of bruises on human skin. Arch Pediatr Adolesc Med 2002;156(3):265−8. http://dx.doi.org/10.1001/archpedi.156.3.265.

[73] Volin CE, Ford BK, Descour MR, Garcia JP, Wilson DW, Maker PD. High-speed spectral imager for imaging transient fluorescence phenomena. Appl Opt 1998;37(34):8112−9.

[74] Volin CE, Garcia JP, Dereniak EL, Descour MR, Hamilton T, McMillan R. Midwave-infrared snapshot imaging spectrometer. Appl Opt 2001;40(25):4501−6.

[75] Vyas S, Banerjee A, Burlina P. Estimating physiological skin parameters from hyperspectral signatures. J Biomed Opt 2013;18:057008.

[76] Wachman ES, Niu WH, Farkas DL. AOTF microscope for imaging with increased speed and spectral versatility. Biophys J September 1997;73(3):1215.

[77] Wang L-H, Jacques SL, Zheng L-Q. MCML - Monte Carlo modeling of photon transport in multi-layered tissues. Comput Meth Prog Bio 1995;47:131−46.

[78] Weber JR, Cuccia DJ, Tromberg BJ. Modulated imaging in layered media. In: Conf Proc IEEE Eng Med Biol Soc (No. Suppl.); August 30, 2006. p. 6674−6.

[79] Parrish JA. New concepts in therapeutic photomedicine; photochemistry, optical targeting and the therapeutic window. J Invest Dermatol 1981;77(1):45−50.

[80] Yaroslavsky AN, Priezzhev AV, Rodriguez J, Yaroslavsky IV, Battarbee H. Optics of blood. In: Handbook of optical biomedical diagnostics; 2002. p. 169−216.

[81] Yudovsky D, Pilon L. Retrieving skin properties from in vivo spectral reflectance measurements. J Biophoton 2011;4:305−14.

[82] Yudovsky D, Nouvong A, Pilon L. Hyperspectral imaging in diabetic foot wound care. J Diabet Sci Technol 2010;4(5):1099−113.

[83] Zhao J, Lui H, McLean DI, Zeng H. Real-time Raman spectroscopy for non-invasive skin cancer detection: preliminary results. Conf Proc IEEE Eng Med Biol Soc 2008;2008:3107−9.

[84] Zonios G, Bykowski J, Kollias N. Skin melanin, hemoglobin, and light scattering properties can be quantitatively assessed in vivo using diffuse reflectance spectroscopy. J Invest Dermatol 2001;117(6):1452−7.

扩展阅读

[1] Alexandrescu D. Melanoma costs: a dynamic model comparing estimated overall costs of various clinical stages. Dermatol Online J 2009;15(11).

[2] American Cancer Society. Melanoma skin cancer overview. 2011. http://www.cancer.org/.

[3] Bailey EC, Sober AJ, Tsao H, Mihm Jr MC, Johnson Jr TM. Fitzpatrick's dermatology in general medicine, 8e [chapter 124]. cutaneous melanoma; 2012.

[4] Benelli C, Roscetti E, Dal Pozzo V, Gasparini G, Cavicchini S. The dermoscopic versus the clinical diagnosis of melanoma. Eur J Dermatol 1999;9(6):470—6.

[5] Bohnert M, Baumgartner R, Pollak S. Spectrophotometric evaluation of the colour of intra- and subcutaneous bruises. Int J Legal Med 2000;113:343—8.

[6] Centers for Disease Control/National Highway Traffic Safety Administration. Setting the national agenda for injury control in the 1990s. U.S. Department of Health and Human Services, Public Health Service, CDC; 1992.

[7] Claridge E, Cotton S, Hall P, Moncrieff M. From colour to tissue histology: physics-based interpretation of images of pigmented skin lesions. Med Image Anal 2003;7(4):489—502.

[8] Costs of Cancer Care report from NCI, Cancer Trends Progress Report − 2011/2012 Update. National Cancer Institute. http://progressreport.cancer.gov/.

[9] Dicker DT, Lerner J, Van Belle P, Guerry 4th D, Herlyn M, Elder DE, El-Deiry WS. Differentiation of normal skin and melanoma using high resolution hyperspectral imaging. Cancer Biol Ther 2006; 5(8):1033—8.

[10] Du Vivier AW, Williams HC, Brett JV, Higgins EM. How do malignant melanomas present and does this correlate with the seven-point checklist? Clin Exp Dermatol 1991;16(5):344—7.

[11] Dwyer PJ, DiMarzio CA. Hyperspectral imaging for dermal hemoglobin spectroscopy. In: SPIE's International symposium on optical science, engineering, and instrumentation. International Society for Optics and Photonics; 1999. p. 72—82.

[12] Gat N. Imaging spectroscopy using tunable filters: a review. In: AeroSense 2000. International Society for Optics and Photonics; 2000. p. 50—64.

[13] Higgins EM, Hall P, Todd P, Murthi R, Du Vivier AW. The application of the seven-point check-list in the assessment of benign pigmented lesions. Clin Exp Dermatol 1992;17(5):313—5.

[14] Ilias MA, Häggblad E, Anderson C, Göran Salerud E. Visible hyperspectral imaging evaluating the cutaneous response to ultraviolet radiation. In: Biomedical Optics (BiOS) 2007. International Society for Optics and Photonics; 2007. p. 644103.

[15] MacKinnon N, Vasefi F, Farkas DL. Toward in-vivo diagnosis of skin cancer using multimode imaging dermoscopy. I. clinical system development and validation. In: SPIE BiOS. International Society for Optics and Photonics; 2014. 89470I.

[16] McGovern TW, Litaker MS. Clinical predictors of malignant pigmented lesions: a comparison of the Glasgow seven-point checklist and the American Cancer Society's ABCDs of pigmented lesions. J Dermatol Surg Oncol 1992;18(1):22—6.

[17] Tsumura N, Kawabuchi M, Haneishi H, Miyake Y. Mapping pigmentation in human skin from a multi-channel visible spectrum image by inverse optical scattering technique. J Imag Sci Technol 2001;45:444—50.

[18] Vasefi F, MacKinnon N, Farkas DL. Toward in vivo diagnosis of skin cancer using multimode imaging dermoscopy. II. Molecular mapping of highly pigmented lesions. In: SPIE BiOS. International Society for Optics and Photonics; 2014. 89470J.

[19] Yudovsky D, Durkin AJ. Spatial frequency domain spectroscopy of two layer media. J Biomed Opt 2011;16:107005.

[20] Zeng H, MacAulay CE, Palcic B, McLean DI. Monte Carlo modeling of tissue autofluorescence measurement and imaging. In: SPIE OE/LASE'94; 1994. p. 94—104.

[21] Zuzak KJ, Schaeberle MD, Gladwin MT, Cannon RO, Levin IW. Noninvasive determination of spatially resolved and time-resolved tissue perfusion in humans during nitric oxide inhibition and inhalation by use of a visible-reflectance hyperspectral imaging technique. Circulation 2001;104(24):2905—10.

第 17 章

漫反射光谱法及成像

A.J. Moy, J.W. Tunnell

引言

皮肤是人体表面器官,故皮肤科医生可简单经视觉观察诊断皮肤疾病。皮肤表面可轻易触及,有利于应用光学手段获取其病理生理学变化。本章将介绍漫反射比光学技术在皮肤科的应用。首先,介绍光与组织相互作用及漫反射比基本原理。然后讨论漫反射光谱法(diffuse reflectance spectroscopy,DRS)和漫反射成像技术(diffuse reflectance imaging,DRI)及其所需仪器。最后,本章将综述目前漫反射技术应用实例以及未来漫反射技术在皮肤科中的应用。

漫反射原理

光射入皮肤可发生光散射和光吸收[1-3]。光散射是入射光子在细胞、细胞外基质、血管和其他皮肤组织成分发生多重弹性散射时的随机轨迹或漫射。在一系列随机的散射事件之后,光子或被释放,或被吸收。当入射光子的能量被吸收并遵守能量守恒定律转化为热能时,即发生了组织中的光吸收。光和皮肤之间的交互通常用下列参数描述并量化:散射系数(μ_s),吸收系数(μ_a)和各向异性(g)[4,5]。各向异性可用以测量多种组织中发生的前向散射,也可用来描述光在组织中的优化散射系数(μ'_s)——该散射系数是 μ_s 和 g 的函数。另外,μ'_s 和 μ_a 是组织的固有光学特性。

从概念上来讲,μ'_s 和 μ_a 分别描述了光在组织中经既定距离发生散射和吸收的平均数量。两种光学特性依赖于波长,即散射和吸收特性可随波长而改变。μ 为 μ_a 的单位是长度倒数,常为 mm^{-1}。在大多数生物组织中 $\mu'_s > \mu_a$,因此,光的传输是以散射为主的扩散体系。然而皮肤组织的独特性在于它相对较薄。这就提出了光在组织中传播模型假设以及对硬件规定的问题,特别是光源和探测器之间的距离。这两个问题区分了漫反射测量在皮肤的应用与在乳腺及大脑中的应用。本章将详细讨论相关问题。实际上,光学特性对皮肤的影响很容易看到,浅色皮肤通常对光吸收较少,而深色皮肤吸收较多。

光在组织中的散射和吸收可经测量漫反射(diffuse reflectance,R_d)来确定,R_d 是指在皮表下与皮肤相互作用后所释放的光能。由于皮肤和许多生物组织易出现前向散射,入射光前向散射到组织中,在被吸收和释放之前持续保持散射。与组织相互作用后,反射光经计算散射光和吸收光来计算漫反射而量化,最终可用以确定皮肤色基中典型成分的浓度。

漫反射是定量光谱的一种形式,类似于紫外光(ultraviolet,UV)谱和可见光谱中的吸收光谱。吸收光谱采用光穿透装满溶液的试管测定其中溶质的光吸收特性,因此,光吸收可用于测定溶液浓度。比尔定律(Beer's law)方程会用到光穿过试管的距离或路径长度(z_0),该方程将试管上入射光强度与通过充满溶液试管后的透射光强度相联系。吸收光谱的路径长度类似于漫反射光源与检测器(ρ_o)之间的距离。但漫反射与吸收光谱路径长度存在差异:①漫反射测量经反射几何而非透射几何进行,因此需要一个探头;②需要考量光散射,而吸收光谱中常忽略光散射。吸收光谱与漫反射类比如图17.1所示。

临床许多皮损可因存在异常组织而出现光学特性的改变。例如,一些皮损可因异常组织光吸收更多而呈现较周边正常皮肤颜色更深的外观。呈现较深颜色外观的病变包括几种良性痣以及恶性黑色素瘤。其他皮损可能呈现一种特殊的颜色外观,提示在光散射中特殊颜色或改变的光吸收较少。例如,基底细胞癌改变了真皮中细胞和胶原排列,随疾病进展,光学散射减少[6]。这些皮损光学特性的变化可经测定漫反射来量化,并与正常皮肤光学特性进行对比以评估疾病状态。

测量漫反射来计算皮肤光学特性的优势在于能够量化其变化,然后将这些变化与皮肤的生物学改变相联系[7]。皮肤中光散射由于不同细胞类型和结构间的折射率不均一所致[8]。光散射改变可由平均散射体大小和散射体密度来定量,并与疾病进展相应的细胞和组织形态变化相关。皮肤中主要的光吸收生物成分称为色基,主要包括黑色素、氧合血红蛋白、脱氧血红蛋白、水、胡萝卜素和胆红素[7,9-11]。每种成分在正常皮肤中有特定的量或浓度。测量皮肤中的漫反射可以确定这些成分的正常或基线浓度,并与可疑病变的测量结果进行对比。图17.2是典型皮肤色基吸收光谱图和皮肤典型散射光谱图。

漫反射测量

漫反射测量较为直接,需测量皮肤反射光强度(I_{skin})、背景反射光强度($I_{background}$)和标准参照物反射光强度($I_{standard}$)。波长范围通常为从可见光(350~650nm)至近红外光(650~1 000nm)。皮肤反射光强度根据已知标准光谱校准,标准测量必须依据反射率标准进行适当缩放。这样,漫反射即可代表组织固有的光学特性,而不受光源光谱影响。

经测量强度计算漫反射公式如下:

$$R_{\mathrm{d}}(\lambda) = \frac{I_{\mathrm{skin}}(\lambda) - I_{\mathrm{background}}(\lambda)}{I_{\mathrm{standard}}(\lambda) - I_{\mathrm{background}}(\lambda)} \qquad \text{(公式 17.1)}$$

光学特性测定

皮肤样本的光学性质可由漫反射确定,因如前所述,R_{d}是 μ_s' 和 μ_a 的函数。为了证实这一观点,人们广泛深入地研究了几种方法[12],包括描述光在组织中传播的分析模型、计算模拟和使用预算表或查找表来插值光学特性,这些方法被称为逆模型计算,从已知结果(R_{d})计算出独立变量(μ和 μ_a)。每种方法的优缺点如表17.1所示,并在后续部分作详述。

分析模型

光在组织中传播分析模型基于辐射传输方程(radiative transport equation,RTE),该方程描述了电磁辐射的能量传递。光在组织中传播,假设散射远超过吸收($\mu_s' \gg \mu_a$),生物组织中确实如此,RTE 则可简化为扩散近似形式[13,14]。该弥

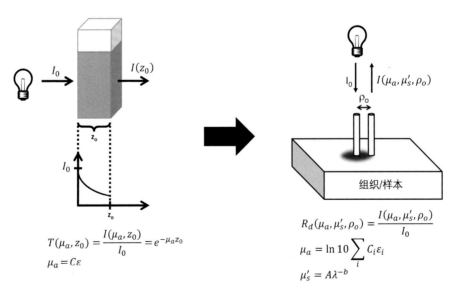

图 17.1　吸收光谱和漫反射光谱的比较。吸收光谱利用透射几何,而漫反射比光谱利用光纤来收集反射几何中的光。吸收池(z_0)的路径长度类似于源检测器分离(ρ_0)长度。测量透射光的吸收光谱可以量化光吸收,测量漫反射光谱中的漫反射光可量化光吸收和光散射,μ_s'= 优化散射系数,μ_a= 吸收系数,λ= 波长

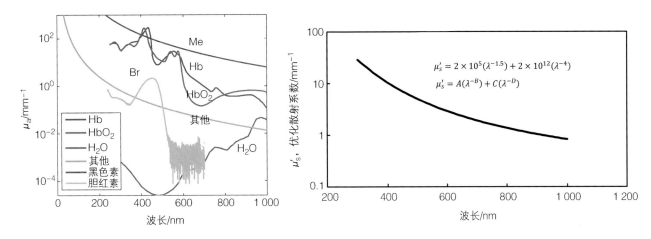

图 17.2 皮肤中典型色基吸收光谱曲线图（左图）和皮肤中优化散射系数降低（右图）
来源：Kim et al. Physiol Meas 2012；33：159-75；Oregon Medical Laser Center News. Jan 1998，Steven L. Jacques.

表 17.1　经漫反射测量光学特性的方法比较

方法	优势	劣势
分析模型	计算简单	不适用于皮肤 难以解释探头几何形状
计算模拟	适用于皮肤 结果精准	计算密集、耗时 不能解释所有系统变量
查找表	适用于皮肤 影响探头几何形状 自校准并影响系统 变量	生成表格的工作量大

散方程的结果可描述组织中的光传播。将适当边界条件应用到扩散方程[15]可获得经 μ'_s 和 μ_a 计算漫反射的分析方法，并可进一步评估皮肤光学特性。皮肤光学特性计算分析模型已得到广泛应用，该分析方法的一个缺陷是假设 $\mu'_s > \mu_a$，但这并不适用所有皮肤，尤其是深色、对光高吸收的皮损[16]。因此，有必要建立其他方法。

计算模拟

　　另一种方法是利用蒙特卡罗模型对组织中光传输进行计算模拟[17-21]。蒙特卡罗模型采用统计方法对所建模现象进行抽样。光在皮肤传输时，蒙特卡洛模型模拟了每个光子在组织中的传播轨迹。根据皮肤的光学特性，每个光子都有一定的概率或权重发生散射或吸收，权重随光子在皮肤中进一步传播而变化，该过程不断重复，直到光子被吸收或释放，并经上百万个光子重复，以确保模拟光在皮肤中传输的统计学准确性。对于系统测量结果，采用蒙特卡罗模拟来计算理论漫反射，同时兼顾系统几何和皮肤光学特性。漫反射计算采用特定输入（光学特性）来确定输出（漫反射），为正向模型计算。然后将理论漫反射与实测样品漫反射进行对比或拟合，以确定两者之间的相似性。

　　不同光学特性组合进行蒙特卡罗模拟迭代运行，直至所测样品漫反射和理论漫反射收敛，获得所测样品的光学特性。基于蒙特卡罗的计算模型可以非常精确地计算样品的光学特性，但需要对不同的光学性质组合并进行多次模拟，因此，计算时间长。提高蒙特卡罗模拟计算速度的一种策略是使用缩小版蒙特卡罗模拟计算，只需运行单个模拟，然后扩展到所有其他的光学特性[22,23]。此外，最近集中研发的基于图形处理单元（graphics processing unit，GPU）模拟可利用并行计算加速模拟时间[24,25]。蒙特卡罗模拟还可用于生成查找表[26]，下一节将详细介绍查找表[26]。

查找表

　　为了解决上述漫射近似的局限性，Rajaram 等人提出了使用查找表概念[16]。确定光学特性的查找表方法包括生成一个由预定漫反射值映射已知光学特性的较大表格。可以从查找表中搜索到测量样品的漫反射及相应光学特性。查找表可经蒙特卡罗计算模拟来实现[26,27]或对实验室创造物体或具有皮肤光学性质"幻影"的经验测量生成[16,28]。基于蒙特卡罗模拟的查找表与采用蒙特卡罗模拟确定光学特性的原理相似，但需要提前采用前模型蒙特卡罗模拟和不同光学特性来预先生成查找表。

　　测量生成的查找表基于对组织"幻影"漫反射的直接测量，组织"幻影"是具有已知光学特性的物体，在实验室中制造，经精密控制，其光学特性而涵盖大范围的生理光学特性。经所制幻影以及测定幻影漫反射所映射光学特性所生成的查找表可进行系列测量。

　　查找表的主要优点是因插值并非计算密集，故可迅速确定光学特性。然而，生成查找表的方法时，应谨慎考虑特殊问题。一个基于蒙特卡罗模拟计算生成的查找表非常精确，因模拟中已经纳入了光学系统的具体参数，但模拟可能计算密集且耗时。测量查找表本身也说明了探头几何形状，这也是个重要问题，因为探头复杂的几何形状可能难以模拟。此外，测量查找表根据系统进行校准，并利用系统本身进行计算，故可解释其他所有系统变异，但幻影创建较为耗力，而获取数据则很耗时。

漫反射法

漫反射可经光谱或成像技术测量。两种方法的区别在于数据输出方式不同。DRS 能生成漫反射光的光谱图，而漫反射比成像在指定波长范围内特定波长间隔处产生单个图像。下面将对每种方法分别进行讨论。

漫反射光谱技术

DRS 的基本原理是收集漫反射光后采用光谱仪进行光谱分析。在体 DRS 所需的仪器包括光源和与计算机接口的光谱仪，两者都有光纤耦合到光学探头（图 17.3）。数据采集包括将探头直接放置于样品，经探头对样品进行照明，随后采集从探头至光谱仪的光谱。几种宽波段光源足够用于 DR，包括卤素灯、氙气灯和白色 LED 灯。每一种光源都有不同的发射光谱，故应注意仔细选择光源。光谱仪的选择也比较直接，包括从高灵敏度的光谱仪到较便宜的非成像光谱仪。成像光谱仪成本高的主要因素是电荷耦合器件（charge-coupled device，CCD）相机，对于高灵敏度和高信噪比要求的测量，常配备一个冷却 CCD。而较便宜、光纤耦合的小型非成像光谱仪的出现使其成为研究应用的热门选择。

漫反射测量最重要的仪器是光纤探头。许多研究人员已研发许多不同几何形状和复杂程度的探头以适应其测量[29]。最简单的探头由两根光纤组成，一根用于光传递，一根用于光采集，但其他设计相对较复杂，例如可包括一根传输光纤和几个围绕传递光纤的采集光纤。除了几何形状外，光缆类型、尺寸和材料也是重要考量因素。大多数 DRS 在皮肤病学中的应用主要是采集足够的光，故光纤主要为直径 50~600μm 的多模光纤。此外，基于所采集光的波长范围，还应考虑光纤材料以最大限度采集光。最后，探头中传输光纤（光源）和采集光纤（检测器）之间的距离（源距）也非常重要，因为这决定了光的组织采样深度。由于大部分皮肤应用 DRS 都关注探查表皮和真皮光学性质的变化，故需要短源

距（1mm 及以下）。最近的一项利用蒙特卡罗模型预测不同源距探头的采样深度研究表明，源距为 500μm 时，高吸收率组织中预测采样深度为 240μm[30]。最后，许多探头都加入了光学元件来聚焦发送和采集光线以优化测量。一般来说，大多数形式 DRS 的主要影响因素包括光纤探头的光传输和光采集技术、探头的几何形状[31]和感兴趣的波长范围（即可见光或近红外）。

漫反射成像技术

DRS 可产生漫反射单点测量光谱图，而 DRI 与之类似，产生了漫反射广域光谱图像，进一步扩展了 DRS。与 DRS 类似，DRI 是一种定量技术，可通过漫反射图像来确定光吸收和光散射。这异于其他广域成像方法如多光谱成像，后者较大程度为定性测量，不能定量光学特性。DRI 的仪器由光源、与镜头耦合的 CCD 相机和滤光片组成。利用液晶可调滤波器的多光谱相机适用于 DRI，但价格昂贵。可使用性价比较高的方法替代，包括使用滤光轮获取每个光谱的分离图像，或使用以特定波长为中心的单个光源（如 LED）依次照亮组织，从而产生横跨整个波长光谱的光谱图像。此外，CCD 相机镜头使之产生的光谱图像具有大视场、高空间分辨率、非接触图像采集和工作距离长等优点。

两个值得关注的 DRI 装置是空间频域成像（spatial frequency domain imaging，SFDI）[32-35]和手持点扫描成像设备[36,37]。SFDI 利用了结构照明概念，其中一个数字显微镜在组织上投射出空间变化、明暗光带交错的正弦图案，据此构建出组织光学特性的分布图（图 17.4），几种增加正弦频率或空间频率的结构照明模式投射于组织。在每一个空间频率上，投影图案被线性平移或相移，在每一个相移处获得一个光谱图像，然后将这些相移图像重建成每个空间频率处的光谱分辨漫反射图像。如此即可用不同空间频率探查组织的不同深度，并可分离吸收和散射。值得注意的是，尽管 SFDI 的主要优点是视野广阔（由相机配置决定），但每个图像像素的光学特性都经漫散近似方法或蒙特卡罗模拟[38]计

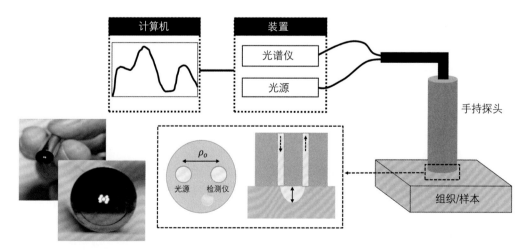

图 17.3　典型 DRS 系统示意图，示意了手持探头、传输光纤与采集光纤分离（ρ_0）、光源、光谱仪、光谱输出和典型的漫反射探头图像

来源：Rajaram et al. Laser Surg Med 2010；42：876-87.

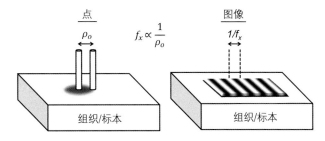

图 17.4　从基于点的点扫描成像(DRS)和基于图像的空间频域成像(SFDI)获得漫反射的类比图。DRS 中源检测器分离(ρ_o)可用空间模式频率或 SFDI 中空间频率(f_x)表达。ρ_o 类比于 f_x 倒数

算,过程很耗时,为缓解这一问题,可利用 GPU[24] 进行蒙特卡罗模型计算,并采用查找表来查询生物组织光学特性的插值[39]。

手持成像设备是一种基于点扫描光纤的设备,其光学元件可使成像和振镜扫描镜可进行二维扫描,有效地将探头的点测量自动化。光线通过光纤传送到扫描镜,然后经成像透镜照射到组织;反射光被成像透镜采集并聚焦于扫描镜,然后被分光镜分离至采集光纤;漫反射光由光纤技术采集,提高了共焦成像能力和光谱分辨率;然后使用查找表方法计算光学特性[16]。手持点扫描设备与 SFDI 的一个关键区别在于:SFDI 通过使用高分辨率 CCD 相机,具有更高的空间分辨率,但由于相机光谱滤波器的局限,光谱分辨率较低;相反,手持扫描装置由于使用分光计而具有高光谱分辨率,但由于扫描速度的限制,获取数据时间更长。

漫反射在皮肤科中的应用

皮肤易及,是 DRS 和 DRI 进行光学识别的理想器官。DRS 数据采集通常经与皮肤接触的光纤光学探头,DRI 则采用皮肤图像采集。此外,由于大多数皮肤疾病均有肉眼可识别的异色皮损,因此,测量漫反射以量化光学特较为简单,几乎无需患者做任何准备。虽然,漫反射实际上几乎可用于研究所有皮肤疾病,但皮肤病学领域的应用主要集中于皮肤恶性肿瘤的诊断,皮肤血管性病变(鲜红斑痣,port wine stain,PWS)激光术后光学特性改变,红斑评估,防晒霜紫外线防护效果评估,以及烧伤伤口的血流动力学变化测量等方面。

皮肤恶性肿瘤

漫反射在皮肤病学中研究最广泛和最重要的领域在于识别和诊断皮肤恶性肿瘤。皮肤恶性肿瘤诊断的主要挑战之一是确定哪些可疑病变为恶性,哪些为良性。可疑病变通常起源于不同类型的表皮细胞,可进展成为或已经成为以下主要皮肤恶性肿瘤类型之一:黑色素瘤或非黑色素细胞皮肤恶性肿瘤(nonmelanocytic skin cancer,NMSC),包括基底细胞癌(basal cell carcinoma,BCC)和鳞状细胞癌(squamous cell carcinoma,SCC)。

可疑皮肤病变的诊断首先为皮肤科医生的视觉识别,然后外科切除可疑组织或活检用于显微镜分析,最终由皮肤病理医生诊断。活检包括以下三个缺点:①一种创伤性检查,活检范围不同,可能需伤口护理并影响生活质量;②活检对于确诊必要,而对于最终诊断良性的皮损,活检并非常规必需;③活检费用昂贵,包括实验室病理检查在内,费用约为 350 美元[40]。由于皮肤恶性肿瘤的诊断依赖于皮肤科医生和皮肤病理医生的定性观察和经验,以及有创性和昂贵的活检,因此,有必要研发一种无创性、性价比高、可提取皮损特异性本质定量信息的检查方法。这种类型的信息可导致更有效的诊断,减少不必要的活检,达到更佳的治疗效果,并总体保证患者更好的生活质量。测量漫反射可阐明并量化良恶性皮损光学性质的细微变化,从而指导是否活检和明确诊断。在一些临床设备中,DRS 已经在一些临床实践中用以量化黑色素瘤和 NMSC 光学特性的变化。

Marchesini 等人首次报道了采用基于光纤探头的 DRS(420~780nm)检测 31 例黑色素瘤和 31 例良性色素性皮损,采用光谱鉴别分析区分黑色素瘤和良性病变的敏感性为 90.3%,特异性为 77.4%[41]。Wallace 等人在此研究基础上,使用了一个带有 18 个传输光纤和 12 个采集光纤的探头来收集和测量 121 个皮损(15 例黑色素瘤,32 例复合痣)在 320~1 100nm 之间的漫反射,使用与 Marchesini 等人类似的计算分析方法,鉴别黑色素瘤和良性皮损的敏感性为 100%,特异性为 84%[42]。Murphy 等人使用 6 包绕 1 探头(6 根采集光纤包绕 1 根传输光纤)在 550~1 000nm 波长范围内获得 120 例色素性皮损的漫反射,其中 64 例被诊断为黑色素瘤[43]。基于先前研究,Zonios 等人提出使用 DRS 定量黑色素吸收作为黑色素瘤的诊断标记,这是第一篇从漫反射光谱观察光学特性的文献[44]。Marchesini 等人进一步对 1 671 例色素性皮损进行了研究,其中 288 例为黑色素瘤[45]。Lim 等人联合使用 DRS、荧光光谱和拉曼光谱采集了 12 例黑色素瘤和 17 例色素性皮损的光谱,据此鉴别黑色素瘤和色素性皮损的敏感性和特异性均为 100%[46]。

McIntosh 等采集了 130 例皮损[包括 BCC,日光性黑子,发育不良性黑素细胞痣,良性痣,光化性角化病(actinic keratosis,AK)和脂溢性角化病(seborrheic keratosis,SK)]在波长 400~2 500nm 的漫反射光谱,与正常皮肤光谱相比所有皮损光谱均有改变[47]。Rajaram 等人利用 DRS 与荧光光谱相结合系统,采集了包括 BCC,SCC 和 AK 在内的 48 个皮损光谱,采用查找表对漫反射光谱进行分析获得光学特性,两种模式所得的生理学信息用以构建基于判别分析的疾病分类。该方法鉴别 BCC 和正常皮肤的敏感性为 94%,特异性为 89%,鉴别 SCC 和 AK 的敏感性为 100%,特异性为 50%[6]。Thompson 等人报道采用 DRS 和荧光光谱法测量 8 例 BCC 的光谱,诊断的灵敏性为 100%,特异性为 71%[48]。Lim 等人报道使用 DRS、荧光光谱和拉曼光谱采集 57 例 SCC 和 BCC 以及 14 例 AK 的光谱,将 SCC 和 BCC 区别于 AK 的灵敏度为 95%,特异性为 71%[46]。

倾斜入射 DRS 是用于检测黑色素瘤和 NMSC 的另一种基于光纤光谱学的方法[49,50]。该方法中探头光纤几何形状发生改变,光源光纤与皮肤表面形成一定角度。Garcia-

Uribe 等人采用倾斜入射 DRS 计算了 144 个例皮损(包括 16 例黑色素瘤)的光学特性,发现恶性病变的光学散射和吸收增加[31]。后续研究测量了 678 例色素性和非色素性皮损的光学特性,结果发现黑色素瘤诊断敏感性和特异性均为 90%,将 BCC 和 SCC 鉴别于癌前病变的敏感性和特异性均为 92%[51]。

鲜红斑痣

PWS 是皮肤血管畸形[52],典型外观呈紫红色,可发生于身体任何部位,常见于面部,可引起患者的心理社会问题。通常采用脉冲激光来光凝固 PWS 的异常血管,治疗效果通常通过肉眼观察病变颜色减轻来判断。有些研究采用了漫反射测量来定量皮损的颜色改变。

Sheehan-Dare 和 Cotterill 采用基于分光光度计的系统测量漫反射评估了不同激光治疗 PWS 的疗效[53]。Lister 等人应用光传播模型方法量化漫反射的方法定量评估了 PWS 光学特性[54]。Jung 等用交叉极化 DRI 定量了 PWS 治疗后红斑和黑色素的含量[55,56],研究中使用十字偏振镜消除眩光以确保颜色评估准确。Mazhar 等人在一项前瞻性研究中使用了之前讨论的宽域 DRI 方法 SFDI 评估了 PWS 治疗后的生理变化[56,57],研究中采用 SFDI 测量漫反射,利用查找表法计算其光学特性。Mazhar 等人将光吸收与皮肤中已知光吸收剂进行线性组合拟合,发现 PWS 治疗后脱氧血红蛋白和总血红蛋白浓度增高而氧饱和度降低[57]。

红斑

红斑是指受伤或其他炎症引起的皮肤发红。红斑通常表现为皮疹,可由环境因素、感染或过度暴晒(如日晒伤)引起。漫反射测量可直接用以评价红斑。Kollias 等人应用 DRS 测定了刺激所致红斑中氧合血红蛋白和脱氧血红蛋白浓度,发现氧合血红蛋白浓度随刺激物浓度增加而线性增加,而脱氧血红蛋白浓度无变化[58]。Stamata 和 Kollias 研究了紫外线照射后氧合血红蛋白、脱氧血红蛋白和黑色素对皮肤颜色的影响,使用 DRS 测量发现血红蛋白浓度与临床所见红斑有密切相关,而黑色素浓度与皮肤色素沉着或晒黑有关。脱氧血红蛋白浓度是血液汇集的度量指标,也参与组成皮肤颜色外观[59]。在此后一项研究中,Stamatas 等人使用一种市售 DRS 仪器测定氧合血红蛋白、脱氧血红蛋白和黑色素浓度评估了紫外线诱发的红斑和皮肤色素沉着[60]。Papazoglou 等人还使用 DRS 和荧光光谱技术评估了紫外照射诱发的红斑,经漫反射测量测定了血红蛋白和脱氧血红蛋白浓度,并将其与皮肤损伤的生物学标记物表达进行了对比[61]。

防晒霜评估

防晒霜是一种化学配方的水包油乳剂,或称乳液,局部皮肤涂抹以防日光中紫外线损伤[62]。日晒伤或其他日光诱发损伤主要包括两个常见紫外线波段,分别长波紫外线(ultraviolet A,UVA)(315~400nm)和中波紫外线 B (ultraviolet B,UVB)(280~325nm),尽管大多数损伤是由 UVA 辐射引起。防晒霜的功效通常用防晒指数体现,防晒指数是一种衡量皮肤抗紫外线辐射的指标。测量涂抹防晒霜皮肤对紫外线的漫反射是评估防晒霜防紫外线效果的一种简单而无创的方法。Smith 等人通过测量在体漫反射比较了几种不同防晒配方的防 UVA 性能[63]。Moyal 等人也使用 DRS 比较了不同防晒配方在体与体外试验中对 UVA 的防护性能,发现在体漫反射测量结果与体外结果一致,证明 DRS 有潜力作为一种有效的方法来评估 UVA 防晒霜的在体保护性能[64]。Gillies 等人使用 DRS 技术进行了一项研究,测量了 20 名受试者涂防晒霜前后皮肤的漫反射,发现随着防晒霜配方浓度的增加,对 UVA 的防护作用呈线性增加[65]。Ruvolo 等人进行了一项随访研究,比较了使用 DRS 测量 UVA 防护效果的在体结果与体外测量 UV 防护的结果[66]。在最近的一项研究中,Ruvolo 等人报道了一种改进的方法,在体使用 DRS 来评估防晒霜对紫外线光谱中 UVA 和 UVB 的防护效果[67]。

烧伤

皮肤和皮下组织的烧伤是暴露于过热或过冷的结果,也可由电、化学接触或电离辐射暴露引起。虽然烧伤表现通常很容易观察到,但烧伤程度不易判别,组织损伤的深度决定了随后的治疗和管理。评估烧伤程度通常经临床检查完成,依赖于临床医生的经验,有时可能需要有创性组织活检,因此,能够提供更详细信息来评估烧伤创面的无创光学方法具有深远的意义[68]。探查组织生化成分如血红蛋白浓度和氧饱和度可定量评估烧伤程度。已有研究采用基于探头的近红外 DRS(near-infrared diffuse reflectance spectroscopy, NIRS)和 SFDI 评估烧伤程度。Sowa 等人的一项前瞻性研究采用 NIRS 量化了猪烧伤模型的氧饱和度、血容量和水分,藉此评估了烧伤后早期烧伤创面血流动力学的变化[69]。在一项随访研究中,Sowa 等人使用了一种不同的分析方法,根据从已知深度烧伤获得的漫反射对烧伤深度进行了分类[70]。Cross 等人在 22 例烧伤患者中采用 NIRS 和近红外成像光谱测量了漫反射,定量浅度烧伤和Ⅲ度烧伤的血红蛋白总浓度和氧饱和度[71]。在另一项研究中,Cross 等人使用 NIRS 在浅度和Ⅱ度烧伤中测量组织中水分来评估烧伤创面的水肿或肿胀[72]。也有报道使用 SFDI 评估烧伤创面。Nguyen 等人采用 SFDI 研究了不同级别啮齿类动物烧伤模型,监测了水浓度、脱氧血红蛋白浓度和光学散射的变化[73],发现烧伤类型(浅度或Ⅱ度)决定了烧伤后即刻上述参数的变化。Mazhar 等人随后使用市售 SFDI 监测了猪分级烧伤模型伤口的血流动力学变化,并将检测的光学特性与组织学结果相关联[74]。Ponticorvo 等人将 SFDI[75]与激光散斑成像相结合,从猪分级烧伤模型中获取了组织血流动力学信息,进一步拓展了该研究[76]。激光散斑成像技术是另一种无创性广域成像技术,详述见第 8 章。

结论

本章重点介绍了漫反射在皮肤病学中的应用,为今后的研究工作作了铺垫。未来最具潜力的方向是将漫反射测量与其他方法如荧光光谱法相结合,以构建更完整的各种皮肤状态和疾病病理的生物学图像[6,48,61,77]。此前已有章节讨论了其他光谱分析方法在皮肤恶性肿瘤诊断中的应用,这些方法也可以应用到本章所讨论的领域[78,79]。在多模态光谱的概念中,特别有意义的领域是DRS、荧光光谱和拉曼光谱的结合,这一方法在第12章中有更详细的描述。Lim等人采用这三种光谱方法获取了137个皮损的光谱[46],将这三种光谱分析方法的数据组合,将黑色素瘤与良性色素性皮损鉴别的敏感性为100%,特异性为100%,将NMSC与AK鉴别的敏感性为95%,特异性为71%。Sharma等人报道了一种改进的组合仪器,可以同时从单个仪器和单个探头中获取DRS、荧光和拉曼光谱[80],这种结合光谱的方法有可能最终实现早期皮肤恶性肿瘤的检测和诊断。本章作者启动了该方法的一项大型临床研究,将在不久的将来正式开始。此外,更好整合皮肤生理学的光传播模型方法的改良[30,81-83],可更精确地确定皮肤光学特性并更详细了解皮肤病理。

虽然漫反射在皮肤科学的应用主要在研究阶段,但在撰写本文时市场已经出现了大量皮肤漫反射测量的商业设备,包括无创性检测胆红素浓度的皮肤光学仪器Philips BiliChek bilirubinometer(Philips North America Corp.,Andover,MA,美国),检测潜在恶性皮损的皮肤成像设备MedX SIMSYS-MoleMate(MedX Health Corp.,Mississauga,ON,加拿大),以及另一种用于黑色素瘤检测的皮肤成像设备MELA Sciences MelaFind(STRATA Skin Sciences,Horsham,PA,美国)。每台设备均获得了美国食品药品管理局(Food and Drug Administration,FDA)的批准,在美国和欧洲市场发售。这些早期使用漫反射的商业平台表明,临床对使用漫反射光学技术存在极大兴趣,并且将处于研发阶段的设备和技术推向市场存在巨大潜力。

本章主要探讨了漫反射概念、基本物理原理、测量漫反射的不同方法(探头光谱和相机成像)、漫反射的临床应用,以及未来研究方向。漫反射在皮肤病学中的应用为皮肤生理和皮肤疾病病理提供了定量信息和生物学观点。皮肤的易及性和漫反射测量仪器的简单化促进了该技术的推广和应用。大多数漫反射测量中使用的光纤光学探头可更灵活地从多个位置获取数据,使用简单,促进了临床应用。此外,非接触式广域DRI方法可在大范围内高效收集数据。漫反射在皮肤科中应用的未来在于将漫反射与其他光学光谱方法相结合以获取完整定量的组织信息,用于诊断甚至监测治疗反应。最终,漫反射测量有可能成为一种快速、简单、无创的探查皮肤生理学的方法,影响现代医疗。

(于瑞星　译,胡凡　校)

参考文献

[1] Anderson RR, Parrish JA. The optics of human skin. J Invest Dermatol July 1981;77(1):13-9.
[2] Van Gemert MJ, Jacques SL, Sterenborg HJ, Star WM. Skin optics. IEEE Trans Biomed Eng December 1989;36(12):1146-54.
[3] Richards-Kortum R, Sevick-Muraca E. Quantitative optical spectroscopy for tissue diagnosis. Annu Rev Phys Chem 1996;47:555-606.
[4] Jacques SL. Optical properties of biological tissues: a review. Phys Med Biol June 2013;58(11):R37-61.
[5] Wilson BC, Jacques SL. Optical reflectance and transmittance of tissues: principles and applications. IEEE J Quan Electron December 1990;26(12):2186-99.
[6] Rajaram N, Reichenberg JS, Migden MR, Nguyen TH, Tunnell JW. Pilot clinical study for quantitative spectral diagnosis of non-melanoma skin cancer. Lasers Surg Med December 2010;42(10):716-27.
[7] Zonios G, Bykowski J, Kollias N. Skin melanin, hemoglobin, and light scattering properties can be quantitatively assessed in vivo using diffuse reflectance spectroscopy. J Invest Dermatol December 2001;117(6):1452-7.
[8] Schmitt JM, Kumar G. Turbulent nature of refractive-index variations in biological tissue. Opt Lett August 15, 1996;21(16):1310-2.
[9] Kollias N. The physical basis of skin color and its evaluation. Clin Dermatol August 1995;13(4):361-7.
[10] Young AR. Chromophores in human skin. Phys Med Biol May 1997;42(5):789-802.
[11] Bashkatov AN, Genina EA, Kochubey VI, Tuchin VV. Optical properties of human skin, subcutaneous and mucous tissues in the wavelength range from 400 to 2000 nm. J Phys Appl Phys August 7, 2005;38(15):2543.
[12] Wilson RH, Mycek M-A. Models of light propagation in human tissue applied to cancer diagnostics. Technol Cancer Res Treat April 2011;10(2):121-34.
[13] Farrell TJ, Patterson MS, Wilson B. A diffusion theory model of spatially resolved, steady-state diffuse reflectance for the noninvasive determination of tissue optical properties in vivo. Med Phys August 1992;19(4):879-88.
[14] Kienle A, Lilge L, Patterson MS, Hibst R, Steiner R, Wilson BC. Spatially resolved absolute diffuse reflectance measurements for noninvasive determination of the optical scattering and absorption coefficients of biological tissue. Appl Opt May 1, 1996;35(13):2304-14.
[15] Haskell RC, Svaasand LO, Tsay T-T, Feng T-C, Tromberg BJ, McAdams MS. Boundary conditions for the diffusion equation in radiative transfer. J Opt Soc Am A October 1, 1994;11(10):2727-41.
[16] Rajaram N, Nguyen TH, Tunnell JW. Lookup table-based inverse model for determining optical properties of turbid media. J Biomed Opt October 2008;13(5):050501.
[17] Wilson BC, Adam G. A Monte Carlo model for the absorption and flux distributions of light in tissue. Med Phys December 1983;10(6):824-30.
[18] Palmer GM, Ramanujam N. Monte Carlo-based inverse model for calculating tissue optical properties. I. Theory and validation on synthetic phantoms. Appl Opt February 10, 2006;45(5):1062-71.
[19] Wang L, Jacques SL, Zheng L. MCML-Monte Carlo modeling of light transport in multi-layered tissues. Comput Methods Programs Biomed July 1995;47(2):131-46.
[20] Graaff R, Koelink MH, de Mul FF, Zijlstra WG, Dassel AC, Aarnoudse JG. Condensed Monte Carlo simulations for the description of light transport. Appl Opt February 1, 1993;32(4):426-34.
[21] Kienle A, Patterson MS. Determination of the optical properties of turbid media from a single Monte Carlo simulation. Phys Med Biol October 1996;41(10):2221-7.
[22] Liu Q, Ramanujam N. Scaling method for fast Monte Carlo simulation of diffuse reflectance spectra from multilayered turbid media. J Opt Soc Am A Opt Image Sci Vis April 2007;24(4):1011-25.

[23] Martinelli M, Gardner A, Cuccia D, Hayakawa C, Spanier J, Venugopalan V. Analysis of single Monte Carlo methods for prediction of reflectance from turbid media. Opt Express September 26, 2011;19(20):19627–42.

[24] Yang O, Choi B. Accelerated rescaling of single Monte Carlo simulation runs with the graphics processing unit (GPU). Biomed Opt Express 2013;4(11):2667–72.

[25] Jacques SL. Coupling 3D Monte Carlo light transport in optically heterogeneous tissues to photoacoustic signal generation. Photoacoustics September 10, 2014;2(4):137–42.

[26] Hennessy R, Lim SL, Markey MK, Tunnell JW. Monte Carlo lookup table-based inverse model for extracting optical properties from tissue-simulating phantoms using diffuse reflectance spectroscopy. J Biomed Opt March 2013;18(3):037003.

[27] Wen X, Zhong X, Yu T, Zhu D. A Monte Carlo based lookup table for spectrum analysis of turbid media in the reflectance probe regime. Quan Electron July 31, 2014;44(7):641.

[28] Nichols BS, Rajaram N, Tunnell JW. Performance of a lookup table-based approach for measuring tissue optical properties with diffuse optical spectroscopy. J Biomed Opt May 2012;17(5): 057001.

[29] Utzinger U, Richards-Kortum RR. Fiber optic probes for biomedical optical spectroscopy. J Biomed Opt January 2003; 8(1):121–47.

[30] Hennessy R, Goth W, Sharma M, Markey MK, Tunnell JW. Effect of probe geometry and optical properties on the sampling depth for diffuse reflectance spectroscopy. J Biomed Opt 2014;19(10): 107002.

[31] Garcia-Uribe A, Smith EB, Zou J, Duvic M, Prieto V, Wang LV. In-vivo characterization of optical properties of pigmented skin lesions including melanoma using oblique incidence diffuse reflectance spectrometry. J Biomed Opt February 2011;16(2): 020501.

[32] Cuccia DJ, Bevilacqua F, Durkin AJ, Tromberg BJ. Modulated imaging: quantitative analysis and tomography of turbid media in the spatial-frequency domain. Opt Lett June 1, 2005;30(11):1354–6.

[33] Cuccia DJ, Bevilacqua F, Durkin AJ, Ayers FR, Tromberg BJ. Quantitation and mapping of tissue optical properties using modulated imaging. J Biomed Opt April 2009;14(2):024012.

[34] Weber JR, Cuccia DJ, Durkin AJ, Tromberg BJ. Noncontact imaging of absorption and scattering in layered tissue using spatially modulated structured light. J Appl Phys May 15, 2009;105(10):102028.

[35] Yang B, Sharma M, Tunnell JW. Attenuation-corrected fluorescence extraction for image-guided surgery in spatial frequency domain. J Biomed Opt August 2013;18(8):80503.

[36] Bish SF, Rajaram N, Nichols B, Tunnell JW. Development of a noncontact diffuse optical spectroscopy probe for measuring tissue optical properties. J Biomed Opt December 2011;16(12): 120505.

[37] Bish SF, Sharma M, Wang Y, Triesault NJ, Reichenberg JS, Zhang JXJ, et al. Handheld diffuse reflectance spectral imaging (DRSI) for in-vivo characterization of skin. Biomed Opt Express February 1, 2014;5(2):573–86.

[38] Gardner AR, Venugopalan V. Accurate and efficient Monte Carlo solutions to the radiative transport equation in the spatial frequency domain. Opt Lett June 15, 2011;36(12):2269–71.

[39] Erickson TA, Mazhar A, Cuccia D, Durkin AJ, Tunnell JW. Lookup-table method for imaging optical properties with structured illumination beyond the diffusion theory regime. J Biomed Opt June 2010;15(3):036013.

[40] Susman E. Non-melanoma skin cancer on the rise. Oncol Times March 2011;33(5):42–3.

[41] Marchesini R, Cascinelli N, Brambilla M, Clemente C, Mascheroni L, Pignoli E, et al. In vivo spectrophotometric evaluation of neoplastic and non-neoplastic skin pigmented lesions. II. Discriminant analysis between nevus and melanoma. Photochem Photobiol April 1992;55(4):515–22.

[42] Wallace VP, Crawford DC, Mortimer PS, Ott RJ, Bamber JC. Spectrophotometric assessment of pigmented skin lesions: methods and feature selection for evaluation of diagnostic performance. Phys Med Biol March 2000;45(3):735–51.

[43] Murphy BW, Webster RJ, Turlach BA, Quirk CJ, Clay CD, Heenan PJ, et al. Toward the discrimination of early melanoma from common and dysplastic nevus using fiber optic diffuse

reflectance spectroscopy. J Biomed Opt December 2005;10(6): 064020.

[44] Zonios G, Dimou A, Bassukas I, Galaris D, Tsolakidis A, Kaxiras E. Melanin absorption spectroscopy: new method for noninvasive skin investigation and melanoma detection. J Biomed Opt February 2008;13(1):014017.

[45] Marchesini R, Bono A, Carrara M. In vivo characterization of melanin in melanocytic lesions: spectroscopic study on 1671 pigmented skin lesions. J Biomed Opt February 2009;14(1):014027.

[46] Lim L, Nichols B, Migden MR, Rajaram N, Reichenberg JS, Markey MK, et al. Clinical study of noninvasive in vivo melanoma and nonmelanoma skin cancers using multimodal spectral diagnosis. J Biomed Opt 2014;19(11):117003.

[47] McIntosh LM, Summers R, Jackson M, Mantsch HH, Mansfield JR, Howlett M, et al. Towards non-invasive screening of skin lesions by near-infrared spectroscopy. J Invest Dermatol January 2001;116(1):175–81.

[48] Thompson AJ, Coda S, Sørensen MB, Kennedy G, Patalay R, Waitong-Brämming U, et al. In vivo measurements of diffuse reflectance and time-resolved autofluorescence emission spectra of basal cell carcinomas. J Biophotonics March 2012;5(3):240–54.

[49] Mehrübeoğlu M, Kehtarnavaz N, Marquez G, Duvic M, Wang LV. Skin lesion classification using oblique-incidence diffuse reflectance spectroscopic imaging. Appl Opt January 1, 2002;41(1): 182–92.

[50] Garcia-Uribe A, Kehtarnavaz N, Marquez G, Prieto V, Duvic M, Wang LV. Skin cancer detection by spectroscopic oblique-incidence reflectometry: classification and physiological origins. Appl Opt May 1, 2004;43(13):2643–50.

[51] Garcia-Uribe A, Zou J, Duvic M, Cho-Vega JH, Prieto VG, Wang LV. In vivo diagnosis of melanoma and nonmelanoma skin cancer using oblique incidence diffuse reflectance spectrometry. Cancer Res June 1, 2012;72(11):2738–45.

[52] Ortiz AE, Nelson JS. Port-wine stain laser treatments and novel approaches. Facial Plast Surg FPS December 2012;28(6):611–20.

[53] Sheehan-Dare RA, Cotterill JA. Copper vapour laser treatment of port wine stains: clinical evaluation and comparison with conventional argon laser therapy. Br J Dermatol May 1993;128(5):546–9.

[54] Lister T, Wright P, Chappell P. Spectrophotometers for the clinical assessment of port-wine stain skin lesions: a review. Lasers Med Sci May 2010;25(3):449–57.

[55] Jung B, Choi B, Durkin AJ, Kelly KM, Nelson JS. Characterization of port wine stain skin erythema and melanin content using cross-polarized diffuse reflectance imaging. Lasers Surg Med 2004; 34(2):174–81.

[56] Sharif SA, Taydas E, Mazhar A, Rahimian R, Kelly KM, Choi B, et al. Noninvasive clinical assessment of port-wine stain birthmarks using current and future optical imaging technology: a review. Br J Dermatol December 2012;167(6):1215–23.

[57] Mazhar A, Sharif SA, Cuccia JD, Nelson JS, Kelly KM, Durkin AJ. Spatial frequency domain imaging of port wine stain biochemical composition in response to laser therapy: a pilot study. Lasers Surg Med October 2012;44(8):611–21.

[58] Kollias N, Gillies R, Muccini JA, Uyeyama RK, Phillips SB, Drake LA. A single parameter, oxygenated hemoglobin, can be used to quantify experimental irritant-induced inflammation. J Invest Dermatol March 1995;104(3):421–4.

[59] Stamatas GN, Kollias N. Blood stasis contributions to the perception of skin pigmentation. J Biomed Opt April 2004;9(2): 315–22.

[60] Stamatas GN, Zmudzka BZ, Kollias N, Beer JZ. In vivo measurement of skin erythema and pigmentation: new means of implementation of diffuse reflectance spectroscopy with a commercial instrument. Br J Dermatol September 2008;159(3):683–90.

[61] Papazoglou E, Sunkari C, Neidrauer M, Klement JF, Uitto J. Noninvasive assessment of UV-induced skin damage: comparison of optical measurements to histology and MMP expression. Photochem Photobiol February 2010;86(1):138–45.

[62] Gasparro FP. Sunscreens, skin photobiology, and skin cancer: the need for UVA protection and evaluation of efficacy. Environ Health Perspect March 2000;108(Suppl. 1):71–8.

[63] Smith GJ, Miller IJ, Clare JF, Diffey BL. The effect of UV absorbing sunscreens on the reflectance and the consequent protection of skin. Photochem Photobiol February 2002;75(2):122–5.

[64] Moyal D, Refrégier J-L, Chardon A. In vivo measurement of the photostability of sunscreen products using diffuse reflectance spectroscopy. Photodermatol Photoimmunol Photomed February 2002;18(1):14−22.

[65] Gillies R, Moyal D, Forestier S, Kollias N. Non-invasive in vivo determination of UVA efficacy of sunscreens using diffuse reflectance spectroscopy. Photodermatol Photoimmunol Photomed August 2003;19(4):190−4.

[66] Ruvolo E, Chu M, Grossman F, Cole C, Kollias N. Diffuse reflectance spectroscopy for ultraviolet A protection factor measurement: correlation studies between in vitro and in vivo measurements. Photodermatol Photoimmunol Photomed December 2009;25(6):298−304.

[67] Ruvolo Junior E, Kollias N, Cole C. New noninvasive approach assessing in vivo sun protection factor (SPF) using diffuse reflectance spectroscopy (DRS) and in vitro transmission. Photodermatol Photoimmunol Photomed August 2014;30(4):202−11.

[68] Kaiser M, Yafi A, Cinat M, Choi B, Durkin AJ. Noninvasive assessment of burn wound severity using optical technology: a review of current and future modalities. Burns J Int Soc Burn Inj May 2011;37(3):377−86.

[69] Sowa MG, Leonardi L, Payette JR, Fish JS, Mantsch HH. Near infrared spectroscopic assessment of hemodynamic changes in the early post-burn period. Burns J Int Soc Burn Inj May 2001; 27(3):241−9.

[70] Sowa MG, Leonardi L, Payette JR, Cross KM, Gomez M, Fish JS. Classification of burn injuries using near-infrared spectroscopy. J Biomed Opt October 2006;11(5):054002.

[71] Cross KM, Leonardi L, Payette JR, Gomez M, Levasseur MA, Schattka BJ, et al. Clinical utilization of near-infrared spectroscopy devices for burn depth assessment. Wound Repair Regen Off Publ Wound Heal Soc Eur Tissue Repair Soc June 2007; 15(3):332−40.

[72] Cross KM, Leonardi L, Gomez M, Freisen JR, Levasseur MA, Schattka BJ, et al. Noninvasive measurement of edema in partial thickness burn wounds. J Burn Care Res Off Publ Am Burn Assoc October 2009;30(5):807−17.

[73] Nguyen JQ, Crouzet C, Mai T, Riola K, Uchitel D, Liaw L-H, et al. Spatial frequency domain imaging of burn wounds in a preclini-cal model of graded burn severity. J Biomed Opt June 2013;18(6): 66010.

[74] Mazhar A, Saggese S, Pollins AC, Cardwell NL, Nanney L, Cuccia DJ. Noncontact imaging of burn depth and extent in a porcine model using spatial frequency domain imaging. J Biomed Opt August 2014;19(8):086019.

[75] Ponticorvo A, Burmeister DM, Yang B, Choi B, Christy RJ, Durkin AJ. Quantitative assessment of graded burn wounds in a porcine model using spatial frequency domain imaging (SFDI) and laser speckle imaging (LSI). Biomed Opt Express October 1, 2014;5(10):3467−81.

[76] Huang Y-C, Tran N, Shumaker PR, Kelly K, Ross EV, Nelson JS, et al. Blood flow dynamics after laser therapy of port wine stain birthmarks. Lasers Surg Med October 2009;41(8):563−71.

[77] Borisova E, Troyanova P, Pavlova P, Avramov L. Diagnostics of pigmented skin tumors based on laser-induced autofluorescence and diffuse reflectance spectroscopy. Quan Electron June 30, 2008;38(6):597.

[78] Calin MA, Parasca SV, Savastru R, Calin MR, Dontu S. Optical techniques for the noninvasive diagnosis of skin cancer. J Cancer Res Clin Oncol July 2013;139(7):1083−104.

[79] Drakaki E, Vergou T, Dessinioti C, Stratigos AJ, Salavastru C, Antoniou C. Spectroscopic methods for the photodiagnosis of nonmelanoma skin cancer. J Biomed Opt June 2013;18(6): 061221.

[80] Sharma M, Marple E, Reichenberg J, Tunnell JW. Design and characterization of a novel multimodal fiber-optic probe and spectroscopy system for skin cancer applications. Rev Sci Instrum August 2014;85(8):083101.

[81] Yudovsky D, Nguyen JQM, Durkin AJ. In vivo spatial frequency domain spectroscopy of two layer media. J Biomed Opt October 2012;17(10):107006.

[82] Sharma M, Hennessy R, Markey MK, Tunnell JW. Verification of a two-layer inverse Monte Carlo absorption model using multiple source-detector separation diffuse reflectance spectroscopy. Biomed Opt Express December 2, 2013;5(1):40−53.

[83] Hennessy R, Markey MK, Tunnell JW. Impact of one-layer assumption on diffuse reflectance spectroscopy of skin. J Biomed Opt February 1, 2015;20(2):27001.

第 18 章

皮肤病的光谱成像

D. Ho, E. Kraeva, J. Jagdeo, R.M. Levenson

概要

　　范围:光谱成像包括常规的广角显微镜,共聚焦显微镜,荧光寿命显微镜,反射光谱,傅里叶变换红外(fourier-transform infrared,FTIR)成像,多光子显微镜及其技术(虽然不是光谱),二次谐波生成(second harmonic generation,SHG)和泵浦探测显微镜,以及拉曼光谱的不同变化。虽然人们在寻求使用内在的(无造影剂)对比机制的过程中已经花费了大量的精力,但外源性造影剂特异性和亮度的提高鼓励了人们的探索。除了需要对特定的分析物进行定量和非图像检测之外,仍然需要继续基于形态学而进行分析。

　　目的:通过基础科学研究,改进组织学诊断,并在体外进行初步和构象研究,以促进和验证应用于检测和治疗皮肤状况的体内诊断或筛查应用。

　　应用:光谱成像可用于检测皮肤癌、皮肤疾病、衰老和日光损伤的过程,检测皮肤与化妆品、药妆品、药物和其他制剂的相互作用;辅助诊断皮肤疾病;用一种无创性、可重复、高时效的方式实时监测治疗反应。

引言

　　本章将讨论采用不同光学方法体外研究患者、志愿者或实验动物皮肤的特征。尽管这些标本可以通过组织固定、薄层切片、形态或分子染色等方法制备,并通过标准或共聚集显微镜进行高空间分辨率研究,但因皮肤的(病理)生理学十分复杂,人们一直在寻求新的光学技术。所面临的挑战涉及从探索分子、结构和功能特征到自动诊断、解决模棱两可或有争议性的分类难题(通常与黑素性皮损相关)以及尸检调查。用于辅助的技术范围包括从概念简单的可见光范围内反射和透射或荧光光谱到中波红外线和多光子、寿命、拉曼、泵 - 探针成像光谱及其组合,辅助必要的分析数学和图像处理。在许多情况下,这些离体研究可得出初步结果,可推动相应的技术应用于体内筛查、诊断或手术指导。除了利用内源性对比之外,还可以采用多重免疫染色并利用光谱成像来分辨光谱和 / 或空间重叠的报告染色体或荧光团的位置和强度。由于后一种方法并非仅限用于皮肤样本,故本章只作简要讨论。

离体皮肤标本

可以通过活检、手术、尸体解剖或从动物模型中采集需要研究的皮肤。皮肤有两个主要不同的区域，一是相对较薄的表皮层（100~150μm），含有多层和多种细胞类型；二是较厚的真皮层（150~400μm），充满细胞外基质，包含胶原蛋白和弹性蛋白。这两个区域的结合使皮肤成为一个复杂的光学环境，不同层次折射率不同[1]，包含强吸收体、多个散射体和多种自体荧光信号源。然而，皮肤病变，包括癌症和癌前病变中可检测到的分子种类和结构的光学变化，促进了许多工作的进行，这将会在本章中描述。

皮肤标本被采集后，在显微镜检查前的不同的处理方法会显著影响其光学性质。皮肤可以被：

1. 即刻测定，或者置于生理缓冲液中以保持代谢状态，并研究表面（最接近光路的表皮）作为体内研究的替代，或"水平"放置可同时测及所有皮肤层次。下文将详述体内皮肤研究光学特性的相关研究。

2. 固定在甲醛溶液或其他防腐剂中以保持组织的结构特性，但可能出现小（常为自体荧光的）分子分布以及皮肤机械特性的改变。

3. 处理并制成微米厚度的切片，用于常规组织学以及单一和多重免疫染色，而其中光谱和空间重叠的分子分布可经光谱法辨识。

常规显微镜下组织切片的光谱成像

下文讨论的这一最简单的光谱技术直接源于天文学和遥感地球探测的基础工作，依赖于分析入射电磁波与物体内在物理特质相互作用产生的独特光谱特性[2,3]。一些装置在连续光谱区域获得高分辨率光谱；而其他装置，则需要是非连续更高信息效率的方法以及个体化、信息丰富的条带[3,4]。在 20 世纪 90 年代，这些遥感方法以及商业化的可调谐滤波器、干涉仪和波长色散仪器，配以合理易行的采集、分析和显示软件被应用于显微镜。这些方法的应用包括从常规组织学染色如苏木精和伊红染色（hematoxylin and eosin，HE）以及分子多重染色中提取附加信息。在后面的章节中，我们将举例说明用于未染色标本生化特性的技术。

染色皮肤切片光谱成像

最近，Li 等人使用基于声光可调谐滤波器的定制分子光谱成像系统研究了离体大鼠皮肤的组织结构[4]。把采集自 HE 染色皮肤切片（深度为 550~1 000nm）的 80 个单波段图像吸光光谱数据编译成伪彩色图像，使得皮肤结构精确可视化（图 18.1）。这些与原始 HE 染色图像中的手工划分区域吻合良好。使用棱镜和反射光谱成像系统同步（非按波段顺序存储）采集的方法也采用了类似的策略，当透照染色的载玻片在显微镜载物台上物理平移时，可在 400~800nm 波长范围内产生近连续光谱。辅以光谱波形交互相关分析，该仪器可用于区分正常皮肤、良性及黑色素瘤皮损[3]。这些结果最终被转化用于在体皮损特征分析[5]。

关于如何确诊及鉴别 Spitz 痣和黑色素瘤，目前缺乏可精确分类标准和转归预测的共识[6-8]。Gaudi 等人的研究报告了独特的光谱特征可用于 Spitz 痣分类[2]。共用 102 个人体 HE 染色标本用于构建参考文库并产生鉴别组织样本所需的聚类数据。所有标本组在 496nm，536nm 和 838nm 处

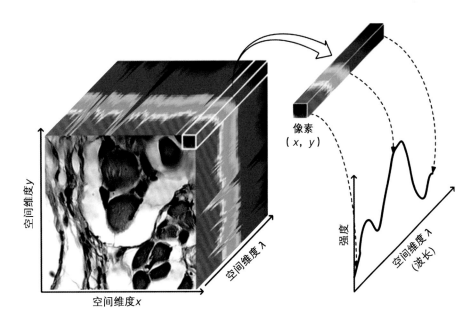

图 18.1　皮肤切片的分子高光谱数据立方体

来源：Li Q，Sun Z，Wang Y，Liu H，Guo F，Zhu J. Histological skin morphology enhancement base on molecular hyperspectral imaging technology. Skin Res Technol［Official Journal of International Society for Bioengineering and the Skin（ISBS）［and］International Society for Digital Imaging of Skin（ISDIS）［and］International Society for Skin Imaging（ISSI）］2014；20（3）：332-40.

有共同的光谱信号,而每组至少有一个特征性的光谱信号,Spitz 痣样黑色素瘤特异性光谱信号最多。皮肤病理学家们对可疑 Spitz 痣和 / 或 Spitz 痣边界病例的诊断可能并不一致,尽管仍需要更多研究以开发可确切诊断的方法,但目前这些鉴别参数可能具有一定临床意义。

首先确定了几个因素可有助于组织标本鉴别。微小特征在高倍率($\times 63$ vs. $\times 10$,物镜)时所产生的光谱特征不易受混杂像素影响。其次,一个大的光谱参考库很重要,因为组织样本之间的差异可能很小,鉴别参数有效情况下不能充分识别。第三,样本制备的一致性,包括保持染色时间和样品厚度等变量的一致很关键,因为当样品厚度偏离标准的 $4\sim6\mu m$ 或染色时间变动 10% 或更多时,会发生巨大的光谱变化。这些观察结果强调了一些问题,这些问题可能会影响依赖于外源性染色而非内源性对比的技术,而这些技术似乎妨碍了基于染色光谱分类的重大进展(形态学没有提供其他信息)。

以下内容略超本节范围,因主要成像技术是新鲜皮肤标本的反射和共焦成像的直接组合。光谱角来自于对 HE 染色切片的光谱分析,生成将共焦图像转换为 HE 样外观的颜色匹配算法[9]。突显吖啶橙染色细胞核的荧光图像重新着色为紫色,细胞质和真皮释放光子产生的反射图像着色为粉色。所得图像的质量足以鉴定正常皮肤结构以及恶性皮损。重新着色并不完美,图像呈现出红色和蓝色,而真实的 HE 图像通常是紫色和粉色。

使用多光谱成像从 HE 染色的玻片上可提取附加信息形成“伪组织病理学”。例如,检测和量化纤维化很重要,采用一种结缔组织组织化学染色例如 Masson 三色染色较为直接,也可如 Bautista 等人对肝脏的研究,利用其独特的多光谱成像、分类和伪彩着色特性来凸显胶原沉积。然而,皮肤标本方法应与之类似[10]。另外,光谱成像可在胶原免疫组化染色后增强检测胶原蛋白的信息含量和定量准确性。Turner 等人采用 Herovici 多色法染色大鼠尾部和人类瘢痕组织中胶原并进行光谱成像和分析,从中区分了 Ⅰ 型和 Ⅲ 型胶原,并进一步经 Ⅰ 型和 Ⅲ 型胶原免疫染色验证[11]。

最后,本节完整内容还包括采用多光谱成像实现多重分子染色和呈现组织特征。这是一个新兴的领域,最近出现了匹配套件和可运行多至 6~7 个探头的光谱玻片扫描仪和软件[12,13]。例如,用于复用(包括连续染色、成像和脱色)的其他方法已经商业化或正在开发中,因此许多(不一定是多光谱)工具在单细胞水平即可提供 6~100 个或更多标记[14-16]。

遗憾的是,光谱成像不能实现对皮肤病学领域具有巨大潜在价值的皮肤特异性功能,如可靠地鉴别免疫组化染色标本中黑色素吸光度与 3,3′- 邻苯二胺吸光度,两者均因其对光线吸收和散射组合后而呈棕色。因此,它们不一定遵守 Beer-Lambert 定律,因其光谱可以重叠,故许多情况下不能可靠区分或拆分[17]。

皮肤内源性对比的反射和吸收光谱

反射光学过程与光散射和吸收特性有关,并且分别取决于样品组织的形态和生化组成。体外反射和吸光度研究可提供取样组织生理状态和结构组成的信息,并可促进光学活检方法辅助常规活检获取皮肤重要的诊断参数[18,19]。

法医学中的反射光谱

如 Belenki 等人报道的,反射光谱学用以探讨人死后皮肤中的血红蛋白再氧合过程特征是其一种特殊应用[20]。

由于尸斑对于验尸官和法医调查员很重要,因此需要准确而精确的模型来量化血红蛋白再氧化的动力学,用作间接测量法律和法医学上死亡时间。寒冷环境中尸斑外观变为鲜红色或粉红色,与 500~600nm 波长范围内反射曲线的变化相关。血红蛋白结合氧[氧合血红蛋白(HbO₂)]与死后即刻皮肤温度之间的关系需在死后数小时才达稳态,因在相对高 O₂ 空气中,体内低水平 HbO₂ 需经分子扩散而达平衡[21,22]。

红外光谱

在 19 世纪初,红外(infrared,IR)辐射的发现为红外光谱学的发展提供了基础。因光谱特征与特定功能团的独特振动频率相对应,故这是一种利用 IR 光学范围获得样品的化学成分信息的独特技术[23-25]。通过适当的校正,定量信息(如浓度)可以与特定 IR 吸收峰的强度相关联[26]。随着 FTIR 光谱学近期发展使其具有灵活、采集数据时间短、检测阈值低和分辨率高等优点,经常可取代基于滤波器或光栅的技术[25]。当然在此光谱范围内可调谐激光器也极具后续发展潜力。

FTIR 光谱成像技术可用于无损、无化学标记检测组织样品中特定分子组分。可提取蛋白质、核酸、碳水化合物和脂质的细胞含量和构象信息[27]。对常规染色切片病理学家和其他熟练观察者的解读虽专业但主观,而 FTIR 应用于薄层皮肤组织切片时,可提供更精确、可重复性更高以及更为定量的评估。

FTIR 光谱已被用于研究工程化人工皮肤,并发现人工皮肤与健康人皮肤之间有类似的脂质组织、蛋白质构象和组成[28]。与组织学一致,角质层(stratum corneum,SC)和真皮层呈均质,而活性表皮(living epidermis,LE)则呈异质性,因角质形成细胞从基底层中基底干细胞在 SC 中逐步分化。光谱分析报道发现角质层中存在高度 α- 螺旋构象的蛋白质,提示可能为角蛋白及真皮中 Ⅰ 型胶原[28]。FTIR 光谱具有分析人工皮肤和健康人体皮肤中细胞内容的潜能而无需组织学制备,可用于未来的体内和体外研究。

研究人员还报道了应用 FTIR 光谱来研究毛囊细胞[24]。毛囊不同层次如真皮乳头、结缔组织鞘和皮下组织中富含不同官能团,故这些层次可被显现[24]。FTIR 光谱可鉴定毛球中的单个干细胞,可用以阐明与脱发和其他毛发相关疾病的病理生理学并协助监测治疗。

傅里叶变换红外光谱与皮肤肿瘤

非黑色素瘤皮肤癌(nonmelanoma skin cancer,NMSC)和

黑色素瘤诊断的金标准是 HE 染色活检的组织病理学检查,对于细胞形态学的解读取决于每个皮肤病理学家的标准和技能。FTIR 光谱可能是其出色的补充。在一项初步研究中,采用 15 个未脱蜡、甲醛固定及石蜡包埋(formalin-fixed, paraffin-embedded, FFPE)NMSC 切片和 2 个健康组织样本建立了预测模型,应用于另外 4 个 NMSC 样本,得到了与组织学图片对应良好的伪彩图[29]。FTIR 光谱用于 FFPE 的基底

细胞癌(basal cell carcinoma, BCC)样品也成功检测到了肿瘤细胞[30]。石蜡在 IR 区可有强烈振动,扩展乘性信号校正预处理方法被用以校正石蜡对光谱的影响。FTIR 在伪彩图上成功分辨了皮肤层次, SC、LE 和真皮,并诊断了全部 10 例 BCC 样本[30]。这些结果表明这是一种潜在的可用以检测未染色切片上 BCC 的快速、非侵入性、无损性的光学方法(图 18.2)。

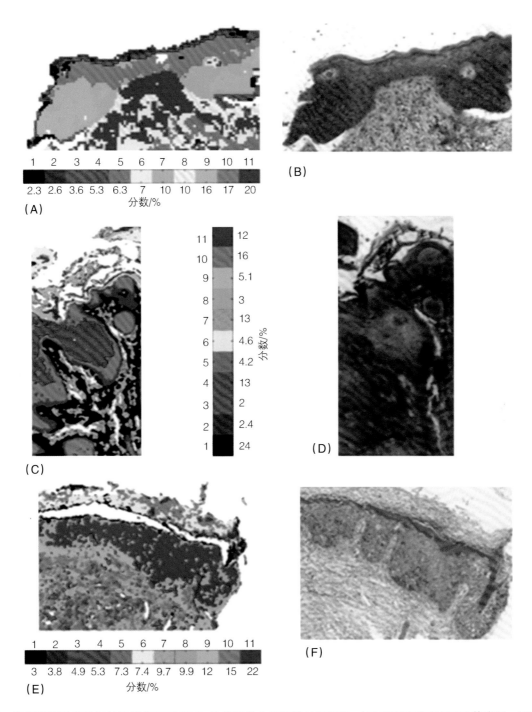

图 18.2　使用傅里叶变换红外光谱(FTIR)和 K- 均值聚类分析石蜡包埋组织。(A)基底细胞癌(BCC)伪彩图。(C)鳞状细胞癌(SCC)伪彩图。(E)Bowen 病伪彩图。(B,D 和 F)分别对应于图 A,C 和 E 的苏木精和伊红染色(HE)染色图

来源:LyE,Piot O,Durlach A,Bernard P,Manfait M. Differential diagnosis of cutaneous carcinomas by infrared spectral micro-imaging combined with pattern recognition. The Analyst 2009;134(6):1208-14.

FTIR 光谱学也有助于区分黑色素瘤与良性痣。Tfayli 等人检测了未脱蜡 FFPE 黑色素瘤和良性痣的薄层切片。在一小组样品中,黑色素、DNA 和其他组织成分吸收敏感的四个光谱窗口足以提供区分黑色素瘤与良性痣的信息[31]。虽然持续高级统计多变量数据处理提示信号不及所期望的稳定[32],但该团队及其他人新近研究均证明 FTIR 对于未染色组织学具有潜在意义。

Kong 等人使用 FTIR 对比研究了黑色素瘤的工程化组织模型,以示踪培养的黑色素瘤细胞的生长以及肿瘤细胞和基质之间的相互作用[33](图 18.3)。尽管 FTIR 光谱没有发现与肿瘤进展倾向相关的恶性黑素细胞光谱的显著差异,但发现了与基质细胞变化可能相关的结缔组织和细胞外基质蛋白的显著光谱差异[33]。这种光谱变化发生在第 12 天和第 16 天之间,这与第 12 天左右发生肿瘤侵袭的组织学变化相关,因肿瘤微环境已被证明在肿瘤进展中起关键作用,故该发现具有显著生物学意义[34]。

然而,FTIR 确实存在一些技术障碍阻碍其进入研究和临床领域,部分原因是即使仅散在波段相关,也必须采集全波段光谱,宽带照明和近红外(near-infrared,NIR)检测技术具有内在局限性。已经开发了使用量子级联可调谐激光源来实现光谱分辨率的替代方法,较 FTIR 的灵敏度更高[35],并且可以提供可靠的实时图像导航和高效的光子检测[36,37]。

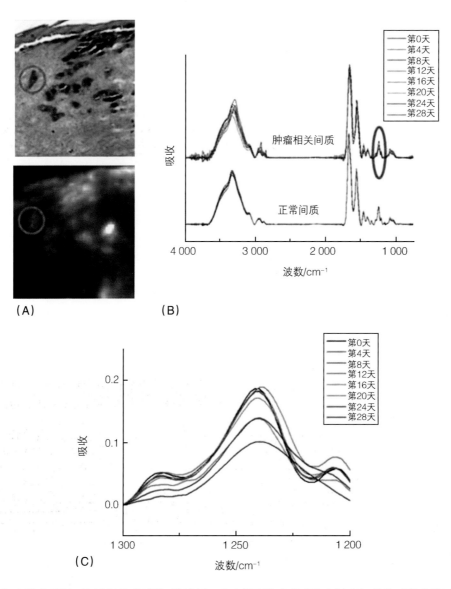

图 18.3　正常组织和肿瘤(黑色素瘤)相关基质的时间行为。(A)提取肿瘤(红圈)和肿瘤相关基质的光谱区域用以分析时间变化。(B)正常和肿瘤相关基质光谱分析显示两者之间存在差异,尤其 1 200~1 300cm⁻¹(蓝圈)区域。(C)1 200~1 300cm⁻¹ 区域光谱细节提示生化改变可能发生于第 16 天左右
来源:Kong R,Reddy RK,Bhargava R. Characterization of tumor progression in engineered tissue using infrared spectroscopic imaging. The Analyst 2010;135(7):1569-78.

多光子显微镜与自体荧光

荧光是各种化学基团吸收光并立即发射光的过程,从20世纪以来一直是科学界持续关注的现象。荧光显微技术最早出现于20世纪10年代,并在随后几十年中经历了重大改进。组织自发荧光是由各种细胞和细胞结构中内源性荧光团发出的自然光,显微镜下可见。自体荧光信号可从新鲜取材组织中传递重要的生化和组织结构信息,而无需常规组织学制备过程中耗时的固定和染色过程。正如Britton Chance在20世纪70年代开始的开创性工作中所述[38],内源性自体荧光信号光谱分析可提供传统HE染色不能提供的组织生理和病理信息[39,40]。

可见光和近紫外(ultraviolet,UV)常被用以体外激发内源性信号,但其穿透深度有限限制了单光子、传统荧光技术。然而,当检查切除的皮肤样本时,这种限制可能不是问题,样本需要特别放置使得激发光可及所有深度并且发射光可被采集。然而,在体采用表面照明并检测几何图形以达皮下层次,常使用IR波段的激发光,因该光谱段吸收和散射效应更低。为了采用透皮波长光来激发荧光团,已经开发了双光子或多光子技术(图18.4)。近有综述对多光子显微镜和其他技术的进展进行综述,为进展提供了有用指导[41];也有文章总结了多光子和SHG光学成像领域最新发展(和挑战)也是有价值的资源[42]。

双光子激发荧光

双光子激发荧光(two-photon excited fluorescence,TPEF)成像由Denk,Strickler和Webb在20世纪90年代早期发明,使用了高通量光束中可几乎同时到达目标分子的两个光子。这两个光子结合起就如同一个能量更高(波长更短)的光子一样将电子激发到更高的状态[43]。TPEF较单光子技术(如使用可见光和紫外光作为激发源的共聚焦显微镜)更少引起光漂白和光损伤[44-46]。近红外光能够穿透组织达1mm,故TPEF更适合用于需深部分辨率的较深组织的成像[43,47,48]。然而,当电子衰变至基态时所发射光子往往在可见范围,并且光子必须穿过可能散射或吸收其能量的结构才能被收集,因此获取信号(输出)比激发信号(输入)更具有挑战性。

"单色"TPEF在亚细胞分辨率水平可有效生成图像,可提供常规组织学检查的大部分结构信息,生成体外诊断质量水平的图像[49]。在后续章节,我们将着重于探索TPEF信号的特定光谱成分除了提供高质量的形态组织学之外,是否可以提供另外的或者更细微的细胞信息。

TPEF结合激发-发射光谱分析最初采用点探针进行[50],可拓展产生定性并定量描述皮肤结构的图像。在人离体皮肤中可产生荧光信号的特定成分包括角质形成细胞中的色氨酸(发射峰,425nm)、弹性蛋白(475nm)[51]、烟酰胺腺嘌呤二核苷酸[(磷酸)NAD(P)H(475nm)][52]、角质层中的角蛋白[53]和黑色素(550nm)[54,55](图18.5和图18.6)。对裸鼠皮肤自体荧光分子研究发现皮脂和黄素蛋白也具有潜在作用[56],但作者提醒,较难单独确认光谱分配。2008年一份有趣的报告描提及在表皮中存在单光子或双光子激发的类似但不重叠的光谱[57]。值得注意的是,饮食中有叶绿素的小鼠皮肤中可累积红色荧光团。测量荧光强度区分恶性和非恶性病变,但似乎仍然需要其他关于细胞大小、形状和聚集的形态学信息[58,59]。

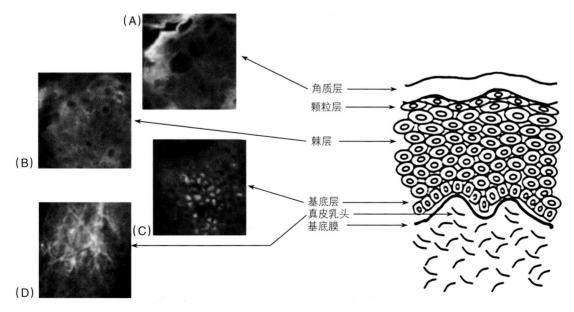

图18.4　人体皮肤的基本生理学和相应皮肤层次双光子图像。(A)5μm处角质层处。(B)20μm处棘层。(C)35μm处基底层。(D)75μm处真皮。图像采用标本外2mW光源

来源:Laiho LH,Pelet S,Hancewicz TM,Kaplan PD,So PT. Two-photon 3-D mapping of ex vivo human skin endogenous fluorescence species based on fluorescence emission spectra. J Biomed Opt 2005;10(2):024016.

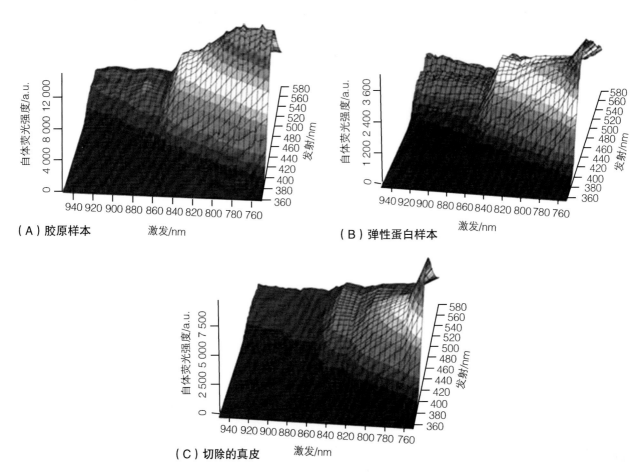

（A）胶原样本　　　激发/nm

（B）弹性蛋白样本　　　激发/nm

（C）切除的真皮　　　激发/nm

图 18.5　纯化胶原样本（A）、纯化弹性蛋白样本（B）和切除的人真皮（C）的三维激发 - 发射矩阵图。a.u.，任意单位
来源：Chen J，Lee A，Zhao J，et al. Spectroscopic characterization and microscopic imaging of extracted and in situ cutaneous collagen and elastic tissue components under two-photon excitation. Skin Res Technol［Official Journal of International Society for Bioengineering and the Skin（ISBS）［and］International Society for Digital Imaging of Skin（ISDIS）［and］International Society for Skin Imaging（ISSI）］2009；15（4）：418-26.

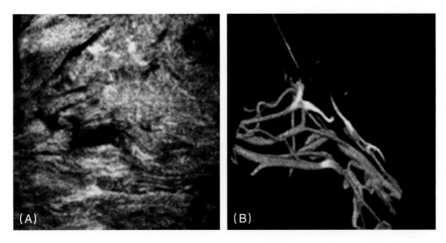

图 18.6　胶原（A）信号的真皮三维重建（发射波长为 400nm），弹性蛋白（B）的真皮三维重建（发射波长为 475nm）
来源：Laiho LH，Pelet S，Hancewicz TM，Kaplan PD，So PT. Two-photon 3-D mapping of ex vivo human skin endogenous fluorescence species based on fluorescence emission spectra. J Biomed Opt 2005；10（2）：024016.

黑色素

黑色素显然是一种重要的皮肤成分,并且与黑色素瘤发生相关(可能为因果关系)[60]。不幸的是,至少对于图像科学家而言,黑色素在可见光范围内激发时并不是自发荧光(或者只是非常微弱的自体荧光),尽管通过将过氧化物与紫外线照射相结合,可诱导黑色素出现明显的亮黄色光自体荧光[61]。但经飞秒脉冲激发或单光子 NIR 照射黑色素可出现原始的自体荧光[62,63]。黑色素自体荧光可经双光子逐步激发诱导,即两个光子到达之间存在短暂间隔,而激发其他细胞荧光团则需激发几乎同时发生,与之相反。在纳秒照射、相对较低总光子通量条件下,较易检测到黑色素的自发荧光,并且有趣的是,恶性黑色素瘤的黑色素峰值发射不同于良性痣,可能因褐黑素和真黑素作用不同所致[64]。已有研究采用利用泵浦 - 探针成像增强光谱信号以划分黑色素的分布。(参见下文泵浦探针显微术部分)。

双光子激发荧光与活性氧

TPEF 可用于光谱检测 UVB 照射产生的活性氧(reactive oxygen species,ROS)。技术中采用了指示剂二氢罗丹明123,与多种 ROS 相互作用后具有荧光[65]。但该领域重要和令人担忧的现象是,常用 UV 阻隔剂经 UVB 照射可能较未使用阻隔剂皮肤产生更多的 ROS,因此较为矛盾的可能增加皮肤癌的风险[66],尽管目前流行病学证据尚不足以支持这一假说[67]。TPEF 自体荧光成像的一个主要缺陷是细胞核不能产生稳定的荧光信号[68]。因此,在大多数研究中,未染色细胞核表现为无荧光空洞,这对于习惯在 HE 图像中将细胞核作为阳性染色物的观察者(即病理学家)是一个挑战(这不同于与主题范围外的紫外线范围中 DNA 吸收诱导产生光声信号的技术)[69]。

二次谐波成像与双光子激发荧光结合

内源自发荧光光谱缺乏独特的特征,既弱且宽,即使结合多光谱分析将荧光混合分离成单个组分也是一个挑战。幸运的是,SHG 可以提供结构成分的高分辨率细节,常用以和多光子荧光显微镜结合[47,48]。二次谐波(亦称倍频)是一种非线性光学现象,是这一成像方式的基础。当两个相同频率光子同时通过可极化非中心对称材料(如胶原)时结合生成单个新光子时可产生二次谐波信号。该新光子能量是原来的两倍而波长减半[48,70,71]。

1974 年,Hellwarth 和 Christensen 首次将 SHG 用于显微镜[72],Sheppard 等人做了进一步改进[73]。生物学上首次应用 SHG 是 1986 年 Freund 等人用以研究大鼠尾腱胶原纤维的组织和结构[74]。

SHG 和 TPEF 所需的激光器和光路相同,SHG 胶原激发的最佳照射波长在 810nm 左右,TPEF 激发最佳照射波长为750~850nm[47,48,70,75-77]。因此,无需外部染色即可生成皮肤重要组分的高分辨率三维图像。此外,先进的偏振方法可提供胶原纤维结构额外详细的分子信息[78]。另外值得注意的是,平价的液晶偏振器件、非相干照明和简单的宽场光学器件可实现双折射成像,与 SHG 薄层切片组织成像类似[79]。

一些非肿瘤相关研究将 SHG 与 TPEF 相结合。有研究将之用于评估离体人正常皮肤和增生性瘢痕组织中胶原和弹性蛋白纤维结构[48](图 18.7)。正常皮肤中的胶原有序排列,而增生性瘢痕组织中胶原排列相对紊乱,形成明显漩涡。增生性瘢痕中的弹力纤维异常丰富并碎片化。还可以测定胶原纤维间距、弹性纤维直径以及胶原蛋白 / 弹性蛋白比例等更多信息。Lin 等人发现正常皮肤和增生性瘢痕的胶原蛋白 / 弹性蛋白比例存在明显差异,其可作为评估皮损严重程度和 / 或随访治疗反应的指标[80]。TPEF 和 SHG 的另一个潜在应用在于皮肤科和 / 或整形外科手术,可确保完全切除纤维组织而尽量减少切除健康组织[48]。

TPEF 成像、SHG 和光谱分析的结合可提供胶原、弹性蛋白、烟酰胺腺嘌呤二核苷酸(nicotinamide adenine dinucleotide,NADH)和黄素腺嘌呤二核苷酸(flavin adenine dinucleotide,FAD)的生物化学和形态学信息,可用以评估真皮改变为主的皮肤疾病。具有 TPEF 的 SHG 可用作追踪皮肤疾病治疗反应的临床相关标记,尤其是皮肤纤维化疾病,包括增生性瘢痕、瘢痕疙瘩和慢性移植物抗宿主病。此外,线粒体变化领域研究人员对采用 TPEF 和 SHG 信号检测和定量 NADH 或 FAD 感兴趣。例如,如 NADH 和 FAD 信号(分别对应峰值为 470nm 和 530nm)可测,NADH/FAD 比值即为成纤维细胞代谢状态的良好指标[81]。然而,标准化测定离体皮肤样本中的代谢物荧光技术仍存在方法学问题。样本可能已经缺血和 / 或在盐水或缓冲液中 4~37℃保存了不同时间。如 Thomas 等人所报告的,离体测量与体内测量之间结果之间的关系仍需进一步确定[42]。

较多恶性疾病中胶原密度和纤维排列特性可出现变化。研究发现良、恶性乳腺组织周围胶原纤维排列的主要方向存在显著差异[82,83];各种皮肤癌周围胶原可有特征性的碎裂和无序[84]。组合 TPEF 信号和 SHG 信号并研究不同计算强度比值的差异,可建立正常皮肤和 / 或恶性肿瘤中的不同指标。当将这两种方法用于同一标本时,真皮中 TPEF 的荧光信号主要源自弹性蛋白,而 SHG 图像信号只源自胶原纤维。食管肿瘤生成中,因胶原断裂导致 SHG 信号缺失,故胶原 / 弹性蛋白比值降低[85]。然而,因不同上皮性肿瘤中胶原表型不一,该领域较为复杂。未来研究人员可能尝试使用 TPEF 和 SHG 来研究各种皮肤纤维化疾病以及作为监测治疗反应的工具,因为除了活检之外,没有更好的方法或成像方式来获得胶原信息。胶原异常且可能伴弹性蛋白改变在生物学上较为重要,并且可在肿瘤发展后期细胞形态学发生改变前被光学设备所检测到。

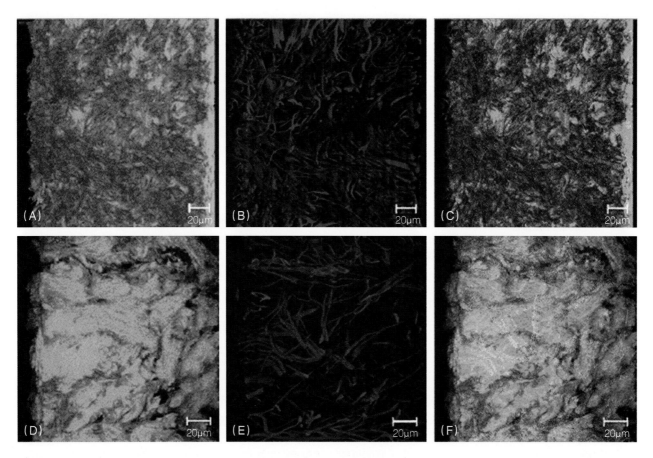

图 18.7　增生性瘢痕组织和正常皮肤真皮中胶原和弹力纤维的三维 (3D) 图像。(A) 增生性瘢痕组织中 3D 胶原 SHG 图像 (绿色)。(B) 增生性瘢痕组织中 3D 弹力纤维双光子激发荧光 (TPEF) 图像 (红色)。(C) 将图 A 和 B 叠加后的高对比度 TPEF/SHG 图像。(D) 正常皮肤真皮 3D 胶原 SHG 图像 (绿色)。(E) 正常皮肤组织弹力纤维 3D TPEF 图像 (红色)。(F) 将图 D 和 E 叠加后的高对比度 TPEF/SHG 图像

来源：Chen G, Chen J, Zhuo S, et al. Nonlinear spectral imaging of human hypertrophic scar based on two-photon excited fluorescence and second-harmonic generation. Br J Dermatol 2009；161 (1)：48-55.

荧光寿命成像

　　荧光寿命成像 (fluorescence lifetime imaging, FLI) 是一种相对较新的技术，其特征在于通过起始和衰减时间参数表征荧光发射，而非荧光强度。虽然荧光寿命的概念已经认识和研究了几十年，但直到 1988 年，它才首次被 König 等人应用于显微成像，当时各种技术进步使得 FLI 相当复杂的数据计算和分析过程可行[86,87]。使用 FLI 获得的图像实质上是脉冲激光激发后逐个像素测量的荧光寿命图 (荧光团群体经历指数衰减所需的时间)。衰变率和荧光寿命是样品的固有性质，并且在很大程度上与激发条件，例如激发光波长、激发持续时间和荧光团浓度无关[86,88,89]。

　　与发射光谱一样，荧光寿命可能受局部环境因素的影响，包括溶剂组成、pH 值以及传递给其他分子的能量，但如考虑潜在的干扰，则可能传递额外信息。这些独特的特征使得 FLI 成为评估组织组成和功能有价值的工具[88]。当 FLI 用于探索离体真皮组成的时候可将通衰变曲线解离为主要组成，可获得一些此前经多光子显微镜和 SHG 所得的关于胶原和弹性蛋白含量和分布的研究结果[90-92]。由于受蛋白降解、小分子代谢改变以及标本切除、储存和固定技术的影响，在体人体皮肤与离体组织样本相比可能存在差异，因此需进一步的研究来全面表征在体人体皮肤。

　　FLI 的仪器较为复杂，因其涉及脉冲激发、时间分辨检测和所有先进的显微技术，故需要精细安装与解读[93]。为获得荧光寿命的信息，可使用单光子或多光子激发显微镜，多倾向于选择多光子因其分辨率较高[86]。原则上，多光子荧光寿命 (multiphoton fluorescence lifetime, MFLT) 成像类似于 TPEF，但是可能涉及 2 个 (或更多) 光子激发事件以产生时间分辨自体荧光发射[50,53,94-96]。

　　Dimitrov 等人使用"传统"多光子荧光光谱成像来分析各种皮肤病变，并检测到良性和恶性黑色素细胞皮损之间的光谱差异[49]。光谱荧光分析发现所有黑色素细胞性皮损峰值均在约 470nm 处，而恶性黑色素瘤在 550nm 附近荧光发射增加[49,97]。800nm 处选择性荧光激发显示恶性黑色素瘤中存在不典型、多形性和高亮的黑色素细胞。角质形成细胞和黑色素细胞的分布对应于传统组织病理切片表现。然而，从测量荧光寿命衰减中还可以获得额外信息；这些信息依赖

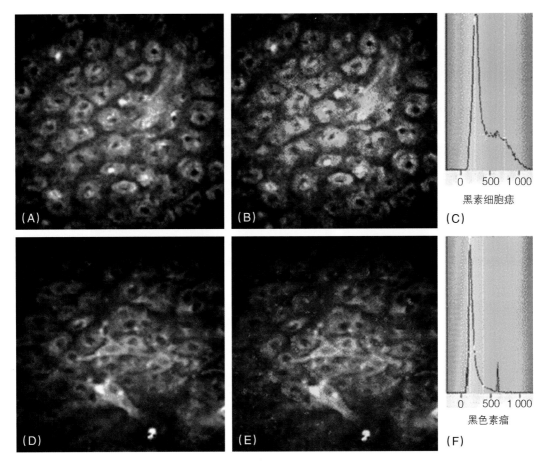

图 18.8　不同皮损的伪彩编码荧光寿命图像（B 和 E）和相应的强度图像（A 和 D）。（B）色素痣。（E）黑色素瘤。（C 和 F）寿命分布直方图。颜色范围：−250ps（红色）~1 250ps（蓝色）。激发波长：760nm

来源：Dimitrow E，Riemann I，Ehlers A，et al. Spectral fluorescence lifetime detection and selective melanin imaging by multiphoton laser tomography for melanoma diagnosis. Exp Dermatol 2009；18（6）：509-15.

于细胞内黑色素的数量。这些发现证明，尽管形态学参数仍是诊断过程的重要部分，MFLT 可为鉴别黑色素瘤、正常皮肤和非恶性皮肤疾病提供重要的附加参数，潜在提高活检结果准确性[49]（图 18.8）。

因 BCC 荧光寿命更长，Patalay 等人将 MFLT 用以鉴别正常角质形成细胞和 BCC 角质形成细胞，其灵敏度和特异性分别为 79% 和 93%。该结果提示 MFLT 是一种可用做辅助组织病理学诊断的无创成像方法[92]（图 18.9）。

将 MFLT 拓展用于在体仍具一定挑战，包括皮肤有限的成像深度、患者年龄影响以及较长的图像采集时间[92]。表面不规则区域如耳朵，用 MFLT 成像也是一个挑战[97]。然而，未来增强光谱分析算法可能使得图像采集完全自动化，减少处理时间。

泵浦探针显微技术

泵浦探针显微技术是另一种新兴的非线性技术，可提供高分辨率、深度分辨的分子成像。这种技术的主要优点是，除了传统非线性方法外，它还提供了许多光与物质相互作用的途径。泵浦探针显微术不仅可以如 TPEF 一样产生新颜色的光。相反，泵浦探针显微术通过监测由泵浦束对样品光学性质（如基态漂白、激发态吸收和受激辐射）的影响所引起的探测光束振幅的变化来收集分子信号。此外，这些激发态和基态的超快（飞秒到皮秒）寿命可由门控技术评估。这种方法与其他非线性方法具有同样优点，如散射和切片固有深度的鲁棒性（稳定性）。实际应用中，泵浦探针显微镜类似于标准激光扫描显微镜。系统中的主要变化包括两种颜色共存、泵的调制（如 2MHz）和锁定检测[98,99]。而随着进一步对划定波长的要求，可使用一些更为简单的仪器。

泵浦探针显微镜可以观察黑色素的生化组成及其对疾病的反应。例如，超快寿命不仅对黑色素种类（真黑素和褐黑素）敏感，也对氧化状态、金属含量和聚集体大小敏感[100]。这种方法已被用于薄层、未染色活检切片的成像以鉴黑色素瘤与皮肤黑色素细胞痣[101]、结膜黑色素瘤与原发性获得性黑变病[101]，并且为研究侵袭性皮肤黑色素瘤转移潜能提供新观点[102]。将之拓展至亚细胞水平研究，Simpson 等人可用之鉴别恶性黑色素细胞和非恶性巨噬细胞来源的噬色素细胞[101]。尽管该方法极具潜力，但真黑素/褐黑素比例的临床重要性仍需进一步研究确定。

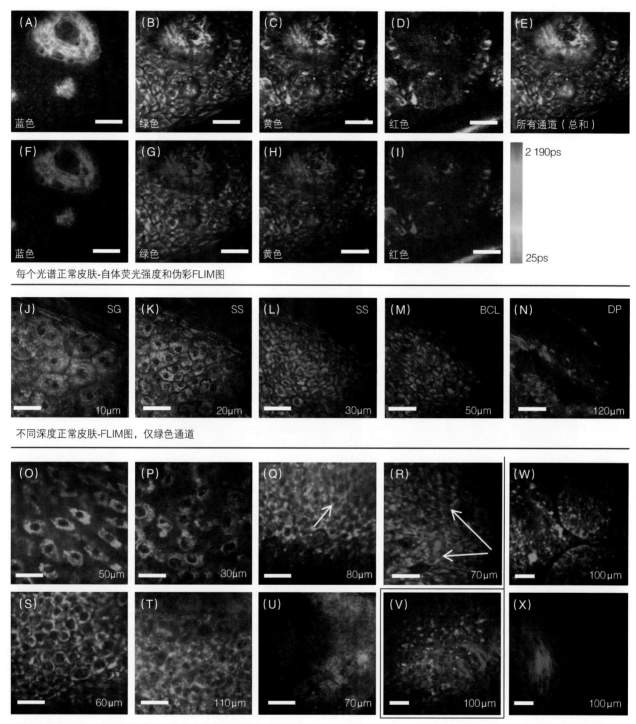

每个光谱正常皮肤-自体荧光强度和伪彩FLIM图

不同深度正常皮肤-FLIM图，仅绿色通道

基底细胞癌-形态，绿色通道（O~U，W）和蓝色通道（V，X）

图 18.9　正常皮肤和基底细胞癌（BCC）的多光谱荧光强度和荧光寿命图像。（A~I）正常皮肤接近真皮乳头处 110μm 深度所有光谱通道的单个视野荧光强度和伪彩荧光寿命图。（J~N）正常皮肤样本绿色通道不同深度的荧光寿命图。（O~U）绿色通道采集的荧光寿命图像显示了多光子成像中 BCC 的视觉结构特征。（V）BCC 蓝色通道的荧光寿命图像。（W，X）BCC 瘤巢绿色和蓝色通道配对荧光寿命图。标尺 =25μm。BCL，基底细胞层；DP，真皮乳头；FLIM，荧光寿命成像显微镜技术；SG，颗粒层；SS，棘层

来源：Patalay R，Talbot C，Alexandrov Y，et al. Multiphoton multispectral fluorescence lifetime tomography for the evaluation of basal cell carcinomas. PLoS One 2012；7（9）：e43460.

拉曼光谱

印度物理学家拉曼（C.V. Raman）首次发现了非弹性光散射特性，因其巨大贡献故命名为拉曼效应。1928 年，拉曼博士因这一发现获得了诺贝尔奖，并为依据测量振动和旋转化学特性研究分子特征又一重要方法的发展奠定了基础[103]。对于生物样品，拉曼光谱通常利用 NIR 波长区域激用与样品相互作用，引起能量交换和激光束的散射。能量变化的差异取决于样品生化组成，可记录样品的化学完整性[104]、水合状态[105]和氧化应激[106]等信息。

拉曼光谱一个极具潜能的应用是监测和示踪经皮给药。目前胶带剥离技术是金标准。采用胶带逐步移除角质层，再使用不同分析方法测量渗透的药物量。然而，胶带剥离有创、可重复性有限并且不能实时示踪药物渗透[107]。拉曼光谱可无创、无标记地实时表征颗粒（药物）的穿透行为，体外和体内临床试验中可代替胶带剥离[108,109]。

研究人员已经采用拉曼光谱示踪了水和 β- 胡萝卜素在离体人体皮肤中的扩散[110]。拉曼信号在深达皮下 40μm 仍可见，包括了角质层及 LE 上层。HE 染色人类皮肤样本可用作拉曼光谱图像的参考图。角质层的拉曼信号大多无荧光，而可见区域 LE 深部存在大量干扰荧光，可能具有一定局限性。水扩散实验结果表明水在组织样本中均匀分布。而 β- 胡萝卜素扩散实验显示因其高亲脂性和低皮肤渗透性，后在组织样本初始 10μm 内存在扩散梯度，但之后迅速消失[111]。拉曼光谱学还用于示踪和观察小颗粒在角质层和 LE 上部的扩散，这较为重要，因角质层是经皮给药的主要障碍之一[112]。

十二烷基硫酸钠（Sodium dodecyl sulfate，SDS）是许多护肤品中广泛使用的成分，但人们对其分布也有兴趣，因研究报道 SDS 可增加经皮水分丢失，并引起刺激和炎症[113-115]。Mao 等人使用拉曼和 IR 光谱成功示踪了 SDS 在人和猪皮肤中的渗透（图 18.10）。作者认为，猪皮角质层中堆积的脂

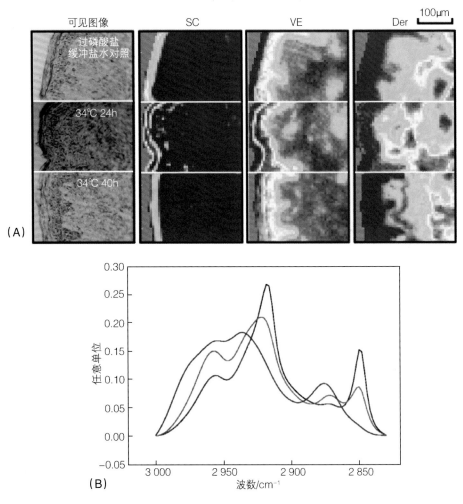

图 18.10 （A）显微图像和因子分析评分图像（色彩评分：红色 > 黄色 > 蓝色）在磷酸盐缓冲盐水（PBS）对照组（34℃处理 24 小时）、酰基链过氘化十二烷基硫酸钠（SDS-D25）（34℃处理 24 小时和 40 小时）处理组中显示了人体皮肤不同区域，皮肤表面在每张图片左侧，在 CeH 拉伸区域（2 830~3 000cm⁻¹）进行因子分析。（B）以下人类皮肤区域的因子负荷为高分：Der，真皮（蓝色）；SC，角质层（黑色）；VE，活性表皮（红色）

来源：Mendelsohn R，Walters RM. Imaging the distribution of sodium dodecyl sulfate in skin by confocal Raman and infrared microspectroscopy. Pharm Res 2012;29(8):2189-201.

质较人皮肤脂质更无序、更易扩散[116]。

也有研究采用拉曼光谱观察了不同分子量透明质酸（hyaluronic acid，HA）制剂在人皮肤样品中的特征和扩散，与预想一致，扩散速率与分子量成反比[117]。因许多皮肤护理产品均基于透明质酸，故更了解 HA 在皮肤中的扩散特性有用[118,119]。

拉曼光谱和皮肤肿瘤

除了用于给药研究外，拉曼光谱还可提供高质量信息以鉴别正常组织与肿瘤组织。在一项研究中，采用 329 拉曼光谱检测了 20 名患者的皮肤样本，建立了用拉曼光谱鉴别 BCC 与健康组织的分类模型。并采用另 6 个皮肤样本盲测了分割各种组织区域（如 BCC、表皮或真皮）分类模型的主要标准。该分类模型敏感性和特异性评分别为 90% 和 85%[120]，所生成的伪彩分类图像对应于组织病理学结果。本研究证实拉曼光谱可以从离体健康组织中检测或诊断 BCC，意即该技术可能可用于在体诊断和监测 BCC。

拉曼光谱的发展

图像采集时间较长是传统拉曼光谱用于大型组织标本的一个关键限制。Rowlands 等人发现了一种可缩短原处理时间 30 倍的高时效采样方法[121]。对组织上的选择点进行采样，并且基于样本点差异的算法确定是否需要附加点。该技术尤其适用于标本中有大面积均质肿瘤或边界清晰区域内的特定细胞。伪彩图像与组织病理学关联良好，并保留了足够的光谱信噪比以识别单个组织结构。

相干反斯托克斯拉曼光谱（coherent anti-Stokes Raman spectroscopy，CARS）是一种利用配对激光束产生相干信号的技术，其产生的信号显著强于传统拉曼信号[122]。Marks 等人利用 CARS 结合非线性干涉振动成像[123]（图 18.11）研究了离体猪皮肤的分子组成，发现可明确分辨真皮、表皮和基质，以及脂肪细胞脂质与皮脂腺脂质[124]。许多离体以及体

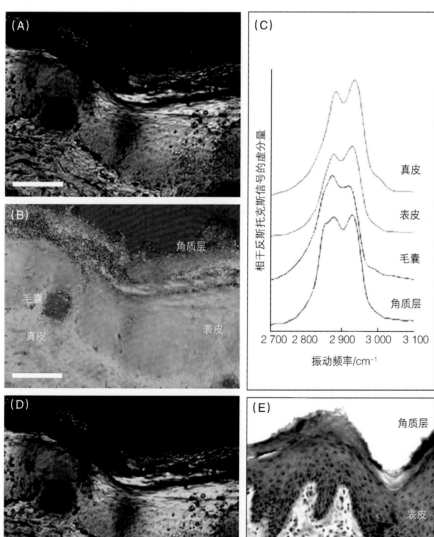

图 18.11　皮肤组织的分子成像。(A) 强度图像（总集成光谱功率）。(B) 非线性干涉振动成像（NIVI）复合物，显示角质层（SC），表皮（epi），真皮（der）和毛囊（fol）。(C) 通过聚类分析所得 B 中各区域的 NIVI 光谱。每个光谱是是单个区域内 20 像素 × 20 像素中所有组成的平均光谱。(D) NIVI 图像同时显示了结构和分子组成。(E) 同区域切片的 HE 组织学，标尺 =100μm。CARS，相干反斯托克斯拉曼光谱

来源：BenalcazarWA，Boppart SA. Nonlinear interferometric vibrational imaging for fast label-free visualization of molecular domains in skin. Anal Bioanal Chem 2011;400(9):2817-25.

比例尺 =100μm

内应用都成为可能[125],更高速拉曼显微镜方法可进一步扩展其应用[126]。拉曼光谱的一个局限在于成像深度相对较浅,可经使用高功率激光器和增加组织样本暴露时间来解决,但因光漂白和/或水份丢失,样本的化学完整性发生改变。

计算分析工具

计算分析的工具和方法在不断改进,因其需要强大的计算机能力和处理时间来输出光谱信息。例如,分析 TPEF 数据依赖于自发荧光和 SHG 信号的强度差异,而 MFLT 则取决于所需研究底物的内在特性。由于分析算法的局限性,识别和分割类似的荧光信号可能具有挑战性,导致重要光谱信息的丢失。本节着重介绍了一些不同分析工具的新进展,以增强各种光谱模式。

线性拆分

分析多个重叠光谱特征最常用的方法是 Zimmerman 等人所描述的线性拆分,他强调了噪声、光谱通道宽度(分辨率)和具有精度的相对信号强度[127]。这些方法,需精确将端元光谱形状推算至可分区的单个信号。但很难总提先知道所有光谱成分的形状。各种自动化或半自动化方法已在应用,效果不一。这些方法包括应用多种条件限制后可改进的盲源分离[128],以及用于手动或半自动"消减"相互污染光谱以评估纯组分的方法[129]。其他方法可参考 Thomas 等人的综述[42]。

相量分析

最近新出现的光谱相量分析可以简化和改进复杂光谱图像的分析[130]。光谱相量分析中傅里叶变换被作为"相量图",用图形表示或"映射"光谱特性,其优点在于后续计算只需简单算术运算即可拆分光谱通道(图 18.12)。相量分析可用于检测活体人类皮肤,可用以分割结构如 SC、LE、黑素化表皮细胞以及真皮胶原的 SHG 信号。并可准确区分无黑素表皮细胞与含黑素表皮细胞、以及包括 NAD(P)H、角蛋白、FAD、黑素、胶原和弹性蛋白的自体荧光种类[131]。另一研究小组报道了可使用基于相量的方法区分表皮中真黑素与巨噬细胞中真黑素[101](图 18.13)。

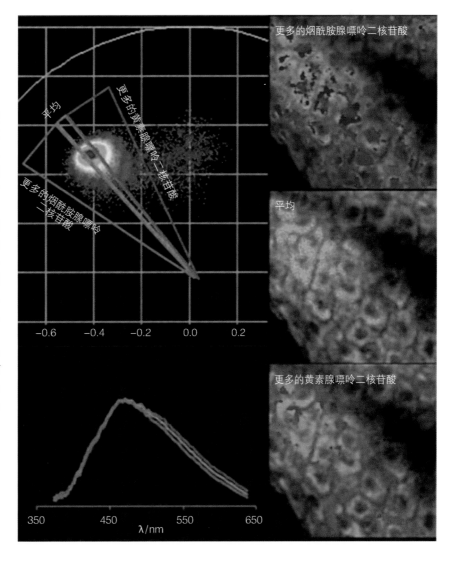

图 18.12 人体皮肤表皮细胞光谱相量图(最小晒黑量)。三个目标区域(ROI)(蓝色,主要是 NADH;绿色,平均;红色,主要是 FAD)包括平均光谱。这些 ROI 的像素在相应灰阶强度图用相应颜色标示。实验条件:激发功率 =20mW,采集时间 =128 毫秒/像素(每张图 6.5 秒),激发波长 760nm。检测窗口 700nm(通道 1)~350nm(通道 128),波长与基于棱镜的光谱仪中通道数成非线性关系。FAD,黄素腺嘌呤二核苷酸;NADH,烟酰胺腺嘌呤二核苷酸

来源:Fereidouni F,Bader AN,Colonna A,Gerritsen HC. Phasor analysis of multiphoton spectral images distinguishes autofluorescence components of in vivo human skin. J Biophotonics 2014;7(8):589-96.

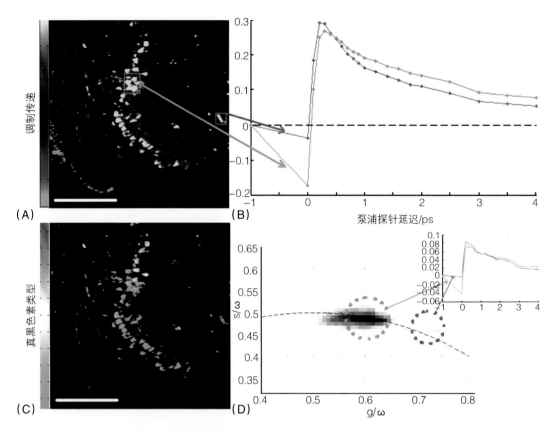

图 18.13　巨噬细胞中黑色素与表皮黑色素区别。(A)300 飞秒泵浦探针延迟的恶性黑素瘤成像。皮肤表面在外科蓝色墨水标记的左侧。伪彩图示信号标记：黄色为阳性，蓝绿色为阴性。(B)图 A 中相应颜色的两个目标区域延迟痕迹的平均。(C)图 A 采用 0.1 TH 相量分析重新着色。(D)六张图中所有像素的相量图，包括表皮和巨噬细胞的黑素。图 C 中像素据其所在群体采用品红或蓝绿色表示（如两者皆有则将颜色组合）。嵌入图表显示是六张图中每个群体像素的平均光谱。标尺 =100μm

来源：Simpson MJ，Wilson JW，Phipps MA，Robles FE，Selim MA，Warren WS. Nonlinear microscopy of eumelanin and pheomelanin with subcellular resolution. J Invest Dermatol 2013；133（7）：1822-6.

去噪

　　因许多光谱成像技术都需要尽快地多通道采集，实现良好的信噪比是一个挑战。幸运的是，降噪数学[126]新近出现一些进展，使其非常适用于光谱数据集。光谱特征的自动检测经预先（准确）去噪可显著提高。

结论

　　光谱成像评估人源和动物模型来源的离体健康皮肤和皮肤疾病状态已经取得了较好的临床前研究结果。与采用肉眼或传统光学显微镜观察常规组织病理学标本相比，这些繁多类型的显微镜技术可提供重要、新颖且可解读的数据来帮助临床医生和科学家更好的理解、诊断和治疗皮肤疾病。

将新的成像方法与适当的计算机算法相结合，可以尽可能减少所需时间和劳动力，并增强了观察者之间的一致性。也就是说，一些实际的注意事项更为有序。从实验室证明到临床使用的路途充满困难，只有少数已商业化和被使用，比如，还未被充分证实其高特异性和敏感性。与护理标准相比，为提供改善临床结果的证据，实际上需要进行多机构临床试验，但仍不足够。此外，对于"怀疑、保守、成本敏感和繁忙"的临床医生（以及美国食品药品管理局）而言，如能降低价格、实现操作方便以及可简单解释明了这些系统实际如何工作等，才能很好地将光谱成像投入临床使用。

致谢

　　由衷感谢 Francisco Robles，Warren S. Warren，Martin C. Fischer 和 James Mansfield 慷慨的帮助。

（陆凌怡　译，胡凡　校）

参考文献

[1] Tearney GJ, Brezinski ME, Southern JF, Bouma BE, Hee MR, Fujimoto JG. Determination of the refractive index of highly scattering human tissue by optical coherence tomography. Opt Lett 1995;20(21):2258.

[2] Gaudi S, Meyer R, Ranka J, et al. Hyperspectral imaging of melanocytic lesions. The Am J Dermatopathol 2014;36(2):131−6.

[3] Dicker DT, Lerner J, Van Belle P, et al. Differentiation of normal skin and melanoma using high resolution hyperspectral imaging. Cancer Biol Ther 2006;5(8):1033−8.

[4] Li Q, Sun Z, Wang Y, Liu H, Guo F, Zhu J. Histological skin morphology enhancement base on molecular hyperspectral imaging technology. Skin Res Technol 2014;20(3):332−40. Official Journal of International Society for Bioengineering and the Skin (ISBS) [and] International Society for Digital Imaging of Skin (ISDIS) [and] International Society for Skin Imaging (ISSI).

[5] Dicker DT, Kahn N, Flaherty KT, Lerner J, El-Deiry WS. Hyperspectral imaging: a non-invasive method of imaging melanoma lesions in a patient with stage IV melanoma, being treated with a RAF inhibitor. Cancer Biol Ther 2011;12(4):326−34.

[6] Barnhill RL, Argenyi ZB, From L, et al. Atypical spitz nevi/tumors: lack of consensus for diagnosis, discrimination from melanoma, and prediction of outcome. Hum Pathol 1999;30(5):513−20.

[7] Shoo BA, Sagebiel RW, Kashani-Sabet M. Discordance in the histopathologic diagnosis of melanoma at a melanoma referral center. J Am Acad Dermatol 2010;62(5):751−6.

[8] Lodha S, Saggar S, Celebi JT, Silvers DN. Discordance in the histopathologic diagnosis of difficult melanocytic neoplasms in the clinical setting. J Cutan Pathol 2008;35(4):349−52.

[9] Bini J, Spain J, Nehal K, Hazelwood V, DiMarzio C, Rajadhyaksha M. Confocal mosaicing microscopy of human skin ex vivo: spectral analysis for digital staining to simulate histology-like appearance. J Biomed Opt 2011;16(7):076008.

[10] Bautista PA, Yagi Y. Multispectral enhancement method to increase the visual differences of tissue structures in stained histopathology images. Anal Cell Pathol 2012;35(5−6):407−20.

[11] Turner NJ, Pezzone MA, Brown BN, Badylak SF. Quantitative multispectral imaging of Herovici's polychrome for the assessment of collagen content and tissue remodelling. J Tissue Eng Regen Med 2013;7(2):139−48.

[12] Mansfield JR. Multispectral imaging: a review of its technical aspects and applications in anatomic pathology. Vet Pathol 2014;51(1):185−210.

[13] Feng Z, Moudgil T, Cheng A, et al. Utilizing quantitative immunohistochemistry for relationship analysis of tumor microenvironment of head and neck cancer patients. J ImmunoTherapy Cancer 2014;2(Suppl. 3):P258.

[14] Schubert W, Gieseler A, Krusche A, Serocka P, Hillert R. Next-generation biomarkers based on 100-parameter functional super-resolution microscopy TIS. N Biotechnol 2012;29(5):599−610.

[15] Gerdes MJ, Sevinsky CJ, Sood A, et al. Highly multiplexed single-cell analysis of formalin-fixed, paraffin-embedded cancer tissue. Proc Natl Acad Sci USA 2013;110(29):11982−7.

[16] Zrazhevskiy P, True LD, Gao X. Multicolor multicycle molecular profiling with quantum dots for single-cell analysis. Nat Protoc 2013;8(10):1852−69.

[17] Taylor CR, Levenson RM. Quantification of immunohistochemistry−issues concerning methods, utility and semiquantitative assessment II. Histopathology 2006;49(4):411−24.

[18] Wallace MB, Wax A, Roberts DN, Graf RN. Reflectance spectroscopy. Gastrointest Endosc Clin N Am 2009;19(2):233−42.

[19] Garcia-Uribe A, Zou J, Duvic M, Cho-Vega JH, Prieto VG, Wang LV. In vivo diagnosis of melanoma and nonmelanoma skin cancer using oblique incidence diffuse reflectance spectrometry. Cancer Res 2012;72(11):2738−45.

[20] Belenki L, Sterzik V, Schulz K, Bohnert M. Analyzing reflectance spectra of human skin in legal medicine. J Biomed Opt 2013;18(1):17004.

[21] Bohnert M, Schulz K, Belenkaia L, Liehr AW. Re-oxygenation of haemoglobin in livores after post-mortem exposure to a cold environment. Int J Leg Med 2008;122(2):91−6.

[22] Watchman H, Walker GS, Randeberg LL, Langlois NE. Re-oxygenation of post-mortem lividity by passive diffusion through the skin at low temperature. Forensic Sci Med Pathol 2011;7(4):333−5.

[23] Herschel W. Experiments on the refrangibility of the invisible rays of the sun. Phil Trans R Soc Lond 1800;90:284−92.

[24] Lau K, Hedegaard MA, Kloepper JE, Paus R, Wood BR, Deckert V. Visualization and characterisation of defined hair follicle compartments by Fourier transform infrared (FTIR) imaging without labelling. J Dermatol Sci 2011;63(3):191−8.

[25] Derrick MR, Stulik D, Landry JM. Infrared spectroscopy in conservation science. Los Angeles: Getty Conservation Institute; 1999.

[26] Stuart BH. Infrared spectroscopy: fundamentals and applications. Wiley & Sons; 2004.

[27] Vishwasrao HD, Heikal AA, Kasischke KA, Webb WW. Conformational dependence of intracellular NADH on metabolic state revealed by associated fluorescence anisotropy. J Biol Chem 2005;280(26):25119−26.

[28] Leroy M, Lafleur M, Auger M, Laroche G, Pouliot R. Characterization of the structure of human skin substitutes by infrared microspectroscopy. Anal Bioanal Chem 2013;405(27):8709−18.

[29] Ly E, Piot O, Durlach A, Bernard P, Manfait M. Differential diagnosis of cutaneous carcinomas by infrared spectral microimaging combined with pattern recognition. The Analyst 2009;134(6):1208−14.

[30] Ly E, Piot O, Wolthuis R, Durlach A, Bernard P, Manfait M. Combination of FTIR spectral imaging and chemometrics for tumour detection from paraffin-embedded biopsies. The Analyst 2008;133(2):197−205.

[31] Tfayli A, Piot O, Durlach A, Bernard P, Manfait M. Discriminating nevus and melanoma on paraffin-embedded skin biopsies using FTIR microspectroscopy. Biochim Biophys Acta 2005;1724(3):262−9.

[32] Sebiskveradze D, Gobinet C, Cardot-Leccia N, et al. Infrared spectral microimaging: a new tool to characterise the tissue features in skin cancers of melanoma type. In: 1st International Conference on Bioimaging, BIOIMAGING 2014-Part of 7th International Joint Conference on Biomedical Engineering Systems and Technologies, BIOSTEC 2014. Angers, Loire Valley: SciTePress; 2014. p. 59−65.

[33] Kong R, Reddy RK, Bhargava R. Characterization of tumor progression in engineered tissue using infrared spectroscopic imaging. The Analyst 2010;135(7):1569−78.

[34] van Kempen LC, Ruiter DJ, van Muijen GN, Coussens LM. The tumor microenvironment: a critical determinant of neoplastic evolution. Eur J Cell Biol 2003;82(11):539−48.

[35] Childs DTD, Hogg RA, Revin DG, Rehman I, Cockburn JW, Matcher SJ. Sensitivity advantage of QCL tunable-laser mid-infrared spectroscopy over FTIR spectroscopy. Appl Spectrosc Rev 2015;50(10).

[36] Bassan P, Weida MJ, Rowlette J, Gardner P. Large scale infrared imaging of tissue micro arrays (TMAs) using a tunable Quantum Cascade Laser (QCL) based microscope. The Analyst 2014;139(16):3856−9.

[37] Yeh K, Kenkel S, Liu JN, Bhargava R. Fast infrared chemical imaging with a quantum cascade laser. Anal Chem 2015;87(1):485−93.

[38] Chance B. Pyridine nucleotide as an indicator of the oxygen requirements for energy-linked functions of mitochondria. Circ Res 1976;38(5 Suppl. 1):I31−8.

[39] Levitt JM, McLaughlin-Drubin ME, Munger K, Georgakoudi I. Automated biochemical, morphological, and organizational assessment of precancerous changes from endogenous two-photon fluorescence images. PLoS One 2011;6(9):e24765.

[40] Zipfel WR, Williams RM, Christie R, Nikitin AY, Hyman BT, Webb WW. Live tissue intrinsic emission microscopy using multiphoton-excited native fluorescence and second harmonic generation. Proc Natl Acad Sci USA 2003;100(12):7075−80.

[41] Yew E, Rowlands C, So PT. Application of multiphoton microscopy in dermatological studies: a mini-review. J Innov Opt Health Sci 2014;7(5):1330010.

[42] Thomas G, van Voskuilen J, Gerritsen HC, Sterenborg HJ. Advances and challenges in label-free nonlinear optical imaging using two-photon excitation fluorescence and second harmonic generation for cancer research. J Photochem Photobiol B Biol 2014;141:128−38.

[43] Denk W, Strickler JH, Webb WW. Two-photon laser scanning fluorescence microscopy. Science 1990;248(4951):73−6.

[44] Lerner JM, Zucker RM. Calibration and validation of confocal spectral imaging systems. Cytometry A 2004;62(1):8−34.

[45] Buehler C, Kim KH, Dong CY, Masters BR, So PT. Innovations in two-photon deep tissue microscopy. IEEE Eng Med Biol Mag 1999;18(5):23−30.

[46] Xu C, Zipfel W, Shear JB, Williams RM, Webb WW. Multiphoton fluorescence excitation: new spectral windows for biological nonlinear microscopy. Proc Natl Acad Sci USA 1996;93(20):10763−8.

[47] Chen J, Lee A, Zhao J, et al. Spectroscopic characterization and microscopic imaging of extracted and in situ cutaneous collagen and elastic tissue components under two-photon excitation. Skin Res Technol 2009;15(4):418−26.

[48] Chen G, Chen J, Zhuo S, et al. Nonlinear spectral imaging of human hypertrophic scar based on two-photon excited fluorescence and second-harmonic generation. Br J Dermatol 2009;161(1):48−55.

[49] Dimitrow E, Ziemer M, Koehler MJ, et al. Sensitivity and specificity of multiphoton laser tomography for in vivo and ex vivo diagnosis of malignant melanoma. J Invest Dermatol 2009;129(7):1752−8.

[50] Masters BR, So PT, Gratton E. Multiphoton excitation fluorescence microscopy and spectroscopy of in vivo human skin. Biophys J 1997;72(6):2405−12.

[51] Konig K, Schenke-Layland K, Riemann I, Stock UA. Multiphoton autofluorescence imaging of intratissue elastic fibers. Biomaterials 2005;26(5):495−500.

[52] Huang S, Heikal AA, Webb WW. Two-photon fluorescence spectroscopy and microscopy of NAD(P)H and flavoprotein. Biophys J 2002;82(5):2811−25.

[53] Pena A, Strupler M, Boulesteix T, Schanne-Klein M. Spectroscopic analysis of keratin endogenous signal for skin multiphoton microscopy. Opt Express 2005;13(16):6268−74.

[54] Laiho LH, Pelet S, Hancewicz TM, Kaplan PD, So PT. Two-photon 3-D mapping of ex vivo human skin endogenous fluorescence species based on fluorescence emission spectra. J Biomed Opt 2005;10(2):024016.

[55] Hoffmann K, Stucker M, Altmeyer P, Teuchner K, Leupold D. Selective femtosecond pulse-excitation of melanin fluorescence in tissue. J Invest Dermatol 2001;116(4):629−30.

[56] Radosevich AJ, Bouchard MB, Burgess SA, Chen BR, Hillman EM. Hyperspectral in vivo two-photon microscopy of intrinsic contrast. Opt Lett 2008;33(18):2164−6.

[57] Zheng W, Wu Y, Li D, Qu JY. Autofluorescence of epithelial tissue: single-photon versus two-photon excitation. J Biomed Opt 2008;13(5):054017.

[58] Paoli J, Smedh M, Wennberg AM, Ericson MB. Multiphoton laser scanning microscopy on non-melanoma skin cancer: morphologic features for future non-invasive diagnostics. J Invest Dermatol 2008;128(5):1248−55.

[59] Paoli J, Smedh M, Ericson MB. Multiphoton laser scanning microscopy: a novel diagnostic method for superficial skin cancers. Semin Cutan Med Surg 2009;28(3):190−5.

[60] Morgan AM, Lo J, Fisher DE. How does pheomelanin synthesis contribute to melanomagenesis? Two distinct mechanisms could explain the carcinogenicity of pheomelanin synthesis. Bioessays 2013;35(8):672−6.

[61] Elleder M, Borovansky J. Autofluorescence of melanins induced by ultraviolet radiation and near ultraviolet light. A histochemical and biochemical study. Histochem J 2001;33(5):273−81.

[62] Kerimo J, Rajadhyaksha M, DiMarzio CA. Enhanced melanin fluorescence by stepwise three-photon excitation. Photochem Photobiol 2011;87(5):1042−9.

[63] Chen R, Huang Z, Lui H, et al. Monte Carlo simulation of cutaneous reflectance and fluorescence measurements: the effect of melanin contents and localization. J Photochem Photobiol B, Biol 2007;86(3):219−26.

[64] Leupold D, Scholz M, Stankovic G, et al. The stepwise two-photon excited melanin fluorescence is a unique diagnostic tool for the detection of malignant transformation in melanocytes. Pigment Cell Melanoma Res 2011;24(3):438−45.

[65] Hanson KM, Clegg RM. Observation and quantification of ultraviolet-induced reactive oxygen species in ex vivo human skin. Photochem Photobiol 2002;76(1):57−63.

[66] Hanson KM, Gratton E, Bardeen CJ. Sunscreen enhancement of UV-induced reactive oxygen species in the skin. Free Radic Biol Med 2006;41(8):1205−12.

[67] Green A, Williams G, Neale R, et al. Daily sunscreen application and betacarotene supplementation in prevention of basal-cell and squamous-cell carcinomas of the skin: a randomised controlled trial. Lancet 1999;354(9180):723−9.

[68] Chen J, Wong S, Nathanson MH, Jain D. Evaluation of Barrett esophagus by multiphoton microscopy. Arch Pathol Lab Med 2014;138(2):204−12.

[69] Yao DK, Maslov K, Shung KK, Zhou Q, Wang LV. In vivo label-free photoacoustic microscopy of cell nuclei by excitation of DNA and RNA. Opt Lett 2010;35(24):4139−41.

[70] Campagnola PJ, Loew LM. Second-harmonic imaging microscopy for visualizing biomolecular arrays in cells, tissues and organisms. Nat Biotechnol 2003;21(11):1356−60.

[71] Pantazis P, Maloney J, Wu D, Fraser SE. Second harmonic generating (SHG) nanoprobes for in vivo imaging. Proc Natl Acad Sci USA 2010;107(33):14535−40.

[72] Hellwarth R, Christensen P. Nonlinear optical microscope using second harmonic generation. Appl Opt 1975;14(2):247−8.

[73] Sheppard C, Gannaway J, Kompfner R, Walsh D. The scanning harmonic optical microscope. Quan Electron IEEE J 1977;13(9):912.

[74] Freund I, Deutsch M. Macroscopic polarity of connective tissue is due to discrete polar structures. Biopolymers 1986;25(4):601−6.

[75] Stoller P, Reiser KM, Celliers PM, Rubenchik AM. Polarization-modulated second harmonic generation in collagen. Biophys J 2002;82(6):3330−42.

[76] Cox G, Kable E, Jones A, Fraser I, Manconi F, Gorrell MD. 3-Dimensional imaging of collagen using second harmonic generation. J Struct Biol 2003;141(1):53−62.

[77] Williams RM, Zipfel WR, Webb WW. Interpreting second-harmonic generation images of collagen I fibrils. Biophys J 2005;88(2):1377−86.

[78] Keikhosravi A, Bredfeldt JS, Sagar AK, Eliceiri KW. Second-harmonic generation imaging of cancer. Methods Cell Biol 2014;123:531−46.

[79] Mansfield JR, Hoyt C, Levenson RM. Visualization of microscopy-based spectral imaging data from multi-label tissue sections. Curr Protoc Mol Biol 2001 [chapter 14] John Wiley & Sons, Inc.

[80] Lin SJ, Jee SH, Kuo CJ, et al. Discrimination of basal cell carcinoma from normal dermal stroma by quantitative multiphoton imaging. Opt Lett 2006;31(18):2756−8.

[81] Zhuo S, Chen J, Jiang X, Cheng X, Xie S. Visualizing extracellular matrix and sensing fibroblasts metabolism in human dermis by nonlinear spectral imaging. Skin Res Technol 2007;13(4):406−11.

[82] Provenzano PP, Eliceiri KW, Campbell JM, Inman DR, White JG, Keely PJ. Collagen reorganization at the tumor-stromal interface facilitates local invasion. BMC Med 2006;4(1):38.

[83] Conklin MW, Eickhoff JC, Riching KM, et al. Aligned collagen is a prognostic signature for survival in human breast carcinoma. Am J Pathol 2011;178(3):1221−32.

[84] Xiong SY, Yang JG, Zhuang J. Nonlinear spectral imaging of human normal skin, basal cell carcinoma and squamous cell carcinoma based on two-photon excited fluorescence and second-harmonic generation. Laser Phys 2011;21(10):1844−9.

[85] Zhuo S, Chen J, Xie S, Hong Z, Jiang X. Extracting diagnostic stromal organization features based on intrinsic two-photon excited fluorescence and second-harmonic generation signals. J Biomed Opt 2009;14(2):020503.

[86] Berezin MY, Achilefu S. Fluorescence lifetime measurements and biological imaging. Chem Rev 2010;110(5):2641−84.

[87] Konig K, So PT, Mantulin WW, Tromberg BJ, Gratton E. Two-photon excited lifetime imaging of autofluorescence in cells during UVA and NIR photostress. J Microsc 1996;183(Pt 3): 197−204.

[88] Galletly NP, McGinty J, Dunsby C, et al. Fluorescence lifetime imaging distinguishes basal cell carcinoma from surrounding uninvolved skin. Br J Dermatol 2008;159(1):152−61.

[89] Chen Y, Periasamy A. Characterization of two-photon excitation fluorescence lifetime imaging microscopy for protein localization. Microsc Res Tech 2004;63(1):72−80.

[90] Weinigel M, Breunig HG, Uchugonova A, Konig K. Multipurpose nonlinear optical imaging system for in vivo and ex vivo multimodal histology. J Med Imaging (Bellingham) 2015;2(1): 016003.

[91] Pelet S, Previte MJ, Laiho LH, So PT. A fast global fitting algorithm for fluorescence lifetime imaging microscopy based on image segmentation. Biophys J 2004;87(4):2807−17.

[92] Patalay R, Talbot C, Alexandrov Y, et al. Multiphoton multispectral fluorescence lifetime tomography for the evaluation of basal cell carcinomas. PLoS One 2012;7(9):e43460.

[93] Jonkman J, Brown CM, Cole RW. Chapter 7, Quantitative confocal microscopy: beyond a pretty picture. In: Jennifer CW, Torsten W, editors. Methods in cell biology. Academic Press; 2014. p. 113−34.

[94] Zoumi A, Yeh A, Tromberg BJ. Imaging cells and extracellular matrix in vivo by using second-harmonic generation and two-photon excited fluorescence. Proc Natl Acad Sci USA 2002; 99(17):11014−9.

[95] Zipfel WR, Williams RM, Webb WW. Nonlinear magic: multiphoton microscopy in the biosciences. Nat Biotechnol 2003; 21(11):1369−77.

[96] Konig K, Riemann I. High-resolution multiphoton tomography of human skin with subcellular spatial resolution and picosecond time resolution. J Biomed Opt 2003;8(3):432−9.

[97] Dimitrow E, Riemann I, Ehlers A, et al. Spectral fluorescence lifetime detection and selective melanin imaging by multiphoton laser tomography for melanoma diagnosis. Exp Dermatol 2009; 18(6):509−15.

[98] Matthews TE, Piletic IR, Selim MA, Simpson MJ, Warren WS. Pump-probe imaging differentiates melanoma from melanocytic nevi. Sci Translational Med 2011;3(71):71−115.

[99] Robles FE, Wilson JW, Fischer MC, Warren WS. Phasor analysis for nonlinear pump-probe microscopy. Opt Express 2012; 20(15):17082−92.

[100] Simpson MJ, Wilson JW, Robles FE, et al. Near-infrared excited state dynamics of melanins: the effects of iron content, photodamage, chemical oxidation, and aggregate size. J Phys Chem A 2014;118(6):993−1003.

[101] Simpson MJ, Wilson JW, Phipps MA, Robles FE, Selim MA, Warren WS. Nonlinear microscopy of eumelanin and pheomelanin with subcellular resolution. J Invest Dermatol 2013;133(7): 1822−6.

[102] Robles FE, Deb S, Wilson JW, et al. Pump-probe imaging of pigmented cutaneous melanoma primary lesions gives insight into metastatic potential. Biomed Opt Express 2015;6(9): 3631−45.

[103] Ellis DI, Cowcher DP, Ashton L, O'Hagan S, Goodacre R. Illuminating disease and enlightening biomedicine: Raman spectroscopy as a diagnostic tool. The Analyst 2013;138(14):3871−84.

[104] Zhang G, Moore DJ, Sloan KB, Flach CR, Mendelsohn R. Imaging the prodrug-to-drug transformation of a 5-fluorouracil derivative in skin by confocal Raman microscopy. J Invest Dermatol 2007;127(5):1205−9.

[105] Chrit L, Bastien P, Biatry B, et al. In vitro and in vivo confocal Raman study of human skin hydration: assessment of a new moisturizing agent, pMPC. Biopolymers 2007;85(4):359−69.

[106] Ermakov IV, Ermakova MR, Gellermann W, Lademann J. Noninvasive selective detection of lycopene and beta-carotene in human skin using Raman spectroscopy. J Biomed Opt 2004;9(2): 332−8.

[107] Jacobi U, Weigmann HJ, Ulrich J, Sterry W, Lademann J. Estimation of the relative stratum corneum amount removed by tape stripping. Skin Res Technol 2005;11(2):91−6. Official Journal of International Society for Bioengineering and the Skin (ISBS) [and] International Society for Digital Imaging of Skin (ISDIS) [and] International Society for Skin Imaging (ISSI).

[108] Xiao C, Moore DJ, Rerek ME, Flach CR, Mendelsohn R. Feasibility of tracking phospholipid permeation into skin using infrared and Raman microscopic imaging. J Invest Dermatol 2005;124(3):622−32.

[109] Caspers PJ, Lucassen GW, Carter EA, Bruining HA, Puppels GJ. In vivo confocal Raman microspectroscopy of the skin: noninvasive determination of molecular concentration profiles. J Invest Dermatol 2001;116(3):434−42.

[110] Ashtikar M, Matthaus C, Schmitt M, Krafft C, Fahr A, Popp J. Non-invasive depth profile imaging of the stratum corneum using confocal Raman microscopy: first insights into the method. Eur J Pharm Sci 2013;50(5):601−8. Official Journal of the European Federation for Pharmaceutical Sciences.

[111] Antille C, Tran C, Sorg O, Saurat JH. Penetration and metabolism of topical retinoids in ex vivo organ-cultured full-thickness human skin explants. Skin Pharmacol Physiol 2004; 17(3):124−8.

[112] Vogt A, Rancan F, Ahlberg S, et al. Interaction of dermatologically relevant nanoparticles with skin cells and skin. Beilstein J Nanotechnol 2014;5:2363−73.

[113] de Jongh CM, Jakasa I, Verberk MM, Kezic S. Variation in barrier impairment and inflammation of human skin as determined by sodium lauryl sulphate penetration rate. Br J Dermatol 2006; 154(4):651−7.

[114] van der Valk PG, Nater JP, Bleumink E. Skin irritancy of surfactants as assessed by water vapor loss measurements. J Invest Dermatol 1984;82(3):291−3.

[115] Torma H, Lindberg M, Berne B. Skin barrier disruption by sodium lauryl sulfate-exposure alters the expressions of involucrin, transglutaminase 1, profilaggrin, and kallikreins during the repair phase in human skin in vivo. J Invest Dermatol 2008; 128(5):1212−9.

[116] Mao G, Flach CR, Mendelsohn R, Walters RM. Imaging the distribution of sodium dodecyl sulfate in skin by confocal Raman and infrared microspectroscopy. Pharm Res 2012;29(8): 2189−201.

[117] Essendoubi M, Gobinet C, Reynaud R, Angiboust JF, Manfait M, Piot O. Human skin penetration of hyaluronic acid of different molecular weights as probed by Raman spectroscopy. Skin Res Technol 2015;22(1):55−62. Official Journal of International Society for Bioengineering and the Skin (ISBS) [and] International Society for Digital Imaging of Skin (ISDIS) [and] International Society for Skin Imaging (ISSI).

[118] Pavicic T, Gauglitz GG, Lersch P, et al. Efficacy of cream-based novel formulations of hyaluronic acid of different molecular weights in anti-wrinkle treatment. J Drugs Dermatol: JDD 2011; 10(9):990−1000.

[119] Duranti F, Salti G, Bovani B, Calandra M, Rosati ML. Injectable hyaluronic acid gel for soft tissue augmentation: a clinical and histological study. Dermatol Surg 1998;24(12):1317−25.

[120] Larraona-Puy M, Ghita A, Zoladek A, et al. Development of Raman microspectroscopy for automated detection and imaging of basal cell carcinoma. J Biomed Opt 2009;14(5):054031.

[121] Rowlands CJ, Varma S, Perkins W, Leach I, Williams H, Notingher I. Rapid acquisition of Raman spectral maps through minimal sampling: applications in tissue imaging. J Biophotonics 2012;5(3):220−9.

[122] Petrov GI, Arora R, Yakovlev VV, Wang X, Sokolov AV, Scully MO. Comparison of coherent and spontaneous Raman microspectroscopies for noninvasive detection of single bacterial endospores. Proc Natl Acad Sci USA 2007;104(19): 7776−9.

[123] Marks DL, Boppart SA. Nonlinear interferometric vibrational imaging. Phys Rev Lett 2004;92(12):123905.

[124] Benalcazar WA, Boppart SA. Nonlinear interferometric

vibrational imaging for fast label-free visualization of molecular domains in skin. Anal Bioanal Chem 2011;400(9): 2817−25.

[125] Breunig HG, Buckle R, Kellner-Hofer M, et al. Combined in vivo multiphoton and CARS imaging of healthy and disease-affected human skin. Microsc Res Tech 2012;75(4):492−8.

[126] Liao C-S, Choi JH, Zhang D, Chan SH, Cheng J-X. Denoising stimulated Raman spectroscopic images by total variation minimization. J Phys Chem C 2015;119(33):19397−403.

[127] Zimmermann T, Rietdorf J, Pepperkok R. Spectral imaging and its applications in live cell microscopy. FEBS Lett 2003;546(1): 87−92.

[128] Neher RA, Mitkovski M, Kirchhoff F, Neher E, Theis FJ, Zeug A. Blind source separation techniques for the decomposition of multiply labeled fluorescence images. Biophys J 2009;96(9): 3791−800.

[129] Mansfield JR, Gossage KW, Hoyt CC, Levenson RM. Autofluorescence removal, multiplexing, and automated analysis methods for in-vivo fluorescence imaging. J Biomed Opt 2005; 10(4):41207.

[130] Fereidouni F, Bader AN, Gerritsen HC. Spectral phasor analysis allows rapid and reliable unmixing of fluorescence microscopy spectral images. Opt Express 2012;20(12):12729−41.

[131] Fereidouni F, Bader AN, Colonna A, Gerritsen HC. Phasor analysis of multiphoton spectral images distinguishes autofluorescence components of in vivo human skin. J Biophotonics 2014; 7(8):589−96.

第 19 章

多光子显微镜

P.T.C. So, E. Yew, C. Rowlands

要　点

引言

人和许多常见动物模型的皮肤相对较薄,其真表皮交界处(dermal-epidermal junction, DEJ)在距表面约 100μm 处。基于弹道光子可以对皮肤浅表组织结构进行简单成像[5]。在不同的光学成像模式中,人们在 1997 年开始使用多光子显微镜研究皮肤生理学[6]。之后,多光子显微镜在皮肤病学研究中的应用逐渐增加(图 19.1),其应用范围从皮肤癌的诊断扩展到药物和纳米颗粒转运的研究。

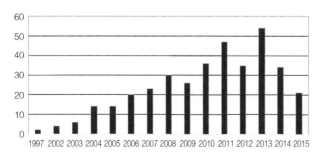

图 19.1　皮肤病领域中多光子显微镜成像相关论文出版物的数量

关于多光子显微镜在皮肤病学中的应用已有相应的报道。Schenke Layland 等人[7]对 2006 年前的情况作了详细总结,Lin、Jee 和 Dong[5]也发表了一篇关于其临床前景的简短综述。最近,Wang、König 和 Halbhuber 发表了一篇相关眼科学领域综述,其中部分提及了皮肤[8]。在另一篇文章中,König 等人讨论了多光子成像技术在给药领域的研究(尤其光老化的治疗)中的应用[9]。Cicchi 和 Pavone[10]、Seidenari 等人[11]和 König[12]的综述表明近来将多光子荧光成像显微镜用于皮肤成像已引起研究者的兴趣。Campagnola 和 Dong[13]总结了二次谐波生成(second harmonic generation, SHG)技术在疾病诊断中的作用,包括皮肤病学。Perry、Burke 和 Brown[14]发表了一篇关于多光子成像应用于癌症研究的综述,其中包含了皮肤癌的详细讨论。2013 年我们发表了该领域的相关综述,本章是进一步补充[15]。

本章将介绍多光子光谱技术和显微成像的基本理论。我们将讨论皮肤生理学如何影响多光子成像,并重点讨论内源性造影剂和光损伤机制。随后我们会介绍一些多光子显微镜数个重要的设计亚类。最后,我们将简单介绍多光子成像在皮肤病学的一些主要应用:皮肤癌及其他皮肤疾病、皮肤免疫过程、衰老、再生,以及分子和纳米粒子的透皮转运。

多光子显微镜光谱学和成像理论基础

多光子光谱学

多光子显微镜可以使用各种非线性光学过程作为对比机制。已有一些关于非线性光谱学的优秀教科书出版,这些教科书是有志于改进多光子显微技术的研究人员不可或缺的参考资料[16,17]。显微成像中一些最常用的非线性光学过程包括双光子荧光,SHG 和相干反斯托克斯拉曼散射(coherent anti-Stokes Raman scattering,CARS)(图 19.2)。本章不可能详尽地讨论所有非线性光学过程的光谱特性,所以我们将重点关注最常用的模态:双光子激发(two-photon

excitation,TPE)荧光,并在后续章节中根据需要介绍其他模态。本章将强调许多相关光谱性质,而这些特性在许多其他非线性光学过程中也较为常见。

单光子线性荧光激发过程中包括一个荧光分子吸收单个激发光子,该光子可激发分子从电子基态的最低电子振动水平跃迁至第一电子激发态的电子振动水平(图 19.3)。经过皮秒级的热弛豫时间后,受激发分子失去能量衰减至成电子激发态的最低电子振荡水平。大多数荧光分子激发态寿命约为几纳秒。之后,受激分子经辐射释放荧光分子回到基态电子的振动水平。该分子可再次快速热化并再次达到基态电子的最低振动水平。因存在热弛豫过程,荧光光子能量低于激发光子。这种现象被称为斯托克斯位移,且有助于成像,因经即使是微弱的荧光信号也可以经虚拟色差在强激发光下很容易地被观察到。TPE 过程与之类似,除了分子经虚拟中间态同时吸收两个低能红外光子而被激发,因虚拟中间状态寿命极短,约为飞秒级,故需要极快的激光使得两个红外光子必须几乎同时存在并作用于分子。用于 TPE 的超快光源主要位于近红外光谱范围内,波长约为单光子激发光源波长范围的 2 倍。

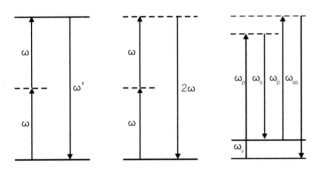

图 19.2　多种非线性光学过程为皮肤成像中多光子显微镜提供了不同的显像机制。左图:双光子激发(TPE),将两个激发光子的基态与电子激发态(实线)相耦合。中图:二次谐波生成(SHG),其中两个激发光子的基态与虚拟激发态(虚线)耦合。右图:相干反斯托克斯拉曼散射(CARS),其中基态和振动激发态经数个光子和虚拟激发态耦合。ω;ω';ω_{as};ω_p;ω_s;ω_v

双光子激发荧光显微镜

TPE 的一个重要特征是呈三维(3D)定位在高数值孔径(numerical aperture,NA)物镜的焦点。这种定位是 TPE 同时吸收两个激发光子的结果,并且每个分子的 TPE 概率 $P_{2\gamma}(t)$ 与瞬时激发光子通量的平方 $I_{ex-1\gamma}(t)$ 成正比。而单光子激发的概率 $P_{1\gamma}(t)$ 与激发光的通量成正比:

$$P_{1\gamma}(t) \propto I_{ex-1\gamma}(t),$$
$$P_{2\gamma}(t) \propto \left[I_{ex-1\gamma}(t)\right]^2.$$

(公式 19.1,公式 19.2)

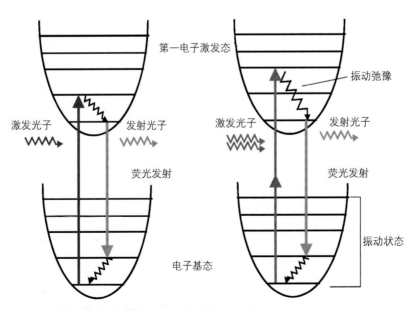

图 19.3　Jablonski 图详细标示了单光子荧光激发(左)和双光子荧光激发过程(右)。弯曲的黑色箭表示热振动弛豫过程

使用光的衍射理论,理论上可以计算显微镜物镜焦点附近的光强分布。对于特定的二次 TPE 概率,荧光发射分布是激发光强度分布的平方。TPE 荧光的体积形状,双光子点扩散函数(point spread function,PSF),沿径向和轴向的分布为:

$$F_{2\gamma}(v, u=0) = \left[\frac{J_1(v)}{v}\right]^4 \quad \text{其中} \quad v = \frac{2\pi NA}{\lambda}r,$$

（公式 19.3）

$$F_{2\gamma}(v=0, u) = \left[\frac{\sin(u/4)}{(u/4)}\right]^4 \quad \text{其中} \quad u = \frac{2\pi NA^2}{\lambda}z,$$

（公式 19.4）

其中 v 和 u 分别代表 r 和 z 的广义坐标,1 为波长,NA 为数值孔径。径向半峰全宽(full width at half maximum,FWHM)与 NA 成反比,轴向 FWHM 与 NA 平方成反比。

对于采用 1.0-NA 物镜聚焦的 800nm 激发光,其荧光发射 PSF 的径向和光轴的 FWHM 值分别为 0.3μm 和 1.0μm(图 19.4)。TPE 荧光的体积通常小于 1fl(fl,飞升,1fl=10^{-15}L)。由于二次关系抑制了来自焦点外区域的 TPE,TPE 沿轴向具有深度辨别功能。对于均匀的样品,超过 80% 的荧光在焦平面的 1μm 厚的板内发射。作为比较,在单光子荧光中,每个沿轴向发射的总荧光是恒定的,因为单光子激发概率与穿过每个轴向截面的激发光子数量成比例,且在无吸收情况下,激发光子的数量是恒定的。

TPE 激发为三阶非线性过程,故激发量需达 GW/mm^2 量级的高激发通量。这种高光子通量通常需要具有飞秒脉冲序列的超快激光来瞬时定位光强度并使用高 NA 物镜在空间上定位光强度。

每个分子 TPE 速率,$\text{fl}_{2\gamma}(t)$（光子 /s/ 分子）与激发光子通量的平方成正比,$I(t)$（光子 /cm^2/s）,其系数是荧光团的双光子吸收截面,δ_a（光子 /cm^4/s）:

$$\text{fl}_{2\gamma}(t) = \delta_a I(t)^2 = \delta_a \left[\frac{\gamma(t)}{A}\right]^2 \quad （公式 19.5）$$

激发光子通量 $I(t)$ 等于光子到达率 $\gamma(t)$（光子 /s）除以光子通过的激发体积横截面 A（cm^2）。双光子吸收截面 δ_a 是荧光团的特征,典型有机荧光团的值大约为 1~30GöppertMayer(GM)个单位,其中 1GM 相当于 1 050 光子 /cm^4/s。在激发焦点的焦平面上,激发截面积与光 NA 的平方成反比,且对于有效的多光子激发,NA 通常几乎一致:

$$A \propto \frac{1}{NA^2} \quad （公式 19.6）$$

因此,分子的双光子荧光率是:

$$\text{fl}_{2\gamma} \propto \delta_a NA^4 \gamma(t)^2 \quad （公式 19.7）$$

与常用的恒定强度连续波(CW)的激光器相比,连续脉冲飞秒激光器可以大大增加光子的到达率 $\gamma(t)$。

对于 CW 激光器而言,光子速率 $\gamma_{cw}(t)$（光子 /s）与其平均功率 P_0(W)成比:

$$\gamma_{cw}(t) = P_0 \quad （公式 19.8）$$

对于具有一定脉冲宽度 τ(s) 和脉冲重复率 c(1/s) 的脉冲激光而言,每个脉冲周期的光子到达率 $\gamma_p(t)$ 与平均功率的关系近似为:

$$\gamma_p(t) = \frac{P_0}{\tau f}, \quad 0 < t < \tau \quad （公式 19.9）$$

$$\gamma_p(t) = 0, \quad \tau < t < \frac{1}{f} \quad （公式 19.10）$$

对于脉冲激光而言,脉冲中的光子速率在脉冲发射期间被提升 $1/\tau f$。可以将 CW 激光及脉冲激光诱导的单位时间荧光信号相比较:

$$\text{fl}_{2\gamma,cw} \propto \delta_a NA^4 P_0^2$$

$$\text{fl}_{2\gamma,p} \propto \delta_a NA^4 f \int_0^{\frac{1}{f}} \left[\gamma_{\text{pulse}}(t)\right]^2 dt = \delta_a NA^4 f\tau \left[\frac{P_0}{\tau f}\right]^2$$
$$= \frac{\delta_a NA^4 P_0^2}{\tau f}$$

（公式 19.11,公式 19.12）

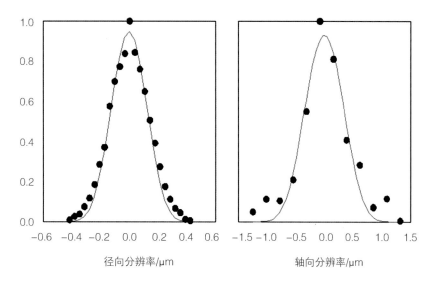

径向分辨率/μm　　　　　轴向分辨率/μm

图 19.4　800nm 激发的和 1.0 数值孔径(NA)物镜的双光子激发(TPE)荧光的点扩散函数(PSF)。y 轴对应任意统一标准化单位(a.u.)的强度。左图和右图分别对应径向和轴向分布。黑色数据点为实验测量,而蓝色线为理论预测值

使用脉冲激光,每个分子 TPE 速率增加 $1/\tau f$。对于常用的钛铍激光器,脉冲宽度 τ 为 100 飞秒,脉冲重复率 τf 约为 100MHz。与 CW 激光相比,TPE 可将脉冲激光增强 10^5 倍。

因 TPE 仅发生于脉冲期间,故计算每个脉冲的 TPE 概率也很重要,P_p,光子 $/$(分子脉冲):

$$P_p \propto \text{fl}_{2\gamma,\text{P}}\frac{1}{f} = \frac{\delta_a NA^4 P_0^2}{\tau f^2} \quad (\text{公式 19.13})$$

在经典配置中,输入激光器的平均功率 P_0 为 10mW,其波长;脉宽 τ 为 100 飞秒;脉冲频率 f 为 100MHz。物镜 NA1.0 时,典型荧光团的双光子横截面(δ_a)为 10GM。经计算,用单脉冲激发荧光团分子的概率约为 0.16。因为 P_p 描述是概率,所以它具有一致的上界值。事实表明,激发功率水平会导致 TPE 概率远大于 0.1,并且由于基态分子的消耗,激发双光子的 PSF 会变宽,这将导致二次激发效率减小[18,19]。因此,当提供足够的功率以在焦平面处获得约 0.1 的 TPE 概率时,多光子显微镜成像速度可被优化。

从上述讨论可见使用更高 NA 的物镜能够增加每个分子 TPE 的概率并提高图像分辨率。在统一的样品中,较高的 NA 物镜可以减小激发体积,$V = \frac{1}{NA^4}$,因为体积的两个横向大小与 NA 成反比,而轴向大小取决于 NA 的平方反比。激发概率与 NA 的关系为:

$$P_p \propto NA^4 \quad (\text{公式 19.14})$$

因为激发体积产生的总荧光与 $V \cdot P_p$ 成正比,故与物镜 NA 无关。然而,由物镜采集的所产生的荧光信号部分仍然取决于物镜的孔径,即 NA^2。故多光子显微镜需使用高 NA 物镜。

多光子激发显微镜的优势

鉴于多光子激发的光物理特性和成像特性,多光子荧光显微镜具有许多优点:

1. 由于多光子显微镜使用近红外光谱范围内的激发波长,激发光处于组织的光学窗口内,使得组织的散射和吸收均最小化;因此,多光子成像的图像穿透深度要优于单光子激发。

2. 由于多光子显微镜中的光学相互作用位于亚飞升体积内,故具有 3D 分辨率。

3. 对于多光子激发而言,其 3D 定位取决于激发过程而不是检测过程。其荧光信号的检测可以通过相对不受发射光子散射影响的大单像素检测器来完成。

4. 对于多光子激发而言,其激发体积的定位更为重要,因为生物样本的光损伤和荧光团的光漂白仅局限于焦点之内,而平面外的区域并不受影响。

5. 多光子激发波长通常会红移到单光子激发波长的 2 倍。激发光谱和发射光谱之间的广泛分离可以确保即使不滤除任何荧光光子,激发光也不会被吸收。

皮肤光物理和光化学特性与多光子皮肤成像

人们对皮肤的生理学和光学性质已经有了广泛的研究。了解皮肤的光学特性可以更好地将多光子显微镜技术应用于皮肤成像。

皮肤生理学和内源性造影剂

皮肤是一个复杂的器官,由两个生理上不同的部分组成[20]。表皮是接近皮肤表面的区域,由复层细胞层组成。表皮相当薄,人类大约为 50~150μm,对于某些动物如小鼠,其表皮层更薄。角质层是表皮的最外层,由五六层角化的死细胞组成,并可逐渐脱落。角质层构成皮肤的重要屏障,可以保护生物体免受环境影响。其下方两个层次由活的角质形成细胞组成,称为颗粒层和棘层。棘层中的角质形成细胞外形上像是个多面体。表皮的底层由基底细胞组成。基底细胞的形态像是个长方体,它们是皮肤中的生发细胞,能够不断地增殖和分化成新的细胞并向表面迁移。表皮主要有四种细胞,主要为角质形成细胞,少部分是树突细胞,包括朗格汉斯细胞、黑素细胞和默克尔细胞。黑素细胞中的囊泡即黑素小体可以产生黑色素。黑色素并不是一种均一的化学物质,可以大致分类为真黑素或褐黑素,并各自具有不同的光学性质。黑素颗粒被转运至不同层次的角质形成细胞。表皮还包含其他的生理结构,包括游离神经末梢、毛发、汗腺和大汗腺。

表皮下方是真表皮交界处(dermal-epidermal junction, DEJ)。DEJ 不是平坦的而是具有凹凸不平的沟崤形态。DEJ 衬有基底膜,其特征是富含IV型和VII型胶原。DEJ 的基底膜可使表皮基底细胞层与真皮细胞外基质结构紧密相连。

真皮位于 DEJ 下方。真皮主要由细胞外基质组织组成,包括胶原蛋白、弹性蛋白以及稀疏的细胞群,包括成纤维细胞、巨噬细胞和脂肪细胞。真皮中还有许多重要的功能结构,包括毛囊、汗腺、皮脂腺、大汗腺、神经纤维及其受体。研究表明,皮肤干细胞位于靠近毛囊基部的微环境中。这些干细胞参与修复受损皮肤。在真皮内还有血管系统和淋巴管。血管系统中的毛细血管袢延伸至表皮突,为真皮和表皮中的活细胞供氧。真皮的厚度从数百微米到毫米不等,其实际厚度取决于具体部位和生物种类。

许多皮肤形态结构可基于内源造影剂进行成像。表皮中的角质形成细胞和其他细胞可自发产生荧光。细胞自发荧光主要依赖于两类内源性荧光团:还原型烟酰胺腺嘌呤二核苷酸磷酸[NAD(P)H]和氧化型黄素蛋白[黄素腺嘌呤二核苷酸(FAD)]。FAD 和 NAD(P)H 均位于细胞线粒体中,但 NAD(P)H 也存在于细胞质中。这些内源性荧光团不仅可呈现表皮形态,亦可监测皮肤代谢。半个多世纪以前,Chance 及其同事表明,基于 NAD(P)H 和 FAD 荧光强度比,可以通过氧化还原荧光法无创监测细胞代谢[21,22]。还有研究报道了基于角质层中丰富的结构性角蛋白的内源荧光成像[23]。黑素瘤作为一种重要疾病，黑素细胞和其他表皮细胞中富含的黑色素也是多光子成像的重要目标。最近，基于泵浦探头瞬态吸收(transient absorption,TA)成像的研究[24]发现，褐黑素和真黑素之间存在区别；其相对丰度被认为是一种致癌因子[25]。有其他报告表明，黑色素可以基于逐步多光子激发过程进行成像[26]。

真皮中的胶原蛋白和弹性蛋白可基于其自身荧光被观察到。然而，包括 I 型胶原蛋白在内的几种胶原亚型通常产生更高的 SHG 信号。如前所述，SHG 是一个类似于双光子荧光过程的非线性过程，只是两个激发光子通过两个虚拟中间态进行了耦合。发射的 SHG 光子能量与激发光子能量之和完全相等。考虑到奇偶性，SHG 信号只能由缺乏中心对称性的分子产生。因为来自多个分子的 SHG 散射具有相干性，故 SHG 信号强度主要依赖于这些非中心对称分子是否呈拟正则晶体结构排列。生物样本中可产生 SHG 效应的结构很少，但胶原蛋白是其中重要结构之一。因为真皮中 I 型胶原蛋白分子缺乏中心对称性且呈晶体结构，所以真皮中的胶原纤维很容易被观察到。SHG 信号联合偏振分辨成像可以进一步提供关于 χ^2 易感矩阵元素的信息，其反过来可以提供胶原原纤维分子水平的更详细信息，例如它们的手性。但值得注意的是，并非所有胶原亚型均产生 SHG 信号。另外 SHG 信号是分子数量及其填料的二次函数。因此，虽然 SHG 是定性监测胶原形态的有效方法，但 SHG 信号的大小并不是组织中胶原分子浓度的定量指标。

除了内源性造影剂之外，大多数常规的有机或基因荧光团也可用于多光子显微镜。TPE 的波长约为单光子激发光波长的 2 倍。然而，由于 TPE 的量子力学过程不同于单光子激发，故这种经验法则并不适合于所有探针。好的探针，如荧光素、罗丹明和荧光蛋白，其双光子横截面(δ_a)约为 1~50GM。在此之外，双光子横截面高达 10 000GM 的探针是量子点和共轭聚合物纳米粒子[27,28]。

由于表皮不同层次的折射率不一，故表皮层次结构可影响皮肤形态的光学成像。采用光学相干断层扫描，Tearney 及其同事[29]发现角质层、表皮和真皮的折射率分别为 1.51,1.34 和 1.41。角质层的有效反射指数和油相近，而表皮接近于水的指数，真皮则介于两者之间。作为具有不同折射率的分层结构，皮肤会有球面像差，从而降低 TPE 效率和图像分辨率。还应注意的是，球面像差会使实际焦深偏离自由空间中预期的位置，从而导致 3D 图像立体上的失真。在其他更均质的组织中，通过选择与组织折射率相匹配的显微镜物镜，基本可以消除球面像差。然而，在像皮肤这样的异质结构中，即使使用配备有矫正环的物镜，也难以达到有效的指数匹配，并且仍有显著的像差[30]。

皮肤中主要的多光子光损伤机制

通过组织生理学研究发现，可能导致光损伤是多光子皮肤成像技术的另一个缺点。如前所述，与大多数单光子模态(例如共聚焦显微镜)相比，通过对多光子激发体积的 3D

限制可以减少致密组织中的光损伤程度。然而，在仍然发生光化学相互作用的聚焦处，多光子过程仍可导致严重的光损伤。目前，人们广泛认可的多光子光损伤机制主要有三种：

1. 氧化光损伤可由双光子或内源和外源性荧光团的更高激发量诱发，其光损伤途径类似于紫外线照射。这些荧光团在光氧化过程中的作用类似于光敏剂[31,32]。这些荧光团的光活化导致活性氧形成，从而引发细胞中的生化损伤级联反应。研究发现光损伤程度有激发量的二次依赖性，这表明双光子过程是主要的损伤机制[33-37]。目前认为含黄素的氧化酶是光损伤的主要内源靶点之一[33]。然而，也有研究表明，氧化光损伤也可因较高的光子过程导致[38,39]。

2. 光损伤也可能由飞秒激光脉冲的高峰值功率引起。在高峰值功率下很容易发生绝缘体击穿[35]。尽管多光子诱导的绝缘体击穿不利于成像应用，但是该方法已经在许多生物技术中得到应用[40,41]。

3. 高功率红外辐射的单光子和双光子吸收也可能产生热损伤。对于经典的激发功率而言，双光子吸收引起的温度变化约为 1mK(每变化 1K 相当于变化 1℃)，几乎可以忽略不计[42,43]。然而，在存在强烈的红外线吸收剂，如黑色素[44,45]的情况下，单光子吸收会有明显的加热作用。当用高平均激发功率的激光照射时，在人皮肤基底层中可以观察到热损伤[46]。Masters 等人随后进行了深入的研究，确认了以黑色素单光子吸收为主的光损伤机制，并限制了皮肤成像的最大功率[47]。

即使在没有黑色素等强吸收剂的情况下，水的单光子吸收仍是影响深度成像的问题，特别是最近出现的 1 600nm 光谱范围内，基于三光子激发的深度成像方法，其水性吸光度明显增高[48]。

多光子显微镜的设计思路

非线性光学显微镜的起源很早，由 20 世纪 30 年代 Maria Göppert-Mayer 发现[49]，当时她预测了非线性光学激发的理论可能性。由于缺乏适当的光源，直到 20 世纪 60 年代高强度激光光源被运用时，这些非线性过程才得以经过实验验证[50-52]。直到 Denk、Webb 及其同事在 1990 年的论文中明确证明了这种令人振奋的新工具的潜力[53]，非线性光学显微镜和微量分析才得以应用于生物学和医学领域。虽然 Sheppard 及其同事等显微镜学家很早就重视了非线性显微镜的理论和实践基础[54]，但受许多因素的影响，20 世纪 90 年代这一领域才算正式出现。毫无疑问，最具决定性的因素是当时强大的钛蓝宝石固态飞秒激光器的发明。时至今日，激光光源的创新仍不断推动着这一领域的发展。另一个较少被提及的技术因素是高灵敏度和低噪声光电探测器的可用性，它使得非线性光学成像和光谱学能够应用于生物学和医学领域。非线性过程本身很有局限性，直到近似单光子灵敏度能够被常规测量，非线性光学才广泛应用于生物医学领域。

Denk 及其同事实现了活体胚胎无创成像，提示多光子显微镜可作为光学厚度标本高分辨率研究的重要方法之一[55]。Piston 及其同事对兔角膜结构进行成像，实现了第一次多光子离体组织的研究[56]。考虑到皮肤的光学可及性，人们自然随后将多光子显微镜应用于皮肤[6]。在这项研究中，Masters 及其同事证明多光子显微镜成像的穿透深度可达皮肤下 150μm，可观察表皮中的所有细胞层次及部分真皮，可观察到棘层、颗粒层和基底层中活的角质形成细胞。利用 NAD(P)H 荧光可对细胞质和线粒体结构进行成像，细胞核被可视为圆形空洞，里面几乎不含有任何荧光物质。通过多光子显微镜，可以观察到角质形成细胞从立方体几何形状（基底层）逐渐演变成扁平几何形状（棘层），这与先前的组织学研究和共聚焦显微镜结果是一致的。另外现在研究者在角质层中观察到明亮的荧光信号，可能是角蛋白引起，但 Masters 等人研究中未发现这一点。研究还重新确认了 DEJ 的沟嵴结构。真皮中清晰观察到了来自细胞外基质的信号，显示了真皮特征性纤维结构。最重要的是，这项研究首次证明了多光子显微镜可以应用于人体研究。

多光子显微镜不仅可在亚微米分辨率对皮肤形态进行 3D 成像，而且能够与光谱测量相结合进一步量化组织生化状态。激发/发射光谱和寿命分辨光谱是用以表征皮肤的应用最广泛的两种光谱模式。这两种光谱技术用于皮肤研究中均始于 Masters 及其同事的多光子皮肤研究[6]。该研究中，在皮肤的选定点处测量了发射光谱和寿命衰减动力学，但并未进行光谱分辨成像。表皮中完成了发射光谱测量和荧光寿命分辨测量，均依赖于活角质形成细胞 NAD(P)H 在 800nm 激发光时产生的荧光信号。发射光谱显示真皮中存在叠加于宽背景荧光上 SHG 的特征性发射尖峰，目前认为，其源自胶原的 SHG 以及胶原蛋白和弹性蛋白的内源性荧光。然而，在这项早期研究中，Masters 及其同事并未做出正确的光谱分配。之后，Laiho 及其同事将皮肤激发/发射光谱研究从点测量扩展到几种激发和发射波长的 3D 分辨成像[57]。他们进一步应用化学计量学分析确定了产生皮肤内源性荧光信号的主要成分，明确了 NAD(P)H、胶原蛋白和弹性蛋白的作用，这种观点目前人们普遍认可。他们还认为与色氨酸和黑色素相关，但目前无有效证据支持。随着仪器的进一步改进，Radosevich 及其同事拓展了激发/发射光谱测量的研究，并证明在皮肤中有多达八种不同的发光成分[58]。这八种成分对应来自 NAD(P)H、胶原蛋白、弹性蛋白、角蛋白、皮脂和黄素蛋白的荧光信号，以及源自胶原蛋白和角蛋白的二次谐波信号。此后，激发/发射光谱分辨多光子成像被广泛应用于皮肤生理学研究[59-63]。在 Masters 等人发表了在皮肤选定点进行寿命分辨光谱学的研究后，具有寿命分辨测量能力的多光子显微镜也得以快速发展。Koenig 和 Riemann 采用时间相关单光子计数（time-correlated single-photon counting，TCSPC）的方法展示了皮肤的首次寿命分辨成像[64]。TCSPC 模块发展得成分更低、使用更简单，可以很容易地集成到多光子显微镜中[65]，König 等人建立了 TCSPC，并将之用作寿命分辨皮肤成像的首选方法。目前，已经可以在每个体素上使用寿命分辨光谱信息采集皮肤 3D 多光子图像，故可灵敏地区分组织的生理和病理状态[66-69]。此外，其他非线性光学模式在皮肤研究中也有独特应用。CARS 可用以有效监测小药物分子皮肤转运[70]，基于时间分辨瞬态泵 - 探针吸收显微成像可以检测和区分不同的黑色素种类[24,71]。多光子显微镜与其他成像模式的结合，如共聚焦显微镜[72]、光学相干断层扫描[73,74]和超声成像[69]，均对于皮肤研究具有重要作用。

上述大多数多光子皮肤成像研究基于单个激发焦点的光栅扫描以诱导双光子荧光发射。鉴于点扫描系统的普遍性和重要性，我们将在第一小节中详细介绍其设计问题。由于 SHG 和三次谐波产生（third harmonic generation，THG）通常很容易在同一点扫描系统中与荧光同时被检测到，所以我们将在同一部分中结合这些模态进行讨论，同时指出二者的差异。多光子显微技术中一些激动人心的进展是基于其他非线性过程的系统开发，使得多种不同分子造影机制包括 CARS、受激拉曼散射（stimulated Raman scattering，SRS）和 TA 成为可能。这三种方法都有共同的泵 - 探针成像几何结构，我们将在下一小节中简要讨论这些重要的新变体。提高成像速度对于多光子显微技术的临床应用非常重要。在本章最后，我们将介绍关于高输出、时间聚焦和宽视场设计的内容。

光栅点扫描多光子荧光、二次谐波生成和三次谐波生成显微镜

典型多光子荧光显微镜的示意图如图 19.5 所示。其激发光源通常是脉冲宽度约 100 飞秒、脉冲频率 80MHz 的锁模钛蓝宝石脉冲激光。激发波长可在 700nm 至略高于 1 000nm 范围内调节。样品激发光的偏振和功率都由半波片和格兰 - 汤姆逊偏振器控制。光栅扫描通过计算机控制的 x-y 电流扫描仪和压电驱动的物镜转换器完成。激发光束通过改进的发光光路耦合至显微镜。光束扩展器可以确保光束溢出物镜的后孔径，以实现衍射限聚焦。扫描的激发光束被双向滤光片反射到高 NA 物镜的后孔并聚焦到样品中。发射光由同一物镜收集。与典型的共聚焦显微镜不同，发射光不会被扫描，这样可以使检测路径中的光损失达最小。发射光能够以几个透镜作为继电器耦合到探测器。所用探测器通常为高灵敏度光电倍增管（photomultiplier tube，PMT）。操作时需要将探测器放置在测试样品的共轭平面中，以确保探测器上发射光束位置恒定。因为扫描仅导致发射光束的入射角在共轭平面处发生变化，故由检测器阴极表面上光束移动引起的任何图像伪影均能达最小化，并且其灵敏度不一。PMT 可以是模拟物或数字模式的读数。一般而言，我们更倾向使用数字单光子计数探测器，因其可最大限度地减少探测器电子噪声。

SHG 和 THG 信号通常可由专荧光设计的多光子显微镜检测。如前所述，SHG 仅在非中心对称分子的生物晶体中产生[75]。对于皮肤而言，SHG 可以用于体内重要胶原的成像。THG 信号并不是分子特有的，任何折射率不连续界面都会有 THG 信号[76,77]。SHG 和 THG 是连贯的发射过程。因此，其发射是定向的，取决于分子的方向、分布及光聚焦几何形状。沿前后方向测量 SHG 和 THG 的发射，可以了解到关于分子构象和组成的详细信息。为了体外成像，已经构建了具有外向和横向检测路径的多光子显微镜，以测量前向

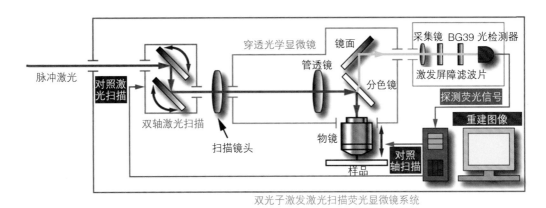

双光子激发激光扫描荧光显微镜系统

图 19.5　典型多光子荧光显微镜的示意图

和后向谐波的发射。很显然,这种几何形状不能用于体内皮肤成像。虽然 SHG 发射主要呈前向,但由于发射的光子在厚样本中多次散射,且大部分光子均呈后向,故外延检测的 SHG 信号通常较强。SHG 和 THG 通常在 1/2 或 1/3 激发波长时出现。因为非常短的发射信号可以被生物样本大量吸收,故通常需将激发波长延至红外区域,尤其是 THG。最后,应该注意的是,SHG 和 THG 都是仅涉及虚拟状态的瞬时过程。故在无荧光吸收时,SHG 和 THG 成像不会对样本造成氧化损伤。最后,由于这些过程均为瞬时的,故在不造成样品损坏的极限范围内可增加激发强度来诱导更强的 SHG 和 THG 信号;相反,荧光信号强度总是受限于典型荧光团的纳秒级寿命,该寿命决定了荧光团可以再循环以产生荧光的频率。

整合视频速率容量通常有助于克服患者和动物成像中的运动伪影。它还可以对大样本区域进行高通量成像而改善数据统计。使用高速多面镜对单衍射限制焦斑的光栅扫描,我们设计了一个视频速率系统。该系统可以轻松修改双光子显微镜以适应快速扫描元件(图 19.6)。飞秒钛蓝宝石激光束可用于诱导双光子荧光。激光束可经两个不同的扫描仪,快速在样品平面进行光栅扫描。快速旋转的多面镜可实现高速线扫描(x 轴),而较慢的由检流计驱动的扫描仪,其带宽约 1kHz,只能相应地沿着样品的 y 轴偏转线扫描

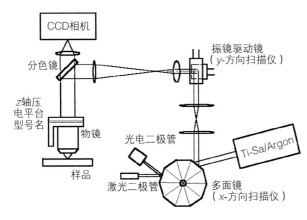

图 19.6　双光子视频速率显微镜的设计。CCD,电荷耦合器件;Ti:Sa,钛:蓝宝石

光束。多角镜的旋转盘由轴盘周边连续分布的金属镜面构成。晶面在特定的角度范围内重复地偏转激光束,每个回转相应地扫描多条线;其扫描的线数等于镜像面的数量。使用多面镜或共振扫描仪可以将成像速度提高到略高于视频速率的水平。然而,因为使用更快的扫描器减少了像素停留时间,所以成像速度的增益与图像信噪比(signal-tonoise ratio,SNR)的降低完全相关。在该系统中,扫描仪之间的两个透镜可以共同作为中继元件起作用,该中继元件将由多角镜偏转的激发光束投射到 y 轴扫描镜中心处的静止点上。调整显微镜使其远心平面与 y 轴扫描镜处的静止点相交。激光束就能进入显微镜的发光光路。光束被分色镜反射到物镜上,最后聚焦到样品中。诱导的荧光信号由相同的物镜收集并穿过二向色镜。然后通过附加的屏障过滤器除去残留的散射光。我们可以通过高灵敏度成像相机或以模拟模式运行的 PMT 记录荧光。一般情况下 PMT 是优选的,因为它对由发射光子的散射引起的图像劣化并不敏感。而 3D 扫描的物镜通常安装在计算机控制的压电物镜转换器上,其带宽约为 1kHz。

成功克服速度和 SNR 的方法是使用多焦点激发。充分利用激发激光器的可用功率,通过并行激发和检测过程几乎可以实现 100 次点扫描速度的提高,而 SNR 的降低可忽略不计。既往已经设计了多代多焦点多光子显微镜(multifocal multiphoton microscopes,MMM)[78-81]。图 19.7 展示了光谱分辨 MMM 的光学配置。该装置使用了飞秒光源。激发光束被衍射光学元件分成 8×1 子光束。子光束则通过 4F 配置的中继透镜发送到扫描镜并一起扫描。子光束会被扩至略大于物镜的后孔。在样本中会生成 8×1 的激发焦点并扫描光栅以覆盖视野。发射光子由相同物镜收集后沿着与激发光束路径相同的光路传送,并由扫描镜扫描。扫描后的固定发射光与激发光经分色镜分离,进入检测光路。对于这种光谱分辨设计,发射光经过抗反射涂层棱镜对后出现光谱分离。衍射光栅也可用于光谱分解。然而,在光谱范围内,光栅通常会有更多的光损失,衍射效率变化明显。相反,棱镜即使在更宽的光谱范围内也效率更高、敏感度更均匀。然而,棱镜的散射要少于光栅。因此,为了在仪器中实现固定的光谱色散功率,我们使用了一对棱镜。这种空间分离、光谱分散的发射光聚焦至多阳极 PMT 阵列。为了完全消除激发光,

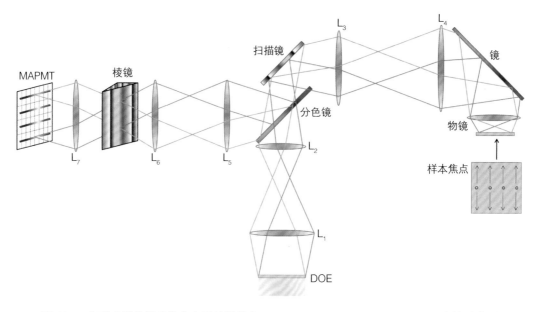

图 19.7 典型光谱分辨多焦多光子显微镜（multifocal multiphoton microscope，MMM）的示意图

并仅使设计光谱范围内的发射光子通过多阳极 PMT 阵列前方放置了屏障滤光片。多节点 PMT 具有 8×8 个通道，因此可以同时提供 8 个光谱通道，并允许 8 个焦点并行扫描，这比单焦点扫描的速度提高了 8 倍。非光谱分辨成像可以生成 8×8 个焦点，其速度约提升了 64 倍。

用于皮肤成像的非线性拉曼显微镜

多光子 CARS 显微镜、SRS 显微镜和 TA 显微镜的设计原理都是基于泵 - 探针激发过程。自发拉曼散射显微镜是一种强大的无标记生物成像技术，可以测量分子的特定电子振动特征。然而，自发拉曼信号通常很弱，以至于成像速度非常慢。因此开发 CARS 显微镜和 SRS 显微镜主要是为了

使灵敏度更高、成像速度更快。这两种方法均基于多光子相干驱动跃迁，因此其发射率要远高于自发过程[82-86]。由于信号光子与泵和探测光谱的颜色不同，所以 CARS 发射相对容易检测。然而，不同于相应的自发拉曼光谱，非共振背景使光谱分配复杂化，CARS 光谱的图像更难解释，检测灵敏度也受到了限制[87]。而 SRS 没有非共振背景，并且它的信号比自发拉曼散射更强，所以能够提供精确的电子频谱。SRS测量困难地方在于信号处理时如何拒绝强大的激发光背景。TA 显微镜也是一种泵 - 探针技术，可用于量化具有极低辐射衰减概率分子的电子态弛豫。

典型泵 - 探针 TA 显微镜如图 19.8 所示[24,88]。对于像黑色素之类的非荧光吸收剂，我们可以根据它们的吸光度对它们进行成像。通过两个激发激光器测量其吸光度。在忽

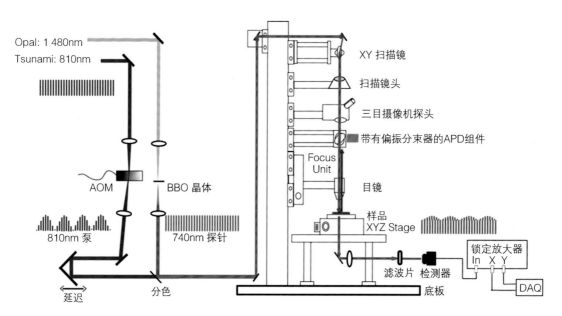

图 19.8 泵 - 探针瞬态吸收（transient absorption，TA）显微镜的示意图。AOM；APD；BBO；DAQ

略可能存在的其他激发态过程情况下,一个激光器在泵激发过程中会瞬间耗尽分子的基态并轻度增高探测光束的瞬态传输。对于 TA 测量,其泵和探测光束可为相同或不同颜色。在这种情况下,泵浦光束由钛蓝宝石振荡器产生,而波长不一的探测光束由倍频光学参量振荡器(optical parametric oscillator,OPO)提供。考虑到激发量中吸收剂的典型丰度,TA 信号与小于 10^{-5} 的平均探测光束强度的增加相一致。为了将微弱的 TA 信号与背景探测光束分离,采用高频声频调制器调节泵浦光束的强度。调制频率很重要,在这种情况下,我们通常选择远高于激光器噪声 $1/f$ 的频率,约为 2MHz。使用快速锁定放大器检测带宽窄化时,TA 信号可以与探测光束背景相分离。泵 - 探针 TA 显微镜其他部分的设计类似于点扫描多光子荧光显微镜。

CARS 显微镜的设计在某些方面类似于 TA 显微镜(图 19.9)[89]。泵浦和探测光束也是由钛蓝宝石振荡器和倍频 OPO 产生。与 TA 系统不同,由于拉曼成像高光谱分辨率需要使用较窄带宽的皮秒激光器,故这些激光器需采用皮秒模式。由于 CARS 信号与泵 - 探测光束的颜色不同,因此 CARS 信号的检测并不需要高灵敏度锁定方案,但可以用高质量、锐边干涉滤波器进行波段选择而分离。该系统的其余部分是基于快速多棱镜的视频速率扫描显微镜,我们将在最后一小节对此进行详细描述。SRS 显微镜的设计基本上结合了 CARS 显微镜的皮秒激发激光器和 TA 显微镜的高灵敏度锁定检测系统,本章将不再细述(图 19.10)[87]。

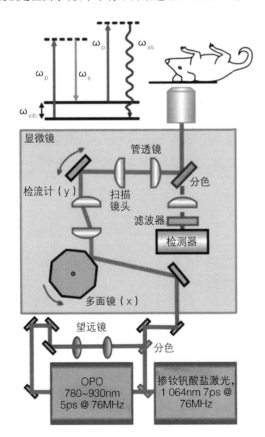

图 19.9　相干反斯托克斯拉曼散射(coherent anti-Stokes Raman scattering,CARS)显微镜的示意图。Nd:掺钕;OPO:光学参量振荡器;ω_{as};ω_p;ω_s;ω_{vib}。

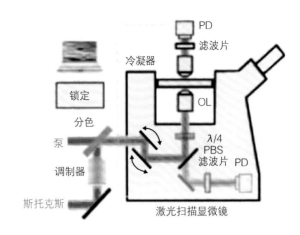

图 19.10　受激拉曼散射(stimulated Raman scattering,SRS)显微镜的示意图。OL;PBS;PD;λ,光波长

时间聚焦宽场多光子显微镜

基于时间聚焦多光子激发的 3D 分辨宽场成像是一种相对较新的高通量成像方法,但目前尚未应用于皮肤病学领域。图 19.11 阐述了空间聚焦和时间聚焦的基本概念。图 19.11A 表明在空间维度上,光脉冲横向聚焦,沿轴向行进。需要注意的是,时间脉冲宽度保持不变,而强度在焦点处最大。而像双光子吸收这类非线性光学过程,其强度与功率成正比,从而导致光学分割。对于高 NA 物镜,可以同时实现横向和轴向亚微米级的分辨率。与空间聚焦不同,时间聚焦的光学脉冲能够在轴向上传播而不改变光束直径(图 19.11B)[90,91]。但是,如果能在空间上调整光脉冲的时间宽度使其在焦平面处最小化,就能实现焦平面处瞬时强度的最大化。该方法可实现具有深度分辨力的宽视场成像。

产生时间聚焦的技巧是控制超快脉冲的时间宽度。超快脉冲的时间宽度(τ)与其光谱带宽($\Delta\lambda$)有关;时间带宽积($\tau\Delta\lambda$)是变换极限光脉冲的常数。因此,可以通过光谱限制其带宽从而增宽脉冲。Silberberg 及其同事采用了一个非常简单的几何体实现了该过程[91](图 19.12)。在无像差透镜中,从后焦平面到前焦平面的光路长度与 4F 系统中的长度相等,且不受光轴的入射角的影响。通过在管透镜的后焦平面中引入一个类似于衍射光栅的色散元件将光脉冲的不同光谱发送到不同方向(相对于光轴的不同入射角),可以在 4F 系统中实现时间聚焦。根据无像差(包括色差)的定义,这些不同的光谱分量与它们重新组合的前焦平面有着相同的路径长度(见图 19.12)。当所有波长分量重新组合时,超快脉冲保持了其较窄的飞秒脉冲宽度。对于 4F 系统来说,这种路径长度匹配特性仅存在于管透镜的后焦平面和物镜的前焦平面之间。因此,在焦平面之外,不同光谱分量的路径长度不同,其脉冲变宽和多光子激发效率也会降低。

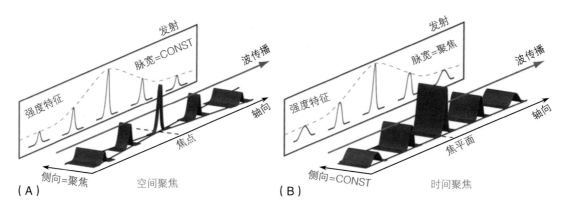

图 19.11　（A）空间聚焦和（B）时间聚焦的图示说明

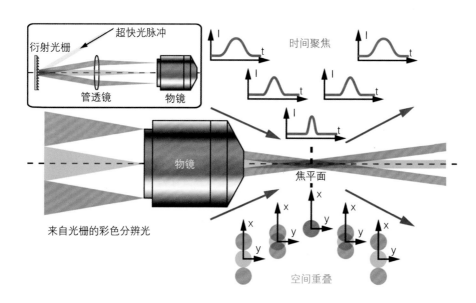

图 19.12　时间聚焦多光子显微镜的图示说明，展示了物镜之前彩色分辨光的生成。$I;t$

多光子显微镜在皮肤病学不同领域中的应用

　　尽管许多研究者对这一领域都作出了贡献，但大家都应该认识到 König 及其同事们的工作是非常重要的。因为他们在基于多光子显微镜的皮肤病学研究的几乎每一个方面都作出了贡献。更为重要的是，这个小组是第一个成功地将多光子皮肤显微镜商业化并用于临床的团队。他们的工作确立了多光子皮肤显微成像的安全性和功效性[68]。欧盟和其他一些国家已批准这些仪器用于临床。商业化仪器的出现大大激发了临床医生常规使用多光子显微成像技术。多篇文章对这方面的临床进展进行了总结[92-96]。

皮肤肿瘤

　　皮肤癌的微创诊断需求是发展多光子皮肤显微成像技术的主要原因之一。各种皮肤癌，按照发病率降序排列如下：基底细胞癌（起源于表皮基底层细胞），鳞状细胞癌（起源于表皮主要成分——鳞状细胞），恶性黑色素瘤（起源于黑色素细胞）[97]。尽管恶性黑色素瘤的发生率相对较低，但在美国，其死亡率却是皮肤癌中最高的，接近 20%[98]。

　　早期使用多光子成像用于诊断皮肤癌的例子之一是 Teuchner 等人测量了离体皮肤组织中黑色素的双光子荧光[99,100]。随后，Skala 等人[101]研究了一种仓鼠颊囊癌模型，对该模型肿瘤进行了活检和三维成像。从这些图像中，他们发现了用于区分正常的、癌前病变和癌变组织（鳞状细胞癌）的五个特征。Skala 等人还将这项工作扩展到包括基于 NAD(P)H 和 FAD 放射在内的荧光寿命代谢成像[102]。与正常组织相比，肿瘤组织的新陈代谢是不同的[103]。直至今日，仍有必要建立更多小鼠肿瘤模型。最新的一种异种移植小鼠模型可减少对黑色素瘤临床样本的需求[104]。为了研究这些皮肤癌动物模型，研究者已经构建了专门的成像工作站来进行长期观察。比如，使用微文身技术对标记绿色荧光蛋白的肿瘤特异性 CD8+T 细胞进行连续几天的延时成像，并对其进行图像配准[105]。

尽管动物模型是有帮助的，但人体组织的研究才是迈向临床应用的重要一步。这些研究大多基于内源性荧光团的双光子荧光。在一项由 Cicchi 等人进行的基底细胞癌概念验证研究中[106]，研究者观察到在从患者皮疹提取的癌组织中荧光强度显著增加。在另一项早期研究中，恶性黑色素瘤组织可被监控到，这是因为基于肿瘤组织中的 NAD(P)H 和弹力蛋白可释放荧光，胶原蛋白可以释放 SHG 信号。人们观察到，黑色素瘤细胞发出的荧光比周围的细胞要亮得多[107]。在一项规模更大的临床试验中，用这一技术对 250 名患者进行黑色素瘤成像[108]。不仅黑色素瘤细胞荧光增强被证实，研究者也看到了细胞形态学上的差异。Zhang 等人的一项研究进一步表明，黑色素瘤的细胞形态是不同的，其细胞形态比正常细胞更细长，而这些恶性黑色素细胞似乎在一起迁移。尽管这项研究中只纳入了 1 名患者，但这是第一次在体观察到黑色素瘤的生理病理学变化[109]。通过提供非黑色素瘤皮肤癌的面部几何图像，Paoli 等人[110]和 Ericson 等人[111]发现，组织病理学中的形态学改变也同样可以通过多光子成像技术来观察到。在另一项大型研究中，有 115 名患者被募集来研究双光子荧光技术对诊断黑色素瘤的敏感性和特异性[4]。据报道，敏感性高达 95%，特异性高达 97%（图 19.13）。这些报告提供的主要信息是多光子荧光成像技术可能是一种很有前途的非侵入性诊断方法，它提供的形态学和分子信息具有诊断意义，并可提供与组织病理学检查类似的信息。

一些研究进一步表明，增加光谱量化（特别是代谢分析）可以提高多光子荧光成像技术的诊断能力。荧光寿命成像[71,112-114]和光谱分辨率的双光子荧光[115]能对组织样本更好地进行分类。多光子断层扫描和光寿命成像也被用来对痣进行成像，并且可以用来诊断恶性黑色素瘤[116]。一项纳入 37 名患者的研究表明，利用光谱分辨率的荧光寿命成像技术来诊断黑色素瘤，不同的被晒黑的细胞群体（如角质形成细胞或黑色素细胞）可以通过单一光谱测量来区分，而形态学数据仍然是区分良性和恶性黑色素细胞皮损的必要条件[117]。Xiong 等人使用 SHG 和双光子荧光技术观察基底细胞癌和鳞状细胞癌细胞的形态差异[118]。因为 SHG 主要是由排列有序的 I 型胶原蛋白产生的，它可以用来区分健康皮肤中有序排列的胶原蛋白和肿瘤区域排列紊乱的胶原蛋白。Chernyavskiy 等人[119]也使用了这两种技术，他们将这些技术与反射共聚焦荧光成像技术结合起来，对用于治疗黑色素瘤的微波热疗对小鼠的影响进行成像。

其他几种用于皮肤癌诊断的新型造影成像技术还处于开发的早期阶段。Teuchner 等人已经证明，激发态的吸收可有效对黑色素显像，并有助于黑色素瘤的诊断[120]。Wan 和 Applegate 将泵浦探头光学相干显微镜用于对黑色素瘤进行成像[121,122]。同时，Oh 等人也利用双光子光声学显微镜对黑色素瘤进行研究[123]，其原理在于黑色素有一个高的双光子吸收截面。Vogler 等人将 CARS 和 SHG 以及双光子荧光联合应用于基底细胞癌的成像[124]。Chen 等人使用 1 230nm 铬∶镁橄榄石激光激发的 SHG 和 THG 研究了不同皮肤特性和疾病；研究者使用较长激发波长的原因在于其能使得观测组织的穿透深度更大[125]。一项有趣的研究表明，皮肤中褐黑素比例越高，皮肤癌的发生率越高[126]。这一结果提供了一种可能性，即仅凭光谱学就能分辨出癌细胞，而不必依赖形态学数据。Fu 等人发明了新型的 NA 显微镜[127]，可用以区分头发、皮肤和毛细管幻影中的两种黑色素（褐黑素和真

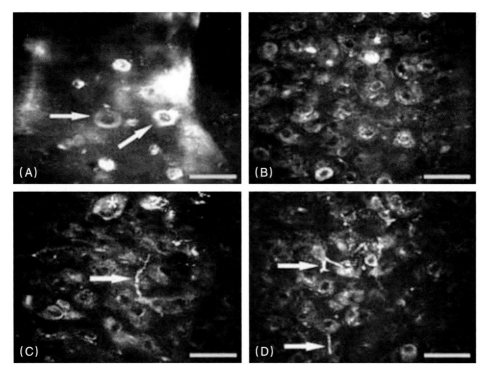

图 19.13 恶性黑色素瘤的光学切片（箭）[4]

黑素),毛细管中装有红头发、黑头发或罗丹明 6G[88]。研究发现,真黑素的激发状态要长得多,这使得可对真黑素和褐黑素进行分别成像。Matthews 等人利用这一技术对活检切除的色素性病变进行成像[24]。研究发现,在黑色素瘤样本中,真黑素的含量显著增加,而且这一现象(与其他形态学观察相结合)可以用来识别所有的黑色素瘤,同时鉴别了 75%的发育不良痣,尽管样本量只有 21 名患者。进一步使用了小鼠模型的研究[128]以及一项人体研究试图在离体组织样本上对黑色素生成过程进行成像[129]。荧光寿命成像也被用于从色素痣中鉴别出黑色素瘤[130]。研究者也尝试使用常规双光子荧光[131,132]联合使用双谱通道光寿命成像对色素痣和基底细胞癌进行鉴别[67]。尽管根据褐黑素和真黑素之间的光谱差异来鉴定黑色素瘤的可靠性还远未得到最终证实,但这种方法确实显示出了初步的美好前景。

虽然大多数多光子显微镜用于皮肤癌的研究都集中在黑色素瘤上,但其他类型皮肤癌目前也处于研究中。Cicchi 等人使用多光子成像技术对多种皮肤问题进行了成像,除了黑色素瘤外,他们还研究了基底细胞癌、瘢痕和瘢痕疙瘩的病理过程[133,134]。最近,许多研究小组使用不同的影像学技术对基底细胞癌离体组织进行了研究[135],分别采用了多光子断层扫描术,或者多光子断层扫描和荧光寿命技术[136]的组合,或者结合多光子与光学相干断层扫描[137],并比较了多光子断层扫描技术和共聚焦反射显微镜对基底细胞癌的诊断价值[138,139]。除了相对传统的皮肤癌,Hoeller 等人也研究了皮肤 T 细胞淋巴瘤的影像学[140]。该研究是通过在小鼠模型上使用荧光标记恶性 T 淋巴细胞来进行的;研究者得出结论:恶性 T 淋巴细胞附着在皮肤上的 E- 选择素上。

上一段引用的研究大多使用内源性荧光剂来进行癌症显像。使用外源性造影剂可以提供额外的对比光谱,以更好地突出单纯内源性荧光剂不易被观察到的疾病特征,提高敏感性、易用性并降低成本。5- 氨基酮戊酸(Aminolevulinic acid,ALA)被 Cicchi 等人[141,142]和 Riemann 等人[143]用于更大型的基底细胞癌影像学研究;ALA 是原卟啉Ⅸ的前体,具有高度荧光特性,并在肿瘤细胞中浓集。金纳米棒因其免疫靶向且具有强大的发光特性和生物相容性,而受到研究者的追捧;Durr 等人首先开展了这项研究[144-146],随后,Tunnell[147,148]的小组也跟进研究。尽管使用外源性造影剂可能提高诊断灵敏度,但监管问题是其临床转化的主要门槛。

传统的组织病理学仍然是包括皮肤癌在内的任何临床诊断的“金标准”,组织病理学结果的准确性在很大程度上取决于病理专家的技能。许多研究小组正致力于使病理分析更加定量。在使用多光子成像技术诊断皮疹时,一些研究小组提倡建立简单、灵敏、可靠的诊断方法。SHG 指数的多荧光检测已被认为是鉴别基底细胞癌和正常组织的一种手段[149,150],并被用来定位小鼠黑色素细胞的癌前病变[151]。SHG 指数的自动荧光也同样被建议用于同一情景下,并已在裸鼠皮褶腔上进行了测试[152]。Levitt 等人开发了一组用于组织模型的更复杂的双光子荧光图像处理法[153]。但是,就像许多多此类研究一样,很少有一种技术的性能好到足以能够进行大规模的临床试验,以评估其是否能提供与训练有素

的病理学家类似或更高的诊断敏感性和特异性。

两项研究重点关注了使用多光子成像技术诊断皮肤癌的相关问题。Kantere 等人注意到,多光子原卟啉Ⅸ荧光不会增加肿瘤组织的对比度;他们建议用单光子反斯托克斯荧光代替[154]。Nadiarnykh 等人发表了更惊人的结论:在衍射极限焦点和峰值功率约为 1kW 的情况下,因多光子吸收可导致 DNA 环丁烷 - 嘧啶二聚体的检出,说明这个技术有可能导致严重 DNA 损伤[155]。这种效应非常依赖于波长,特别是在 695nm 激发波长上,波长 >780nm 则稍好一点。这与 Leharzic 等人的研究结果基本一致,后者指出,1 064nm 飞秒激光脉冲的损伤远小于 532nm 波长和更短波长[156],并对多光子成像技术在癌症诊断中的临床应用有着明确意义。

总体而言,多光子成像技术用于癌症诊断及其监测显示出了非常好的前景。许多研究表明,肿瘤可以通过多种不同的荧光对比机制来识别。然而,视野大小和成像速度有限,很大程度上阻碍了多光子成像技术在大面积皮疹监视中的应用。相反,其可能会给(特别是在头部和脖子等部位的)可疑痣或其他肿瘤提供一种非侵入性诊断(特异性不高但更快)。如果能在这些部位做预防性手术切除,则效果更好。此外,多光子成像技术也可能在肿瘤边界鉴定中得到应用,在这种情况下,外科医生需要有效的成像工具来确定他们是否完全切除了整个病灶。Koenig 研究小组提供了方便临床使用的仪器,在很大程度上证明了这些技术不仅可以应用于实验室环境,而且可以很好地应用于临床。越来越多的大样本临床试验会对多光子成像技术的性能进行统计学评估,验证其是否可作为一种对临床有用的皮肤癌诊断工具。

其他皮肤疾病

除了癌症,多光子成像技术已经被用于诊断和监测多种不同的皮肤疾病。在临床上,它已被用于 Jadassohn-Pellizzari 皮肤松弛[157]、硬皮病[158]、淋巴水肿[159]和日光性角化病[160]等疾病的影像学观察,并用于监测特应性皮炎小鼠模型的影像学表现[77]。部分疾病中皮肤胶原蛋白和弹力纤维发生了改变,这两种皮肤成分可以很容易通过 SHG 和双光子自荧光来进行区分。Jadassohn-Pellizzari 皮肤松弛的特征是真皮弹力纤维的丢失,而硬皮病的特征是胶原蛋白的异常积累。类似地,淋巴水肿进展的最重要的标志之一是胶原蛋白重组的程度。特应性皮炎会导致角化过度(角质层增厚)和真皮上层纤维化,这两种改变都可成像。Huck 等人进一步对特应性皮炎患者采用了混合荧光寿命成像法,测定了 20 例患者和 20 例对照组皮肤中游离的和与蛋白质结合的 NAD(P)H 的比例[9,161]。通过组织病理学和双光子荧光技术都可以观察到日光性角化病的平均细胞核直径的增加[160]。König 及其同事进行了更大规模的研究,他们对各种不同的疾病都进行了成像,如脂溢性角化病、血管瘤、日光性角化病、银屑病、寻常型天疱疮、瘢痕和自身免疫性大疱性皮肤病[162,163]。多光子成像技术也可被用于监测传染性病原体引起的皮肤病[164]。

皮肤的一个重要功能是形成皮肤屏障,对抗环境中的感染因素。多光子显微技术已被用于研究皮肤中的免疫细

胞[165,166]。在转基因小鼠中,中性粒细胞和血管周围巨噬细胞表达荧光蛋白。Abtin 及其同事证明,在细菌感染期间,中性粒细胞向皮肤趋化是经由血管周围的巨噬细胞介导的。Roediger 及其同事发现,2 型固有淋巴细胞在皮肤免疫反应中起着重要的调节作用,而细胞因子刺激可导致这类先天淋巴样细胞的数量增加,从而导致自发性皮炎[167]。人们已经认识到,皮肤对病原体和炎症的反应取决于位置部位。Tong 及其同事从流式细胞仪和多光子显微镜(图 19.14)中获得信息,创建了一个转基因小鼠的耳朵、背部、足垫和尾巴的巨噬细胞、T 细胞和肥大细胞密度的图谱,发现皮肤部位的不同,这些免疫细胞的密度有差异。他们还发现,2 型固有淋巴细胞密度和动物年龄有关。在皮肤被动过敏反应模型中,研究人员进一步证明,肥大细胞活化与否取决于特定抗原特异性 IgE 经皮注射的部位。

还有人对系统性疾病如何改变皮肤结构进行了研究。Dong 及其同事研究了糖尿病的蛋白质糖基化,其被认为是由糖尿病和衰老引起并发症的一个主要原因。糖基化可通过糖基化终产物和二次谐波产生的轻微减少而引起自荧光增加而被观察到。皮肤、角膜和主动脉中都有一定程度的糖基化[168,169]。马方综合征是一种细胞外基质蛋白的基因遗传病。Cui 及其同事通过对真皮细胞外基质中胶原和弹性蛋白的形态学变化进行成像,通过其反映马方综合征的皮肤改变[171]。

皮肤老化研究

除了疾病的诊断和治疗之外,美容和整形外科人员在研究皮肤内源性老化和外源性老化(通常是光诱导的)时,对多光子成像技术抱有相当大的兴趣。Lin 等人首次试图建立一种测量实龄的方法。真皮 SHG 自荧光老化指数(SHG to autofluorescence aging index of dermis,SAAID)提供了一种简单的方法,通过测量 SHG 与自荧光的比率来估计皮肤的

年龄[172,173]。这种方法得到了一项研究的支持,该研究指出,同龄男性和女性之间的 SAAID 得分存在差异[174];另一项研究通过测量面部多个部位 SAAID 得分,确认了它和年龄存在相关性[175]。多光子激光扫描断层扫描真皮形态学评分克服了男性和女性的差异,与年龄的相关性也优于 SAAID[176]。Kaatz 等人对 SAAID 进行了组织深度分辨测量,以量化测量深度随成像深度的变化而变化的程度[177]。Sanchez 等人注意到使用 SAAID 来区分光老化和非光老化皮肤非常困难,但这通过结合 NAD(P)H 的寿命成像技术可以得到改善[3]。寿命成像技术也被 Koehler 等人用于诊断皮肤弹力变性,这通常是外在老化的标志[178](图 19.15)。

其他研究人员也提出了类似的测量方法。Puschmann 等人提出了弹性蛋白与胶原蛋白的比值,通过人工选取图像的办法明确了弹力纤维的荧光强度,并且使用了每种皮肤组分面积与其自荧光强度的比率[179]。Wu 等人提出了一种基于 SHG 图像[180]或灰度共生矩阵[181]的快速傅里叶变换的测量方法。Cicchi 等人也提出了一种基于快速傅里叶变换的类似方法[182]。

其他更为定性的研究试图探索内源性老化或光老化过程中发生的变化。Koehler 等人研究了日光浴所致的提前衰老作用。虽然样本太小,无法量化日光浴造成的损害,但观察到前臂背侧和掌侧间的差异,表明了日晒对皮肤的影响[183]。Benati 等人也提出了类似结论[184],Baldeweck 等人进行了三维分辨测量,以进一步调查暴露在阳光下的皮肤与未暴露的皮肤之间的差异[185]。Decenciere 等人进一步扩展了这一三维方法,开发了一种分割算法,用于量化各种皮肤成分的大小和形状,进而估计老化的影响[186]。Takeshi 等人使用偏振光分辨 SHG 显示皮肤皱纹与下层胶原纤维[187,188]一致。Lutz 等人认为,可通过观察到 SHG 增加和荧光寿命的减少而在体外定量胶原交联程度[189,190]。

某些皮肤疗法的疗效也可用多光子成像技术进行研究。Pena 等人研究了一种治疗皱纹的潜在方法,发现成纤

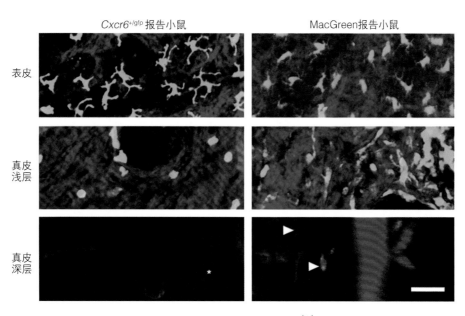

图 19.14　皮肤免疫细胞分布[1]

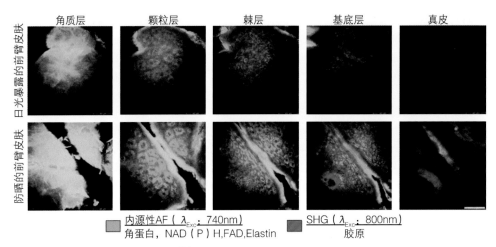

图 19.15　日光对皮肤老化的影响[3]。AF;FAD,黄素腺嘌呤二核苷酸;NAD(P)H,烟酰胺腺嘌呤二核苷酸(磷酸盐);SHG,二次谐波产生

维细胞会导致皮肤皱缩。他们研究了 RhoA 激酶抑制剂 Y-27632 的作用,发现其具有抑制这种皱缩的潜力[191,192]。Bazin 等人还研究了一种潜在的抗皱方法,有效成分包括大豆和茉莉提取物;基于双光子荧光和 SHG 成像[242]的结果显示,经过这些方法的处理后,皮肤胶原蛋白含量显著增加。

除了生化药物外,研究者还用双光子荧光和 SHG 显像技术研究了激光嫩肤的疗效。剥脱性点阵激光导致皮肤成纤维细胞热刺激,促使后者产生更多的胶原。这种胶原蛋白的增多可用多光子显微镜技术[193-195]进行成像。Tsai 等人先前进行了一项类似的研究,研究了铒:钇铝石榴石激光治疗皮肤肿物和肿瘤的效果[196]。

皮肤再生研究

多光子成像技术可以用于伤口愈合和皮肤再生过程的研究,因为 I 型胶原可以使用 SHG 很好地进行成像。伤口周围形成的胶原蛋白的结构和形态决定瘢痕是否形成,或者在瘢痕是否向正常外观、萎缩、增生性瘢痕或瘢痕疙瘩等方向发展中起着很大的作用,这个过程特别适合使用 SHG 成像。最初的研究集中在观察动物模型中的伤口愈合过程。Navarro 等人用双光子荧光法观察了豚鼠全层创面手术后不同时间、不同阶段的皮肤创面愈合,观察了这个过程中血管和胶原纤维的生长[197]。进一步的研究使用了整合 SHG 成像,用更好的时间分辨率和更长的时间来成像,以便更深入地了解伤口愈合过程[131]。随后,Luo 等人运用 SHG 和图像分析方法对昆明小鼠为期 14 天的创面愈合情况进行了研究[198]。

已经有人用体外标本对人类瘢痕进行了研究。Brewer 等人对正常皮肤和瘢痕疙瘩样本进行了成像[199]。研究对象非常有限(共 2 名患者),观察到正常瘢痕和瘢痕疙瘩中胶原密度的差异,但趋势与预期相反,在正常瘢痕中观察到胶原密度要高于瘢痕疙瘩[199]。Meshkinpour 等人用 SHG 对经由 ThermaCool TC 设备治疗的瘢痕疙瘩和增生性瘢痕的活检组织进行了成像,4 名患者的胶原结构都发现了显著的变异[200]。这一发现得到了 Da Costa 等人再次证实,他们

发现瘢痕疙瘩的胶原结构呈漩涡状,而正常皮肤则呈波浪状[201]。

Riemann 等人率先进行了瘢痕的在体研究,对一名患者在术后 60 天内每隔 1~3 天进行一次瘢痕成像。这项研究中,双光子荧光和 SHG 技术都被采用,并发现了新胶原纤维的形成[202]。Zhu 等人对先前接受剖宫产术的妇女进行瘢痕的成像。他们的数据显示,术后越久,瘢痕弹力纤维和胶原蛋白越下降[203]。

一些研究人员已经注意到,使用双光子荧光与 SHG 的比值可以用来分类瘢痕[204,205]。然而,由于胶原结构在伤口愈合中被认为是很重要的,一些研究人员试图量化胶原结构的有序度。Chen 等人对比了三种不同的方法:①用于确定每个像素梯度变化的边缘检测滤器;②用于测量图像胶原密度的简单阈值;③复杂的半任意几何形态法,然后这些被加权形成了最终的测量[206]。在皮肤老化部分讨论的一些胶原分类指标也在伤口愈合中得到了应用。Cicchi 等人还评估了三种不同的方法,包括使用灰度共生矩阵(Ferro 等人对此作了进一步研究[207]),快速傅里叶变换和 SAAID[182]。研究发现,不存在绝对完美的技术,每一种都是在特定的长度尺度内有效的技术。Jiang 等人也使用了快速傅里叶变换定义,以求得胶原指向指数和束距离,然后用其来描述从接受重建手术患者切除的瘢痕组织的深、中和上真皮的胶原[208]。更进一步,图像处理结合多光子成像技术可以帮助确定瘢痕的边界,从而帮助外科医生确定切除或介入的位置。Chen 等人使用双光子荧光和 SHG 成像,对 6 例患有瘢痕的患者(其中 5 名为增生性瘢痕患者)进行皮肤图像采集,在处理图像之后,提出了许多特征以区分瘢痕组织与正常组织[209]。不久之后,另一组研究人员发现弹性蛋白的体积密度可以用来区分瘢痕疙瘩、增生性瘢痕和正常瘢痕[210],而双光子荧光和 SHG 成像可以用来区分萎缩性瘢痕和瘢痕疙瘩[211]。

在仪器研制方面,Ping-Jung 等人发表了两篇证明偏振分辨 SHG 的文章,表明二阶磁化率 d_{33}/d_{31} 可以用来区分正常组织与瘢痕疙瘩、局限性硬皮病和真皮弹性溶解症[212,213]。在体应用多光子成像技术的最重要进展主要

是由 König 及其同事们完成的。特别的是,使用梯度指数(graduebt-index,GRIN)透镜在萎缩性瘢痕和其他凹陷性皮肤特征中进行成像,并在体内对溃疡进行成像[68,214-216]。后来引入了具有更高孔径 NA 为 0.8 的 GRIN 透镜,提供了更高的空间分辨率[217]。

众所周知,皮肤具有成体干细胞,特别是在毛囊中。这些干细胞可能存在于毛囊隆突区和真皮乳头中。通过使用双光子显微镜,Rompola 等人研究这些干细胞在小鼠体内的生长调节[218]。通过对毛囊再生的观察,他们发现,这些干细胞子代存在一个空间组织。同样,细胞间信号也允许毛囊的协调和快速运动。通过激光靶向消融,Rompola 等也表明,间充质在头发再生中起着重要的作用。同样,Liu 等人研究了在毛囊隆突区和真皮乳头内发现的巢蛋白表达阳性干细胞的多能性[219](图 19.16)。这些细胞从毛囊隆突区迁移到真皮乳头,表明毛囊隆突区是皮肤干细胞的来源[220]。将这些细胞接种在明胶海绵上,然后移植到脊髓损伤小鼠体内,观察到移植细胞向邻近脊髓段迁移。移植这些干细胞的小鼠在移植后 3 天内能移动受影响的爪子,而阴性对照组(移植明胶海绵)则需要 7 天。移植有干细胞的小鼠至少需要 28 天才能完全恢复,而未移植组只有少数小鼠实现了运动功能的恢复。

皮肤损伤也会损伤皮肤的感觉神经结构。皮肤含有温度感受器、伤害感受器和触觉感受器。利用表达荧光蛋白的转基因动物,小鼠皮肤的感觉神经已被成像到大约 300μm 的深度[221]。Yuryev 和 Khiroug 利用多光子光学切割技术,对表达荧光蛋白的转基因小鼠皮肤进行神经再生研究[222]。他们能够观察到受损神经的退化和随后的再生,在近 2 周的时间内,对神经再生过程进行活体监测。

药物、化妆品、防晒霜和纳米颗粒的经皮转运

皮肤形成天然屏障,这道屏障将潜在毒物排除在外,从而保护身体。这一屏障包括物理屏障(角质层)、免疫屏障和化学屏障[223]。许多化妆品和药物活性成分都是为外用而设计和销售的,它们的功效有时取决于它们的皮肤渗透性。在研究这些产品的皮肤渗透性,并设计出能透过皮肤屏障的新配方等方面,研究者们做了大量工作[224]。

Grewal 及其同事们首先证明了穿透粒子在皮肤中的分布可以用多光子显微镜无创地进行可视化[225]。他们进一步证明了荧光标记的葡聚糖分布可以通过局部应用不同的增强剂进行调节。随后,Yu 等人研究了常用增强剂油酸处理前后,皮肤中发荧光的疏水性和亲水性微粒的分布。结合生化扩散率测量数据,首次定量提取了浓度梯度增强因子和探针载体 - 皮肤局部系数增强因子等传输参数。他们进一步证明,疏水性和亲水性药物通过不同的途径穿透皮肤角质层和表皮[226]。Yu 及其同事还表明,由于皮肤的异质性,高通量大面积多光子成像对于减少穿透递送特性测定中的误差至关重要[227]。最后,他们还定量评价了超声在皮肤递送增强中的作用[228]。

除药物递送外,局部应用化妆品、洗剂和乳膏的安全性

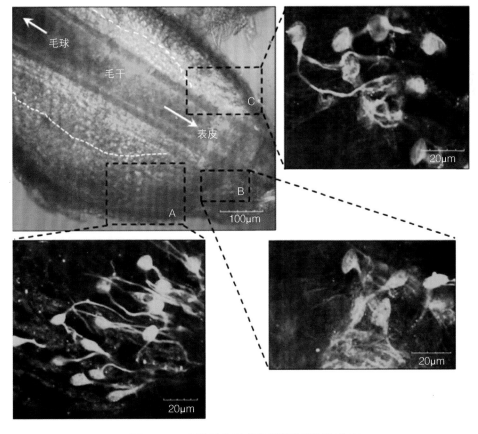

图 19.16　皮肤损伤后毛发附近的干细胞分布

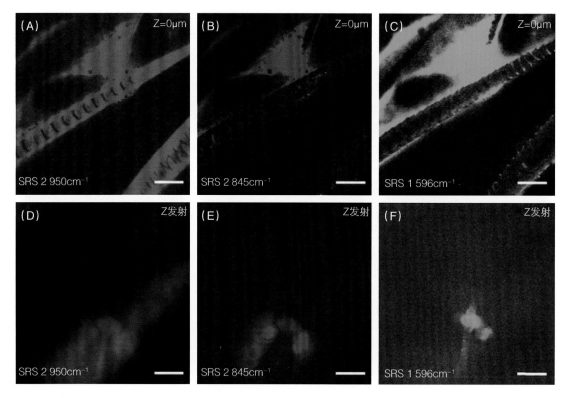

图 19.17　反式视黄醇皮肤穿透受刺激拉曼散射(SRS)监测[2]

对化妆品和医药行业至关重要。此外,随着纳米颗粒广泛应用,这些颗粒无意中被皮肤吸收而产生的生物安全性问题被广受关注。例如,氧化锌或氧化钛等纳米颗粒的直径在 20~30nm,经常被用于防晒霜[229]。通过使用双光子显微镜对志愿者离体皮肤进行观察,发现这些纳米颗粒仍然存在于角质层中。在皮肤褶皱或毛囊根中发现了更高的浓度——约 800 颗粒 /μm³ [230,231]。文身后残留在皮肤中的色素颗粒是人体皮肤中另一类常见的纳米颗粒。König 等人研究了如何将来自文身颜料的纳米颗粒进行成像,他们发现,可以通过荧光寿命和发射光谱来将之与皮肤中其他自荧光颗粒进行区分[232]。此外,研究者还努力设计了一种多维度的定量方法,用于检测药物剂型的皮肤渗透性[233-235]。最近,多光子成像的多模态方法已被视为早期临床试验光学活检以及测试化妆品功效的方法[234,235]。此外,Saar 及其同事使用 SRS 非侵入性和无标记地研究了药物在皮肤中的渗透[2](图 19.17)。在小鼠切除耳外用布洛芬和酮洛芬丙二醇溶液,能够对外用药物从皮肤到皮下脂肪的分布情况进行成像。在此研究中,研究者发现这两种药物都通过角质层和毛发细胞间脂质中渗透。Saar 及其同事能够用 SRS 显微镜追踪化学摄取和转运动力学。他们发现,与穿透毛干在 26 分钟内达到稳定状态相比,通过角质层的传输较慢,需要 2 小时以上。随着视频化 SRS 显微镜[2,236]的发展和 SRS 无标签能力的提高,可以实时跟踪化妆品和防晒霜的功效,同时又具有较高的空间分辨率和时间分辨率。为了监测小分子的透皮转运,使用分子的本征拉曼特征是优于荧光标记的方法,因为荧光标记的化学性质可以显著地改变小分子的转运机制(见图 19.16)。

Hanson 和 Clegg 的工作证明了能够无创和高分辨率地研究这些化合物的有效性的重要性[237]。在研究中,他们观察并量化了紫外线(ultraviolet,UV)照射下体外皮肤中活性氧(reactive oxygen species,ROS)的生成。将离体人皮肤样品与二氢罗丹明 -123 孵育,二氢罗丹明 -123 在与 ROS 反应后仅转变成荧光形式(罗丹明 -123),然后用不同剂量的 UVB 照射样品,用双荧光显微镜成像并定量测定罗丹明 -123 产生的量。研究发现,平均成人大小的脸暴露于 UVB 2 小时,在角质层中产生 14.7×10^{-3}mol 的 ROS(根据对二氢罗丹明 -123 的反应,形成荧光的罗丹明 -123)。另外 10^{-4}mol 的 ROS 在表皮下层中产生。随后的研究进一步表明,一些紫外线阻断剂实际上增加了 ROS 的生成量,因此增加了皮肤癌的机会[238]。由于 pH 梯度可能影响极性化学物质的迁移,研究者还对角质层 pH 梯度进行了高分辨率的研究,发现酸度随深度的增加而减小[239]。

从保护和治疗的角度来看,常用化学试剂对皮肤的影响显然是重要的。Werrlein,Braue 和 Dillman 研究了硫芥末(一种强大的发泡剂)对人表皮角质形成细胞培养的影响[240]。他们发现,与对照组相比,实验组细胞出现肌动蛋白受损、大的点状包涵体并缺乏应激纤维。

结论

虽然皮肤是人体最容易被接触的器官之一,但是皮肤的生理和病理是复杂的,远未被完全了解。基于多光子技术的强大成像工具的开发,人们已实现对皮肤生理学的在体内微创成像,成像深度覆盖表皮,并能兼顾大部分真皮。König 小组对干细胞的体内成像及在自然皮肤环境中的生理功能等方面的研究,将为干细胞技术和再生医学的研究提供重要的理论依据[241]。同样,皮肤病理学在医学上是重要的。尽管慢性疾病(如皮炎)并不危及生命,但可以显著降低患者的生活质量。黑色素瘤是一种最危险的皮肤癌,如果早期诊断出病变,可以很有效地治愈,但在转移发生后,10 年死亡率可高出 70%。有趣的是,最近的一份报告显示,在小鼠模型中,黑色素瘤可能是由"看不见的"色素痣发展而成的,色素痣含有难以想象的浅颜色的真黑素,而不是深色的褐黑素[25]。在浅肤色人群中存在导致黑色素瘤的隐性痣的可能性,是需要研究的一个重要医学假说。多光子成像技术[24]能够有效地区分真黑素和褐黑素,可以在这些研究中发挥重要作用。如果这一假设得到验证,其将在未来的诊断中发挥重要作用。最后,皮肤产品(用于化妆品、防晒、抗衰老或皮肤再生目的)是我们日常使用的商业产品。尽管这些产品具有经济效益,但许多产品的性能大多是主观判断的。重要的是,这些产品的毒理学评价往往从现象判断,有时缺乏可靠的现代生理研究。多光子显微镜能够在动物模型和人类志愿者中对许多这些产品进行体内研究,并有望改变这一巨大而具有商业意义的领域的研究。在所有这些与皮肤有关的生物医学应用中,前沿多光子显微技术的可用性和进一步发展将对皮肤病学产生影响。

致谢

作者致谢美国国家卫生研究院的支持 5-O41-EB015871-27,DP3-DK101024 01,1-U01-NS090438-01,1-R01-EY017656-0,6 A1,1-R01-HL121386-01A1,新加坡 -MIT 联盟 2,新加坡 - 麻省理工联盟研究与技术中心的 Biosym IRG,Hamamatsu 公司,三星 GRO 项目,麻省理工学院 Skoltech 项目。CJR 进一步感谢 Wellcome 信托基金会的博士后研究团进行这项研究。

(马委委 刘厚芳 周炳荣 译,胡凡 校)

参考文献

[1] Tong PL, et al. The skin immune atlas: three-dimensional analysis of cutaneous leukocyte subsets by multiphoton microscopy. J Invest Dermatol 2015;135(1):84–93.

[2] Saar BG, et al. Video-rate molecular imaging in vivo with stimulated Raman scattering. Science 2010;330(6009):1368–70.

[3] Sanchez WY, et al. Changes in the redox state and endogenous fluorescence of in vivo human skin due to intrinsic and photoaging, measured by multiphoton tomography with fluorescence lifetime imaging. J Biomed Opt 2013;18(6):061217.

[4] Dimitrow E, et al. Sensitivity and specificity of multiphoton laser tomography for in vivo and ex vivo diagnosis of malignant melanoma. J Invest Dermatol 2009;129(7):1752–8.

[5] Lin S-J, Jee S-H, Dong C-Y. Multiphoton microscopy: a new paradigm in dermatological imaging. Eur J Dermatol 2007;17(5).

[6] Masters BR, So PT, Gratton E. Multiphoton excitation fluorescence microscopy and spectroscopy of in vivo human skin. Biophys J 1997;72(6):2405–12.

[7] Schenke-Layland K, et al. Two-photon microscopes and in vivo multiphoton tomographs: powerful diagnostic tools for tissue engineering and drug delivery. Adv Drug Deliv Rev 2006;58(7).

[8] Wang BG, Koenig K, Halbhuber KJ. Two-photon microscopy of deep intravital tissues and its merits in clinical research. J Microscopy-Oxford 2010;238(1).

[9] Koenig K, et al. 5D-intravital tomography as a novel tool for non-invasive in-vivo analysis of human skin. Proc SPIE 2010;7555(Journal Article):75551I.

[10] Cicchi R, Pavone FS. Non-linear fluorescence lifetime imaging of biological tissues. Anal Bioanal Chem 2011;400(9).

[11] Seidenari S, et al. Multiphoton laser microscopy and fluorescence lifetime imaging for the evaluation of the skin. Dermatol Res Pract 2012;2012(Journal Article).

[12] Koenig K. Clinical multiphoton FLIM tomography. Proc SPIE 2012;8226(Journal Article):82260H.

[13] Campagnola PJ, Dong C-Y. Second harmonic generation microscopy: principles and applications to disease diagnosis. Laser Photon Rev 2011;5(1):13–26.

[14] Perry SW, Burke RM, Brown EB. Two-photon and second harmonic microscopy in clinical and translational cancer research. Ann Biomed Eng 2012;40(2):277–91.

[15] Yew E, Rowlands C, So PT. Application of multiphoton microscopy in dermatological studies: a mini-review. J Innov Opt Health Sci 2014;7(5):1330010.

[16] Shen YR. The principles of nonlinear optics. New York: Wiley Interscience; 2002.

[17] Boyd R. Nonlinear optics. New York: Academic Press; 2008.

[18] Nagy A, Wu J, Berland KM. Characterizing observation volumes and the role of excitation saturation in one-photon fluorescence fluctuation spectroscopy. J Biomed Opt 2005;10(4):44015.

[19] Cianci GC, Wu J, Berland KM. Saturation modified point spread functions in two-photon microscopy. Microsc Res Tech 2004;64(2):135–41.

[20] Anderson RR, Parrish JA. The optics of human skin. J Invest Dermatol 1981;77:13–9.

[21] Masters B, Chance B. Redox confocal imaging: intrinsic fluorescent probes of cellular metabolism. Fluorescent Luminescent Probes Biol Activity 1993:44–56.

[22] Chance B. Pyridine nucleotide as an indicator of the oxygen requirements for energy-linked functions of mitochondria. Circ Res 1976;38(5 Suppl. 1):I31–8.

[23] Pena A, et al. Spectroscopic analysis of keratin endogenous signal for skin multiphoton microscopy: erratum. Opt Express 2005;13(17):6667.

[24] Matthews TE, et al. Pump-probe imaging differentiates melanoma from melanocytic nevi. Sci Transl Med 2011;3(71):71ra15.

[25] Mitra D, et al. An ultraviolet-radiation-independent pathway to melanoma carcinogenesis in the red hair/fair skin background. Nature 2012;491(7424):449–53.

[26] Lai Z, et al. Stepwise multiphoton activation fluorescence reveals a new method of melanin detection. J Biomed Opt 2013;18(6):061225.

[27] Larson DR, et al. Water-soluble quantum dots for multiphoton fluorescence imaging in vivo. Science 2003;300(5624):1434–6.

[28] Rahim NAA, et al. Conjugated polymer nanoparticles for two-photon imaging of endothelial cells in a tissue model. Adv Mater 2009;21(34):3492–6.

[29] Tearney GJ, et al. Determination of the refractive index of highly scattering human tissue by optical coherence tomography. Opt Lett 1995;20(21):2258.

[30] Lo W, et al. Spherical aberration correction in multiphoton fluorescence imaging using objective correction collar. J Biomed Opt 2005;10(3):034006.

[31] Tyrrell RM, Keyse SM. New trends in photobiology the interaction of UVA radiation with cultured cells. J Photochem Photobiol B: Biol 1990;4(4):349–61.

[32] Keyse SM, Tyrrell RM. Induction of the heme oxygenase gene in human skin fibroblasts by hydrogen peroxide and UVA (365 nm) radiation: evidence for the involvement of the hydroxyl radical. Carcinogenesis 1990;11(5):787–91.

[33] Hockberger PE, et al. Activation of flavin-containing oxidases underlies light-induced production of H_2O_2 in mammalian cells. Proc Natl Acad Sci USA 1999;96(11):6255–60.

[34] Koester HJ, et al. Ca^{2+} fluorescence imaging with pico- and femtosecond two-photon excitation: signal and photodamage.

Biophys J 1999;77(4):2226—36.

[35] Konig K, et al. Two-photon excited lifetime imaging of autofluorescence in cells during UVA and NIR photostress. J Microsc 1996;183(Pt 3):197—204.

[36] Konig K, et al. Pulse-length dependence of cellular response to intense near-infrared laser pulses in multiphoton microscopes. Opt Lett 1999;24(2):113—5.

[37] Sako Y, et al. Comparison of two-photon excitation laser scanning microscopy with UV-confocal laser scanning microscopy in three-dimensional calcium imaging using the fluorescence indicator Indo-1. J Microsc 1997;185(Pt 1):9—20.

[38] Patterson GH, Piston DW. Photobleaching in two-photon excitation microscopy. Biophys J 2000;78(4):2159—62.

[39] Hopt A, Neher E. Highly nonlinear photodamage in two-photon fluorescence microscopy. Biophys J 2001;80(4):2029—36.

[40] Tirlapur UK, Konig K. Femtosecond near-infrared laser pulses as a versatile non-invasive tool for intra-tissue nanoprocessing in plants without compromising viability. Plant J 2002;31(3):365—74.

[41] Uchugonova A, et al. Targeted transfection of stem cells with sub-20 femtosecond laser pulses. Optics Express 2008;16(13):9357—64.

[42] Schonle A, Hell SW. Heating by absorption in the focus of an objective lens. Opt Lett 1998;23(5):325—7.

[43] Denk W, Sugimori M, Llinas R. Two types of calcium response limited to single spines in cerebellar Purkinje cells. Proc Natl Acad Sci USA 1995;92(18):8279—82.

[44] Jacques SL, et al. Controlled removal of human stratum corneum by pulsed laser. J Invest Dermatol 1987;88(1):88—93.

[45] Pustovalov V. Initiation of explosive boiling and optical breakdown as a result of the action of laser pulses on melanosome in pigmented biotissues. Quan Electronics 1995;25(11):1055—9.

[46] Buehler C, et al. Innovations in two-photon deep tissue microscopy. IEEE Eng Med Biol Mag 1999;18(5):23—30.

[47] Masters BR, et al. Mitigating thermal mechanical damage potential during two-photon dermal imaging. J Biomed Opt 2004;9(6):1265—70.

[48] Horton NG, et al. Three-photon microscopy of subcortical structures within an intact mouse brain. Nat Photon 2013;7(3).

[49] Göppert-Mayer M. Über Elementarakte mit zwei Quantensprüngen. Ann Phys (Leipzig) 1931;5:273—94.

[50] Franken PA, et al. Generation of optical harmonics. Phys Rev Lett 1961;7:118.

[51] Kaiser W, Garrett CGB. Two-photon excitation in $CaF_2:Eu^{2+}$. Phys Rev Lett 1961;7:229—31.

[52] Singh S, Bradley LT. Three-photon absorption in naphthalene crystals by laser excitation. Phys Rev Lett 1964;12:162—4.

[53] Denk W, Strickler JH, Webb WW. 2-Photon laser scanning fluorescence microscopy. Science 1990;248(4951):73—6.

[54] Sheppard CJR, et al. Scanning harmonic optical microscope. IEEE J Quan Electronics 1977;13(9):D100.

[55] Denk W, Strickler JH, Webb WW. Two-photon laser scanning fluorescence microscopy. Science 1990;248:73—6.

[56] Piston DW, Masters BR, Webb WW. Three-dimensionally resolved NAD(P)H cellular metabolic redox imaging of the in situ cornea with two-photon excitation laser scanning microscopy. J Microsc 1995;178(Pt 1):20—7.

[57] Laiho LH, et al. Two-photon 3-D mapping of ex vivo human skin endogenous fluorescence species based on fluorescence emission spectra. J Biomed Opt 2005;10(2):024016.

[58] Radosevich AJ, et al. Hyperspectral in vivo two-photon microscopy of intrinsic contrast. Opt Lett 2008;33(18):2164—6.

[59] Chen J, et al. Spectroscopic characterization and microscopic imaging of extracted and in situ cutaneous collagen and elastic tissue components under two-photon excitation. Skin Res Technology 2009;15(4).

[60] Breunig HG, Studier H, Koenig K. Excitation-wavelength dependence of multiphoton excitation of fluorophores of human skin in vivo. Proc SPIE 2010;7548(Journal Article):754806.

[61] Yu Y, et al. Imaging-guided two-photon excitation-emission-matrix measurements of human skin tissues. J Biomed Opt 2012;17(7).

[62] Palero JA, et al. Three-dimensional multiphoton autofluorescence spectral imaging of live tissues. Proc SPIE 2006;6191(Journal Article):61910J.

[63] Palero JA, et al. Spectrally-resolved multiphoton imaging of post-mortem biopsy and in-vivo mouse skin tissues. Proc SPIE 2007;6442(Journal Article):64421B.

[64] Konig K, Riemann I. High-resolution multiphoton tomography of human skin with subcellular spatial resolution and picosecond time resolution. J Biomed Opt 2003;8(3):432—9.

[65] Becker W, et al. Fluorescence lifetime imaging by time-correlated single-photon counting. Microsc Res Tech 2004;63(1).

[66] Patalay R, et al. Multiphoton multispectral fluorescence lifetime tomography for the evaluation of basal cell carcinomas. PLoS One 2012;7(9):e43460.

[67] Patalay R, et al. Quantification of cellular autofluorescence of human skin using multiphoton tomography and fluorescence lifetime imaging in two spectral detection channels. Biomed Opt Express 2011;2(12):3295—308.

[68] Konig K, et al. Clinical two-photon microendoscopy. Microsc Res Tech 2007;70(5):398—402.

[69] Konig K, et al. Clinical application of multiphoton tomography in combination with high-frequency ultrasound for evaluation of skin diseases. J Biophotonics 2010;3(12):759—73.

[70] Breunig G, et al. Clinical multiphoton and CARS microscopy. Proc SPIE 2012;8226(Journal Article):822623.

[71] Fu D, et al. Two-color, two-photon, and excited-state absorption microscopy. J Biomed Opt 2007;12(5):054004.

[72] Chen W-L, et al. Single-wavelength reflected confocal and multiphoton microscopy for tissue imaging. J Biomed Opt 2009;14(5):054026.

[73] Yazdanfar S, et al. Multifunctional imaging of endogenous contrast by simultaneous nonlinear and optical coherence microscopy of thick tissues. Microsc Res Tech 2007;70(7).

[74] Koenig K, et al. Current developments in clinical multiphoton tomography. Proc SPIE 2010;7569(Journal Article):756915.

[75] Campagnola PJ, Loew LM. Second-harmonic imaging microscopy for visualizing biomolecular arrays in cells, tissues and organisms. Nat Biotechnol 2003;21(11):1356—60.

[76] Chu SW, et al. High-resolution simultaneous three-photon fluorescence and third-harmonic-generation microscopy. Microsc Res Tech 2005;66(4):193—7.

[77] Lee JH, et al. Noninvasive in vitro and in vivo assessment of epidermal hyperkeratosis and dermal fibrosis in atopic dermatitis. J Biomed Opt 2009;14(1):014008.

[78] Bewersdorf J, Pick R, Hell SW. Multifocal multiphoton microscopy. Opt Lett 1998;23:655—7.

[79] Kim K, et al. Multifocal multiphoton microscopy based on multianode photomultiplier tubes. Optics Express 2007;15(18):11658—78.

[80] Cha JW, et al. Non-descanned multifocal multiphoton microscopy with a multianode photomultiplier tube. AIP Adv 2015;5(8):084802.

[81] Cha JW, et al. Spectral-resolved multifocal multiphoton microscopy with multianode photomultiplier tubes. Opt Express 2014;22(18):21368—81.

[82] Evans CL, Xie XS. Coherent anti-Stokes Raman scattering microscopy: chemical imaging for biology and medicine. Annu Rev Anal Chem 2008;1(1):883—909.

[83] Begley RF, Harvey AB, Byer RL. Coherent anti-Stokes Raman spectroscopy. Appl Phys Lett 1974;25(7):387—90.

[84] Zheltikov AM. Coherent anti-Stokes Raman scattering: from proof-of-the-principle experiments to femtosecond CARS and higher order wave-mixing generalizations. J Raman Spectrosc 2000;31(8—9):653—67.

[85] Petibois C. Imaging methods for elemental, chemical, molecular, and morphological analyses of single cells. Anal Bioanal Chem 2010;397(6):2051—65.

[86] Tolles WM, et al. A review of the theory and application of coherent anti-Stokes Raman spectroscopy (CARS). Appl Spectrosc 1977;31(4):253—71.

[87] Freudiger CW, et al. Label-free biomedical imaging with high sensitivity by stimulated Raman scattering microscopy. Science 2008;322(5909):1857—61.

[88] Fu D, et al. Probing skin pigmentation changes with transient absorption imaging of eumelanin and pheomelanin. J Biomed Opt 2008;13(5):054036.

[89] Evans CL, et al. Chemical imaging of tissue in vivo with video-

rate coherent anti-Stokes Raman scattering microscopy. Proc Natl Acad Sci USA 2005;102(46):16807—12.

[90] Durst ME, Zhu G, Xu C. Simultaneous spatial and temporal focusing for axial scanning. Optics Express 2006;14(25): 12243—54.

[91] Oron D, Tal E, Silberberg Y. Scanningless depth-resolved microscopy. Optics Express 2005;13(5):1468—76.

[92] Koenig K. Multiphoton tomography for tissue engineering. Proc SPIE 2008;6858(Journal Article):68580C.

[93] Koenig K, et al. Invited review: two-photon scanning systems for clinical high-resolution in vivo tissue imaging. Proc SPIE 2008; 6860(Journal Article):686014.

[94] Koenig K, et al. Clinical multiphoton tomography and clinical two-photon microendoscopy. Proc SPIE 2009;7183(Journal Article):718319.

[95] Koenig K, et al. In vivo multiphoton tomography in skin aging studies. Proc SPIE 2009;7161(Journal Article):71610H.

[96] Koenig K. New developments in multimodal clinical multiphoton tomography. Proc SPIE 2011;7903(Journal Article): 790305.

[97] Leiter U, Garbe C. Epidemiology of melanoma and nonmelanoma skin cancer: the role of sunlight. Adv Exp Med Biol 2008; 624(Journal Article).

[98] Marks R. An overview of skin cancers: incidence and causation. Cancer 1995;75(2).

[99] Teuchner K, et al. Femtosecond two-photon excited fluorescence of melanin. Photochem Photobiol 1999;70(2):146—51.

[100] Teuchner K, et al. Fluorescence studies of melanin by stepwise two-photon femtosecond laser excitation. J Fluorescence 2000; 10(3):275—81.

[101] Skala MC, et al. Multiphoton microscopy of endogenous fluorescence differentiates normal, precancerous, and cancerous squamous epithelial tissues. Cancer Res 2005;65(4).

[102] Skala MC, et al. In vivo multiphoton fluorescence lifetime imaging of protein-bound and free nicotinamide adenine dinucleotide in normal and precancerous epithelia. J Biomed Opt 2007; 12(2):024014.

[103] Skala MC, et al. In vivo multiphoton microscopy of NADH and FAD redox states, fluorescence lifetimes, and cellular morphology in precancerous epithelia. Proc Natl Acad Sci USA 2007;104(49).

[104] Wilson JW, et al. In vivo pump-probe microscopy of melanoma and pigmented lesions. Proc SPIE 2012;8226(Journal Article): 822602.

[105] Entenberg D, et al. Multimodal microscopy of immune cells and melanoma for longitudinal studies. Proc SPIE 2006;6081(Journal Article):60810A.

[106] Cicchi R, et al. Multiphoton imaging of basal cell carcinoma (BCC). Proc SPIE 2006;6090(Journal Article):60900O.

[107] Riemann I, et al. In vivo multiphoton tomography of inflammatory tissue and melanoma. Proc SPIE 2005;5686(Journal Article).

[108] Koenig K, et al. In vivo multiphoton tomography of skin cancer. Proc SPIE 2006;6089(Journal Article):60890R.

[109] Zhang K, et al. Bipolar cellular morphology of malignant melanoma in unstained human melanoma skin tissue. J Biomed Opt 2009;14(2):024042.

[110] Paoli J, et al. Multiphoton laser scanning microscopy on nonmelanoma skin cancer: morphologic features for future non-invasive diagnostics. J Invest Dermatol 2008;128(5).

[111] Ericson MB, et al. Two-photon microscopy of non-melanoma skin cancer: initial experience and diagnostic criteria ex vivo. Proc SPIE 2007;6630(Journal Article):66300U.

[112] Patalay R, et al. Fluorescence lifetime imaging of skin cancer. Proc SPIE 2011;7883(Journal Article):78830A.

[113] Patalay R, et al. Non-invasive imaging of skin cancer with fluorescence lifetime imaging using two photon tomography. Proc SPIE 2011;8087(Journal Article):808718.

[114] Riemann I, et al. Non-invasive analysis/diagnosis of human normal and melanoma skin tissues with two-photon FLIM in vivo. Proc SPIE 2008;6842(Journal Article):684205.

[115] De Giorgi V, et al. Combined non-linear laser imaging (two-photon excitation fluorescence microscopy, fluorescence lifetime imaging microscopy, multispectral multiphoton microscopy) in cutaneous tumours: first experiences. J Eur Acad

Dermatol Venereol 2009;23(3).

[116] Arginelli F, et al. High resolution diagnosis of common nevi by multiphoton laser tomography and fluorescence lifetime imaging. Skin Res Technology 2013;19(2):194—204.

[117] Dimitrow E, et al. Spectral fluorescence lifetime detection and selective melanin imaging by multiphoton laser tomography for melanoma diagnosis. Exp Dermatol 2009;18(6).

[118] Xiong SY, Yang JG, Zhuang J. Nonlinear spectral imaging of human normal skin, basal cell carcinoma and squamous cell carcinoma based on two-photon excited fluorescence and second-harmonic generation. Laser Phys 2011;21(10).

[119] Chernyavskiy O, et al. Imaging of mouse experimental melanoma in vivo and ex vivo by combination of confocal and nonlinear microscopy. Microsc Res Tech 2009;72(6).

[120] Teuchner K, Mory S, Leupold D. A mobile, intensified femtosecond fiber laser based TPF spectrometer for early diagnosis of malignant melanoma. Proc SPIE 2004;5516(Journal Article): 63—71.

[121] Wan Q, Applegate BE. Multiphoton coherence domain molecular imaging with pump-probe optical coherence microscopy. Opt Lett 2010;35(4):532—4.

[122] Wan Q, Applegate BE. Multiphoton coherence domain molecular imaging. 2010.

[123] Oh J-T, et al. Three-dimensional imaging of skin melanoma in vivo by dual-wavelength photoacoustic microscopy. J Biomed Opt 2006;11(3):034032.

[124] Vogler N, et al. Discrimination of skin diseases using the multimodal imaging approach. Proc SPIE 2012;8427(Journal Article): 842710.

[125] Chen S-Y, et al. In vivo virtual biopsy of human skin by using noninvasive higher harmonic generation microscopy. IEEE J Selected Top Quan Electronics 2010;16(3).

[126] Takeuchi S, et al. Melanin acts as a cause an atypical potent UVB photosensitizer to mode of cell death in murine skin. Proc Natl Acad Sci USA 2004;101(42).

[127] Fu D, et al. Two-color excited-state absorption imaging of melanins. Proc SPIE 2007;6424(Journal Article):642402.

[128] Matthews TE, et al. In vivo and ex vivo epi-mode pump-probe imaging of melanin and microvasculature. Biomed Opt Express 2011;2(6):1576—83.

[129] Leupold D, et al. The stepwise two-photon excited melanin fluorescence is a unique diagnostic tool for the detection of malignant transformation in melanocytes. Pigment Cell Melanoma Res 2011;24(3):438—45.

[130] Cicchi R, et al. Multidimensional custom-made non-linear microscope: from ex-vivo to in-vivo imaging. Appl Phys B-Lasers Opt 2008;92(3):359—65.

[131] Eichhorn R, et al. Early diagnosis of melanotic melanoma based on laser-induced melanin fluorescence. J Biomed Opt 2009;14(3): 034033.

[132] Krasieva TB, et al. Two-photon excited fluorescence spectroscopy and imaging of melanin in-vitro and in-vivo. Proc SPIE 2012;8226(Journal Article):82262S.

[133] Cicchi R, et al. Multidimensional two-photon imaging of diseased skin. Proc SPIE 2008;6859(Journal Article):685903.

[134] Cicchi R, et al. Non-linear laser imaging of skin lesions. Proc SPIE 2007;6633(Journal Article):66330Z.

[135] Seidenari S, et al. Diagnosis of BCC by multiphoton laser tomography. Skin Res Technology 2013;19(1):E297—304.

[136] Seidenari S, et al. Multiphoton laser tomography and fluorescence lifetime imaging of basal cell carcinoma: morphologic features for non-invasive diagnostics. Exp Dermatol 2012;21(11): 831—6.

[137] Alex A, et al. Three-dimensional multiphoton/optical coherence tomography for diagnostic applications in dermatology. J Biophotonics 2013;6(4):352—62.

[138] Ulrich M, et al. In vivo detection of basal cell carcinoma: comparison of a reflectance confocal microscope and a multiphoton tomograph. J Biomed Opt 2013;18(6):61229.

[139] Manfredini M, et al. High-resolution imaging of basal cell carcinoma: a comparison between multiphoton microscopy with fluorescence lifetime imaging and reflectance confocal microscopy. Skin Res Technology 2013;19(1):E433—43.

[140] Hoeller C, et al. In vivo imaging of cutaneous T-cell lymphoma

migration to the skin. Cancer Res 2009;69(7).

[141] Cicchi R, et al. Multidimensional non-linear laser imaging of basal cell carcinoma. Opt Express 2007;15(16).

[142] Cicchi R, et al. Time-resolved multiphoton imaging of basal cell carcinoma. Proc SPIE 2007;6442(Journal Article):64421I.

[143] Riemann I, et al. Multiphoton tomography of skin tumors after ALA application. Proc SPIE 2007;6424(Journal Article):642405.

[144] Durr NJ, et al. Gold nanorods for optimized two-photon luminescence imaging of cancerous tissue. Proc SPIE 2007;6641(Journal Article):66410O.

[145] Durr NJ, et al. Two-photon luminescence imaging of cancer cells using molecularly targeted gold nanorods. Nano Lett 2007;7(4).

[146] Durr NJ, et al. Two-photon luminescence imaging of cancerous tissue using gold nanorods as bright contrast agents. Proc SPIE 2007;6630(Journal Article):66300Q.

[147] Park J, et al. Intra-organ biodistribution of gold nanoparticles using intrinsic two-photon-induced photoluminescence. Lasers Surg Med 2010;42(7).

[148] Puvanakrishnan P, et al. Narrow band imaging of squamous cell carcinoma tumors using topically delivered anti-EGFR antibody conjugated gold nanorods. Lasers Surg Med 2012;44(4).

[149] Lin S-J, et al. Discrimination of basal cell carcinoma from normal dermal stroma by quantitative multiphoton imaging. Opt Lett 2006;31(18).

[150] Lin S-J, et al. Quantitative multiphoton imaging for guiding basal-cell carcinoma removal. Proc SPIE 2007;6424(Journal Article):642404.

[151] Wang C-C, et al. Early development of cutaneous cancer revealed by intravital nonlinear optical microscopy. Appl Phys Lett 2010;97(11):113702.

[152] Wang C-C, et al. Utilizing nonlinear optical microscopy to investigate the development of early cancer in nude mice in vivo. Proc SPIE 2007;6630(Journal Article):66300Y.

[153] Levitt JM, et al. Automated biochemical, morphological, and organizational assessment of precancerous changes from endogenous two-photon fluorescence images. PLoS One 2011;6(9):e24765.

[154] Kantere D, et al. Anti-stokes fluorescence from endogenously formed protoporphyrin IX: implications for clinical multiphoton diagnostics. J Biophotonics 2013;6(5):409−15.

[155] Nadiarnykh O, et al. Carcinogenic damage to deoxyribonucleic acid is induced by near-infrared laser pulses in multiphoton microscopy via combination of two- and three-photon absorption. J Biomed Opt 2012;17(11):116024.

[156] Le Harzic R, et al. Nonlinear optical endoscope based on a compact two axes piezo scanner and a miniature objective lens. Optics Express 2008;16(25):20588−96.

[157] Zhao J, et al. Jadassohn-Pellizzari anetoderma: study of multiphoton microscopy based on two-photon excited fluorescence and second harmonic generation. Eur J Dermatol 2009;19(6).

[158] Lu K, et al. Multiphoton laser scanning microscopy of localized scleroderma. Skin Res Technology 2009;15(4).

[159] Wu X, et al. Real-time in vivo imaging collagen in lymphedematous skin using multiphoton microscopy. Scanning 2011;33(6).

[160] Koehler MJ, et al. Keratinocyte morphology of human skin evaluated by in vivo multiphoton laser tomography. Skin Res Technology 2011;17(4).

[161] Huck V, et al. Intravital multiphoton tomography as an appropriate tool for non-invasive in vivo analysis of human skin affected with atopic dermatitis. Proc SPIE 2011;7883(Journal Article):78830R.

[162] Koehler MJ, et al. Clinical application of multiphoton tomography in combination with confocal laser scanning microscopy for in vivo evaluation of skin diseases. Exp Dermatol 2011;20(7).

[163] Koenig K, et al. Clinical optical coherence tomography combined with multiphoton tomography for evaluation of several skin disorders. Proc SPIE 2010;7554(Journal Article):75542I.

[164] Lin SJ, et al. Multiphoton fluorescence and second harmonic generation microscopy of different skin states. Proc SPIE 2005;5686(Journal Article).

[165] Jain R, Weninger W. Shedding light on cutaneous innate immune responses: the intravital microscopy approach. Immunol Cell Biol 2013;91(4):263−70.

[166] Kabashima K, Egawa G. Intravital multiphoton imaging of cutaneous immune responses. J Invest Dermatol 2014;134(11):2680−4.

[167] Roediger B, et al. Cutaneous immunosurveillance and regulation of inflammation by group 2 innate lymphoid cells. Nat Immunol 2013;14(6):564−73.

[168] Ghazaryan AA, et al. Multiphoton imaging and quantification of tissue glycation. Proc SPIE 2011;7895(Journal Article):789509.

[169] Tseng J-Y, et al. Multiphoton spectral microscopy for imaging and quantification of tissue glycation. Biomed Opt Express 2011;2(2).

[170] Deleted in review.

[171] Cui JZ, et al. Quantification of aortic and cutaneous elastin and collagen morphology in Marfan syndrome by multiphoton microscopy. J Struct Biol 2014;187(3):242−53.

[172] Lin S-J, et al. Evaluating cutaneous photoaging by use of multiphoton fluorescence and second-harmonic generation microscopy. Opt Lett 2005;30(17):2275−7.

[173] Lin S-J, et al. Monitoring photoaging by use of multiphoton fluorescence and second harmonic generation microscopy. Proc SPIE 2006;6078(Journal Article):607803.

[174] Koehler MJ, et al. In vivo assessment of human skin aging by multiphoton laser scanning tomography. Opt Lett 2006;31(19).

[175] Sugata K, et al. Evaluation of photoaging in facial skin by multiphoton laser scanning microscopy. Skin Res Technology 2011;17(1).

[176] Koehler MJ, et al. Morphological skin ageing criteria by multiphoton laser scanning tomography: non-invasive in vivo scoring of the dermal fibre network. Exp Dermatol 2008;17(6).

[177] Kaatz M, et al. Depth-resolved measurement of the dermal matrix composition by multiphoton laser tomography. Skin Res Technology 2010;16(2):131−6.

[178] Koehler MJ, et al. Non-invasive evaluation of dermal elastosis by in vivo multiphoton tomography with autofluorescence lifetime measurements. Exp Dermatol 2012;21(1):48−51.

[179] Puschmann S, et al. Approach to quantify human dermal skin aging using multiphoton laser scanning microscopy. J Biomed Opt 2012;17(3):036005.

[180] Wu S, et al. Quantitative analysis on collagen morphology in aging skin based on multiphoton microscopy. J Biomed Opt 2011;16(4):040502.

[181] Wu S, et al. The analysis of aging skin based on multiphoton microscopy. Proc SPIE 2010;7845(Journal Article):78450S.

[182] Cicchi R, et al. Scoring of collagen organization in healthy and diseased human dermis by multiphoton microscopy. J Biophotonics 2010;3(1−2).

[183] Koehler MJ, et al. Intrinsic, solar and sunbed-induced skin aging measured in vivo by multiphoton laser tomography and biophysical methods. Skin Res Technology 2009;15(3).

[184] Benati E, et al. Quantitative evaluation of healthy epidermis by means of multiphoton microscopy and fluorescence lifetime imaging microscopy. Skin Res Technology 2011;17(3).

[185] Baldeweck T, et al. In vivo multiphoton microscopy associated to 3D image processing for human skin characterization. Proc SPIE 2012;8226(Journal Article):82263O.

[186] Decenciere E, et al. Automatic 3D segmentation of multiphoton images: a key step for the quantification of human skin. Skin Res Technology 2013;19(2):115−24.

[187] Yasui T, Takahashi Y, Araki T. Polarization-resolved second-harmonic-generation imaging of photoaged dermal collagen fiber. Proc SPIE 2009;7183(Journal Article):71831X.

[188] Yasui T, et al. Observation of dermal collagen fiber in wrinkled skin using polarization-resolved second-harmonic-generation microscopy. Opt Express 2009;17(2).

[189] Lutz V, et al. Impact of collagen crosslinking on the second harmonic generation signal and the fluorescence lifetime of collagen autofluorescence. Skin Res Technology 2012;18(2).

[190] Lutz V, et al. Collagen crosslink status analysed in vitro using second harmonic generation (SHG) and fluorescence lifetime imaging (FLIM). Proc SPIE 2012;8207(Journal Article):820703.

[191] Pena AM, et al. Multiphoton microscopy of engineered dermal substitutes: assessment of 3D collagen matrix remodeling induced by fibroblasts contraction. Proc SPIE 2010;7548(Journal Article):754802.

[192] Pena A-M, et al. Multiphoton microscopy of engineered dermal substitutes: assessment of 3-D collagen matrix remodeling induced by fibroblast contraction. J Biomed Opt 2010;15(5):056018.

[193] Cicchi R, et al. In-vivo multiphoton imaging of collagen remodeling after microablative fractional rejuvenation. Proc SPIE 2011;7883(Journal Article):78830V.

[194] Gong W, Xie S, Huang Y. Evaluating thermal damage induced by pulsed light with multiphoton microscopy. Proc SPIE 2009;7161(Journal Article):71610X.

[195] Cicchi R, et al. In vivo TPEF-SHG microscopy for detecting collagen remodeling after laser micro-ablative fractional resurfacing treatment. Proc SPIE 2011;8087(Journal Article):80871B.

[196] Tsai T-H, et al. Monitoring laser-tissue interaction by non-linear optics. Proc SPIE 2008;6842(Journal Article):684202.

[197] Navarro FA, et al. Two photon confocal microscopy in wound healing. Proc SPIE 2001;2(19).

[198] Luo T, et al. Visualization of collagen regeneration in mouse dorsal skin using second harmonic generation microscopy. Laser Phys 2009;19(3).

[199] Brewer MB, et al. Multiphoton imaging of excised normal skin and keloid scar: preliminary investigations. Proc SPIE 2004;5312(Journal Article).

[200] Meshkinpour A, et al. Treatment of hypertrophic scars and keloids with a radiofrequency device: a study of collagen effects. Lasers Surg Med 2005;37(5).

[201] Da Costa V, et al. Nondestructive imaging of live human keloid and facial tissue using multiphoton microscopy. Arch Facial Plast Surg 2008;10(1).

[202] Riemann I, et al. In vivo multiphoton tomography of skin during wound healing and scar formation. Proc SPIE 2007;6442(Journal Article):644226.

[203] Zhu X, et al. Characteristics of scar margin dynamic with time based on multiphoton microscopy. Lasers Med Sci 2011;26(2):239−45.

[204] Chen J, et al. Multiphoton microscopy study of the morphological and quantity changes of collagen and elastic fiber components in keloid disease. J Biomed Opt 2011;16(5):051305.

[205] Zhu X, et al. Marginal characteristics of skin scarred dermis quantitatively extracted from multiphoton microscopic imaging. Proc SPIE 2010;7845(Journal Article):784528.

[206] Chen G, et al. Texture analysis on two-photon excited microscopic images of human skin hypertrophic scar tissue. 2008.

[207] Ferro DP, et al. Nonlinear optics for the study of human scar tissue. Proc SPIE 2012;8226(Journal Article):82263J.

[208] Jiang XS, et al. Monitoring process of human keloid formation based on second harmonic generation imaging. Laser Phys 2011;21(9).

[209] Chen G, et al. Nonlinear spectral imaging of human hypertrophic scar based on two-photon excited fluorescence and second-harmonic generation. Br J Dermatol 2009;161(1).

[210] Chen S, et al. Differentiating keloids from normal and hypertrophic scar based on multiphoton microscopy. Laser Phys 2010;20(4).

[211] Zhu X, et al. Quantification of scar margin in keloid different from atrophic scar by multiphoton microscopic imaging. Scanning 2011;33(4):195−200.

[212] Su P-J, et al. Discrimination of collagen in normal and pathological skin dermis through second-order susceptibility microscopy. Opt Express 2009;17(13).

[213] Su P-J, et al. Discrimination of collagen in normal and pathological dermis through polarization second harmonic generation. Proc SPIE 2010;7569(Journal Article):75692A.

[214] Schenkl S, et al. Rigid and high NA multiphoton fluorescence GRIN-endoscopes. Proc SPIE 2007;6631(Journal Article):66310Q.

[215] Ehlers A, et al. In vivo multiphoton endoscopy of endogenous skin fluorophores. Proc SPIE 2007;6442(Journal Article):64421Y.

[216] Koenig K, et al. Clinical in vivo two-photon microendoscopy for intradermal high-resolution imaging with GRIN optics. Proc SPIE 2007;6442(Journal Article):644215.

[217] Weinigel M, et al. Compact clinical high-NA multiphoton endoscopy. Proc SPIE 2012;8217(Journal Article):821706.

[218] Rompolas P, et al. Live imaging of stem cell and progeny behaviour in physiological hair-follicle regeneration. Nature 2012;487(7408):496−9.

[219] Liu F, et al. The bulge area is the major hair follicle source of nestin-expressing pluripotent stem cells which can repair the spinal cord compared to the dermal papilla. Cell Cycle 2011;10(5):830−9.

[220] Uchugonova A, et al. The bulge area is the origin of nestin-expressing pluripotent stem cells of the hair follicle. J Cell Biochem 2011;112(8):2046−50.

[221] Sevrain D, et al. Two-photon microscopy of dermal innervation in a human re-innervated model of skin. Exp Dermatol 2013;22(4):290−1.

[222] Yuryev M, Khiroug L. Dynamic longitudinal investigation of individual nerve endings in the skin of anesthetized mice using in vivo two-photon microscopy. J Biomed Opt 2012;17(4):046007.

[223] Baroli B. Penetration of nanoparticles and nanomaterials in the skin: fiction or reality? J Pharm Sci 2010;99(1):21−50.

[224] Barry BW. Breaching the skin's barrier to drugs. Nat Biotechnol 2004;22(2):165−7.

[225] Grewal BS, et al. Transdermal macromolecular delivery: real-time visualization of iontophoretic and chemically enhanced transport using two-photon excitation microscopy. Pharm Res 2000;17(7):788−95.

[226] Yu B, et al. Visualization of oleic acid-induced transdermal diffusion pathways using two-photon fluorescence microscopy. J Invest Dermatol 2003;120(3):448−55.

[227] Yu B, et al. Topographic heterogeneity in transdermal transport revealed by high-speed two-photon microscopy: determination of representative skin sample sizes. J Invest Dermatol 2002;118(6):1085−8.

[228] Kushner JT, et al. Dual-channel two-photon microscopy study of transdermal transport in skin treated with low-frequency ultrasound and a chemical enhancer. J Invest Dermatol 2007;127(12):2832−46.

[229] Nohynek GJ, Dufour EK, Roberts MS. Nanotechnology, cosmetics and the skin: is there a health risk? Skin Pharmacol Physiol 2008;21(3):136−49.

[230] Song Z, et al. Characterization of optical properties of ZnO nanoparticles for quantitative imaging of transdermal transport. Biomed Opt Express 2011;2(12):3321−33.

[231] Zvyagin AV, et al. Imaging of zinc oxide nanoparticle penetration in human skin in vitro and in vivo. J Biomed Opt 2008;13(6):064031.

[232] Koenig K. Multiphoton tomography of intratissue tattoo nanoparticles. Proc SPIE 2012;8207(Journal Article):82070S.

[233] Labouta HI, et al. Combined multiphoton imaging-pixel analysis for semiquantitation of skin penetration of gold nanoparticles. Int J Pharmaceutics 2011;413(1−2):279−82.

[234] Roberts MS, et al. Non-invasive imaging of skin physiology and percutaneous penetration using fluorescence spectral and lifetime imaging with multiphoton and confocal microscopy. Eur J Pharmaceutics Biopharmaceutics 2011;77(3):469−88.

[235] Stracke F, et al. Multiphoton microscopy for the investigation of dermal penetration of nanoparticle-borne drugs. J Invest Dermatol 2006;126(10):2224−33.

[236] Ozeki Y, et al. High-speed molecular spectral imaging of tissue with stimulated Raman scattering. Nat Photon 2012;6(12):845−51.

[237] Hanson KM, Clegg RM. Observation and quantification of ultraviolet-induced reactive oxygen species in ex vivo human skin. Photochem Photobiol 2002;76(1):57−63.

[238] Hanson KM, Gratton E, Bardeen CJ. Sunscreen enhancement of UV-induced reactive oxygen species in the skin. Free Radic Biol Med 2006;41(8):1205−12.

[239] Hanson KM, et al. Two-photon fluorescence lifetime imaging of the skin stratum corneum pH gradient. Biophys J 2002;83(3):1682−90.

[240] Werrlein RJ, Braue CR, Dillman JF. Multiphoton imaging the disruptive nature of sulfur mustard lesions. Proc SPIE 2005;5700(Journal Article).

[241] Uchugonova A, et al. The bulge area is the origin of nestin-expressing pluripotent stem cells of the hair follicle. J Cell Biochem 2011;112(8):2046−50.

[242] Bazin R, Flament F, Colonna A, Le Harzic R, Bückle R, Piot B, et al. Clinical study on the effects of a cosmetic product on dermal extracellular matrix components using a high-resolution multiphoton tomograph. Skin Res Tech 2010;16(3):305−10.

第20章

非线性显微镜

R. Cicchi, D. Kapsokalyvas, F. S. Pavone

引言

现代显微技术可以提供无侵入性、高分辨率、免标记的皮肤成像技术，为提供"光学活检"创造可能。举例而言，双光子荧光(two-photon fluorescence，TPF)显微镜[1]可以在不添加探针的情况下提供高分辨率光学组织影像(图20.1A)。与单光子技术相比，TPF本质上有一些优势，包括更高的空间分辨率、固有的光学切片能力、更少的光损伤和光毒性，以及在生物组织中更深的穿透深度[2]。此外，生物组织包含多种固有荧光分子[还原型烟酰胺腺嘌呤二核苷酸(nicotinamide adenine dinucleotide，NADH)，色氨酸，角蛋白，黑色素，弹力蛋白及维生素 D_3 等]，可由TPF显微镜成像[3-5]。特别是线粒体NADH的荧光信号可以用于表征上皮层的形态特征，已有在体外组织样本[6,7]、新鲜活检[8-12]以及动物[13]和人类体内的研究予以了证实[14-18]。二次谐波发生(second harmonic generation，SHG)显微镜可以提供额外的形态学信息[19-29]，SHG显微镜可以直接成像细胞内的各向异性分子[19,20]和胶原纤维等组织[22]。SHG还被用于研究胶原纤维在人真皮[10,24,28,30,31]或角膜[25,27,32]等健康组织中相对于肿瘤微环境中的走向及其结构变化(图20.1B)。联合TPF和SHG显微镜可有效成像真皮，因TPF和SHG显微镜可分别较好成像弹力蛋白与胶原[4]。此外，TPF与SHG联合还用于探测真皮疾病[28]或肿瘤-间质交界[33-35]的胶原改变，也可通过测量胶原/弹力纤维含量而监测皮肤老

化[36-38]。荧光寿命显微成像术(fluorescence lifetime imaging microscopy，FLIM)是一种特别的显微技术，通过测量荧光衰变率来描绘生物样本的特征[39,40](图20.1C)。已有细胞培养[46]、新鲜活检[8,11,12]和体内[18]的研究表明，FLIM可用于检测上皮内细胞分化[41,42]。已有对正常皮肤和患病皮肤的研究[16,17,45]证实利用时间解析的NADH发射衰变可以获得被检组织的功能信息[46-48]。

本章，在从理论层面描述了这些技术后，我们将聚焦表皮成像，细述如何使用TPF显微镜和时间分辨荧光检测来区分体内表皮的不同的层次。如预期所想，表皮层最深部的细胞代谢活性最强，并随着细胞逐步向表皮表面移动而降低。该方法可用于描述各种生理条件下的上皮组织特征，并具有在非常早期发现病理状态的潜力，已有细胞培养[46,49]、新鲜活检[8,11,12]以及体内[18]的研究证实了这一点。对于真皮成像，我们将介绍非线性成像在真皮内的两种应用：使用非线性显微镜观察银屑病皮肤的体内光学特性，及激光重塑治疗后真皮胶原重塑的随访观察。特别的是，健康皮肤和银屑病皮肤在体内可以通过非线性显微镜观察到差异，这与一般组织学高度相符。尤其在银屑病中，我们观察到上皮细胞的形态与健康皮肤有很大的不同，包括角质层增厚、角质层组织紊乱，以及角质形成细胞排列更为稀疏。在真皮内也可以观察到变化，可见银屑病中真皮乳头较正常皮肤密度增多、增生深度变深。此外，TPF-SHG联合显微镜可以在真皮水平进行体内实验，表征激光换肤术后受试者前臂内侧胶原含量及其排列。定性和定量分析都表明，在治疗的受试者身

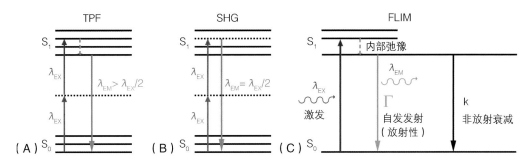

图 20.1 非线性显微镜图解。(A)双光子吸收和荧光(TPF)能量转换图。双光子能量水平图显示双光子同时吸收,以及可能观察到从基线水平 S_0 到激发水平 S_1 的转变,通过中间的虚拟状态。(B)双谐波发生(SHG)的能量图。激发态可以是虚拟水平或真实水平,在后边的案例中,SHG 的信号通过共振而强化。(C)荧光寿命成像显微镜的能量图。很明显,放射衰减和非放射衰减的两种衰减率常数分别为 Γ 和 κ

上,胶原蛋白的合成和重塑均增强,且效果与年龄强依赖。

综上所述,本章提出的影像学方法是很有前途的工具,可用于皮肤科的诊断和随访目的,并可能在不久的将来成为临床皮肤科设备的一部分。

理论分析

双光子荧光显微镜

最流行的、能够通过检查样本提供形态学信息的是以 TPF 显微镜为代表的非线性显微镜技术。TPF 显微镜基于一个非线性光学过程,荧光分子在同一量子事件中同时与两个光子相互作用。通过利用这种光学过程的非线性特性,两个光子同时被吸收可激发电子跃迁,每个光子都有一半的跃迁能量,而不是通过吸收单个光子,与跃迁产生能量共振。必须指出的是,这种激发过程并不像两步吸收那样包含在两个分开的吸收事件中,而是被认为是一个单一的量子事件。利用量子时变微扰理论可以对这一过程进行理论描述。实际上,如果我们考虑系统的哈密顿函数:

$$H = H_0 + \lambda V \qquad (公式 20.1)$$

其中 H_0 是非微扰分子的汉密尔顿函数,λV 是电磁场代表的扰动。在 λ 扩张的第一阶,我们发现单光子跃迁的可能性;在 λ 扩张的第二阶,我们发现双光子跃迁的可能性。第二阶是通过中间虚态的两个单光子跃迁的组合估算的。单光子和双光子跃迁的跃迁概率可表示为:

$$单光子:\left|c_k^{(1)}(t)\right|^2 \propto E^2 = I \qquad (公式 20.2)$$

$$双光子:\left|c_k^{(2)}(t)\right|^2 \propto E^4 = I^2 \qquad (公式 20.3)$$

其中,E 是电场,I 是强度。在微扰理论的二阶下,双光子跃迁概率尺度为光强度的平方,而不像单光子跃迁那样只是光强度。

与单光子激发相比,这种性质为组织成像提供了一些

优势。首先,信号对激发光强度的非线性依赖实现了有选择地激发焦点周围的极其有限体积内的分子。与其他采用类似激发波长的传统显微镜技术相比,直接的结果是固有的高空间分辨率。第二,激发体积的轴向约束本质上提供了光学切片能力,因为它阻止了与"失焦"分子的相互作用。与共聚焦显微镜相比,这种特性可以减少光损伤和光毒性效应。第三,非线性显微镜采用近红外(near-infrared,NIR)激光波长,利用光谱可见区域的吸收带激发电子跃迁。这一特征可实现生物组织深度免标记成像[2,5]。事实上,每个生物组织本质上都含有一定数量的荧光分子,其激发带位于可见光范围内。这样就可以在不添加任何探针的情况下对生物组织进行成像。此外,使用近红外波长的优势在于可减少散射,从而能更深入地穿透至像生物组织这样的光学混浊样品。此外,散射光子因未达激发体积,故不能引起激发。这就导致了在对致密的光学样品[50]进行深度成像时,空间分辨率几乎没有变化。由于这些原因,非线性显微镜能够在深层组织进行免标记的超衍射分辨率光学切片。

二次谐波发生显微镜

除 TPF 显微镜外,还可利用某些生物分子对激发电磁场进行谐波上变频。谐波上变频是一种光学现象,涉及相干辐射散射,反之,荧光产生涉及非相干辐射吸收和再发射。由于它的相关性,谐波发射是定向的,并且与发射源的空间幅度密切相关。Mertz 和 Moreaux[51] 在一个研究中详尽描述了 SHG 原理。双光子激发的一个常见的相关特性,如前面章节叙述的,是进程中的非线性特征,使得总信号取决于电磁驱动场幅值的四次方。基于谐波上变频原理最常见的显微镜技术是 SHG 显微镜[52,53]。

SHG 显微镜基于非线性二阶散射过程,该过程发生在满足特定要求的分子中。在分子水平,只有拥有大超极化率的分子能产生 SHG,这是产生 SHG 信号的必要不充分条件。事实上,SHG 过程的相干性以及分子的整体被激发这一事实都需要考虑。因此,相干效应具有重要作用。当

考虑到 SHG 发射分子的总体被同一磁场激发,单个分子辐射的 SHG 场受到干扰,因此辐射场的总量很大程度上依赖于整体内单个发射器的相互相位。例如,对于随机取向的分子,每个分子以随机相散射光,使得在进行场的相干求和时,不同程度地造成破坏性干扰,产生可忽略的 SHG 强度。另一方面,如果我们有一个对齐分子的集合,它们的相位关系被很好地定义,且散射场建设性地干涉而产生较强的 SHG 信号。在该描述中,很容易理解 SHG 的额外要求在于,具有焦点体积尺度的单分子发射体这样的特定结构组织。特别是要求所研究的样品在焦点体积尺度上具有结构各向异性。这些条件在各向异性的生物分子如胶原蛋白[22,54,55]、肌肉[26,55-59]或微管[56]中得到满足,使 SHG 显微镜成为成像和探测这些生物系统组织的理想工具。SHG 显微镜对结缔组织和富含胶原组织成像非常有效,如角膜[32,57]、肌腱[58,59]和动脉[60]。SHG 显微镜可用于人类真皮[10,24,30,61,62]、瘢痕疙瘩[28,63,64]、纤维化[65-67]、热疗样本[25,31,68-70],以及肿瘤微环境中[33-35,71-74]结构组织和纤维结构的研究。

荧光寿命成像显微镜

传统及非线性荧光显微镜在于检测稳态的荧光信号。通过观察样本的不同区域,获得不同水平的荧光强度来获取信息。然而,荧光水平的测量受一些因素影响,如内源性荧光物质的浓度差异、影响光传导的组织形态学变异、可能影响荧光分子激发效能的微环境差异等。在这些情况下,通过这种方法获得的对比效果总地来说并不很好,导致了识别疾病组织的困难,特别是肿瘤前和肿瘤早期阶段病变。此外,稳态途径只能提供形态学信息。当使用荧光显微镜时,有另一个有助于观察样本功能信息的途径,即基于荧光动力学的测量。可以通过荧光发射衰减的时间分析来获得关于组织的功能信息,这就是 FLIM 技术的基础。FLIM 使用荧光寿命而非荧光强度作为稳态测量来建立图像对比度。寿命测量在稳态测量上有一些优点,不取决于组织内的光衰减,对样本微环境及分子能量交换非常敏感,并且几乎不受激发强度的约束。已有研究证实 FLIM 在提供组织状态的功能信息方面是一项强有力的技术[16,17,39,40,43-45]。特别是已有细胞培养[46]、新鲜活检[8]以及体内[18,75]研究证明 FLIM 可成功表征各种组织并探测上皮细胞的分化。

表皮成像

表皮的体内成像

TPF 显微镜可以在亚细胞空间分辨率对表皮进行体内成像,如图 20.2 所示。该分辨率足够高,可以利用线粒体 NADH 的释放来分辨不同表皮层的上皮细胞。细胞表现为荧光的细胞质和黑色的细胞核。可由形态学表现鉴别表皮的不同层次。颗粒层(图 20.2A)显示含有特征颗粒的较大

细胞,与其他表皮细胞相比,平均荧光强度较低。然后,深入皮肤(棘层),细胞显得更小,形状更圆,它们荧光密度平均且排列紧密(图 20.2B)。最后,基底层(图 20.2C)表皮细胞代谢活性最强,对应较高的荧光信号,如图 20.2C 所示。在这个深度,图像开始显示一些非常亮的点,可能对应黑色素颗粒。即使已经证明通过皮肤内部长时间多光子激发产生活性氧的概率不高于正常的阳光照射[76],但在这个深度,建议将暴露限制至最低,因基底层是皮肤内吸收最多的区域。

表皮层的特征

FLIM 成像可表征表皮各层次。图 20.2G 和 H 显示了 740nm 激发波长探测到的距皮肤表面深度 $20\mu m$,$40\mu m$ 和 $60\mu m$ 的图像中典型的平均荧光寿命分布。可以注意到棘细胞层和基底层可以很好地区分开来,而颗粒层分布是前两者的混合。表皮各层的差异依据蛋白质和角蛋白的含量,与测量荧光寿命的差异相关。事实上,即使检测到的自身荧光起主要作用的是 NADH 和黄素腺嘌呤二核苷酸(flavin adenine dinucleotide,FAD),但观察到的差异也可能是各层细胞角蛋白含量差异的结果。其中,颗粒层含有兜甲蛋白和丝聚合蛋白原,棘细胞层含有角蛋白 1 和 5,基底层含有角蛋白 5 和 14。关于这些纯化分子的光谱学和寿命分析可以提供新视野,但是不能清楚地阐明各层角蛋白构成和荧光寿命测量结果的对应关系,因为荧光寿命依赖于分子环境。因此,这三个表皮层的成像可以根据寿命成分的比值进行表征和鉴别。实际上,通过使用双指数衰减函数进行测量的荧光衰减的拟合,并且考虑到 NADH 荧光是内源性 TPF 信号的主要成分,寿命成分的比率可以与组织代谢相关联。NADH 在游离状态下寿命短暂,而在结合状态下寿命明显延长[47,48]。蛋白结合 NADH 的荧光寿命取决于与哪个分子相结合,而与肿瘤发生相关的 NADH 结合位点的变化可以通过测定其寿命来进行潜在的探索。所有这些特征都可以用于光学监测组织的代谢状态,并根据荧光寿命组成比在非常早期就检测癌症,正如 Skala 和合作者在培养活组织上所证明的那样[46,49]。图 20.2 中案例证实,从皮肤表面移动到表皮深层,寿命组分比逐步增高。图 20.2H 显示的结果证实,寿命组分的比例可以作为组织代谢活性的指标。根据这些线索发现,基底细胞比率越高,其代谢活动越强。因此,对表皮各层详尽的描绘和区分,可以通过 FLIM 分析 NADH 自体荧光的衰减获得,将有助于诊断。考虑到代谢活性的改变可能是疾病状态的早期表现,这两个参数为极早期诊断生理状态的改变提供了可能。

银屑病表皮的体内光学特征

银屑病是一种周期性缓解和加剧的皮肤病,该病的发生是由于免疫系统发出错误的信号使得皮肤细胞生长周期加快,导致角质形成细胞增殖过度和异常分化,进而出现皮肤红斑鳞屑性损害。由于对这种慢性疾病的治疗进行了大量的研究,因此有必要在微观层面上监测各种治疗方法的效果。本例中的两个典型图像队列如图 20.3 所示[94],分别

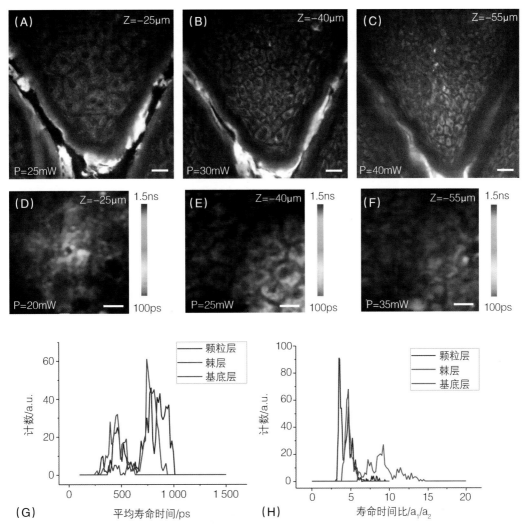

图 20.2　表皮 TPF 成像。比例 =20μm。从健康男性受试者前臂内侧获得的双光子荧光成像,分别为距皮肤表面 25μm 深度(A)、40μm 深度(B)及 55μm 深度(C)。FLIM 图像(D~F)大致相当于图 A~C 的荧光稳态图像。比例 =6μm,激发波长 740nm。图像中的插图(左下角)表示目标输出处测量的激光功率。通过系统响应反褶积和双指数拟合得到了三种不同表皮层的平均细胞寿命分布(G)和平均细胞寿命组分比(H)
来源:Cicchi R,Kapsokalyvas D,Pavone FS. Clinical nonlinear laser imaging of human skin:a review BioMed Res Int 2014;2014:903589.

来自健康和银屑病表皮,通过 TPF 显微镜采用 740nm 激发波长测量获得。两组图像均通过测量前臂内侧获得。在健康皮肤中,起源于角质层的荧光非常强(图 20.3A),看起来是均匀的、没有特征的形态。另一方面,银屑病皮肤处荧光密度较低,并且出现特征性的点状模式(图 20.3I)。这种不典型的角质层形态可能是由于银屑病的角质形成细胞分化不完全造成的,因此,这可以作为银屑病的一个特征。正常表皮的颗粒层可见典型的胞浆中包含特征性颗粒样形态的大细胞(图 20.3B)。而银屑病皮肤的这一层非常薄,在有些病例中甚至是缺失的,细胞胞浆含量也非常少(图 20.3J)。将聚焦平面下移,可见到健康皮肤拥有典型棘状形态的细胞(图 20.3C),与棘细胞层相一致,这是相对延伸的一层,细胞发出的荧光比外层更均匀。银屑病皮损皮肤表面细胞(图 20.3K)与健康皮肤特征明显不同,他们胞浆区域更少、核更大,在病灶内稀疏分布。在基底层深度,健康细胞尺寸更小、更致密,并发出强烈的荧光(图 20.3D)。在银屑病病变中(图 20.3L),由于真皮表皮交界处典型的波浪状形态和真皮乳头增生,基底层在单个图像中无法清晰区分。尽管如此,仍有可能辨认出围绕真皮乳头形成的圆形基底细胞。与外层相比,细胞的胞质区域非常小,而且它们聚集更致密。银屑病皮肤在这一深度的另一个特征是真皮乳头浸润到表皮的深处(图 20.3E~P)。

真皮成像

银屑病真皮的体内光学特征

使用 900nm 激发波长的 SHG 显微镜可以探及深度 0.2mm 的真皮乳头层,如图 20.3E~P 中显示的那样,这两个

正常表皮

银屑病

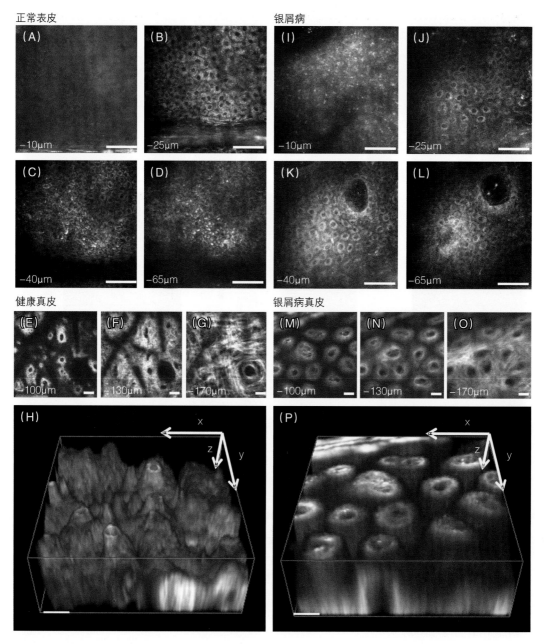

图 20.3　健康皮肤及银屑病皮肤的 TPF 成像。表皮层的双光子荧光成像,分别取自健康(A~D)和银屑病(I~L)的皮肤。标尺 =50μm。激发波长 740nm。健康真皮乳头(E~G)和银屑病真皮乳头(M~O)的 SHG 成像。标尺 =50μm,激发波长 900nm。每幅图像左下角显示皮肤表面的记录深度。注意健康(H)和银屑病(P)皮肤真皮层的三维重建。为突出真皮乳头,体量在 y-z 平面上旋转了 30°

来源:Kapsokalyvas D,Cicchi R,Bruscino N,et al. In-vivo imaging of psoriatic lesions with polarization multispectral dermoscopy and multiphoton microscopy. Biomed Opt Express 2014;5:2405-19.

典型的图像队列分别来自健康皮肤及银屑病皮损处。这些图像平均 70μm,范围距离皮肤表面约 100~170μm。在健康皮肤真皮层的第一张图中,胶原纤维体积小,呈卷曲状,形成一个复杂而致密的网状结构。在这一深度,真皮乳头占据着图像的主体,密度很高(图 20.3E)。乳头周围的黑色区域被深入真皮的表皮细胞占据。在距离皮肤表面 130μm 的层次,绝大多数的真皮乳头消失在胶原纤维网中(图 20.3F)。继续向下,胶原纤维尺寸逐渐增加,胶原网的对比也更清楚,

胶原网复杂性减低,并且胶原方向更为有序。在 170μm 深度,图像质量由于散射作用开始变差(图 20.3G)。银屑病真皮的图像与此极为不同。首先,真皮乳头密度较健康皮肤高。当进入组织深处时,乳头仍然明显存在,周围的空间开始充满胶原蛋白。在距离皮肤表面 170μm 的层次,胶原纤维表现出与健康皮肤相似的形态,然而,在健康皮肤中真表皮交界下方交织良好的卷曲胶原网络,在银屑病皮损处无法见到。从获得的图像来看,似乎银屑病的真皮乳头形成开始

于皮下 170μm 深度处,而健康皮肤的乳头从皮下 115μm 深度处开始。银屑病皮肤的典型特征(图 20.3M~O)是延长的真皮乳头,这个特征在三维重建中更容易观察到,如图 20.3P 中显示。三维重建图像显示银屑病皮损的真皮乳头长度大约 100μm,与健康皮肤乳头长度(大约 30μm)相比明显延长。此外,较健康皮肤,银屑病皮损真皮乳头直径也更大。定量评估这个特点可以通过对比健康皮肤和银屑病皮肤真皮乳头顶端下 10μm 处的截面积。最后,SHG 显微镜可以通过无侵入性的并且定量的方式探测真皮形态。在示例中,这项显像技术测量到,银屑病较健康皮肤处,真皮乳头长度延长了 60%,大小几乎是正常皮肤的 2 倍。这种对真皮形态学的定量测量可以用于治疗效果的随访研究,以及有助于制订个体化方案。

激光磨削术后胶原重塑的随访观察

本节讲述非线性显微镜无侵入性探测真皮形态特征的

另一个潜在用途实例。在治疗前和治疗后 40 天,通过真皮成像和 SHG 显微镜观察微剥脱激光换肤对胶原蛋白的影响。对获得的 SHG 图像进行视觉检查,以提取与皮肤老化有关的胶原纤维和无定形成分外观信息。随着年龄的增长,可观察到胶原纤维逐渐增厚和致密,影响组织水合作用的无定形物质(主要成分为透明质酸和黏多糖)逐渐减少[77]。胶原蛋白可以直接在 SHG 图像上显示,而增加的散射使图像看起来更"浑浊",可以间接显示无定形成分丰度[38]。对于年龄小于 35 岁的最年轻的受试者组,治疗后获得的图像(图 20.4D~F)与治疗前获得的相应图像无明显差异(图 20.4A~C)。中间年龄受试组(35~60 岁,图 20.4G~L)治疗后可观察到胶原纤维密度较治疗前轻度增加,并且通过图像中更明显的云雾状外观,可证实无定形物质的增加。最高年龄受试组(年龄 >60 岁,图 20.4M~R)治疗后胶原纤维密度明显增加,无定形物质获得了明显的改善。此外,表皮厚度及真皮乳头数量都明显增加。所有观察到的特征都与年轻化

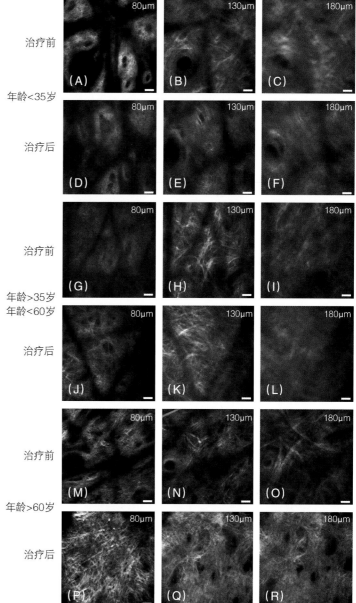

图 20.4 激光换肤后胶原蛋白的 SHG 成像。图像取自进行微剥脱点阵激光治疗的健康志愿者前臂内侧距皮肤表面 80μm,130μm 和 180μm 处,分别为治疗前和治疗后 40 天的 SHG 图像。顶部:35 岁年龄组的代表性图像,取自治疗前(A~C)和治疗后 40 天(D~F)。中间:35~60 岁年龄组代表性图像,取自治疗前(G~I)和治疗后 40 天(J~L)。底部:>60 岁年龄组的代表性图像,取自治疗前(M~O)和治疗后 40 天(P~R)。激发光波长 900nm,标尺 =4.0μm

来源:Cicchi R,Kapsokalyvas D,Troiano M,et al. In vivo non-invasive monitoring of collagen remodelling by two-photon microscopy after micro-ablative fractional laser resurfacing. J Biophoton 2014;7:914-25.

效果一致,说明非线性显微镜可以在显微镜下观察到胶原的形态学变化,并能突出胶原组织的细微变化,如点阵激光换肤治疗引起的变化。这种治疗的效果似乎随着年龄的增长而增加,尽管对更多志愿者进行更好的统计有助于证实这一趋势。年轻和中间年龄组相对较弱的效果应归因于实验选取部位——前臂内侧的解剖特点,这个部位较少受到日光暴露,也较少出现色素沉着,这些特征有利于获得更好的图像质量。另一方面,该部位皮肤老化由于日光暴露较少,通常比其他解剖部位要轻。

讨论

在这一章,我们已经强调了非线性显微镜在临床皮肤科的体内研究中对表皮和真皮的价值,特别是表皮的细胞和真皮胶原的形态,都可以通过非侵入性的显像技术获得高分辨率的皮肤形态学图像,这可用于诊断及治疗后随访。尽管皮肤形态学可以通过多种非侵入性激光扫描显像技术获得高分辨率图像,如共聚焦反射显微镜[78-90],非线性技术相对于共聚焦反射显微镜仍有一些优势。首先,信号对激发光强度的非线性依赖使得有选择地激发焦点周围极其有限体积内的分子。与其他采用类似激发波长的传统显微镜技术相比,直接的结果是固有的高空间分辨率。其次,共聚焦的小孔排斥非聚焦光在非线性显微镜中是不必要的,对比共聚焦显微镜,可以在对样本进行三维扫描时使用较低的暴露。第三,每一种生物组织都特定地包含一定数量的荧光分子,通过非线性显微镜可以激活SHG发射器,这使得不通过添加探针即可完成生物组织的形态学现象。最后,通过使用基于非线性显微镜的特别对照方法,比如SHG和FILM,可以对皮肤样本中的分子进行更特异性的识别。例如真皮中的胶原和表皮中的其他核苷酸,从而可以更详尽地表征表皮和真皮。事实上,这些分子的选择性成像和光谱可以提供有关组织生理状况的信息。此外,通过使用FLIM分析NADH自荧光衰变,可以得到用于诊断的不同表皮层的特征和分化,如"二次谐波发生显微镜"一节所述。特别是NADH的平均荧光寿命以及快速和慢速荧光寿命组分的比例可以被当作细胞代谢状态的标志。考虑到细胞代谢活性的改变常常是疾病状态的先兆,这两种参数可能用于极早期生理状态改变的诊断。

非线性显微镜的临床皮肤病学上的应用前景不仅限于皮肤诊断,也可用于治疗的随访观察。这些非线性成像技术可以用于在人体内探测银屑病特征性的微观形态学改变,在表皮水平,与健康细胞对比,拥有少量细胞质的细胞分布稀疏。更进一步,银屑病典型的表皮增生和真皮乳头延长在高分辨率下可显示。而且,真皮乳头的三维重建图像可以显示银屑病的特征性形态学改变,即可观察到膨大和延长的真皮乳头。定量测量显示银屑病真皮乳头较健康皮肤处延长了60%,大小约为健康皮肤真皮乳头的2倍。一种可能的测量方法是可以基于测量表皮核浆比和真皮乳头尺寸来评估银屑病治疗效果。除了监测实验治疗的效果外,现有的成像技术也可以用于目前治疗的个性化。

另外,我们阐明了非线性显微镜在人体内可显示经微剥脱点阵激光重塑治疗后真皮的变化。这是非线性显微镜第一次在体内用以检测基于激光的治疗[38]。研究结果表明,非线性显微镜具可以无创性定量测量换肤治疗的效果。激光治疗40天后可以发现新生胶原及真皮无定形成分数量的增加。治疗后的效果可以通过肉眼观察SHG胶原图象来定性评估,以及通过评估SHG和TPF信号的相对量来定量评估。

总之,本章讨论的方法可以成为皮肤病学科的有力工具,用于早期诊断及治疗随访。新兴的超脉冲激光源技术可能比传统的固态钛∶蓝宝石振荡器更便宜,这有助于非线性激光扫描显微镜在医生中变得越来越普及,最终成为一个标准的临床影像学手段。基于本章描述的结果,以及一些近年来非线性显微镜在皮肤科应用中的成功案例[16-18,37,38,45,91,92],我们相信在不久的将来,非线性激光扫描显微镜将在临床皮肤科有一席之地。

（吴亚桐　译,胡凡　校）

参考文献

[1] Denk W, Strickler JH, Webb WW. Two-photon laser scanning fluorescence microscopy. Science 1990;248:73-6.

[2] Helmchen F, Denk W. Deep tissue two-photon microscopy. Nat Methods 2005;2:932-40.

[3] Zoumi A, Yeh A, Tromberg BJ. Imaging cells and extracellular matrix in vivo by using second harmonic generation and two-photon excited fluorescence. Proc Natl Acad Sci U S A 2002;99:11014-9.

[4] Zipfel WR, Williams RM, Christie R, Nikitin AY, Hyman BT, Webb WW. Live tissue intrinsic emission microscopy using multiphoton-excited native fluorescence and second harmonic generation. Proc Natl Acad Sci U S A 2003;100(12):7075-80.

[5] Zipfel WR, Williams RM, Webb WW. Nonlinear magic: multiphoton microscopy in the biosciences. Nat Biotechnol 2003; 21(11):1369-77.

[6] Laiho LH, Pelet S, Hancewicz TM, Kaplan PD, So PTC. Two-photon 3-D mapping of ex vivo human skin endogenous fluorescence species based on fluorescence emission spectra. J Biomed Opt 2005;10:024016.

[7] Cicchi R, Pavone FS. Non-linear fluorescence lifetime imaging of biological tissues. Anal Bioanal Chem 2011;400(9):2687-97.

[8] Cicchi R, Massi D, Sestini S, et al. Multidimensional non-linear laser imaging of basal cell carcinoma. Opt Express 2007;15(16): 10135-48.

[9] Paoli J, Smedh M, Wennberg A-M, Ericson MB. Multiphoton laser scanning microscopy on non-melanoma skin cancer: morphologic features for future non-invasive diagnostics. J Invest Dermatol 2008;128:1248-55.

[10] Cicchi R, Sestini S, De Giorgi V, Massi D, Lotti T, Pavone FS. Nonlinear laser imaging of skin lesions. J Biophotonics 2008; 1(1):62-73.

[11] Cicchi R, Crisci A, Cosci A, et al. Time- and spectral-resolved two photon imaging of healthy bladder mucosa and carcinoma in situ. Opt Express 2010;18:3840-9.

[12] Cicchi R, Sturiale A, Nesi G, et al. Multiphoton morpho-functional imaging of healthy colon mucosa, adenomatous polyp and adenocarcinoma. Biomed Opt Express 2013;4(7):1204-13.

[13] Palero JA, de Bruijn HS, van der Ploeg van den Heuvel A, Sterenborg HJCM, Gerritsen HC. Spectrally resolved multiphoton imaging of in vivo and excised mouse skin tissues. Biophys J 2007; 93:992-1007.

[14] Masters BR, So PTC, Gratton E. Optical biopsy of in vivo human skin: multi-photon excitation microscopy. Lasers Med Sci 1998;13: 196-203.

[15] Masters BR, So PTC. Confocal microscopy and multi-photon excitation microscopy of human skin in vivo. Opt Express 2001;8:2-9.

[16] Konig K, Riemann I. High-resolution multiphoton tomography of human skin with subcellular spatial resolution and picosecond time resolution. J Biomed Opt 2003;8(3):432−9.

[17] Dimitrow E, Riemann I, Ehlers A, et al. Spectral fluorescence lifetime detection and selective melanin imaging by multiphoton laser tomography for melanoma diagnosis. Exp Dermatol 2009; 18(6):509−15.

[18] Konig K. Clinical multiphoton tomography. J Biophotonics 2008; 1(1):13−23.

[19] Moreaux L, Sandre O, Charpak S, Blanchard-Desce M, Mertz J. Coherent scattering in multi-harmonic light microscopy. Biophys J 2001;80:1568−74.

[20] Campagnola PJ, Loew LM. Second-harmonic imaging microscopy for visualizing biomolecular arrays in cells, tissues and organisms. Nat Biotechnol 2003;21:1356−60.

[21] Campagnola PJ, Millard AC, Terasaki M, Hoppe PE, Malone CJ, Mohler WA. Three-dimensional high-resolution second-harmonic generation imaging of endogenous structural proteins in biological tissues. Biophys J 2002;81:493−508.

[22] Roth S, Freund I. Second-harmonic generation in collagen. J Chem Phys 1979;70:1637−43.

[23] Williams RM, Zipfel WR, Webb WW. Interpreting second-harmonic generation images of collagen I fibrils. Biophys J 2005; 88:1377−86.

[24] Stoller P, Reiser KM, Celliers PM, Rubenchik AM. Polarization-modulated second harmonic generation in collagen. Biophys J 2002;82:3330−42.

[25] Matteini P, Ratto F, Rossi F, et al. Photothermally-induced disordered patterns of corneal collagen revealed by SHG imaging. Opt Express 2009;17(6):4868−78.

[26] Vanzi F, Sacconi L, Cicchi R, Pavone FS. Protein conformation and molecular order probed by second-harmonic generation microscopy. J Biomed Opt 2012;17:060901.

[27] Matteini P, Cicchi R, Ratto F, et al. Thermal transitions of fibrillar collagen unveiled by second-harmonic generation microscopy of corneal stroma. Biophysical J 2012;103(6):1179−87.

[28] Cicchi R, Kapsokalyvas D, De Giorgi V, et al. Scoring of collagen organization in healthy and diseased human dermis by multiphoton microscopy. J Biophoton 2010;3:34−43.

[29] Cicchi R, Matthaus C, Meyer T, et al. Characterization of collagen and cholesterol deposition in atherosclerotic arterial tissue using non-linear microscopy. J Biophotonics 2014;7:135−43.

[30] Yasui T, Tohno Y, Araki T. Characterization of collagen orientation in human dermis by two-dimensional second-harmonic-generation polarimetry. J Biomed Opt 2004;9:259−64.

[31] Sun Y, Chen WL, Lin SJ, et al. Investigating mechanisms of collagen thermal denaturation by high resolution second-harmonic generation imaging. Biophys J 2006;91:2620−5.

[32] Han M, Giese G, Bille JF. Second harmonic generation imaging of collagen fibrils in cornea and sclera. Opt Express 2005;13: 5791−7.

[33] Brown EB, McKee T, DiTomaso E, et al. Dynamic imaging of collagen and its modulation in tumors in vivo using second-harmonic generation. Nat Med 2003;9:796−800.

[34] Lin SJ, Jee SH, Kuo CJ, et al. Discrimination of basal cell carcinoma from normal dermal stroma by quantitative multiphoton imaging. Opt Lett 2006;31:2756−8.

[35] Provenzano PP, Eliceiri KW, Campbell JM, Inman DR, White JG, Keely PJ. Collagen reorganization at the tumor−stromal interface facilitates local invasion. BMC Med 2006;4(1):38.

[36] Lin SJ, Wu RJ, Tan HY, et al. Evaluating cutaneous photoaging by use of multiphoton fluorescence and second-harmonic generation microscopy. Opt Lett 2005;30:2275−7.

[37] Koehler MJ, König K, Elsner P, Buckle R, Kaatz M. In vivo assessment of human skin aging by multiphoton laser scanning tomography. Opt Lett 2006;31:2879−81.

[38] Cicchi R, Kapsokalyvas D, Troiano M, et al. In vivo non-invasive monitoring of collagen remodelling by two-photon microscopy after micro-ablative fractional laser resurfacing. J Biophotonics 2013.

[39] Tadrous PJ. Methods for imaging the structure and function of living tissues and cells. 2. Fluorescence lifetime imaging. J Pathol 2000;191(3):229−34.

[40] Tadrous PJ, Siegel J, French PMW, Shousha S, Lalani EN, Stamp GWH. Fluorescence lifetime imaging of unstained tissues: early results in human breast cancer. J Pathol 2003;199(3):309−17.

[41] Chen Y, Periasamy A. Characterization of two-photon excitation fluorescence lifetime imaging microscopy for protein localization. Microsc Res Tech 2004;63(1):72−80.

[42] Hanson KM, Behne MJ, Barry NP, Mauro TM, Gratton E, Clegg RM. Two-photon fluorescence lifetime imaging of the skin stratum corneum pH gradient. Biophys J 2002;83:1682−90.

[43] Bastiaens PIH, Squire A. Fluorescence lifetime imaging microscopy: spatial resolution of biochemical processes in the cell. Trends Cell Biol 1999;9(2):48−52.

[44] Cubeddu R, Pifferi A, Taroni P, et al. Fluorescence lifetime imaging: an application to the detection of skin tumors. IEEE J Sel Top Quant 1999;5(4):923−9.

[45] Dimitrow E, Ziemer M, Koehler MJ, et al. Sensitivity and specificity of multiphoton laser tomography for in vivo and ex vivo diagnosis of malignant melanoma. J Invest Dermatol 2009;129(7):1752−8.

[46] Skala MC, Riching KM, Bird DK, et al. In vivo multiphoton fluorescence lifetime imaging of protein-bound and free nicotinamide adenine dinucleotide in normal and precancerous epithelia. J Biomed Opt 2007;12(2).

[47] Lakowicz JR, Szmacinski H, Nowaczyk K, Johnson ML. Fluorescence lifetime imaging of free and protein-bound NADH. Proc Natl Acad Sci U S A 1992;89:1271−5.

[48] Li D, Zheng W, Qu JY. Time-resolved spectroscopic imaging reveals the fundamental of cellular NADH fluorescence. Opt Lett 2008;33:2365−7.

[49] Skala MC, Riching KM, Gendron-Fitzpatrick A, et al. In vivo multiphoton microscopy of NADH and FAD redox states, fluorescence lifetimes, and cellular morphology in precancerous epithelia. Proc Natl Acad Sci U S A 2007;104(49):19494−9.

[50] Centonze VE, White JG. Multiphoton excitation provides optical sections from deeper within scattering specimens than confocal imaging. Biophys J 1998;75:2015−22.

[51] Mertz J, Moreaux L. Second-harmonic generation by focused excitation of inhomogeneously distributed scatterers. Opt Commun 2001;196:325−30.

[52] Gannaway JN, Sheppard CJR. Second-harmonic imaging in the scanning optical microscope. Opt Quant Elect 1978;10:435−9.

[53] Sheppard CJR, Kompfner R, Gannaway J, Walsh D. Scanning harmonic optical microscope. IEEE J Quan Electron 1977;13E: 100D.

[54] Freund I, Deutsch M, Sprecher A. Optical second-harmonic microscopy, crossed-beam summation and small-angle scattering in rat-tail tendon. Biophys J 1986;50:693−712.

[55] Cicchi R, Vogler N, Kapsokalyvas D, Dietzek B, Popp J, Pavone FS. From molecular structure to tissue architecture: collagen organization probed by SHG microscopy. J Biophoton 2012.

[56] Dombeck DA, Kasischke KA, Vishwasrao HD, Ingelsson M, Hyman BT, Webb WW. Uniform polarity microtubule assemblies imaged in native brain tissue by second-harmonic generation microscopy. Proc Natl Acad Sci U S A 2003;100:7081−6.

[57] Yeh A, Nassif N, Zoumi A, Tromberg BJ. Selective corneal imaging using combined second harmonic generation and two-photon excited fluorescence. Opt Lett 2002;27:2082−4.

[58] Stoller P, Kim BM, Rubenchik AM, Reiser KM, Da Silva LB. Polarization-dependent optical second-harmonic imaging of a rat-tail tendon. J Biomed Opt 2002;7(2):205−14.

[59] Theodossiou T, Thrasivoulou C, Ekwobi C, Becker D. Second harmonic generation confocal microscopy of collagen type I from rat tendon cryosections. Biophys J 2006;91:4665−77.

[60] Zoumi A, Lu X, Kassab GS, Tromberg BJ. Imaging coronary artery microstructure using second-harmonic and two-photon fluorescence microscopy. Biophys J 2004;87:2778−86.

[61] Su PJ, Chen WL, Hong JB, et al. Discrimination of collagen in normal and pathological skin dermis through second-order susceptibility microscopy. Opt Express 2009;17:11161−71.

[62] Pena A, Fagot D, Olive C, et al. Multiphoton microscopy of engineered dermal substitutes: assessment of 3-D collagen matrix remodeling induced by fibroblast contraction. J Biomed Opt 2010;15:056018.

[63] Chen J, Zhuo S, Jiang X, et al. Multiphoton microscopy study of the morphological and quantity changes of collagen and elastic fiber components in keloid disease. J Biomed Opt 2011;16:051305.

[64] Medyukhina A, Vogler N, Latka I, et al. Automated classification of healthy and keloidal collagen patterns based on processing of SHG images of human skin. J Biophoton 2011;4:627—36.

[65] Strupler M, Pena AM, Hernest M, et al. Second harmonic imaging and scoring of collagen in fibrotic tissues. Opt Express 2007;15: 4054—65.

[66] Guilbert T, Odin C, Le Grand Y, et al. A robust collagen scoring method for human liver fibrosis by second harmonic microscopy. Opt Express 2010;18:25794—807.

[67] Gailhouste L, Grand Y, Odin C, et al. Fibrillar collagen scoring by second harmonic microscopy: a new tool in the assessment of liver fibrosis. J Hepatol 2010;52:398—406.

[68] Lin SJ, Hsiao CY, Sun Y, et al. Monitoring the thermally induced structural transitions of collagen by use of second-harmonic generation microscopy. Opt Lett 2005;30:622—4.

[69] Theodossiou T, Rapti GS, Hovhannisyan V, Georgiou E, Politopoulos K, Yova D. Thermally induced irreversible conformational changes in collagen probed by optical second harmonic generation and laser-induced fluorescence. Lasers Med Sci 2002; 17:34—41.

[70] Lo W, Chang YL, Liu JS, et al. Multimodal, multiphoton microscopy and image correlation analysis for characterizing corneal thermal damage. J Biomed Opt 2009;14:054003.

[71] Guo Y, Savage HE, Liu F, Schantz P, Ho PP, Alfano RR. Subsurface tumor progression investigated by noninvasive optical second harmonic tomography. Proc Natl Acad Sci U S A 1999;96:10854—6.

[72] Han X, Burke RM, Zettel ML, Tang P, Brown EB. Second harmonic properties of tumor collagen: determining the structural relationship between reactive stroma and healthy stroma. Opt Express 2008;16:1846—59.

[73] Raja AM, Xu S, Sun W, et al. Pulse-modulated second harmonic imaging microscope quantitatively demonstrates marked increase of collagen in tumor after chemotherapy. J Biomed Opt 2010;15: 056016.

[74] Nadiarnykh O, LaComb RB, Brewer MA, Campagnola PJ. Alteration of the extracellular matrix in ovarian cancer studied by second harmonic generation imaging microscopy. BMC Cancer 2010; 10:94.

[75] Palero JA, Bader AN, de Bruijn HS, van den Heuvel AV, Sterenborg HJCM, Gerritsen HC. In vivo monitoring of protein-bound and free NADH during ischemia by nonlinear spectral imaging microscopy. Biomed Opt Express 2011;2(5):1030—9.

[76] Fischer F, Volkmer B, Puschmann S, et al. Risk estimation of skin damage due to ultrashort pulsed, focused near-infrared laser irradiation at 800 nm. J Biomed Opt 2008;13(4).

[77] Ghersetich I, Lotti T, Campanile G. Hyaluronic acid in cutaneous intrinsic aging. Int J Dermatol 1994;33:119—22.

[78] Gonzalez S, Rajadhyaksha M, Rubinstein G, Anderson RR. Characterization of psoriasis in vivo by reflectance confocal microscopy. J Med 1999;30(5—6):337—56.

[79] Huzaira M, Rius F, Rajadhyaksha M, Anderson RR, Gonzalez S. Topographic variations in normal skin, as viewed by in vivo reflectance confocal microscopy. J Invest Dermatol 2001;116(6): 846—52.

[80] Gonzalez S, Tannous Z. Real-time, in vivo confocal reflectance microscopy of basal cell carcinoma. J Am Acad Dermatol 2002;47(6): 869—74.

[81] Wang LT, Demirs JT, Pathak MA, Gonzalez S. Real-time, in vivo quantification of melanocytes by near-infrared reflectance confocal microscopy in the Guinea pig animal model. J Invest Dermatol 2002;119(2):533—5.

[82] Gonzalez S, Gilaberte-Calzada Y, Gonzalez-Rodriguez A, Torres A, Mihm Jr MC. In vivo reflectance-mode confocal scanning laser microscopy in dermatology. Adv Dermatol 2004;20: 371—87.

[83] Yamashita T, Kuwahara T, Gonzalez S, Takahashi M. Noninvasive visualization of melanin and melanocytes by reflectance-mode confocal microscopy. J Invest Dermatol 2005; 124(1):235—40.

[84] Agero AL, Busam KJ, Benvenuto-Andrade C, et al. Reflectance confocal microscopy of pigmented basal cell carcinoma. J Am Acad Dermatol 2006;54(4):638—43.

[85] Scope A, Benvenuto-Andrade C, Agero AL, et al. In vivo reflectance confocal microscopy imaging of melanocytic skin lesions: consensus terminology glossary and illustrative images. J Am Acad Dermatol 2007;57(4):644—58.

[86] Gonzalez S, Gilaberte-Calzada Y. In vivo reflectance-mode confocal microscopy in clinical dermatology and cosmetology. Int J Cosmet Sci 2008;30(1):1—17.

[87] Gonzalez S. Confocal reflectance microscopy in dermatology: promise and reality of non-invasive diagnosis and monitoring. Actas dermo-sifiliograficas 2009;100(Suppl. 2):59—69.

[88] Ulrich M, Lange-Asschenfeldt S, Gonzalez S. Clinical applicability of in vivo reflectance confocal microscopy in dermatology. G Ital Dermatol Venereol 2012;147(2):171—8.

[89] Ulrich M, Lange-Asschenfeldt S, Gonzalez S. The use of reflectance confocal microscopy for monitoring response to therapy of skin malignancies. Dermatol Pract Concept 2012;2(2):202a10.

[90] Venturini M, Arisi M, Zanca A, et al. In vivo reflectance confocal microscopy features of cutaneous microcirculation and epidermal and dermal changes in diffuse systemic sclerosis and correlation with histological and videocapillaroscopic findings. Eur J Dermatol 2014.

[91] Koehler MJ, Hahn S, Preller A, et al. Morphological skin ageing criteria by multiphoton laser scanning tomography: noninvasive in-vivo scoring of the dermal fibre network. Exp Dermatol 2008;17:519—23.

[92] Koehler MJ, Preller A, Kindler N, et al. Intrinsic, solar and sunbed-induced skin aging measured in vivo by multiphoton laser tomography and biophysical methods. Skin Res Tech 2009;15: 357—63.

[93] Cicchi R, Kapsokalyvas D, Pavone FS. Clinical nonlinear laser imaging of human skin: a review. Biomed Res Int 2014.

[94] Kapsokalyvas D, Cicchi R, Bruscino N, et al. In-vivo imaging of psoriatic lesions with polarization multispectral dermoscopy and multiphoton microscopy. Biomed Opt Express 2014;5(7): 2405—19.

第21章

无创在体皮肤成像：共焦反射显微镜和偏振光成像

S.L. Jacques

引言

皮肤成像依赖于对比所提供的详细特征。否则,皮肤看起来像一种均质的物质,看不到任何东西。视觉上有对比,因为:①表面粗糙度(眩光);②血液和黑色素的表面吸收,减弱了来自真皮的背散射光(锐利阴影);③由于光散射和脉管系统的变化而引起的更深层次的扰动,影响皮肤背散射光(漫射阴影)。因此,皮肤科医生可能会看到正常角质层或表皮糜烂、表皮中黑色素的网状色素模式,如基底细胞癌中的浅表血管、红斑、深且厚黑色素瘤的蓝白幕,以及表皮增厚或真皮纤维化所致的白色区域。

利用光散射技术对皮肤进行局部光学成像可以根据组织结构或内在光学特性提供图像对比度。我们可以识别不同组织类型之间的边界,也可以识别均质组织类型的每个区域的亮度和纹理。本章讨论了两种无标记的对比方法:①共焦反射(confocal reflectance,CR),包括共焦扫描激光显微镜(confocal scanning laser microscopy,CSLM)和光学相干层析成像(optical coherence tomography,OCT);②偏振光成像。"无标记"一词意味着图像对比度不需要用染料或着色。还有其他方法可以获得无标记对比,如自发荧光、拉曼光谱、二次谐波和三次谐波产生,以及光声成像。

共焦反射

在 CR 技术中,光线被传输到皮肤内部的焦点上,从焦点上散射出来的光线被收集并通过针孔或作为针孔的光纤聚焦到探测器上。"共焦"一词的意思是,只有来自组织内部焦点的光才能到达针孔的"焦点"。从焦点外的组织区域散射的光不能通过针孔正确地重新聚焦,故这种光被阻挡。因此,来自焦点的信号不会受到从焦点外部散射的外来光的干扰。通过扫描焦点在深度 z 的范围内,以及在每个深度 z 的视场坐标 x 和 y 上,产生反射信号 $R(x,y,z)$。

CR 的目的是基于皮肤部位结构的光散射特性生成图像。因此,图像是一个结构图像,而不是表示某些分子存在的分子图像(例如,荧光、拉曼光)。结构可以是有明显反散射光的平面边界,如空气-角质层表面或特殊组织类型的局部,如表皮、真皮乳头层和真皮网状层。组织型区域的反散射效率因质量的空间分布而异,这与光学折射率有关。一个组织的亮度很大程度上取决于散射"粒子"的大小分布,或者说,取决于连续质量密度分布的空间频谱。纹理取决于光学反散射在中尺度和更大尺度上的变化。

CR 的经典类型通常被称为 CSLM。还有一种 CR 类型为 OCT,它在传统 CR 方法中加入了宽带干涉术。宽频带意味着使用了一个宽度范围的波长,这在干涉成像中提高了空间分辨率。干涉术降低了噪声水平,从而提高了信噪比,使成像更深。

干涉测量也可以检测运动。运动是一个显著的对比参数。OCT 可以检测血管内移动的红细胞,以及检测细胞的运动(细胞的渗透性肿胀、细胞膜的波动、细胞骨架上运输机械的运动[1])。

两种共焦反射

本节描述 CR 的两种方法(CSLM 和 OCT),概述了信号的分析,并用图像举例说明。CR 的基本结构如图 21.1 所示。图 21.1A 描绘了经典的 CSLM 结构。图 21.1B 描绘了经典的 OCT 结构。

共焦激光扫描显微镜

CSLM 利用从皮肤内部焦点反射的光线进行成像。图 21.1A 显示了基本的实验设置。

在图 21.1A 中,一个准直光源(通常是激光)被传送到一对旋转的 x,y 扫描振镜,它将准直光束反射 $90°$,加/减角度 (θ,φ) 由扫描振镜控制。光束通过两个中继透镜从反射镜中穿过,以 θ 和 φ 的角度将准直光线送入目标透镜的后部。进入目标透镜的角度控制了焦点的横向运动 (x,y)。物镜通过压电透镜支架(未显示)垂直移动,焦点作为深度的函数 (z) 移动。

来自焦点的背散射光进入物镜并通过相同的路径返回,由 x,y 扫描振镜使其再准直。反射光束部分由光束分光器反射,并由透镜聚焦到针孔中。针孔后面是光纤,其将光传送到探测器。

通常,CSLM 使用针孔而不是光纤来选择到达探测器的光线。然而,单模光纤可以起到同样的作用。使用单模光纤可让 CSLM 和 OCT 采用相同的设置(参见"光学相干断层扫描"部分)。

CSLM 可以使用任何波长的准直光。使用较短的波长,从紫外(ultraviolet,UV)到蓝色光谱范围,可提高图像的分辨率。轴向分辨率为 $\Delta z = 2\lambda/NA^2$ 和 x,y 分辨率为 $\Delta x = \Delta y = \lambda/(2NA)$,其中 NA 为物镜的数值孔径,$\lambda$ 为波长。较长的波长可以深入皮肤,但分辨率降低。

图 21.2 显示了一个 CSLM 图像的示例,该图像使用蓝色(488nm)激光在患黑色素瘤的黑色(B6)小鼠皮肤上成像[2]。表面极薄的表皮显示为一个明亮的表层,真皮为深色,点状分布明亮的黑色素瘤细胞。黑色素瘤细胞内的黑色素小体向各个方向散射强烈,特别是对着物镜方向的背散射。因此,黑色素瘤细胞随着黑色素小体密度的增加而 CR 信号增强。

CSLM 探测器记录皮肤反射的光强度,通常以伏特或计数 (V) 表示。获取由皮肤 (V_{skin}) 和标准反射器[例如水-玻璃界面 (V_{wg})]反射的信号。水-玻璃界面信号的反射率 (R_{wg}) 是已知的:

$$R_{wg} = \left(\frac{n_{glass} - n_{water}}{n_{glass} + n_{water}}\right)^2 = \left(\frac{1.52 - 1.33}{1.52 + 1.33}\right)^2 = 0.004\ 4,$$

(公式 21.1)

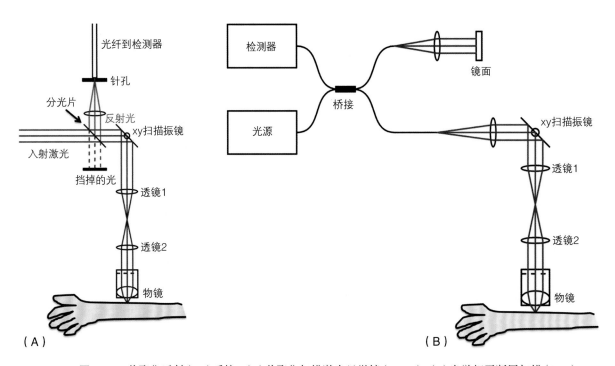

图 21.1 共聚焦反射(CR)系统。(A)共聚焦扫描激光显微镜(CSLM)。(B)光学相干断层扫描(OCT)

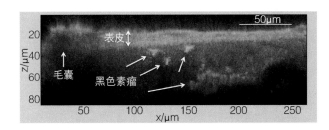

图 21.2　小鼠皮肤(有黑色素瘤的黑色 B6 小鼠)的共聚焦反射(CR)图像。箭指向具有明亮散射的黑素小体的黑色素瘤细胞

因此，计算皮肤的反射率(R_{skin})，如下：

$$R_{\text{skin}} = \frac{V_{\text{skin}}}{V_{\text{wg}}} R_{\text{wg}}. \qquad (公式\ 21.2)$$

光学相干断层扫描

OCT 使用从皮肤反射的光和从镜面反射的光相互干涉用于成像。OCT 的基本实验装置如图 21.1B 所示，一旦光线照射到扫描振镜并被导向皮肤或从皮肤射出，它与图 21.1A 相同。OCT 使用光纤桥接器将光源耦合到样品臂中的扫描振镜，并将光源耦合到参考臂中的反射镜。从两个臂返回的光再次被分开，一部分来自样品和参考臂的反射光到达检测器，信号在那里发生干涉。

在样品臂和参考臂路径长度(ΔL)的差异改变或波长(λ)改变，信号发生波动时，OCT 检测器会记录信号(V)。从桥接点到皮肤内的焦点的距离是 L_1，到镜子的光学距离是 L_2。$\Delta L = L_1 - L_2$。OCT 信号是：

$$V = P_0 \big(\sqrt{R_{\text{skin}}} + \sqrt{R_{\text{reference}}} \\ + 2\sqrt{R_{\text{skin}}R_{\text{reference}}}\ \cos(2\pi\Delta Ln/\lambda)\big),$$

$$(公式\ 21.3)$$

其中，P_0 是入射功率，而 R_{skin} 和 $R_{reference}$ 是分别来自样品臂(皮肤)和参考臂(反射镜)的强度反射。信号的振荡分量 $2P_0 \times R_{skin}$ 平方根 $\times R_{reference}$ 平方根 $\times \cos(2\pi\Delta Ln/\lambda)$ 是独立的，或者通过减去 $P_0 \times (R_{skin}$ 平方根 $+ R_{reference}$ 平方根)，或者通过数字滤波来隔离余弦函数的频率并检测其幅度。振荡信号表示检测到的电场。经此电场的平方可得皮肤和参考镜反射的光强度(I)：$I_{skin} = V^2 = 4P_0^2 R_{skin}R_{reference}$。为了隔离 R_{skin}，测得皮肤测量的振荡信号 I_{skin}，以及在水玻璃界面标准反射器上的测量的振荡信号 I_{wg}。皮肤反射率计算如下：

$$R_{\text{skin}} = \frac{V_{\text{skin}}^2}{V_{\text{wg}}^2} R_{\text{wg}} = \frac{I_{\text{skin}}}{I_{\text{wg}}} R_{\text{wg}}. \qquad (公式\ 21.4)$$

OCT 通常以三种方式实施：

1. 时间分辨 OCT 使用宽带光源。当探测器记录强度时，参考臂中的反射镜移动。在反射镜移动期间产生 OCT 信号的振荡分量，$A_{osc}\cos[4\pi n(L_1-L_2)/\lambda]$，且振荡幅度($A_{osc}$)仅在 $L_1 \approx L_2$ 的组织深度处显著，通常在 ±5μm 内。因此，当镜子移动时，被检测的深度位置移动，并且生成 $V(z)$ 深度轮廓。

2. 光谱域 OCT 具有固定反射镜，并且检测器使用衍射光栅将波长分散到线阵相机上以产生光谱。如前所述，来自特定深度的反射率指定路径长度 L_1。参考镜像(L_2)的路径长度是固定的。因此，ΔL 与皮肤内的特定深度线性相关。该 ΔL 设定检测到的频谱 $I(\lambda)$ 上反射信号的振荡频率。$I(\lambda)$ 的测量通过内插映射以产生 $I(k)$，使用 k 中的等间隔步长，其中 $k = 2\pi n/\lambda$。或者，触发等间隔 k 值的采集的硬件可以直接获取 $I(k)$。无论哪种方式都产生 $I(k)$，然后对其进行傅里叶变换以产生反射电场幅度的深度分布 $V(2nz)$，其被记录为 $V_{skin}(z)$。

3. 扫描波 OCT 使用单波长光源，可以扫描一系列波长，并通过简单的强度检测器进行检测。使用固定反射镜，并且当扫描波长产生 $I(\lambda)$ 时，检测器记录强度。该系统的分析与光谱域 OCT 相同。

如果通过在镜子前放置一个物块来阻挡参考臂中的光束，探测器将只能看到非振荡项 $P_0 R_{skin}$，它相当于 CSLM 测量值。因此，可以使用图 21.3 中的系统进行 CSLM 和 OCT 测量。

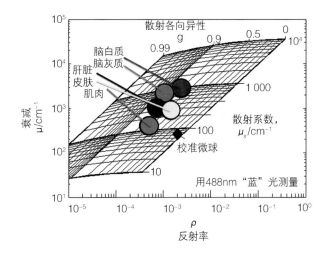

图 21.3　分析网格显示了一系列光学特性的 μ 对 ρ(衰减与反射率)的实验值，μ_s 对 g(散射系数与散射各向异性的关系)。对于各种新鲜小鼠组织测量的 μ 和 ρ 叠加在网格上来　源：Gareau DS. In vivo confocal microscopy in turbid media [Ph.D. thesis]. Oregon Health & Science University；2006.

OCT 的"相干门"位于生成 $L_1 \approx L_2$ 和 OCT 信号的深度位置。为了优化 OCT 信号，可以轴向移动物镜以将其焦点定位在相干门处，这种技术称为聚焦跟踪。具有较高 NA 值的物镜可以提供良好的 x, y 分辨率，而相干门提供 z 分辨率。

组织光学特性

组织的光学散射特性决定了 CR 信号的强度和深度依赖性衰减。因此，当焦点从一种组织类型(如，表皮)转换到另一种(如，真皮)时，信号改变，产生在图像中视觉上明显的表皮和真皮之间的分界。故可识别组织的结构。

然而，还可以分析一种组织类型的区域内信号，以识别该组织类型的光学性质。例如，McLaughlin 等人[3]报道了使用 OCT 信号的光学衰减作为对比参数，以增强正常乳腺淋巴结与淋巴结中肿瘤之间的对比。本节介绍如何使用 CR 识别组织光学散射特性。

当物镜移近皮肤表面时，焦点往皮肤深部移动，并且观察到的反射信号 R 下降。将焦点往组织深部移动增加了光子传播到焦点并再次返回到达针孔的难度。这种衰减可以用简单的表达来概括：

$$R(z_f) = \rho e^{-\mu z_f} \qquad \text{（公式 21.5）}$$

焦点的深度位置是 z_f。ρ（无量纲）表示皮肤的反射率。$\mu(\text{cm}^{-1})$ 表示衰减系数，其表示光子行进到焦点和皮肤表面时的衰减。本节描述了因子 ρ 和 μ 如何控制实验观察到的测量值 $R(z_f)$。两个参数（ρ, μ）都受到散射粒子尺寸分布的影响，即 $10\mu\text{m} \times 10\mu\text{m}$ 标尺上组织密度的局部波动，特别是当散射粒子（线粒体、细胞核、细胞）的大小和光的波长是可比的（300~1 300nm）。

感兴趣的两个光学散射特性是散射系数 $\mu_s(\text{cm}^{-1})$ 和散射的各向异性 g（无量纲）。

散射系数

$\mu_s(\text{cm}^{-1})$ 表示组织内每单位光子行程的散射事件数。μ_s 等于散射体横截面积（cm^2）与散射体数密度（$\#/\text{cm}^3$）的乘积。较大的颗粒增加 μ_s，但较高密度的小颗粒也会增加 μ_s。散射体的尺寸分布与 μ_s 之间存在关联。

各向异性

各向异性 g 表示散射角向前的方向。g 值等于散射轨迹在光子初始轨迹上的平均投影，即在存在散射偏转角 $[g=\cos(\theta)]$ 的所有角度上的 $\cos(\theta)$ 的平均值。正向前的散射只引起轻微的平均偏转角，即小的 θ，产生的 g 值接近 1。各向同性散射在所有方向上相等，前向和后向投影取消，因此 $g \approx 0$。参数 g 对组织中散射体的大小特别敏感，当粒子直径从小于 100nm 增加到 $1\mu\text{m}$ 时，g 值从 0 增加到约 0.95。

当光被聚焦到组织中的深度 z_f 时，如果散射是正向前的，则光可以散射多次但仍然到达焦点。光子到达焦点的能力衰减为 $\exp(-\mu z_f)$ 时，其中 $\mu=a\mu_s+\mu_a \approx a\mu_s$。与散射系数 μ_s 的影响相比，吸收系数 μ_a 的衰减通常可以忽略不计。入射光子到达焦点的能力等于逃逸光子从焦点移动到表面，逃离组织，并以允许到达探测器处的针孔的角度进入物镜的能力。因此，两个衰减尺度的因子考虑了进/出往返。物镜的 NA 值允许在一定角度范围内传送和收集光，这增加了相对于深度位置 z_f 的平均光子路径长度。因此，集合几何因子 G 也可以缩放衰减。对于低到高的 NA，因子 G 在 1~1.4。总之，到达焦点并返回针孔的光的衰减是：

$$\mu = a\mu_s 2G \qquad \text{（公式 21.6）}$$

McLaughlin 等人[3]使用因子 μ 来增强正常组织（乳腺淋巴结）和肿瘤之间的对比度。

一旦光子到达焦点，焦点内散射的机会就是 $\mu_s \Delta z$（无量纲），其中 Δz 是焦点的轴向范围。（在 OCT 中，Δz 是相干门中较小的一个或由物镜的 NA 施加的轴向分辨率。）一旦光子在焦点内散射，只有光子的一小部分 b 具有将重新进入物镜的轨迹。基于角散射函数 $p(\theta)$ 计算因子 b，其中 q 是散射事件的偏转角。Henyey-Greenstein 函数[4]是很好的组织的近

似散射函数，因为多次散射消除了 $p(\theta)$ 的轻微变化。$p(\theta)$ 在进入物镜的后向散射角度上的积分产生 b 值。对于非常小的散射结构，b 值增加，该散射结构各向同性地散射并因此向物镜反向散射。大结构在向前方向上散射，远离物镜。b 对粒径的敏感性极大地影响 r 的值，因此 ρ 和 g 之间存在关系。

例如，CR 图像中的细胞核是暗的，因为较大核结构的前向散射不会将光返回到物镜中。像细胞骨架这样较小结构各向同性地散射，这将大量的光发送回物镜进行检测。CR 图像中细胞的细胞质看起来很明亮。

总之，如果忽略组织散射，到达焦点并由焦点反射到可进入物镜并到达针孔探测器的轨迹的光的分数为：

$$\rho = \mu_s \Delta z b \qquad \text{（公式 21.7）}$$

将这些因素结合在一起，CR 信号整体反应的是焦点深度的函数（见公式 21.5）。

实验观察到的参数 μ 和 ρ 使用给定的方程映射到组织光学性质 μ_s 和 g。图 21.3 总结了这种关系，它是一组 μ_s 与 g 属性的 μ vs ρ 值的网格。从小鼠皮肤上新鲜切除的一组组织类型叠加在网格上[5]。大多数组织的 g 值落在 0.6~0.9 之间。请注意，g 的变化与 ρ 的大变化相关。在实验中，ρ 对 g 的变化非常敏感。

为了进一步说明根据 μ 和 ρ 参数以及 μ_s 和 g 光学性质分析 CR 图像的有用性，来看 3 个例子。

首先，Samatham 等[6]对正常小鼠和单基因突变小鼠皮肤成像。单基因突变小鼠患有成骨不全症，不能将胶原纤维组装成大的胶原束。突变皮肤（更多的各向同性散射）的 g 值比正常皮肤（更多的正向散射）的 g 值更低，因为胶原纤维远小于实验中使用的蓝色波长，这增加了反向散射进入物镜，因此 ρ 值增高。

第二，Levitz 等[7,8]成像了再胶原凝胶上接种的平滑肌细胞。5 天后细胞重塑凝胶并将其收缩成一小块凝胶。5 天后 g 值降低，因为细胞产生的基质金属蛋白酶将胶原纤维束降解成了纤维，纤维散射更加各向同性。因此 ρ 增高。

第三，Samatham 等[9]为实现光学透明化，在甘油浸泡小鼠真皮样本 1 小时前后进行成像。甘油处理后的皮肤被光学透明化。人们可以通过皮肤阅读报纸。这种变化是由于 μ_s 的减少或 g 的增加吗？答案是朝向正向前的散射 g 值增加，而 μ_s 没有显著变化。因此 ρ 值降低。这种向前的散射使皮肤透明。通常引用的简单解释是甘油系数使胶原纤维与基质培养基匹配。然而，这种机制并没有解释皮肤现象，尽管它可能是软组织的正确机制。系数匹配的计算机模拟简单地降低了 μ_s 值，但没有剧烈影响 g。目前的工作假设是甘油使皮肤干燥，导致纤维束内原纤维堆积的微妙变化，这使得原纤维散射的光的小波之间产生相长干涉，这产生向前的散射。这种行为类似于角膜水合的主动控制导致眼角膜清晰，这使角膜胶原纤维保持有序结构。死亡后，角膜失去对水合作用的控制而变得混浊。

运动作为对比度参数

OCT 的干涉特性可以对组织内的微妙运动敏感。运动

可以改变反射光的相位。因为光的波长通常为 0.4~1.3μm，所以反射波的相位偏移敏感度可达亚微米甚至亚纳米级。散射体位置的任何轴向位移都会影响公式 21.3 中的 ΔL，因此会影响振荡干涉的相位。一种称为多普勒 OCT 可以检测血管中红细胞（red blood cell，RBC）的运动。虽然简单的 OCT 结构图像可能不显示在背景噪声中丢失的血管，但多普勒 OCT 使用 RBC 运动作为对比参数来显示图像中的血管。

Nolte 等在 2010 年[1]使用一种多普勒 OCT 监测培养的细胞器的振动，即软凝胶内的细胞群（直径 0.1~1mm）。在运动的细胞中，随时间变化干涉信号经过傅立叶变换产生细胞运动频率的功率谱。这种光谱对时间的运行（光谱图）显示，由 0.01Hz 内的波动是由于细胞的渗透肿胀 / 收缩，0.1Hz 范围内是由于细胞膜的起伏，而 1Hz 范围内是细胞骨架微型马达的运动。药物可以在光谱图模式中诱导独特的动态变化，可用作药物印迹以识别细胞器上的药物作用类型。

OCT 振动测量可以记录皮肤病变和正常皮肤的机械特性。OCT 可以检测应压产生的小运动。生物力学特性如何随着年龄和光损伤而变化是一个正在进行研究的领域。生物力学特性可能是成像的有用对比度参数。

偏振光成像

偏振光成像可以根据散射颗粒的大小和浓度以及诸如胶原蛋白和肌动蛋白的双折射纤维的程度来表征组织的结构。偏振光还可以对收集的光子进行门控，接受表面散射的光子，并拒绝深入穿透的多次散射光子，以便对表面皮肤结构进行成像。

什么是偏振光

偏振光是指光子群的电场振荡方向的协调。当所有光子的振荡对准时，光被偏振。如果光子振荡的方向变得随机化，则光是非偏振的。单个光子的电场仍然振荡，但光子群不再同步。

电场可以分为两个部分：x 轴分量和 y 轴分量。x 和 y 分量具有振幅和振荡相位。矢量地添加这些组分以产生净电场。在线性极化中，x 和 y 分量是"同相"，而在椭圆极化中，x 和 y 分量是"异相"。x 和 y 分量异相 90° 的特殊情况称为圆极化。

因为实验测量的是强度（I），所以通常指定四种线性极化的强度：

1. I_x 极化：如果 x 分量振幅占优势且 y 分量振幅为零，则振荡沿着 x 轴并且光子群处于水平线性极化（I_x）的状态。

2. I_y 极化：如果 y 分量占优势且 x 分量为零，则状态是垂直线性极化（I_y）。

3. I_{+45} 极化：如果 x 和 y 分量相等，则状态为 +45° 线性极化（I_{+45}）。

4. I_{-45} 极化：如果 x 和 y 分量的大小相等但符号不同，则状态为 -45° 线性极化（I_{-45}）。

还有两种类型的圆极化。如果电场的 x 和 y 分量的相位是异相的，则光子的净电场矢量在其传播时像螺旋形旋转一样旋转。

1. I_R 极化：如果 y 相提前 x 相 90°，则旋转是右手螺，该状态称为右旋圆极化（I_R）。

2. I_L 极化：如果 y 相滞后 x 相 90°，则旋转是左手螺，该状态称为左旋圆极化（I_L）。

任何光子群的偏振态都可以用四个值的矢量来描述，称为斯托克斯矢量（stokes vector，S），它取决于测量强度 I_x 和 I_y 之间、I_{+45} 和 I_{-45} 之间以及 I_R 和 I_L 之间的平衡：

$$S = \begin{vmatrix} I \\ Q \\ U \\ V \end{vmatrix} = \begin{vmatrix} I_x + I_y \\ I_x - I_y \\ I_{+45} - I_{-45} \\ I_R - I_L \end{vmatrix} \qquad (公式\ 21.8)$$

在 S 中，I 表示了总强度，Q 代表了 I_x 和 I_y 的平衡，U 代表了 I_{+45} 和 I_{-45} 的平衡，而 V 代表了 I_R 和 I_L 之间的平衡。例如，从水面或道路上反射的光是水平偏振的（I_x=1 且 I_y=0），因此 I_x+I_y=1，I_x-I_y=1，U 和 V 等于 0。光将被描述为 S=[1 1 0 0]^T，其中 T 表示转置，使得矢量垂直取向。右旋圆偏振光，其中 I_R-I_L=1 且 $I_x=I_y$=1/2，使得 I_x+I_y=1，将被描述为 S=[1 0 0 1]^T，左旋圆偏振光为 [1 0 0 1]^T。

为了实验产生偏振光，使用线性偏振滤波器和 1/4 波长延迟器：

1. I_x：光线通过水平取向的线性偏振滤光片。只有电场水平振荡的光子才能通过滤波器。

2. I_y：光线通过垂直取向的线性偏振滤光镜。

3. I_{+45}：光通过定向为 +45° 的线性偏振滤光器（正 x 和正 y 分量）。

4. I_{-45}：光通过取向为 -45° 的线性偏振滤光器（正 x 和负 y 分量）。

5. I_R：光线通过一个取向为 45° 的线性偏振滤光片，然后通过一个 1/4 波长延迟器，其慢轴（最高 n）水平定向，将 x 相对于电场的 y 分量延迟 90°，产生右旋圆偏振光。

6. I_L：光通过 +45° 线性偏振滤光器，然后通过 1/4 波长延迟器，其具有垂直取向的慢轴，其将 y 相对于电场的 x 分量延迟 90°，从而产生左旋圆形偏振光。

以类似的方式，在通过适当定向的线性偏振器之后或通过 1/4 波长延迟器后然后采用适当定向的线性偏振器检测光来实验地测量任何光六种类型的偏振强度。

当光通过介质（或组织）时的偏振态的变化由表征介质的穆勒矩阵（M）描述。输入斯托克斯矢量 S_{in}=[I_{in} Q_{in} U_{in} V_{in}]^T 由 M 变换以产生 S_{out}：

$$S_{out} = \begin{vmatrix} I_{out} \\ Q_{out} \\ U_{out} \\ V_{out} \end{vmatrix} = \begin{vmatrix} M_{11} & M_{12} & M_{13} & M_{14} \\ M_{21} & M_{22} & M_{23} & M_{24} \\ M_{31} & M_{32} & M_{33} & M_{34} \\ M_{41} & M_{42} & M_{43} & M_{44} \end{vmatrix} \times \begin{vmatrix} I_{in} \\ Q_{in} \\ U_{in} \\ V_{in} \end{vmatrix}$$

$$(公式\ 21.9)$$

关于穆勒矩阵如何应用于表征组织特征的。例如，Antonelli 等在 2011 年[10]报道了从正常和肿瘤结肠组织反射光的 M（黏膜中早期癌症生长但不在下层组织中），总结为：

$$\frac{M}{M_{11}} = \begin{vmatrix} 1 & 0 & 0 & 0 \\ 0 & 0.15 & 0 & 0 \\ 0 & 0 & 0.15 & 0 \\ 0 & 0 & 0 & 0.05 \end{vmatrix}_{\text{normal}}$$

$$\frac{M}{M_{11}} = \begin{vmatrix} 1 & 0 & 0 & 0 \\ 0 & 0.40 & 0 & 0 \\ 0 & 0 & 0.40 & 0 \\ 0 & 0 & 0 & 0.15 \end{vmatrix}_{\text{cancer}} \qquad \text{(公式 21.10)}$$

非零对角线元素表示光的强烈去极化。Antonelli 等报道,这种模式适用于许多组织。肿瘤结肠的去极化小于正常结肠的去极化,表现为相对于正常结肠,肿瘤结肠中 M 元素值较高。胶原组织的去极化程度大于细胞组织的去极化程度。因此,结果可能表明细胞团的生长会取代胶原组织。

M_{22} 和 M_{33} 都小于 M_{44},这表明圆偏振光比线偏振光更快地去极化,这是因为散射体引起的行为远小于光的波长。对于大于或等于光波长的较大散射体,情况正好相反。线性偏振光比圆偏振光更快地去极化。总之,观察 Mueller 矩阵具有诊断潜力,该矩阵表征组织的反射率,开发这种方法的工作正在进行中。

各种组织的去极化

光的去极化取决于组织的散射特性和组织中双折射纤维的不均匀性。

散射去极化

散射将光子的轨迹偏转到新的方向。光子在特定方向上散射的概率取决于其电场的取向和组织中遇到的散射体的大小。随着光子群的散射,群体中电场的方向随机化并且极化消失。散射系数 μ_s 是去极化的关键因素。然而,散射的各向异性 g 也很重要,因为前向散射(例如,$g=0.9$)不会像各向同性散射($g\approx0$)那样快地去极化。组合参数 $\mu_s(1-g)$ 被称为降低的散射系数,并且是更好的参数用于预测光在其通过组织传播时将如何快速地去极化。通常,入射在组织上的线性偏振光在距离进入组织的点约 $2/[\mu_s(1-g)]$ 的距离处变得去极化。

双折射光纤去极化

如果纤维以异质方式取向,则双折射纤维(如胶原蛋白和肌动蛋白)也可以使光去极化。当介质的折射率在一个方向(例如,x)相对于其正交方向(例如,y)不同时,发生双折射。当偏振的同步光子群在双折射但非散射介质中传播时,由于两个方向上的折射率不同,电场振荡的一个方向(例如,x)相对于振荡的正交方向(例如,y)减慢。当光子的电场平行于光纤长度而不是垂直于光纤时,光速较慢。光子的 x 和 y 分量的电场异相,并且净电场在其传播时螺旋转动。这被称为椭圆偏振,并且在 x 和 y 分量异相 $90°$ 的情况下,光被圆偏振。如果线性偏振光子群通过单纯的非散射双折射材料(如双折

射晶体)传播,则光子将从线性偏振循环转换为圆偏振,然后再次转换为线性偏振。然而,如果光子通过异质组织传播,其中存在双折射的局部区域,每个区域朝向不同的方向,则光子将被一个双折射区域部分地转换为圆偏振,但是不会被下一个区域返回到线性偏振。具有不同的双折射方向。如果光束大于双折射光纤的局部区域的尺寸范围(通常为 $10\sim100\mu m$),则光子群将遇到不同的光纤取向并且越来越不同步地延续。尽管没有发生散射,但是双折射会使光去偏振。

将两种去极化机制放在一起,可以描述极化损失的净速率 P 与光子行程长度 L 的关系:

$$P(L) = e^{-\mu_{LP}L} \qquad \text{(公式 21.11a)}$$

和

$$P(L) = e^{-\mu_{CP}L} \qquad \text{(公式 21.11b)}$$

其中 $\mu_{LP}(\text{cm}^{-1})$ 是线性极化消偏振系数,$\mu_{CP}(\text{cm}^{-1})$ 是圆极化消偏振系数。

将由散射引起的去极化系数解析为由非均匀双折射引起的分量是较为困难的。Jacques 等[11]报道肝脏、肌肉和皮肤的去极化比例为 $1:20:100$,这表明双折射是一个非常重要的因素。在对组织偏振特性的综述文献中,Jacques[12]使用计算机模拟来证明这两个成分(散射和双折射)都是去极化的重要贡献者。他还总结了文献中报道的几种组织的 μ_s 和 μ_{LP} 之间的关系,如图 21.4 所示(改编自该综述)。图 21.4 说明尽管组织可能具有稍微类似的 μ_s 值,但 μ_{LP} 值可以按数量级变化。每个散射事件(k)的去极化效率链接 μ_s 和 μ_{LP}:

$$\mu_{LP} = k\mu_s$$

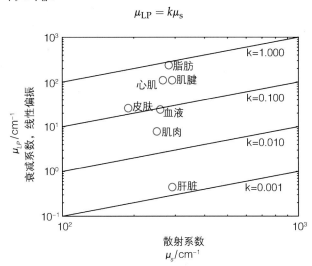

图 21.4　线性偏振光的去极化系数,$\mu_{LP}(\text{cm}^{-1})$,相对于散射系数,$\mu_s(\text{cm}^{-1})$,其中 $\mu_{LP}=k\mu_s$,k 是每个散射事件的去极化效率。叠加各种组织的值
来源:Jacques SL, Roman JR, Lee K. Imaging superficial tissues with polarized light. Lasers Surg Med 2000;26:119-29.

肝脏 k 等于约 0.001 5,肌肉 0.31,皮肤 0.091,心肌 0.41,肌腱 0.8,脂肪 0.84。k 的范围较宽,而 μ_s 是相对恒定的,与以下两者一致:①g 值范围广泛并且通过其对参数 $\mu_s(1-g)$ 的影响主要负责去极化;②一些组织中双折射纤维(胶原蛋白、肌动蛋白)的量增加;③两者的组合。

使用偏振光成像皮肤表层

一个简单的偏振光相机强调偏振光成像的另一个方面，即选择表面散射光子和拒绝更深的多次散射光子的能力[13,14]。当入射的线性偏振光（例如，I_x）照射组织时，表面的背向散射光仅经历一个或几个散射事件并且保留入射光的一些偏振。让 I_x 光的表面反向散射称为 S。深穿透光被多次散射并且其偏振随机化，因此它具有等量的 I_x 和 I_y。让这种深度穿透的反向散射光被称为 D。相机通过平行于 x 轴取向的线性偏振器对反射光进行成像，从而产生图像 I_{par}：

$$I_{par} = S + 1/2D$$

利用平行于 y 轴取向的线性偏振器获取第二图像，这产生图像 I_{per}：

$$I_{per} = 1/2D$$

差异图像分离仅基于表面上的散射光：

$$I_{diff} = I_{par} - I_{per} = S$$

这种差异图像可以仅采集总反射光的 5%~10%，但是图像被限制在表面组织层。图像的深度灵敏度取决于组织中的双折射量。使用中间波长可见光（黄色至红色）的差异图像包括皮肤上部 $100\mu m$，肌肉 $500\mu m$ 和肝脏 1.2mm。在皮肤中，I_{par} 和 I_{per} 都看起来没有特征，因为优势 1/2D 成分，但差异图像 I_{diff} 显示乳头状真皮的"编织模式"，即正常皮肤中胶原纤维束的天然纹理。肿瘤生长浸润或重塑真皮乳头层中胶原蛋白的结构，破坏正常皮肤的编织模式，将皮肤转化为更均质的结构。

Samatham 等[15]使用 I_{diff} 在 Mohs 手术期间寻找皮肤肿瘤的边界。肿瘤破坏了组织纹理，可见更均质的肿瘤区域与织物模式正常皮肤之间的分界线，即可作为肿瘤边界。该报告比较了 Mohs 外科医生目测评估的肿瘤边界、Samatham 使用 I_{diff} 图像评估的边界以及皮肤病理学家的报告。该研究比较了每个皮损周围的四个象限，产生了 48 个测定值。阴性评估意味着预计边缘无肿瘤。Mohs 外科医生评估结果中 14 个假阴性和 34 个真阴性，阴性预测值（negative predictive value，NPV）为 34/48=71%。外科医生不会比预期边界少切除组织，故不能评估假阳性和真阳性。使用 I_{diff} 评估结果中 10 个真阳性、18 个假阳性、1 个假阴性和 19 个真阴性，NPV 为 19/20 =95%。灵敏度为 10/(10+1)=91%。特异性为 19/(19+18)=51%。这是有限的受试者的早期结果，但对于使用 I_{diff} 成像进一步研究皮肤肿瘤边缘是一种激励。

结论

光学 CR 成像基于光散射并且提供非侵入性无标记成像模态，可表征组织（例如皮肤）结构和结构组成，不同于提示组织化学组成的方法。组织类型之间的边界可视化，提示组织的结构。特定组织类型局部区域内的亮度和纹理表征该区域。10nm~10μm 尺寸的结构会影响波长在紫外、可见和红外波长范围内的光子。当结构尺寸与波长的比率在 0.1~1 范围内时，结构和光子之间的相互作用最强，即，对于中波长可见光，在 50~500nm 范围内的结构成像效果最好。散射可以区分胶原纤维束的状态，因为小纤维各向同性地散射而大纤维束在前向方向上散射。

偏振光成像对组织的散射和双折射都敏感。如果偏振光入射到组织上，组织结构的散射光在组织中传播时使光去极化。双折射纤维（例如胶原蛋白和肌动蛋白）的不均匀分布也使光去极化。从胶原性组织向细胞性组织的移位可改变组织中偏振光的传输，可经穆勒矩阵的变化来监测。偏振光成像（I_{diff}）也可以选择表面散射的光子并拒绝已经多次散射的深层光子。这种浅表 I_{diff} 图像可显示真皮乳头层上部约 $100\mu m$ 处的纤维模式，而肿瘤则破坏这种模式，使其边界可视化。影响皮肤重塑的其他因素，例如年龄和光损伤均可影响偏振光图像。

综上所述，CR 和偏振光成像是监测皮肤结构状态和变化的有用方法。

（胡凡　译，林尔艺　校）

参考文献

[1] Nolte D, An R, Turek J, Jeong K. Tissue dynamics spectroscopy for phenotypic profiling of drug effects in three-dimensional culture. Biomed Opt Express 2012;3(12):2825−41.

[2] Gareau DS, Merlino G, Corless C, Kulesz-Martin M, Jacques SL. Noninvasive imaging of melanoma with reflectance mode confocal scanning laser microscopy in a murine model. J Invest Dermatol 2007;27(9):2184−90.

[3] McLaughlin RA, Scolaro L, Robbins P, Saunders C, Jacques SL, Sampson DD. Parametric imaging of cancer with optical coherence tomography. J Biomed Opt 2010;15(4):0546029.

[4] Henyey LG, Greenstein JL. Diffuse radiation in the galaxy. Astrophys J 1941;93:70−83.

[5] Gareau DS. In vivo confocal microscopy in turbid media [Ph.D. thesis]. Oregon Health & Science University; 2006.

[6] Samatham R, Jacques SL, Campagnola P. Optical properties of mutant vs wildtype mouse skin measured by reflectance-mode confocal scanning laser microscopy (rCSLM). J Biomed Opt 2008;13:041309.

[7] Levitz D, Hinds MT, Choudhury N, Tran NT, Hanson SR, Jacques SL. Quantitative characterization of developing collagen gels using optical coherence tomography. J Biomed Opt 2010;15(2):026019.

[8] Levitz D, Hinds MT, Ardeshiri A, Hanson SR, Jacques SL. Nondestructive label-free monitoring of local smooth muscle cell remodeling of collagen gels using optical coherence tomography. Biomaterials 2010;31(32):8210−7.

[9] Samatham R, Phillips KG, Jacques SL. Assessment of optical clearing agents using reflectance-mode confocal scanning laser microscopy. J Innovative Opt Health Sci 2010;3(3):183−8.

[10] Antonelli MR, Pierangelo A, Novikova T, Validire P, Benali A, Gayet B, et al. Impact of model parameters on Monte Carlo simulations of backscattering Mueller matrix images of colon tissue. Biomed Opt Express 2011;2(7):1836−51.

[11] Jacques SL, Roman JR, Lee K. Imaging superficial tissues with polarized light. Lasers Surg Med 2000;26:119−29.

[12] Jacques SL. Polarized light imaging of biological tissues. In: Boas D, Ramanujam N, Pitris C, editors. Handbook of biomedical optics. Boca Raton (London, New York): CRC Press; 2010.

[13] Jacques SL, Ramella-Roman JC, Lee K. Imaging skin pathology with polarized light. J Biomed Opt 2002;7:329−40.

[14] Ramella-Roman JC, Lee K, Prahl SA, Jacques SL. Design, testing, and clinical studies of a handheld polarized light camera. J Biomed Opt 2004;9(6):1305−10.

[15] Samatham R, Lee K, Jacques SL. Clinical study of imaging skin cancer margins using polarized light imaging. Proc SPIE 2012; 820700−1.

第22章

皮肤病理和老化的偏振光学成像

A.N. Yaroslavsky, X. Feng, V.A. Neel

引言

偏振光学成像是评估皮肤病理及老化的强大无创工具。偏振是电磁波（例如光波）的一种特性，它是指光波的电场振动方向为某一固定方向。自然光是非偏振光。当光的电矢量在垂直于光的传播方向平面内沿某一方向振动，这种光就定义为线偏振光。当电场平面旋转时，光被定义为椭圆偏振光，因为电场矢量在空间中的固定点随时间变化的轨迹呈椭圆。当椭圆的两个轴相等时，光就是圆偏振光（图22.1）。

偏振光在生物学中的应用是Brewster于1815年开创的，他首次用各种矿物、动物和植物结构（包括眼睛晶状体）进行了偏振光的退偏实验[1]。随后，其他研究人员也进行了类似实验[2,3]。这些工作积累了大量的经验知识，结合现代光学技术发展，人们能够更深入地了解偏振光与生物组织的相互作用。1976年，Bickel等人[4]报道，通过分析从生物介质中弹性释放的完全偏振光，可了解该生物介质的结构信息。这一发现为各种生物组织的结构分析[5-10]和不同疾病的初步诊断打开了大门[11-16]。在皮肤病学领域，Philp等人在1988年开始使用偏振光检查人体皮肤[17]。1991年，

Anderson发现在线性偏振光下通过线性偏振器观察皮肤会产生不同的互补信息[18]。当偏振平面平行时，成像的表面细节会增强，例如皱纹（图22.2A）。当平面正交时，可以获得更深层结构的增强视图，例如脉管系统和色素沉着性病变（图22.2B）。基于这一发现，第一个偏振皮肤镜于2001年推出。目前，交叉偏振白光成像已常规用于检测和诊断皮肤病变（图22.3A）。深层散射光可显示可疑皮损的内部结构，因此，皮肤镜检查能够为医生诊断提供更多的相关信息。皮肤镜检查的主要目标是为了确定可疑病变是否需要活检或者切除。在这方面，传统的皮肤镜可以发挥和偏振增强的皮肤镜一样的作用。然而，传统的皮肤镜镜头需要浸没在液体中并与皮肤接触以改善光学耦合。偏振增强装置的出现让皮肤镜检查变得更加方便，医生不再需要对皮肤加压（图22.3）。由于没有物理接触，也就不再需要在检查每个病变之前使用浸油、酒精或水来改善光耦合。此外，由于皮肤在检查时没有被加压，因此不存在漏查到血管的风险。尽管如此，即使使用交叉偏振光，诊断皮肤癌的特异性仍不理想[19]。因此，用于诊断皮肤疾病和老化的更精细的偏振增强技术仍在努力开发中。

1852年，G.G. Stokes首先从奎宁中观察到了荧光现象，同时他测量了荧光信号的偏振情况[20]。然而，由于荧光团

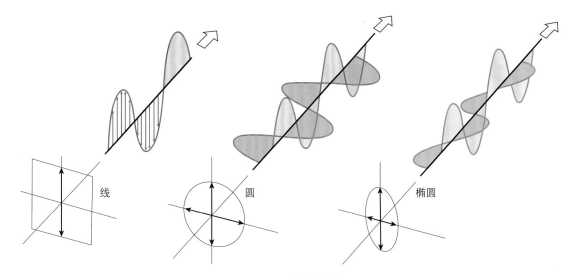

图 22.1　光的偏振态

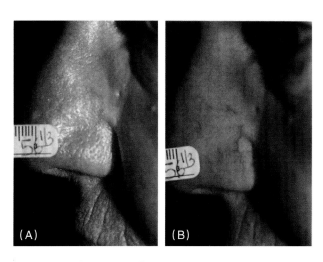

图 22.2　皮肤偏振光摄像。(A)用线性偏振照明和共偏振拍摄的照片。(B)用线性偏振照明和交叉偏振拍摄的照片
来源：Anderson RR. Polarized light examination and photography of the skin. Arch Dermatol 1991；127(7)：1000-5.

的寿命时长(约 20 纳秒)，他发现荧光发射信号已完全解偏振。因此，荧光偏振(fluorescence polarization，FP)的发现延迟了近半个世纪。1920 年，F. Weigert 观察到荧光偏振现象。1922 年，Vavilov 和 Levshin 对各种染料溶液的 FP 及其随温度和黏度的变化进行了全面的研究[21,22]。1926 年，F. Perrin 建立了荧光偏振理论[23]。然而，直到 1951 年 G. Weber 才首次将 FP 用于生物化学领域[24,25]。自此，这种现象被大量应用于生物学研究，如抗原抗体反应[26]、大分子结合[27]、膜流动性[28,29]和局部黏度[30]的研究。一些研究尝试利用正常组织和肿瘤组织之间的 FP 差异来进行癌症检测[31,32]。很多围产期单元曾经通过测量羊水的 FP 值来确定胎肺成熟度，鉴于该方法简单且预测价值相对较高[33,34]。近期，数部关于用外源性 FP 成像界定术中乳腺癌范围的出版物面世[16,35]。但 FP 在医学中的应用仍然非常有限。在皮肤病学领域，2004 年首次有学者报告了非黑色素瘤皮肤癌(nonmelanoma skin cancer，NMSC)边缘的外源性 FP 成像[36]。此后，人们一直在努力将这项技术应用于皮肤外科手术[37-39]。

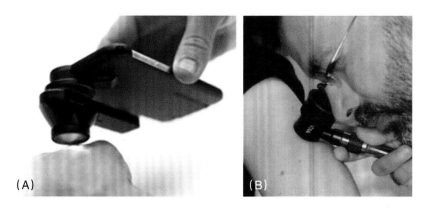

图 22.3　(A)偏振光皮肤镜。(B)传统接触式皮肤镜

皮肤与光的相互作用

皮肤结构

　　人体皮肤分为三层:表皮、真皮和皮下组织(图 22.4),其中含毛囊、汗腺等皮肤附属器[40]。角质层是表皮的最外层,由脂质和已经死亡的角质形成细胞的残余蛋白质的堆积而成[41]。作为屏障,它可以限制水和生物分子进出人体的渗透性。角质层的平均厚度为 0.015mm[41]。

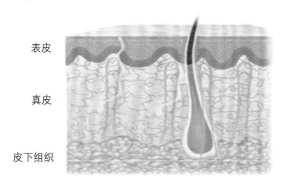

表皮
真皮
皮下组织

图 22.4　人体皮肤

　　表皮的平均厚度约为 0.1mm。但面部表皮可能薄至 0.02mm,而足底的表皮可厚至 1~5mm。表皮 90% 以上由角质形成细胞组成,角质形成细胞的屏障作用一方面可以抵挡有害物质进入皮肤,另一方面防止水和其他重要物质丢失。另外 10% 的表皮细胞是黑色素细胞,色素细胞可以产生并传递黑色素。黑色素是一种蛋白质,可以让皮肤变黑,并保护身体免受紫外线的损伤。黑色素是最强的皮肤生色团之一,绝对折射率为 1.7。表皮在可见光谱范围内的吸收和散射几乎完全由其黑色素决定。表皮分五层,包括角质层、透明层、颗粒层、棘层和基底层。透明层和颗粒层位于角质层下,这两层较薄。棘层位于颗粒层下方,它是五层中最厚的。基底层是表皮的最内层,它包含黑色素细胞和单层基底细胞(基底角质形成细胞)。

　　真皮位于表皮下,是人体皮肤的结缔组织层。它由凝胶样的弹性物质、水以及胶原蛋白(Ⅰ型为主)组成。和其他系统结构一样,真皮中也贯穿着淋巴管、血管、神经纤维和肌细胞,但真皮还有其特有的毛囊、皮脂腺和汗腺结构。血液,或者更确切地说,血红蛋白,决定了真皮在可见光谱范围内的吸收特性。胶原蛋白是真皮的主要成分,占皮肤无脂肪干重的 77%[42]。真皮可被分为两个功能性亚结构:乳头层和网状层。乳头层由纤细的胶原纤维和毛细血管组成[40]。网状层由粗大的胶原纤维和血管组成。人体真皮层的平均厚度为约 2mm。

　　皮下组织是皮肤的最深层,由储存能量的脂肪细胞及结缔组织构成。聚集成团的脂肪细胞被称为间隔的纤维分隔成小叶。皮下组织内血管丰富,可确保储备养分的及时供应。皮下组织作为人体的能量储存器,可以发挥保温作用。

皮下组织的厚度差异很大。

皮肤癌

　　皮肤癌的数量超过所有其他癌的总和[43],包括黑色素瘤和非黑色素瘤皮肤癌。

　　非黑色素瘤皮肤癌(nonmelanoma skin cancer,NMSC),即基底细胞癌(basal cell carcinoma,BCC)和鳞状细胞癌(squamous cell carcinomas,SCC),占所有皮肤癌的约 97%[44,45]。NMSC 常见于皮肤白皙的人群。若早期发现,大多数可通过手术切除治愈。皮损多见于老年人的曝光部位。虽然 SCC 只占 NMSC 的 20%,但其通常比 BCC 侵袭性大,更容易侵犯皮下脂肪组织,还可发生淋巴结和远处器官转移(虽然罕见)。多数情况下,NMSC 损容而不致命。但因为发病率高,NMSC 的治疗费用达到每年 48 亿美元[43]。NMSC 通常发生在面部,且很少转移,因此,手术时应尽可能地少切除正常组织,以保留外观和功能。但许多情况下,由于病变边界欠清,手术时无法准确凭借肉眼来判断肿瘤的定位。Mohs 显微手术[46]是一种可以在手术过程中完全切除肿瘤边缘的临床技术。与标准手术技术相比,Mohs 手术具有更高的治愈率。但因为费用昂贵、耗时长且需要特殊的外科训练,Mohs 手术仅用于 25% 的病例。此外,Mohs 手术还需要配备与手术室相邻的病理学实验室,以及准备切片的技术人员。BCC 的发病率增长惊人。据统计,每 4 个高加索人中至少会有 1 个患者[47]。因此,NMSC 正成为一个重要的公共卫生问题。

　　黑色素瘤是最严重的皮肤癌。它仅占所有皮肤癌的 3%,但占皮肤癌导致的死亡人数的 83%。尽管黑色素瘤是一种相对罕见的皮肤癌,但却是美国男性发病排名第四、女性发病排名第五的癌症。黑色素瘤晚期会发生远处转移,晚期治疗更加棘手,常导致死亡。自 1975 年以来,美国黑色素瘤的发病率增加了近 10 倍,增长速度超过其他任何癌症[48]。黑色素瘤正迅速成为皮肤病学和外科肿瘤学领域中非常严重的临床问题。

　　手术切除是黑色素瘤和非黑色素瘤性皮肤癌最常见的治疗方法。目前,大多数手术没有在术中评估肿瘤边缘,而是在手术完成切口缝合后,将标本送组织病理学分析。术后肿瘤标本的范围界定通过标本采样仅检测 0.01% 的手术切缘[49,50]。例如,使用"面包法"垂直切片容易产生采样误差,可能导致病症复发及转移。如果病理切片中检测到切缘癌细胞阳性,那么患者必须再次手术,重新打开切口并扩大切除。再次手术会增加患者的治疗费用及心理压力。因此,这个问题亟待新的解决方法。

皮肤老化

　　皮肤老化是内在和外在因素共同作用下的逐渐累积的过程。内源性老化是皮肤会随着时间的推移自然发生的。外源性老化主要是由长期日晒伴随的紫外线辐射引起的变化。外源性老化可与内源性老化叠加,外在老化是皮肤老化的主要原因。视觉上,皮肤老化的特征有皱纹形成、皮肤松弛和色素沉着。但与衰老相关的结构变化大多发生在真皮层。老化的皮肤中可以观察到真皮层变薄[51]、弹性胶原的降解[52,53]，以及真皮萎缩[54]。组织化学和生化分析显示老化的皮肤中胶原蛋白含量减少。据报道，紫外线辐射可以诱导成熟胶原蛋白分解，并抑制胶原合成[55,56]。胶原纤维合成减少和碎片化会导致老化皮肤中胶原蛋白含量减低[9,52,57,58]。由于胶原蛋白是真皮的主要成分，胶原蛋白结构和含量的变化会导致皱纹形成和与衰老相关的皮肤病。

皮肤的光学特点

光在皮肤中的传播取决于其光学特性[59]，即折射率、吸收系数 μ_a、散射系数 μ_s 和散射相位函数 $f(\mu)$（μ 是散射角的余弦）。另一个常用参数是传播散射系数，也称为散射衰减系数，其定义为 $\mu_s'=\mu_s(1-g)$，其中 g 是散射角的平均余弦值。吸收系数和散射系数分别为每单位长度吸收和散射的光子的概率。散射相位函数描述散射光的角度分布。光疗法出现后，人们对皮肤的光学特性进行了广泛的研究[60-71]。

图 22.5～图 22.7 为皮肤各层的吸收和散射系数[67]。这些图表明，各层皮肤的散射系数随着波长的增加而减小。表皮的散射明显高于真皮和皮下组织。可见光谱范围内，表皮的光学性质取决于黑色素含量[72]。黑色素的

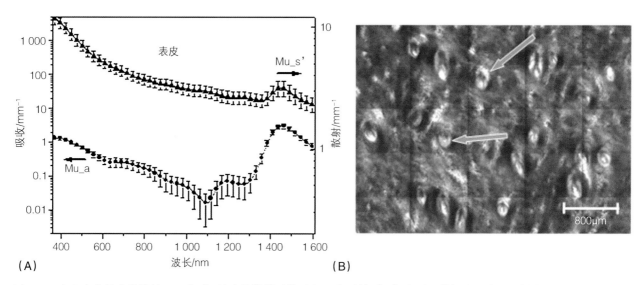

图 22.5　(A)表皮的光学特性。三角形：递减的散射系数；圆：吸收系数；条：标准误。数据为 7 个以上样本的平均数。(B)典型的表皮共聚焦图像。箭所指为毛囊

来源：Salomatina E，Jiang B，Novak J，Yaroslavsky AN. Optical properties of normal and cancerous human skin in the visible and near-infrared spectral range. J Biomed Opt 2006；11(6)：064026.

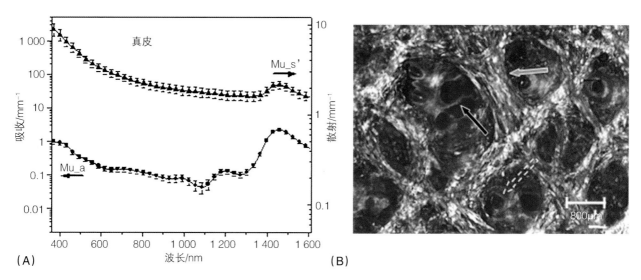

图 22.6　(A)真皮的光学特性。三角形：递减的散射系数；圆：吸收系数；条：标准误。数据为 8 个以上样本的平均数。(B)典型的真皮共聚焦图像。灰色箭所指为胶原束；黑色箭所指为皮脂腺

来源：Salomatina E，Jiang B，Novak J，Yaroslavsky AN. Optical properties of normal and cancerous human skin in the visible and near-infrared spectral range. J Biomed Opt 2006；11(6)：064026.

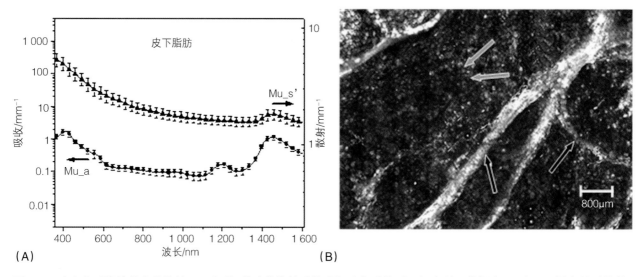

图 22.7　(A)皮下脂肪的光学特性。三角形:递减的散射系数;圆:吸收系数;条:标准误。数据为 10 个以上样本的平均数。(B)典型的皮下脂肪共聚焦图像。灰色箭所指为脂肪细胞;黑色箭所指为脂肪的结缔组织间隔

来源:Salomatina E,Jiang B,Novak J,Yaroslavsky AN. Optical properties of normal and cancerous human skin in the visible and near-infrared spectral range. J Biomed Opt 2006;11(6):064026.

吸收随着波长增加单调递减。因此,在较短波长范围内,黑色素对表皮特性的影响明显。真皮中的散射主要由胶原蛋白引起[67]。真皮共聚焦成像可见其中的胶原束(图 22.6B)。可见光谱范围内,真皮和脂肪的吸收特性取决于血红蛋白。血红蛋白的吸收峰约在 410nm,577nm 和 595nm 处。尽管与黑色素相比,血红蛋白的消光系数更高,但在 Soret 吸收带约 410nm 波长下,穿透真皮的光子数量不足以让真皮内血液可见,因为入射光经过表皮黑色素时已高度衰减。在 577~595nm 处,黑色素吸收和散射减少,组织穿透增加。

反射偏振成像

如上所述,光在人体皮肤中传播时,会被散射和吸收。光谱范围内,散射至少比吸收强 1 个数量级。大多数光都发生弹性散射,即波长没有变化。一小部分发生非弹性散射,波长也随之变化。非弹性散射包括荧光、磷光和拉曼光。本章中,我们将重点讨论可用于评估人体皮肤的状态和形态的反射和 FP 成像。

反射成像基于检测与入射光频率相同的反向散射光。反射偏振成像分辨率及对比度更高,现已常规用于患者及生物标本的成像[5,7,12-16]。图 22.8 展示了通过偏振成像实现光学切片的原理。当线偏振光照射生物组织时,深层组织发出随机的散射光,而单一反射光会保持入射光束的偏振特性。因此,从深层组织散射出的交叉偏振光会覆盖来自表面组织的散射光。

单一散射光主要从表面组织层返回。由组织释放的共偏振光和交叉偏振分量的差仅包含关于表面组织层的信息,因此能够进行光学切片。表面层的成像深度取决于入射光的波长和组织光学性质,即所研究介质的散射系数 μ_s 和各向异性因子 g,并且可表示为:$D = 1/\left[\mu_s(1-g)\right]$[14]。根据文献[67,73,74]中所述的皮肤光学特性,可以估计皮肤图像的成像深度与照射波长的关系。如图 22.9 所示,在 350~750nm 的波长范围内,皮肤的成像深度随波长递增(大约从 60μm 递增到 225μm)。

荧光偏振成像

在荧光成像中,入射光子被分子吸收,原子核周围的轨道电子从基态跃迁到能量较高的激发态(图 22.10)。当电子从激发态跃迁到基态时,电子以辐射跃迁的方式发射荧光光子释放能量。荧光寿命的定义为电子在发射光子之前保持在激发态的平均时间。由于荧光寿命期间的能量损失,荧光光子通常具有比入射光更长的波长。

FP(或各向异性)可以量化不同入射偏振光的发射的荧光的偏振量。它通过荧光团在激发态的寿命期间的旋转扩散来确定。荧光光子的偏振可能受若干因素的影响,包括结合、黏度和荧光寿命(图 22.11)。如果在激发态的寿命期间分子自由旋转,则发射的光将被去偏振,而如果旋转运动被限制或激发态的荧光寿命减少,则发射的光保持偏振。结合和黏度变化可以限制旋转运动,而荧光寿命将影响可用于转换 FP 的时间。

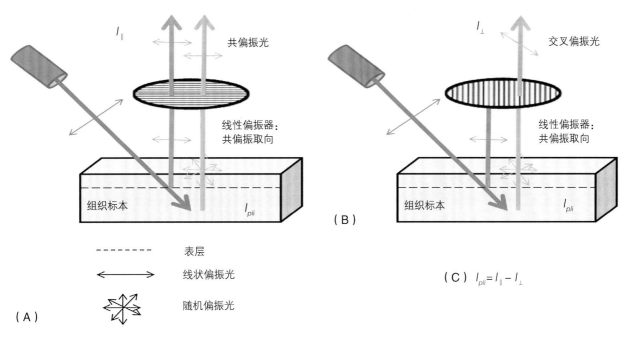

图 22.8　反射偏振成像。绿色显示入射线性偏振光。红色表示从标本的表层反射的共偏振光。橙色表示从较深的组织中释放的光。光在通过偏振器之前为随机偏振,在通过线性偏振器后为线性偏振。(A)成像为从组织反射的共偏振光($I_∥$)。(B)从组织反射的成像交叉偏振光($I_⊥$)消除了来自表层的信号。(C)差分图像(I_{pli})是由从组织汇射的共偏振光减去交叉偏振光而获得的。它能够实现表面组织层的可视化(光学切片)

图 22.9　根据已知的皮肤光学特性估计的成像深度(表面图像截面厚度)与成像光波长的关系
来源:Yaroslavsky AN,Neel V,Anderson RR. Demarcation of nonmelanoma skin cancer margins in thick excisions using multispectral polarized light imaging. J Invest Dermatol 2003;121(2):259-66.

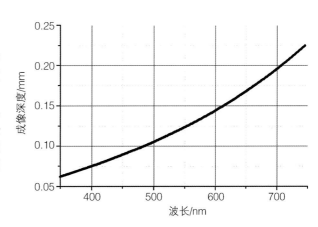

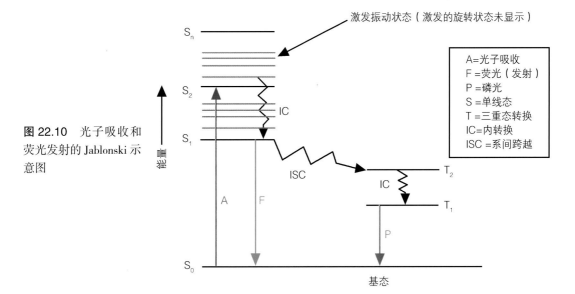

图 22.10　光子吸收和荧光发射的 Jablonski 示意图

A=光子吸收
F =荧光(发射)
P =磷光
S =单线态
T =三重态转换
IC=内转换
ISC =系间跨越

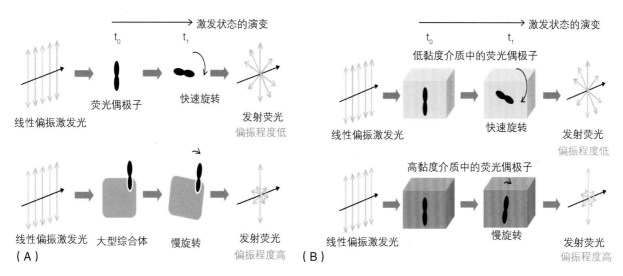

图 22.11　（A）荧光偏振（FP）对荧光团结合的依赖性图。（B）FP 对黏度的依赖性图

人体皮肤的反射偏振成像

偏振光学成像非常适合用于皮肤结构、老化和病理状态的成像。自 1995 年来，许多研究人员投身于开发用于检测和描绘术中皮肤癌边缘和衰老的偏振增强光学技术。

皮肤多色偏振成像

1998 年，S. L. Jacques 和 K. Lee 报告了一种基于偏振光的摄像系统，用于观察皮肤癌边缘[75]。文中，作者用线性偏振非相干白光照射皮肤，并记录了与入射光平行（I_{par}）和垂直（I_{per}）偏振的反向散射光。该方案如下图 22.12 所示。为了使浅层的细节最大化，Jacques 和 Lee 通过 $\dfrac{I_{par}-I_{per}}{I_{par}+I_{per}}$ 计算出偏振图像（Pol），该公式消除了较深层散射的光。

图 22.13 显示了 Pol 可视化硬斑病型 BCC 的能力。正

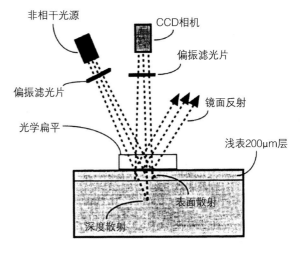

图 22.12　参考文献 71 中提出的用于描绘皮肤癌边缘的偏振成像系统。CCD（charge-coupled device），电荷耦合器件

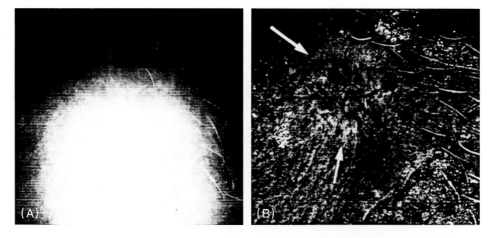

图 22.13　硬斑病型 BCC 的正常光图像（A）和偏振图像（Pol）（B）

来源：Jacques SL，Lee K. Polarized video imaging of skin. Proc SPIE 1998；3245：356-62.

常白光图像（图 22.13A）不识别病变，但 Pol（图 22.13B）显示了浅表皮肤的纹理并且标记了病变的边缘（白色箭）。

在另一项 2002 年报道的研究中，Jacques 和 Lee 在其原始配置中增加了 500nm 长波通透射滤光片和准直透镜，实现了其他类型的病变成像[13]。该研究的结果进一步扩展了偏振光成像的应用。图 22.14~ 图 22.17 为示例图像。图 22.14 显示了复合痣的 I_{per} 和 Pol 图像。病变可解读为 I_{per} 图像中具有非典型的黑色素着色区域（图 22.14A）。Pol（图 22.14B）揭示了病变的一些结构变化。图 22.15 显示了光化性角化病的图像。I_{per} 图像中病变显示不清楚。Pol 图像将病变识别为黑色区域。图 22.16 显示了恶性 BCC 的图像。在 Pol 图像中，病变被明显区分为具有较高偏振信号的区域。与周围正常皮肤相比，病变显示出不同的结构。图 22.17 显示了 SCC 的图像。Pol 图像显示了病变的皮肤结构及其边缘。

在所有病例中，Pol 能够将正常皮肤结构中被破坏的区域作为病变区分出来。Pol 提供的信息可特定用于指导皮肤癌的手术切除。

皮肤癌窄带偏振成像

偏振白光成像大致上可以识别出皮肤病变。但该方法的分辨率不足以用于皮肤癌和皮肤附属物，例如毛囊、皮脂腺和外分泌腺的形态学评估。Mohs 显微外科手术（皮肤癌切除技术的"金标准"）利用冰冻苏木精 - 伊红（HE）组织病理学完成术中癌症边缘的准确描绘。因此，希望该成像技术的分辨率能够接近光学显微镜观察组织的分辨率。

Joseph 等人[15]使用交叉偏振和表面偏振光成像来突出切缘有肿瘤残余的图像中的皮肤结构形态。用于偏振成像的光学装置与 Jacques 等人的研究中使用的光学装置非常相似[13,75]。不同的是，在入射光的路径中引入了一个窄带通滤波器，它以 440nm 为中心 [半峰全宽（full width at half maximum，FWHM）为 10nm]，以提供标本的单色照射。Pol 的处理使用以下公式：$PLI = I_{co} - I_{cross}$，其中 PLI 是偏振光图像，I_{co} 是共偏振图像，I_{cross} 是交叉偏振图像。

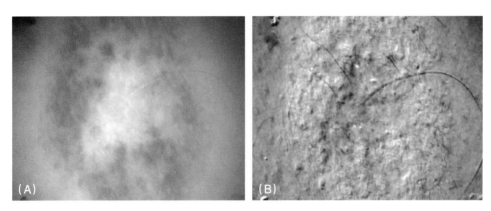

图 22.14　伴非典型特征的复合痣的垂直偏振反向散射光成像（I_{per}）（A）和偏振图像（Pol）（B）
来　源：Jacques SL，Ramella-Roman JC，Lee K. Imaging skin pathology with polarized light. J Biomed Opt 2002；7（3）：329-40.

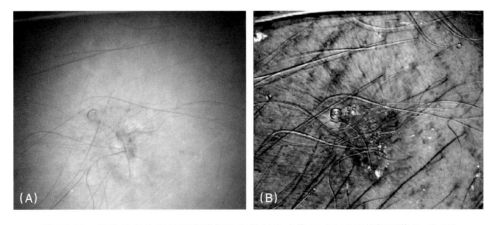

图 22.15　光化性角化病的垂直偏振反向散射光成像（I_{per}）（A）和偏振图像（Pol）（B）
来　源：Jacques SL，Ramella-Roman JC，Lee K. Imaging skin pathology with polarized light. J Biomed Opt 2002；7（3）：329-40.

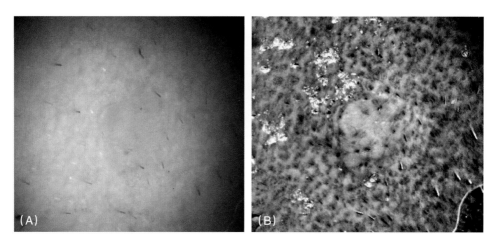

图 22.16　恶性 BCC 的垂直偏振反向散射光成像(I_{per})（A）和偏振图像（Pol）（B）

来源：Jacques SL, Ramella-Roman JC, Lee K. Imaging skin pathology with polarized light. J Biomed Opt 2002;7(3):329-40.

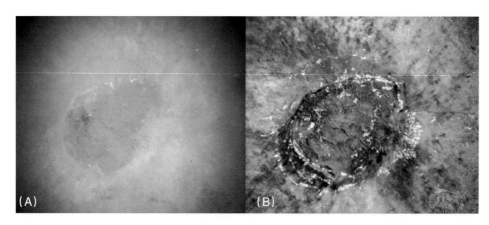

图 22.17　SCC 的垂直偏振反向散射光成像(I_{per})（A）和偏振图像（Pol）（B）

来源：Jacques SL, Ramella-Roman JC, Lee K. Imaging skin pathology with polarized light. J Biomed Opt 2002;7(3):329-40.

　　通过 Mohs 显微外科手术可获得新鲜的厚的癌症标本。成像时标本用 1mm 厚的盖玻片覆盖。为了防止实验过程中标本脱水，将标本放在浸泡了平衡盐水溶液（pH 7.4）中的纱布上。从成像组织上取材的冷冻 HE 切片用于评估偏振成像的结果。

　　图 22.18A 和 B 为 Joseph 等人研究的 BCC 的光学反射交叉偏振示例和偏振差图像[15]。光学图像与组织学的比较（图 22.18C）表明皮肤细小结构的形态外观非常相似。如果我们比较白光和蓝光图像的横向分辨率[13,75]，所得图像的分辨率有望比 Jacques 等人研究的更高。两种图像的横向分辨率可以大约为 12μm。在平行于皮肤表面的方向上，440nm 处的偏振差成像可提供约 50~70μm 的光学切片[14]，而白光在 250μm 处最佳。蓝光偏振光学成像所提供的分辨率在图 22.19 中组织学概述的区域的放大部分（图 22.18，方框）中得到证实。光学图像清楚地显示形态特征，例如表皮、毛囊皮脂腺复合物、皮下脂肪，以及高反射

胶原蛋白链。肿瘤区域的特征在于正常结构的扭曲，例如皮肤附属物的丧失，且胶原蛋白表现为均匀的暗区域，如图 22.19D 和 E 所示。

　　图 22.20 显示了典型的 SCC 标本。通过对光学图像（图 22.20A 和 B）与 HE 组织病理学图像（图 22.20C）的比较，表明癌症的位置、大小和形状都被正确识别，如在 BCC 中一样。肿瘤区域较暗，表明胶原蛋白的缺乏和正常皮肤结构的丧失。图 22.21 比较了脂肪组织（图 22.21A~C）、毛囊（图 22.21D~F）、肿瘤小叶（图 22.21G~I）和皮脂腺（图 22.21J~L）的高倍放大光学图像与 HE 组织病理学图像中的各个结构。光学和组织学图像的外观上的相似性令人印象深刻，也更容易理解。

　　该研究共评估了 9 名患者的 9 个样本[15]。在每个病例中，偏振增强的蓝光光学图像显示出与组织病理学的良好相关性，这种技术简单，但分辨率显著。不过，图像中癌症的对比度还有待改善。

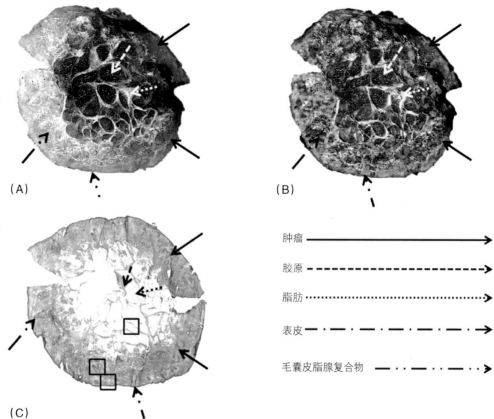

图 22.18　浸润型 BCC 标本。(A)交叉偏振光学图像。(B)偏振光图像。(C)5μm 冷冻 HE 切片的组织学

来源:Joeseph CS,Patel R,Neel VA,Giles RH,Yaroslavsky AN. Imaging of ex vivo nonmelanoma skin cancers in the optical and terahertz spectral regions optical and terahertz skin cancer imaging. J Biophotonics 2014; 7(5):295-303.

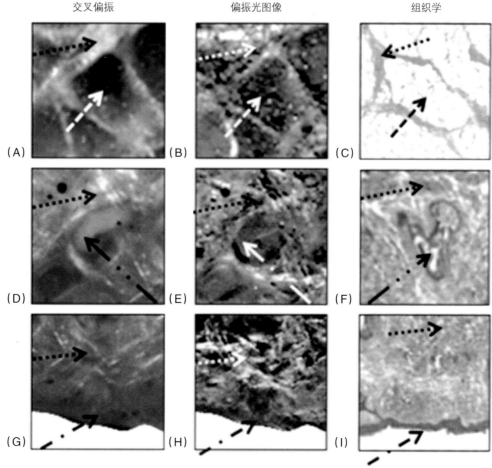

图 22.19　图 22.18C 中所示的浸润型 BCC 标本的组织学图像中框选部分的形态特征的比较

来源:Joeseph CS,Patel R,Neel VA,Giles RH,Yaroslavsky AN. Imaging of ex vivo nonmelanoma skin cancers in the optical and terahertz spectral regions optical and terahertz skin cancer imaging. J Biophotonics 2014;7(5):295-303.

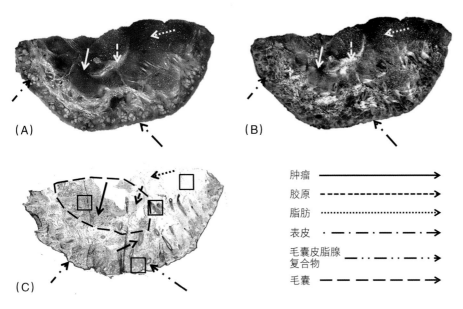

图 22.20　SCC 标本。(A) 交叉偏振光学图像。(B) 偏振光图像。(C) 5μm 冷冻 HE 切片的组织学

来源：Joeseph CS, Patel R, Neel VA, Giles RH, Yaroslavsky AN. Imaging of ex vivo nonmelanoma skin cancers in the optical and terahertz spectral regions optical and terahertz skin cancer imaging. J Biophotonics 2014；7(5)：295-303.

肿瘤	⸺⸺⸺⟶
胶原	– – – – ⟶
脂肪	·········⟶
表皮	– · – · – ·⟶
毛囊皮脂腺复合物	– ·· – ·· ⟶
毛囊	– – – – ⟶

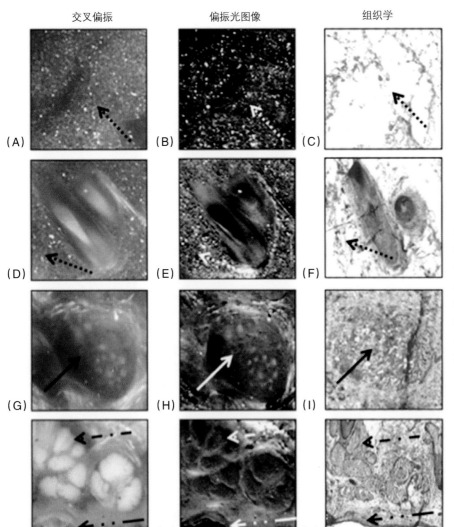

交叉偏振　　　偏振光图像　　　组织学

图 22.21　图 22.20C 所示组织学图像中框选部分的放大光学和组织学图像的比较

来源：Joeseph CS, Patel R, Neel VA, Giles RH, Yaroslavsky AN. Imaging of ex vivo nonmelanoma skin cancers in the optical and terahertz spectral regions optical and terahertz skin cancer imaging. J Biophotonics 2014；7(5)：295-303.

胶原窄带偏振成像

2015 年,Feng 等人[9]使用类似于"皮肤癌窄带偏振成像"中描述的方法来评估体内真皮结构。实验系统如图 22.22 所示,用滤光的氙弧灯的光源照射,并将线性偏振器引入入射光和反射光的路径中。使用耦合有 0.5 倍透镜的电荷耦合器件(CCD)相机获取交叉偏振图像。

为了优化真皮胶原可视化的成像深度,作者计算了人体真皮中 400~700nm 波长之间的散射系数和成像深度(图 22.23)。由于面部皮肤的角质层和表皮的累积厚度约为 100μm,作者提出 440nm 波长处的交叉偏振图像应为真皮乳头层的成像提供合适的深度。如图 22.23 所示,较长和较短的波长可能会突出显示血液,因为在 570nm 和 590nm 波长处有双峰氧合血红蛋白吸收带,410nm 波长附近有 Soret 吸收带。在 440nm(FWHM≤10nm)波长处,该系统无创获得了 24~65 岁的 17 名受试者的面部皮肤的体内胶原图像。根据 Fitzpatrick 分类法[76],将受试者的皮肤类型为Ⅰ,Ⅱ和Ⅲ型。

胶原蛋白含量定量评估如下。将图像阈值化至设定为 40% 亮度的水平(图 22.24)。该阈值水平允许区分胶原束,去除非胶原区域的信号,如胶原束的间隙、皮脂腺和毛囊。然后使用以下公式计算胶原蛋白含量:

胶原蛋白含量 =(1– 阈值)× 100%

图 22.25 为一名 35 岁的受试者的示例图像。该图可以清楚显示胶原网和高反射胶原纤维结构(图 22.25B)。图 22.25C 显示了图像的强度直方图,其中平均像素值和 FWHM 是固定的。

为了分析,研究对象分为三个年龄组的志愿者:24~29 岁,35~43 岁和 50~65 岁。作者发现胶原蛋白含量降低,平均像素值降低,强度直方图中 FWHM 增加,这与年龄相关(图 22.26)。图 22.26A 显示了研究中观察到的年龄相关性胶原蛋白的含量变化。将成像结果与来自免疫组织化学评估的数据进行比较,显示相关性良好。随着年龄的增长,平均像素值减少,FWHM 增加,这体现了皮肤胶原的紧密性和反射率的部分丧失,这是之前研究中报道的结果[52,57,58]。

作者还比较了交叉偏振的 440nm 宽视场胶原图像与从皮肤真皮侧获得的离体反射共聚焦图像。图 22.27 显示了 440nm 处的体内宽视场交叉偏振反射图像(图 22.27A)和离体共聚焦反射图像(图 22.27B)。共聚焦图像显示了胶原束(白色箭)和毛囊(灰色箭)。交叉偏振的 440nm 宽视野图像显示了与胶原网络(白色箭)交织的毛囊(灰色箭)的类似模式。图像对比可见,从表皮侧获得的体内交叉偏振图像的细节足够清晰,揭示了胶原束及其网络结构,与从皮肤的真皮侧获得的离体共聚焦图像细节相当。值得注意的是,交叉偏振体内图像的分辨率足以定量评估胶原束的平均直径。从图像确定的 100μm 直径与先前的发现一致[77]。因此,交叉偏振的 440nm 成像能够对真皮胶原进行定量和无创评估。此外,作者还证明了一个简单的内部构建的成像设备能够实时定量观察真皮结构:皮肤类型为Ⅰ~Ⅲ型的健康志愿者中,约

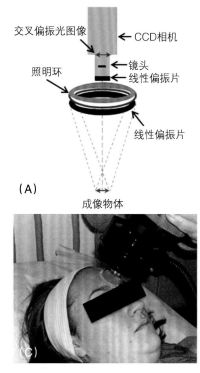

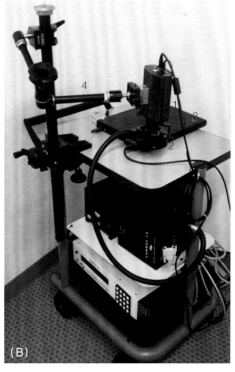

图 22.22　参考文献 9 中的偏振增强宽视场成像系统。(A)系统示意图。(B)设备照片。其中,1 为 CCD 摄像头,2 为照明器,3 为电脑,4 为铰接臂,5 为灯,6 为控制器。(C)成像过程的数字图片。CCD,电荷耦合器件

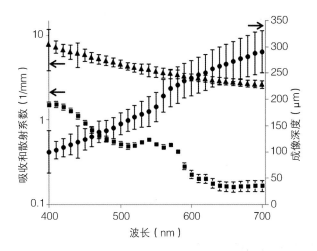

图 22.23　人体真皮的光学特性。三角形：散射系数；正方形：吸收系数；圆圈：成像深度

来源：Feng X, Patel R, Yaroslavsky AN. Wavelength optimized cross-polarized wide-field imaging for noninvasive and rapid evaluation of dermal structures. J Biophotonics 2015；8（4）：324-31.

4cm² 的宽视野范围内成像分辨率可达数十微米，而且不用活组织检查或激光照射。此外，他们能够使用图像分析量化胶原蛋白含量，并确定胶原蛋白结构和含量的随年龄变化的趋势。

接着，Feng 等人[10] 使用相同的成像设备和图像分析方法评估了非剥脱性点阵激光治疗后的胶原蛋白变化。

临床疗效研究以往是通过临床摄影和 / 或离体组织学来评估的。临床摄影是低分辨率和主观的，而 440nm 交叉偏振宽视野成像可以提供客观的体内定量结果，横向分辨率低至 12μm。与离体组织学评估相比，成像完全是无创的，可实现实时图像采集和分析。此外，由于成像方法的非侵入性，可以在相同体积的皮肤上进行基线评估和治疗评估。图 22.28 显示了成像结果和该技术在治疗后 2 周定量检测增加的胶原蛋白含量的能力（图 22.28B 和 D）。从治疗后胶原图像中可以观察到胶原反射性更强，胶原网络更紧致（图 22.28D）。定量分析显示，在每日治疗 2 周后，该受试者的胶原蛋白含量增加了 15%。

在 Feng 等人的研究中，8 名受试者中有 7 名[10] 显示胶原蛋白含量有不同程度的改善，改善范围从 1% 至 26% 不等。Feng 等人在该研究中报道的治疗效果[10] 与其他临床试验的结果相似[78-81]。

该研究表明，偏振增强的宽视野成像方法能够定量监测胶原结构的变化。与离体组织病理学不同的是，成像是无害、无创的，并且可以实时进行。其他非侵入性成像方法，如共聚焦显微镜、光学相干断层扫描（OCT）[58] 和二次谐波显微镜[57] 已被用于评估真皮胶原蛋白。这些模态提供了更高的空间分辨率，但观察视野非常有限。此外，它们的实施和维护成本非常高，且其使用需要一定的培训。因此，在临床应用中，一套能够提供几厘米视野、12~20μm 横向分辨率、可以实时成像、使用便捷且不昂贵的系统较其他复杂成像方法更有优势。这项有前景的技术是否会进入皮肤病学临床实践，我们拭目以待。

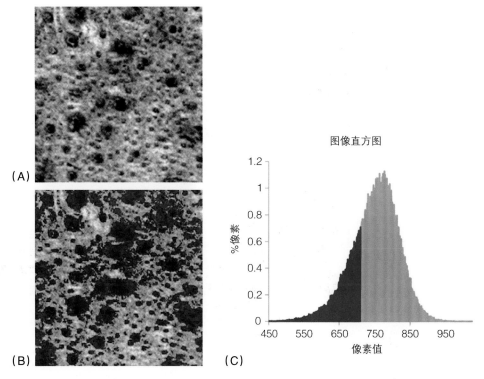

图 22.24　参考文献 9,10 中提及的定量图片处理。（A）交叉偏振宽视场图像，视场 = 4.7mm×4.7mm。（B）阈值图像。（C）图像直方图

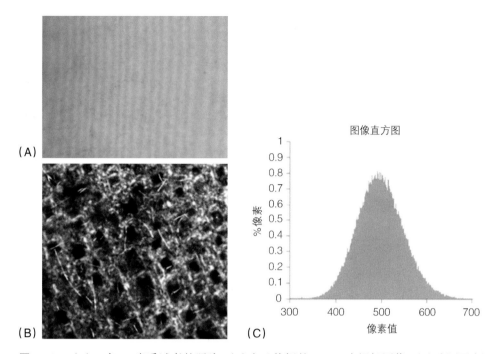

图 22.25　(A)一名 35 岁受试者的照片。(B)交叉偏振的 440nm 宽视场图像。(C)胶原蛋白图像直方图

来源:Feng X,Patel R,Yaroslavsky AN. Wavelength optimized cross-polarized wide-field imaging for noninvasive and rapid evaluation of dermal structures. J Biophotonics 2015;8(4):324-31.

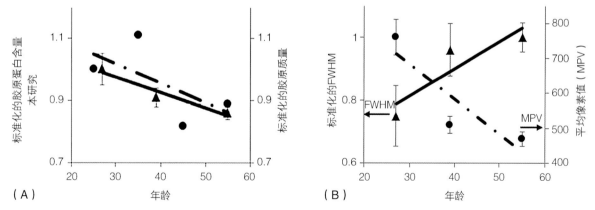

图 22.26　胶原定量评估。(A)胶原蛋白含量与年龄的关系。三角形为交叉偏振 440nm 宽视场图像分析结果,圆圈为组织病理学结果。(B)胶原图像与年龄的半峰全宽(FWHM)(三角形)和平均像素值(圆圈)的示意图

来源:Feng X,Patel R,Yaroslavsky AN. Wavelength optimized cross-polarized wide-field imaging for noninvasive and rapid evaluation of dermal structures. J Biophotonics 2015;8(4):324-31.

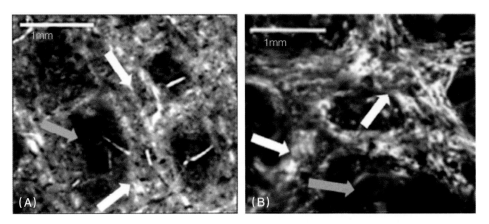

图 22.27　(A)用偏振增强的宽视场成像系统在 440nm 处获得的体内胶原图像。(B)从皮肤侧获得的离体共聚焦图像。白色箭为胶原网络;灰色箭为毛囊

来源:Feng X,Patel R,Yaroslavsky AN. Wavelength optimized cross-polarized wide-field imaging for noninvasive and rapid evaluation of dermal structures. J Biophotonics 2015;8(4):324-31.

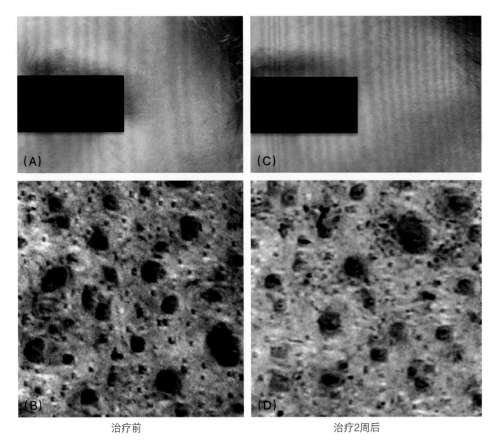

治疗前　　　　　　　　　　治疗2周后

图 22.28　25 岁受试者的预处理和治疗后图像。(A)预处理照片。(B)预处理胶原图像。(C)治疗后照片。(D)治疗后胶原图像

皮肤染料增强光谱分辨偏振成像

2003 年，Yaroslavsky 等人[14]利用染料增强偏振成像描绘 NMSC。由于 BCC 和 SCC 的低散射[67]以及这些肿瘤中的黑色素含量可变，NMSC 的内部高对比度成像并不可行。因此，活体染料[亚甲蓝（mythylene blue，MB）和甲苯胺蓝（toluidine blue，TB）]被用来增强癌组织的对比度。这些吩噻嗪染料已被广泛用于体内和离体染色各种肿瘤[82-87]。MB 和 TB 具有相似的化学结构和物理化学性质。它们的蓝色由 550~700nm 区域的强吸收带决定。相反，由于黑色素和血红蛋白的存在，皮肤的最大吸收峰位于约 410nm 处。MB、TB 和人体皮肤的吸收光谱如图 22.29 所示，该图表明在可见光谱范围内的光谱分辨成像能够将血液吸收区域与染料定位区域区分开来。该技术对于体内术中肿瘤边缘分界可能有特别的价值，因为血液痕迹总是存在于手术床中，这使得对肿瘤边缘的白光检查变得复杂。

作者组装了一个实验室装置用于 5 种波长的快速成像，包括 410nm、600nm、610nm、620nm 和 710nm。收集机构审查小组批准的 Mohs 显微外科手术方案中丢弃的肿瘤材料。将组织在 0.01%~0.05%pH 平衡的染料水溶液中染色 5 分钟。然后将标本在盐水溶液中短暂冲洗。成像时，将组织置于浸在盐水溶液中的纱布上的培养皿中，并用盖玻片覆盖。然后采集切下来的厚皮肤 TB 或 MB 染色前后的共聚和交叉偏振图像。接下来处理这些图像，获得并分析包括 410nm、600nm、610nm 和 620nm 在内的四种波长的表面图像。计算每个波长的 $I_\delta = I_{co} - I_{cross}$，即可得到表面图像（即差异图像）。为了弱化背景信号，使用以下公式获得波长 λ（410nm、600nm、610nm、620nm）处的所求图像：$I_\Delta^\lambda = I_\delta^\lambda - I_\delta^{\lambda\tau}$，其中 I_Δ^λ 是所求图像，I_δ 是差异图像，λ_τ=710nm。分析得到的图像并与组织病理学图像进行比较。

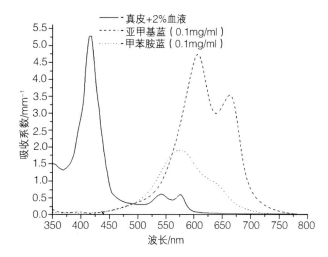

图 22.29　用亚甲基蓝（MB）和 / 或甲苯胺蓝（TB）染色的真皮的吸收光谱。该染色在 550~700nm 区域表现出强吸收。相反，由两种主要发色团——黑色素和血红蛋白决定的皮肤吸收最大约 400nm。因此，在 400~700nm 范围内的光谱分辨成像可以描绘增强的血液吸收区域和增强的染料吸收区域

来源：Yaroslavsky AN，Neel V，Anderson RR. Demarcation of nonmelanoma skin cancer margins in thick excisions using multispectral polarized light imaging. J Invest Dermatol 2003；121（2）：259-66.

作者证实，410nm 处的差异图像能够突出或弱化血液信号并强调组织形态，从而有助于肿瘤边缘描绘（图 22.30）。但最重要的发现是外源性造影剂能显著增加癌症的对比度，结合图像相减的方法，实现了高对比度和足够的分辨率，以清楚地显示肿瘤和正常皮肤的形态（图 22.31）。研究人员研

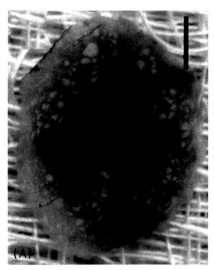
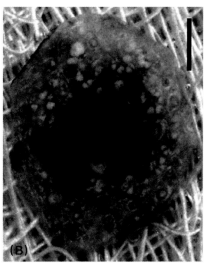
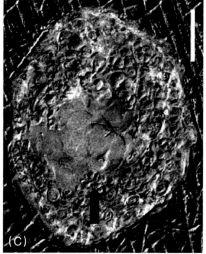

图 22.30　浸润型 BCC 的皮肤图像（部位：唇部）。获得的图像的波长为 λ=410nm，标尺 =5mm。在甲苯胺蓝（TB）染色前（A）后（B）获得的常规图像中，血液看起来是暗的。由于血液含量高，410nm 处吸收量大（A 和 B），TB（B）的吸收可忽略不计，因此肿瘤在图像中不明显。（C）相反，410nm 的浅表图像中，肿瘤可以清楚描绘为无结构区域（箭）

来源：Yaroslavsky AN，Neel V，Anderson RR. Demarcation of nonmelanoma skin cancer margins in thick excisions using multispectral polarized light imaging. J Invest Dermatol 2003；121（2）：259-66.

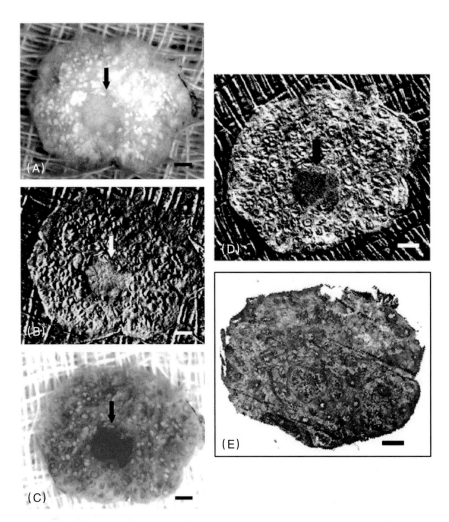

图 22.31　结节型和微小结节型 BCC 皮肤图像(部位:鼻部)。图像是在 $\lambda=620nm$ 的波长下采集的,标尺 =1mm。(A)染色前组织常规图像中难以识别肿瘤边缘。(B)在表面图像中,甚至可以在没有染色的情况下描绘肿瘤边界(箭)。同一标本在甲苯胺蓝(TB)染色后的常规图像(C)和表面图像 I_D^{620} 图像(D)中,肿瘤非常暗,容易区分。图 B,C 和 D 中肿瘤的位置和形状(箭)与冰冻 HE 切片(E)比较,吻合良好。红线勾勒出肿瘤边界。仔细检查发现,标本染色前的表面图像和染色后的常规图像中,肿瘤表现为单个巢,而染色后的表面图像显示 3 个紧密排列的肿瘤小叶。(E)冷冻 HE 证实图像 D 准确识别了肿瘤小叶的数量和位置,并证明偏振光成像仅能够对表面组织层进行成像

来源:Yaroslavsky AN,Neel V,Anderson RR. Demarcation of nonmelanoma skin cancer margins in thick excisions using multispectral polarized light imaging. J Invest Dermatol 2003;121(2):259-66.

究了 45 个皮肤切除的标本。在这些样本中,41 种偏振光图像与 HE 冷冻切片相关性良好。其余 4 个案例报告了部分相关性。作者指出,偏振光图像看起来非常像标准的 Mohs显微图像手术冷冻 HE 组织病理学。可清晰看见毛囊、胶原蛋白、皮脂腺和脂肪——它们可以清楚地区别于肿瘤,由于染料的摄取增加,肿瘤非常暗。这表明大约 $30\mu m$ 的横向分辨率和大约 $150\mu m$ 的光学切片厚度足以用于术中检测肿瘤边缘。组织染色与偏振光的组合将成像体积限制于表面组织层,并确保实现足够的对比度以实现肿瘤与周围组织之间的可靠区分。最后,研究人员得出结论,多光谱染料增强偏振光宏观成像可以描绘非黑色素瘤癌症的边缘,包括硬斑病型 BCC,此型 BCC 即使在组织病理学中划分也比较困难。

人体皮肤荧光偏振成像

亚甲蓝及甲苯胺蓝标记非黑色素瘤性皮肤癌的外源性荧光偏振成像

用于皮肤癌检测的外源 FP 成像首先由 Yaroslavsky 等人在 2004 年引入[36]。在该项目中,研究人员提议利用 FP 成像来描绘 NMSC 边缘。与早期工作[14]类似,他们使用两种吩噻嗪染料 MB 和 TB 作为外源荧光团。成像实验的示意图如图 22.32 所示。用来自氙弧灯和干涉滤光器的光激发标本的荧光。如图 22.32 所示,两个线性偏振滤光器 P1 和

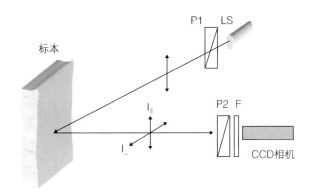

图 22.32 参考文献 36 中介绍的荧光偏振(FP)成像实验示意图。CCD,电荷耦合器件;P1 和 P2,两个线性偏振滤光片

P2 用于偏振成像。配备有荧光滤光器的 CCD 相机用于记录共偏振和交叉偏振信号。TB 和 MB 的荧光分别在 577nm 和 620nm 处激发。在 650nm 和 750nm 之间获得荧光图像。

在这些波长下,内源性荧光团的贡献可以忽略不计。

作者对刚切除的 BCC 和 SCC 厚标本进行成像,并在癌组织中观察到更高的 FP。图 22.33~图 22.35 即为其研究的图像示例。图 22.33 显示了结节型 BCC 的图像。图 22.33A 是染色前标本的反射图像,图中正常组织和癌组织之间的对比不足,难以进行有效的肿瘤辨别。图 22.33B 显示 TB 染色后该标本的荧光发射图像。该图表明正常组织和癌组织都表现出高水平的荧光信号。与反射图像类似,TB 荧光发射图像也无法区分肿瘤。

图 22.34 显示了同一标本的 TB 染色后伪彩 FP 图像(FPI)(图 22.34A)和 HE 组织病理学切片图像(图 22.34B)。FPI 中的亮区与外科医生在组织病理学切片中描绘的肿瘤相关性良好。灰色箭显示较大的肿瘤小叶,绿色箭显示较小的肿瘤小叶。癌症区域的平均 FP 值比正常区域高 2.7 倍,这为癌症描绘提供了足够的对比度。

图 22.35 显示用 MB 染色的 BCC 标本。图 22.35A 是伪彩 FPI,图 22.35B 是组织学冷冻切片。FPI 显示癌症和正常

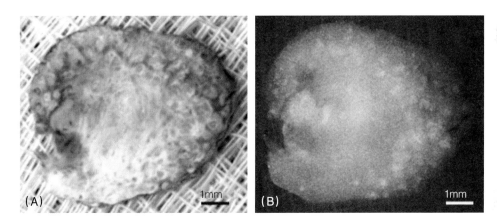

图 22.33 结节型 BCC 的图像。(A)未染色标本的 577nm 处反射图像。(B)用 0.05mg/ml 甲苯胺蓝(TB)溶液染色的标本的荧光发射图像
来源:Yaroslavsky AN,Neel V,Anderson RR. Fluorescence polarization imaging for delineating nonmelanoma skin cancers. Opt Lett 2004;29(17):2010-12.

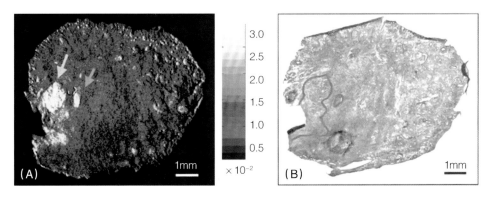

图 22.34 用 0.05mg/ml 甲苯胺蓝(TB)水溶液染色的结节型 BCC 的图像。(A)伪彩荧光偏振(FP)图像。(B)组织学冷冻切片
来源:Yaroslavsky AN,Neel V,Anderson RR. Fluorescence polarization imaging for delineating nonmelanoma skin cancers. Opt Lett 2004;29(17):2010-12.

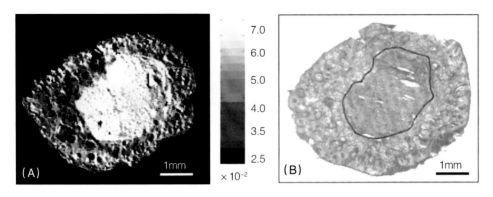

图 22.35　用 0.25mg/ml 亚甲基蓝（MB）水溶液染色的 BCC 的图像。（A）伪彩色荧光偏振（FP）图像。（B）组织学冷冻切片

图片来源：Yaroslavsky AN, Neel V, Anderson RR. Fluorescence polarization imaging for delineating nonmelanoma skin cancers. Opt Lett 2004；29（17）：2010-12.

组织之间的高对比度。具有高荧光信号的区域与外科医生描绘的肿瘤相符合。

　　作者定量评估了用 TB 和 MB 染色的所有标本的 FP 值（图 22.36）。对于用 TB 染色的标本，癌组织的平均 FP 比正常组织的平均 FP 高约 2.5 倍。类似地，MB 染色的癌组织的平均 FP 比 MB 染色的正常组织的平均 FP 高约 2.75 倍。用独立样本学生 t 检验分析数据发现，MB（$P<0.005$）和 TB（$P<0.001$）染色对癌组织和正常组织之间 FP 的差异均有统计学意义。

　　根据以上结果，Yaroslavsky 等人得出结论：FP 成像可能作为在术中实时描绘 NMSC 的工具。与偏振光反射成像相比，FP 具有明显优势：它可以提供定量结果。尽管 MB 和 TB 优先保留在癌组织中，但是一些正常的皮肤结构（例如毛囊）也会摄取一些染料。使用数字宏观成像无法实现细胞级的分辨率。然而，如果 MB 和 TB 的 FP 值在正常组织和肿瘤组织中差异明显，它可以解决模糊的问题并为术中非黑色素瘤癌症分界提供经济、有效且准确的方法。

四环素及去甲氯四环素标记非黑色素瘤性皮肤癌的外源性荧光偏振成像

　　1957 年，Rall 等人首次报告四环素（tertracyline，TCN）给药后乳腺肿瘤呈黄色荧光[88]。此后，多项临床实验尝试将这种现象用于癌症诊断[88-92]和治疗[91,93,94]。

　　Yaroslavsky 等人探讨了 TCN 和地美环素（DMN）荧光和 FP 成像在描绘 NMSC 中的应用[95]。TCN 和 DMN 的激发和发射光谱显示在图 22.37A 和 B 中。实验中，新切除的厚标本在 TCN/DMN 染色前后分别进行成像。通过以 390nm（FWHM=10nm）为中心的线性偏振光激发荧光，并在 450~650nm 的范围内记录。将光学图像中肿

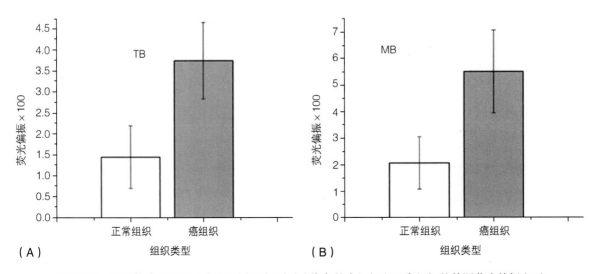

图 22.36　用甲苯胺蓝（TB）（A）和亚甲蓝（MB）（B）染色的癌组织和正常组织的外源荧光偏振（FP）

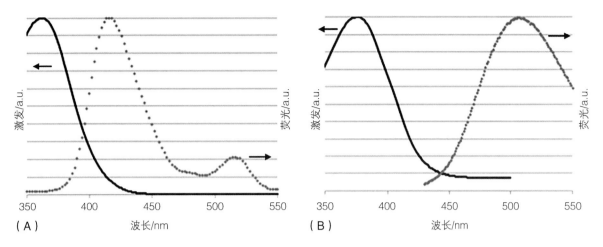

图 22.37 四环素（TCN）（A）和地美环素（DMN）（B）的激发和发射光谱。均为 1mg/ml ［在 Dulbecco 氏磷酸盐缓冲盐水（DPBS）中］,pH 7.4。黑色实线为激发光谱,灰色虚线为发射光谱

瘤的大小、形状和对比度与组织学样本中的肿瘤进行比较。肿瘤相对于正常皮肤（CNL）的对比度通过以下公式确定:$CNL=(AVFP_{cancer}/AVFP_{normal}) \times 100$。其中 $AVFP_{cancer}$ 和 $AVFP_{normal}$ 分别是癌症和正常组织的 FP 的平均值。研究人员还比较了 FPI（S_{fpi}）和组织学（S_h）中肿瘤的表面积。他们推断,想达到图像引导下的肿瘤全切,S_{fpi} 应≥S_h 的 15%。

研究人员报道,使用荧光发射成像无法清楚观察肿瘤边界（图 22.38A）。相比之下,FP 成像能够准确地描绘肿瘤边缘。如图 22.38B 所示,FPI 中,与正常皮肤相比,肿瘤更亮。此外,FPI 中描绘的肿瘤的形状、大小和位置（图 22.38B）与组织病理学标本中的吻合（图 22.38C）。

皮肤中的几种内源性荧光团,例如胶原蛋白和卟啉,在390nm 激发时表现出荧光。为了检查内在荧光对成像的可能影响,研究人员从组织中获得了内源荧光图像,即 $I_\parallel^{en}$ 和 $I_\perp^{en}$。然后分别用 1~2mg/ml 或 0.25~2mg/ml 的 TCN 或 DMN 溶液将标本染色 5 分钟,染色后获得混合性（内源性和外源性）荧光图像,即 $I_\parallel^{ee}$ 和 $I_\perp^{ee}$。内源（P^{en}）和混合（P^{ee}）FPI 实时生成。使用以下公式计算外源荧光发射（I^{ex}）和 FPI 图像:

$$I^{ex} = I^{ee} - I^{en}, P^i = \left(I_\parallel^i - I_\perp^i\right) / \left(I_\parallel^i + I_\perp^i\right), 其中 i$$

$$= ex, en, ee.$$

图 22.39 显示了具有微小结节型 BCC 的标本的内源性、混合性和外源性 FPI 示例。图 22.39A 中的亮区对应真皮中的胶原。尽管图 22.39B 未针对内源性荧光进行校正,但是与周围的正常皮肤相比,肿瘤显示出更高的 FP 信号,可以在图像中区分开。值得注意的是,图像的分辨率足以进行形态分析。图 22.39A~C 中,对正常和癌性区域的 AVFP 进行了定量评估,并总结在图 22.39E 中。与正常皮肤相比,TCN 的外源性 AVFP 在肿瘤中高出 5 倍以上,而在正常皮肤中内源性 AVFP 略高。图像分析表明,混合和外源 FPI 的 CNL 分别为 4.00 和 3.84。S_{fpi}/S_h 比率为 1.02。根据该分析,作者得出结论,由于混合和外源 FPI 中肿瘤的对比度、大小和形状没有显著差异,因此不需要对混合（内源性外源性）FPI 进行去卷积。

图 22.40 显示了用 DMN 染色的侵袭性 SCC 标本的示例图像。FPI 鉴定的肿瘤区域与组织学吻合。

此外,作者还研究了染色浓度对 FP 成像的影响。采用 t 检验分析数据,他们发现癌症和正常皮肤之间的 AVFP 差异对于荧光团,即 TCN 和 DMN 以及所有浓度的染色都是显著的（P<0.001）（图 22.41A 和 B）。

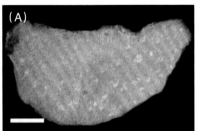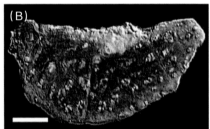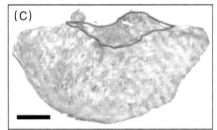

图 22.38 结节型 BCC 标本的示例图像。（A）用 2mg/ml 四环素（TCN）染色后的荧光发射图像。（B）TCN 荧光偏振（FP）图像。（C）HE 冷冻组织切片

来源:Y aroslavsky AN,Salomatina EV,Neel V,Anderson R,Flotte T. Fluorescence polarization of tetracycline derivatives as a technique for mapping nonmelanoma skin cancers. J Biomed Opt 2007;12(1):014005

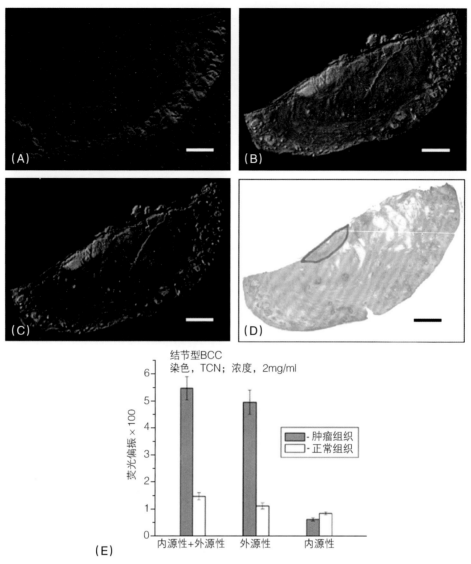

图 22.39   结节型 BCC 样本的图像,标尺 =2mm。(A) 内源荧光偏振(FP) 图像。(B) 用 2mg/ml 四环素(TCN)染色后获得的混合 FP 图像。(C)净外源性 FP。(D)HE 冷冻组织切片。(E) 从图 A~C 测量的荧光偏振的平均值(AVFP)

作者总共检测了 79 个样本的 86 个肿瘤,包括 73 个 BCC 和 13 个 SCC。TCN 和 DMN 的 FP 成像成功准确,高对比度描绘了 88% 的 BCC 和 94% 的 SCC。这一结果令人印象深刻,特别是考虑到组织病理学的一些差异可能是由于光学图像厚度(约 70μm)和 5μm 厚组织病理学的差异造成的。与必须注入病变部位的吩噻嗪荧光团(MB 和 TB)相比,

TCN 作为常用抗生素,具有明显优势,通常用于治疗皮肤感染。因此,TCN 可以通过系统用药进入患者体内。众所周知,它们会在肿瘤中积聚,因此可以达到可测量的浓度水平。总之,研究人员认为安全且常用的造影剂(如 TCN 和 DMN)以及所提到的简单方法应有助于该技术的临床转化。

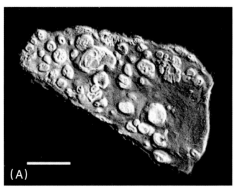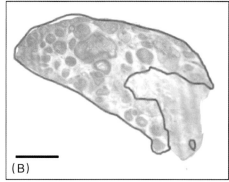

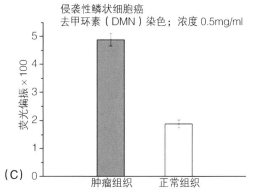

图 22.40　侵袭性 SCC 样本的实例，标尺 =1mm。（A）用 0.5mg/ml 去甲环素（DMN）染色后的荧光偏振（FP）图像。（B）HE 冷冻组织切片。（C）从中测量的荧光偏振的平均值（AVFP）

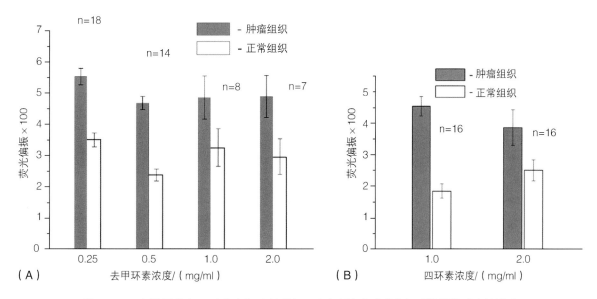

图 22.41　去甲环素（DMN）（A）和四环素（TCN）（B）浓度对癌症与正常组织对比的影响

皮肤癌的多模式成像

非黑色素瘤性皮肤癌的多模式光学成像

Salomatina 等人[38]结合了多模反射和 FP 成像与光谱分析，以在单个像素水平上区分出 BCC 和正常皮肤。数项研究已证实反射和 FP 成像能够对 NMSC 进行准确的初步划分[14,36,95]。然而，由于使用类似于组织病理学的方法缺乏形态学信息，因此在宽视场宏观图像中正确区分单个像素是不可行的。为了弥补这一不足，研究人员提出使用图像中单个像素的光谱分析。实验采集了 Mohs 显微外科手术中获得的新鲜 BCC 标本。在成像之前，将标本用 0.2mg/ml MB 水溶液染色2分钟,然后在盐水溶液(pH7.4)中简单漂洗。在395~735nm的35个成像波长处,以10nm间隔获得共偏振和交叉偏振反射图像。计算表面反射图像,即共偏振图像和交叉偏振图像之间的差异图像。荧光图像在615nm激发并在660~750nm的范围内记录。FPI计算如下:

$$F = (F_{co} - F_{cross}) \times 100/(F_{co} + F_{cross})$$

其中F是FPI,F_{co}和F_{cross}是共偏振和交叉偏振的荧光发射图像。BCC标本的颜色编码定量表面反射和FPI的示例在图22.42A和B中示出。癌症在图像中为具有低绝对反射率和高FP的区域。光学图像中肿瘤的位置、大小和形状与组织学中的相关性很好(图22.42C)。然而,正如之前研究[36]所指出的,一些正常结构,如表皮(实线箭)、毛囊(点状线箭)和皮脂腺(虚线箭)摄取了一些染料,可能与恶性结构相混淆。为了解决这个问题,作者分析了反射图像中呈现的所有皮肤结构的光谱应答。在每个波长下,用共偏振反射图像进行分析。为了能够对漫反射率进行绝对量化,视场中采用了校准的灰度参考(反射率值约35%,在395~735nm的范围内)。使用以下公式计算绝对漫反射率和光密度:

$$R^\lambda = 0.35 R_s^\lambda / R_{ref}^\lambda \quad 和 \quad OD^\lambda = \log(1/R^\lambda)$$

其中R^λ和R_s^λ是皮肤结构的绝对和相对漫反射率,R_{ref}^λ是参考的相对漫反射率,OD^λ是皮肤结构在波长λ下的光密度。通过在735nm处测量的漫反射的值对每个实验光谱进行标准化。

MB染色的BCC标本中不同结构的光密度光谱如图22.43所示。因为MB浓度在癌症中是最高的,所以肿瘤谱在615nm和665nm处的MB吸收峰附近表现出高光学密度。如图22.43所示,胶原和脂肪的光密度在MB吸收波长范围内较低,并且可以容易地与癌症区分开。与665nm附近相比,表皮光谱在615nm附近显示出更明显的峰,而肿瘤表现出两个峰的情况相反,根据该特征可以区分表皮和癌症。毛囊和皮脂腺的光谱应答类似于肿瘤的光谱应答,在615nm和665nm之间的波长范围内具有较低的光密度。作者总共检测了20个标本。对于每个标本,他们分析了所有皮肤结构的光密度谱。然后,对每个标本的每个结构获得的应答取20个标本的平均值。结果总结在表22.1中。对每个癌症正常组织对进行了显著性水平为0.05的非配对双尾t检验。统计分析证实,大多数正常结构的光谱与615~700nm波长范围内的肿瘤显著不同,但毛囊除外,使用光密度分析无法与癌症区分。

为了明确区分毛囊和肿瘤,作者进一步分析了光密度的波长衍生物。对癌症和正常结构之间的差异进行了统计学评估,并总结在表22.1中。研究人员报道,毛囊光密度的波长衍生数据与615nm,705nm和735nm处的肿瘤的波长衍生数据显著不同。有趣的是,其他正常皮肤结构的衍生物在665nm处显示出与肿瘤的显著差异。

作者得出结论,两种类型的图像,即反射成像和FP,都可以成功完成BCC的初步划分。他们指出,反射Pol突出了皮肤形态,而FPI显示出与反射成像相比更高的癌组织对比度。光密度及其波长衍生数据的定量光谱分析表明有望在单像素水平上区分肿瘤与正常组织。研究人员强调,由于所研究的所有正常皮肤结构的光谱应答与615nm和665nm的癌症的光谱应答显著不同,因此仅在这两个波长下的快速光谱分析应足以达到准确诊断。将成像波长的数量从35减少到2,再加上这种能够准确诊断单个像素的多模技术,对于该技术的成功临床转换可能是至关重要的。

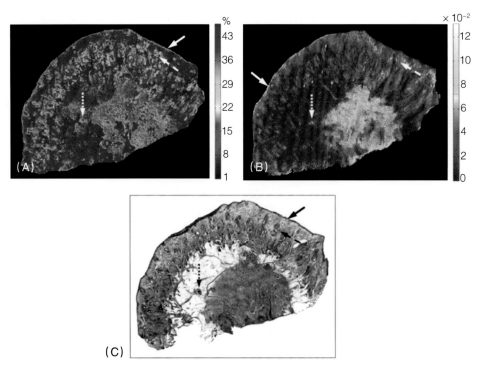

图22.42 (A)颜色编码的665nm表面反射图像。(B)亚甲基蓝(MB)荧光偏振(FP)图像。(C)BCC标本的HE冷冻组织学

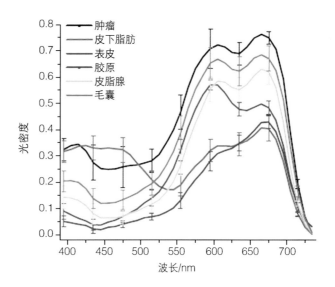

图 22.43　癌症和正常结构的平均光密度谱

来源：Salomatina E, Muzikansky A, Neel V, Yaroslavsky AN. Multimodal optical imaging and spectroscopy for the intraoperative mapping of nonmelanoma skin cancer. J Appl Phys 2009；105（10）；102010.

表 22.1　癌性和正常皮肤结构之间的最大对比度的光谱区域由非配对的双尾 t 检验确定（显著性水平 =0.05）

肿瘤 vs. 正常结构	光密度		其他衍生数据	
	统计学差异显著的波长范围 /nm	P 值	统计学差异显著的波长值（范围）/nm	P 值
胶原	595~725	$0 \leqslant P \leqslant 0.000\,45$	595	$P=0.011\,4$
			625	$P=0.009\,5$
			635	$P=0.002\,1$
			675~725	$0 \leqslant P \leqslant 0.036$
表皮	615~715	$0 \leqslant P \leqslant 0.019$	595~665	$0 \leqslant P \leqslant 0.001\,7$
			685~725	$0 \leqslant P \leqslant 0.000\,001$
皮下脂肪	595~725	$0 \leqslant P \leqslant 0.000\,001$	595	$P=0.000\,31$
			675~725	$0 \leqslant P \leqslant 0.017$
毛囊			615	$P=0.035$
			705	$P=0.021$
			725	$P=0.009$
皮脂腺	625~695	$0.001 \leqslant P \leqslant 0.032$	645	$P=0.034$
			685~705	$0.000\,8 \leqslant P \leqslant 0.035$
			725	$P=0.011$

来源：Salomatina E, Muzikansky A, Neel V, Yaroslavsky AN. Multimodal optical imaging and spectroscopy for the intraoperative mapping of nonmelanoma skin cancer. J Appl Phys 2009；105（10）；102010.

黑色素瘤多模式光学成像

Tannous 等人报道了使用反射和 FP 成像评估 TCN 和 MB 对黑色素瘤的划分[37]。这是一项小型盲法试验，研究了 6 个诊断黑色素瘤有疑问的皮肤标本。术后标本均被从中间切成两半（图 22.44）。一半标本用 0.2mg/ml MB 染色，另一半用 2mg/ml TCN 染色。

采用图 22.45 所示的系统对平分的肿瘤面进行成像。采集 390~750nm、步长为 40nm 的核反射和交叉反射图像。TCN 荧光图像在 390nm 处激发，在 450~700nm 采集。MB 荧光图像在 630nm 处激发，在 660~750nm 采集。实时生成表面反射图像和 FPI。成像后，标本进行 HE 染色，并由病理学家进行组织学评估。

图 22.46 显示了用 TCN 染色的复合性发育不良的痣的示例图像。痣的部分显示出增强的 TCN FP（图 22.46C）。从光学图像观察到的痣的位置和体积（图 22.46C）与 HE 染色的组织病理学标本中的痣的位置和体积吻合（图 22.46D）。放大的 TCN FPI（图 22.47A）中可见表皮（实线箭）和痣的真皮部分（虚线箭）。具有高 FP 信号的区域对应标准组织学分析中黑色素细胞密度增加的区域（图 22.47B 和 C）。

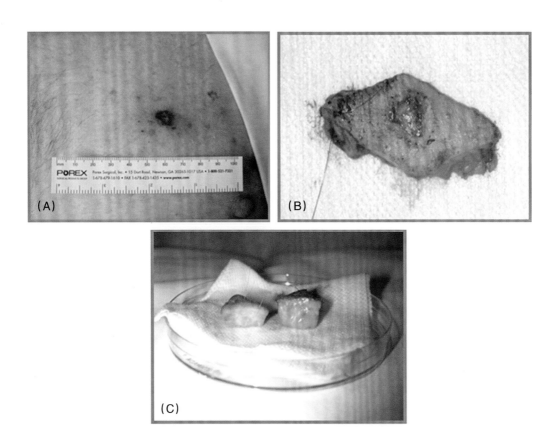

图 22.44　（A）可疑黑色素瘤区域的数码照片。（B）椭圆切除的标本。（C）分成两半的样本

来源：Tannous Z，Al-Arashi M，Shah S，Yaroslavsky AN. Delineating melanoma using multimodal polarized light imaging. Lasers Surg Med 2009；41（1）：10-16.

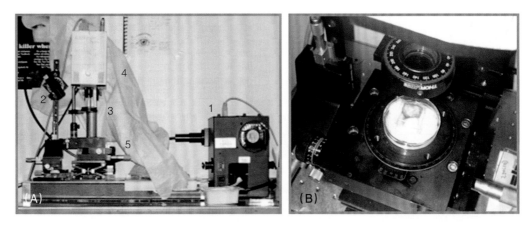

图 22.45　（A）偏振成像系统。1 为带滤光轮的氙弧灯。2 为带漫射器和偏振器的发光器。3 为分析仪和荧光滤光片。4 为带成像镜头的电荷耦合器件（CCD）相机。5 为样本台。（B）在培养皿中制备的用于成像的样品

来源：Tannous Z，Al-Arashi M，Shah S，Yaroslavsky AN. Delineating melanoma using multimodal polarized light imaging. Lasers Surg Med 2009；41（1）：10-16.

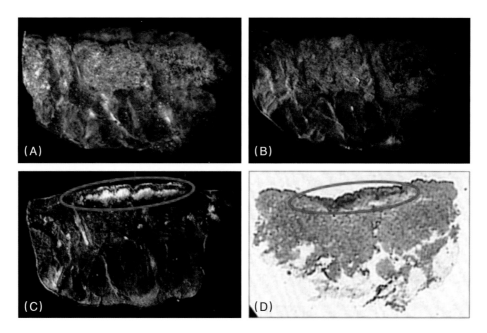

图 22.46　用四环素(TCN)染色的复合发育不良的痣样本的图像。(A)390nm 表面反射图像，无污点。(B)参考荧光偏振(FP)图像，无染色。(C)TCN FP 图像。(D)HE 组织病理学

来源：Tannous Z,Al-Arashi M,Shah S,Yaroslavsky AN. Delineating melanoma using multimodal polarized light imaging. Lasers Surg Med 2009;41(1):10-16.

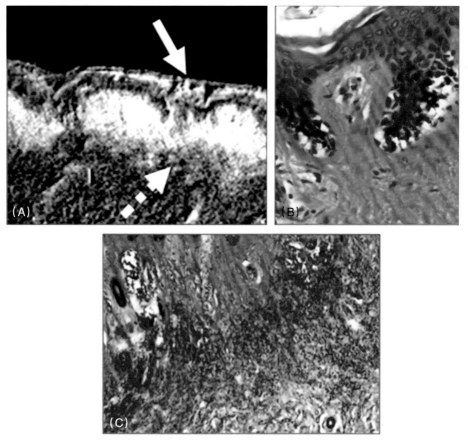

图 22.47　(A)放大的复合发育不良痣的四环素(TCN)荧光偏振(FP)图像。(B)HE 组织学中的痣的表皮和(C)真皮组分

来源：Tannous Z,Al-Arashi M,Shah S,Yaroslavsky AN. Delineating melanoma using multimodal polarized light imaging. Lasers Surg Med 2009;41(1):10-16.

　　图 22.48 显示了 MB 染色的恶性黑色素瘤标本的反射成像和 FPI。在 MB 染色后，可以在光学图像中清楚地区分肿瘤，肿瘤在反射图像中看起来较暗（图 22.48B），而在 FPI 中看起来很亮（图 22.48C）。反射图像和 FPI 都与组织学吻合（图 22.48D）。MB 染色组织的放大光学图像（图 22.49A 和 B）和组织学（图 22.49C）之间的比较表明，光学图像能以足够的分辨率和对比度来描绘黑色素瘤病变。

　　实验结果总结在表 22.2 中。在所有的研究病例中，使用 MB 染色的组织的光学图像与组织病理学均吻合。TCN FPI 与发育不良痣的组织病理学吻合。2 个黑色素瘤病例中的 1 个结果模糊。TCN 还增强了切除标本内瘢痕组织的对比度。值得注意的是，MB 具有优于 TCN 的重要优势。与 TCN 不同的是，MB 在可见光谱范围内吸收，因此它增强了反射和荧光图像中病变的对比度（图 22.48 和图 22.49）。

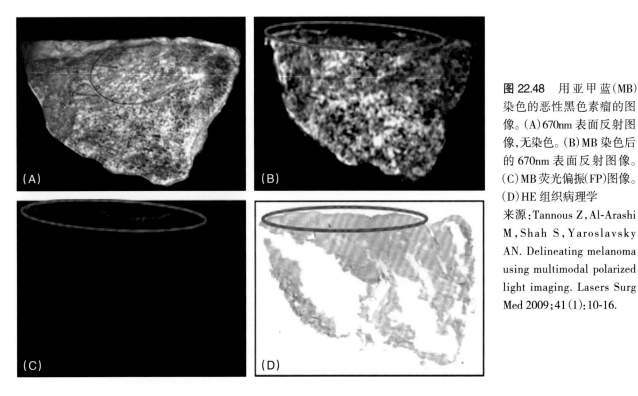

图 22.48　用亚甲蓝（MB）染色的恶性黑色素瘤的图像。（A）670nm 表面反射图像，无染色。（B）MB 染色后的 670nm 表面反射图像。（C）MB 荧光偏振（FP）图像。（D）HE 组织病理学
来源：Tannous Z, Al-Arashi M, Shah S, Yaroslavsky AN. Delineating melanoma using multimodal polarized light imaging. Lasers Surg Med 2009；41（1）：10-16.

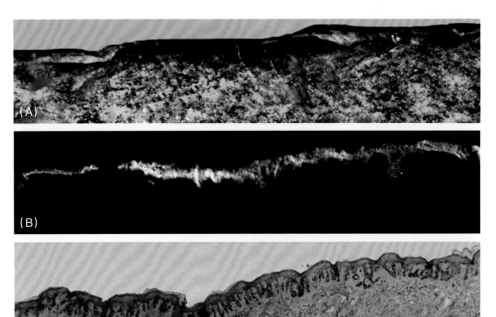

图 22.49　（A）放大的恶性黑色素瘤的亚甲蓝（MB）反射图像和（B）荧光偏振（FP）图像。（C）放大的 HE 组织学图像
来源：Tannous Z, Al-Arashi M, Shah S, Yaroslavsky AN. Delineating melanoma using multimodal polarized light imaging. Lasers Surg Med 2009；41（1）：10-16.

表 22.2　研究结果

肿瘤类型		结果		
		TCN FPI	MB PLI	MB FPI
1	复合发育不良痣	+	+	+
2	瘢痕	−	+	+
3	复合发育不良痣	+	+	+
4	复合发育不良痣	+	+	+
5	原位黑色素瘤	+	+	+
6	恶性黑色素瘤	−/+	+	+

+,正确识别肿瘤的缺失/存在和定位;−,错误识别肿瘤的缺失/存在和定位;−/+,正确识别肿瘤的存在和位置;然而,来自正常结构的强荧光偏振信号也被记录下来;MB FPI,亚甲蓝荧光偏振;MB PLI,亚甲蓝反射偏振光图像;TCN FPI,四环素荧光偏振

使用光学多模态成像、反射成像和荧光成像实现了肿瘤分界和大面积手术区域的快速评估,而不改变组织结构或影响术后标准的 HE 处理。作者猜想,其他方法的应用,如注射 MB 或口服摄入 TCN,可以通过区分非肿瘤细胞的非特异性对比摄取来进一步提高图像质量。研究人员指出,宏观成像不能提供 HE 染色中看到的细胞细节,但准确切除肿瘤通常不需要达到上述细节程度。图 22.47 和图 22.49 中病变的放大图像为术中肿瘤巢的初步划分提供了足够分辨率。

作者得出结论,由于缺乏对黑色素瘤治疗的实时术中指导方法的标准,快速偏振增强反射和荧光成像可能是评估黑色素细胞病变和指导恶性黑色素细胞病变切除的非常有价值的工具。

结论

皮肤活检是诊断皮肤病的主要方法,通常用于监测皮肤病的治疗反应。如本文所讨论的,反射和荧光偏振光技术能够实时、无创地观察皮肤形态[5,7,9,10,13-15,17,18,75],安全快速地探测表皮和真皮乳头层的生物化学[36-39,95]特性。目前,偏振光学装置主要用于转化临床研究中皮肤病的无创诊断、疾病进展和治疗效果的随访[14,15,36-39,95]。分析偏振光的传播及其退偏振结合光谱分辨反射成像提供了有关散射体和发色团的空间分布和数量的信息[9,10,14,15]。FP 应答可产生关于生物组织的生化组成的定量数据[36-39,95]。结构、生化环境、发色团含量和数量都随人的年龄和皮肤的健康状况而有所不同。因此,通过皮肤的波长分辨成像可以实现病理组织的选择性靶向和对比度增强。例如,考虑到黑色素在紫外和蓝色光谱范围内表现出最大吸收,而血液优先吸收蓝光和黄光,可以设计成像方案,以靶向显示色素沉着病变、皮肤脉管系统或胶原[9,10]。此外,为了增强来自正常和病变组织的光信号差异,可以使用外源性活体染料和荧光团,如 MB[35-39]、TB[36,39]、TCN 抗生素家族[37]、氨基乙酰丙酸[96,97]、荧光素[98]和吲哚菁绿[99,100]。尽管内源性和外源性发色团决定皮肤吸收,但散射很大程度上决定了光穿透皮肤的深度,因为它在可见光和光谱范围内比吸收光至少强 1 个数量级[67]。散射的光谱依赖性使得能够在皮肤中进行光学切片,即成像相对

薄的组织层(在可见光谱范围内为约 75~200μm)。结合大视野和足够的空间分辨率可加快大面积标本的检查,从而加速肿瘤边缘的描绘[13-15,36-38,95]。偏振光成像已被证明可成功区分良恶性色素性皮肤病变[95],准确描绘非黑色素瘤和黑色素瘤皮肤癌的边缘[13-15,36-38],并在激光手术、光动力疗法和药物治疗后快速、无创地监测皮肤结构[10]。

宏观光学偏振成像的固有局限性可以通过将其与其他成像模态相结合来解决。例如,在宏观偏振光图像中缺乏细胞级的分辨率,这使得需要通过分析细胞内形态学(例如黑色素瘤)的疾病的准确和特异性诊断变得困难。将偏振宽视场成像与高分辨率光学模式相结合[16,35],如共聚焦显微镜[39]和双光子荧光[101,102],可以像组织病理学一样,对皮肤进行体内形态学检查,同时保留了宏观成像的所有益处,例如大视场以及对成像对象的运动的相对不敏感。类似地,偏振成像也容易与非光学模态相结合,例如太赫兹成像。例如,Joseph 等人[15]提出将交叉偏振太赫兹和光学成像结合来描绘 NMSC。如上述所讨论的,光谱分辨的偏振光学图像能够对皮肤形态进行充分详细的检查,但是还缺乏足够的对比度来实现癌症巢的可靠检测。相反,太赫兹成像能够产生优异的肿瘤对比度,但缺乏确定诊断的空间分辨率。因此,通过将偏振光学成像与皮肤的太赫兹探询相结合,可以改善 NMSC 在偏振成像中的低固有对比度。

应该提到的是,本章仅涉及一小部分光学偏振成像技术。本章未包括的两个值得注意的技术是偏振敏感的 OCT[103,104]和人类皮肤的完整穆勒矩阵分析[105,106]。由于真皮中胶原纤维的规则排列,偏振敏感的 OCT 图像在皮肤中形成双折射。因此,它能够检测并定量胶原蛋白支架的结构完整性的变化,这种结构变化常见于癌症[15,107]及热损伤的皮肤[108]。穆勒矩阵分析需要使用线性、圆形和椭圆偏振光来对皮肤进行检测。测量入射和汇出的斯托克斯矢量,并恢复探询的组织的完整 16 元素穆勒矩阵。显然,这是一种更彻底的皮肤诊断方法,有可能对人体皮肤进行全面的生物物理表征。

总之,通过光学技术的进步实现的偏振光光学成像提供了关于皮肤形态、功能、组成、生物化学及其对医学治疗反应的重要信息。新的临床应用正在开发和改进,以提供更安全、更准确和更具成本效益的诊断和术中监测方法。先进的

偏振增强多模态方法,结合每种技术的优势,正在临床探索、实施和测试。强大又复杂的偏振光皮肤监测和表征的方法的快速开发,使偏振光学成像对于转化皮肤病学研究不可或缺,并使其更贴近临床应用。偏振光成像具有显著提升现有的皮肤病学中用于评估皮肤状况、检测和治疗疾病的标准方法的潜力。

(熊喜喜　译,彭茂　校)

参考文献

[1] Brewster D. Experiments on the depolarization of light as exhibited by various mineral, animal, and vegetable bodies, with a reference of the phenomena to the general principles of polarization. Phil Trans R Soc Lond 1815;(Pt. 1):21−53.

[2] von Erlach C. Mikroskopische Beobachtungen über organische Elementarteile bei polarisiertem Licht. Arch f Anat u Physiol 1847:313.

[3] Cogen DG. Some ocular phenomena produced with polarized light. Arch Opthalmol 1941;25(3):391−400.

[4] Bickel WS, Davidson JF, Huffman DR, Kilkson R. Application of polarization effects in light scattering: a new biophysical tool. Proc Natl Acad Sci USA 1976;73(2):486−90.

[5] Demos SG, Alfano RR. Optical polarization imaging. Appl Opt 1997;36(1):150−5.

[6] Gurjar RS, Backman V, Perelman LT, Georgakoudi I, Badizadegan K, Itzkan I, et al. Imaging human epithelial properties with polarized light-scattering spectroscopy. Nat Med 2001; 7(11):1245−8.

[7] Jacques SL, Roman JR, Lee K. Imaging superficial tissues with polarized light. Lasers Surg Med 2000;26(2):119−29.

[8] Schulz B, Chan D, Backstrom J, Rubhausen M. Hydration dynamics of human fingernails: an ellipsometric study. Phys Rev E 2002;65:061913.

[9] Feng X, Patel R, Yaroslavsky AN. Wavelength optimized cross-polarized wide-field imaging for noninvasive and rapid evaluation of dermal structures. J Biophotonics 2015;8(4):324−31.

[10] Feng X, Doherty S, Yaroslavsky I, Altshuler G, Yaroslavsky AN. Polarization enhanced wide-field imaging for evaluating dermal changes caused by non-ablative fractional laser treatment. Lasers Surg Med 2015. http://dx.doi.org/10.1002/lsm.22390.

[11] Qi C, Zhu W, Niu Y, Zhuang HG, Zhu GY, Meng YH, et al. Detection of hepatitis B virus markers using a biosensor based on imaging ellipsometry. J Viral Hepat 2009;16(11):822−32.

[12] Backman V, Wallace MB, Perelman LT, Arendt JT, Gurjar R, Müller MG, et al. Detection of preinvasive cancer cells. Nature 2000;406:35−6.

[13] Jacques SL, Ramella-Roman JC, Lee K. Imaging skin pathology with polarized light. J Biomed Opt 2002;7(3):329−40.

[14] Yaroslavsky AN, Neel V, Anderson RR. Demarcation of nonmelanoma skin cancer margins in thick excisions using multispectral polarized light imaging. J Invest Dermatol 2003;121(2): 259−66.

[15] Joseph CS, Patel R, Neel VA, Giles RH, Yaroslavsky AN. Imaging of ex vivo nonmelanoma skin cancers in the optical and terahertz spectral regions optical and terahertz skin cancer imaging. J Biophotonics 2014;7(5):295−303.

[16] Patel R, Khan A, Wirth D, Kamionek M, Kandil D, Quinlan R, et al. Multimodal optical imaging for detecting breast cancer. J Biomed Opt 2012;17(6):066008.

[17] Philp J, Carter NJ, Lenn CP. Improved optical discrimination of skin with polarized light. J Soc Cosmet Chem 1988;39:121−32.

[18] Anderson RR. Polarized light examination and photography of the skin. Arch Dermatol 1991;127(7):1000−5.

[19] Argenziano G, Fabbrocini G, Carli P, De Giorgi V, Sammarco E, Delfino M. Epiluminescence microscopy for the diagnosis of doubtful melanocytic skin lesions: comparison of the ABCD rule of dermatoscopy and a new seven point checklist based on pattern analysis. Arch Dermatol 1998;134:1563−70.

[20] Stokes GG. On the change of refrangibility of light. Phil Trans R Soc Lond 1852;142:463−562.

[21] Weigert F. Über polarisiertes fluoreszenz. Verh d D Phys Ges 1920;1:100−2.

[22] Vavilov SI, Levshin VL. Zur frage uber polarisierte fluoreszenz von farbstofflosungen. I Phys Z 1922;23:173−6.

[23] Perrin F. Polarization de la luniere de fluorescence. Vie moyenne de molecules dans l'etat excite. J Phys Radium 1926;7(12): 390−401.

[24] Weber G. Polarization of the fluorescence of macromolecules. 1 Theory and experimental method. Biochem J 1952;51:145−55.

[25] Weber G. Polarization of the fluorescence of macromolecules. 2 Fluorescent conjugates of ovalbumin and bovine serum albumin. Biochem J 1952;51:155−67.

[26] Dandliker WB, Feigen GA. Quantification of the antigen-antibody reaction by the polarization of fluorescence. Biochem Biophys Res Commun 1961;5:299−304.

[27] Waston RA, Landon J, Shaw EJ, Smith DS. Polarisation fluoroimmunoassay of gentamicin. Clin Chim Acta 1976;73(1):51−5.

[28] Fox MH, Delohery TM. Membrane fluidity measured by fluorescence polarization using an EPICS V cell sorter. Cytometry 1987; 8(1):20−5.

[29] Beccerica E, Piergiacomi G, Curatola G, Ferretti G. Influence of auranofin on lymphocyte membrane fluidity in rheumatoid arthritis. A fluorescence polarization study. Scand J Rheumatol 1989;18(6):413−8.

[30] Hashimoto Y, Shinozaki N. Measurement of cytoplasmic viscosity by fluorescence polarization in phytohemagglutinin-stimulated and unstimulated human peripheral lymphocytes. J Histochem Cytochem 1988;36(6):609−13.

[31] Tata DB, Foresti M, Cordero J, Tomashefsky O, Alfano MA, Alfano RR. Fluorescence polarization spectroscopy and time-resolved fluorescence kinetics of native cancerous and normal rat kidney tissues. Biophys J 1986;50(3):463−9.

[32] Pu Y, Wang WB, Das BB, Achilefu S, Alfano RR. Time-resolved fluorescence polarization dynamics and optical imaging of Cytate: a prostate cancer receptor-targeted contrast agent. Appl Opt 2008;47(13):2281−9.

[33] Barkai G, Mashiach S, Modan M, Serr DM, Lanir D, Lusky A, et al. Clin Chem 1983;29(2):264−7.

[34] Molcho J, Avraham H, Cohen-Luria R, Parola AH. Intrinsic fluorescence polarization of amniotic fluid: evaluation of human fetal lung maturity. Photochem Photobiol 2003;78(2):105−8.

[35] Patel R, Khan A, Quinlan R, Yaroslavsky AN. Polarization-sensitive multimodal imaging for detecting breast cancer. Cancer Res 2014;74(17):4685−93.

[36] Yaroslavsky AN, Neel V, Anderson RR. Fluorescence polarization imaging for delineating nonmelanoma skin cancers. Opt Lett 2004;29(17):2010−2.

[37] Tannous Z, Al-Arashi M, Shah S, Yaroslavsky AN. Delineating melanoma using multimodal polarized light imaging. Lasers Surg Med 2009;41(1):10−6.

[38] Salomatina E, Muzikansky A, Neel V, Yaroslavsky AN. Multimodal optical imaging and spectroscopy for the intraoperative mapping of nonmelanoma skin cancer. J Appl Phys 2009; 105(10):102010.

[39] Al-Arashi MY, Salomatina E, Yaroslavsky AN. Multimodal confocal microscopy for diagnosing nonmelanoma skin cancers. Lasers Surg Med 2007;39(9):696−705.

[40] Marks Jr JG, Miller JJ, editors. Lookingbill and Marks' principles of dermatology. Elsevier Inc.; 2013. p. 1−10.

[41] Montagna W, Parakkal PF, editors. The structure and function of skin. Academic Press Inc.; 1974. p. 18−30.

[42]] Saladin K, editor. Human anatomy. McGraw-Hill Inc.; 2007. p. 130−5.

[43] Guy Jr GP, Machlin SR, Ekwueme DU, Yabroff KR. Prevalence and cost of skin cancer treatment in the US, 2002−2006 and 2007−2011. Am J Prev Med 2015;48:183−7.

[44] Dahl E, Aberg M, Rausing EL. Basal cell carcinoma: an epidemiologic study in a defined population. Cancer 1992; 70(1):104−8.

[45] Casson P. Basal cell carcinoma. Clin Plast Surg 1980;7:301−11.

[46] Mohs FE. Chemosurgery − a microscopically controlled method of cancer excision. Arch Surg 1941;42(2):279−95.

[47] Pervan V, Cohen LH, Jaftha T, editors. Oncology for health-care professionals. Juta & Co, Ltd.; 1995. p. 491.

[48] Melanoma skin cancer. American Cancer Society, http://www.

cancer.org/acs/groups/cid/documents/webcontent/003120-pdf.pdf; 2015.

[49] Snow SN, Mikhail GR. Mohs micrographic surgery. The University of Wisconsin Press; 2004. p. 56−7.

[50] Robinson JK, Hanke CW, Siegel DM, Fratila A, Bhatia AC, Rohrer TE. Surgery of the skin: procedural dermatology. Elsevier Inc.; 2015. pp. 704s.

[51] Branchet MC, Boisnic S, Frances C, Robert AM. Skin thickness changes in normal aging skin. Gerontology 1990;36(1):28−35.

[52] El-Domyati M, Attia S, Saleh F, Brown D, Birk DE, Gasparro F, et al. Intrinsic aging vs. photoaging: a comparative histopathological, immunohistochemical, and ultrastructural study of skin. Exp Dermatol 2002;11(5):398−405.

[53] Uitto J. Connective tissue biochemistry of the aging dermis. Age-associated alterations in collagen and elastin. Clin Geriatr Med 1989;5(1):127−47.

[54] Lapiere CM. The aging dermis: the main cause for the appearance of 'old' skin. Br J Dermatol 1990;122(Suppl. 35):5−11.

[55] Fisher GJ, Kang S, Varani J, Bata-Csorgo Z, Wan Y, Datta S, et al. Mechanisms of photoaging and chronological skin aging. Arch Dermatol 2002;138(11):1462−70.

[56] Fisher GJ, Talwar HS, Lin J, Lin P, McPhillips F, Wang Z, et al. Retinoic acid inhibits induction of c-Jun protein by ultraviolet radiation that occurs subsequent to activation of mitogen-activated protein kinase pathways in human skin in vivo. J Clin Invest 1998;101(6):1432−40.

[57] Yasui T, Yonetsu M, Tanaka R, Tanaka Y, Fukushima S, Yamashita T, et al. In vivo observation of age-related structural changes of dermal collagen in human facial skin using collagen-sensitive second harmonic generation microscope equipped with 1250-nm mode-locked Cr:Forsterite laser. J Biomed Opt 2013;18(3):031108/1−031108/10.

[58] Neerken S, Lucassen GW, Bisschop MA, Lenderink E, Nuijs TA. Characterization of age-related effects in human skin: a comparative study that applies confocal laser scanning microscopy and optical coherence tomography. J Biomed Opt 2004;9(2):274−81.

[59] Ishimaru A. Wave propagation and scattering in random media. Academic Press; 1978. p. 66.

[60] Bashkatov AN, Genina EA, Kochubey VI, Tuchin VV. Optical properties of human skin, subcutaneous and mucous tissues in the wavelength range from 400 to 2000 nm. J Phys D Appl Phys 2005;38(15):2543−55.

[61] Graaff R, Dassel AC, Koelink MH, de Mul FF, Aarnoudse JG, Zijistra WG. Optical properties of human dermis in vitro and in vivo. Appl Opt 1993;32(4):435−47.

[62] Jacques SL, Alter CA, Prahl SA. Angular dependence of HeNe laser light scattering by human dermis. Lasers Life Sci 1987;1:309−33.

[63] Marchesini R, Bertoni A, Andreola S, Melloni E, Sichirollo AE. Extinction and absorption coefficients and scattering phase functions of human tissues in vitro. Appl Opt 1989;28(12):2318−24.

[64] Muller G, Roggan A, editors. Laser-induced interstitial thermotherapy. SPIE Press; 1995.

[65] Peters VG, Wyman DR, Patterson MS, Frank GL. Optical properties of normal and diseased human breast tissues in the visible and near infrared. Phys Med Biol 1990;35(9):1317−34.

[66] Prahl S. Light transport in tissue [Ph.D. dissertation]. University of Texas at Austin; 1988.

[67] Salomatina E, Jiang B, Novak J, Yaroslavsky AN. Optical properties of normal and cancerous human skin in the visible and near-infrared spectral range. J Biomed Opt 2006;11(6):064026.

[68] Simpson CR, Kohl M, Essenpreis M, Cope M. Near-infrared optical properties of ex vivo human skin and subcutaneous tissues measured using the Monte Carlo inversion technique. Phys Med Biol 1998;43(9):2465−78.

[69] Troy TL, Thennadil SN. Optical properties of human skin in the near infrared wavelength range of 1000 to 2200 nm. J Biomed Opt 2001;6(2):167−76.

[70] van Gemert MJ, Jacques SL, Sterenborg HJCM, Star WM. Skin optics. IEEE Trans Biomed Eng 1989;36(12):1146−54.

[71] Wan S, Anderson RR, Parrish JA. Analytical modeling for the optical properties of the skin with in vitro and in vivo applications. Photochem Photobiol 1981;34(4):493−9.

[72] Anderson RR, Parrish JA. The optics of human skin. J Invest Dermatol 1981;77(1):13−9.

[73] Svaasand LO, Norvang LT, Fiskerstrand EJ, Stopps EKS, Berns MW, Nelson JS. Tissue parameters determining visual appearance of normal skin and port-wine stains. Lasers Med Sci 1995;10(1):55−65.

[74] Douven LFA, Lucassen GW. Retrieval of optical properties of skin from measurement and modelling the diffuse reflectance. Proc SPIE 2000;3914:312−23.

[75] Jacques SL, Lee K. Polarized video imaging of skin. Proc SPIE 1998;3245:356−62.

[76] Pathak MA. J Invest Dermatol 2004;122:xx−xxi.

[77] Mason TJ, editor. Advances in sonochemistry, vol. 5. JAI Press, Inc.; 1999. p. 251−2.

[78] Ong MW, Bashir SJ. Fractional laser resurfacing for acne scars: a review. Br J Dermatol 2012;166(6):1160−9.

[79] Alexiades-Armenakas MR, Dover JS, Arndt KA. The spectrum of laser skin resurfacing: nonablative, fractional, and ablative laser resurfacing. J Am Acad Dermatol 2008;58(5):719−37.

[80] Geronemus RG. Fractional photothermolysis: current and future applications. Lasers Surg Med 2006;38(3):169−76.

[81] Leyden J, Stephens TJ, Herndon Jr JH. Multicenter clinical trial of a home-use nonablative fractional laser device for wrinkle reduction. J Am Acad Dermatol 2012;67(5):975−84.

[82] Eisen GM, Montgomery EA, Azumi N, Hartmann D-P, Bhargava P, Lippman M, et al. Qualitative mapping of Barrett's metaplasia: a prerequisite for intervention trials. Gastrointest Endosc 1999;50:814−8.

[83] Fedorak IJ, Ko TC, Gordon D, Flisak M, Prinz RA. Localization of islet cell tumors of pancreas: a review of current techniques. Surgery 1993;113:242−9.

[84] Fukui I, Yokokawa M, Mitani G, et al. In vivo staining test with methylene blue for bladder cancer. J Urol 1983;130:252.

[85] Gill WB, Huffman JL, Lyon ES, Bagley DH, Schoenberg HW, Straus II FH. Selective surface staining of bladder tumors by intravesical methylene blue with enhanced endoscopic identification. Cancer 1984;53:2724−7.

[86] Kaisary AV. Assessment of radiotherapy in invasive bladder carcinoma using in vivo methylene blue staining technique. Urology 1986;28:100−2.

[87] Canto MI, Setrakian S, Petras RE, Blades E, Chak A, Sivak Jr MV. Methylene blue selectively stains metaplasia in Barrett's esophagus. Gastrointest Endosc 1996;44:1−7.

[88] Rall DP, Loo TL, Lane M, Kelly MG. Appearance and persistence of fluorescent material in tumor tissue after tetracycline administration. J Natl Cancer Inst 1957;19(1):79−85.

[89] McLeary JR. The use of systemic tetracyclines and ultraviolet in cancer detection. Am J Surg 1958;96:415.

[90] Holman BL, Kaplan WD, Dewanjee MK, Fliegel CP, Davis MA, Skarin AT, et al. Tumor detection and localization with 99mTc-tetracycline. Radiology 1974;112:147−53.

[91] Davis RC, Wood P, Mendelsohn ML. Localization and therapeutic potential of tritiated tetracycline in rodent tumors. Cancer Res 1997;37:4539−45.

[92] Olmedo-Garcia N, Lopez-Prats F. Tetracycline fluorescence for the preoperative localization of osteoid osteoma of the triquetrum. Acta Orthop Belg 2002;68:306−9.

[93] Van den Bogert C, Dontje BH, Kroon AM. Doxycycline in combination chemotherapy of a rat leukemia. Cancer Res 1988;48:6689−90.

[94] Duivenvoorden WCM, Vukmirovic P, Lhotak S, Seidlitz E, Hirte HW, Tozer RG, et al. Doxycycline decreases tumor burden in a bone metastasis model of human breast cancer. Cancer Res 2002;62:1588−91.

[95] Yaroslavsky AN, Salomatina EV, Neel V, Anderson R, Flotte T. Fluorescence polarization of tetracycline derivatives as a technique for mapping nonmelanoma skin cancers. J Biomed Opt 2007;12(1):014005.

[96] Ulrich M, Klemp M, Darvin ME, Konig K, Lademann J, Meinke MC. In vivo detection of basal cell carcinoma: comparison of a reflectance confocal microscope and a multiphoton tomograph. J Biomed Opt 2013;18:612291−7.

[97] Manfredini M, Arginelli F, Dunsby C, French P, Talbot C, Koenig K, et al. High-resolution imaging of basal cell carcinoma: a comparison between multiphoton microscopy with fluores-

cence lifetime imaging and reflectance confocal microscopy. Skin Res Technol 2013;19:E433—43.

[98] Robertson TA, Bunel F, Roberts MS. Fluorescein derivatives in intravital fluorescence imaging. Cells 2013;2:591—606.

[99] Alander JT, Kaartinen I, Laakso A, Patila T, Spillmann T, Tuchin VV, et al. A review of indocyanine green fluorescent imaging in surgery. Int J Biomed Imaging 2012;2012:940585.

[100] Marshall MV, Rasmussen JC, Tan I, Aldrich MB, Adams KE, Wang X, et al. Near-infrared fluorescence imaging in humans with indocyanine green: a review and update. Open Surg Oncol J 2010;2(2):12—25.

[101] Ericson MB, Simonsson C, Guldbrand S, Ljungblad C, Paoli J, Smedh M. Two-photon laser-scanning fluorescence microscopy applied for studies of human skin. J Biophotonics 2008;1(4):320—30.

[102] Patalay R, Talbot C, Alexandrov Y, Lenz MO, Kumar S, Warren S, et al. Multiphoton multispectral fluorescence lifetime tomography for the evaluation of basal cell carcinomas. PLoS One 2012;7(9):e43460.

[103] Pierce MC, Strasswimmer J, Park BH, Cense B, de Boer JF. Advances in optical coherence tomography imaging for dermatology. J Invest Dermatol 2004;123:458—63.

[104] Sattler E, Kastle R, Welzel J. Optical coherence tomography in dermatology. J Biomed Opt 2013;18:061224.

[105] Sun M, He H, Zeng N, Du E, Guo Y, Liu S, et al. Characterizing the microstructures of biological tissues using Mueller matrix and transformed polarization parameters. Biomed Opt Express 2014;5(12):4223—34.

[106] Yao G, Wang LV. Two-dimensional depth-resolved Mueller matrix characterization of biological tissue by optical coherence tomography. Opt Lett 1999;24:537—9.

[107] Wu P, Hsieh T, Tsai Z, Liu T. *In vivo* quantification of the structural changes of collagens in a melanoma microenvironment with second and third harmonic generation microscopy. Sci Rep 2015;5:8879.

[108] Kaiser M, Yafi A, Cinat M, Choi B, Durkin AJ. Noninvasive assessment of burn wound severity using optical technology: a review of current and future modalities. Burns 2011;37:377—86.

第23章

表面声波用于皮肤机械特性检测

C. Li, G. Guan, R. Wang, Z. Huang

引言

组织机械特性随外界环境的变化通常可在组织病理中观察到,如某些皮肤病亦是如此。因此,评估皮肤机械特性不仅帮助我们提高对皮肤病理生理学的理解,同时有助于诊断和治疗皮肤病,如皮肤癌和硬皮病[1-3]。皮肤癌的早期发现很重要,因为早期治疗可以提高 5 年生存率并增加治愈的机会[4,5]。在皮肤癌的早期阶段,病变通常局限于表皮和真皮(1mm 厚度),与正常皮肤组织相比,病变区域杨氏模量[即拉伸模量、弹性模量;(应力除以应变)指拉伸或压缩材料样品时作用于每单位面积所需的力]的变化较小。在早期作出正确诊断,可以使存活率提高到 90%~100%[6]。然而,如果在中晚期才进行诊断,肿瘤已经侵入皮下脂肪层且病变区域的硬度迅速增加,这种情况预后较差[7-9]。因此,组织的几何形状和硬度是皮肤病临床预后非常重要的参数。大多数皮肤病通常由该领域临床经验丰富的皮肤科医生经视诊和 / 或触诊来定性诊断。触诊可以将病变与周围健康组织比较,通过按压感知触觉变化来识别病理组织区域。触觉感应的强弱取决于病理状况的性质。这种皮肤科医生常用的诊断方法具有很高的不确定性。因此,一种具有高敏感性、非破坏性、非侵入性特征,能够评估皮肤的机械特性和几何特性的方法应运而生。

许多弹性成像技术已用于组织机械特性的定性和定量评估[10-15]。弹性成像主要原理在于使用传感器装置量化机械刺激(如压缩、振动或声辐射)直接或间接诱导的机械干扰并成像,[10]。超声弹性成像[11-13]和磁共振弹性成像[14,15]是医学诊断中最常用的方法,超声或磁共振导致组织被动形变,从中了解组织的机械特性。虽然它们在心血管系统和某些类型的癌症的检测中取得了成功,但是由于空间分辨率低,这些方法难以量化皮肤机械特性,不足以检测薄层皮肤中的微小损伤。另外,上述方法均通过检测在体内传播的低频横波,因此可能在材料表面的评估中存在局限。

表面声波(surface acoustic wave,SAW)技术已被应用于工业领域,例如分析金属样品的表面结构、成分、几何形状、粗糙度、平整度和弹性特征[16-20]。SAW 方法主要用于评估材料的机械特性,因为它具有定量评估杨氏模量的优点。SAW 在评估皮肤特征方面具有很大优势,原因如下:①波的能量范围位于表面区域;②SAW 在层状材料中的传播显示出弥散行为,弥散意味着不同的频率分量具有不同的相速,具备穿透到组织不同深度的能力。相速度值与杨氏模量直接相关,因此可以获得 SAW 传播到的皮肤各层的定量弹性信息。最常用的检测 SAW 的方法是使用超声换能器[21],需要与皮肤进行直接接触。该要求导致许多缺点:感测区域受传感器的限制,在组织 - 传感器边界处会发生波能量泄漏,并且传感器对皮肤的压力将导致波形失真。为了缓解这些问题,改进的方法是使用非接触和非破坏性方法来检测 SAW。方法之一是光学检测。光学检测现已被广泛使用,因为它是非接触式和远程的,不需要附着于样品表面。光学测量系统的灵敏度本身就高,较小位移亦可被检测出。光学检测技术还可以提供广泛的可检测宽度。此外,作为一种远程传感方法,它有着在恶劣环境中检测样品的能力,通常对表面取向不敏感。

光学相干断层扫描(optical coherence tomography, OCT)[10,22-29]是一种十分有前景的非侵入性非接触式成像技术,能够以高分辨率提供组织的微结构信息。相敏OCT(phase-sensitive,PhS-OCT)已被开发应用于检测较小的位移和振动,与超声和磁共振相比,它作为位移检测器和传感器具备独特的功能包括:

1. 超高成像分辨率:PhS-OCT成像的空间分辨率为$2\sim15\mu m$。基于此,PhS-OCT有可能解决组织形态和几何特性评估中的微观异质性。

2. 高采集速度:PhS-OCT提供$10\sim100kHz$范围内的二维(2D)图像采集速率,采样率高达92kHz左右,甚至可能更高。

3. 高机械灵敏度:PhS-OCT可测量小到皮米级的微小位移。这种超高灵敏特性方法具备检测材料上所传播幅度非常小的机械波的潜力。

本章旨在开发新型的无创系统,将脉冲刺激SAW方法与PhS-OCT相结合,对人体皮肤组织的不同层次进行快速功能表征。使用浓度及厚度差异的琼脂溶液制作体模,以模拟皮肤的弹性特征。观察和分析SAW在软质材料中的特性。计算弥散相速曲线获得各材料弹性性质信息,继而展现各材料不同的机械性质,包括不同浓度的琼脂体模、在体不同部位的人体皮肤。PhS-OCT系统还提供样品的深度分辨微结构信息,以辅助异质组织的弹性评估。

表面声波的背景和特征

施加或改变对身体施加的力将产生压力及应变响应,同时也将产生不同的机械波作用于身体,如不同的行进路径轨迹和方向、行进速度和能量分布。其中包括体波和表面波。体波,即纵波和横波,可深入组织内部。当介质被自由表面限制时,SAW可在表面附近产生和传播并且不向内部发射能量。SAW在传播方向的垂直平面可引起粒子运动。在光滑的均匀体中,SAW具有逆向椭圆轨道。如果随着深度的变化,弹性属性也发生变化,则SAW会变得弥散,具有不同波长的SAW以不同的速度传播。本节讨论SAW的背景和特征,包括形成原理、速度、频率范围、弥散和当遇到横向弹性变化材料时的特性。

表面声波的形成

Q开关激光脉冲

当用短脉冲激光照射材料时,能量通过各种方式被吸收。较低能量激光照射不会改变被测材料性质。这被称为热弹性机制[21]。激光产生的热弹性机制SAW是一个复杂的过程,涉及被测材料的光学、热学和机械性能。脉冲激光束照射在材料上部分被吸收,因此导致照射区域的温度快速

升高,进而迅速出现热膨胀。因为样品表面没有限制力,大部分材料均可以向外膨胀。材料不能平行于样品表面自由膨胀,故可产生强弹性波脉冲。产生的弹性波从物体表面所在平面的加热区域的中心径向外扩展。故由此产生了超声波,可在材料内传播(如体波),也可在材料表面上传播(如SAW)。SAW的幅度与激光脉冲的能量密度成正比。此外,为了更高效产生SAW,光脉冲的持续时间应足够短,以便对热和应力进行限制[21]。

激光诱导SAW的优点包括:①可为非接触式(耦合问题被消除,没有表面负载);②可远程(可在恶劣环境中访问样本);③可快速扫描;④可在几何形状不规则的样品上进行操作;⑤采用宽带光源。这些方法的缺点包括:①成本相对较高;②产出效率取决于材料光学吸收性能;③需要进行激光安全防护。

激光诱导的SAW技术在皮肤科学应用中并不常见,原因在于复杂的机制和潜在的安全问题,如施加高能量激光脉冲时造成组织热损伤等。所以将这项技术直接应用于组织仍然是一个问题。另外,将激光脉冲直接施加到皮肤上不能产生理想的可测振幅范围内的SAW,因为皮肤是高度散射且低/可变的吸收材料。因此本章将不对激光诱导的SAW技术进行讨论。令人欣喜的是,最近的一项研究提供了一种新颖而实用的解决方案,用于激光诱导SAW测量组织弹性。具体方法为将一层薄薄的黑色琼脂膜覆盖于组织上:①作为表面屏蔽,保护组织免受激光脉冲照射产生的热量损伤;②增加激光脉冲的吸收,利于更好信噪比(signal-to-noise ratio,SNR)SAW的生成[30]。

振动器

脉冲刺激产生的SAW也可以由机械振动器产生。与高能量的激光源相比,机械振动器诱导SAW是更安全、更便携和更简单的方法。它直接将振动传递给样品并产生波,并且机械振动器产生的SAW振幅较容易控制和提高。控制SAW振幅可避免组织反应超出线性弹性区域的可能性。然而,运用机械振动器诱导SAW的缺点包括在检测期间需要与皮肤接触,势必增加皮肤的负载强度(当与机械振动器接触时在皮肤表面上产生的额外负载),这在某些临床环境中是不适用的。因此,它对组织条件和几何形状有特定要求。此外它具有有限的频率带宽(更多详细信息,请参见"频率范围"部分)。

速度

最常用的SAW由脉冲刺激产生。脉冲刺激形成的SAW通常为双、幅度强、频率宽且可在材料表面传播。在理想的均质扁平弹性固体上,SAW无弥散并以恒定速度传播,如公式23.1所述[16,21,30-33]。

$$C_R \approx \frac{0.87+1.12v}{1+v}\sqrt{\frac{E}{2\rho(1+v)}} \quad (公式23.1)$$

其中,C_R为相速,E为杨氏模量,v为泊松比,ρ为材料密度。从公式23.1可以看出,杨氏模量对软组织中SAW速度的

影响最大,因为软组织的密度和泊松比变化不大(泊松比为0.45~0.49,而密度为 1 000~1 400kg/m³)。因此,皮肤病学中的大部分 SAW 应用,可从文献中获得密度和泊松比以估计目标材料的杨氏模量。

频率范围

脉冲刺激产生 SAW 的频率较宽。最大频率分量如公式 23.2 所示(其中 r_0 表示脉冲刺激半径)[34]:

$$f_{max} = \frac{2\sqrt{2}C_R}{\pi r_0} \qquad (公式 23.2)$$

SAW 具有广泛的频率带宽[坚硬固体(如金属)中高达 6MHz,而在柔软生物组织中仅为 5~50kHz],不同频率分量表示 SAW 从样品表面传播的相应深度。当达到最大频率分量时,SAW 信号可与材料的 SAW 速度成正比,与脉冲刺激的半径成反比。因此,坚硬的材料比柔软的材料具有更宽的频率。另外,刺激器产生的频率带宽也决定了 SAW 信号可以达到的最大频率。脉冲刺激越短,可以产生频带更宽的 SAW。材料刚度、刺激器半径和刺激器脉冲时间三者之间的平衡很重要。

弥散

SAW 可在无压力表面上传播,如气-固界面。粒子位移随深度呈指数衰减,对于超过几个波长的穿透深度可忽略不计。粒子运动可以分解为两个正交分量,一个位于 SAW 传播方向,一个则垂直于该表面。在均质材料中,SAW 是非弥散的,因此,它的相速与频率无关。然而,层状材料会影响 SAW 的传播。SAW 在层状材料中的传播显示出弥散行为,这意味着不同的频率分量具有不同的相速度。对于多层介质,不同的层面具有不同的弹性性质,SAW 的相速受其穿透物质的机械性能影响。通过分析相速度曲线,可以揭示材料的真实弹性状态,其中相速度弥散曲线可以定义为与每个频率的最大光谱密度相关的相速度。也就是说,每个频率对应大部分能量传播的相速度。影响相速度弥散曲线的弹性性质不仅包括杨氏模量、泊松比和该层密度,还包括该层的厚度。在这种情况下,具有较短波长(较高频率)的 SAW 穿透深度浅,相速度取决于表层。而具有较长波长(较低频率)的 SAW 在材料中穿透能力强,相速度将受到较深层次的弹性性质影响。这一特性正是 SAW 用于薄层材料的证明,因为不同频率的波可用于表示不同长度的尺度。探测深度可以通过公式 23.3 估算[30,35]:

$$z \approx \lambda = C_R/f \qquad (公式 23.3)$$

其中,f 是信号频率。

图 23.1A 显示 3.5% 单层琼脂-琼脂体模记录的典型 SAW 信号[36]。检测点首先位于距激光束约 0.5mm 的位置,然后以近 0.5mm 每步移动至 3mm 的距离。很明显,SAW 也在远离激光激发点。因为此样品是单层均质的,所以被检测波形没有出现速度弥散,也就是说,未发生波形失真。图23.1B 显示双层琼脂体模的典型 SAW 信号从距激发点 1mm 处以每步 1mm 移动至 6mm 处,其中 2% 琼脂层为上层,3.5%

琼脂层为基底层。绿色箭提示高频信号,可由激光源加热引起的高频热膨胀产生。红色箭提示波形出现弥散,在 6mm 的位置较明显。图 23.1C 比较了两种双层体模的相速弥散曲线:2% 琼脂置于 3.5% 琼脂之上(2%+3.5%)的体模(绿色)和 5% 琼脂置于 3.5% 琼脂之上(5%+3.5%)的体模(蓝色)。红色作为对照代表 3.5% 单层琼脂体模。双层琼脂体模的相速弥散曲线不再是直线。5%+3.5% 的琼脂体模初始相速为 13.08 ± 1.22m/s,与 3.5% 琼脂体模符合。然而,随着频率的增加,相速增加至约 20.30m/s,提示此时为 5% 琼脂的相速。2%+3.5% 的双层琼脂体模中初始相速与 3.5% 单层琼脂体模一致,然后随着频率的增加下降至 7.91m/s 时,即为 2% 琼脂相速。这些结果与理论预期非常一致。即,较低频率区域的相速表示底层的机械性能,而较高频率时的相速表示上层的机械性能。斜率在此不作讨论,因其主要受每层厚度影响。

横向弹性改变行为

在实际情况下,体内组织通常会表现出横向异质性。在这种情况下,当声波传播到不同材质边界时,声能将被反射或继续传输,其取决于材料的声阻抗。声阻抗是材料密度和声波速度的乘积。声阻抗的差异导致两个介质之间的界面或边界处能量的改变,差异越大,能量的变化也越大。当波从材料 1 传播到材料 2 时,参考下列公式:

$$\frac{A_t}{A_i} = \frac{2z_1}{z_1 + z_2} = \frac{2\rho_1 c_1}{\rho_1 c_1 + \rho_2 c_2} \qquad (公式 23.4)$$

其中,$A_t(A_i)$ 是透射(入射)波幅,z、ρ 和 c 分别是介质的声阻抗、密度和声波速度,下标 1 和 2 分别代表材料 1 和材料 2。当材料 1 的声阻抗高于材料 2 声阻抗时,入射波振幅将被放大。反之则被明显降低。尽管已经有较多文献报道了对 P 波速度和 S 波速度的研究,但尚无 SAW 相关报道。研究 SAW 在弹性性质发生变化的界面(边界)上的传播行为是很重要的,可以评估 SAW 检测机械异质组织内局部弹性变化的可行性。

图 23.2 比较了通过有限元(finite element, FE)模拟得到的横向弹性变化的单层和机械均匀琼脂凝胶(分别为 3% 和 1% 琼脂)产生的 SAW 振幅变化的实验结果。从图 23.2 可以看出,无论是 3% 琼脂凝胶模块还是 1% 琼脂凝胶体模,当 SAW 远离原点时,SAW 振幅大致呈指数衰减。SAW 振幅最初与均匀模体的幅度相等,直到 SAW 到达界面。在 SAW 穿过界面从 1% 琼脂侧传播至 3% 琼脂侧时,其振幅增加 150%(图 23.2A)。与之相反,当反向行进时,SAW 幅度减小了 50%(图 23.2B)。实验结果和有限元模拟结果都与公式 23.4 预测的理论预期相符。这表明当 SAW 经过界面从 3% 琼脂传播到 1% 琼脂,振幅将增加 150%,当 SAW 经界面从 1% 琼脂传播到 3% 琼脂时,振幅下降 50%。在运用公式 23.1 作理论分析时,必要参数依据既往研究进行了估算[37]。1% 琼脂的 SAW 速度为 5m/s,3% 琼脂的 SAW 速度为 12m/s,1% 和 3% 琼脂凝胶的密度分别为 1 020kg/m³ 和 1 060kg/m³。另请注意,当 SAW 从刚性一侧向软性一侧行进时,SAW 幅度不会立即增大到最大值(图 23.2A)。这很可能是因为视觉上判断界面位置出现了误差造成的。

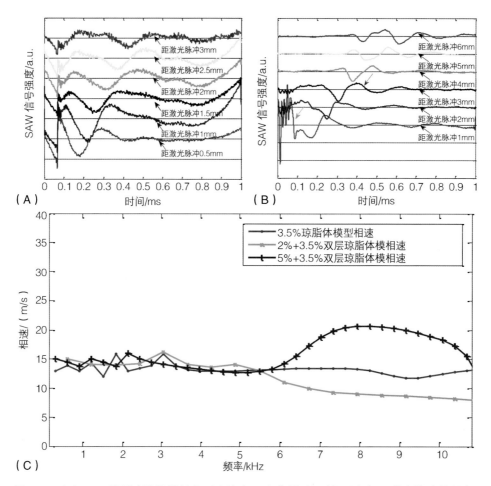

图 23.1 （A）3.5% 单层琼脂体模的表面声波（SAW）信号，从顶部至底部至激光脉冲的距离为 0.5mm（顶部）~3mm（底部），每步 0.5mm。（B）2%+3.5% 双层琼脂体模的 SAW 信号，与激光脉冲的距离为 1~6mm，每步 1mm。（C）3.5% 单层琼脂体模、2%+3.5% 双层琼脂体模和 5%+3.5% 双层琼脂体模之间的相速弥散比较。每个 SAW 信号有规律地垂直移动相等的距离，可更好地观察从不同位置捕获的结果。a.u.，任意单位

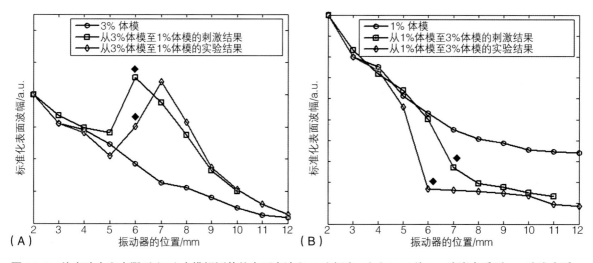

图 23.2 从实验中和有限元（FE）中模拟评估的表面声波（SAW）幅度。（A）SAW 从 3% 琼脂介质到 1% 琼脂介质。（B）SAW 从 1% 琼脂介质到 3% 琼脂介质。钻石符号表示界面位置

这些结果表明,运用 SAW 方法测试组织的弹性横向变化较为敏感,可通过 SAW 速度或 SAW 幅度进行评估。当穿过具有不同弹性的两个组织之间的边界时,SAW 可立即适应材料产生相应的行进速度。更重要的是,SAW 振幅的骤然变化可作为标志,提示 SAW 已经从一种材料移至另一种材料,借此判断材料界面与振动筛的相对位置,以此作为 SAW 在生物医学诊断中具备潜在的有利价值。

人体皮肤表面声波生成与检测实验

作为 SAW 的刺激器,特殊设计的振动器包括信号发生器和具有金属杆的压电陶瓷,该金属杆直接连接到作为振动器头的压电陶瓷(长度 20mm,直径 2mm)。在实验期间,振动器头直接与样品接触,压电陶瓷振动刺激样品表面产生 SAW。以 45° 角作用至组织表面,目的是为样品提供相同的

纵向和剪切能量并改善 SAW 的幅度。与点源相比,线源(由金属杆提供)可改善 SNR,降低 SAW 的衰减,延长其传播距离[32,34-39]。振动器在轴向上可产生 100nm 的最大组织位移。组织位移与 SAW 振幅相关。振幅不影响 SAW 的形状和速度。为分析来自 SAW 的所有频率,振动器需要产生具有短持续时间的脉冲。在本研究中,使用外部触发器来控制振动器,振动器产生 20Hz 的脉冲,占空比为 0.2%,即产生高达 10kHz 的频率。

使用 PhS-OCT 系统进行 SAW 的检测。OCT 成像系统可以提供样品的结构图像作为随深度变化的函数,即每层的厚度。该系统允许同时对组织的内层结构及弹性特性进行成像。

PhS-OCT 系统(图 23.3A)采用光谱域 OCT 系统,其中心波长为 1 310nm,带宽为 46nm,超辐射发光二极管(SLD,DenseLight,Ltd)作为光源。在空气中具有 15mm 的轴向分辨率(皮肤内 10mm,假设折射率为 1.4)。通过光学循环器,

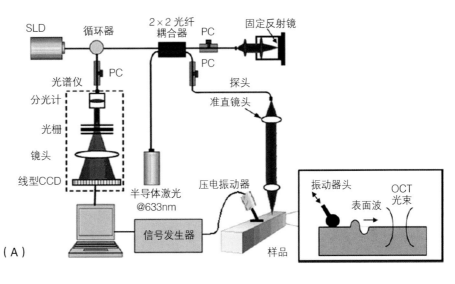

图 23.3 (A)相敏光学相干断层扫描(PhS-OCT)系统的装置。(B)检测点处的运动模式(M 模式)PhS-OCT 图像的幅度数据。(C)SAW 信号的相位变化和振动器脉冲的波形。(D)检测到的系统噪声的相位变化。(E)系统噪声和受检表面波信号频率。CCD,电荷耦合器件;OCT,光学相干断层扫描;SLD,超发光二极管

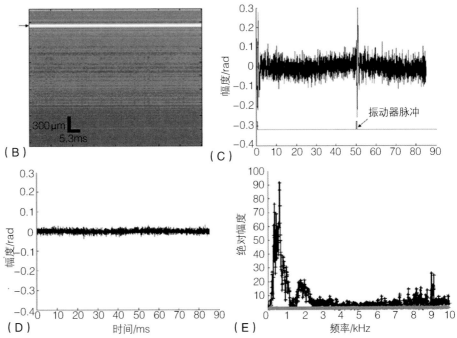

来自 SLD 宽带光源的光在基于 50/50 光纤的迈克尔孙干涉仪中被分成两个路径。一束光耦合到固定参考镜上,另一束通过物镜聚焦到样品的虚像上。物镜的焦距为 50mm,横向分辨率为 18μm。耦合器通过光学循环器将来自样品臂的反向散射光和来自参考臂的反射光重新组合成一个自制的高速光度计。然后将干涉光耦合到配备有 14 位、1 024 像素钢镓砷(InGoAs)线扫描相机的快速光谱仪中,最大采集速率为 47kHz。计算机同步控制摄像机的采集和振动器的脉冲发射。在这项研究中,SAW 刺激系统和摄像机同时工作。

图 23.3B~E 显示了如何通过 PhS-OCT 系统从琼脂模体获得 SAW。使用图 23.3B 中的 OCT 系统实现模块的运动模式(M 模式)图像,其中黑色箭表示分析相变选择的数据。由于高表面反射率,模块的表面具有最强的信号。图 23.3C 显示上层观察到的相变。当振动器对模块表面施加刺激时,非常短的延迟时间便可检测到强 SAW 信号。为了确定系统噪声,可收集来自台面无样品时的数据(图 23.3D)。如图 23.3E 所示,从样品台检测到的系统噪音远低于检测到的 SAW 信号的幅度,故其频率可以忽略不计。在 0.5mm 轴向深度位置测量的 SNR 为 100dB。

为了计算振动器引起的 SAW 的相速度弥散曲线,需要已知几个检测位置的相位差。振动器要与样品表面接触以产生 SAW。为了实现 SAW 的稳定性,需将振动器和样品安装在平移台上。在实验期间,将 PhS-OCT 样品束移动到不同的检测位置,同时将振动器头保持在固定位置。在每个检测位置,以 47kHz 的采样频率随时间获取 4 000 条线,也称为 M 采集模式。因为刺激具备 20Hz 的频率,所以系统能够检测到两个相位变化(图 23.3C 中的底线),时间间隔为 50 毫秒。计算 SAW 位移参考下方公式[37]:

$$\Delta Z = \frac{\Delta \varphi \lambda}{4\pi n} \qquad \text{(公式 23.5)}$$

其中 $\Delta\varphi$ 是检测的相变,λ 是 PhS-OCT 系统的中心波长(1 310nm),n 是样品的折射率。

表面声波相速弥散曲线的信号处理

分析物质的弹性性质,需在 6 个位置处检测并记录 SAW,相邻位置之间具有相同的步长(约 0.5mm/ 步)。在每个检测点进行 10 次测量取平均值以减少信号噪声。通过使用降低低频噪声和高频噪声的 Hilbert-Huang 方法,最大限度地降低信号噪声[40]。

分析任何两个测量信号之间的相速弥散曲线,$y_1(t)$ 和 $y_2(t)$ 对应于 x_1 和 x_2。通过确定交叉功率谱 $Y_{12}(f)$ 的相位来计算 SAW 信号 $y_1(t)$ 和 $y_2(t)$ 之间的相位差 $\Delta\varphi$。两个复杂光谱计算相位差可被直接计算:

$$y_1 \xrightarrow{F} Y_1(f) = A_1(f)e^{i\varphi_1(f)} \qquad \text{(公式 23.6)}$$

$$y_2 \xrightarrow{F} Y_2(f) = A_2(f)e^{i\varphi_2(f)} \qquad \text{(公式 23.7)}$$

以下是交叉功率谱的相位公式:

$$Y_{12}(f) = Y_1(f) \cdot \overline{Y_2(f)} = A_1 A_2 e^{i(\varphi_2 - \varphi_1)} \qquad \text{(公式 23.8)}$$

$$\Delta\varphi = \varphi_2 - \varphi_1 \qquad \text{(公式 23.9)}$$

其中 $Y_1(f)$ 和 $Y_2(f)$ 是 $y_1(t)$ 和 $y_2(t)$ 的傅里叶变换,A_1 和 A_2 是交叉功率谱的幅度,$\Delta\varphi=\varphi_1-\varphi_2$ 是被测信号 $y_1(t)$ 和 $y_2(t)$ 之间的相位差。假设处于已知距离 ΔX 的两个接收器,当传播波具有等于距离 ΔX 的波长时,测量的相位差是 2π。更通俗来说,相位差与 2π 的比等于距离与波长之比:

$$\Delta\varphi/2\pi = \Delta X/\lambda \qquad \text{(公式 23.10)}$$

如果已知接收器之间的距离和两个相应信号之间的相位差,则可以将波长计算为:

$$\lambda = \Delta X \cdot 2\pi/\Delta\varphi \qquad \text{(公式 23.11)}$$

给定频率 f,然后获得相速,如下:

$$C_R = \lambda \cdot f \qquad \text{(公式 23.12)}$$

因此相速可表示为:

$$C_R = \Delta X \cdot 2\pi \cdot f/\Delta\varphi \qquad \text{(公式 23.13)}$$

根据两个接收器处的信号之间的相位差计算相速。自相关谱和相速度弥散曲线都是我们分析的关键参数,因为前者提供了信号的可用频率范围,而后者提供了样本的弹性和结构信息。表面波的截止频率定义在距离自相关谱的最大值 -20dB,此处弥散曲线的不确定性增加[35]。将两个检测点之间的所有相速取平均值来确定最终的相速弥散曲线。

运用表面声波测量人体皮肤弹性

对 11 名健康志愿者进行体内实验,年龄跨度为 25~45 岁(4 名女性和 7 名男性)。这些实验在室温和正常湿度下进行。测量值从两个皮肤部位获得:前臂和手掌。要求受试者在 6 次测量(6×85 毫秒)期间保持手臂(手掌)稳定。完整的实验持续不到 5 分钟。将振动器头轻压在皮肤上,受试者无任何不适主诉。

图 23.4A 和 B 分别显示了受试者前臂和手掌皮肤的典型 SAW。检测点距离振动器 2~12mm,增量为 2mm。人体皮肤上的 SAW 信号比在模块中衰减更快,可能与皮肤下微血管的高黏度影响有关。图 23.4C 是一名女性受试者的手掌和前臂的相速度弥散曲线。

手掌和前臂的低频相速值相似。在 1kHz,相速代表皮下脂肪层,其值为 4m/s。相速在较高频率处增加,其代表皮肤真皮层。达到平稳相速,前臂上是在 4.1kHz 处达到 7m/s,在手掌上是 3.3kHz 处的 7.5m/s(平台在图 23.4C 中用垂直虚线标记)。这些值表明手掌的真皮杨氏模量高于前臂的杨氏模量,相速曲线在较低频率达到饱和,表明手掌真皮层的厚度比前臂厚。

当前系统不能检测表皮的杨氏模量,因为该层厚度薄,且在上层,这需要在更高的频率范围收集数据。估计振动器脉冲需要 20kHz 的脉冲,并且 PhS-OCT 系统将需要 100kHz 的采样率,其高于当前系统范围(47kHz)。该研究对于大多数皮肤病和皮肤老化均可引起真皮层机械特性改变,因此该研究具有一定价值。

表 23.1 总结了来自本章所述实验的所有 11 名受试者的手掌和前臂皮肤的相速度。为了计算杨氏模量,选择 1kHz 的相速值用于脂肪层,平台期的相速用于真皮层。根据以前的研究,我们假设人体皮肤组织的泊松比为 0.48。使

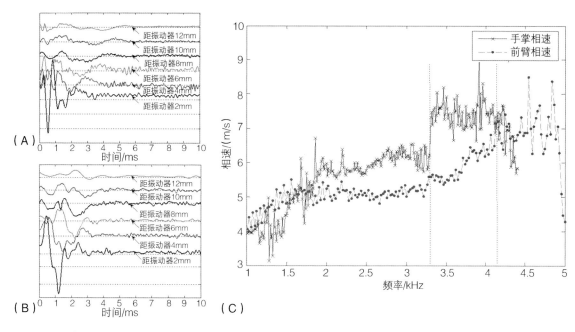

图 23.4　人体前臂皮肤（A）和手掌皮肤（B）的典型 SAW 信号，距振动器 2~12mm，步长为 2mm。（C）手掌和前臂之间的相速度弥散曲线的比较（虚线表示真皮层的起始频率）

表 23.1　11 名受试者手掌和前臂中的相速度（平均值）和杨氏模量

对象	年龄	真皮相速 / $(m \cdot s^{-1})$		真皮杨氏模量 / kPa		皮下脂肪 相速度 /$(m \cdot s^{-1})$		皮下脂肪杨氏 模量 /kPa	
		前臂	手掌	前臂	手掌	前臂	手掌	前臂	手掌
女 1	27	7.02 ± 1.14	7.50 ± 0.55	180.38 ± 4.76	205.89 ± 1.11	4.00 ± 0.38	4.25 ± 0.69	50.95 ± 0.46	57.52 ± 1.51
女 2	26	6.45 ± 0.87	7.94 ± 0.52	152.27 ± 2.77	230.75 ± 0.99	3.92 ± 0.27	4.05 ± 0.81	48.93 ± 0.23	52.23 ± 2.09
女 3	25	7.17 ± 1.25	7.58 ± 1.15	176.54 ± 5.37	280.96 ± 8.73	3.64 ± 0.95	3.71 ± 0.51	45.50 ± 3.09	49.93 ± 0.94
女 4	26	7.94 ± 0.61	7.64 ± 0.96	216.49 ± 1.28	212.01 ± 3.16	4.26 ± 0.54	4.39 ± 0.69	62.32 ± 1.00	69.99 ± 1.51
男 5	45	7.37 ± 0.93	8.29 ± 0.61	198.81 ± 3.17	251.55 ± 1.36	4.18 ± 0.41	4.38 ± 0.78	55.64 ± 0.54	61.09 ± 1.94
男 6	36	7.24 ± 0.61	7.69 ± 0.48	191.86 ± 1.36	216.45 ± 0.84	4.25 ± 0.35	4.56 ± 0.64	57.52 ± 0.39	66.22 ± 1.30
男 7	26	8.85 ± 0.79	10.02 ± 0.51	286.68 ± 2.28	368.22 ± 0.98	4.17 ± 0.41	4.03 ± 0.73	55.37 ± 0.96	51.72 ± 1.69
男 8	29	7.47 ± 0.58	8.06 ± 0.39	191.62 ± 1.15	235.96 ± 0.55	3.27 ± 0.85	4.15 ± 0.39	36.72 ± 2.48	62.55 ± 0.55
男 9	27	8.52 ± 0.96	8.79 ± 0.62	249.28 ± 3.16	280.63 ± 1.39	4.37 ± 1.63	4.79 ± 0.41	65.58 ± 9.12	83.33 ± 0.61
男 10	28	8.76 ± 1.12	8.85 ± 0.85	263.51 ± 4.31	284.48 ± 2.62	4.27 ± 0.56	4.63 ± 0.78	62.61 ± 1.08	77.86 ± 1.94
男 11	28	8.61 ± 0.95	9.23 ± 0.78	254.57 ± 3.09	315.50 ± 2.21	4.22 ± 0.84	4.52 ± 1.54	61.15 ± 2.42	74.21 ± 8.61

用 1 116kg/m³ 作为真皮密度和 971kg/m³ 作为皮下脂肪密度。因此，利用测量的相速值可以计算杨氏模量。

图 23.5 显示了 11 名受试者前臂、手掌真皮和皮下脂肪层杨氏模量的统计数据。从图中可以看出，真皮层杨氏模量（200kPa）远高于皮下脂肪层（50kPa）。手掌真皮的杨氏模量高于前臂。此外，女性的真皮和皮下脂肪比男性更柔软。

结果表明，SAW 方法结合 PhS-OCT 对于区分不同性别不同皮肤部位的杨氏模量具有足够的敏感性。但是，上述分析是不完整的。年龄、体重指数、种族和水合程度等因素会影响皮肤弹性。由于受试者数量有限且受试者的详细信息不完整，因此仅分析了女性和男性手掌和前臂皮肤之间的差异。

虽然目前的系统能够评估不同层的杨氏模量，但仍然存在一些局限性，皮肤层次分界并非一个平面，另研究中忽略了组织微结构（例如血管）。因此，在相速曲线中区分每层的频率存在较高的不确定性。表 23.1 中显示的杨氏模量是采用文献中泊松比和密度值获得平均相速值获得的估计值。然而，与在皮肤疾病的预期硬度变化相比，相速的标准偏差较小，例如，与健康皮肤相比，基底细胞癌肿瘤硬度可增加 3%~50%。

当前系统可测量的最小 SAW 速度为 0.011m/s，由 SAW 在相邻采样位置（0.5mm）之间传播的时间确定，对应于杨氏

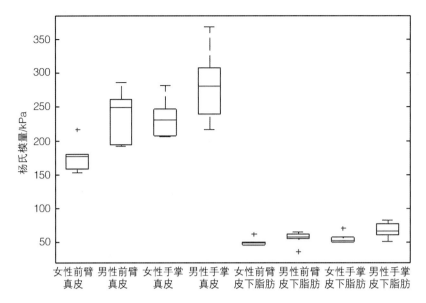

图 23.5 男女组中前臂和手掌真皮及皮下脂肪的杨氏模量统计结果

模量 0.45Pa,表明系统灵敏度高[41]。因此该系统足够敏感以检测非常低的弹性变化(基底细胞癌较健康皮肤的硬度增加 3%)。

尽管 SAW 方法适用于检测皮肤弹性变化,但组织的弹性成像可以直接提示组织硬度,以辅助临床诊断。主要概念是基于从两个相邻位置计算的相速数据来估计杨氏模量曲线作为频率的函数,从而产生 SAW 线弹性成像的 A 线。在评估所有相邻位置之后,可以构建 B 扫描弹性成像图像,其水平轴表示样本上的空间范围(即距离,mm),垂直轴表示相关的 SAW 频率(Hz),与深度相关。

SAW 方法可以检测的最小深度与刺激器半径有关。由于振动器的半径为 2mm,因此系统弹性成像的最小深度为 1mm。另一方面,SAW 弹性成像的最大深度可以参考公式 23.3 以最低频率及其相应的 SAW 速度计算得来。这里,最低频率(通常为 1kHz)由自相关谱的最大值定义为 -10dB。当前系统可感知的最大深度为 5mm,因为在本研究中,SAW 速度在 1kHz 时通常为 5m/s。

SAW 弹性成像方法[41] 在人体前臂皮肤上进行了测试,通过 OCT 图像可观察到真皮层中有一坚硬结节(图 23.6A)。从 OCT 图像可以看出,硬结节在表面下方 0.5mm 处,但由于成像深度有限(<1mm),因此难以提供其尺寸。弹力图(图 23.6B)可区分结节和背景组织之间的硬度。在正常人体皮肤上,杨氏模量从浅表至深层逐渐减少(200kPa:5~3kHz 对应于 1.5~2.2mm 的深度,即真皮层;100kPa:3~1kHz 对应于 2.2~4mm 的深度,即皮下脂肪层)。真皮和皮下脂肪层的杨氏模量测量结果与先前报道研究中的一致。硬结节(以红色显示)容易在弹力图中区分,因为它具有比周围组织高得多的杨氏模量,并且在皮肤内深度达到 1.85mm。然而,目前的系统难以提供表皮层的机械性能,因为系统可以测量的最小深度是 1mm。

PhS-OCT 结合 SAW 方法进行皮肤弹性测量和弹性成像

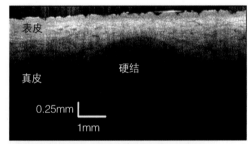

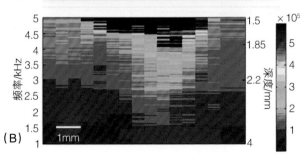

图 23.6 (A)人体前臂皮肤的光学相干断层扫描(OCT)图像,图像中央可见硬结。(B)弹力图结果

具有一些优点和局限性。优点是:①弹性成像深度远高于传统 OCE,因为系统可以在 5mm 深度对组织成像;②它可提供定量的弹性成像;③由于 SAW 具有弥散性的特点,可以用一个数据库收集皮肤不同层的全部信息。该系统的局限性包括:① SAW 弹性成像的空间分辨率远低于 OCE。因为后者依赖于 OCT 来执行应变率成像,而前者需要一定距离以使 SAW 滤波器充分分散,从而评估相速。②从 SAW 弹性成像中的相速到深度信息的映射是非线性过程。这需要进一步研究,以便以线性几何尺度提供弹性成像,与 OCT 成像一起直接呈现,以便于在生物医学应用。③当前系统的最小感应

深度受刺激器尺寸的限制。如果使用激光源来刺激 SAW，则可能解决该问题，因为激光束容易聚焦，产生的 SAW 信号内的高频内容可显著增加。

结论

SAW 方法作为一种瞬时弹性成像方法，具备定量测量皮肤各层和不同类型软组织弹性的潜力[42-44]。然而，在不同的成像和弹性成像方法中，光学成像结合瞬态弹性成像方法在皮肤病学应用中具有较大的潜力。OCT 具有超高分辨率，可以清晰地区分不同的皮肤层次。

运用不同的方法在不同材料上可产生 SAW，包括高能激光脉冲和机械振动器。与高能激光脉冲相比，出于安全考虑，机械振动器更适合于在人体皮肤上产生 SAW 传播。由于复杂的机制和潜在的安全问题，如组织热损伤问题，将激光脉冲直接应用于组织仍然是一个问题。同时，在许多情况下，从激光发射位置考虑，需要高能量刺激激光脉冲，以在远距离产生可检测的 SAW。SAW 的刺激方法以及样品的弹性将影响 SAW 的最大频率范围。在进行任何 SAW 研究之前，应平衡测试材料的弹性、刺激方法和检测方法。

SAW 相速以及 SAW 振幅对轴向和横向的弹性变化都很敏感。SAW 相速与材料弹性有关，较高的 SAW 相速表明材料较硬。通过本研究中提出的信号处理方法，可以计算 SAW 相速曲线，以揭示不同模型的机械特性，包括均匀、分层和在轴向和横向都有弹性变化的材料。

SAW 方法结合 PhS-OCT 系统可以提供人体皮肤的结构图像和弹性成像。它可以区分不同受试者的皮肤弹性和厚度。由于其高灵敏度，SAW 方法结合 PhS-OCT 在皮肤病学应用中是可行的，例如皮肤癌的诊断、皮肤老化的监测以及不同治疗选择对逆转衰老表现的影响。

本章所述研究展示了 SAW 方法在人体皮肤弹性测量和弹性成像的体内表征方面的潜力。后续可进行数个相关直接的研究，开展的工作涉及从生成 SAW 至 SAW 相速弥散曲线的发展，从而提供不同层次皮肤的几何和机械性质变化的定量信息，但信号处理非实时。提高数据处理速度，在皮肤组织检测部位上可提供实时定量弹性成像的结果，这在临床应用中是有益的。该研究旨在同时量化弹性模量和几何参数，弹性成像与测试样本的实时高分辨率 OCT 成像相结合。反向弹性信息同时处理并发送到实时 OCT 成像软件。利用 SAW 方法确定深度 - 频率关系，可以在 OCT 成像中定义特定深度的弹性信息。这将是该项目中具有挑战性的阶段。此外，该研究已经较好呈现了 2D SAW 弹性成像的应用，在将来的研究工作中，在较大体积的组织中进行 3D 弹性成像以更好地定位皮损将具有极大的研究价值。

（尹慧彬　译，彭茂　校）

参考文献

[1] Gennisson J, Baldeweck TT, Catheline MS, Fink M, Sandrin L, Cornillon C, et al. Assessment of elastic parameters of human skin using dynamic elastography. IEEE Trans Ultrason Ferroelectr Freq Control 2004;51(8):908−89.

[2] Agache PG, Monneur C, Leveque JL, De Regal J. Mechanical Properties and Young's modulus of human skin in vivo. Arch Dermatol Res 1980;269:221−32.

[3] Zhang X, Kinnick RR, Pittelkow MR, Greenleaf JF. Skin viscoelasticity with surface wave method. IEEE Int Ultrason Symp Proc 2008. Paper. 0156.

[4] Melanoma skin cancer. American Cancer Society; 2011. http://www.cancer.org/acs/groups/cid/documents/webcontent/003120-pdf.

[5] Skin cancer. American Cancer Society; 2007. http://www.cancer.org/acs/groups/content/@nho/documents/document/skincancerpdf.pdf.

[6] Ciarletta P, Foret L, Ben Amar M. The radial growth phase of malignant melanoma: multi-phase modelling, numerical simulations and linear stability analysis. J R Soc Interface 2010;8(56):345−68.

[7] Tilleman TR, Tilleman MM, Neumann MH. The elastic properties of cancerous skin: Poisson's ratio and Young's modulus. Isr Med Assoc J 2004;6(12):753−5.

[8] Williams M, Ouhtit A. Towards a better understanding of the molecular mechanisms involved in sunlight-induced melanoma. J Biomed Biotechnol 2005;2005(1):57−61.

[9] Allen AC, Spitz S. Malignant melanoma; a clinicopathological analysis of the criteria for diagnosis and prognosis. Cancer 1953; 6(1):1−45.

[10] Sun C, Standish B, Yang VX. Optical coherence elastography: current status and future applications. J Biomed Opt 2011;16(4): 043001.

[11] Evans A, Whelehan P, Thomson K, McLean D, Brauer K, Purdie C, et al. Quantitative shear wave ultrasound elastography: initial experience in solid breast masses. Breast Cancer Res 2010;12(6): R104.

[12] Rago T, Santini F, Scutari M, Pinchera A, Vitti P. Elastography: new developments in ultrasound for predicting malignancy in thyroid nodules. J Clin Endocrinol Metab 2007;92(8):2917−22.

[13] Rivaz H, Boctor EM, Choti MA, Hager GD. Real-time regularized ultrasound elastography. IEEE Trans Med Imaging 2011;30(4): 928−45.

[14] Venkatesh SK, Yin M, Glockner JF, Takahashi N, Araoz PA, Talwalkar JA, et al. MR elastography of liver tumors: preliminary results. AJR Am J Roentgenol 2008;190(6):1534−40.

[15] McKnight AL, Kugel JL, Rossman PJ, Manduca A, Hartmann LC, Ehman RL. MR elastography of breast cancer: preliminary results. AJR Am J Roentgenol 2002;178(6):1411−7.

[16] Schneider D, Schwarz TA. Photoacoustic method for characterising thin films. Surf Coat Tech 1997;91:136−46.

[17] Wang HS, Fleming S, Law S, Huang T. Selection of appropriate laser parameters for launching surface acoustic waves on tooth enamel for non-destructive hardness measurement. In: IEEE Australian Conference of Optical Fibre Technology/Australian Optical Society (ACOFT/AOS); 2006.

[18] Huang QJ, Cheng Y, Liu XJ, Xu XD, Zhang SY. Study of the elastic constants in a $La_{0.6}Sr_{0.4}MnO_3$ film by means of laser-generated ultrasonic wave method. Ultrasonics 2006;44(Supp. 1):e1223−7.

[19] Reverdy F, Audoin B. Ultrasonic measurement of elastic constant of anisotropic materials with laser source and laser receiver focused on the same interface. J Appl Phys 2001;90(9):4829−35.

[20] Ridgway P, Russo R, Lafond E, Jackson T, Zhang X. A sensor for laser ultrasonic measurement of elastic properties during manufacture. In: Proceedings of 16th WCNDT 2004-World Conference on NDT; 2004. Paper 466.

[21] Scruby CS, Drain LE. Laser ultrasonics: techniques and applications. London: Taylor & Francis; 1990. p. 325−35. ISBN-10: 0750300507.

[22] Fercher AF. Optical coherence tomography: development, principles, applications. Z Med Phys 2010;20(4):251−76.

[23] Tomlins PH, Wang RK. Theory, developments and applications of optical coherence tomography. J Phys D Appl Phys 2005;38(15): 2519−35.

[24] Welzel J. Optical coherence tomography in dermatology: a review. Skin Res Technol 2001;7(1):1−9.

[25] Chan RC, Chau AH, Karl WC, Nadkarni S, Khalil AS, Iftimia N, et al. OCT-based arterial elastography: robust estimation exploit-

ing tissue biomechanics. Opt Express 2004;12(19):4558−72.

[26] Wang RK, Ma Z, Kirkpatrick SJ. Tissue Doppler optical coherence elastography for real time strain rate and strain mapping of soft tissue. Appl Phys Lett 2006;89(14):144103.

[27] Liang X, Oldenburg AL, Crecea V, Chaney EJ, Boppart SA. Optical micro-scale mapping of dynamic biomechanical tissue properties. Opt Express 2008;16(15):11052−65.

[28] Kennedy BF, Hillman TR, McLaughlin RA, Quirk BC, Sampson DD. In vivo dynamic optical coherence elastography using a ring actuator. Opt Express 2009;17(24):21762−72.

[29] Kennedy BF, Liang X, Adie SG, Gerstmann DK, Quirk BC, Boppart SA, et al. In vivo three-dimensional optical coherence elastography. Opt Express 2011;19(7):6623−34.

[30] Li C, Guan G, Zhang F, Nabi G, Wang RK, Huang Z. Laser induced surface acoustic wave combined with phase sensitive optical coherence tomography for superficial tissue characterization: a solution for practical application. Biomed Opt Express 2014;5(5):1403−18.

[31] Lee YC, Kim JO, Achenbach JD. Measurement of elastic constants and mass density by acoustic microscopy. IEEE Ultrason Symp 1993;1:607−12.

[32] Hurley DH, Spicer JB. Line source representation for laser-generated ultrasound in an elastic transversely isotropic half-space. J Acoust Soc Am 2004;116:2914−22.

[33] Neubrand A, Hess P. Laser generation and detection of surface acoustic waves: elastic properties of surface layers. J Appl Phys 1992;71:227−38.

[34] Sohn Y, Kirshnaswamy S. Mass spring lattice modelling of the scanning laser source technique. Ultrasonics 2002;39:543−51.

[35] Wang HC, Fleming S, Lee YC, Law S, Swain M, Xue J. Laser ultrasonic surface wave dispersion technique for non-destructive eval-

uation of human dental enamel. Opt Express 2009;17:15592−607.

[36] Li CH, Huang ZH, Wang RKK. Elastic properties of soft tissue-mimicking phantoms assessed by combined use of laser ultrasonics and low coherence interferometry. Opt Express 2011;19(11):10153−63.

[37] Li C, Guan G, Reif R, Huang Z, Wang RK. Determining elastic properties of skin by measuring surface waves from an impulse mechanical stimulus using phase-sensitive optical coherence tomography. J R Soc Interface 2012;9:831−41.

[38] Doyle PA, Scala CM. Near-field ultrasonic Rayleigh waves from a laser line source. Ultrasonics 1996;34:1−8.

[39] Kenderian S, Djordjevic BB, Green Jr RE. Point and line source laser generation of ultrasound for inspection of internal and surface flaws in rail and structural materials. Res Nondestr Eval 2001;13:189−200.

[40] Sun W, Peng Y, Xu J. A de-noising method for laser ultrasonic signal based on EMD. J Sandong Univ 2008;38:1−6.

[41] Li C, Guan G, Cheng X, Huang Z, Wang RK. Quantitative elastography provided by surface acoustic waves measured by phase-sensitive optical coherence tomography. Opt Lett 2012;37(4):722−4.

[42] Li C, Guan G, Zhang F, Song S, Wang RK, Huang Z, et al. Quantitative elasticity measurement of urinary bladder wall using laser-induced surface acoustic waves. Biomed Opt Express 2014;5(12):4313−28.

[43] Li C, Guan G, Huang Z, Johnstone M, Wang RK. Non-contact all-optical measurement of corneal elasticity. Opt Lett 2012;37:1625−7.

[44] Li C, Guan G, Huang Z, Wang RK. Evaluating elastic properties of heterogeneous soft tissue by surface acoustic waves detected by phase-sensitive optical coherence tomography. J Biomed Optics 2012;17(5).

第24章

光声层析成像技术在黑色素瘤诊断中的应用

Y. Zhou, L.V. Wang

引言

　　黑色素瘤是最致命的皮肤癌症。仅在美国,2014年大约确诊了76 100例黑色素瘤,有9 710例患者死于黑色素瘤[1]。虽然黑色素瘤在皮肤肿瘤中的比例不足2%,但是黑色素瘤造成的死亡事件占皮肤肿瘤相关死亡的75%[2]。此外,近些年黑色素瘤的发病率急剧升高。在男性群体中,黑色素瘤病例的增加速度超过了其他任何一种恶性肿瘤,在女性群体中,其增加速度仅次于肺癌[3]。据估计,以2014年出生的美国人为例,42个人中就会有1个人患上黑色素瘤[2]。黑色素瘤的早期诊断非常关键,因为局限性黑色素瘤可以治愈,而转移性黑色素瘤则是致命的。最近的研究数据表明,局限性黑色素瘤的5年生存率为98%,而转移性黑色素瘤5年生存率仅16%[2]。

　　现有的黑色素瘤标准化诊断为首先肉眼检查皮肤并识别皮损大体特征,对可疑病变行活检并且进行后续组织病理学确认。肉眼观察初步诊断依据"ABCDE法则"来区分良性与恶性病变。恶性皮损通常表现为:A,形状不对称(asymmetric shape);B,边界不规则(irregular border);C,呈多种颜色(multiple colors);D,直径>6mm(diameter greater than 6mm);E,皮损高出皮肤表面(elevation above the skin)。然而,并非所有黑色素瘤都符合这些标准。此外,一些不相关的皮肤疾病,例如脂溢性角化病,也能够符合所有的标准。因此,对可疑病变进行活检和组织病理检查非常必要,除了确证诊断也要判定黑色素瘤的严重程度。无论如何,对可疑病变进行肉眼检查非常重要,尤其是多发痣。

　　一旦可疑黑色素瘤被确诊,需要根据黑色素瘤的组织学特征(包括厚度、溃疡以及有丝分裂率)来进一步诊断。在这些特征中,黑色素瘤的厚度最为关键。不论黑色素瘤组织是否具有其他特征,只要瘤体厚度<0.75mm,通常不推荐前哨淋巴结(sentinel lymph node,SLN)活检[3]。瘤体厚度≥0.75mm,应行SLN活检判断肿瘤是否已经移行转移。如果SLN活检结果为阳性,意味着黑色素瘤可能已经局部或全身转移,即需要全身检查来定位转移的肿瘤。

　　在诊断过程中,组织活检对于确诊原发肿瘤、测量厚度以及确定SLN中的转移肿瘤均至关重要。虽然,具有可疑病变的患者应该进行切缘阴性的皮损全切活检,但是很多患者无法实现皮损全部切除活检。包括但不限于下述情况:位于面部、远端手指和跖部皮损以及面积过大的皮损[3]。此外,切除原发肿瘤进行组织活检可能会改变局部淋巴系统,从而可能影响后续前哨淋巴结切除结果。因此,在肿瘤诊断即特征测量中,常用局部组织活检(手术切除或环钻活检)取代皮损全切活检。实际上,2013年,美国57%的黑色素瘤患者经局部组织活检确诊[4]。但由于局部组织活检的样本仅仅是肿瘤组织的一部分,这就会导致肿瘤特征测量的不精确

(尤其厚度),从而造成误诊。因此,在体光声层析成像技术用于测量黑色素瘤特征,将会极大提高诊断的准确性。

光声层析成像技术(photoacoustic tomography,PAT)结合了光学激发和声学检测这两种特性,适合用于在体黑色素瘤成像[5-7]。在 PAT 中,运用脉冲或者强度调制的连续性波长光源来照射靶组织[7-11]。当组织吸收了光以后,它的初始温度就会升高,从而导致压力的升高,然后以一种光声(photoacoustic,PA)波的形式向外传播,最终被超声换能器检测到[7,12]。在光学吸收对比的基础上,PAT 还可对于多种外源性吸收剂进行成像,例如染料[13-15]和纳米颗粒[16-18]。PAT 也能够对多种内源性吸收剂进行成像,包括血红蛋白[8]、黑色素[19]、水[20]、DNA 和 RNA[21]、脂质[22]、碳氧血红蛋白[23]、胆红素[24]、肌红蛋白[25]、细胞色素 C[26]和高铁血红蛋白[27]。因为黑色素瘤主要的成分是黑色素,所以 PAT 可以高灵敏地检测黑色素瘤。基于声学探测,PAT 可以对较深组织进行高分辨率成像。到目前为止,PAT 已成功在体检测厚度超过 7mm 的黑色素瘤[28]。

本章,我们将讨论 PAT 在原发性和转移性黑色素瘤诊断中的最新进展。首先,我们将介绍 PAT 在黑色素瘤相关工作中的主要实施方案。然后,我们将讨论目前 PAT 在黑色素瘤诊断中的应用,包括测量黑色素瘤厚度、监测生长速度、定位 SLN、无标记筛选前哨淋巴结,以及监测黑色素瘤循环肿瘤细胞(circulating tumor cell,CTC)。接下来,我们提出 PAT 在其他方面的一些潜在应用,比如:转移性肿瘤的检测、无标记组织学,以及原发瘤的无创检查。最后,我们总结了 PAT 在原发性黑色素瘤和转移性黑色素瘤两方面的应用,也对未来的研究方向提出建议。

用于诊断黑色素瘤的光声层析成像技术的主要方式

根据图像的形成机制,PAT 可以分为以下三种:基于光栅扫描的光声显微镜(raster-scanning photoacoustic microscopy,PAM)[9,11,29],基于重建的光声计算机断层摄影(reconstruction-based photoacoustic computed tomography,PACT)[8,30-32],以及圆周分段扫描 PA 内窥镜[33-36]。在这三种成像方式中,PAM 和 PACT 已经被广泛用于原发性和转移性黑色素瘤的诊断。因此,在这一部分中,我们只详细讨论这两个主要成像方式。

图 24.1 是 PAM 系统的一种典型示意图[11]。泵浦激光器由掺钕钇铝榴石激光器和二次谐波发生器组成,能产生 532nm 波长的光。对于深度的 PAM 成像,染料细胞会产生波长更长的光,例如波长为 650nm 的光,其在组织中的衰减小于 532nm 的光[37]。为了量化研究,利用光电二极管测量激光强度的波动以进行校准。在大多数情况下,我们会优先选择光纤传输激光,而不会选择自由空间传输,这也使扫描头组装起来会更容易。一个锥形透镜和两个反光镜可以形成一个入射角大约为 45° 的暗场照明,这样就可以减少来自皮肤表面强烈的干扰信号。为了提高 PA 信号的检测灵敏度,我们使用了一种球形聚焦超声换能器,其由水或超声凝胶作为耦合剂。单激光脉冲可以产生一维(1D)图像(A 线),二维(2D)横向扫描形成最终的三维(3D)体积图像。在这种类型的 PAM 系统中,声聚焦强于光聚焦。因此,横向分辨率由球形聚焦超声换能器决定。通常,横向分辨率的数值经公式 $0.72\lambda/NA$ 计算。其中,λ 是超声换能器中心频率的波长;NA 是换能器的数值孔径[38]。超声换能器还决定了该 PAM 系统的轴向分辨率,可用公式 $0.88c/\Delta f$ 来表示。其中,c 是软组织中的声速;Δf 是换能器的频率带宽[39,40]。迄今为止,我们可以通过使用中心频率为 50MHz、带宽为 70%、NA 值为 0.44 的换能器,实现横向分辨率和轴向分辨率分别为 45μm 和 15μm、深度达 3mm 的成像[29]。为了实现更强的穿透深度,我们可以使用中心频率较低(如 10MHz 或 5MHz)的超声换能器。例如,使用中心频率为 5MHz 的换能器,其成像深度可以扩展到 4cm。但是,横向分辨率却降低至 560μm。在这种情况下,因为分辨率在人眼的分辨能力范围以内,所以

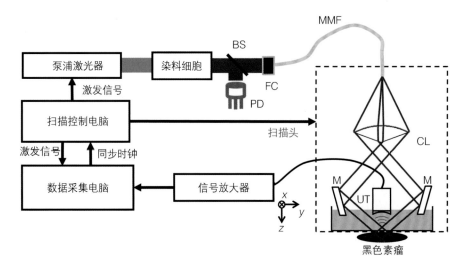

图 24.1　典型的光声显微镜(PAM)系统。BS,分束器;CL,圆锥形镜片;FC,光纤耦合器;M,镜子;MMF,多模光纤;PD,光电二极管;UT,超声波换能器

这个成像技术被称作光声宏观镜(photoacoustic macroscopy, PAMac)[41]。

不同于 PAM 系统,PACT 通常采用线性阵列或环形阵列换能器来检测信号[31,42,43]。正如图 24.2 所示,典型的线性阵列 PACT 系统里面的大部分组件和 PAM 系统相似,只有两个主要的差异:第一,因为在 PACT 系统中使用了更高脉冲能量的光,所以这里用的是光纤束而不是单根光纤;第二,在 PACT 系统中使用的是线阵换能器。因此,在此系统中,每一个激光脉冲产生一个二维 PA 图像,且一维扫描足以产生一幅三维体积图像。类似于 PAM 系统,这种典型的PACT 系统的空间分辨率也由超声换能器来决定。

光声层析成像技术应用于黑色素瘤诊断

测量黑色素瘤厚度

如前文所述,厚度对黑色素瘤的诊断至关重要。根据厚度,我们可以按照 TNM 分期系统将肿瘤(表示为 T)进一步分为以下几类:T1≤1.0mm;T2 1.0~2.0mm;T3 2.0~4.0mm;T4≥4.0mm[3]。肿瘤厚度与患者预后和治疗方案紧密相关。例如,T1 期肿瘤,推荐手术切除为 1cm。然而,对于 T3 和 T4 肿瘤,推荐切缘为 2cm[3]。

PAT 刚刚发明之时,PAM 就用于测量黑色素瘤的厚度。在 2006 年,Oh 等人通过使用台式 PAM 系统对皮肤黑色素瘤进行在体成像[19]。在最初的可行性验证时,采用不同直径的黑色充墨管来模拟不同大小的黑色素瘤。周围培养基由 1% 的脂肪乳和 10% 的明胶构成,以模仿正常的生物组织。实验结果表明,黑色素瘤体模的上、下边界都可以被检测到。此外,光声成像测量所得黑色素瘤体模厚度与已知值吻合良好。然而,由于光在黑色素瘤体模中穿过会明显衰减,所以黑色素瘤体模上边界的信号非常强,下边界的信号却非常弱。最终,光声能探测到的黑色素瘤体模的最大厚度值

限制为 1.27mm。作者还进行了在体实验,其中黑色素瘤最大厚度测量值仅为 0.5mm。因此,体模研究和在体实验测量的黑色素瘤厚度值仅仅涵盖了分期系统中的一小部分黑色素瘤。

为了克服 PAT 穿透的局限性以及适用于不同解剖部位,同一组研究人员开发出了一种手持式 PAM 系统[44],它能够对肿瘤分期系统中所有类别的黑色素瘤进行成像。正如图 24.3A 所示,除了光照射机制不同之外,手持式 PAM 系统与台式 PAM 系统的主要部件均相同。如图 24.3B 所示,PAM 系统不再使用传统的倾斜式照射(入射角为 45°),而使用正常的照射,只不过是将光线绕过黑色素瘤以避免光线在黑色素瘤中发生的强烈光学衰减。通过使用蒙特卡罗模拟,作者发现,采用新的照射机制,可以将黑色素瘤下边界的平均信噪比提高到 1 600 倍以上。手持式探头的照片如图24.3C 所示。

体模实验显示了手持式 PAM 系统对深层黑色素瘤的检测能力。如图 24.4 所示,我们制备了三种不同直径(7.0mm、9.5mm 和 14.0mm)的黑色素瘤体模,且其厚度也各不相同。在黑色素瘤的上边界和下边界都可以观察到较强的光声信号。如图 24.4D 所示,所有厚度测量值都与实际值相一致。并且,测量的黑色素瘤厚度值最小为 0.7mm,最大为 4.1mm。因此,它涵盖了肿瘤分期系统中所有类别的黑色素瘤。

在体研究中,通过将 B16 黑色素瘤细胞皮下注射到裸鼠背部诱导黑色素瘤。如图 24.5 所示,黑色素瘤上、下两个边界均可清楚成像。在此实验中,黑色素瘤测量的厚度值为3.66mm,这与使用侵入性方法测得的准确厚度值(3.75mm)非常接近。此外,如图 24.5C 和 D 所示,照片中黑色素瘤的轮廓与 PA 图像中的轮廓很相似,这进一步证明了 PAM 在体成像黑色素瘤的可行性。因其便捷的手持式设计,PAM系统非常有希望应用于临床研究。

检测肿瘤生长速度

生长速度(rate of growth,ROG)是包括黑色素瘤在内的恶性肿瘤的一个重要特征[45-47]。黑色素瘤厚度、有丝分裂率

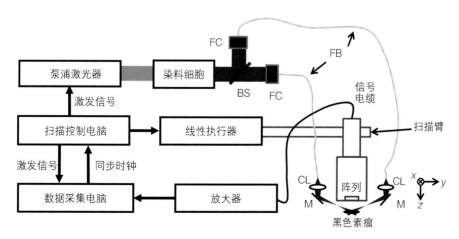

图 24.2 典型基于线性阵列的光声计算机断层扫描(PACT)系统。BS,分束器;CL,柱面透镜;FB,纤维束;FC,光纤耦合器;M,镜子

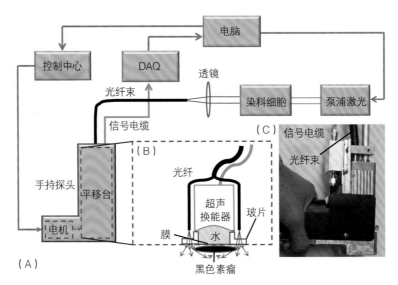

图 24.3　手持式光声显微镜(PAM)系统。(A)手持式 PAM 系统示意图。(B)手持式探头中平移台所包含的部件。(C)手持式探头照片。DAQ,数据采集系统

来源:Zhou Y,Xing W,Maslov KI,Cornelius LA,Wang LV. Handheld photoacoustic microscopy to detect melanoma depth in vivo. Opt Lett 2014;39(16):4731-4.

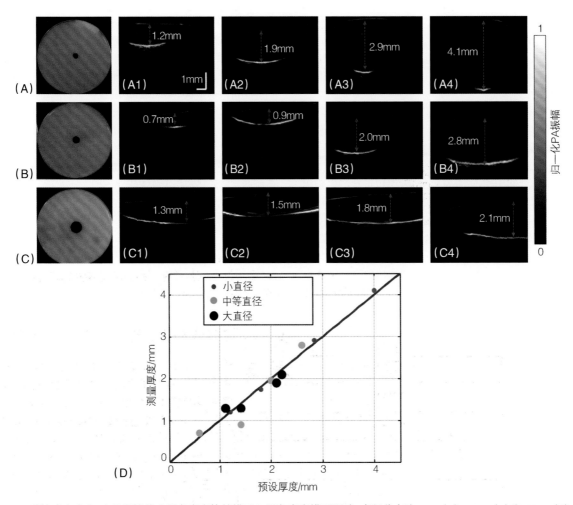

图 24.4　手持式光声(PA)显微镜检查黑色素瘤体外模型。黑色素瘤模型照片,直径分布为 7mm(A),9.5mm(B)和 14mm(C)。有编号(A1~A4,B1~B4 和 C1~C4)的切片分别是不同厚度黑色素瘤体模(A~C)的黑色素瘤的 PA 图像。(D)测量厚度与实际值的关系

来源:Zhou Y,Xing W,Maslov KI,Cornelius LA,Wang LV. Handheld photoacoustic microscopy to detect melanoma depth in vivo. Opt Lett 2014;39(16):4731-4.

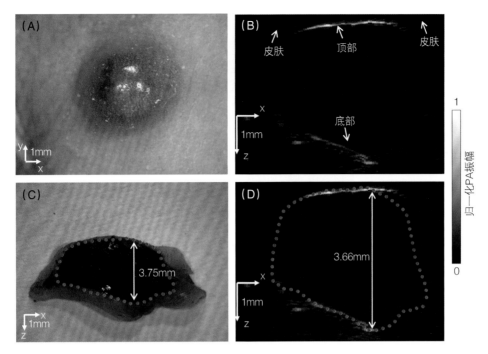

图 24.5　手持式光声显微镜（PAM）在体检测裸鼠黑色素瘤模型。（A）裸鼠黑色素瘤在体照片。（B）裸鼠黑色素瘤光声（PA）图像。（C）切除的黑色素瘤照片，红点勾勒出黑色素瘤边界。（D）图 B 中相同的 PA 图像，红点与图 C 相同的黑色素瘤

来源：Zhou Y, Xing W, Maslov KI, Cornelius LA, Wang LV. Handheld photoacoustic microscopy to detect melanoma depth in vivo. Opt Lett 2014;39(16):4731-4.

以及溃疡等各种生物学标记常用以量化黑色素瘤 ROG。然而，所有的这些信息都是间接的，直接与黑色素瘤生长率相关的信息仍然很少。其中的一个障碍就是缺少无创性量化黑色素瘤体积的方法。因黑色素瘤形状可能不规则，为了精确量化其体积，故需要将整个边界可视化。

最近，基于线性换能器阵列的 PACT 系统被用来测量黑色素瘤体积和 ROG[28]。换能器阵列的中心频率为 21MHz，带宽为 55%，它包含 256 个元件，大小为 23mm×3mm。该换能器阵列的每个元件都是圆柱形聚焦的，焦距是 15mm。因为换能器阵列的接收角度比较大（约 85°），所以几乎能够在三维空间中检测到完整黑色素瘤边界。

PACT 系统测量黑色素瘤体积的能力已经通过进行离体实验证实。在裸鼠背部皮下注射 B16 黑色素瘤细胞，黑色素瘤自然生长 15 天后切除，将新鲜黑色素瘤组织用琼脂和脂肪乳混合物模拟的组织环境进行包埋。在 PA 测量之后，再将黑色素瘤从混合物中小心地取出来，并用台式显微镜拍摄相应的大体图像进行比较。如图 24.6 所示，PA 和大体图像之间有很好的相关性，表明该系统能够准确地测量黑色素瘤。而 PACT 计算的体积值与量筒测得的体积值（为"金标准"）相比较，黑色素瘤如图 24.6D 所示，两者相符合。

在其他实验中，B16 黑色素瘤细胞注射到裸鼠体内。在注射后第 3 天和第 6 天进行在体测量。对同一个黑色素瘤进行成像、计算体积后进一步决定其 ROG。如图 24.7 所示，黑色素瘤可以与周围组织清楚地区分开。在注射后第 3 天

和第 6 天，黑色素瘤体积分别为 22.3mm³ 和 71.9mm³。据此计算，这 3 天内小鼠黑色素瘤的 ROG 为 16.5mm³/ 天。

PAT 能够对完整黑色素瘤在体成像，故 PAT 能测量黑色素瘤的厚度和体积。因而可直接计算出 ROG 这一黑色素瘤关键指标。然而，前文报道的平均 ROG 只是短时间内的测量结果，并不足以用来研究黑色素瘤完整的生长行为。此外，ROG 与其他的一些肿瘤特征，如厚度之间的关系还不明确。由于 PAT 可以在体对完整黑色素瘤成像，未来 PAT 将能够回答这些问题，而且 ROG 会是优于肿瘤厚度的更好的诊断指标。

定位前哨淋巴结

如需活检 SLN，首先需要对 SLN 进行定位。SLN 最常用的成像方法是平面淋巴结显像法，即注入放射性示踪物质，然后用 γ 探针进行闪烁扫描成像[48]。在原发肿瘤与 SLN 邻近区域，难以用 γ 探针对 SLN 进行准确定位，需使用单光子发射断层扫描（single photon emission computed tomography，SPECT）/ 计算机断层扫描（computed tomography，CT）[48]。然而，闪烁扫描成像和 SPECT/CT 均有电离辐射，常有安全担忧。因此，人们会优先选择安全性更高、检测性能相似的其他成像手法，而 PAT 因其非电离机制和深层成像的能力而备受青睐。

2008 年，一个搭载中心频率为 5MHz 超声换能器的台式 PAMac 系统被用于检测大鼠的 SLN[14]。通过注射亚甲

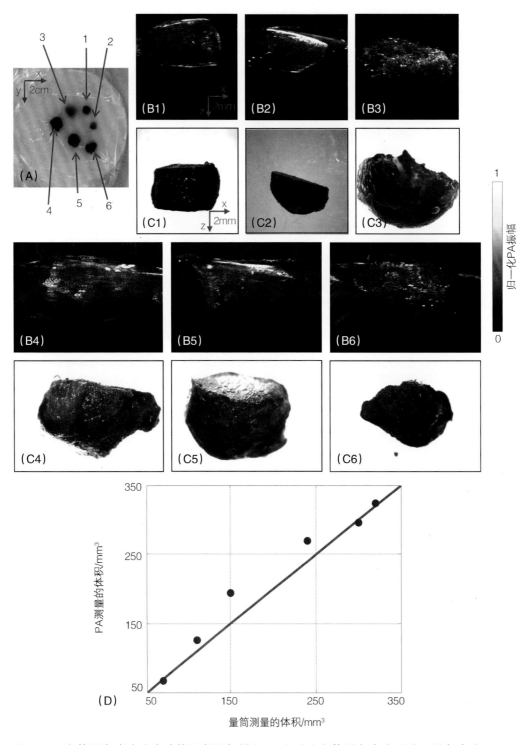

图 24.6   离体黑色素瘤光声计算机断层扫描（PACT）。（A）离体黑色素瘤照片。黑色素瘤（图 A 中 1~6）的 PACT 黑色素瘤成像（B1~B6）即标准显微镜图像（C1~C6）黑色素瘤。（D）光声（PA）测量体积与标准测量值的关系。蓝点，PA 测量值；红线，如 PA 测量值与标准测量值完全吻合，则落到红线上

来源：Zhou Y，Li G，Zhu L，Li C，Cornelius LA，Wang LV. Handheld photoacoustic probe to detect both melanoma depth and volume at high speed in vivo. J Biophotonics 2015；1（7）.

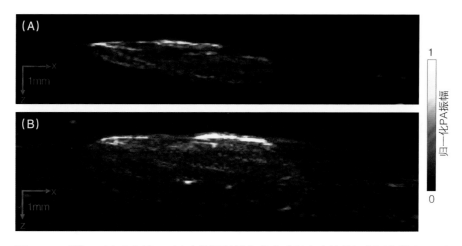

图 24.7　对第 3 天（A）和第 6 天（B）的裸鼠黑色素瘤进行光声计算机断层扫描（PACT）在体成像。PA，光声

来源：Zhou Y, Li G, Zhu L, Li C, Cornelius LA, Wang LV. Handheld photoacoustic probe to detect both melanoma depth and volume at high speed in vivo. J Biophotonics 2015;1(7).

蓝来提高 SLN 的成像对比度。图 24.8A 和图 24.8B 是在 PA 成像之前和之后拍摄的 SLN 区域照片。如图 24.8B 所示，需要注意的是，在成像之后，去除大鼠皮肤以便准确定位 SLN 的位置。在注射亚甲蓝之前，获得对照 PA 图像，其中仅能检测到血管，如图 24.8C 所示。亚甲蓝分子很小（直径仅 0.6nm，长度仅 1.6nm），基于爱因斯坦关系，其扩散系数很大。所以，SLN 可在注射后高对比度的图像中显现（图 24.8D）。因此，计算出脉管系统和 SLN 的对比度噪声比，大约分别为 61 和 146。在亚甲蓝注射后的 50 分钟，变换视野重新定位 SLN 于图像中心后拍摄另外一张 PA 图像，仍可清楚地观察到 SLN，如图 24.8E 所示。为了检查该系统在深处检测 SLN 的可行性，将鸡胸组织放在大鼠上方，然后拍摄了 PA 图像。如图 24.8F 所示，尽管血管信号衰减，但是 SLN 仍然显示很强的信号。图 24.8G 显示 SLN 深度约 18mm，较人体内 SLN 平均深度（约 12mm）更深。因此，PAT 可以在体检测 SLN，从而进行更准确的 SLN 组织活检和转移黑色素瘤的诊断。

为了进一步发掘 PA 成像引导 SLN 活检的潜在应用，根据临床超声阵列系统改进的手持式探针用于 SLN 检测[49]。使用这种手持式 PA 系统成功进行了图像引导下的穿刺活检。将吲哚菁绿（indocyanine green，ICG）染料注射到大鼠体内以增强 PA 图像的对比度。为了测试该技术在临床上应用于人体的可行性，将一个 2cm 厚的鸡组织置于 SLN 区域上方。如图 24.9A 和图 24.9B 所示，在 ICG 注射之前，SLN 并不可见，但是在注射 ICG 10 分钟之后，可清晰地看到 SLN。另外，仅仅依靠超声成像很难看到 SLN，如图 24.9C 所示。活检所用穿刺针在 PAT 图像中具有较高的对比度，但是在超声图像中对比度却较低，如图 24.9D 和图 24.9E 所示。这些结果表明，PAT 可以用于图像引导下的 SLN 组织活检，且具有较高的准确性。值得一提的是，其他的 PA 系统（如，2D 换能器阵列）[43,50]以及造影剂（如，纳米颗粒）[51-53]也可用于 SLN 检测，因原理一致，不再赘述。

扫描前哨淋巴结

组织活检以后进行 HE 染色是评估 SLN 中转移性黑色素瘤的标准诊疗方法。然而，正如前述，对 SLN 检查不完整可能会遗漏黑色素瘤细胞，从而造成转移的误诊。为了解决这个问题，有研究探讨过高频超声成像，但因其假阴性率高达 10% 而不适合[54]。因为 PAT 对黑色素瘤成像敏感度较高，因此是一种完整评估 SLN 的很有前景的方法[55-57]。

最近，Jose 等人用经典 PACT 系统探测了隐藏在猪淋巴结中的黑色素瘤细胞[56]。如图 24.10A 和图 24.10C 所示，制备了两种不同黑色素瘤细胞密度的琼脂凝胶珠以模拟 SLN 中不同的转移块。一种密度是 5×10^4 个 /μl，另一密度是 5×10^3 个 /μl。在将琼脂凝胶珠置入 SLN 之前获得对照图像，如图 24.10B 所示。PACT 在 720nm，760nm，800nm 和 850nm 的波长下对嵌入了琼脂凝胶珠的 SLN 进行成像。如图 24.10D 和 E 所示，PACT 可以清楚地检测到高密度黑色素瘤细胞的琼脂凝胶珠，而不能将低密度琼脂凝胶珠清晰区分开来。光谱分析证实琼脂凝胶珠区域的 PA 信号来自黑色素瘤，如图 24.10F 所示。

同一组研究人员进一步研究了 PAT 能否在体检测人体黑色素瘤 SLN 转移[58]。他们使用的 PACT 系统和多波长成像处理方法与前述相似。对切除的两个 SLN 进行成像，一个包含转移性黑色素瘤，另一个则无转移性黑色素瘤。多波长 PACT 成像用于成分分析，同时高分辨率超声图像提供解剖学信息。图 24.11A 显示肿瘤 SLN 超声图像呈圆形结节。在相应的 PA 图像中，却只能检测到肿瘤 SLN 表面，如图 24.11B 所示。基于多波长的解混处理技术，PA 图像中的黑色素组成的部分结构在图 24.11C 以绿色标记。图 24.11G 是恶性结节相对应的病理图片，可见黑色素位于结节的上部。因此，光声测量结果符合标准病理检查结果。对良性 SLN 进行相同的多波长解混处理主要显示血液对比，如图

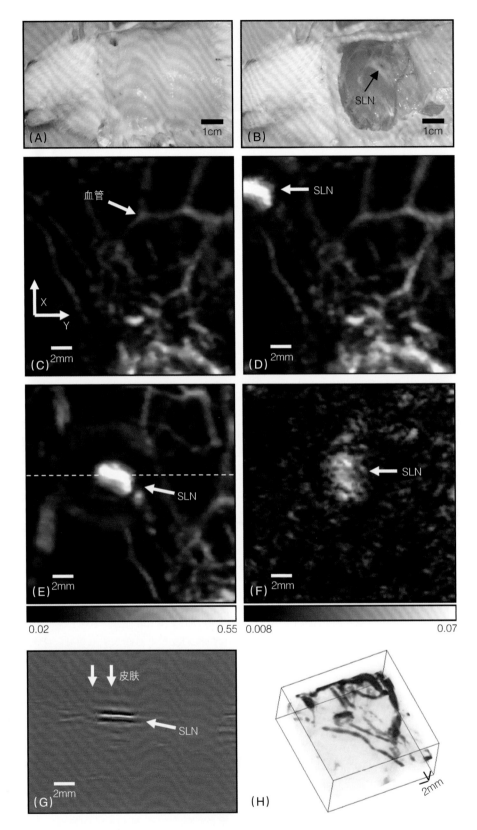

图 24.8　光声(PA)显微镜在体检测大鼠前哨淋巴结(SLN)。所检测 SLN 区域 PA 成像前(A)后(B)的照片。亚甲蓝注射前(C)后(D)的 PA 图像。(E)亚甲蓝注射后约50分钟后重置扫描头后的 PA 图像。(F)覆盖了鸡胸组织 SLN 的 PA 图像。(G)沿图 E 中虚线的 B 扫描图像。(H)SLN 的体积图像。颜色条表示 PA 幅值。图 C 和图 D 与图 E 的颜色条相同

来　源:Song KH,Stein EW,Margenthaler JA,Wang LV. Noninvasive photoacoustic identification of sentinel lymph nodes containing methylene blue in vivo in a rat model. J Biomed Opt 2008;13(5):054033.

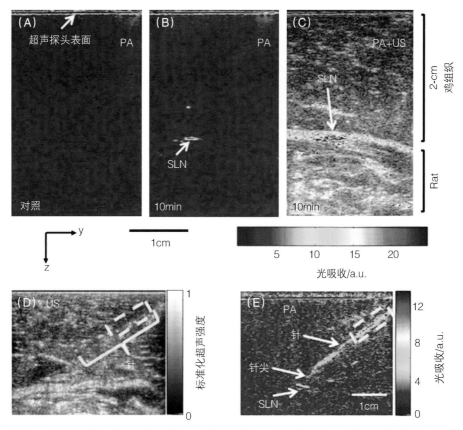

图 24.9　在体光声（PA）成像引导下前哨淋巴结（SLN）针吸活检。吲哚菁绿（ICG）染料注射前（A）和为染料注射后（B）PA 图像。（C）共显影的 PA（伪彩色）和超声（灰度）图像。超声（D）和 PA 成像（E）引导下 SLN 针吸活检。a.u.，任意单位

来 源：Kim C，Erpelding TN，Maslov KI，Jankovic L，Akers WJ，Song L，et al. Handheld array-based photoacoustic probe for guiding needle biopsy of sentinel lymph nodes. J Biomed Opt 2010；15（4）：046010.

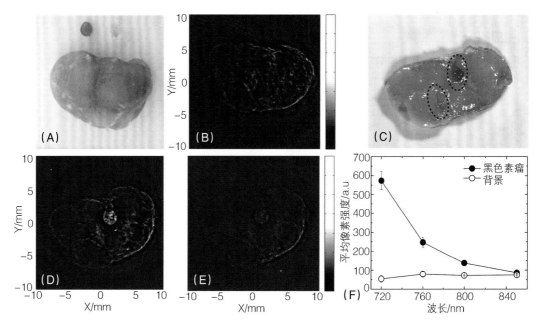

图 24.10　猪前哨淋巴结（SLN）中黑色素瘤细胞的光声计算机断层扫描（PACT）。（A）猪 SLN 和嵌入黑色素瘤细胞的珠子。（B）未插入珠子的 SLN 的 PACT 图像。（C）插入珠子（点状椭圆形）后 SLN 的照片，示黑色素瘤。（E）插入黑色素瘤珠子的 SLN 在 720nm（D）和 800nm（E）处的 PACT 图像。（F）SLNPACT 图像的光谱分析。a.u.，任意单位；f，频率

来　源：Jose J，Grootendorst DJ，Vijn TW，Wouters MW，van Boven H，van Leeuwen TG，et al. Initial results of imaging melanoma metastasis in resected human lymph nodes using photoacoustic computed tomography. J Biomed Opt 2011；16（9）：119801.

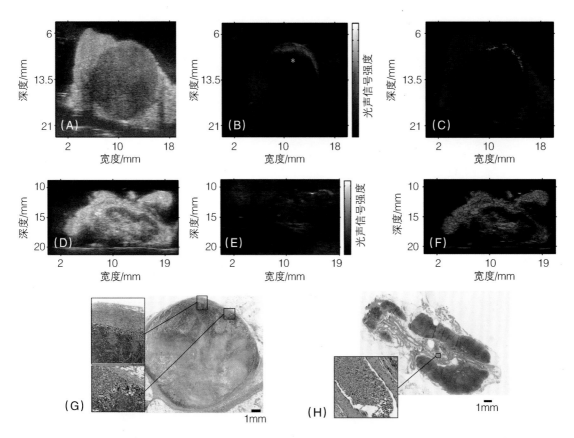

图 24.11   两处已切除 SLN 的光声计算机断层扫描（PACT）。一为恶性，另一为良性。第一行和第二行分别是恶性和良性淋巴结的图像。（A 和 D）高频超声（US）图像。（B 和 E）PACT 图像。（C 和 F）通过多波长 PACT 图像与超声图像叠加计算的黑色素和血液成分。（G 和 H）恶性 SLN（G）和良性 SLN（H）的组织学图像
来源：Langhout GC，Grootendorst DJ，Nieweg OE，Wouters M，Van der Hage J，Jose J，et al. Detection of melanoma metastases in resected human lymph nodes by noninvasive multispectral photoacoustic imaging. Int J Biomed Imaging 2014；2014：163652.

24.11D~F 所示，并经病理证实（图 24.11H）。因此，基于多波长 PA 测量鉴别人体 SLN 中血液与黑色素瘤可行。

目前仍需进一步研究来提高 PAT 检测黑色素瘤的敏感性，以及存在其他吸收剂时检测的特异性，例如用于淋巴显像的蓝色染料。盲法研究可以进一步测试 PAT 扫描 SLN 的准确性。由于 PAT 可深度成像，故有望用于在体检测黑色素瘤 SLN 转移。

监测循环肿瘤细胞

黑色素瘤高死亡率主要因其高转移倾向。近些年认为，体内循环肿瘤细胞（circulating tumor cell，CTC）可作为肿瘤转移性进展的早期预测指标，因此促进了对 CTC 检测和分离的深入研究。现行 CTC 标准检测基于体外血液检测。然而，血液样本量有限，严重降低了检测全身 CTC 的有效性。一项在体检测全身血液内 CTC 的技术将成为研究热点。

基于 PA 传感技术，目前已研制出了用于监测 CTC 的光声流式细胞仪（photoacoustic flow cytometry，PAFC）[59-62]。如图 24.12A 所示，在体 PAFC 用短脉冲激光选择性激发靶血管，然后用置于皮肤的超声换能器进行时间分辨的 PA 测量。根据各自 PA 信号的差异，可区分纯血液和含黑色素瘤细胞的血液，如图 24.12B 所示。在体实验中，将 10^4 个 B16 黑色素瘤细胞注射到小鼠的尾静脉，如图 24.12C 所示，此后不久便能观察到黑色素瘤 PA 信号峰，提示 PAFC 成功检测到了体内的 CTC。此外，为了检测原发肿瘤的 CTC，在小鼠皮下接种 B16 黑色素瘤细胞后的第 4 天，检测了小鼠腹壁血管中的 CTC，如图 24.12D 所示，可以发现频繁的可能来自 CTC 的光声信号峰，但与直接静脉注射 CTC 相比，其 PA 信号峰出现频率较低，可能与血液中的 CTC 含量较低有关。而且，相较于背景血液而言，CTC 光声信号幅值较小，可能与所测体素更大有关。由于人体血管分布比小鼠更深，故人体研究中体素更大，由 CTC 引起的局部 PA 信号变化也更小。目前有一种解决方法是用磁敏造影剂来标记 CTC，利用磁性在检测体素中聚焦 CTC，从而增强 PA 信号的变化[61]。其原理是磁敏造影剂能与尿激酶纤溶酶原激活物相结合，而尿激酶纤溶酶原激活物可与多种肿瘤细胞表达的尿激酶纤溶酶原激活物受体特异性结合，即可标记 CTC。然而，这种外源造影剂的潜在毒性限制了其在人体的应用。因此，改进 PAFC 则重点在于增加无标记 PAT 检测 CTC 的敏感性。

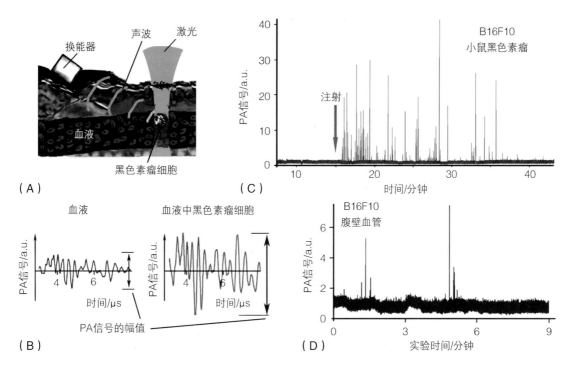

图 24.12　光声流式细胞仪(PAFC)。(A)示意图。(B)纯血液和与含黑色素瘤细胞血液的典型光声(PA)反应。(C)在体鼠耳中体内循环肿瘤细胞(CTC)的典型 PAFC 结果。CTC 经尾静脉注射。(D)带瘤小鼠 CTC 的代表性 PAFC 结果。a.u.，任意单位

来源：Nedosekin DA, Sarimollaoglu M, Ye JH, Galanzha EI, Zharov VP. In vivo ultra-fast photoacoustic flow cytometry of circulating human melanoma cells using near-infrared high-pulse rate lasers. Cytom Part A 2011; 79A (10): 825-33.

其他方面的潜在应用

原发肿瘤的无创检查

肿瘤筛查的标准一直是有创切除可疑病变后行组织学检查。尽管诊断准确率较高，也存在一些问题。如，多个可疑病变的患者，需多个有创切除，患者痛苦且存在一定的美容影响。此外，深层病变的精确切除则可能对周边健康组织造成明显损伤。故需要一种无创高精度肿瘤筛查方法。

由于肿瘤行为和血流动力学(如血管生成和高氧)之间密切相关，故测量血管系统的变化(结构和功能)可以提供无创肿瘤筛查。PAT 对血红蛋白高度敏感，故可用来测量多种血管特性，包括血管直径、流速、氧饱和度，以及氧代谢率(metabolic rate of oxygen, MRO$_2$)[7,63-67]。值得注意的是，肿瘤组织 MRO$_2$ 远高于正常组织，因肿瘤细胞增殖更快。尽管 PAT 能够测量小鼠体内 MRO$_2$，但仍不能用于人体，其中一个主要挑战在于测量人类血管中血流速度。因人体血管较小鼠更深，故目前用于小鼠体内血管流速测量的 PA 方法不能应用于人体。此外，目前 PAT 深度血流流速测量的方法仍还限于模型[68,69]。然而，这些问题正在被解决，可以通过一种新交互关联的方法增加检测时间来在体测量人体血流。同时，也为无创测量体内 MRO$_2$ 和筛查黑色素瘤提供了可行方案[70,71]。

无标记组织学

目前黑色素瘤的诊断标准是组织学检查，需经组织固定、脱水、透明、浸蜡、包埋、切片、染色和荧光或吸收成像过程[72]。除了过程较漫长和复杂，组织学成像只检查了标本的一部分，这就可能会导致误诊。由于肿瘤细胞核与正常细胞核之间形状差异较大，病理学家将这些特征用作肿瘤分级的标志。能够检测细胞核的无标记成像方法将会在病理学中发挥重要作用。因为细胞核中的主要成分 DNA 和 RNA 在紫外(ultraviolet, UV)波段具有较强的吸收，故无须标记 PAT 可以经 UV 激发对细胞核进行成像[21,26]。图 24.13A 和 C 显示的是 266nm 处小鼠小肠细胞核的 PA 图像，图 24.13B 和 D 是相应组织学图像。PA 图像和标准组织学测量具有高度的相关性，图 24.13A 和 B 之间相关系数为 0.88，图 24.13C 和 D 之间相关系数为 0.83。因 PAT 可测量细胞核而无须染色，故 PAT 可以提供对整个可疑病变和 SLN 术中的实时检查，显著缩短了处理时间并提高了诊断准确性。

转移肿瘤的检测

SLN 活检显示阳性，提示黑色素瘤已经出现了局部或远处转移。为了定位转移性黑色素瘤，推荐进行常规影像学检查，包括 CT，正电子发射计算机体层显像(positron emission tomography and computed tomography, PET/CT)和磁

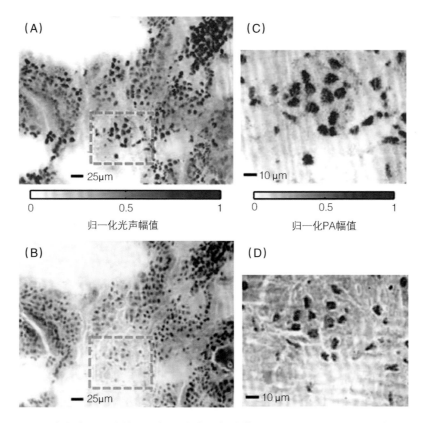

图 24.13　小鼠小肠细胞核的无标记光声层析成像（PAT）。PAT（A）和组织学（B）所示细胞核图像。（C 和 D）分别是 A 和 B 中的虚线区域的放大图像

来源：Yao DK，Maslov K，Shung KK，Zhou QF，Wang LV. In vivo label-free photoacoustic microscopy of cell nuclei by excitation of DNA and RNA. Opt Lett 2010；35（24）：4139-41.

共振成像[3]。在这些影像学检查中，PET/CT 对转移瘤的灵敏度最高。但其潜在致癌的电离辐射仍是一个问题。

最近，通过使用环形 PACT 系统实现了非电离在体小动物全身成像[73,74]。用于 PA 信号检测的全环形换能器阵列包含 512 个元件，中心频率为 5MHz（带宽 80%），圆环直径为 50mm。如图 24.14 所示，多个器官中均清晰可见详细的脉管系统，包括大脑（图 24.14A）、肝脏（图 24.14B）和肾脏（图 24.14C）。此外，脊髓、胃和胃肠道也可以通过它们周围的微血管系统检测到。大血管如腔静脉亦清晰可见，如图

24.14B 所示。该研究使用了 532nm（图 24.14A）或 760nm（图 24.14B~D）波长的光，主要对比剂是内源性血红蛋白。外源性对比剂 IRDye800 注射到小鼠体内用于膀胱成像。采用染料吸收峰（776nm）处的光进行照射。如图 24.14D 所示，膀胱内充满了染料，可高对比度清晰成像膀胱。小鼠全身成像结果显示，通过内源性血红蛋白对比或外源性染料，PACT可以成像所有主要器官。由于黑色素吸收光谱宽且强，故PACT 可以对其进行高对比度成像。因此，可以期待未来实现对原发性黑色素瘤及其转移瘤的全身成像。

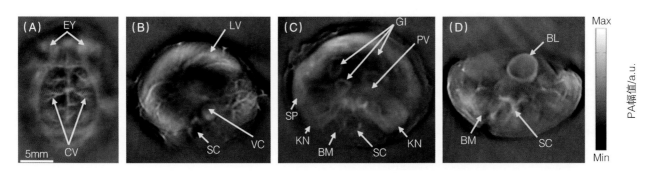

图 24.14　光声计算机断层扫描（PACT）对裸鼠不同解剖部位的在体成像。（A）大脑。（B）肝脏。（C）肾脏。（D）膀胱。a.u.，任意单位；BL，膀胱；BM，骨髓肌；CV，皮质血管；EY，眼睛；GI，胃肠道；KN，肾脏；LV，肝；PA，光声；PV，门静脉；SC，脊髓；SP，脾脏；VC，腔静脉

来源：Xia J，Wang LV. Small-animal whole-body photoacoustic tomography：a review. IEEE Trans Biomed Eng 2014；61（5）：1380-9.

结论

总而言之，PAT 广泛用于原发性和转移性黑色素瘤的诊断。目前 PAT 的应用包括：测量黑色素瘤的厚度和生长速度、定位 SLN、检查无标记 SLN 检查，以及监测黑色素瘤 CTC。关于 PAT 的研究已经出现了一些有前景的成果，但仍需更多研究来使其日趋成熟，并将这些技术转化为临床应用。一些潜在的应用包括转移性肿瘤检测、无标记组织学和原发性肿瘤筛选，将显著改进原发性和转移性黑色素瘤的诊断。尽管这些潜在应用尚未完全证实，但亦无根本障碍。此外，由于很多肿瘤具有类似的行为特征，故上述应用亦可用于其他肿瘤及其转移灶的诊断。

致谢

感谢 James Ballard 教授亲自编辑了稿件。这项工作部分得到了美国国家卫生研究院拨款 DP1 EB016986（NIH 院长先锋奖）以及 R01 CA186567（NIH 院长转化研究奖）的支持。L.W. 与微光声学公司和 Endra 公司有经济利益往来，然而，以上公司并未资助本项工作。

（王佩茹　译，刘子菁　许阳　校）

参考文献

[1] Siegel R, Ma JM, Zou ZH, Jemal A. Cancer statistics, 2014. Ca-Cancer J Clin 2014;64(1):9−29.

[2] Cancer Facts & Figures 2015. 2015 http://www.cancer.org.

[3] NCCN Guidelines Version 2. 2015 Melanoma. National Comprehensive Cancer Network; 2015.

[4] Mills JK, White I, Diggs B, Fortino J, Vetto JT. Effect of biopsy type on outcomes in the treatment of primary cutaneous melanoma. Am J Surg 2013;205(5):585−90.

[5] Zhang C, Maslov KI, Wang LV. Subwavelength-resolution label-free photoacoustic microscopy of optical absorption in vivo. Opt Lett 2010;35(19):3195−7.

[6] Favazza CP, Jassim O, Cornelius LA, Wang LV. In vivo photoacoustic microscopy of human cutaneous microvasculature and a nevus. J Biomed Opt 2011;16(1):016015.

[7] Wang LV, Hu S. Photoacoustic tomography: in vivo imaging from organelles to organs. Science 2012;335(6075):1458−62.

[8] Wang X, Pang Y, Ku G, Xie X, Stoica G, Wang LV. Noninvasive laser-induced photoacoustic tomography for structural and functional in vivo imaging of the brain. Nat Biotechnol 2003;21(7):803−6.

[9] Maslov KI, Zhang HF, Hu S, Wang LV. Optical-resolution photoacoustic microscopy for in vivo imaging of single capillaries. Opt Lett 2008;33(9):929−31.

[10] Maslov KI, Wang LV. Photoacoustic imaging of biological tissue with intensity-modulated continuous-wave laser. J Biomed Opt 2008;13(2):024006.

[11] Maslov KI, Stoica G, Wang LV. In vivo dark-field reflection-mode photoacoustic microscopy. Opt Lett 2005;30(6):625−7.

[12] Wang LV. Multiscale photoacoustic microscopy and computed tomography. Nat Photon 2009;3(9):503−9.

[13] Ku G, Wang LV. Deeply penetrating photoacoustic tomography in biological tissues enhanced with an optical contrast agent. Opt Lett 2005;30(5):507−9.

[14] Song KH, Stein EW, Margenthaler JA, Wang LV. Noninvasive photoacoustic identification of sentinel lymph nodes containing methylene blue in vivo in a rat model. J Biomed Opt 2008;13(5):054033.

[15] Yao J, Maslov KI, Hu S, Wang LV. Evans blue dye-enhanced capillary-resolution photoacoustic microscopy in vivo. J Biomed Opt 2009;14(5):054049.

[16] Kim C, Favazza CP, Wang LV. In vivo photoacoustic tomography of chemicals: high-resolution functional and molecular optical imaging at new depths. Chem Rev 2010;110(5):2756−82.

[17] Kim C, Cho EC, Chen JY, Song KH, An L, Favazza CP, et al. In vivo molecular photoacoustic tomography of melanomas targeted by bioconjugated gold nanocages. Acs Nano 2010;4(8):4559−64.

[18] Cai X, Li W, Kim CH, Yuan YC, Wang LV, Xia Y. In vivo quantitative evaluation of the transport kinetics of gold nanocages in a lymphatic system by noninvasive photoacoustic tomography. Acs Nano 2011;5(12):9658−67.

[19] Oh JT, Li ML, Zhang HF, Maslov KI, Stoica G, Wang LV. Three-dimensional imaging of skin melanoma in vivo by dual-wavelength photoacoustic microscopy. J Biomed Opt 2006;11(3):034032.

[20] Xu Z, Li C, Wang LV. Photoacoustic tomography of water in phantoms and tissue. J Biomed Opt 2010;15(3):036019.

[21] Yao DK, Maslov KI, Shung KK, Zhou QF, Wang LV. In vivo label-free photoacoustic microscopy of cell nuclei by excitation of DNA and RNA. Opt Lett 2010;35(24):4139−41.

[22] Wang HW, Chai N, Wang P, Hu S, Dou W, Umulis D, et al. Label-free bond-selective imaging by listening to vibrationally excited molecules. Phys Rev Lett 2011;106(23):238106.

[23] Chen Z, Yang S, Xing D. In vivo detection of hemoglobin oxygen saturation and carboxyhemoglobin saturation with multiwavelength photoacoustic microscopy. Opt Lett 2012;37(16):3414−6.

[24] Zhou Y, Zhang C, Yao DK, Wang LV. Photoacoustic microscopy of bilirubin in tissue phantoms. J Biomed Opt 2012;17(12):126019.

[25] Zhang C, Cheng YJ, Chen J, Wickline SA, Wang LV. Label-free photoacoustic microscopy of myocardial sheet architecture. J Biomed Opt 2012;17(6):060506.

[26] Zhang C, Zhang YS, Yao DK, Xia Y, Wang LV. Label-free photoacoustic microscopy of cytochromes. J Biomed Opt 2013;18(2):020504.

[27] Tang M, Zhou Y, Zhang R, Wang LV. Noninvasive photoacoustic microscopy of methemoglobin in vivo. J Biomed Opt 2015;20(3):036007.

[28] Zhou Y, Li G, Zhu L, Li C, Cornelius LA, Wang LV. Handheld photoacoustic probe to detect both melanoma depth and volume at high speed in vivo. J Biophotonics 2015;1(7).

[29] Zhang HF, Maslov KI, Stoica G, Wang LV. Functional photoacoustic microscopy for high-resolution and noninvasive in vivo imaging. Nat Biotechnol 2006;24(7):848−51.

[30] Zemp RJ, Bitton R, Li M, Shung KK, Stoica G, Wang LV. Photoacoustic imaging of the microvasculature with a high-frequency ultrasound array transducer. J Biomed Opt 2007;12(1):010501.

[31] Song L, Maslov K, Bitton R, Shung KK, Wang LV. Fast 3-D dark-field reflection-mode photoacoustic microscopy in vivo with a 30-MHz ultrasound linear array. J Biomed Opt 2008;13(5):054028.

[32] Kruger RA, Lam RB, Reinecke DR, Del Rio SP, Doyle RP. Photoacoustic angiography of the breast. Med Phys 2010;37(11):6096−100.

[33] Li C, Yang JM, Chen RM, Yeh C, Zhu L, Maslov KI, et al. Urogenital photoacoustic endoscope. Opt Lett 2014;39(6):1473−6.

[34] Yang JM, Chen RM, Favazza C, Yao J, Li C, Hu Z, et al. A 2.5-mm diameter probe for photoacoustic and ultrasonic endoscopy. Opt Express 2012;20(21):23944−53.

[35] Yang JM, Favazza C, Chen RM, Yao J, Cai X, Maslov KI, et al. Simultaneous functional photoacoustic and ultrasonic endoscopy of internal organs in vivo. Nat Med 2012;18(8):1297−302.

[36] Yang JM, Li C, Chen RM, Zhou QF, Shung KK, Wang LV. Catheter-based photoacoustic endoscope. J Biomed Opt 2014;19(6):066001.

[37] Wang LV, Wu H. Biomedical optics: principles and imaging. WILEY; 2007.

[38] Stein EW, Maslov KI, Wang LV. Noninvasive, in vivo imaging of the mouse brain using photoacoustic microscopy. J Appl Phys 2009;105(10):10202701−5.

[39] Zhang C, Zhou Y, Li C, Wang LV. Slow-sound photoacoustic microscopy. Appl Phys Lett 2013;102(16):163702.

[40] Zhang C, Maslov KI, Yao J, Wang LV. In vivo photoacoustic microscopy with 7.6-μm axial resolution using a commercial 125-MHz ultrasonic transducer. J Biomed Opt 2012;17(11):116016.

[41] Song KH, Wang LV. Deep reflection-mode photoacoustic imaging of biological tissue. J Biomed Opt 2007;12(6):060503.

[42] Song LA, Maslov KI, Shung KK, Wang LV. Ultrasound-array−based real-time photoacoustic microscopy of human pul-

satile dynamics in vivo. J Biomed Opt 2010;15(2):021303.

[43] Song L, Kim C, Maslov KI, Shung KK, Wang LV. High-speed dynamic 3D photoacoustic imaging of sentinel lymph node in a murine model using an ultrasound array. Med Phys 2009;36(8):3724−9.

[44] Zhou Y, Xing W, Maslov KI, Cornelius LA, Wang LV. Handheld photoacoustic microscopy to detect melanoma depth in vivo. Opt Lett 2014;39(16):4731−4.

[45] Staley J, Grogan P, Samadi AK, Cui HZ, Cohen MS, Yang XM. Growth of melanoma brain tumors monitored by photoacoustic microscopy. J Biomed Opt 2010;15(4):040510.

[46] Liu W, Dowling JP, Murray WK, McArther GA, Thompson JF, Wolfe R, et al. Rate of growth in melanomas: characteristics and associations of rapidly growing melanomas. Arch Dermatol 2006;142(12):1551−8.

[47] Lin M, Mar V, McLean C, Kelly J. Melanoma rate of growth measured using sequential biopsies. J Dtsch Dermatol Ges 2013;11:98.

[48] Schadendorf D, Kochs C, Livingstone E. Handbook of cutaneous melanoma. Springer; 2013.

[49] Kim C, Erpelding TN, Maslov KI, Jankovic L, Akers WJ, Song L, et al. Handheld array-based photoacoustic probe for guiding needle biopsy of sentinel lymph nodes. J Biomed Opt 2010;15(4):046010.

[50] Wang Y, Erpelding TN, Jankovic L, Guo Z, Robert JL, David G, et al. In vivo three-dimensional photoacoustic imaging based on a clinical matrix array ultrasound probe. J Biomed Opt 2012;17(6):061208.

[51] Pan DPJ, Cai X, Yalaz C, Senpan A, Omanakuttan K, Wickline SA, et al. Photoacoustic sentinel lymph node imaging with self-assembled copper neodecanoate nanoparticles. Acs Nano 2012;6(2):1260−7.

[52] Pramanik M, Song KH, Swierczewska M, Green D, Sitharaman B, Wang LV. In vivo carbon nanotube-enhanced non-invasive photoacoustic mapping of the sentinel lymph node. Phys Med Biol 2009;54(11):3291−301.

[53] Song KH, Kim CH, Cobley CM, Xia Y, Wang LV. Near-infrared gold nanocages as a new class of tracers for photoacoustic sentinel lymph node mapping on a rat model. Nano Lett 2009;9(1):183−8.

[54] Sanki A, Uren RF, Moncrieff M, Tran KL, Scolyer RA, Lin HY, et al. Targeted high-resolution ultrasound is not an effective substitute for sentinel lymph node biopsy in patients with primary cutaneous melanoma. J Clin Oncol 2009;27(33):5614−9.

[55] McCormack D, Al-Shaer M, Goldschmidt BS, Dale PS, Henry C, Papageorgio C, et al. Photoacoustic detection of melanoma micrometastasis in sentinel lymph nodes. J Biomech Eng 2009;131(7):074519.

[56] Jose J, Grootendorst DJ, Vijn TW, Wouters MW, van Boven H, van Leeuwen TG, et al. Initial results of imaging melanoma metastasis in resected human lymph nodes using photoacoustic computed tomography. J Biomed Opt 2011;16(9):119801.

[57] Grootendorst DJ, Jose J, Wouters MW, van Boven H, Van der Hage J, Van Leeuwen TG, et al. First experiences of photoacoustic imaging for detection of melanoma metastases in resected human lymph nodes. Laser Surg Med 2012;44(7):541−9.

[58] Langhout GC, Grootendorst DJ, Nieweg OE, Wouters M, Van der Hage J, Jose J, et al. Detection of melanoma metastases in resected human lymph nodes by noninvasive multispectral photoacoustic imaging. Int J Biomed Imaging 2014;2014:163652.

[59] Nedosekin DA, Sarimollaoglu M, Ye JH, Galanzha EI, Zharov VP. In vivo ultra-fast photoacoustic flow cytometry of circulating human melanoma cells using near-infrared high-pulse rate lasers. Cytom Part A 2011;79A(10):825−33.

[60] Galanzha EI, Shashkov EV, Spring PM, Suen JY, Zharov VP. In vivo, noninvasive, label-free detection and eradication of circulating metastatic melanoma cells using two-color photoacoustic flow cytometry with a diode laser. Cancer Res 2009;69(20):7926−34.

[61] Galanzha EI, Shashkov EV, Kelly T, Kim JW, Yang LL, Zharov VP. In vivo magnetic enrichment and multiplex photoacoustic detection of circulating tumour cells. Nat Nanotechnol 2009;4(12):855−60.

[62] Galanzha EI, Shashkov EV, Kokoska MS, Myhill JA, Zharov VP. In vivo non-invasive detection of metastatic melanoma in vasculature and sentinel lymph nodes by photoacoustic cytometry. Laser Surg Med 2008;81.

[63] Zhou Y, Yi X, Xing W, Hu S, Maslov KI, Wang LV. Microcirculatory changes identified by photoacoustic microscopy in patients with complex regional pain syndrome type I after stellate ganglion blocks. J Biomed Opt 2014;19(8):086017.

[64] Zhou Y, Yao J, Maslov KI, Wang LV. Calibration-free absolute quantification of particle concentration by statistical analyses of photoacoustic signals in vivo. J Biomed Opt 2014;19(3):037001.

[65] Liang J, Zhou Y, Winkler AW, Wang L, Maslov KI, Li C, et al. Random-access optical-resolution photoacoustic microscopy using a digital micromirror device. Opt Lett 2013;38(15):2683−6.

[66] Yao J, Maslov KI, Zhang Y, Xia Y, Wang LV. Label-free oxygen-metabolic photoacoustic microscopy in vivo. J Biomed Opt 2011;16(7):076003.

[67] Yao J, Wang LV. Transverse flow imaging based on photoacoustic Doppler bandwidth broadening. J Biomed Opt 2010;15(2):021304.

[68] Wang L, Xia J, Yao J, Maslov KI, Wang LV. Ultrasonically encoded photoacoustic flowgraphy in biological tissue. Phys Rev Lett 2013;111(20):204301.

[69] Tay J, Liang J, Wang LV. Amplitude-masked photoacoustic wavefront shaping and application in flowmetry. Opt Lett 2014;39(19):5499−502.

[70] Zhou Y, Liang J, Maslov KI, Wang LV. Calibration-free in vivo transverse blood flowmetry based on cross correlation of slow time profiles from photoacoustic microscopy. Opt Lett 2013;38(19):3882−5.

[71] Liang J, Zhou Y, Maslov KI, Wang LV. Cross-correlation−based transverse flow measurements using optical resolution photoacoustic microscopy with a digital micromirror device. J Biomed Opt 2013;18(9):096004.

[72] Ghaznavi F, Evans A, Madabhushi A, Feldman M. Digital imaging in pathology: whole-slide imaging and beyond. Annu Rev Pathol-Mech 2013;8:331−59.

[73] Xia J, Wang LV. Small-animal whole-body photoacoustic tomography: a review. IEEE Trans Biomed Eng 2014;61(5):1380−9.

[74] Xia J, Chatni MR, Maslov KI, Guo Z, Wang K, Anastasio M, et al. Whole-body ring-shaped confocal photoacoustic computed tomography of small animals in vivo. J Biomed Opt 2012;17(5):050506.

第 **25** 章

皮肤超声成像

X. Wortsman

引言

在 Pubmed 网站所列文献资料中,Meyer 等人早在 1951 年就首次在皮肤科领域使用超声[1],1979 年 Miller 等人发表了在皮肤病领域使用脉冲超声的文章[2]。20 世纪 80—90 年代,随着高频探头的发展,来自不同国家的数个研究团队探索了超声的更多临床应用,包括肿瘤、炎症性疾病及不同年龄皮肤超声表现的差异[3-8]。2004 年,第一篇皮肤病领域中使用可变高频超声探头的文献发表[9],自此以后迅速出现了各种临床应用,涵盖了常见皮肤科疾病(如良恶性肿瘤、炎症性疾病),甲,头皮,以及美容。超声探头频率越高,穿透深度越浅。因此,变频探头较固定频率高频探头具有一定优势,可高清显示皮肤及深层结构,并可经彩色多普勒显示组织血流模式。

超声检查的目的是提供相关解剖学数据,其异于但可补充经验丰富的临床医生的肉眼观察结果[10]。理想的超声结果应可支持临床诊断并指导治疗。另外,影像数据可助于减少连续活检,提高诊断准确率,进而有助于早期诊断并改善美容预后。

超声波的优点包括:实时性强,能较好平衡分辨率和穿透深度(轴向分辨率:100μm/ 像素,横向分辨率:90μm/ 像素,穿透深度:0.1~60mm),定性定量提供组织及其血流数据,可多轴向(含深度)测量皮损,无辐射影响并无须将患者密闭于狭小空间[10,11]。超声穿透深度深但不失清晰度,优于皮肤科其他成像设备,如共聚焦显微镜(穿透深度≤0.3mm)或光学相干断层成像术(穿透深度≤2mm)[10],这对于研究皮肤恶性肿瘤较为重要,因穿透较浅的成像设备可能会低估肿瘤的浸润深度。此外,计算机断层扫描(computed tomography,CT)和正电子成像 CT(positron emission tomography CT,PET/CT)以及磁共振成像(magnetic resonance imaging,MRI)对分辨皮肤层次的敏感度不足,尤其对于≤5mm 以内的浅表皮损[10],但 CT,PET/CT 和 MRI 有助于评估晚期皮肤肿瘤及其分期。此外,超声可高清显示常见原发皮肤疾病以及肿瘤局部分期。

目前,皮肤科超声仅能检测≥0.1mm 的表皮皮损,无法检测色素沉着,如黑色素[12],应用受到一定限制。另外,超声不能识别被空气或骨骼干扰的结构。因此,超声检查某些组织受一定限制,如咽后深部淋巴结或脑组织[13]。然而,超声可以诊断浅表性病变,检测色素性肿瘤的肿块效应,研究软组织淋巴结链。另外,超声检查需要同时具备皮肤科学培训背景的操作人员和合适的设备,并非所有机构均能满足。如一名操作员(如技术员)采集数据,而另一个人(如医生)出具报告,超声的临床应用会受到一定限制。笔者极力推荐出具报告者应了解皮损临床表现及患者病史[10-12,14]。

超声检查报告可提供皮损性质(实体或囊性),皮损各轴向大小(cm 或 mm),所累及的解剖层次,皮损及周边血流情况(低血流或高血流,输入或输出的厚壁血管),血流特性(动脉、静脉或毛细血管),血管厚度和流速(cm/s),相关邻近结构(即肌肉、软骨、腺体和脉管),病情分期(如增殖期、部分消退期、完全消退期,活动期、非活动期或萎缩期),严重程度[通过评估受累程度和/或超声评分(sonographic scoring,SOS)]和良恶性可能,以及通过评估回声结构模式进行鉴别诊断[10-16]。超声可识别上述各种病理生理过程,已成为临床广泛应用的影像技术。

技术考量

皮肤科超声检查的理想配备是一台不低于 15MHz 紧凑型线性或线性高频探头的多通道设备,以及一名掌握皮肤病理和超声技术的操作者。对于 4 岁以下儿童,一般检查前 30 分钟口服水合氯醛(50mg/kg)镇静[10-12],可预防因儿童活动或哭泣引起的屏幕伪像。

超声检查常在光线较弱房间进行,故在处理多个病变时,需要能调节检查室灯光,以便于在不同皮损处放置探头。所有检查应按标准流程进行,包括灰阶、彩色多普勒(用于检测血流),以及针对血管的频谱曲线分析(用于检测血流类型、动脉或静脉以及流速)。

至少需要进行两个相互垂直轴向的检查,提供组织的回声结构信息[无回声(即没有回声,呈黑色),低回声(即低强度回声,呈灰色),高回声(即高强度回声,呈白色)或与周边结构等回声(即回声强度类似)]。

皮损需要测量各个轴向大小,血管需要测量血管厚度及流速(cm/s)。需描述周边邻近组织及其与皮损的空间关系,包括周边厚壁血管或神经束。受累及深部组织如肌肉、肌腱或腺体亦需描述。因此,需提供给临床医生皮损类型和性质(即实性或囊性,低血流或高血流),以及解剖的"GPS"定位,有助于确定手术方案或疗效监测。此外,超声客观且无创,可用于研究和临床试验[10-16]。

因此,超声可有助于分辨皮损与非皮损,皮肤病与非皮肤病,内源性与外源性成分(如填充剂或异物)[12]。

与任何其他影像技术一样,超声需要操作者经正规训练,可辨识皮肤疾病的常见表现模式。此外,建议与临床及皮肤病理团队建立紧密合作。在达到理想条件并充分了解其局限性后,超声对皮肤疾病的诊断和监测可具有高度准确性,可作用皮肤科基本的影像技术[12-16]。

下面将描述超声在解剖及皮肤科常见疾病中的应用。

正常解剖

皮肤

皮肤不同层次的超声表现因部位不同而存在差异。因此,有毛皮肤(即非掌跖部位)表现为单层明亮高回声表皮,其回声由角质层内角蛋白产生,真皮表现为高回声带,较表皮略弱,其回声主要由胶原产生。随年龄增长,曝光部位真皮上部可出现表皮下的低回声条带,与皮肤内糖胺聚糖沉积有关,称为表皮下低回声带(subepidermal low-echogenicity band),是光老化的超声特征表现。皮下组织表现为伴有高回声间隔的低回声层,回声分别由纤维间隔及脂肪小叶产生。无毛皮肤(即掌跖)表皮更厚,因其富含角蛋白而呈现双层明亮高回声层。真皮厚度因部位而异,面部及前臂曲侧较薄,而伸侧较厚。这些信息在我们诊疗面部皮肤肿瘤时较为重要,因面部皮肤肿瘤较易浸润更深层次[10-12,16,17](图 25.1)。

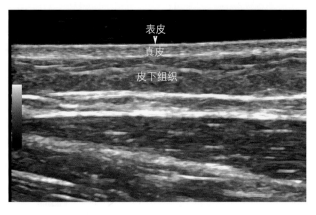

图 25.1 正常皮肤超声解剖

甲

甲单位由甲及甲周区域构成,参与组成与伸肌腱远端和远端指间关节密切相关的肌腱接骨点。因此,甲区域超声下表面为与甲板对应的双侧高回声层。甲板由外侧背板和内侧底板构成。两板之间是无回声或低回声板间区。甲板下低回声区为甲床。基质区域位于甲床近心端,较甲床其他部位回声稍强。底部可见高回声线,即为远端指骨骨性边缘。甲周区域包括背侧的有毛皮肤及指腹的无毛皮肤。彩色多普勒可见甲床上行走于远端指骨上方的低流速动脉和静脉。伸肌腱和屈肌腱远端接入点可表现为高回声纤维模式,但可能因肌腱斜轴的向异性伪像而呈稍低回声[10,11,18,19](图 25.2)。

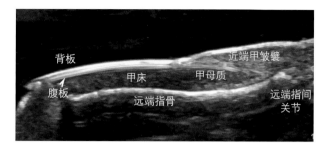

图 25.2　正常甲超声解剖

毛发

毛发包括两个主要部分:真皮内的毛囊及皮表毛干。毛囊表现为真皮内低回声模糊条带(图 25.3),额区毛干大都表现为三层高回声结构(图 25.4)。而枕部头发有研究发现是混合模式,80% 呈三层,20% 呈双层高回声结构。双层毛干结构对应毳毛,也存在于睫毛、眉毛及身体其他部位。但在

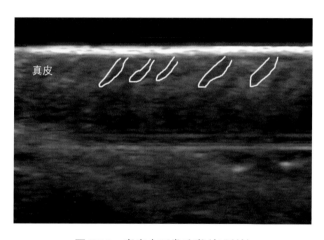

图 25.3　真皮内正常毛囊(勾画处)

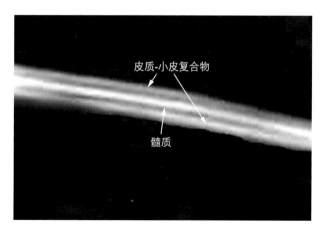

图 25.4　头皮毛干(额区)正常超声解剖,注意三层高回声外观

躯干其他部位,毛发表现为单层高回声结构,另可在毛囊下方皮下组织探及低流速动静脉血流[11,20-24]。

常规应用

超声在皮肤科有很多常规应用,按照不同主题分为如下几个部分。

肿瘤

良性肿瘤

囊性肿瘤

表皮囊肿:表皮囊肿易出现炎症和破溃,常需行超声检查。其组织学为表皮成分植入真皮和 / 或皮下组织构成,表现为复层鳞状上皮,包含颗粒层及角蛋白。囊肿破裂后角质成分可渗入周边组织,引起异物炎症反应。表皮囊肿不同时期的超声表现不同。如囊肿完整,表现为真皮和 / 或皮下组织内境界清楚、圆形或椭圆形的无回声结构,伴有后方增强伪像(即结构深部高回声白色回响,常见于液体充盈状态)。囊肿可有连接至表皮下区域的无回声带,称为刺点。巨大表皮囊肿可表现为低回声,内含紧实角蛋白及胆固醇晶体形成的无回声纤维条带,该现象与睾丸声像模式相似,故称为“假睾丸”征。炎症过程中,表皮囊肿内部回声增强,外周血流增多。囊肿破裂后,边界不规则,周边可见低回声角质物质形成的“异物样”反应。诊断表皮囊肿的关键声像特征是囊性结构后方的增强伪像[10,11,25-27](图 25.5~ 图 25.7)。

藏毛囊肿:该囊肿见于骶尾部长期受压人群,因内生长毛发所致。典型发生部位为臀间区,也被称为“吉普车病”,是因其在第二次世界大战的士兵中多见。表现为真皮和皮下组织内低回声炎症组织和成熟鳞状上皮(组织学可见)包裹的毛发碎片所致的巢状高回声线状条带。通常,囊肿与局部增宽的局部真皮毛囊基底相连。彩色多普勒可见因频繁

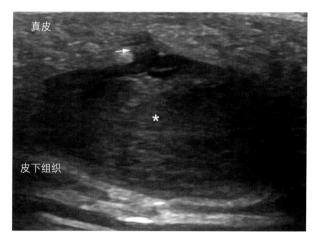

图 25.5　完整的表皮囊肿。超声(灰阶,横向图)可见真皮及皮下组织低回声椭圆形结构(星号)。注意囊肿与真皮上皮交通的低回声通道(箭)

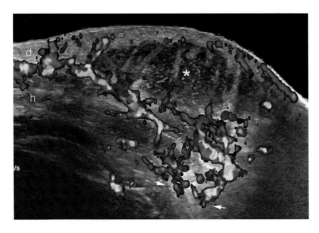

图 25.6　破溃伴炎症反应的表皮囊肿。彩色多普勒(纵向观)可见真皮及皮下组织边界不清低回声结构(星号)。囊肿周边可见丰富血流(彩色)。d,真皮;h,皮下组织

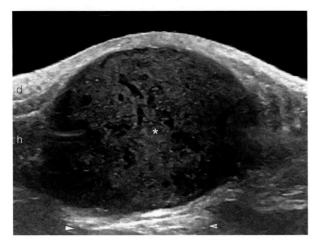

图 25.7　"假睾丸"外观的表皮囊肿。超声(灰阶,横向观,彩色滤片)显示境界清楚、椭圆形的内有无回声带的低回声结构。囊肿位于真皮下,微凸入真皮。注意后方增强伪像(箭头)常出现于充满液体的结构中。d,真皮;h,皮下组织

炎症和／或感染引起的周边血流增多,囊肿反复炎症可转变为脓肿。超声可显示囊肿性质、实际轴向和范围,这有助于外科手术规划[10,11,28,29](图 25.8)。

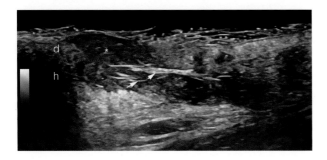

图 25.8　藏毛囊肿。超声(灰阶,纵向观,彩色滤片)可见真皮及皮下组织低回声结构(星号),伴有对应毛干碎片的高回声线(箭)。d,真皮;h,皮下组织

实性肿瘤

　　毛母质瘤:这种良性肿瘤也称为 Malherbe 钙化上皮瘤或毛囊瘤,常见于儿童和年轻人面部和四肢。毛母质瘤的临床误诊率可高达 56%[10,11,30],因此,超声对于诊断具有积极作用。毛母质瘤组织学表现包括基底细胞样细胞和影细胞、嗜酸性角质碎片及钙化。超声典型表现呈"靶型",表现为低回声边缘和高回声中心以及钙沉积所致的多个高回声点。根据钙化的大小和程度,这些肿瘤可能会出现后方声影(即钙化结构底部的无回声黑色条带,由钙沉积阻断了声波穿透所致)。一些毛母质瘤钙化较少,而另一些则完全钙化。

　　通常,毛母质瘤位于真皮和皮下,中央及周边有低流速动脉和静脉。偶尔可出现高血流,临床可与血管肿瘤类似,也可能内出血表现为无回声囊性肿瘤伴偏心性低回声结节。超声可探及这些不常见的临床表现。诊断毛母质瘤的重要超声征象是钙化[10,11,29-33](图 25.9)。

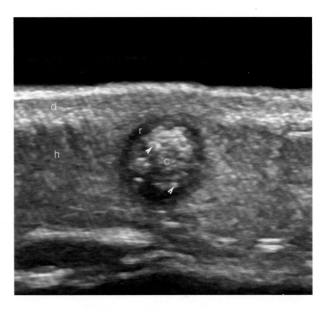

图 25.9　毛母质瘤。超声(灰阶,横向图)可见皮下组织中靶样结节,低回声边缘(r)伴有高回声中央(c)。注意结节中央高回声点,与钙沉积对应。d,真皮;h,皮下组织

　　皮肤纤维瘤:皮肤纤维瘤又称纤维组织细胞瘤、皮肤组织细胞瘤,该纤维性肿瘤最常见于女性躯干和四肢。目前尚不清楚其起源是对创伤如虫咬的反应或者就是一种实际性的肿瘤性疾病。然而,其常不随时间推移而缩小。超声下皮肤纤维瘤表现为境界不清的低回声和不均质回声真皮内结构,通常导致局部毛囊扭曲、增大。血流情况不定,易出现薄壁、低流速动脉和静脉,然而,其中一些血流甚少,彩色多普勒不可及。未有皮肤纤维瘤出现钙沉积的报道[11,28](图25.10)。

　　脂肪瘤:这是最常见的软组织肿瘤,由成熟脂肪细胞组成。肿瘤名称因伴随脂肪细胞的组织不同而异。如有纤维组织,则称纤维脂肪瘤,如有附着脂肪细胞的毛细血管,则称血管脂肪瘤。脂肪瘤多单发,也可多发。组成不同,超声表现各异。纤维脂肪瘤为低回声,而血管脂肪瘤则为高回声。

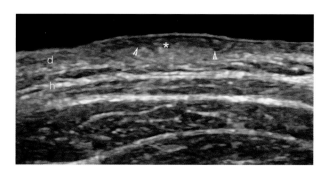

图 25.10 皮肤纤维瘤。超声(灰阶,横向图,彩色滤片)可见真皮内境界不清增厚区域(星号),局部毛囊屈曲增宽(箭头)。d,真皮;h,皮下组织

总体而言,脂肪瘤表现为真皮和/或皮下组织中边界清楚的圆或椭圆形结构,常有沿皮肤层次轴向排列的高回声间隔(图 25.11)。

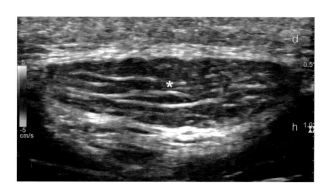

图 25.11 脂肪瘤。超声(彩色多普勒,横向图)可见境界清楚、椭圆形低回声及低血流结构(星号),内含高回声间隔。d,真皮;h,皮下组织

　　虽然脂肪瘤是良性的,但可能出现在高危区域,如颈部或颞部邻近的大血管或神经。有时脂肪瘤可出现在额部颅顶肌下方,称为帽状腱膜下脂肪瘤,可与囊肿或外生性骨疣相似。脂肪瘤通常血管很少,如肿瘤内部出现异质性及高血流信号,提示恶变的可能[28,34-36]。

恶性肿瘤

非黑色素细胞性皮肤肿瘤

　　这是人类最常见的肿瘤,常累及曝光部位如面部。非黑色素细胞性皮肤肿瘤(nonmelanocytic skin cancer,NMSC)包括基底细胞瘤(basal cell carcinoma,BCC)和鳞状细胞癌。虽然 NMSC 通常不致命,但可严重影响容貌。已有研究报道了肿瘤超声与组织学深度之间的关系[37]。

　　两种 NMSC 均表现为低回声和/或不均质的椭圆形病变,边缘不规则或分叶状,多位于真皮。然而,BCC 典型表现可有肿瘤内高回声点,这些斑点密度似乎与复发高或低风险的不同组织亚型有关[10,11,37-41]。多个(≥7)高回声点的BCC 与更易侵袭进展的组织亚型有关,如微小结节型、硬斑病样型、硬化型、浸润型和变异型[42]。SCC 无高回声点,比

BCC 更易浸润,可延及肌肉或软骨。超声可以发现 NMSC 病变,确定其范围(包括深度),有助于预测类型(BCC 或 SCC)及亚型(高或低复发性 BCC)以及探查深部组织受累情况。彩色多普勒下 NMSC 病变内有低流速动脉和静脉,SCC 血流信号一般强于 BCC[40,41](图 25.12 和图 25.13)。

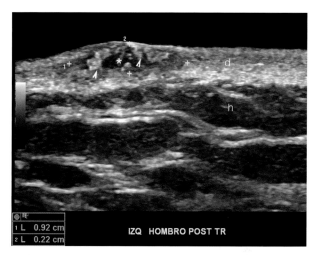

图 25.12 基底细胞瘤(BCC)。超声(灰阶,横向图,左侧背部)可见真皮内宽 9.2mm、深 2.2mm 的椭圆形低回声皮损(星号),内有高回声点(箭头)。d,真皮;h,皮下组织

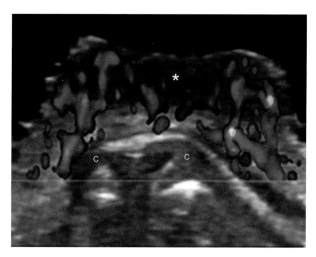

图 25.13 鳞状细胞癌(SCC)。彩色多普勒(横向图,鼻尖)真皮内可见高血流信号(彩色)低回声肿块(星号)。鼻软骨不清晰

黑色素瘤

　　尽管超声不能检测色素如黑素颗粒,但可以显示病变的实性成分和深度。

　　原发肿瘤:黑色素瘤是最具侵袭性的皮肤肿瘤,但并非最常见的类型。据报道,头颈部黑色素瘤复发率高达46.1%[43,44]。肿瘤浸润深度(Breslow 指数)决定预后。超声可提供相关解剖学数据以及该指数对应的超声指标。据报道,

超声有助于区分尺寸小于或大于 1mm 的黑色素瘤[45,46]。这有助于重要临床决策的选择,如术中游离边缘、切除范围大小以及前哨淋巴结节的无创评估,后者常预示黑色素瘤大小超过 1mm。超声下黑色素瘤表现为真皮和 / 或皮下组织内境界清楚、低回声和 / 或不均质回声、卵圆形和梭形的结构。

　　黑色素瘤具有高血管生成倾向且易侵袭更深层次,故呈高血流状态[10,11,44](图 25.14)。文献报道可经彩色多普勒及对比增强超声研究评估血流丰富程度,而这与黑色素瘤恶性程度相关。另外,超声可辅助诊断无色素性黑色素瘤[47-50]。

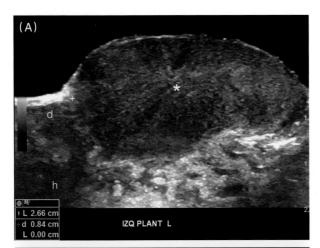

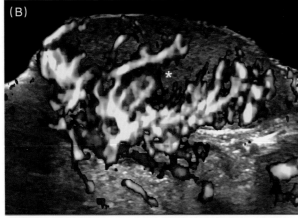

图 25.14　黑色素瘤(纵向图,跖部)。(A)顶部(灰阶)和(B)底部(能量多普勒)可见真皮(d)和皮下组织(h)内纺锤状椭圆形地回声肿块(星号)。注意肿块内丰富血流(B,彩色)

　　局部分期:文献报道超声可较临床检查更敏感地发现黑色素瘤转移[51]。超声可敏感诊断黑色素瘤的卫星灶(距原发肿瘤 <2cm)、中转灶(距原发肿瘤 ≥2cm)和淋巴结转移[10,11,51-53]。卫星灶或中转灶超声下表现为低回声结节,边缘可不规则,伴水肿而呈高回声[52,54-57]。这些病灶中可见无回声区,可能因富含细胞声像传导增强所致[58]。

　　转移病灶血流增强,血管增厚、屈曲[52]。一些淋巴结超声表现可提示肿瘤良恶性(表 25.1)[52]。局部分期应遵循原发肿瘤解剖部位的淋巴回流链。超声可引导经皮细针穿刺行抽吸术、细胞学检查或淋巴结活检[59-62]。

表 25.1　良恶性淋巴结肿大超声表现

形态学	良性	恶性
形状	椭圆形	圆形
中心	高回声	低回声 / 无回声
皮质增厚	弥漫	结节性、离心性
长宽比例	>2	<2
血流情况	规则、中心性	不规则、外周性
皮质血管	无 / 少量	有 / 明显

血管疾病

　　血管疾病是儿童常进行超声检查的原因。血管瘤与血管畸形临床起源及进展不同,治疗与预后也各异。因此,鉴别这两类疾病对选择合适的治疗方案至关重要。

血管瘤

　　血管良性肿瘤是儿童中最常见的软组织病变,在患儿 1 岁内生长迅速,然后缓慢消退。超声可检查、测量血管瘤并确定其进展时期。通常情况下,增殖期血管瘤表现为边界不清的低回声团块,血流明显,可呈动脉、静脉及动静脉短路(图 25.15A 和 B)。部分消退期出现混合性回声,血管瘤出现高回声及低回声区域,该阶段血流减少。在完全消退期,血管瘤呈高回声、低血流[63-65]。超声可用于治疗后随访,并提供所累及深部层次或结构的解剖信息,如肌肉、软骨、腺体或

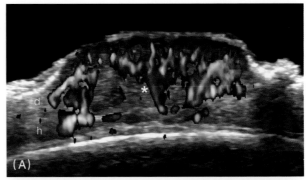

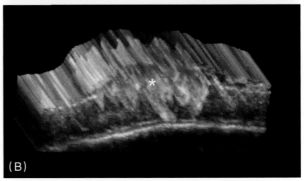

图 25.15　增生期血管瘤(横向图,头皮)。(A)能量多普勒超声。(B)三维能量多普勒重建。均可见真皮及皮下组织内境界不清的低回声、高血流肿块(星号)。d,真皮;h,皮下组织

眼球等,而这对于面部血管瘤至关重要[63]。另外,超声可无创监测普萘洛尔治疗血管瘤的疗效[66]。

脉管畸形

脉管畸形是形态发生异常,并不构成真正的肿瘤。可依据所累及的脉管类型(动脉、静脉、毛细血管或淋巴管)及高流速(动脉或动静脉)或低流速(静脉、毛细血管或淋巴管)进行分类。可进行频谱曲线分析的彩色多普勒超声可显示动脉(收缩期和舒张期)、静脉(单相)或动静脉(双向血流)特征(图 25.16)。大多数脉管畸形表现为无回声管状结构或海绵腔隙。毛细血管畸形可呈真皮上部或皮下回声增强。

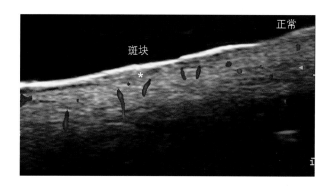

图 25.17　银屑病皮肤斑块。能量多普勒显示斑块部位表皮和真皮增厚,呈低回声的真皮上部条带(星号)和真皮高血流信号。注意图片右侧正常皮肤与皮损的区别

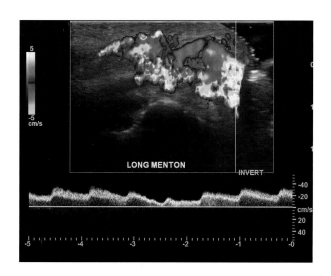

图 25.16　高流量动静脉血管畸形(纵向图,颏区)。彩色多普勒和频谱曲线分析显示高血流血管呈巢状,代表双向流动的动脉化静脉血流

超声有时并不能发现非常浅表的病变,这种情况可见于仅累及表皮和 / 或深度 <0.1mm 的扁平皮损。超声有助于诊断、检测畸形范围,并可引导经皮硬化剂治疗[63,64]。

炎症性疾病

有一些皮肤科炎症性疾病在超声下表现异常。我们总结了最常见的行超声检查的疾病。

银屑病

这是一种累及皮肤、甲、肌腱、关节和骨骼的慢性炎症性疾病,超声通常用于评估疾病活动性和严重程度[67,68]。银屑病皮肤斑块超声下表现为表皮增厚,真皮上部回声减弱。偶可见表皮高低起伏。彩色多普勒可在斑块中查见真皮血流丰富的低流速动、静脉(图 25.17)。银屑病甲最常见的超声改变为甲床增厚,回声降低,甲板底板出现局灶高回声沉积点、境界模糊,底板、背板均增厚及呈波浪状(图 25.18)。另甲床血流增多,常见于近端甲母质[68]。

肌腱接骨点(即肌腱连接处)可增厚,呈低回声或不均

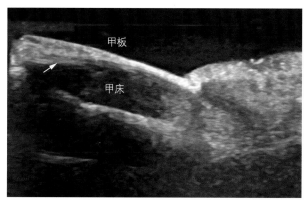

图 25.18　银屑病甲。超声(纵向图,右拇指)显示甲床增厚,回声降低,远端甲板内有高回声沉积(箭)

质回声。关节内可因滑膜炎出现无回声液体增多。指 / 趾间关节的骨性边缘可出现侵蚀。正中神经可有炎症表现,彩色多普勒可见神经内血流增加,MRI 亦可见类似发现。而上述解剖学改变均可用超声进行监测[68-76]。

硬斑病

此类结缔组织病的皮肤可出现增厚胶原束而引起广泛纤维化,亦称为局部性或皮肤型硬皮病。超声可助于分辨疾病不同活动时期。在活动期,真皮增厚、回声降低,亦可见皮下组织回声增强。彩色多普勒可见真皮及皮下组织血流丰富。在萎缩期,真皮变薄,回声增强,皮下脂肪变薄或缺失,有时真皮几乎和肌肉层直接接触。该阶段真皮和皮下组织血流较少。而当未满足活动期和萎缩期标准时,默认为非活动期。超声检测疾病活动程度的最敏感指标是真皮或皮下组织高血流状态及皮下组织回声增强[68,77-80](图 25.19 和图 25.20)。

化脓性汗腺炎

亦称反常性痤疮,是一种慢性炎症性皮肤病,特征表现为皮肤复发性结节、脓液以及瘘管形成。最常见部位为腋窝和腹股沟区域,亦可累及乳房下、臀部、外阴和其他部位。超声可辅助诊断并有助于疾病分期。化脓性汗腺炎(hidradenitis suppurativa,HS)超声最常见的表现为毛囊增宽,出现无回声

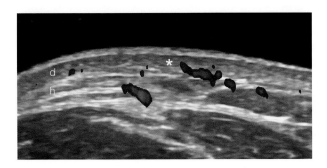

图25.19　活动期硬斑病。彩色多普勒超声（横向图，右前臂伸侧）显示真皮增厚回声降低（星号），真皮内高血流信号（彩色）。d，真皮；h，皮下组织

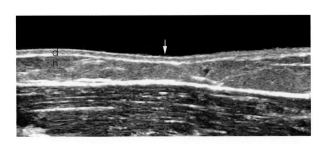

图25.20　萎缩期硬斑病。灰阶超声（纵向图，左臂，彩色滤片）显示真皮和真皮下皮下变薄（箭）。d，真皮；h，皮下组织

或低回声假性囊肿、无回声或低回声积液和瘘管（图25.21和图25.22）。超声征象达到或超过上述三条，即可诊断为HS。通常，这些液性区域和瘘管常与增宽的毛囊底部相连，伴有高回声毛干。

　　尽管炎症广泛，HS极少有局部淋巴结肿大，除非患者处于严重阶段和/或出现积液（脓肿）或瘘管的感染。HS超声分期称为化脓性汗炎超声评分（sonographic scoring of hidradenitis suppurativa，SOS-HS）。根据积液和瘘管情况，HS分为三个超声等级，如表25.2所示。超声检查可用于无创、客观地监测患者治疗效果。它可以提供关于病变性质和范围信息，并评估血管情况，而后者可能是疾病活动程度重要的指标[68,81-85]。

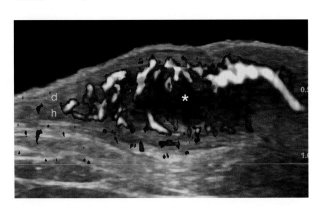

图25.21　化脓性汗腺炎（HS）液体聚集。能量多普勒（横向图，右腋下）显示真皮和皮下低回声结构（星号），周边血流信号增强。d，真皮；h，皮下组织

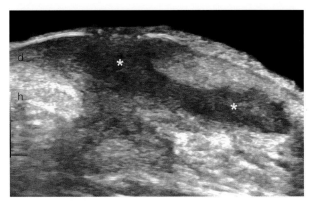

图25.22　化脓性汗腺炎（HS）瘘管。超声（灰阶，横向图，臀间区）显示真皮（d）和皮下组织（h）内穿行的低回声束（星号）

表25.2　化脓性汗腺炎超声评分[a]

阶段Ⅰ：单个液性区域和/或真皮改变[b]，影响一个身体节段[c]（单侧或双侧）无瘘管形成
阶段Ⅱ：2~4个液性区域和/或单个瘘管，伴有真皮改变，两个身体节段受累（单侧或双侧）
阶段Ⅲ：5个液性区域和/或超过2个瘘管，伴有真皮改变，和/或超3个身体节段受累（单侧或双侧）

　　[a] 节选自Wortsman X, Moreno C, Soto R, Arellano J, Pezo C, Wortsman J. Ultrasound in-depth characterization and staging of hidradenitis suppurativa. Dermatol Surg 2013;39:1835-42.

　　[b] 真皮改变包括低回声或无回声假囊肿结节，毛囊增宽，和/或真皮厚度或回声的改变

　　[c] 身体节段根据受累解剖区域定义，如，腋窝、阴囊、入组、臀部等；可单侧受累或双侧

血肿-血清肿-脓肿

　　在创伤和/或手术后通常会出现无回声或低回声积液。当积液合并感染时，可能会出现一个充满脓液的腔隙，称为脓肿。超声下脓肿可表现为由碎片引起的内部回声及高回声间隔（图25.23）。脓肿周边通常血流增加。超声检查有助于确认诊断、测量积液、引导经皮引流术，并可无创监测解剖结构随时间而出现的变化[68,86]。

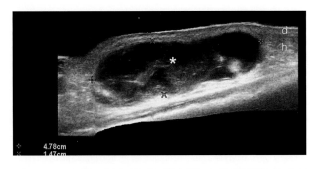

图25.23　血肿。超声（灰阶，纵向图，左前臂伸侧）显示真皮及皮下组织内长4.78cm的椭圆形无回声液性区域（星号）与浮动性回声（碎片）。底部可见后方增强伪像

跖疣

这是人乳头瘤病毒引起的感染性病变,因可有痛感,临床可能与异物或 Morton 神经瘤混淆。超声下表现为表皮和真皮内低回声梭形结构,皮损内或皮损下血流丰富,血流多少与患者痛感强度有关。通常情况下,血流越丰富,疼痛越明显。此外,可见跖疣下方局部黏液囊的液体肿胀。因此,对于上述解剖变化需要多专业背景来处理该炎症病变[67,68,87,88](图 25.24)。

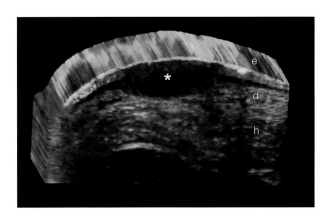

图 25.24 跖疣。三维重建(彩色滤光片,灰阶,横向图)显示表皮和真皮纺锤状椭圆形低回声皮损。d,真皮;e,表皮;h,皮下组织

甲病

球瘤

球瘤来源于甲的神经肌动脉丛。通常球瘤痛感明显,尤其暴露于寒冷时。超声下表现为近端甲床低回声实性结节。彩色多普勒可见明显血流信号,为低流速动脉和静脉。通常可见远端指骨的高回声扇贝状骨性边缘。根据基质区域受累程度不同,可观察到与肿瘤轴向一致的甲板增厚和不规则表现[89-92](图 25.25)。

甲下球瘤

这是由慢性炎症组织与明显瘢痕组织混合引起的甲下假瘤。超声下表现为甲床增厚或增厚和变薄混合存在,通常累及基质区。甲床可见弥漫低血流或高血流信号。常可见不规则波浪状增厚的甲板。远端指骨骨性边缘常不明显[18,19](图 25.26)。

外生性骨疣

这些是良性外生性骨和 / 或软骨组织,从远端指骨骨性边缘凸出至甲床。外生瘤体超声下表现为高回声条带,与高回声骨性边缘连接,挤压甲板向上移位。条带含有钙质成分,可形成后方声像伪像。通常继发感染或瘢痕可导致甲床增厚、低回声改变。周边可探及低或高血流信号[18,19,92](图 25.27)。

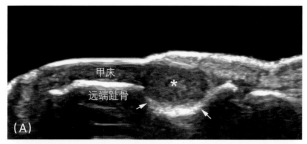

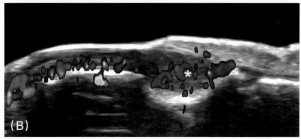

图 25.25 血管球瘤。(A)灰阶超声和(B)彩色多普勒(纵向图,左小指)显示甲床近端椭圆形低回声结节(星号)。注意骨质边缘的扇贝状外观(A,箭)和结节内部血管增生(B)。因基质区受累,甲板增厚病呈单层(萎缩)

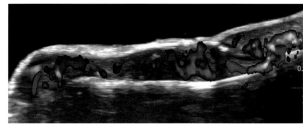

图 25.26 甲下肉芽肿。彩色多普勒超声(纵向图,右拇指)显示近端甲床增厚,累及基质区,近端甲板向上移位。注意甲板增厚。远侧指骨的高回声骨边缘不明显

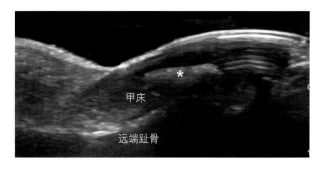

图 25.27 甲下外生性骨疣。超声(灰阶,纵向图,右侧拇趾)可见高回声带(星号),源于远端趾骨边缘并突入甲床

黏液样或滑膜囊肿

该病可由滑膜液渗漏或滑膜增生至甲周区域产生。超声下表现为境界清晰、椭圆形,无回声结构(图 25.28)。通常可见薄而屈曲的无回声条带连接囊肿与远侧指骨骨间关节。与黏液囊肿相比,黏液样囊肿或滑膜囊肿往往不累及甲床。

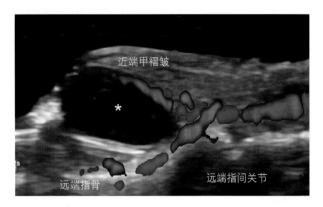

图 25.28　滑膜囊肿。彩色多普勒超声(纵向图,左示指)显示近端甲皱内境界清楚、椭圆形无回声结构(星号)压迫近端甲床。囊肿内无血流信号,周边有血管

鉴别诊断主要依靠组织学结果[18,19]。

头皮与毛发疾病

雄激素源性脱发

早期诊断雄激素性脱发(androgenetic alopecia, AGA)可较困难,评估 AGA 进程的一些检查如毛发显微镜,使患者有痛感。超声可检测到毛囊密度下降,残留毛囊深度变浅。此外,AGA 中三层和双层(无髓毳毛)混合模式的毛干增多,而正常个体毛发多为三层外观(图 25.29)。超声可助于 AGA 的早期诊断及病情监测[20,21,24]。

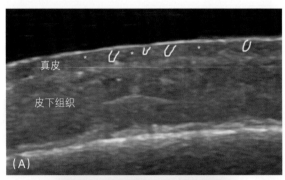

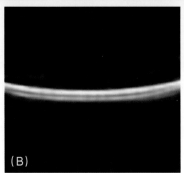

图 25.29　雄激素源性脱发(AGA)(头皮额区)。(A)灰阶超声可见真皮内毛囊密度降低及深度降变浅(勾画处),毛囊间隔较宽(星号)。(B)灰阶超声示双层高回声毛干

肿瘤

毛根鞘囊肿

囊肿内衬立方表皮细胞,无颗粒层。常发生于头皮,可表现为局灶脱发及肿块。毛根鞘囊肿含有角蛋白,有时含有毛发碎片,超声下可见真皮和 / 或皮下组织中境界清楚的圆或椭圆形无回声结构,伴回声或碎片,时伴有毛干的高回声片段(图 25.30)。炎症状态下囊肿周边血流增加[20,24]。

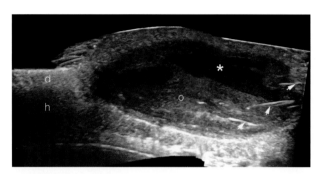

图 25.30　毛根鞘囊肿。灰阶超声(彩色滤片)显示了真皮及皮下卵圆形境界清楚结构(星号),内部低回声(o),以及一些高回声线样毛发片段(箭)。d,真皮;h,皮下组织

炎症

穿凿脓肿性头部毛囊周围炎

这是一个解剖部位特殊的炎症性疾病,可引起斑片状脱发。超声可探及多个真皮和皮下积液,并可及脱发区下方相互连通及与增宽的毛囊基底连通的瘘管(图 25.31)。该状态下的超声改变与前述 HS 类似[20,24]。

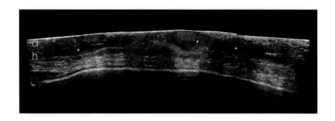

图 25.31　脓肿性穿掘性头部毛囊周围炎。灰阶超声(纵向图,头皮区域)可见瘘管(星号)穿行于真皮(d)和皮下组织(h)

美容应用

填充剂

美容填充剂用于治疗皱纹和皮肤松弛。超声可识别最常见的填充剂类型及其所在范围。这些填充剂可分为可生物降解产品(如纯透明质酸)及合成或半合成材料。最常见代表性的合成类填充剂为硅酮(纯或油性制剂)、聚甲基丙烯酸甲酯、羟基磷灰石和聚丙烯酰胺。半合成填充剂将可降解

表 25.3　常见美容填充剂超声表现

填充剂	形状	回声特性	伪像	评价
纯透明质酸	圆或椭圆形	无回声	后方增强伪像	3~6 个月体积缩小
高密度纯透明质酸	圆或椭圆形	无回声或低回声	后方增强伪像	18 个月内无明显变化
纯硅酮	椭圆形	无回声	后方增强伪像	不随时间而变化
硅油	弥散	高回声	混响，"暴风雪"	不随时间而显著变化
聚甲基丙烯酸甲酯	弥散	高回声	小彗星尾巴	不随时间而变化
羟基磷灰石	条带状	高回声	后方阴影	不随时间而变化
聚丙烯酰胺	圆或椭圆形	无回声	后方增强伪像	18 个月内无明显变化

与不可降解颗粒混合以达持久的作用效果,如高密度透明质酸。有些填充剂,如硅酮,并未经美国食品药品管理局(Food and Drug Administration,FDA)批准,但在其他一些国家被合法或非法使用。常见的填充剂超声表现如表 25.3[93-98] 所示(图 25.32~ 图 25.35)。

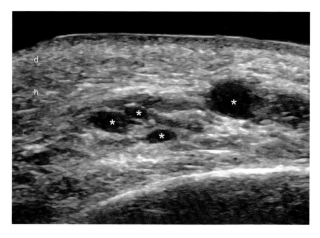

图 25.32　透明质酸。灰阶超声(横向图,右颊,彩色滤片)可见卵圆形无会诊皮下假囊性结构(星号)。d,真皮;h,皮下组织

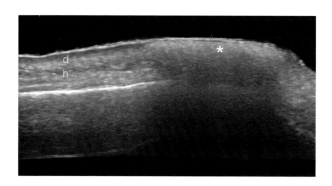

图 25.33　硅油。灰度超声(纵向图,眉间区)可见真皮及皮下高回声沉积以及后方密集声影/声像混响,亦称"暴风雪"外观。d,真皮;h,皮下组织

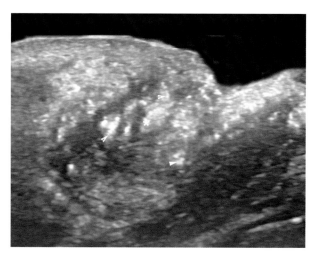

图 25.34　聚甲基丙烯酸甲酯。灰度超声(横向图,右侧鼻唇沟)可见真皮及皮下高回声沉积后方小彗星尾巴样伪像(箭头)

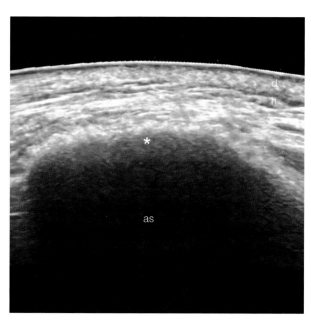

图 25.35　钙羟基磷灰石。灰阶超声(纵向图,左颊,彩色过滤器)可见皮下组织高回声带(星号)伴有后方伪像声影(as)。d,真皮;h,皮下组织

结论

　　同时具备训练有素的操作人员及合适的仪器,皮肤超声是极其有效的诊断工具,可以动态、安全地与患者互动,提供常见皮肤疾病广泛的解剖信息,而无须考虑穿透问题。高分辨率成像技术可支持早期、精确诊断,有助于提高临床诊断能力,该技术已被全球用于日常临床实践。

（王小燕　许阳　译,林尔艺　校）

参考文献

[1] Meyer J, Sans G, Rodallec C. Ultrasonics in dermatology. Bull Soc Fr Dermatol Syphiligr 1951;58:266—7.

[2] Alexander H, Miller DL. Determining skin thickness with pulsed ultra sound. J Invest Dermatol 1979;72:17—9.

[3] Serup J, Staberg B. Ultrasound for assessment of allergic and irritant patch test reactions. Contact Dermat 1987;17:80—4.

[4] Gropper CA, Stiller MJ, Shupack JL, Driller J, Rorke M, Lizzi F. Diagnostic high-resolution ultrasound in dermatology. Int J Dermatol 1993;32:243—50.

[5] Harland CC, Bamber JC, Gusterson BA, Mortimer PS. High frequency, high resolution B-scan ultrasound in the assessment of skin tumours. Br J Dermatol 1993;128:525—32.

[6] Seidenari S, Pagnoni A, Di Nardo A, Giannetti A. Echographic evaluation with image analysis of normal skin: variations according to age and sex. Skin Pharmacol 1994;7:201—9.

[7] Stiller MJ, Gropper CA, Shupack JL, Lizzi F, Driller J, Rorke M. Diagnostic ultrasound in dermatology: current uses and future potential. Cutis 1994;53:44—8.

[8] El Gammal S, El Gammal C, Kaspar K, Pieck C, Altmeyer P, Vogt M, et al. Sonography of the skin at 100 MHz enables in vivo visualization of stratum corneum and viable epidermis in palmar skin and psoriatic plaques. J Invest Dermatol 1999;113:821—9.

[9] Wortsman XC, Holm EA, Wulf HC, Jemec GB. Real-time spatial compound ultrasound imaging of skin. Skin Res Technol 2004;10:23—31.

[10] Wortsman X. Common applications of dermatologic sonography. J Ultrasound Med 2012;31:97—111.

[11] Wortsman X. Ultrasound in dermatology: why, how, and when? Semin Ultrasound CT MR 2013;34:177—95.

[12] Wortsman X, Wortsman J. Clinical usefulness of variable-frequency ultrasound in localized lesions of the skin. J Am Acad Dermatol 2010;62:247—56.

[13] Ying M, Bhatia KS, Lee YP, Yuen HY, Ahuja AT. Review of ultra-sonography of malignant neck nodes: greyscale, Doppler, contrast enhancement and elastography. Cancer Imaging 2014;13:658—69.

[14] Wortsman X. How to start on skin, nail and hair ultrasound: guidance and protocols. In: Wortsman X, Jemec GBE, editors. Dermatologic ultrasound with clinical and histologic correlations. 1st ed. NY: Springer; 2013. p. 597—607.

[15] Echeverría-García B, Borbujo J, Alfageme F. The use of ultra-sound imaging in dermatology. Actas Dermosifiliogr 2014;105:887—90.

[16] Wortsman X. Sonography of cutaneous and ungual lumps and bumps. Ultrasound Clin 2012;7:505—23.

[17] Wortsman X, Wortsman J, Carreño L, Morales C, Sazunic I, Jemec GBE. Sonographic anatomy of the skin, appendages and adjacent structures. In: Wortsman X, Jemec GBE, editors. Dermatologic ultrasound with clinical and histologic correlations. 1st ed. NY: Springer; 2013. p. 15—35.

[18] Thomas L, Vaudaine M, Wortsman X, Jemec GBE, Drape JL. Imaging the nail unit. In: Baran R, de Berker D, Holzberg M, Thomas L, editors. Baran & Dawber's diseases of the nails and their management. 4th ed. Wiley; 2012. p. 132—53.

[19] Wortsman X. Sonography of the nail. In: Wortsman X, Jemec GBE, editors. Dermatologic ultrasound with clinical and histologic correlations. 1st ed. NY: Springer; 2013. p. 419—76.

[20] Wortsman X, Wortsman J, Matsuoka L, Saavedra T, Mardones F, Saavedra D, et al. Sonography in pathologies of scalp and hair. Br J Radiol 2012;85:647—55.

[21] Wortsman X, Guerrero R, Wortsman J. Hair morphology in androgenetic alopecia: sonographic and electron microscopic studies. J Ultrasound Med 2014;33:1265—72.

[22] Garrido-Colmenero C, Arias-Santiago S, Aneiros Fernández J, García-Lora E. Trichoscopy and ultrasonography features of aseptic and alopecic nodules of the scalp. J Eur Acad Dermatol Venereol December 10, 2014. http://dx.doi.org/10.1111/jdv.12903.

[23] Imafuku K, Hata H, Kitamura S, Iwata H, Shimizu H. Ultrasound B-mode and elastographic findings of mixed tumour of the skin on the scalp. J Eur Acad Dermatol Venereol July 30, 2014. http://dx.doi.org/10.1111/jdv.12644.

[24] Wortsman J. Sonography of the scalp and hair. In: Wortsman X, Jemec GBE, editors. Dermatologic ultrasound with clinical and histologic correlations. 1st ed. NY: Springer; 2013. p. 477—503.

[25] Yuan WH, Hsu HC, Lai YC, Chou YH, Li AF. Differences in sono-graphic features of ruptured and unruptured epidermal cysts. J Ultrasound Med 2012;31:265—72.

[26] Huang CC, Ko SF, Huang HY, Ng SH, Lee TY, Lee YW, et al. Epidermal cysts in the superficial soft tissue: sonographic features with an emphasis on the pseudotestis pattern. J Ultrasound Med 2011;30:11—7.

[27] Kim HK, Kim SM, Lee SH, Racadio JM, Shin MJ. Subcutaneous epidermal inclusion cysts: ultrasound (US) and MR imaging findings. Skeletal Radiol 2011;40:1415—9.

[28] Wortsman X, Bouer M. Common benign non-vascular skin tumors. In: Wortsman X, Jemec GBE, editors. Dermatologic ultra-sound with clinical and histologic correlations. 1st ed. NY: Springer; 2013. p. 119—75.

[29] Mentes O, Oysul A, Harlak A, Zeybek N, Kozak O, Tufan T. Ultrasonography accurately evaluates the dimension and shape of the pilonidal sinus. Clinics (Sao Paulo) 2009;64:189—92.

[30] Roche NA, Monstrey SJ, Matton GE. Pilomatricoma in children: common but often misdiagnosed. Acta Chir Belg 2010;110:250—4.

[31] Choo HJ, Lee SJ, Lee YH, Lee JH, Oh M, Kim MH, et al. Piloma-tricomas: the diagnostic value of ultrasound. Skeletal Radiol 2010;39:243—50.

[32] Solivetti FM, Elia F, Drusco A, Panetta C, Amantea A, Di Carlo A. Epithelioma of Malherbe: new ultrasound patterns. J Exp Clin Cancer Res 2010;29:42.

[33] Wortsman X, Wortsman J, Arellano J, Oroz J, Giugliano C, Benavides MI, et al. Pilomatrixomas presenting as vascular tumors on color Doppler ultrasound. J Pediatr Surg 2010;45:2094—8.

[34] Fornage BD, Tassin GB. Sonographic appearances of superficial soft tissue lipomas. J Clin Ultrasound 1991;19:215—20.

[35] Wagner JM, Lee KS, Rosas H, Kliewer MA. Accuracy of sono-graphic diagnosis of superficial masses. J Ultrasound Med 2013;32:1443—50.

[36] Hung EH, Griffith JF, Ng AW, Lee RK, Lau DT, Leung JC. Ultra-sound of musculoskeletal soft-tissue tumors superficial to the investing fascia. AJR Am J Roentgenol 2014;202:W532—40.

[37] Bobadilla F, Wortsman X, Muñoz C, Segovia L, Espinoza M, Jemec GBE. Pre-surgical high resolution ultrasound of facial basal cell carcinoma: correlation with histology. Cancer Imaging 2008;22:163—72.

[38] Barcaui Ede O, Carvalho AC, Valiante PM, Barcaui CB. High-frequency ultrasound associated with dermoscopy in pre-operative evaluation of basal cell carcinoma. An Bras Dermatol 2014;89:828—31.

[39] Hernández-Ibáñez C, Aguilar-Bernier M, Fúnez-Liébana R, Del Boz J, Blázquez N, de Troya M. The usefulness of high-resolution ultrasound in detecting invasive disease in recurrent basal cell carcinoma after nonsurgical treatment. Actas Dermosi-filiogr 2014;105:935—9.

[40] Wortsman X, Carreño L, Morales C. Skin cancer: the primary tumors. In: Wortsman X, Jemec GBE, editors. Dermatologic ultra-sound with clinical and histologic correlations. 1st ed. NY: Springer; 2013. p. 249—82.

[41] Wortsman X. Sonography of facial cutaneous basal cell carcinoma: a first-line imaging technique. J Ultrasound Med 2013;32:567—72.

[42] Wortsman X, Vergara P, Castro A, Saavedra D, Bobadilla F, Sazunic I, et al. Ultrasound as predictor of histologic subtypes linked to recurrence in basal cell carcinoma of the skin. J Eur Acad Dermatol Venereol 2015;29:702—7.

[43] Nazarian LN, Alexander AA, Rawool NM, Kurtz AB, Maguire HC, Mastrangelo MJ. Malignant melanoma: impact of superficial US on management. Radiology 1996;199:273—7.

[44] Wortsman X. Sonography of the primary cutaneous melanoma: a review. Radiol Res Pract 2012;2012:814396. http://dx.doi.org/10.1155/2012/814396.

[45] Music MM, Hertl K, Kadivec M, Pavlović MD, Hocevar M. Preoperative ultrasound with a 12-15 MHz linear probe reliably differentiates between melanoma thicker and thinner than 1 mm. J Eur Acad Dermatol Venereol 2010;24:1105—8.

[46] Crisan M, Crisan D, Sannino G, Lupsor M, Badea R, Amzica F. Ultrasonographic staging of cutaneous malignant tumors: an ultrasonographic depth index. Arch Dermatol Res 2013;305:305—11.

[47] Lassau N, Koscielny S, Avril MF, Margulis A, Duvillard P, De Baere T, et al. Prognostic value of angiogenesis evaluated with high-frequency and color Doppler sonography for preoperative assessment of melanomas. AJR Am J Roentgenol 2002;178:1547—51.

[48] Lassau N, Lamuraglia M, Koscielny S, Spatz A, Roche A, Leclere J, et al. Prognostic value of angiogenesis evaluated with high-frequency and colour Doppler sonography for preoperative assessment of primary cutaneous melanomas: correlation with recurrence after a 5 year follow-up period. Cancer Imaging 2006;6:24—9.

[49] Srivastava A, Woodcock JP, Mansel RE, Webster DJ, Laidler P, Hughes LE, et al. Doppler ultrasound flowmetry predicts 15 year outcome in patients with skin melanoma. Indian J Surg 2012;74:278—83.

[50] Kato M, Mabuchi T, Yamaoka H, Ikoma N, Tamiya S, Ozawa A, et al. Diagnostic usefulness of findings in Doppler sonography for amelanotic melanoma. J Dermatol 2013;40:700—5.

[51] Krüger U, Kretschmer L, Thoms KM, Padeken M, Peter Bertsch H, Schön MP, et al. Lymph node ultrasound during melanoma follow-up significantly improves metastasis detection compared with clinical examination alone: a study on 433 patients. Melanoma Res 2011;21:457—63.

[52] Catalano O, Voit C. Locoregional staging of melanoma. In: Wortsman X, Jemec GBE, editors. Dermatologic ultrasound with clinical and histologic correlations. 1st ed. NY: Springer; 2013. p. 293—343.

[53] Catalano O, Siani A. Cutaneous melanoma: role of ultrasound in the assessment of locoregional spread. Curr Probl Diagn Radiol 2010;39:30—6.

[54] Kunte C, Schuh T, Eberle JY, Baumert J, Konz B, Volkenandt M, et al. The use of high-resolution ultrasonography for preoperative detection of metastases in sentinel lymph nodes of patients with cutaneous melanoma. Dermatol Surg 2009;35:1757—65.

[55] Catalano O, Setola SV, Vallone P, Raso MM, D'Errico AG. Sonography for locoregional staging and follow-up of cutaneous melanoma: how we do it. J Ultrasound Med 2010;29:791—802.

[56] Nazarian LN, Alexander AA, Kurtz AB, Capuzzi Jr DM, Rawool NM, Gilbert KR, et al. Superficial melanoma metastases: appearances on gray-scale and color Doppler sonography. AJR Am J Roentgenol 1998;170:459—63.

[57] Alexander AA, Nazarian LN, Capuzzi Jr DM, Rawool NM, Kurtz AB, Mastrangelo MJ. Color Doppler sonographic detection of tumor flow in superficial melanoma metastases: histologic correlation. J Ultrasound Med 1998;17:123—6.

[58] Catalano O, Voit C, Sandomenico F, Mandato Y, Petrillo M, Franco R, et al. Previously reported sonographic appearances of regional melanoma metastases are not likely due to necrosis. J Ultrasound Med 2011;30:1041—9.

[59] Ulrich J, van Akkooi AJ, Eggermont AM, Voit C. New developments in melanoma: utility of ultrasound imaging (initial staging, follow-up and pre-SLNB). Expert Rev Anticancer Ther 2011;11:1693—701.

[60] Voit C, Van Akkooi AC, Schäfer-Hesterberg G, Schoengen A, Kowalczyk K, Roewert JC, et al. Ultrasound morphology criteria predict metastatic disease of the sentinel nodes in patients with melanoma. J Clin Oncol 2010;28:847—52.

[61] Voit CA, Gooskens SL, Siegel P, Schaefer G, Schoengen A, Röwert J, et al. Ultrasound-guided fine needle aspiration cytology as an addendum to sentinel lymph node biopsy can perfect the staging strategy in melanoma patients. Eur J Cancer 2014;50:2280—8.

[62] Voit CA, van Akkooi AC, Eggermont AM, Schäfer-Hesterberg G, Kron M, Ulrich J, et al. Fine needle aspiration cytology of palpable and nonpalpable lymph nodes to detect metastatic melanoma. J Natl Cancer Inst 2011;103:1771—7.

[63] Peer S, Wortsman X. Hemangiomas and vascular malformations. In: Wortsman X, Jemec GBE, editors. Dermatologic ultrasound with clinical and histologic correlations. 1st ed. NY: Springer; 2013. p. 183—248.

[64] Paltiel HJ, Burrows PE, Kozakewich HP, Zurakowski D, Mulliken JB. Soft-tissue vascular anomalies: utility of US for diagnosis. Radiology March 2000;214(3):747—54.

[65] Dubois J, Patriquin HB, Garel L, Powell J, Filiatrault D, David M, et al. Soft-tissue hemangiomas in infants and children: diagnosis using Doppler sonography. AJR Am J Roentgenol 1998;171:247—52.

[66] Kuntz AM, Aranibar L, Lobos N, Wortsman X. Color Doppler ultrasound follow-up of infantile hemangiomas and peripheral vascularity in patients treated with propranolol. Pediatr Dermatol 2015;32:468—75.

[67] Wortsman X, Gutierrez M, Saavedra T, Honeyman J. The role of ultrasound in rheumatic skin and nail lesions: a multi-specialist approach. Clin Rheumatol 2011;30:739—48.

[68] Wortsman X, Carreño L, Morales C. Inflammatory diseases of the skin. In: Wortsman X, Jemec GBE, editors. Dermatologic ultrasound with clinical and histologic correlations. 1st ed. NY: Springer; 2013. p. 73—117.

[69] Grassi W, Gutierrez M. Psoriatic arthritis: need for ultrasound in everyday clinical practice. J Rheumatol Suppl 2012;89:39—43.

[70] Gutierrez M, Filippucci E, De Angelis R, Salaffi F, Filosa G, Ruta S, et al. Subclinical entheseal involvement in patients with psoriasis: an ultrasound study. Semin Arthritis Rheum 2011;40:407—12.

[71] Gutierrez M, De Angelis R, Bertolazzi C, Filippucci E, Grassi W, Filosa G. Clinical images: multi-modality imaging monitoring of anti-tumor necrosis factor α treatment at the joint and skin level in psoriatic arthritis. Arthritis Rheum 2010;62:3829.

[72] Gutierrez M, De Angelis R, Bernardini ML, Filippucci E, Goteri G, Brandozzi G, et al. Clinical, power Doppler sonography and histological assessment of the psoriatic plaque: short-term monitoring in patients treated with etanercept. Br J Dermatol 2011;164:33—7.

[73] Gutierrez M, Filippucci E, Salaffi F, Di Geso L, Grassi W. Differential diagnosis between rheumatoid arthritis and psoriatic arthritis: the value of ultrasound findings at metacarpophalangeal joints level. Ann Rheum Dis 2011;70:1111—4.

[74] Tehranzadeh J, Ashikyan O, Anavim A, Shin J. Detailed analysis of contrast-enhanced MRI of hands and wrists in patients with psoriatic arthritis. Skeletal Radiol 2008;37:433—42.

[75] De Agustín JJ, Moragues C, De Miguel E, Möller I, Acebes C, Naredo E, et al. A multicentre study on high-frequency ultrasound evaluation of the skin and joints in patients with psoriatic arthritis treated with infliximab. Clin Exp Rheumatol 2012;30:879—85.

[76] Naredo E, Möller I, de Miguel E, Batlle-Gualda E, Acebes C, Brito E, et al. Ultrasound School of the Spanish Society of Rheumatology and Spanish ECO-APs Group. High prevalence of ultrasonographic synovitis and enthesopathy in patients with psoriasis without psoriatic arthritis: a prospective case-control study. Rheumatology (Oxford) 2011;50:1838—48.

[77] Wortsman X, Wortsman J, Sazunic I, Carreño L. Activity assessment in morphea using color Doppler ultrasound. J Am Acad Dermatol 2011;65:942—8.

[78] Li SC, Liebling MS, Haines KA, Weiss JE, Prann A. Initial evaluation of an ultrasound measure for assessing the activity of skin lesions in juvenile localized scleroderma. Arthritis Care Res (Hoboken) 2011;63:735—42.

[79] Porta F, Kaloudi O, Garzitto A, Prignano F, Nacci F, Falcini F, et al. High frequency ultrasound can detect improvement of le-

sions in juvenile localized scleroderma. Mod Rheumatol 2014; 24:869−73.

[80] Pérez-López I, Garrido-Colmenero C, Ruiz-Villaverde R, Tercedor-Sánchez J. Ultrasound monitoring of childhood linear morphea. Actas Dermosifiliogr 2015;106:340−2.

[81] Wortsman X, Jemec GBE. High frequency ultrasound for the assessment of hidradenitis suppurativa. Dermatol Surg 2007;33:1−3.

[82] Wortsman X, Revuz J, Jemec GBE. Lymph nodes in hidradenitis suppurativa. Dermatology 2009;219:32−41.

[83] Kelekis NL, Efstathopoulos E, Balanika A, Spyridopoulos TN, Pelekanou A, Kanni T, et al. Ultrasound aids in diagnosis and severity assessment of hidradenitis suppurativa. Br J Dermatol 2010;162:1400−2.

[84] Wortsman X, Moreno C, Soto R, Arellano J, Pezo C, Wortsman J. Ultrasound in-depth characterization and staging of hidradenitis suppurativa. Dermatol Surg 2013;39:1835−42.

[85] Zarchi K, Yazdanyar N, Yazdanyar S, Wortsman X, Jemec GB. Pain and inflammation in hidradenitis suppurativa correspond to morphological changes identified by high-frequency ultrasound. J Eur Acad Dermatol Venereol 2015;29:527−32.

[86] Wortsman X, Holm EA, Gniadecka M, Wulf HC, Jemec GBE. Real time spatial compound imaging of skin lesions. Skin Res Technol 2004;10:23−31.

[87] Wortsman X, Sazunic I, Jemec GBE. Sonography of plantar warts. J Ultrasound Med 2009;28:787−93.

[88] Wortsman X, Jemec GBE, Sazunic I. Anatomical detection of inflammatory changes associated to plantar warts. Dermatology 2010;220:213−7.

[89] Matsunaga A, Ochiai T, Abe I, Kawamura A, Muto R, Tomita Y, et al. Subungual glomus tumour: evaluation of ultrasound imaging in preoperative assessment. Eur J Dermatol 2007;17: 67−9.

[90] Chen SH, Chen YL, Cheng MH, Yeow KM, Chen HC, Wei FC. The use of ultrasonography in preoperative localization of digital glomus tumors. Plast Reconstr Surg 2003;112:115−9.

[91] Wortsman X, Jemec GBE. Role of high variable frequency ultrasound in preoperative diagnosis of glomus tumors: a pilot study. Am J Clin Dermatol 2009;10:23−7.

[92] Wortsman X, Wortsman J, Soto R, Saavedra T, Honeyman J, Sazunic I, et al. Benign tumors and pseudotumors of the nail: a novel application of sonography. J Ultrasound Med 2010;29: 803−16.

[93] Young SR, Bolton PA, Downie J. Use of high-frequency ultrasound in the assessment of injectable dermal fillers. Skin Res Technol 2008;14:320−3.

[94] Schelke LW, Van Den Elzen HJ, Erkamp PP, Neumann HA. Use of ultrasound to provide overall information on facial fillers and surrounding tissue. Dermatol Surg 2010;36(S3):1843−51.

[95] Grippaudo FR, Mattei M. The utility of high-frequency ultrasound in dermal filler evaluation. Ann Plast Surg 2011;67: 469−73.

[96] Wortsman X, Wortsman J, Orlandi C, Cardenas G, Sazunic I, Jemec GB. Ultrasound detection and identification of cosmetic fillers in the skin. J Eur Acad Dermatol Venereol 2012;26:292−301.

[97] Wortsman X, Wortsman J. Polyacrylamide fillers on skin ultrasound. J Eur Acad Dermatol Venereol 2012;26:660−1.

[98] Wortsman X, Wortsman J. Sonographic outcomes of cosmetic procedures. AJR Am J Roentgenol 2011;197:W910−8. http://dx.doi.org/10.2214/AJR.11.6719.

第 26 章

皮肤光声成像

M. Schwarz, J. Aguirre, M. Omar, V. Ntziachristos

光声学(光声)技术简介

本章,我们将介绍和描述光声成像技术的理论基础,重点介绍其在皮肤病学中发挥的独特优势。

技术概述

光学成像技术在生物医学研究和临床诊断的成像组合中起主要作用。例如,全世界的医院每天都有数百个活检样品经光学显微镜分析,以准确地诊断炎症、癌症或免疫性疾病等。此外,日常临床实践中还会使用几种类型的宏观光学技术来计算动脉血氧饱和度,以表征各种代谢和生理过程。再如,基于荧光团的分子成像光学探针有着无数的基础研究、临床前和潜在的临床应用,如基因表达谱、蛋白质功能测定、代谢和生理过程的表征、药物发现、动物模型的疗效评价、乳腺癌和炎症性疾病的临床诊断。

总之,光学成像工具提供解剖图像、功能图像和分子图像,推动了大范围的生物医学研究和现代临床实践。然而,由于生物组织具有强烈的光子散射性质,光学成像工具的性能在深度 > 几百微米时急剧下降[1],即使近红外(near-infrared,NIR)区域的光可穿透几厘米的组织。因此,必须将组织切除并切片以在显微镜下成像,否则宏观光学成像技术在深部组织中的分辨率仅限于几毫米[1]。

在这种背景下,光声成像在 2005 年前后出现,由于其在深度能力方面前所未有的分辨率,在光学成像领域取得进展[2-4]。光声成像是一种非侵入性的光学模式,能够无创地在体内检索光能量沉积的三维(three-dimensional,3D)分布。它基于光声效应,当用短光脉冲照射生物组织时产生光声效应,导致热弹性膨胀,从而引起声波的发射。使用超声换能器和适当的图像重建方案,对于深层组织(>1mm)采用超声尺度空间分辨率,对于浅层组织(<1mm)采用光学分辨率,可获得吸收光能量沉积的分布。例如,位于组织中几厘米深的结构可以用 $200\mu m$ 的分辨率成像,而位于 1mm 以下深度的结构可以用微米量级的分辨率成像[4]。

皮肤病学中光声成像的动机:光声介观

人体皮肤是一种复杂的多层结构,厚度范围为 1~4mm,并且具有多种化学环境和脉管系统区域[5]。皮肤病会严重影响社会,例如,美国最常见的肿瘤形式是皮肤肿瘤,大约 20% 的美国人会罹患皮肤肿瘤[6]。光学成像以皮肤镜检查和光学显微镜技术的形式在皮肤病的诊断组合中起核心作用。皮肤镜检查提供皮肤病变的二维(two-dimensional,2D)"摄影视图"。相反,光学显微镜试图通过三维解决病变并获得更多关于这种疾病的程度和浸润情况的信息。诸如非线性显微镜方法和共聚焦显微镜等技术被用于皮肤科临床[7-9]。然而,它们基本上受到组织中光散射的限制。因此,穿透深度仅达到几百微米。

光学相干层析成像(optical coherence tomography,OCT)

是光学显微镜的另一种形式,它通过在近红外区域使用对光散射不太敏感的光来提供较高的穿透深度。OCT 可以达到 2mm 深度,分辨率约为 1~10μm[10,11]。然而,OCT 的对比机制是基于光反射的。通常,在光学成像中,如果用于图像生成的对比机制是光吸收,则可以使用几个波长来进行数据采集(多光谱成像)。在图像采集之后,由于不同的发色团和荧光团独特的光谱特征,使得能够进行功能成像和分子成像,因此可以定量地确定它们的相对浓度。

OCT 可以采用多种采集和后处理策略来获取光谱信息,但是它在量化光学吸收剂之间的相对浓度方面遇到了困难[12]。现代成像产品组合缺乏能够在整个皮肤深度上进行高分辨率成像的技术,该技术还应可以提供组织光学吸收剂的直接吸收光学对比度。另一方面,有必要对活检皮肤进行组织病理学分析,以准确诊断大量皮肤病[13]。然而,组织学分析是一种侵入性、缓慢且昂贵的医学过程。

光声介观由于其独特的直接光吸收对比度和高穿透深度的结合,为目前的皮肤成像方法提供了一种新的选择。文中的介观技术指的是能够在 0.5~5mm 的深度上进行高分辨率成像的系统,即超出光学显微镜技术的历史极限[1],对于像皮肤这样的器官,意味着对其整个深度进行成像。

用于皮肤成像的光声介观系统

在本节中,我们将回顾目前可用的皮肤成像光声方法的最新进展,并对我们小组开发的最新系统进行详细介绍。

早期发展概述

自 20 世纪 90 年代末以来,光声层析成像技术在皮肤病学中得到了广泛的应用。几个小组已经开发出光声成像装置,可以使人类皮肤的视觉化深度达到几毫米。大多数已开发的成像平台都有一个共同的设计,包括一个光传输系统和一个由光栅扫描到皮肤表面的压电换能器。另一种方法是基于透明的 Fabry Perot 探测器以及用于同时并行捕获多个通道的线性换能器阵列。

换能器的检测频带至关重要,因为它决定了重建图像中可见物体的大小。基本上,小物体发射的光声信号比大物体具有更强的高频成分。

1999 年,第一款应用于人类皮肤的光声成像装置的深度分辨率为 10~15μm,光穿透可达 4mm,但其横向分辨率较低,为 200μm[14]。为了提高第一套光声系统的横向分辨率,2006 年引入了一种中心频率为 50MHz、暗场照明的聚焦超声换能器,在聚焦区域提供了大约 45μm 的横向分辨率[15]。通过这种设置,人体皮肤微血管的体积图像可以成像[16]。

人体皮肤的第一套光声成像系统显示了光声学在皮肤病学中的巨大潜力,提供了人类血管网络的直接对比。然而,激光源和超声传感器的发展状况阻碍了光声学在皮肤病学中的应用。主要限制因素是:①单波长激光器的低脉冲重复频率(pulse repetition frequency,PRF);②光声系统体积的庞大;③中等的横向分辨率。所有这些设置都采用 PRF

为 10Hz 的激光源。因此,测量 8mm×8mm 的感兴趣区域(region of interest,ROI)的采集时间大约需要 50 分钟[17]。在对活体样本进行成像时,长时间的采集会出现不自主运动伪影,使得在临床环境下的成像烦琐。庞大而固定的系统使人体某些皮肤区域无法成像。接近 45μm 的横向分辨率足以成像真皮下层和皮下组织的大血管,但不足以成像表真皮结合处的微血管。尽管如此,在过去 10 年中,技术进步推动了皮肤病学中光声成像的极限。

更先进的激光源,在高达 3kHz 的 PRF 下工作,大大缩短了采集时间[18]。在更快的激发源下,最大 PRF 和采集时间主要受限于皮肤表面的最大允许激光功率,例如美国国家标准协会(American National Standards Institute,ANSI)激光安全标准[19]所规定的功率范围。

尽管没有手持设备达到优于 90μm 的分辨率,但光声系统小型化为手持设备在过去几年中也取得了进展。最近开发 / 描述了两种可移动的皮肤成像系统[20,21]。第一个系统基于中心频率为 25MHz 的换能器,设计用于检测黑色素瘤深度,用于观察小鼠中 B16 黑色素瘤的边界[20]。第二个系统基于中心频率为 35MHz 的锆钛酸铅(lead zirconate titanate,PZT)换能器,能够对人体真皮下层和皮下组织的大血管进行成像[21]。

在分辨率方面,我们小组开发的最新光声介观装置在显示人真皮乳头的微血管方面有了显著的进步。该系统基于 100MHz 宽带换能器,实现了 18μm 的各向同性面内分辨率和 4μm 的深度分辨率[22]。通过该系统揭示了皮肤不同层的主要解剖血管特征,包括表真皮结合处[23]。

为了完整起见,还应提及两个偏离单压电换能器设计的光声系统,它们都提供 20μm 的深度分辨率和 <100μm 的平面内分辨率。在第一个偏差中,采用透明干涉 Fabry Perot 探测器来观察真皮网状层和皮下组织的大血管[24]。Fabry Perot 探测器的透明度使其能够集成到多模式光声和 OCT 扫描仪中[25]。在第二个偏差中,使用线性阵列的换能器对几毫米的组织烧伤和浅表皮肤病变进行成像[26,27]。

综合方法:宽带光栅扫描光声介观

使用光声学对人体皮肤进行成像是基于可见光和近红外成像窗口中的光吸收物质,包括黑色素、氧合血红蛋白、脱氧血红蛋白、水、脂肪和蛋白质。人体皮肤血管可小至位于真皮乳头内的内径为 4~6μm[28]的细毛细血管,大到真皮中部和深部直径达 100μm 的较大血管[5]。因此,最全面的人体皮肤成像方法应该:①提供几微米的分辨率,成像解剖结构在 5~100μm 的范围内;②穿透几毫米进入组织。鉴于这些前提条件,宽带光栅扫描光声介观(raster-scan optoacoustic mesoscopy,RSOM)是迄今为止皮肤病学中最有前景的光声成像平台。

本章所示的体内皮肤图像是用我们小组开发的最先进的 RSOM 系统获得的[22,29],如图 26.1 所示。该系统的主要组成部分是一个中心频率为 100MHz、相对带宽为 105%、f 值约为 1 的硝酸锂球形聚焦超声换能器。来自传感器的输入信号通过低噪声放大器(63dB,AU-1291,Mited,

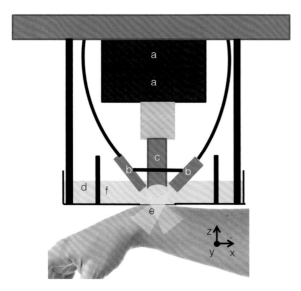

图 26.1　系统设置。系统示意图:机动化阶段(a),纤维束末端(b),换能器(c),界面单元(d),塑料膜(e)和水(f)。

Hauppauge,New York,美国)之后由高速数字化仪(CS122G1,Gage,Lockport,Illinois,美国;12bit 分辨率;最大采样率 2GS/s)收集,以便在计算机上进一步处理。采用单波长激光,工作波长为 532nm,脉冲频率高达 2kHz,激光脉冲宽度 <1 纳秒(Wedge HB.532,Bright-solutions)。利用三个光纤束将激光传送到皮肤,在皮肤表面实现约 40mm² 的圆形照射区域。参照人体皮肤的 ANSI 激光安全限制选择合适的 PRF 和每脉冲能量[19]。

使用两个压电级(Physik Instrumente,KG,Karlsruhe,德国),在 ROI 上串联扫描换能器 - 照明单元。定制的接口单元(interface unit,IU)将人体组织固定在适当位置并将换能器照明组件耦合到人体皮肤。IU 由一个用于将检测器超声耦合到人体组织的储水器组成。IU 具有矩形孔,其将样品保持在成像区域的中心并且由薄塑料膜密封。声学凝胶用作塑料膜和皮肤表面之间的耦合介质。

使用宽带光栅扫描光声介观进行皮肤成像

在本节中,我们将展示我们小组开发的最新 RSOM 系统的成像潜力。

人体解剖皮肤成像

RSOM 系统的解剖成像能力如图 26.2 所示,该图显示的是一个健康志愿者的手掌图像。一次采集是在 8mm×8mm 的区域内获得数据。图 26.2 显示了在不同皮肤深度的最大强度投影(maximum intensity projection,MIP)以及轴向视图。可以以高分辨率区分不同的结构,并且可以从轴向视图估计表皮厚度。据估计,表皮厚度约为 200μm,与文献[30]一致。顶部 MIP 中显示的特征(图 26.2B)对应于表真皮连接。

条纹对应于真皮乳头的形状,其在手掌中遵循外表皮脊的形状。沿着条纹的亮点与毛细血管床的浅表祥一致,看起来类似于通过其他技术如 OCT[31]所见。中间 MIP 的图像(图 26.2C)显示了许多更靠近表真皮结合处和毛细血管祥之间连接处的水平血管丛的较小血管。位于水平血管丛下方的较大血管在下层 MIP 中清晰可见(图 26.2D)。

如前文所述,皮肤脉管系统具有分层结构。大多数血管位于水平血管丛内,位于皮肤下方 2mm 处。动脉毛细血管从该血管丛向表真皮结合处凸出,形成毛细血管祥,为真皮乳头提供氧气和营养。毛细血管祥较薄(外径 7~10μm,内皮管径 4~6μm)。在水平血管丛内,大多数血管直径为 17~26μm。真皮中部和深部的血管较大,最大直径可达 100μm[5]。前文描述的换能器的宽带特性决定了成像系统独特的可量测性。可量测性是指系统能够测量来自具有高频分量的表真皮结合处附近的大约 10μm 血管的输入高频信号,以及由具有低频分量的更深且更大的血管产生的超声信号。以前的光声成像系统无法实现与 RSOM 相同的可量测性。这种系统能够分辨水平血管丛的血管,但由于这些结构的高频特性,不能分辨真皮乳头中的表皮下脊和血管结构。

此外,用 RSOM 重建的横截面视图很好地揭示了作为深度函数的特征(图 26.2)。这里的照射波长为 532nm。可见光中的照明使皮肤的无标记成像最大化,但由于组织中的强光衰减而限制了所能达到的穿透深度。选择更接近 NIR 区域的波长将提高穿透深度。

小鼠皮肤肿瘤的血管生成

在美国,最常见的皮肤癌形式是基底细胞癌,其次是鳞状细胞癌。恶性黑色素瘤占所有皮肤癌的比例为不到 5%,但却占皮肤癌死亡中的绝大部分(超过 75%)[32,33]。在美国,每 50 人中就有 1 人有患黑色素瘤的风险[34],而英国男性为每 55 人中有 1 人[35]。在英国,33 年内黑色素瘤的发病率增加了 7 倍,女性增加了 4 倍。早期发现黑色素瘤至关重要,因为 5 年内整体生存率从大约 98%(早期发现)下降到 62%(疾病已达淋巴结)和 15%(疾病已转移到远处器官)[32]。在临床实践中,黑色素瘤皮肤癌的诊断基于表面特征:不对称、边界、着色、直径和进展。然而,黑色素瘤的基本信息是深度编码的,例如黑色素瘤周围的血管网络以及浸润深度,后者是影响复发和转移预后的重要因素[36-38]。

给肿瘤供血的血管网非常重要,因为它为肿瘤提供营养和氧气[39],疾病进展晚期将迁移肿瘤细胞运送到远处(转移)。由于离血管网约 100μm 距离外细胞不能存活,肿瘤迅速诱导新的血管供应肿瘤细胞的生长,这通常被称为血管生成(angiogenesis)[39]。多种方法被用以研究血管生成、血管功能和微环境。例如,在临床前和临床研究中,组织学和分子方法可用以在组织、细胞和分子水平上提供定量分析。然而,这些技术不适用于动态或功能研究,并且具有很高的侵入性。另一方面,成像技术可实时提供生理功能的非侵入性或微创动态测量。

在过去的 30 年中,一些成像技术被开发出来,大致可以

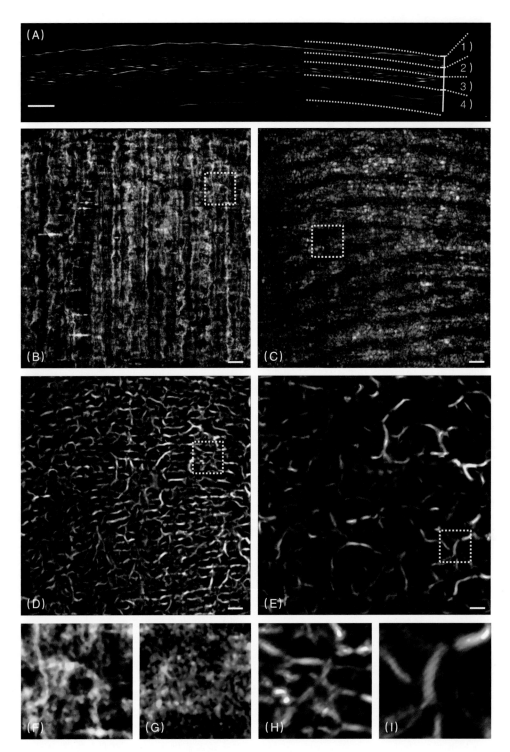

图26.2 人体皮肤不同层次。(A)人体皮肤横切面。1~4为图A中标记的区域沿着深度方向的MIP。(B)表皮的角质层。(C)真皮乳头的血管指纹。(D)乳头下血管丛的微血管。(E)真皮乳头的深层血管。(F~I)显示了图B~E中白色虚线框标记区域的放大图像。(D和E)原始图像（霓虹红）与滤过白色血管图像的重叠。标尺 =500μm

分为两组：①荧光分子层析成像[40]和磁共振成像[41]等技术，以低分辨率对大块肿瘤特性进行成像；②诸如活体显微镜（intravital microscopy，IVM）之类的技术，其仅成像微小和浅表的视野（即，非整个肿瘤），但具有较高的细胞水平分辨率。人们还开发了诸如光学频域成像（optical frequency domain imaging，OFDI）之类的技术[42]，其能够以高空间分辨率比IVM更深地成像。这些技术成像可以略微超过1mm，并且能够仅对脉管系统的解剖结构成像。此外，OFDI相对较慢，其中5mm×4mm的视野需要超过10分钟才能成像。

为了证明RSOM具有在皮肤肿瘤中表征血管生成的能

力,我们小组研究了 8 周龄雌性 Hsd:Athymic Nude-Foxn1™ 小鼠中 B16F10 黑色素瘤细胞(0.5×10⁶ 细胞溶于 25μl PBS 中)的血管生成。将黑色素瘤细胞注射到乳腺脂肪垫中,通过在 9 天内扫描小鼠 4 次来监测黑色素瘤肿瘤的生长和血管变化。设计了一张小鼠床用于体内试验,目的是在肿瘤区域覆盖着几毫米水的同时,使老鼠的头部保持在水面之上。加热水使小鼠体温保持在 36℃。所有操作均获得德国上巴伐利亚州地方政府的批准。

为了充分利用探测器的宽带功能,我们将探测带宽分为低频和高频范围[22,29,43]。10~30MHz 的低频范围可解析大血管结构(用红色表示,图 26.3),而 30~90MHz 的高频范围可解析较小的血管(用绿色表示,图 26.3)。图 26.3 显示随着时间的推移肿瘤的生长。图 26.3 的下排显示了第 4 天后的血管生成,可以观察到小血管系统显著增加了,由绿色表示。该观察符合先前的发现,即血管生成发生在注射后第 5 或 6 天。分别于注射黑色素瘤细胞后第 2、4、7、9 天扫描肿瘤区域。图 26.3 显示了从皮肤表面以下约 900μm 的深度开始沿深度方向的部分 MIP。以这种方式,肿瘤边界以及肿瘤周围的血管网络就会在同一张图像上显示出来。图 26.3 的子图显示了非血管化斑点的大小明显增加,由粗白色箭指示,代表肿瘤的位置。每个子图上的插图显示了肿瘤附近相同血管结构的放大。随着时间的推移,两个由白色箭标记的厚血管在小血管开始生长的时候发生了移动。

基于这些数据,RSOM 显示出很强的潜力,可用于肿瘤形成的纵向研究,以高分辨率解析肿瘤及其周围区域与生长

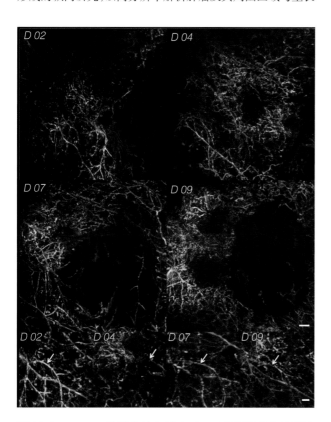

图 26.3　B16F10 肿瘤中的血管生成。9 天内肿瘤生长的随访观察,底行显示同一区域的放大。第 7 天,观察到微血管(绿色)的增加。箭所指为同一大血管,用作位置标识

相关的变化。由于低频结构的信噪比通常较高,而高频的声衰减较强,因此高频将被低频掩盖。通过将检测带宽划分为低频带和高频带,改善了较小结构的可视化。

因此,RSOM 具有一系列临床前研究的潜力,例如,开展旨在了解肿瘤血管生成、疾病进展和潜在治疗的研究。在临床方面,RSOM 成像可以提供重要的深度信息,有助于诊断皮肤癌,而无须采用侵入性方法。

讨论与结论:光栅扫描光声介观的挑战与展望

多光谱光栅扫描光声介观

在使用在单一波长下工作的照明光源时,光声技术揭示了包含强光吸收剂的解剖图像[3]。根据所选波长,图像将主要显示氧合血红蛋白和脱氧血红蛋白以及其他强组织光吸收剂(如黑色素、脂质或水)的分布。然而,由单个波长照明的重建图像代表了所有光吸收体的吸收之和,但不能分别解析每一个光吸收体的吸收量。多光谱光声层析成像(multispectral optoacoustic tomography,MSOT)的目的是对分布在组织中的光吸收分子进行光谱鉴定[44,45]。为此,用工作在不同波长的光源依次照射待成像的物体,选择这些光源以提供每个光吸收体的光谱特征。应用光谱分解算法,可以确定每个吸收体的空间分布和相对量[46,47]。MSOT 极大地扩展了光声层析成像的成像能力,使之能够对内外色团、荧光团以及纳米粒子进行成像[48-51]。

总之,MSOT 提供了脉管系统以及内外源色团的解剖、功能图像。从这些图像中,可以推导出血液动力学或氧饱和度,从而表明其在临床前研究和临床诊断方面有广泛的应用前景。

组织发色团特性的定量在皮肤病的诊断和治疗中具有很大的潜力,尤其是在发色团黑色素和血红蛋白方面。与褐黑素相比,真黑素的量在黑色素瘤和非恶性痣之间有所不同[52]。此外,发育不良的黑色素细胞痣含有显著更高量的褐黑素,并且根据美国国家癌症研究所的结果,更有可能发展成黑色素瘤[53]。血红蛋白相关的氧饱和度在肿瘤微环境中的变化的影响引起了人们的极大兴趣,由此产生了癌症治疗的新机会和关于这一主题的全部书籍[54,55]。结果表明,两种缺氧诱导因子在黑色素瘤的进展中起关键作用[56]。缺氧不仅存在于皮肤肿瘤中,还存在于系统性硬化症中[57],并且缺血伤口中的氧饱和度水平在愈合过程中起重要作用[58]。

目前,研究者正致力于开发多光谱光栅扫描光声介观系统,例如,开发具有多光谱能力的宽带 RSOM 系统,使得能够利用 RSOM 的高空间分辨率和成像深度优势对皮肤进行分子成像和功能成像。

仪器挑战

从仪器的角度来看,皮肤的 RSOM 取决于在技术能力

的顶峰时集成若干关键技术，即激光和换能器。关于激光源，它必须满足所谓的"应力约束条件"[59]。这个条件意味着脉冲长度应该短于产生的光声波通过产生声音的体积元件所花费的时间。当不满足该条件时，光声信号的频率内容就会改变。这种变化可以通过 Dirac delta 脉冲产生的信号的卷积和实际脉冲长度[60]来模拟。在皮肤成像方面，长度在 1~2 纳秒左右的脉冲可用于对较小皮肤的结构进行成像[61]。1 纳秒和 2 纳秒脉冲的理论分辨率极限分别为 $1.5\mu m$ 和 $3\mu m$，可与皮肤中直径为 $7\mu m$ 的较小血管的大小相比较。

另一个技术考虑因素是每个脉冲的能量必须足以产生具有足够振幅的光声波以被检测。本文讨论的系统所需的脉冲能量为 1mJ，以确保在与光纤束耦合损耗之后有足够的能量。此外，激光在未来应该是可调谐的，以允许包含分子和功能信息的光谱测量。最后同样重要的是，PRF 应该具有几百赫兹的数量级，以实现快速采集，同时满足安全协议。

一些公司提供单波长 Q 开关二极管泵浦固态激光器，发射波长为 532nm，满足能量和脉冲长度要求。然而，迄今为止还没有找到具有这种特性的可调谐激光器，且波长不同于 532nm 的单波长激光器只能通过定制的方式制造，成本很高。

光栅扫描配置有一个明显的缺点，因为采集时间总是以分钟为单位，为了患者和成像系统用户的舒适，在诊所中需要快速成像配置。此外，采集越快，图像上的运动相关伪像就越少，采用平面或线阵固定 PZT 探测元件的光声系统能够获得更高的成像速度。在这种情况下，激光重复率是采集时间的限制因素。这种成像系统的分辨率在每个检测元件的尺寸范围内。目前的超声波 PZT 探测器可以制造成几十微米的尺寸，然而，它们的小尺寸受到弱灵敏度的影响，这限制了图像的质量。电容式微机械超声换能器(capacitive micromachined ultrasonic transducer，CMUT)与依赖于压电效应的传统换能器不同，是一种基于电容变化检测原理的换能器。CMUT 是用硅制造的，允许构建非常密集的 2D 和 3D 阵列，这些阵列可具有正确的灵敏度和较宽的频带。目前正在进行一些研究工作，以便将 CMUT 技术纳入光声学皮肤成像中。

当使用光栅扫描配置的聚焦换能器成像时，超声检测器的方向性是另一个主要限制。当用短激光脉冲照射由单个亚分辨率大小的吸收体组成的大物体时，各个吸收体发射具有强相位相关性的光声波，导致一系列干涉效应，从而决定光声波的最终形状[62]。当吸收体位于细长的结构中时，干涉效应导致垂直于结构的高方向性的波。因此，RSOM 系统的性能取决于球形聚焦换能器的最大接受角[62]。目前可用的换能器的最大接受角为 60°，增加数值孔径并因此增大接受角将直接影响重建图像的质量。因此，工业技术也致力于增加换能器的数值孔径。

计算挑战

RSOM 是计算密集型的，因为图像是通过层析摄影重建的，即聚焦超声换能器检测的信号位于一个锥形的敏感场。检测锥的开口角度由换能器的数值孔径确定。对于采集网格间距为 $10\mu m$ 的 5mm × 5mm 区域，需考虑 251 001 个位置，每个位置包含超过 1 000 个时间样本。

图像是从使用多种不同重建方法之一的集合数据集生成的。最流行的重建算法是反投影公式，因为它易于实现、重建图像鲁棒性且重建时间相对较快[63]。反投影公式基于光声信号解析反演为吸收图。该公式适用于无限多个无限带宽的理想点探测器，覆盖 2π 的实心角。投影次数(即角度覆盖范围)、检测器带宽和检测器接收角度的限制导致图像质量下降。由于反投影公式是线性问题，因此重建算法可以很容易地在图形处理单元(graphics processing unit，GPU)上并行化，在几分钟内提供 5mm × 5mm × 2mm 的重建体积。

所谓的"基于模型"的重建算法代表了反投影算法的一种替代算法[64,65]。它们是通过最小化测量信号与光声传播模型预测的信号之间的最小平方误差来实现的。光声传播模型可以包含若干物理参数，否则这些参数不能包括在反投影公式中[66]。通常，反投影算法限制了光谱分解算法的量化能力，因为在重构的数据集中出现负值，而负值没有物理意义。然而，基于模型的重建算法在 RSOM 中的实现是一个巨大的计算挑战。存储与物理模型相关联的矩阵需要几千千兆字节，且最小二乘问题的求解需要数周的计算时间。而基于对称性的策略已经解决了存储大小的挑战[67]，目前正在努力减少重建时间，即运用 GPU 上的并行化策略。

临床转化

已经在实验室中证明，RSOM 可以提供皮肤的高分辨率解剖图像。图像显示不同的皮肤层，包括表皮、真皮乳头和真皮下层。光声技术克服了长期存在的光扩散分辨率限制，实现了组织内几十微米到几毫米深的分辨率，突破了当前皮肤成像组合中光学成像的限制。

因此，预计 RSOM 将对皮肤病临床实践产生广泛影响，用于诊断以血管变化为特征的多种疾病，包括系统性硬化病[68,69]、银屑病[70,71]和胶原病[72]，以及评估如黑色素瘤等皮肤肿瘤病变的浸润深度。为此，人们正在努力进行技术开发，目标是使硬件小型化，以允许手持操作和容易扫描到所需的皮肤区域。为了使系统能够在临床环境中可用，必须减少数据采集时间。因为 RSOM 是一种层析成像方法，所以它也容易受到活体组织样本运动伪影的影响。因此，必须先改进硬件和软件方法，使成像对象在运动时也能提供可靠的成像结果。增加多光谱特征将提高该技术的临床潜力。

(张家安　译，薛珂　许阳　校)

参考文献

[1] Ntziachristos V. Going deeper than microscopy: the optical imaging frontier in biology. Nat Methods 2010;7(8):603−14.

[2] Ntziachristos V, Ripoll J, Wang LV, Weissleder R. Looking and listening to light: the evolution of whole-body photonic imaging. Nat Biotechnol 2005;23(3):313−20.

[3] Ntziachristos V, Razansky D. Molecular imaging by means of multispectral optoacoustic tomography (MSOT). Chem Rev 2010;110(5):2783−94.

[4] Wang LV, Hu S. Photoacoustic tomography: in vivo imaging from organelles to organs. Science 2012;335(6075):1458−62.

[5] Braverman IM. The cutaneous microcirculation: ultrastructure and microanatomical organization. Microcirculation 1997;4(3): 329−40.

[6] Robinson JK. Sun exposure, sun protection, and vitamin D. JAMA 2005;294(12):1541−3.

[7] Koenig K, Dimitrow E, Kaatz M. Clinical multiphoton tomography of malignant melanoma. J Am Acad Dermatol 2012;66(4): Ab142.

[8] Nehal KS, Gareau D, Rajadhyaksha M. Skin imaging with reflectance confocal microscopy. Semin Cutan Med Surg 2008;27(1): 37−43.

[9] Nehal KS, Gareau D, Rajadhyaksha M, editors. Skin imaging with reflectance confocal microscopy: seminars in cutaneous medicine and surgery. Elsevier; 2008.

[10] Mogensen M, Thrane L, Jorgensen TM, Andersen PE, Jemec GB. OCT imaging of skin cancer and other dermatological diseases. J Biophotonics 2009;2(6−7):442−51.

[11] Enfield J, Jonathan E, Leahy M. In vivo imaging of the microcirculation of the volar forearm using correlation mapping optical coherence tomography (cmOCT). Biomed Opt Express 2011;2(5): 1184−93.

[12] Gambichler T, Jaedicke V, Terras S. Optical coherence tomography in dermatology: technical and clinical aspects. Arch Dermatol Res 2011;303(7):457−73.

[13] The Lewen Group I, Association TSfIDaTAAoD. The burden of skin diseases 2005. 2005.

[14] Karabutov AA, Savateeva EV, Oraevsky AA, editors. Imaging of layered structures in biological tissues with optoacoustic front surface transducer. BiOS'99 International Biomedical Optics Symposium. International Society for Optics and Photonics; 1999.

[15] Zhang HF, Maslov K, Stoica G, Wang LV. Functional photoacoustic microscopy for high-resolution and noninvasive in vivo imaging. Nat Biotechnol 2006;24(7):848−51.

[16] Zhang HF, Maslov K, Li ML, Stoica G, Wang LV. In vivo volumetric imaging of subcutaneous microvasculature by photoacoustic microscopy. Opt Express 2006;14(20):9317−23.

[17] Zhang HF, Maslov K, Wang LV. In vivo imaging of subcutaneous structures using functional photoacoustic microscopy. Nat Protoc 2007;2(4):797−804.

[18] Favazza CP, Jassim O, Cornelius LA, Wang LV. In vivo photoacoustic microscopy of human cutaneous microvasculature and a nevus. J Biomed Opt 2011;16(1):016015.

[19] American National Standards Institute, The Laser Institute of America. American National Standard for safe use of lasers: approved March 16, 2007. Orlando, FL: The Laser Institute of America; 2007. XIII, 249 S. p.

[20] Zhou Y, Xing WX, Maslov KI, Cornelius LA, Wang LHV. Handheld photoacoustic microscopy to detect melanoma depth in vivo. Opt Lett 2014;39(16):4731−4.

[21] Bost W, Lemor R, Fournelle M. Optoacoustic imaging of subcutaneous microvasculature with a class one laser. IEEE Trans Med Imaging 2014;33(9):1900−4.

[22] Omar M, Soliman D, Gateau J, Ntziachristos V. Ultrawideband reflection-mode optoacoustic mesoscopy. Opt Lett 2014;39(13): 3911−4.

[23] Schwarz M, Omar M, Buehler A, Aguirre J, Ntziachristos V. Implications of ultrasound frequency in optoacoustic mesoscopy of the skin. IEEE Trans Med Imaging 2014.

[24] Zhang EZ, Laufer JG, Pedley RB, Beard PC. In vivo high-resolution 3D photoacoustic imaging of superficial vascular anatomy. Phys Med Biol 2009;54(4):1035−46.

[25] Zhang EZ, Povazay B, Laufer J, Alex A, Hofer B, Pedley B, et al. Multimodal photoacoustic and optical coherence tomography scanner using an all optical detection scheme for 3D morphological skin imaging. Biomed Opt Express 2011;2(8):2202−15.

[26] Schwarz M, Buehler A, Ntziachristos V. Isotropic high resolution optoacoustic imaging with linear detector arrays in bi-directional scanning. J Biophotonics 2014;9999(9999).

[27] Vionnet L, Gateau J, Schwarz M, Buehler A, Ermolayev V, Ntziachristos V. 24 MHz scanner for optoacoustic imaging of skin and burn. IEEE Trans Med Imaging 2013.

[28] Yen A, Braverman IM. Ultrastructure of the human dermal microcirculation: the horizontal plexus of the papillary dermis. J Invest Dermatol 1976;66(3):131−42.

[29] Omar M, Gateau J, Ntziachristos V. Raster-scan optoacoustic mesoscopy in the 25−125 MHz range. Opt Lett 2013;38(14): 2472−4.

[30] Whitton JT, Everall JD. The thickness of the epidermis. Br J Dermatol 1973;89(5):467−76.

[31] Blatter C, Weingast J, Alex A, Grajciar B, Wieser W, Drexler W, et al. In situ structural and microangiographic assessment of human skin lesions with high-speed OCT. Biomed Opt express 2012;3(10):2636−46.

[32] Society AC. Cancer facts and figures 2013. Atlanta: American Cancer Society; 2013.

[33] Ekwueme DU, Guy Jr GP, Li C, Rim SH, Parelkar P, Chen SC. The health burden and economic costs of cutaneous melanoma mortality by race/ethnicity-United States, 2000 to 2006. J Am Acad Dermatol 2011;65(5 Suppl. 1):S133−43.

[34] Howlader N, Noone A, Krapcho M, Neyman N, Aminou R, Waldron W, et al. SEER cancer statistics review, 1975−2008. Bethesda, MD: National Cancer Institute; 2011.

[35] Uk CRUK, Cancer R. Skin cancer incidence statistics [Web page]. UK: Cancer Res; 2013 [updated 04/09/2013 16:13]. Available from: http://www.cancerresearchuk.org/cancer-info/cancerstats/types/skin/incidence/.

[36] Clark Jr WH, From L, Bernardino EA, Mihm MC. The histogenesis and biologic behavior of primary human malignant melanomas of the skin. Cancer Res 1969;29(3):705−27.

[37] Breslow A. Thickness, cross-sectional areas and depth of invasion in the prognosis of cutaneous melanoma. Ann Surg 1970;172(5): 902−8.

[38] Garbe C, Buttner P, Bertz J, Burg G, d'Hoedt B, Drepper H, et al. Primary cutaneous melanoma: prognostic classification of anatomic location. Cancer 1995;75(10):2492−8.

[39] Hanahan D, Weinberg RA. The hallmarks of cancer. Cell 2000; 100(1):57−70.

[40] Ale A, Ermolayev V, Herzog E, Cohrs C, de Angelis MH, Ntziachristos V. FMT-XCT: in vivo animal studies with hybrid fluorescence molecular tomography−X-ray computed tomography. Nat Methods 2012;9(6):615−20.

[41] Barrett T, Brechbiel M, Bernardo M, Choyke PL. MRI of tumor angiogenesis. J Magn Reson Imaging 2007;26(2):235−49.

[42] Vakoc BJ, Lanning RM, Tyrrell JA, Padera TP, Bartlett LA, Stylianopoulos T, et al. Three-dimensional microscopy of the tumor microenvironment in vivo using optical frequency domain imaging. Nat Med 2009;15(10):1219−23.

[43] Omar M, Schwarz M, Soliman D, Symvoulidis P, Ntziachristos V. Pushing the optical imaging limits of cancer with multi-frequency-band raster-scan optoacoustic mesoscopy (RSOM). Neoplasia 2015;17(2):208−14.

[44] Razansky D, Buehler A, Ntziachristos V. Volumetric real-time multispectral optoacoustic tomography of biomarkers. Nat Protoc 2011;6(8):1121−9.

[45] Razansky D, Vinegoni C, Ntziachristos V. Multispectral photoacoustic imaging of fluorochromes in small animals. Opt Lett 2007;32(19):2891−3.

[46] Tzoumas S, Deliolanis NC, Morscher S, Ntziachristos V. Unmixing molecular agents from absorbing tissue in multispectral optoacoustic tomography. IEEE Trans Med Imaging 2014;33(1):48−60.

[47] Glatz J, Deliolanis NC, Buehler A, Razansky D, Ntziachristos V. Blind source unmixing in multi-spectral optoacoustic tomography. Opt Express 2011;19(4):3175−84.

[48] Buehler A, Kacprowicz M, Taruttis A, Ntziachristos V. Real-time handheld multispectral optoacoustic imaging. Opt Lett 2013; 38(9):1404−6.

[49] Buehler A, Dean-Ben XL, Claussen J, Ntziachristos V, Razansky D. Three-dimensional optoacoustic tomography at video rate. Opt Express 2012;20(20):22712−9.

[50] Buehler A, Herzog E, Razansky D, Ntziachristos V. Video rate optoacoustic tomography of mouse kidney perfusion. Opt Lett 2010;35(14):2475−7.

[51] Ntziachristos V. Emerging optoacoustic methods in bio-optics. J Biophotonics 2013;6(6−7):473−4.

[52] Matthews TE, Piletic IR, Selim MA, Simpson MJ, Warren WS. Pump-probe imaging differentiates melanoma from melanocytic nevi. Sci Transl Med 2011;3(71).

[53] Salopek TG, Yamada K, Ito S, Jimbow K. Dysplastic melanocytic

nevi contain high levels of pheomelanin: quantitative comparison of pheomelanin/eumelanin levels between normal skin, common nevi, and dysplastic nevi. Pigment Cel Res 1991;4(4):172—9.

[54] Melillo G. Hypoxia and cancer: biological implications and therapeutic opportunities. Springer; 2013.

[55] Brown JM. Tumor hypoxia in cancer therapy. Methods Enzymol 2007;435:297—321.

[56] Steunou AL, Ducoux-Petit M, Lazar I, Monsarrat B, Erard M, Muller C, et al. Identification of the hypoxia-inducible factor 2alpha nuclear interactome in melanoma cells reveals master proteins involved in melanoma development. Mol Cell Proteomics 2013;12(3):736—48.

[57] Silverstein JL, Steen VD, Medsger TA, Falanga V. Cutaneous hypoxia in patients with systemic sclerosis (scleroderma). Arch Dermatol 1988;124(9):1379—82.

[58] Modarressi A, Pietramaggiori G, Godbout C, Vigato E, Pittet B, Hinz B. Hypoxia impairs skin myofibroblast differentiation and function. J Invest Dermatol 2010;130(12):2818—27.

[59] Diebold GJ, Sun T, Khan MI. Photoacoustic monopole radiation in one, two, and three dimensions. Phys Rev Lett 1991;67(24): 3384—7.

[60] Wang LV, Wu H-I. Biomedical optics: principles and imaging. Hoboken, NJ: Wiley-Interscience; 2007. XIV, 362 S. p.

[61] Aguirre J, Schwarz M, Soliman D, Buehler A, Omar M, Ntziachristos V. Broadband mesoscopic optoacoustic tomography reveals skin layers. Opt Lett 2014;39(21):6297.

[62] Gateau J, Chaigne T, Katz O, Gigan S, Bossy E. Improving visibility in photoacoustic imaging using dynamic speckle illumination. arXiv preprint arXiv:13080243. 2013.

[63] Xu M, Wang LV. Universal back-projection algorithm for photoacoustic computed tomography. Phys Rev E, Stat Nonlinear, Soft Matter Phys 2005;71(1 Pt 2):016706.

[64] Rosenthal A, Razansky D, Ntziachristos V. Fast semi-analytical model-based acoustic inversion for quantitative optoacoustic tomography. IEEE Trans Med Imaging 2010;29(6):1275—85.

[65] Dean-Ben XL, Buehler A, Ntziachristos V, Razansky D. Accurate model-based reconstruction algorithm for three-dimensional optoacoustic tomography. IEEE Trans Med Imaging 2012;31(10): 1922—8.

[66] Rosenthal A, Ntziachristos V, Razansky D. Model-based optoacoustic inversion with arbitrary-shape detectors. Med Phys 2011; 38(7):4285—95.

[67] Aguirre J, Giannoula A, Minagawa T, Funk L, Turon P, Durduran T. A low memory cost model based reconstruction algorithm exploiting translational symmetry for photoacoustic microscopy. Biomed Opt Express 2013;4(12):2813—27.

[68] Wigley FM. Vascular disease in scleroderma. Clin Rev Allergy Immunol 2009;36(2—3):150—75.

[69] Herrick AL. Vascular function in systemic sclerosis. Curr Opin Rheumatol 2000;12(6):527—33.

[70] Nestle FO, Kaplan DH, Barker J. Psoriasis. New Engl J Med 2009; 361(5):496—509.

[71] Archid R, Patzelt A, Lange-Asschenfeldt B, Ahmad SS, Ulrich M, Stockfleth E, et al. Confocal laser-scanning microscopy of capillaries in normal and psoriatic skin. J Biomed Opt 2012;17(10): 101511.

[72] Claussen M, Riemekasten G, Hoeper M. Pulmonary arterial hypertension in collagenoses. Z für Rheumatologie 2009;68(8): 630—8.

第 **27** 章

全身摄影和系列数字皮肤镜摄影

B.W. Petersen, H.W. Higgins II

引言

据估算,黑色素瘤占所有新发恶性肿瘤(76 100 例)的 4.6%,占每年因恶性肿瘤死亡人数(9 710 人)的 1.7%[1]。

目前,黑色素瘤的 5 年生存率为 91.3%,然而根据确诊时临床分期的不同,黑色素瘤的 5 年生存率差别很大:局部浸润(0~Ⅱ期)5 年生存率 98.1%,区域淋巴结转移者(Ⅲ期)为 62.6%,远处转移者(Ⅳ期)仅为 16.1%[1]。尽管人们已致力于寻找新的治疗方法,但晚期患者的预后仍然很差[2]。

尽管黑色素瘤 5 年生存率已有改善(从 1975 年的 81.8% 增至 2006 年的 92.8%),但死亡率仍随着发病率的上升而增加。近 35 年来,黑色素瘤的新发病率已从每 10 万人的 7.9 人增长到每 10 万人的 22.7 人,而死亡率从每 10 万人 2.1 人增长为 2.7 人。黑色素瘤的每年新发病数仅次于结肠和直肠癌,位于第 5 位[1]。

84% 的黑色素瘤患者在初次确诊时病变局限于原发部位,9% 有区域性的淋巴结扩散,4% 有远处淋巴结转移,3% 的患者分期不明[1]。

提高黑色素瘤的早期发现和早期诊断可以显著降低患者的死亡率[3-5]。Breitart 等认为,早期发现是改善黑色素瘤预后的最有效方法[6]。尽管对于如何提高黑色素瘤的早期发现并没有定论,但已有一些方法被用于提高黑色素瘤的筛查和检出率[7]。

皮肤影像技术进步以数字摄影和数字皮肤镜技术为代表,新技术的融合已提高了皮肤疾病筛查和发现黑色素的有效性和实用性。这些新技术可以分为全身摄影(total body photography,TBP)和系列数字皮肤镜(serial digital dermoscopy,SDD)。

本章主要探讨 TBP 和 SDD,以及它们在皮肤科中的应用。

全身摄影

TBP 的定义为:对标准姿势下的患者的全身皮肤进行的摄影[8]。可采用胶片摄影,但数字摄影更常用。图像可以打印留档或数字化保存。在实际操作中,摄影姿势和所采照片数量(6~85 张照片不等)差别很大[8]。照片可以是全尺寸,也可是压缩尺寸[8]。但是 TBP 并不包括皮肤镜影像。

TBP 最早分别由 Atkinson 等(1987 年)和 Slue 等(1988 年)首先报道,最初被用于监测发育不良痣和监控新病变[9,10]。其内在的考量在于:大部分黑色素瘤并非由痣演化而来,部分黑色素瘤呈良性病损外观而容易被临床忽视。将前后照片进行比对,有利于发现新病灶、变化明显的病灶和生长速率明显快于周边的病灶[7,11-13]。该类改变往往潜在而不易被医患双方发现[11]。

从报道来看,TBP 非常有用。部分临床报道认为,仅仅依靠记忆发现新的或者有变化的痣是非常困难的[14-16]。多项研究表明,供应商认为 TBP 有利于发现上述情况,因此有助于诊断黑色素瘤[10,11,17,18],也有部分供应商提出,TBP 或许可以提高黑色素瘤诊断的敏感度和特异性[11]。Nehal 等做的一项对于皮肤科医生的调查发现,87% 的受访者发现 TBP 有助于发育不良痣的患者管理,80% 的受访者认为 TBP 有助于发现黑色素瘤,81% 觉得 TBP 有助于缓解患者的焦虑情绪,73% 认为 TBP 有助于减少非必要的活检[19]。

尽管部分相关报道被广泛认可,但是其医学证据的可信度仍然较低(表 27.1)。

表 27.1　全身摄影(TBP)的优点

有助于发现新发黑色素瘤

- 在高危人群中应用 TBP 和数字皮肤镜,有助于早期发现黑色素瘤,并降低切除率[14]

- 对于高危患者,TBP 可以降低活检率,降低黑色素瘤焦虑导致的活检率,改善新发和变化皮损的监测[7]

- 以 TBP 为观察基线的随访有助于早期发现黑色素瘤[13]

有助于发现源自色素痣、容易被忽视的黑色素瘤

- 在高危患者中,TBP 有助于发现尺寸、形状和颜色等与黑色素瘤诊断相关的线索[17]

- TBP 和数字皮肤镜有助于在高危人群发现从色素痣转变而来的黑色素瘤[14]

- 每隔 3~6 个月的序贯摄影有助于在高危人群中发现侵袭性黑色素瘤[18]

- TBP 有助于在良性病变上发现改变[22]

有助于发现那些只有 TBP 才能发现的变化缓慢的黑色素瘤

- TBP 有助于发现更多的新发黑色素瘤[13]

- 在高危患者中,TBP 有助于发现尺寸、形状和颜色等与黑色素瘤诊断相关的线索[17]

- TBP 有助于在良性病变上发现改变[22]

- TBP 和筛查有利于早期发现黑色素瘤[62]

- TBP 辅助的随诊有助于发现新发和潜在的黑色素瘤[20]

在降低黑色素瘤患病率的同时,有助于发现原位黑色素瘤,降低黑色素瘤的平均浸润深度

- TBP 有助于早期发现黑色素瘤,并且降低活检率[21]

- 以 TBP 为观察基线的随访有助于早期发现黑色素瘤[13]

降低活检率或者增加疑似黑色素瘤活检结果排除诊断的比例

- 对于高危患者,TBP 可以降低活检率,降低临床诊断痣但病例证实为黑色素瘤的比例,有助于新发和变化皮损的监测[7,63]

- 以 TBP 为观察基线,结合皮肤镜有助于降低活检率并有助于早期发现黑色素瘤[21]

- 以 TBP 为观察基线的随诊对于发现和预防黑色素瘤,较预防性切除发育不良痣的性价比更高[13]

- TBP 减少了良性病变的手术数量[23]

改善皮肤自检的敏感度和特异性

- 以 TBP 为观察基线有助于改善背部、胸壁和腹壁的皮肤自检准确率,也有助于发现新生和有变化的痣[24]

减少患者的担忧 / 焦虑

- 在色素性皮疹的诊疗过程中,应用 TBP 监测有助于减少高危患者对于发生黑色素瘤的担忧[25]

已有证据表明 TBP 提高了黑色素瘤诊断的敏感度[3,13,17,20~22]。有关色素性皮肤病的研究发现,单纯使用 TBP 可以发现约 30% 的黑色素瘤[13,17,22],也有研究发现接受 TBP 检查的人群的原位黑色素瘤发生率高,侵袭性黑色素瘤发病率低,且平均肿瘤厚度较薄[13,20,21],从而证明 TBP 有助于在早期发现黑色素瘤,可以帮助提高敏感度。

TBP 提高了病理活检结果中恶性与良性的比例[13,20,21,23],可能与提高特异性相关。迄今为止,还没有研究报道确切的关于 TBP 敏感度和特异性的数据。

除了以上优点,TBP 还可降低活检率[7,13,21],提高患者皮肤自检的敏感度(由 60% 增至 72.4%)和特异性(由 96.2% 增至 98.4%)[11,24],缓解患者焦虑感[25],对不易出现新发痣和其他良性病变的老年患者更有益[21]。

TBP 的应用存在诸多局限。前文已提到 TBP 有效性证据不足[26,27]。TBP 的操作过程较为费时,初诊患者需多耗时 20~30 分钟,复诊者达 10~20 分钟。为保证前后一致性,让患者摆放同样姿势更为耗时[7,8,11,14,28,29]。但出于临床应用的考虑,耗时增加可以忽略不计[30]。TBP 对于成像质量要求较高,需要专门培训的员工、合适的灯光,甚至专业摄影师,而这些成本并不被保险所覆盖[11,26,27,29,31,32]。

TBP 所摄照片的数量在不同患者间差别很大(6~85 张),且照片分辨率差别也很大,达不到系列数字皮肤镜(SDD)摄影的精细程度。而采用的摄影技术和拍照姿势都可能存在不同,标准化不足,难以在不同患者间进行比较。

TBP 的适应证尚无共识,所以也无从估计需要 TBP 来排除黑色素瘤的人数。可考虑进行 TBP 检查的患者包括:有黑色素瘤病史和明确家族史出现大量普通色素痣的患者、发育不良痣患者、黑色素瘤风险增加者、伴黑色素瘤史的发育不良痣高危患者和复杂皮肤检查的患者[8,28,33,34]。年龄低于 30 岁的孕妇容易出现新生和变化皮损[11,21,30],也可以考虑 TBP 检查。但是 TBP 对以上人群的有效性尚不清楚。

对新发或有变化皮损进行活检的明确指征尚无定论[7,26,27,33]。关于复诊的周期也没有相关统一标准(3~12 个月)[7,18,35],而 Goodson 等发现,在他们的研究中,只有 43% 的患者进行了复诊[7]。

与单纯裸眼观察相比,TBP 具备以下明显优势:有助于在易忽视部位发现黑色素瘤,更易发现狭小的病灶,低活检率,改进皮肤自检。其缺点在于费时费钱,分辨率有限,缺乏拍摄和随后活检的规范,患者复诊率降低(表 27.1 和表 27.2)。

表 27.2　全身摄影(TBP)的缺点

论据不充分[26,27]
耗时增加[7,8,14,28~30]
保险不覆盖
需要专业摄影师
照片像素统一性差
适应证标准缺乏指南
对于复诊发现的新发或有变化的皮疹是否需要活检的指征缺乏共识
TBP 复诊周期尚无定论
复诊依从性差

系列（序贯）数字皮肤镜摄影

SDD 的定义是通过皮肤镜对单个或者多个皮疹进行拍摄并进行有序整理监测的方法。本章将讨论 SDD 在色素性皮疹中的应用，其也可用于监测其他皮肤疾病的皮疹。SDD 所获图像可以是胶片，但数字化图像更具代表性。图像可以进行印制，也可行数字存储备用。

SDD 用于监测黑色素细胞来源病变是最早由 Stolz 等和 Braun 等在 20 世纪 90 年代报道的[36,37]，而随后的诸多研究都对 SDD 的应用优缺点进行了阐述（表 27.3 和表 27.4）。

表 27.3　系列数字皮肤镜（SDD）检查的优势

改善监测

有助于评估高危患者[38]

较单独应用皮肤镜有更高的敏感度[38-41]

有助于发现无特征的黑色素瘤[15,38,41-48]

有助于发现痣的皮肤镜下改变，对于发育不良痣尤其具有意义[32,41,46,47]

减少非必要的活检[32,41,45-47,49]

间接益处

改善自我检查的训练[41,51]

改善医患关系[41]

增加短期复诊的依从性[45,46]

表 27.4　系列数字皮肤镜（SDD）检查的局限

耗时：每位患者 30~60 分钟[38,39,41,43,47]

需要增加人员配置[48]

耗费增加[39,52]

需要配备专家级别的检查者[39,48,46,51]

图像技术问题[42]

无助于新发黑色素瘤的诊断[32]

无助于先前未引起重视病变的诊断[32]

对于何种类型的皮疹需要摄影留档的标准尚没有共识[50,54-56]

对于随访中何种类型变化需要进行活检缺乏共识[32,37,38,41,48,51]

仍然需要进行全身皮肤检查[42,51]

对于黑色素瘤，首诊时选择监测而不是切除具有一定风险[40]

对于复诊周期缺乏共识[41-43,45,48,56]

复诊依从性差[48]

SDD 与即时皮肤镜相比有明显优势，主要是有利于皮损监测，并有其他间接优势。SDD 对高危患者的评估特别有帮助，并提高了黑色素瘤随诊筛查的敏感性和阳性预测值[38]。SDD 对监测随时间推移发生的皮疹变化特别敏感[32]，

多项研究也证明其敏感度高于单独应用皮肤镜[38-41]。但鉴于研究均为体内研究且未区分是否经过活检，SDD 的敏感度无法进行计算。特异性在不同文献中报道中不同，但大多维持在 83%~84%[42,43]。

Kittler 等和 Haenssle 等对随诊中确诊并切除的黑色素瘤照片进行了重新评估，发现如果隐去初诊时的照片，在缺乏皮疹改变信息的情况下，这些皮疹很可能不会进行活检。因此，SDD 可以帮助发现那些处在极早期而不具有皮肤镜下特征性改变的黑色素瘤[40]。其他研究也证实了早期的黑色素瘤可能缺乏皮肤镜下特征[15,44]，而 SDD 有助于发现这些无症状黑色素瘤形态的改变，或者帮助发现早期病灶[15,38,41-43,45-48]。

SDD 也有助于在皮肤镜随诊中发现改变，这点对于发育不良痣尤其有意义[32,41,46,47]。

除了能帮助明确是否需要活检，诸多研究都报道 SDD 可以减少不必要的切除手术[32,41,45-47,49]。有作者认为，因为发育不良痣在外观上发生改变的概率很低，SDD 对于该病诊疗最大的益处是降低活检率，加强患者就诊体验[50]。SDD 的优点还包括有助于皮肤自检的培训[41,51]，改善医患关系[41]，增加短周期复诊的依从性[45,46]。

SDD 当然也伴有缺点。类似于 TBP，SDD 也非常耗时。每位患者的就诊时间可能会延长 30~60 分钟[38,39,41,43,47]，也需要增加人手来获取和处理图像[48]，这些都会增加成本[39,52]。SDD 要求实施者具有丰富的皮肤镜经验[39,46,48,51]。技术上的缺陷包括皮肤变形造成的失真和其他照片错误[42]。对首诊时未发现而后期在痣上出现的黑色素瘤，以及正常皮肤新发黑色素瘤，SDD 的作用都较为有限[32]。

因为在已有痣上继发黑色素瘤的概率很低，所以并不清楚需要排查多少痣来排除一处黑色素瘤。近来有人估计，需要筛查数千个普通痣到数百个发育不良痣才能发现一个黑色素瘤[52,53]。但从业者仍需要对包括未拍照区域在内的全身所有皮疹进行检查[42,51]。对于首诊时发现的模棱两可或可疑的皮疹，可以用数字化监控来替代活检[40]。截至目前，对于是否需要活检、是否 SDD 监测和是否非 SDD 监测，尚没有明确指南[50,54-56]。

有研究发现，可能由于患者自行发现变化或者出于担心，即使没有经过 SDD 检查，很多皮疹已经被切除或者活检[7]。对于初诊后的随访时间间隔（3~12 月）也存在争议[41-43,45,48,56]。存在该争议的原因是有观点认为黑色素瘤生长较快，在数个月内就能发生改变，也有观点认为黑色素瘤生长缓慢而需要更长周期的观察[45]。

Kittler 等已经对此进行了研究并认为复诊时间需要个性化[40]。对于单发可疑的缺乏黑色素瘤特异性皮肤镜表现的皮损[40]，3 个月的短期复诊较为合适，且一旦有变化就应立即行活检[40,43,51]。对于多发的发育不良痣和其他高危人群，6~12 个月的长期复诊更为适宜[40]。但对于何种变化需要活检尚无共识。有些医生对任意的轻微改变就会选择手术，还有些则仅在长期随访时发现符合特定的标准时才会进行切除[32,37,38,41,48,51]。

依从性的差异也造成对最佳复诊间隔选择的困难。间隔 3 个月、6 个月和 12 个月的 SDD 复诊率分别是 84%、63%

和 30%[45]，该数据也造成难以设定最佳的复诊间隔。

即使患者严格按医嘱复诊，对于初诊后究竟随访多久可以排除恶性病变也一样缺乏共识[38,41,42]。

和 TBP 一样，SDD 对比肉眼筛查的优势明显：增加筛查的敏感度和特异性，可以发现缺乏皮肤镜特异表现的早期黑色素瘤，减少不必要的手术，改善医患关系，增加复诊依从性。SDD 的缺点包括：非常耗时，需要专家级别的操作者，受复诊依从性影响大，对新发和发生在原未受关注的色素痣的黑色素瘤诊断帮助有限，而且关于 SDD 的应用、复诊计划和活检指征，目前还没有统一的认识。

全身摄影联合系列数字皮肤镜摄影

鉴于上述 TBP 和 SDD 的缺点，一些作者提出联合两步法：根据每个患者的特点来选择 TBP 或 SDD，也可以把两者完美结合[14,47,50,57~59]。联合两步法对新发和无症状黑色素瘤的效果好于单用皮肤镜[14]，也有助于发现肉眼筛查未见的细小黑色素瘤病灶[59]，也可能较单独 TBP 或者 SDD 有更好的敏感度和特异性[47]。

虽然联合两步法改善了各方法的原有缺陷，例如 SDD 缺乏对新发或先前未引起重视病变的评估，而 TBP 的分辨率存在缺陷，但两步法也可能存在问题。两种技术联合应用比单独应用更耗时，成本也会增加。此外，联合应用依然缺乏监测和活检的指征，并仍然严重依赖于患方的依从性。

结论

黑色素瘤的发病数在不断攀升，目前在最常见恶性肿瘤中排名已列第五位，其死亡率随着病程演进而增加，而早期发现则可以显著改善预后。因此，人们对于黑色素瘤筛查的关注度在不断提升。

TBP 和 SDD 对没有以往图片辅助下的黑色素瘤筛查具有显著优势。最重要的是提高了发现黑色素瘤的敏感度和特异性，利于发现早期病灶。早期发现对于提高生存率的意义不可低估。但是，现实诸多缺陷限制了这些技术的应用。

根据高加索人种的黑色素瘤发病率，需要每年对 10 000 名患者进行检查才能发现 1 个黑色素瘤[30]，因此需要制定诊断标准来决定哪部分患者需要进行该项检查。但做到这点非常困难，其原因在于黑色素瘤普遍筛查的标准尚无共识[60]，而且进行肿瘤筛查对质量调整生命年带来的效益接受度不高。（译者注 quality-adjusted life year，QALY，一种调整的期望寿命，用于评价和比较健康干预。由于健康损害、伤残和 / 或出生缺陷等原因造成的慢性疾病可以通过健康调查、医院出院记录等资料进行评价。在实际应用时，反映剩余伤残严重性的权重可以通过患者或职业医师的判断来确定。）近期，一项针对美国人群的黑色素瘤肉眼筛查研究表明，50 岁以上人群进行一次肉眼筛查和黑色素瘤患者兄妹进行每 2 年一次的筛查，其 QALY 与结肠癌、乳腺癌、宫颈癌筛查的效价类似[61]。至截稿前，本文作者没有查到关于 TBP 和 SDD 辅助筛查相关的 $/QALY 研究报告。

时耗增加、设备要求高和报销机制缺陷是导致 TBP 和 SDD 无法广泛应用的主要原因。尽管有些摄影和评价产品专门致力于减少时间耗费，但是这些技术本身也产生费用。目前已有针对简化摄影和随诊的流程的产品。随着未来技术的进步，TBP 和 SDD 的准确性和比较速度会变得更好，同时，保险政策的改进可以显著改进筛查技术的处境。但是在目前阶段，这些技术是否会得到广泛应用尚无明示。

（钟剑波　译，丛林　校）

参考文献

[1] Howlader NNA, Krapcho M, Garshell J, Miller D, Altekruse SF, Kosary CL, et al., editors. SEER Cancer Statistics Review. Bethesda, MD: National Cancer Institute; 1975-2011. http://seer.cancer.gov/csr/1975_2011/.

[2] Tsao H. Management of cutaneous melanoma. N Engl J Med 2004; 351(10):998.

[3] Tucker MA, Fraser MC, Goldstein AM, Elder DE, Guerry D, Organic SM. Risk of melanoma and other cancers in melanoma-prone families. J Invest Dermatol March 1993;100(3):S350–5.

[4] Kopf AW, Welkovich B, Frankel RE, et al. Thickness of malignant-melanoma: global analysis of related factors. J Dermatol Surg Oncol April 1987;13(4):345.

[5] Blum A, Brand CU, Ellwanger U, et al. Awareness and early detection of cutaneous melanoma: an analysis of factors related to delay in treatment. Br J Dermatol November 1999;141(5):783–7.

[6] Breitbart EW, Waldmann A, Nolte S, et al. Systematic skin cancer screening in Northern Germany. J Am Acad Dermatol February 2012;66(2):201–11.

[7] Goodson AG, Florell SR, Hyde M, Bowen GM, Grossman D. Comparative analysis of total body and dermatoscopic photographic monitoring of nevi in similar patient populations at risk for cutaneous melanoma. Dermatol Surg July 2010;36(7):1087–98.

[8] Shriner DL, Wagner RF, Glowczwski JR. Photography for the early diagnosis of malignant-melanoma in patients with atypical moles. Cutis November 1992;50(5):358–62.

[9] Atkinson JM, From L, Boyer R. A new method of photo-documentation for the follow-up of dysplastic naevi. J Audiov Media Med 1987 January 1987;10(1):12–4.

[10] Slue W, Kopf AW, Rivers JK. Total-body photographs of dysplastic nevi. Arch Dermatol August 1988;124(8):1239–43.

[11] Halpern AC. Total body skin imaging as an aid to melanoma detection. Semin Cutan Med Surg March 2003;22(1):2–8.

[12] Salerni G, Carrera C, Lovatto L, et al. Characterization of 1152 lesions excised over 10 years using total-body photography and digital dermatoscopy in the surveillance of patients at high risk for melanoma. J Am Acad Dermatol November 2012;67(5): 836–45.

[13] Kelly JW, Yeatman JM, Regalia G, Mason G, Henham AP. A high incidence of melanoma found in patients with multiple dysplastic naevi by photographic surveillance. Med J Aust August 1997; 167(4):191–4.

[14] Salerni G, Carrera C, Lovatto L, et al. Benefits of total body photography and digital dermatoscopy ("two-step method of digital follow-up") in the early diagnosis of melanoma in patients at high risk for melanoma. J Am Acad Dermatol July 2012;67(1): E17–27.

[15] Skvara H, Teban L, Fiebiger M, Binder M, Kittler H. Limitations of dermoscopy in the recognition of melanoma. Arch Dermatol February 2005;141(2):155–60.

[16] Rhodes AR. Intervention strategy to prevent lethal cutaneous melanoma: use of dermatologic photography to aid surveillance of high-risk persons. J Am Acad Dermatol August 1998;39(2):262–7.

[17] Tiersten AD, Grin CM, Kopf AW, et al. Prospective follow-up for malignant melanoma in patients with atypical-mole (dysplastic-nevus) syndrome. J Dermatol Surg Oncol January 1991;17(1):44–8.

[18] Mackie RM, McHenry P, Hole D. Accelerated detection with prospective surveillance for cutaneous malignant-melanoma in high-risk groups. Lancet June 1993;341(8861):1618–20.

[19] Nehal KS, Oliveria SA, Marghoob AA, et al. Use of and beliefs about baseline photography in the management of patients with pigmented lesions: a survey of dermatology residency programmes in the United States. Melanoma Res April 2002;12(2):161–7.

[20] Feit NE, Dusza SW, Marghoob AA. Melanomas detected with the aid of total cutaneous photography. Br J Dermatol April 2004;150(4):706–14.

[21] Banky JP, Kelly JW, English DR, Yeatman JM, Dowling JP. Incidence of new and changed nevi and melanomas detected using baseline images and dermoscopy in patients at high risk for melanoma. Arch Dermatol August 2005;141(8):998–1006.

[22] Rivers JK, Kopf AW, Vinokur AF, et al. Clinical characteristics of malignant melanomas developing in persons with dysplastic nevi. Cancer March 1990;65(5):1232–6.

[23] Hanrahan PF, D'Este CA, Menzies SW, Plummer T, Hersey P. A randomised trial of skin photography as an aid to screening skin lesions in older males. J Med Screen 2002;9(3):128–32.

[24] Oliveria SA, Chau D, Christos PJ, Charles CA, Mushlin AI, Halpern AC. Diagnostic accuracy of patients in performing skin self-examination and the impact of photography. Arch Dermatol January 2004;140(1):57–62.

[25] Moye MS, King SMC, Rice ZP, et al. Effects of total-body digital photography on cancer worry in patients with atypical mole syndrome. JAMA Dermatol February 2015;151(2):137–43.

[26] Mayer JE, Swetter SM, Fu T, Geller AC. Screening, early detection, education, and trends for melanoma: current status (2007–2013) and future directions. I. Epidemiology, high-risk groups, clinical strategies, and diagnostic technology. J Am Acad Dermatol October 2014;71(4):12.

[27] Rice ZP, Weiss FJ, DeLong LK, Curiel-Lewandrowski C, Chen SC. Utilization and rationale for the implementation of total body (digital) photography as an adjunct screening measure for melanoma. Melanoma Res October 2010;20(5):417–21.

[28] Guitera P, Menzies SW. State of the art of diagnostic technology for early-stage melanoma. Expert Rev Anticancer Ther May 2011;11(5):715–23.

[29] Coverman MH. Total-body photographs of dysplastic nevi: who pays. Arch Dermatol April 1989;125(4):565.

[30] De Giorgi V, Grazzini M, Rossari S, Gori A, Scarfi F, Lotti T. Total body photography versus digital dermoscopic follow-up in the diagnosis of pigmented lesions. Dermatol Surg March 2011;37(3):406–7.

[31] Slue WE. Total-body photographs of dysplastic nevi: reply. Arch Dermatol April 1989;125(4):566–7.

[32] Fuller SR, Bowen GM, Tanner B, Florell SR, Grossman D. Digital dermoscopic monitoring of atypical nevi in patients at risk for melanoma. Dermatol Surg October 2007;33(10):1198–205.

[33] Halpern AC. The use of whole body photography in a pigmented lesion clinic. Dermatol Surg December 2000;26(12):1175–80.

[34] Esmaeili A, Scope A, Halpern AC, Marghoob AA. Imaging techniques for the in vivo diagnosis of melanoma. Semin Cutaneous Med Surg March 2008;27(1):2–10.

[35] Rigel DS, Rivers JK, Kopf AW, et al. Dysplastic nevi: markers for increased risk for melanoma. Cancer January 15, 1989;63(2):386–9.

[36] Stolz W, Schiffner R, Pillet L, et al. Improvement of monitoring of melanocytic skin lesions with the use of a computerized acquisition and surveillance unit with a skin surface microscopic television camera. J Am Acad Dermatol August 1996;35(2):202–7.

[37] Braun RP, Lemonnier E, Guillod J, Skaria A, Salomon D, Saurat JH. Two types of pattern modification detected on the follow-up of benign melanocytic skin lesions by digitized epiluminescence microscopy. Melanoma Res October 1998;8(5):431–7.

[38] Haenssle HA, Krueger U, Vente C, et al. Results from an observational trial: digital epiluminescence microscopy follow-up of atypical nevi increases the sensitivity and the chance of success of conventional dermoscopy in detecting melanoma. J Invest Dermatol May 2006;126(5):980–5.

[39] Haenssle HA, Vente C, Bertsch HP, et al. Results of a surveillance programme for patients at high risk of malignant melanoma using digital and conventional dermoscopy. Eur J Cancer Prev April 2004;13(2):133–8.

[40] Kittler H, Guitera P, Riedl E, et al. Identification of clinically featureless incipient melanoma using sequential dermoscopy imaging. Arch Dermatol September 2006;142(9):1113–9.

[41] Robinson JK, Nickoloff BJ. Digital epiluminescence microscopy monitoring of high-risk patients. Arch Dermatol January 2004;140(1):49–56.

[42] Altamura D, Avramidis M, Menzies SW. Assessment of the optimal interval for and sensitivity of short-term sequential digital dermoscopy monitoring for the diagnosis of melanoma. Arch Dermatol April 2008;144(4):502–6.

[43] Menzies SW, Gutenev A, Avramidis M, Batrac A, McCarthy WH. Short-term digital surface microscopic monitoring of atypical or changing melanocytic lesions. Arch Dermatol December 2001;137(12):1583–9.

[44] Menzies SW, Ingvar C, Crotty KA, McCarthy WH. Frequency and morphologic characteristics of invasive melanomas lacking specific surface microscopic features. Arch Dermatol October 1996;132(10):1178–82.

[45] Argenziano G, Mordente I, Ferrara G, Sgambato A, Annese P, Zalaudek I. Dermoscopic monitoring of melanocytic skin lesions: clinical outcome and patient compliance vary according to follow-up protocols. Br J Dermatol August 2008;159(2):331–6.

[46] Bauer J, Blum A, Strohhacker U, Garbe C. Surveillance of patients at high risk for cutaneous malignant melanoma using digital dermoscopy. Br J Dermatol January 2005;152(1):87–92.

[47] Malvehy J, Puig S. Follow-up of melanocytic skin lesions with digital total-body photography and digital dermoscopy: a two-step method. Clin Dermatol May–June 2002;20(3):297–304.

[48] Kittler H, Pehamberger H, Wolff K, Binder M. Follow-up of melanocytic skin lesions with digital epiluminescence microscopy: patterns of modifications observed in early melanoma, atypical nevi, and common nevi. J Am Acad Dermatol September 2000;43(3):467–76.

[49] Tromme I, Sacre L, Hammouch F, et al. Availability of digital dermoscopy in daily practice dramatically reduces the number of excised melanocytic lesions: results from an observational study. Br J Dermatol October 2012;167(4):778–86.

[50] Kittler H. Digital dermoscopic monitoring of atypical nevi in patients at risk for melanoma: commentary. Dermatol Surg October 2007;33(10):1205–6.

[51] Schiffner R, Schiffner-Rohe J, Landthaler M, Stolz W. Long-term dermoscopic follow-up of melanocytic naevi: clinical outcome and patient compliance. Br J Dermatol July 2003;149(1):79–86.

[52] Bauer J, Garbe C. Risk estimation for malignant transformation of melanocytic nevi. Arch Dermatol January 2004;140(1):127.

[53] Tsao H, Bevona C, Goggins W, Quinn T. The transformation rate of moles (melanocytic nevi) into cutaneous melanoma: a population-based estimate. Arch Dermatol March 2003;139(3):282–8.

[54] Bowling J, Argenziano G, Azenha A, et al. Dermoscopy key points: recommendations from the International Dermoscopy Society. Dermatology 2007;214(1):3–5.

[55] Stanganelli I, Ascierto P, Bono R, et al. Impact of mole mapping in the Italian health system. Dermatology May 2013;226:13–7.

[56] Carli P, Ghigliotti G, Gnone M, et al. Baseline factors influencing decisions on digital follow-up of melanocytic lesions in daily practice: an Italian multicenter survey. J Am Acad Dermatol August 2006;55(2):256–62.

[57] Moloney FJ, Guitera P, Coates E, et al. Detection of primary melanoma in individuals at extreme high risk a prospective 5-year follow-up study. JAMA Dermatol August 2014;150(8):819–27.

[58] Lucas CR, Sanders LL, Murray JC, Myers SA, Hall RP, Grichnik JM. Early melanoma detection: nonuniform dermoscopic features and growth. J Am Acad Dermatol May 2003;48(5):663–71.

[59] Rademaker M, Oakley A. Digital monitoring by whole body photography and sequential digital dermoscopy detects thinner melanomas. J Prim Health Care December 2010;2(4):268–72.

[60] Heymann WR. Screening for melanoma. J Am Acad Dermatol January 2007;56(1):144–5.

[61] Losina E, Walensky RP, Geller A, et al. Visual screening for malignant melanoma: a cost-effectiveness analysis. Arch Dermatol January 2007;143(1):21—8.

[62] Masri GD, Clark Jr WH, Guerry Dt, Halpern A, Thompson CJ, Elder DE. Screening and surveillance of patients at high risk for malignant melanoma result in detection of earlier disease. J Am Acad Dermatol 1990;22:1042—8.

[63] Yao XY, Fernandes BJ. The relation of deoxyribonucleic acid contents and nuclear estrogen receptors in breast cancers. Zhonghua bing li xue za zhi Chin J Pathol 1991;20:28—31.63.

第 28 章

功能性磁共振技术进一步揭示了
大脑瘙痒处理过程的隐藏网络

Alexandru D. P. Papoiu

引言

瘙痒和搔抓紧密交织在一起,目前公认的瘙痒的定义实际上包括两者,由 Hafenreffer 于 1660 年提出[1]。瘙痒是一种令人不悦的,特别是具侵入性的刺激性感觉,可迅速且不可抗拒地引发搔抓反应。

在过去的 20 年中,人们已经开发出最先进的神经成像技术,并且已经越来越广泛地将其用于探索脑功能的奥秘。这一真正的方法学革命也被用在神经科学领域探索瘙痒感知的大脑过程中。功能性磁共振成像(functional magnetic resonance imaging,fMRI)的进展使得瘙痒刺激引起的大脑反应的可视化和映射成为可能。有两种主要的功能性磁共振成像方法:血氧水平依赖(blood oxygen level dependent,BOLD)功能性磁共振成像和灌注功能性磁共振成像,也称为动脉自旋标记(arterial spin labeling,ASL)。其中,ASL 非常适合捕捉瘙痒对大脑活动的长期影响。ASL 可经二维回波平面成像(echo planar imaging,EPI)技术或三维(three-

dimensional,3D)螺旋方法实现,后者包括 3D 梯度回波和自旋回波(gradient echo and spin echo,GRASE)与周期性旋转重叠平行线采集和增强重建(periodically rotated overlapping parallel lines with enhanced reconstruction,PROPELLER)方法相结合[2]。两种方式都已成功用于瘙痒研究。例如,我们使用 ASL 分析和比较了组胺和刺毛鳌豆瘙痒引发的脑激活模式[3],或比较了主动搔抓与被动搔抓缓解瘙痒的脑机制[4]。由于 ASL 具有以绝对值量化脑灌注的内在方法优势,它能够比较分析健康个体和慢性瘙痒患者[如特应性皮炎(atopic dermatitis,AD)[5]或终末期肾病(end-stage renal disease,ESRD)瘙痒症[6]]的瘙痒反应。最近我们在药理学功能磁共振成像研究中使用了 ASL,用以明确介导阿片类药物布托啡诺抑制瘙痒的主要脑结构[7]。

在非人类灵长类动物(猕猴)中使用反转录刺激进行的电生理学研究表明,瘙痒信息通过前外侧索从脊髓传递到丘脑腹侧基底脉和后核[8,9]。瘙痒信息投射到皮质区域和其他大脑结构的上丘脑,也可能是副丘脑,以及其他的大脑结构。这些都是从神经成像研究中推断出来的。无论基于产生对比的技术原理是何种［正电子发射断层扫描（positron emission tomography，PET），BOLD 或 ASL fMRI］，成像研究均显示，瘙痒刺激会诱导复杂的多维度大脑反应，表现在多个皮层和皮层下区域，涉及处理这种感觉体验的感官识别、认知、情感和记忆相关的维度。瘙痒信息在初级和次级躯体感觉区域（S1 和 S2）均有记录，但在皮层和皮层下也广泛分布。瘙痒几乎无一例外与顶叶区域的缘上回、角回和楔前叶（内侧后顶叶皮层）有关。瘙痒刺激还会激活脑岛（一个突出的内部感受中心）和邻近屏状核［参与感知快速刺激和多感官整合的薄片状的灰质（gray matter，GM）结构］[10]。屏状核皮质相互连接的多样性和涉及瘙痒处理中屏状核与许多其他结构的广泛功能关系，比如前扣带回皮质（anterior cingulate cortex，ACC），海马，内嗅皮层，杏仁核和隔膜，表明屏状核是瘙痒感知形成和调节的关键区域。在编码瘙痒认知方面似乎起相关作用的其他高阶联想皮层区域位于额叶：内侧和背外侧前额皮质、额上回、布罗德曼皮质区[8,44-45]、颞回（包括颞上、颞中、顶上小叶和梭状脑回的颞枕区）以及视觉联想皮层。瘙痒的高度情绪化特性转化为激活扣带皮层深层区、杏仁核、海马并位于帕佩兹回路乳头体[3,11]。临床持续形式的瘙痒（通常称为慢性瘙痒）的治疗管理仍然具有挑战性，说明瘙痒是一种不易抑制的感觉。从基本观点来看，功能性神经成像所要回答的关键问题是，哪些脑区主要参与瘙痒感觉的形成，哪些脑区可能成为医学或药理学干预的合适靶点。一些心理物理学和神经影像学研究试图在中枢神经系统较高水平上发现线索，以破译瘙痒抑制的中枢机制。各种实验性干预用以缓解瘙痒：被动和主动搔抓、针灸或热调节，甚至镜像搔抓[4,12-17]。我们最近对健康个体进行的主动自我搔抓的功能性磁共振成像研究结果表明，中脑、腹侧纹状体和相关结构的奖赏处理区域不仅可以解释搔抓带来的愉悦，而且可能也在缓解瘙痒中起关键作用[4]。值得注意的是，大脑中与奖赏处理相关的区域高表达阿片类受体。因此，我们在瘙痒抑制的药理学功能磁共振成像研究中使用的另一种实验方法是通过外源性给药来刺激脑内源性阿片受体，例如布托啡诺，这是一种实际上在临床上有效治疗难治性瘙痒的药物[18]。布托啡诺是一种混合作用阿片类药物（μ 受体拮抗剂 /κ 受体激动剂），对 κ 阿片受体有更明显的亲和性。κ 受体激动剂已被广泛研究并证明具有强大的止痒作用[19-22]。在日本，κ 受体激动剂布托啡诺被批准用于治疗尿毒症瘙痒症，美国正在对其进行多中心试验研究。像吗啡这样的 μ 受体刺激剂在发挥其镇痛作用的同时也会诱发瘙痒，而 μ 受体拮抗剂和 κ 受体刺激剂则会产生相反的结果（缓解瘙痒）。经硬膜外给药后，布托啡诺可阻断吗啡硬膜外注射引发的瘙痒[23]。目前，阿片类信号通路与瘙痒传导机制的相互作用是研究热点[24,25a]。

为了用 fMRI 来观察瘙痒的皮质表现，研究中采用了多种瘙痒诱导物。人体研究中常用组胺、天鹅绒豆（刺毛黧豆）的针状体或易感个体（特应性个体）的过敏原。

瘙痒传播的神经生理学方面

诱导瘙痒物质的多样性使得解析瘙痒神经生理学变得复杂。在人类中，瘙痒可以由小分子物质引发，如组胺、P 物质、血清素、乙酰胆碱、β- 丙氨酸、内皮素 -1、神经肽如 BAM8-22 和抗疟药氯喹，但也可以由较大的配体引发，如细胞因子或酶（蛋白酶）。这些不同配体的受体不仅在表皮 / 真皮神经纤维末梢表达，而且还在不同类型细胞中表达，如皮肤中角质形成细胞和免疫系统细胞。目前达成的共识是，瘙痒通过独立的组胺依赖和非组胺依赖性的途径传播，经由脊髓背角板层 I 和 II 突触的无髓 C 纤维和薄髓 Aδ 纤维。刺毛黧豆诱导的瘙痒是一种特殊类型的非组胺依赖性瘙痒，目前已被广泛研究。当皮肤接触这种热带植物豆荚表面的针状物时，就会触发这种形式的瘙痒。正如 1955 年 Shelley 和 Arthur 最初提出的假设[25b,c]，这些针状物犹如微针，在皮肤接触时释放出一种叫作黧豆的半胱氨酸蛋白酶。黧豆是一种 36kDa 的蛋白质，其靶点为蛋白酶激活受体 PAR2 和 PAR4[26]。PAR2 在皮肤神经末梢和角质形成细胞上表达（PAR4 尚未在人类皮肤中被发现）。

组胺是典型的实验性瘙痒源，通常与荨麻疹和过敏反应有关。然而，经 PAR2 介导的瘙痒被认为更类似于某些病理源性慢性瘙痒。一些研究表明，在特应性湿疹[27]或 ESRD 瘙痒中存在 PAR2 瘙痒通路。慢性肾病血液透析患者和 AD 患者血清中胰酶水平升高，并与瘙痒严重程度相关[28,29]。已有研究描述了皮质处理组胺和刺毛黧豆 /PAR2 瘙痒模式迥异的常见特征[3]。ESRD 皮肤瘙痒症患者 PAR2 表达水平增高[30]。支持这些观察结果的是，与健康个体对比，我们发现了脑处理刺毛黧豆瘙痒（PAR2 介导）是另一种模式，不同于 ESRD 血液透析患者的组胺性瘙痒[6]。众所周知，目前可用的抗组胺剂对于慢性瘙痒疗效欠佳，这也构成了一个主要的论点，即临床实践中许多形式的瘙痒可能存在一个本质不同、非组胺依赖的机制。

长期以来，脑成像研究一直试图在中枢神经系统的最高水平上解析瘙痒处理机制，其次在于了解可用于瘙痒治疗的神经机制。

功能磁共振成像可提供的信息类型

解剖图确定了服务于某一中枢神经系统功能或活动的关键脑区。重要的是要能够识别出产生反应的大脑结构。功能性磁共振为了解脑功能提供了一种无创、卓越的机会和透明的窗口，超越了解剖屏障。

功能性磁共振成像可以探索在实验控制条件下由各种感官体验（如，瘙痒或疼痛）触发的大脑动态反应，揭示在任务执行过程中执行的认知操作（如，与瘙痒有关的主动搔抓），这是功能性成像的核心原理。

功能性磁共振成像能够检测大脑反应与定义研究现象的实验可测量变量之间的潜在相关性。脑成像由复杂的统计方法辅助，通过回归分析获得额外信息。通过深入分析与扫描仪内瘙痒强度等级相关的激活信号，可以更好地了解瘙痒处理的复杂机制。FMRIB 软件库(FSL,Oxford University, Oxford,England,英国)具有复杂的分析能力,允许测试相关的协变量的影响。研究结果最终以与所研究因素相关的大脑区域地图上的几何轨迹表示。

静息状态 fMR 目前可以量化健康个体和各种病理状态患者基线条件下的脑血流量(cerebral blood flow,CBF),从而进一步实现统计上的比较[6]。

所有使用功能范式的磁共振成像技术也记录了大脑的高分辨率结构图像。这些结构图像用于功能信号的解剖配准(定位),但可以单独用于研究不同状态或群体(患者或健康个体)中 GM 或白质结构(密度)的变化。例如,与年龄和性别匹配健康志愿者相比,我们发现 ESRD 慢性瘙痒患者的 GM 密度出现变化。这些类型的分析也广泛应用于慢性疼痛患者[31]。

药理学 fMRI 是将功能性神经成像与中枢作用药物的给药相结合,用于识别脑内药物靶点,探索其作用机制。这些研究通常需要严格、可控、随机设计、适当对照、安慰剂和灌注对照扫描,以了解药物对大脑循环的影响,以及基线灌注对照。

用于研究由瘙痒引起的大脑反应的神经成像技术

- Positron emission tomography(PET),正电子发射断层扫描;
- Functional MRI,功能磁共振成像;
- Magnetoencephalography(MEG),脑磁图;
- The combination of MEG with fMRI,脑磁图结合功能磁共振成像;
- Near-infrared(NIR)spectroscopy,近红外光谱法。

瘙痒处理脑成像研究的回顾

历史上,第一个致力于大脑瘙痒处理神经成像的研究是体循环中静脉注射 ^{15}O- 丁醇作为放射性示踪剂的 PET[32]。通常,PET 可追踪分布、组织摄取,并且根据来源,追踪组织对放射性示踪剂(β^+)发射正电子的利用——它们都是不稳定、短暂放射性的同位素,如 ^{15}O,^{18}F 或 ^{11}C,经合成或者化学方式插入各种载体分子(如水或葡萄糖)。功能性 PET 神经影像学的原理是,由于脑活动 - 血管血流动力学耦合,信号与脑代谢活动成比例相关[33]。虽然有一些细微的差别,但同样的原理也适用于 fMRI。PET 的主要局限在于其为一种依赖于注射示踪剂的有创性技术,示踪剂半衰期较短(^{15}O 半衰期为 122 秒)。因此,由于正电子发射源的迅速衰变,必须在有限的时间窗口内进行试验。PET 昂贵得令人望而却步,且受试者存在一定程度的辐射暴露。PET 研究评估了受试者与基线(静息)状态相比在瘙痒时发生的脑灌注变化。第一个关于瘙痒的 PET 研究描述了运动区域的激活,包括补充运动区域和运动前区域,提示了搔抓的意图或冲动,并描述了前皮带扣层(BA 24)、顶叶和小脑的反应。随后的其他瘙痒 PET 研究证实并扩展了瘙痒处理涉及的大脑结构列表,包括对侧躯体感觉皮层和前额皮质[34-36]。

血氧水平依赖性功能磁共振成像

BOLD(fMRI)是 20 世纪 90 年代中期出现的一种新的脑成像研究技术,很快被用于疼痛的研究。10 年之后,第一篇同行评议的关于瘙痒的 BOLD 研究文章发表[37],其后有了其他文章[38-40]。在 BOLD 研究中遇到的主要技术挑战是,需要让 BOLD 信号(或对比)的短暂持续时间与瘙痒感觉的长期性质适应,瘙痒感觉会在大脑中引发长期的反应,通常以分钟为单位。有几种方法被用来制造某种程度上瘙痒的人工"开关",诱导瘙痒反应后关闭,以便获得可用于数据分析的足够对比。这些方法包括疼痛刺激的反刺激、经皮微透析麻醉剂(如利多卡因)、热调节(冷刺激)或者研究者进行被动搔抓。然而,这些联合干预可能会使问题复杂化,因为复杂的实验设计可能影响所观察的大脑反应。BOLD 信号与大脑活动之间的确切关系多年来一直未被完全理解,一直是研究和讨论的热点。脑静脉循环中顺磁脱氧血红蛋白浓度的变化产生了 BOLD 信号,间接反映了脑代谢活动相关血流动力学的反馈。采用电生理记录和 BOLD 的平行研究表明,BOLD 信号与局部场电位相关,主要反映输入的信息和局部、皮质内的处理,而不是相关大脑区域的输出或峰值活动[41]。尽管研究受试者数目有限,但 BOLD 的早期瘙痒研究结果与 PET 研究结果相对一致。然而,PET 和 BOLD fMRI 研究并不总是观察到一些最可能被激活的大脑区域,如 S1 或 S2,或丘脑。

动脉自旋标记

在瘙痒研究中引入 ASL 解决了 BOLD fMRI 适用性受限的技术问题。ASL 通过信号采集设计的技术改进以及编程和图像重建方面的分析突破而发展起来,例如 Roberts[42] 和 Buxton[43] 等人开发的技术。在用于瘙痒研究之前,ASL 被成功地用于可视化大脑对疼痛的处理[44]。

ASL fMRI 的研究依赖于 CBF 可随着神经元活动成比例出现变化的一般原理和生理观察[33]。ASL 是一种能够定量测量 CBF 及其在不同实验状态下并行转换动态变化的无创技术。ASL 利用血液中水分子作为内源性示踪剂来测量 CBF。ASL 造影剂还可以检测脑损伤、肿瘤或脑血管疾病。最初 ASL 采用二维 EPI 轨迹,后来采用螺旋采集轨迹。而 3D GRASE PROPELLER 这样的新技术信噪比(灵敏度)更高且空间覆盖率更好,可对整个大脑进行成像。在不牺牲灌注灵敏度、不增加扫描时间[2] 的前提下,加入 PROPELLER 轨迹可克服以往 3D GRASE 的局限,即 T_2 衰减导致的穿透面模糊。3D GRASE PROPELLER 技术可减少穿透面模糊,改善解剖细节,重复性高且对运动具有鲁棒性,适用于人体瘙痒和主动搔抓的脑成像。与传统基于对比的方法相比,ASL 无创、可重复,并且不像 PET 那样需要电离辐射即可定量 CBF。ASL 不需要磁共振造影剂或放射性示踪剂,在肾功能衰竭或儿科患者中具有优势。ASL 对瘙痒的第一项研究比较了健康个体和 AD 患者瘙痒引起的大脑反应[5]。

已有研究表明 ASL 在某些方面优于 BOLD fMRI[45a,b]：

①在对比正常志愿者和患者瘙痒的研究中，测量 CBF 的绝对值有意义，使得研究慢性条件下的脑机制成为可能；②ASL 测量的脑活动受个体差异影响较小；③ASL 在更大频谱范围内具有稳定（可预测）的"噪声"，适用于研究持续时间超过几分钟的脑功能的长时间变化[46]，适合研究瘙痒（一种典型的延长感觉体验）；④与 BOLD 相比，ASL 检测到的信号变化具有更好的时空分辨率[47,48]。也有研究采用了其他脑成像方式，如 MEG[49]。MEG 跟踪由脑组织活动产生的电磁场变化。需要注意的是，尽管 MEG 具有无法超越的毫秒级时间分辨率，但它在横向探测信号或精确识别其解剖基底方面的能力有限。MEG 也不太适合研究深层结构，这些结构与瘙痒处理有关，如鼻中隔区、基底前脑、海马、杏仁核或中脑。也有研究利用近红外光谱研究了瘙痒和疼痛的大脑过程，但未能建立与大脑解剖区域的联系[50]。

大脑区域明显参与瘙痒处理的部分

无论使用何种技术，神经影像学研究表明，实验性瘙痒引起的大脑反应是复杂和多维的。这并不完全令人惊讶，因为疼痛的皮质表现（"疼痛矩阵"）有着相似的广泛分布[31]。瘙痒是一种令人不适、侵入性的感觉，它促使大脑的几个反应臂几乎同时展开，使得注意力重新集中，计划运动动作并积极地寻求瘙痒缓解。无论何种方法，影像学研究表明运动、认知、情绪、记忆和动机过程均启动，并在连贯反应中共同运作。

组胺和刺毛黧豆瘙痒的脑部处理差异

不同瘙痒的脑处理过程存在共同特征和显著差异。使用 ASL 成像技术，我们在健康志愿者中发现，组胺和刺毛黧豆瘙痒引起的大脑活动模式存在显著差异[3]。到目前为止，尚无其他研究成功发现了不同瘙痒方式在大脑处理过程中的显著差异。在一项 3T 场强的 BOLD fMRI 研究中，Leknes

及其同事通过组胺或过敏原诱发了瘙痒，但未比较大脑表征图[39]。在我们的 ASL 研究中，这两个瘙痒通路所引起的脑激活存在很大程度的重叠，进一步证实核心网络参与瘙痒处理，但两者也存在可区分的个性（图 28.1）。组胺瘙痒的脑激活模式 ASL 的研究结果与文献报道的 PET 和 BOLD fMRI 结果一致[12,32,34-36,39,49]。此外，我们发现了多个丘脑核中存在激活，其中 S1 和 S2 此前并无一致性报道。刺毛黧豆瘙痒比组胺瘙痒可更广泛、更强地激活岛叶皮质、屏状核、基底神经节、丘脑、丘脑枕和 ACC（BA 24）。

体感区域

ASL 瘙痒成像研究发现 S1 和 S2 总被激活，而最初 PET 和 BOLD fMRI 研究对于 S1 和 S2 是否累及并无明确共识。与预期经丘脑投射的感觉模式一致，ASL 可检测到刺激侧对侧 S1 和两侧 S2 的激活。尽管尚未对整个体表进行全面分析，目前实验数据表明瘙痒信息在中央后回（S1）的投射与感官侏儒的经典分布相一致。

顶叶和额叶联合区域在瘙痒处理中的作用

无论何种反复，大多数脑成像研究中，顶上小叶以及顶叶皮质的缘上回和角回均参与瘙痒处理。这些区域主要进行空间识别和体像代表，与大脑其他联想区域具有多重联系。因此，它们很可能辅助在身体基模中定位刺激源。负责高级执行功能、认知过程、计划、决策和自我反思的额下回、额中回和额上回也被激活。

前扣带回皮质

ACC 一直被认为参与瘙痒处理。ACC 在大脑中位置独特，连接情绪边缘系统与认知前额叶皮质。ACC 包括 BA24、BA25、BA32 和 BA33，但根据形态学和连接标准细也分为喙部和背部。喙部 ACC 依据与胼胝体膝的关系进一步分为膝前 ACC 和膝下 ACC。背部 ACC 的后部称为中扣带

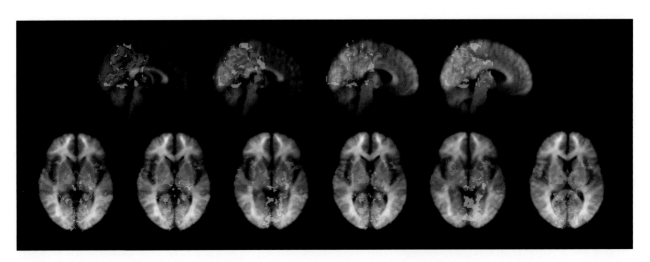

图 28.1   组胺和刺毛黧豆瘙痒的处理。组胺瘙痒，绿色；刺毛黧豆瘙痒，紫色；参与瘙痒模式处理的脑区重叠，红色（共同激活）

回皮质(midcingulate cortex,MCC)。膝前 ACC 与处理情感区域(杏仁核)、自主功能(外侧下丘脑和脑干)、记忆(海马区)和奖赏区(眶额皮质、腹侧纹状体)存在广泛的联系。MCC 与认知区域(背外侧前额叶皮质)、运动区和丘脑核存在广泛的联系。有趣的是,在经历慢性瘙痒的 ESRD 患者中,ACC 的中扣带部分的 GM 密度增加。

神经影像学研究认为,不同情况下 ACC 的不同节段参与瘙痒处理过程。BA 25(膝下 ACC)特别之处在于表达高密度血清素受体。膝下 ACC 与隔核和伏隔核(nucleus accumbens,NAc)一起介导布托啡诺缓解组胺瘙痒缓解。膝下 ACC 与杏仁核联系紧密,并投射到腹侧纹状体和下丘脑及脑干的自主中枢。

实验性瘙痒诱导可刺激 ACC 布洛德曼区的 24 区、25 区和 32 区,而自行搔抓可抑制激活。ACC 的激活反映了对情绪和动机、运动计划和认知评估瘙痒的处理。它的另一个作用是评估奖赏。瘙痒缓解是自我搔抓产生的一种奖赏形式,ACC 中显示明显。虽然瘙痒激活的 ACC 不同分区受主动搔抓影响不一,一些被激活,而另一些被抑制,实际上 ACC 所有分区与搔抓的愉悦感和瘙痒缓解密切相关(表 28.1)。在病理性瘙痒条件下,ESRD 患者持续瘙痒时膝前 ACC(BA 24)持续高灌注状态。ACC 与岛叶、屏状核、前额皮质和丘脑相连,这些区域在形成瘙痒感知中至关重要。膝

表 28.1 瘙痒处理相关脑区以及主动或被动搔抓对脑区活动的影响。采用回归分析评估了搔抓诱导的脑灌注改变、相关愉悦以及瘙痒缓解之间的关系

脑区	瘙痒	主动搔抓	被动搔抓	主动搔抓与愉悦之间的关系[a]	主动搔抓与瘙痒缓解之间的关系
初级躯体感觉区	激活	激活	激活	负相关 Brodmann 脑区(Brodmann area,BA)3; Z=4.8	负相关 BA 1,2,3;Z=4.4
次级躯体感觉区	激活	激活	激活	负相关 BA 40;Z=2.3	负相关 BA 40;Z=3.2
主运动区	激活	激活	失活	负相关 BA 4;Z=5.7	负相关 BA 4;Z=5.4
辅助运动区	激活	激活		负相关 BA 5,6,7 Z=4.3	负相关 BA 5,6,7;Z=5.5
前额叶皮质					
背外侧区	激活	激活		正相关 BA 9,46;Z=10 负相关 BA 8;Z=6.9	负相关 BA 8; Z=4.8
额极	激活	失活	失活	正相关 广泛 BA 10; Z=10.0	
眶额	激活	失活	失活	正相关 BA 11;Z=8.1	
腹外侧	激活	失活	失活	正相关 BA 45;Z=3.2	
前扣带回皮质	激活	激活或不同区域失活	失活	正相关 BA 32,33;Z=5.7	正相关 BA24;Z=3.5
后扣带回皮质	激活	激活	激活	负相关 (广泛)BA 23,31; Z=5.4	负相关 (广泛)BA 23,31; Z=9.7
楔前叶	激活	激活	激活	正相关 BA 31;Z=8.3 负相关 BA 7;Z=9.3	正相关 BA 7;Z=4.2 负相关 BA 31;Z=8.8
海马旁回	激活	失活	激活	正相关 Z=10.8	正相关 Z=9.0

续表

脑区	瘙痒	主动搔抓	被动搔抓	主动搔抓与愉悦之间的关系 [a]	主动搔抓与瘙痒缓解之间的关系
海马	激活	失活	激活	正相关 Z=4.7	负相关 Z=5.2
杏仁核	激活	失活		负相关 Z=5.4	负相关 Z=4.6
脑岛	激活	失活	失活		
丘脑	激活	激活	失活		
腹后外侧核				正相关 Z=2.8	
腹后内侧核				正相关 Z=2.7	正相关 Z=2.6
后外侧核				正相关 Z=7.2	正相关 Z=3.6
背外侧核				正相关 Z=7.9	正相关 Z=3.5
前核				正相关 Z=6.8	正相关 Z=6.3
背内侧核				正相关 Z=7.4	正相关 Z=7.7
丘脑枕				正相关 Z=4.6	正相关 Z=2.7
纹状体					
尾状核		激活		正相关 (尾状核头) Z=7.9	正相关 (尾状核体) Z=4.2
壳核	激活		失活	负相关 Z=4.3	正相关 Z=4.9
伏隔核		失活 [b]			
苍白球	激活			正相关 Z=6.0	正相关 Z=4.5
黑质				正相关 Z=4.4	正相关 Z=4.8
视丘下核			激活		
中脑					
腹侧被盖区		失活 [b]		正相关 Z=4.7	正相关 Z=6.0
红核		失活 [b]			
中缝背核		失活 [b]		正相关 Z=4.1	正相关 Z=6.5
导水管周围灰质		失活 [b]		正相关 Z=4.1	

[a] 所示为与瘙痒缓解以及瘙痒愉悦相关的脑区。展示了相关集群中最相关、最高 Z 评分 >2.3 的区域

[b] 与瘙痒疾病相比，高水平对比分析显示为失活

© Papoiu AD, Nattkemper LA, Sanders KM, Kraft RA, Chan YH, Coghill RC, et al. Brain's reward circuits mediate itch relief. A functional MRI study of active scratching. Reproduced from PLoS One December 6, 2013; 8 (12): e82389. http://dx.doi.org/10.1371/journal.pone.0082389.g005.

下 ACC(BA 25)参与介导布托啡诺对瘙痒的抑制[7],与 NAc 和腹侧被盖区(ventral tegmental area,VTA)等奖赏处理结构有关。这就可以解释慢性瘙痒患者对缓解痒—抓循环强烈渴求缓解的驱动力,与其他高成瘾性体验一样,它也为持续瘙痒和搔抓提供了共同神经生理学基础。特应性湿疹患者 ACC 和脑岛激活与瘙痒强度、疾病严重程度相关[5]。处理与瘙痒有关情绪的中央回路功能障碍,可能造成 ACC 调节渴望、动机和成瘾方面奖赏的不平衡,并可能导致过度(无回报/不平衡)有害的搔抓,如同许多(如非全部)类型的慢性瘙痒。ACC 还与海马体相连,海马体在处理痛觉和瘙痒信息过程中具有重要功能。后扣带回皮质也与瘙痒处理有关,其作用主要是评价感官体验、记忆和认知[3]。

岛叶

脑岛是一个皮层区域,参与突显性检测、自我意识、内感受、疼痛处理和成瘾[51]。脑岛是内脏感受或内感受输入的主要中枢,是疼痛矩阵的重要组成部分,参与评估痛觉刺激强度。实验诱导的组胺和刺毛黧豆瘙痒广泛激活脑岛的

前、后裂。我们分析了慢性瘙痒 ESRD 患者(接受血液透析)静息状态下的基线脑灌注,发现静息状态下脑岛双侧激活(高灌注)(图 28.2)。

屏状核

在瘙痒处理涉及的区域中,屏状核具有特殊意义。其在感觉处理、突显刺激检测和感觉-运动整合方面具有一定作用。屏状核是一种薄的 GM 结构,夹在脑岛和硬膜之间,被人脑外囊和最外囊包围[52]。一些研究表明,屏状核与瘙痒处理有关[3,4,7,38]。屏状核与皮层广泛连通,可检测快速感觉刺激,适用于瘙痒感知。屏状核主要参与比较和整合几种感觉方式,因其几乎与皮层所有区域都有连通,包括躯体感觉和运动皮层、丘脑和边缘结构,如扣带皮层、海马、隔膜和杏仁核。短暂、波动的瘙痒刺激(如刺毛黧豆)较组胺持续刺激更能广泛激活屏状核[3]。在神经影像学研究中,屏状核和脑岛的激活与感受到的瘙痒强度相关;此外,在瘙痒刺激过程中,不管瘙痒刺激强度如何,离散的屏状核区都会被激活。屏状核是少数几个显示这种激活双重模式的大脑区域

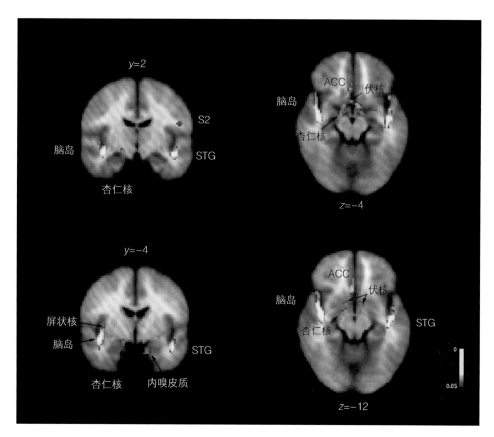

图 28.2　与健康个体相比,慢性瘙痒终末期肾病患者脑岛、屏状核、前扣带回皮质(ACC)、杏仁核、内嗅皮质(EC)、次级躯体感觉区(S2)和伏隔核(NAc)基线脑灌注水平增加。STG,颞上回。动脉自旋标记(ASL)fMRI:$P<0.05$。蒙特利尔神经学研究所(MNI)标准空间坐标(x,y,z)

来源:Papoiu AD,Emerson NM,Patel TS,Kraft RA,Valdes-Rodriguez R,Nattkemper LA,et al. Voxel-based morphometry and arterial spin labeling fMRI reveal neuropathic and neuroplastic features of brain processing of itch in endstage renal disease. 引用自:J Neurophysiol October 1,2014;112(7):1729-38.

（包括脑岛、S2 和角回）之一。瘙痒强度变化时,脑岛和屏状核被激活,当组胺和刺毛黧豆刺激结合时,脑岛和屏状核则被充分激活。这些特征表明脑岛和屏状核在瘙痒在处理中具有重要作用。值得注意的是,屏状核将不同来源(听觉、视觉或躯体感觉)的信息以单模态感官信息登记[10]。据推测,屏状核不仅可以检测而且还能协调突起输入[53]。屏状核与皮层许多区域存在多重、复杂和广泛的连接,提示屏状核有助于意识知觉的形成[54]。

最近我们发现,鼻内给药 κ 阿片受体激动剂布托啡诺是一种强止痒药,可使患者屏状核广泛失活(其灌注显著减少)[7]。健康个体给药布托啡诺后,组胺瘙痒的感觉几乎完全被抑制,而刺毛黧豆瘙痒强度降低了 35%。屏状核中 κ 阿片类受体密度很高,这为这些结果提供了独立的验证。当每个神经元胞体中 κ 阿片类受体均表达时,屏状核可能在人脑中具有最高浓度(密度)的 κ 阿片类受体[55]。

凭借其与上行感觉通路和皮层之间的广泛联系和中间位置,屏状核可以作为瘙痒的处理中枢,将感觉信息与运动、动机、记忆和情感功能联系起来。它与躯体感觉皮质、运动区、前额区、丘脑、ACC、间隔区、海马体、内嗅皮质以及 NAc 相连。这些连接可提供瘙痒处理相关的多种功能关系。屏状核与 NAc 的核心和外壳部分连接[56]。伴有严重瘙痒的克-雅病(Creutzfeldt-Jakob 病)患者的屏状核灌注较差,提示屏状核可调节瘙痒感知[57]。最近的研究结果表明,屏状核可能在协调或整合感官知觉方面发挥重要作用,可能将感知结构与意识直觉凝聚区联合。屏状核的作用类似管弦乐队的指挥[54]。屏状核协调多个感官输入的方法之一在于利用频率编码或振荡[58]。这个假定的功能可能通过同步慢振荡,即 theta 节律来协调,theta 节律是与屏状核相连隔海马结构的一个显著特征[59]。Buzsaki 观察到"theta 节律中细胞集群的相干振荡为时间编码和解码提供了理想机制"[60,61]。

除了各种各样缓解瘙痒的实验方法之外,还有一个有趣的新发现,那就是使用了在镜像搔抓的视觉错觉。从 Ramachandran 缓解幻肢痛(通常包括幻影瘙痒)的技术中汲取灵感,实验设计未对瘙痒手臂的对侧手臂进行搔抓,经镜子投射成对瘙痒手臂的搔抓(实际是视觉错觉)[16],经镜像搔抓,瘙痒缓解了约 20%。这个方法管窥了一些瘙痒感知

知觉整合的高阶一体化的过程。

伏隔核和瘙痒调节

在药理学 fMRI 研究中,我们剖析了瘙痒调节的复杂机制,其中,布托啡诺这一中枢阿片类药物可以抑制瘙痒[7]。与近期实验结果一致,该研究证实阿片类药物 κ 受体激动剂确实能抑制组胺瘙痒[25]。fMRI 数据分析表明,NAc 中隔核介导抑制组胺瘙痒,伴有屏状核、壳核和岛叶的失活[7](图 28.3)。这些观察结果与文献的相关发现一致,即 κ 阿片受体可抑制瘙痒,屏状核中 κ 阿片受体高表达,隔区域和 NAc 中阿片受体含量丰富。而后者在全身麻醉和镇痛/抗伤害效应中发挥作用。在这项研究中我们发现,内侧隔核、斜角带核、Meynert 基底核以及 NAc 是抑制瘙痒过程中的激活结构,因此可能调解瘙痒抑制。

除了这一发现的新颖性之外,对中隔核及其与海马体和杏仁核的相互联系的研究,可以为制订治疗瘙痒的策略提供进一步的线索,尤其可能对这些结构进行选择性靶向治疗。这一发现证实并扩展了 NAc 和奖赏回路在镇痛到止痒中的作用。既往研究已经证实,NAc 具有抗伤害性(镇痛)功能[62],但未揭示 NAc 在介导中枢作用(药理学)阿片类药物或其他药物作用时可抑制瘙痒。

多种观点支持 NAc 参与瘙痒处理。最早提及 NAc 与瘙痒有关是一项组胺和过敏原诱导瘙痒的 BOLD fMRI 研究,是与瘙痒强度相关的激活区域之一。当时的解释是,NAc 激活反映了高度缓解瘙痒的渴望(类似于运动相关皮质的激活反映了搔抓的冲动)。当基线脑灌注与健康志愿者进行比较时,接受血液透析和患有慢性瘙痒的 ESRD 患者的 NAc、岛叶、ACC、屏状核、海马和杏仁核静息状态时的灌注较正常志愿者明显增高(激活)[6](图 28.2)。布托啡诺抑制组胺瘙痒时激活 NAc,鼻内给药 1mg 可显著抑制组胺瘙痒感(99%)。

NAc 表达了三种主要的阿片类受体:μ,κ,δ。之前研究表明,刺激 κ 阿片类受体可致 NAc 中多巴胺释放减少,而刺激 NAc 中 μ 受体则促进多巴胺释放而达到镇痛[62]。因此很容易推断,κ 阿片类药物降低了 NAc 中多巴胺的释放,这可能是这一水平上瘙痒抑制的分子机制。然而,大脑中的事

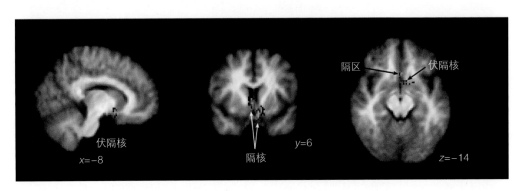

图 28.3　不同状态灌注加权图像一般线性模型配对 t 检验(对比),用以分析布托啡诺抑制组胺瘙痒的大脑机制:[(组胺 + 药物)vs. 药物]vs.[(组胺 + 安慰剂)vs. 安慰剂]。该分析显示布托啡诺抑制组胺瘙痒与伏隔核(NAc)和隔核(蓝色)的激活相平行。蒙特利尔神经学研究所(MNI)标准空间坐标(x, y, z)

情从来没有那么简单：在 NAc 水平上，κ 阿片类受体的激活也会降低 γ- 氨基丁酸（γ-aminobutyric acid，GABA）和谷氨酸的释放[63]。可以确定的是，有些报告已经证实，κ 阿片类受体激动剂能够通过中枢神经系统的中枢机制来抑制瘙痒，类似脊髓水平的天然 κ 受体激动剂强啡肽[19,20,64]。

隔核

中枢介导的布托啡诺抑制组胺瘙痒的 fMRI 研究也涉及了有趣的隔核区域，在 Olds 和 Milner 的经典神经生理学实验中，这些区域主要参与奖赏、愉悦体验和成瘾[64b]。一方面，这些观察结果支持我们的观点，即大脑的奖赏回路可以有效地调节瘙痒缓解[4]。它还可能提出更有趣的可能性，考虑到隔核最广泛描述的功能之一是启动和驱动海马节律，提示节律可能与瘙痒感知相关。隔核是位于透明隔（大脑中线）旁的不均匀的离散灰质结构，包括中隔核、斜角带核和 Meynert 基底核。隔核参与抑制瘙痒这一过程中产生的最有趣的问题之一是，在隔区和海马区观察到的称为 "theta 节律" 的同步振荡神经元活动与瘙痒处理之间是否存在联系。在人类和灵长类动物中，theta 振荡不仅出现在大脑皮层区域，还出现在其他几个皮层下区域，主要是在海马、ACC、鼻内和前额叶皮层（在人类产生 4~8Hz 的脑电波，而在啮齿动物中为 4~12Hz）。有趣的是，theta 节律因其与疼痛处理的关系已被深入研究[65-70]。theta 节律与学习和工作记忆、空间定向任务、高强度脑力任务，以及快速动眼（rapid eye movement，REM）睡眠有关。有趣的是，考虑到屏状核与瘙痒感知之间的紧密联系，最近的一项研究表明，屏状核对产生 REM 睡眠必不可少，其特征是明显的 θ 波[71]。反之，也有研究发现人类的 ACC 可呈现持续、同步的 theta 节律活动。额内侧 theta 节律起源于 ACC[70]，与前额皮质 theta 节律相关。最近发表的研究表明，ACC 神经元 theta 相位锁定（以及它们与内侧丘脑的同步）是通过内脏伤害性刺激来调节的。Alonso 和 Garcia-Austt，Bragin 等人，Chrobak 和 Buzsaki 以及 Deshmukh 等人的研究提供了与感觉处理有关振荡重要性的见解[72-76]。Hinman 浓缩了这些发现，指出 "在清醒状态下，（海马）CA1 theta 波反映了感觉输入的处理过程，先由皮层联想网络过滤，并直接由耳内皮层（entorhinal cortical，EC）theta 相关神经元放电提供"[77]。海马 CA1 信号也反映了 CA3 海马网络的 theta 相关输出[78]，推测 CA3 海马网络存储和输出与以往经历有关的活动模式[79]。CA3 和 EC 输入为 CA1 神经元的树突区域提供了 theta 频率突触电位，两者输入的准确时机在信号调幅中具有重要作用[80,81]。theta 信号的振幅和频率随着感觉、联想和运动输入的不同而变化。也有研究提出，在清醒状态和 REM 睡眠期间，theta 节律与感觉信息处理、关注新奇事物或有意义刺激之间存在联系[77]。动作电位的 theta 相移支持海马体和相关结构使用相位编码的观点。Buszaki 推测，这种机制使得锥体细胞和中间神经元能够在一个不同的频率和相位跳动，而非 theta 节律给出的 "主时钟"。因此，相同的作者提出相位差可以分离不同表现神经元集合的分配[59]。我们设想瘙痒可以作为这些表现之一，其编码参照 theta 节律，即痒感可经独特相位编码信号构建成为一个独特的感知。

阿片类药物、内源性大麻素和 N- 甲基 -D- 天冬氨酸拮抗剂氯胺酮（均可产生镇痛作用）影响海马的 theta 节律。吗啡，一种 μ 阿片受体（m-opioid receptor，MOR）激动剂，可部分通过影响海马隔处理而抑制影响海马背侧 CA1 锥体细胞[65]。氯胺酮穿过海马 CA1 区颞隔轴阻断 theta 同步[77]。另一项研究表明，来自脑桥被盖核输入的 δ 阿片类物质可能调节 theta 节律[82,83]。另一方面，5- 羟色胺输入经由 5HT1A 受体能激活海马 theta 波[83]。有趣的是，一项 MEG 研究发现接受奖赏之后 theta 带功率增加[84]。

总之，隔核在瘙痒感知调节中的作用使得海马隔 theta 节律与瘙痒处理的潜在联系成为焦点。此外，之前已经观察到感觉刺激会重置隔核中 theta 振荡节律[85]。在腹侧被盖区和中缝背核（dorsal raphe nucleus，DRN）[86] 发现了具有与隔核相位锁定振荡的神经元。在我们瘙痒调节的 fMRI 研究中，这些结构可被主动搔抓所抑制。更准确地说，这些结构瘙痒条件下的灌注较抓痒条件下更多，该现象可见于瘙痒的主动搔抓，而非被动搔抓。这些结构在参与瘙痒调节中的重要性很难被忽视，因为它们分别是多巴胺和血清素的主要来源，在大脑的多巴胺和血清素回路中占据重要位置。

脑奖赏回路在缓解瘙痒中的作用

我们最近提出瘙痒搔抓的愉悦感的神经生物学基础是奖赏回路的参与（图 28.4）。中脑的 VTA 和黑质（产生大量多巴胺的区域）与主动搔抓缓解瘙痒有关。

多巴胺是主要的神经递质，从 VTA 传输到中脑边缘和中脑皮质回路（分别是伏隔核和前额皮质）的末端。因此，奖赏处理区域参与主动搔抓抑制瘙痒的过程。此外，CBF 数据的回归分析表明，多巴胺中脑边缘回路控制奖赏的结构也显著参与了瘙痒感知的调节[4,7]。多巴胺回路受内源性阿片类物质和血清素影响，并通过与额叶内侧皮质的相互连接来调节。隔核、NAc、ACC 相互连接，进一步与岛叶、丘脑（前核、内侧背核）相连。隔区可能是抑制的起点，下行通路最终投射到背角脊髓神经元。最近的研究结果表明，对隔区的刺激可以调节背角神经元的活动[87]。在 NAc 水平启动的强有力的中枢抗伤害感受作用下行并影响脊髓调节过程[88]。这些下行通路可能是由 VTA 和 / 或 DRN 介导或连接。来源于蓝斑的去甲肾上腺素下行通路可抑制疼痛。一项针对啮齿动物的研究表明，这个回路也参与调节瘙痒调节[89]。破坏脊髓中儿茶酚胺能神经元可增强瘙痒相关行为，提示下行去甲肾上腺素能神经元抑制脊髓瘙痒信号[90]。DRN 和导水管周灰质（periaqueductal gray，PAG）与主动搔抓愉悦感显著相关（Z 值高；表 28.1）。这促使我们提出假设，即经由 PAG 的自上而下的抑制回路作用可能与疼痛调节中的机制相反[4]。

参与瘙痒调节和搔抓奖赏结果的多巴胺回路受血清素系统调节影响。ACC 的隔区（膝下区 BA 25）以及隔核、ACC 和 VTA 表达多种血清素受体类型，并受到 DRN 血清素影响。在一项关于主动搔抓的神经影像学研究中，我们发现在瘙痒调节期间，中脑 DRN 灌注发生了显著变化[4]。DRN 是血

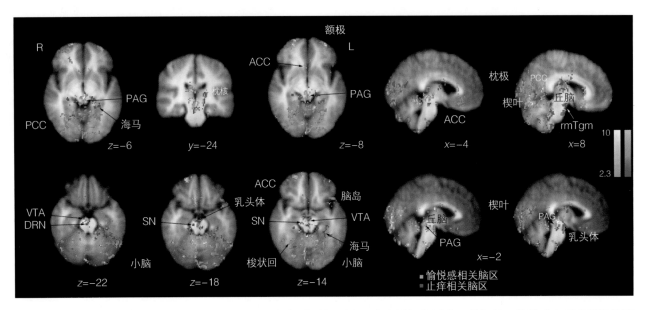

图 28.4 多元回归分析表面脑区与主动搔抓引起的愉悦感(粉红色)和瘙痒缓解(蓝色)显著相关。愉悦感和瘙痒缓解的视觉模拟评分(即搔抓前后瘙痒评分差异)用作为感兴趣的变量。显示了 Z 得分 >2.3，P<0.05 显著相关的区域。显示的色调对应于颜色条中所示 Z 分值(相同比例)。蒙特利尔神经学研究所(MNI)标准空间坐标(x,y,z)。ACC，前扣带回皮质；DRN，中缝背核；L，左侧；PAG，导水管周灰质；PCC，后扣带回皮质；R，右侧；rmTgm，喙内侧被盖；SN，黑质；VTA，腹侧被盖区
来源：Papoiu AD, Nattkemper LA, Sanders KM, Kraft RA, Chan YH, Coghill RC, et al. Brain's reward circuits mediate itch relief. A functional MRI study of active scratching. PLoS One December 6, 2013; 8 (12): e82389. http://dx.doi.org/10.1371/journal.pone.0082389.g005

清素的主要来源，在大脑 - 血清素回路的调节中具有重要作用。最近，该领域的研究进一步证实，中枢血清素通路参与瘙痒处理[91,92]。屏状核从 DRN 接收弥漫、均匀分布的血清素输入[93,94a]，并表达数个亚型的血清素受体，包括 5HT1A 受体、5HT1F 受体、5HT2A 受体和 5HT2C 受体[94b-94e]。特别是 5HT2C 受体被发现可以控制海马隔轴的 theta 节律[95]。最近的研究发现，在 REM 睡眠期间，屏状核连同上乳头核可一起激活大脑皮层，在脑电图上特征表现为明显的 theta 节律[71]。

除了扣带回皮质的激活，杏仁核、海马体和乳头体参与瘙痒处理，提示边缘系统即 Papez 回路的全面参与[4,11]。海马体和杏仁核在处理伤害性过程中具有重要作用[96]。海马体在瘙痒处理过程中可能扮演着非常重要的角色，而此前未得到足够重视。

其他参与瘙痒处理的皮层下中心

许多关于瘙痒的 fMRI 研究可观察到基底神经节尤其是壳核和豆状核的变化，且几乎均发现壳核参与瘙痒引起的大脑反应[3,14,17]。针灸缓解瘙痒的研究表明，壳核随着瘙痒减少而失活，并且在被动搔抓缓解瘙痒的神经影像学研究中也有类似发现。基底神经节的作用包括协调运动活动以及处理动机、奖励和愉悦。我们的回归分析表明，壳核是与自行搔抓缓解瘙痒相关的区域之一。

许多瘙痒的神经影像学研究提示小脑作用显著，表明其作用可能不仅仅是经典的运动协调功能，即搔抓反应的协调。小脑与主动搔抓的愉悦感有关，布托啡诺抑制刺毛黧豆瘙痒也被发现与小脑失活有关[7]。小脑表达高水平的阿片类受体，提示其可能是搔抓奖赏方面重要的神经中转点。回归分析显示广泛分布于整个小脑的较大区域与搔抓愉悦感有关[4]。

慢性瘙痒症患者瘙痒的脑部处理

在慢性瘙痒患者中诱导实验性瘙痒时，脑激活与瘙痒强度的相关性随原发疾病不同而存在差异，且与疾病严重程度的关系亦存在差异[97]。采用湿疹面积和严重程度指数等临床指标评估 AD 患者临床症状，ACC 和背外侧前额皮质的激活与疾病严重程度直接相关，而组胺瘙痒与 ACC 和脑岛激活相关[5]。在一项 PET 研究中，瘙痒引起的大脑活动在健康个体(瘙痒激活躯体感觉和运动皮层、中扣带回和前额叶皮层)与 AD 患者(瘙痒激活丘脑、躯体感觉、运动和前额叶皮层以及小脑)中略有不同。AD 患者瘙痒诱发丘脑、尾状核和苍白球激活更高[36]。研究发现，激活和感知瘙痒强度之间的关联模式与健康志愿者有所不同[5]。其中原因仍然不清楚，尽管实验方法一致，但在健康个体中，组胺和刺毛黧豆瘙痒诱发的大脑反应存在差异，而在慢性瘙痒患者中情况并非如此。在不同的病理环境下，刺激特异性激活具有不同表现。

最近一项脑成像研究中，我们对比了 ESRD 患者与正

常志愿者瘙痒处理的结构和功能因素。一些报道描述了 ESRD 患者的灰质密度变化[98a-98c]。通过基于体素的形态学-FSL 分析，我们发现，ESRD 中额叶、顶叶、颞叶皮质的灰质密度显著降低，而 NAc、ACC、脑干、杏仁核和海马区则显著增高[6]。值得注意的是，所有灰质密度增加区域均曾被描述参与瘙痒处理。ESRD 慢性瘙痒患者 NAc、ACC、脑干、杏仁核和海马中灰质密度的增加可能是持续性瘙痒感觉刺激的结果，而不是慢性瘙痒神经性的原因。这些发现还可能表明，投射到腹侧纹状体和隔区域的上行脑干通路，可能作为替代或平行途径，是瘙痒传播的重要通道，位于脊髓皮层投射到 S1 和 S2 的下方。

我们还使用 ASL fMRI 测量了慢性瘙痒 ESRD 患者静息时的脑灌注模式，并将其与健康志愿者进行了对比（使用一种基于排列的称为随机化的方法）。我们发现 ESRD 患者的岛叶皮质、ACC、屏状核、杏仁核、海马和 NAc 的基线灌注显著（持续）增加（图 28.2）。在这些患者中使用组胺或刺毛黧豆诱导瘙痒时，这些区域的激活与瘙痒的感知强度成正相关。有趣的是，刺毛黧豆瘙痒的皮层表现在 ESRD 患者中发生了改变，在 S1、S2、楔前叶和岛叶中没有那么广泛（图

28.5），而组胺瘙痒（与健康志愿者相比）没有显著差异。在慢性瘙痒 ESRD 患者中，某些大脑活动与瘙痒强度直接或负相关，表明瘙痒感知是一种双向、复杂的调节。这些发现可能表明，某些皮层网络可能抑制或减少瘙痒的感觉，而另一些则可能放大它。

瘙痒处理的这些复杂特征是伴慢性肾病的慢性瘙痒患者所特有的，以前在健康个体或其他慢性瘙痒患者中均未观察到这些特征[97]。我们提出，在 ESRD 患者中，灰质密度变化引起新皮层功能重组，创造了一个"改变"的环境，限制了刺毛黧豆瘙痒引起的大脑活动。由于这些显著性差异仅选择性地存在于刺毛黧豆瘙痒通路，因此我们认为非组胺 PAR2 介导的瘙痒通路可能在 ESRD 患者中已被过度刺激（作为一种预先存在的情况），导致皮层水平的紧张性抑制。这种可能性与 ESRD[28] 患者的血清胰酶（一种 PAR2 配体）水平升高和慢性肾病患者皮肤中 PAR2（过）表达的观察结果相一致[30]。

我们推断，与慢性疼痛状态下观察到的自适应皮层变化类似，在 ESRD 患者中，灰质变化迫使新皮层功能重组，导致了瘙痒感觉调节的不同模式，在慢性瘙痒环境中，当外源

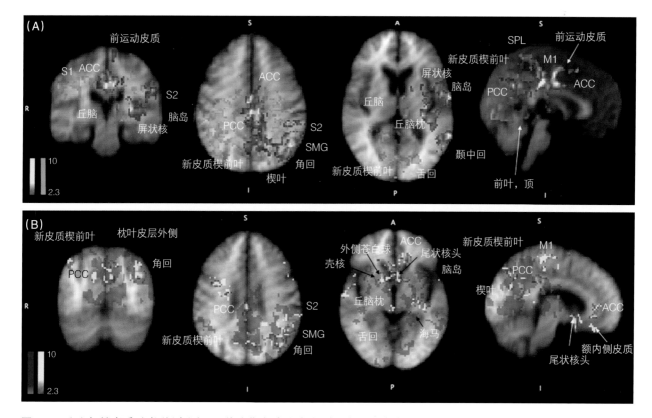

图 28.5　（A）与健康受试者（绿色）相比，终末期肾病患者（红色）中组胺瘙痒诱导岛叶、屏状核、前扣带回皮质（ACC）、海马结构和次级体感皮层（S2）广泛对侧激活。（B）终末期肾病患者和健康受试者中刺毛黧豆瘙痒引起的显著反应存在叠加。在 ESRD 患者（红黄色）中，刺毛黧豆诱导了前扣带回皮质（Brodmann 区域 24 和 25）、侧苍白球和壳核的显著激活，并且与健康受试者相比（蓝色），岛状皮质累及有限。在终末期肾病患者中，楔前叶和体感区域（S1 和 S2）的活化也减弱/减少。M1，初级运动皮质；SPL，顶上小叶；SMG，缘上回；PCC，后扣带回皮质。Z>2.3；P<0.05

来源：Papoiu AD，Emerson NM，Patel TS，Kraft RA，Valdes-Rodriguez R，Nattkemper LA，et al. Voxel-based morphometry and arterial spin labeling fMRI reveal neuropathic and neuroplastic features of brain processing of itch in end-stage renal disease. J Neurophysiol 1, 2014；112（7）：1729-38.

因素激发瘙痒时可观察到该模式。换而言之，习惯应对日常瘙痒的患者的新皮层对外源性刺毛黧豆诱导的瘙痒具有不同的反应。回归分析表明，调节神经回路限制了 S1、S2、楔前叶和脑岛的激活程度，它们的激活程度与瘙痒的感觉强度成反比。目前还不清楚这些变化特定发生于 ESRD，还是在更广泛条件下参与大脑调节瘙痒。

传染性瘙痒

　　传染性瘙痒是一种经常出现在日常生活和医疗环境中的有趣现象，最近在人类和非人类灵长类动物身上进行的几项对照研究证实了这一现象[99a-99g]。阐明这一现象背后的中心机制仍然是一项巨大的挑战。如果这个谜团能够被解开，它可能会通过靶向中枢神经系统或相关的中继系统为瘙痒的治疗提供线索。传染性瘙痒表现为观察者在观察他人挠痒时产生的一种秘密的瘙痒感，或者表现为人们受到视觉或心理暗示时产生的瘙痒感。由于缺乏更好的解释，有人提出传染性瘙痒可能类似于其他社会传染性行为（如打哈欠），这可能与共鸣或神经官能症倾向有关，可能是由"镜像神经元"介导。AD 患者较健康志愿者更易诱发传染性瘙痒[99b,99d]。有趣的是，由视觉线索引起的瘙痒是弥散且全身分布的。由视觉触发或心理暗示的瘙痒的大脑机制尚不清楚。一项旨在识别传染性瘙痒产生相关神经网络的脑成像研究表明，BA44 和运动前皮层（BA 6）具有介导作用[99c]。从神经科学的基本观点来看，在无外部刺激条件下，识别辅助躯体感觉产生的大脑中心具有一定意义。与安慰剂和反安慰剂的概念类似，我们提出了一个新的术语 pruricebo[99b]，即指仅由视觉或心理暗示引起的瘙痒，以唤起人们对这一有趣现象独特特征的注意。传染性瘙痒 /pruricebo 更多表现为一种精神或心理上的瘙痒（中枢产生），而非皮肤外周刺激引起。一个独特的名称可有助于巩固这一概念，即这是与反安慰剂完全不同的实体。纯粹由精神暗示或视觉暗示引起的瘙痒必须具有中枢神经系统机制，因其发生无特定瘙痒刺激。反安慰剂指痛苦或不愉快。我们有充分的理由来区分疼痛和瘙痒。因此，使用将两者混为一谈的同一术语会混淆事情（如非简单误导）。更重要的是，传染性瘙痒现象学本身就足够独特和神秘，值得为其命名。目前仍不清楚疼痛体验是否可由心理暗示或视觉暗示引起。因此，该现象独特存在于瘙痒。

结论

　　我们对大脑中瘙痒处理的理解不断进步，并可能继续快速发展。大约 2 年前，我们曾写道，大脑中是否存在一个专门瘙痒中心仍不确定[100]。药理学 fMRI 研究的新数据表明，布托啡诺抑制组胺瘙痒的作用可被一组相对独立、定义明确的结构控制，比如 NAc 和隔核。显而易见，大脑的复杂结构中不存在单独的特定结构功能，任何这种天然现象相关的发现都可能只是冰山一角。

　　总之，ASL fMRI 进行的大脑成像提供了调节中枢神经系统瘙痒感知的紧密神经网络的有趣线索。

　　①人体主动搔抓和药理学瘙痒抑制的研究表明，奖赏处理结构之一的多巴胺结构参与缓解瘙痒缓解，包括 VTA、NAc 和 ACC 的膝下区（BA 25）；②中缝背 - 血清素结构也参与瘙痒抑制，有效调节主动搔抓时的瘙痒感知——越来越多的证据支持血清素回路参与瘙痒处理过程[91,92]；③靠近基底前脑隔隐藏较深的区域，如隔核、伏隔核，似乎通过阿片类布托啡诺的混合作用介导瘙痒抑制；④证实了屏状核在瘙痒感知中具有一定作用。屏状核是一种表达高水平 κ 阿片类受体的结构，在布托啡诺抑制瘙痒抑制过程中广泛失活。

　　瘙痒脑成像提供的整体图像是一个有待完全破解的三维难题。目前的挑战之一是了解不同的大脑区域是如何协同工作的，并确定它们连接的分子和细胞性质。在瘙痒处理过程中，fMRI 所识别的区域中兴奋输入和抑制输入之间的相互作用尚未阐明。一些悬而未决的问题包括：隔核和 NAc 调节海马处理瘙痒信息过程中的确切机制是什么？ theta 节律和瘙痒处理之间的关系是什么？ 屏状核在调节 theta 节律方面有作用吗？ 除脊髓皮层途径外，瘙痒是否有其他或平行的传导途径？ 上行脑干通路在瘙痒处理中起作用吗？ 将神经成像结果与更大的神经生物学背景（屏状核、隔区和海马处理感觉信息方面功能相关）相结合，可更深刻理解瘙痒处理过程。

（张伟　译，王佳　校）

参考文献

[1] Hafenreffer S. In: Kuhnen B, editor. De pruritu, in Nosodochium, in quo cutis, eique adaerentium partium, affectus omnes, singulari methodo, et cognoscendi et curandi fidelissime traduntur; 1660. p. 98–102. Ulm, Germany.

[2] Tan H, Hoge WS, Hamilton CA, Günther M, Kraft RA. 3D GRASE PROPELLER: improved image acquisition technique for arterial spin labeling perfusion imaging. Magn Reson Med 2011;66(1):168–73.

[3] Papoiu AD, Coghill RC, Kraft RA, Wang H, Yosipovitch G. A tale of two itches: common features and notable differences in brain activation evoked by cowhage and histamine induced itch. Neuroimage February 15, 2012;59(4):3611–23.

[4] Papoiu AD, Nattkemper LA, Sanders KM, Kraft RA, Chan YH, Coghill RC, et al. Brain's reward circuits mediate itch relief. A functional MRI study of active scratching. PLoS One December 6, 2013;8(12):e82389. http://dx.doi.org/10.1371/journal.pone.0082389.g005.

[5] Ishiuji Y, Coghill RC, Patel TS, Oshiro Y, Kraft RA, Yosipovitch G. Distinct patterns of brain activity evoked by histamine-induced itch reveal an association with itch intensity and disease severity in atopic dermatitis. Br J Dermatol 2009;161:1072–80.

[6] Papoiu AD, Emerson NM, Patel TS, Kraft RA, Valdes-Rodriguez R, Nattkemper LA, et al. Voxel-based morphometry and arterial spin labeling fMRI reveal neuropathic and neuroplastic features of brain processing of itch in end-stage renal disease. J Neurophysiol October 1, 2014;112(7):1729–38.

[7] Papoiu AD, Kraft RA, Coghill RC, Yosipovitch G. Butorphanol suppression of histamine itch is mediated by nucleus accumbens and septal nuclei: a pharmacological fMRI study. J Invest Dermatol February 2015;135(2):560–8.

[8] Davidson S, Zhang X, Yoon CH, Khasabov SG, Simone DA, Giesler Jr GJ. The itch-producing agents histamine and cowhage

activate separate populations of primate spinothalamic tract neurons. J Neurosci 2007;27(37):10007−14.

[9] Davidson S, Zhang X, Yoon CH, Khasabov SG, Simone DA, Giesler Jr GJ. Pruriceptive spinothalamic tract neurons: physiological properties and projection targets in the primate. J Neurophysiol September 2012;108(6):1711−23.

[10] Remedios R, Logothetis NK, Kayser C. Unimodal responses prevail within the multisensory claustrum. J Neurosci 2010;30(39): 12902−7.

[11] Papez JW. A proposed mechanism of emotion (1937). J Neuropsychiatry Clin Neurosci Winter 1995;7(1):103−12.

[12] Mochizuki H, Tashiro M, Kano M, Sakurada Y, Itoh M, Yanai K. Imaging of central itch modulation in the human brain using positron emission tomography. Pain 2003;1:339−46.

[13] Yosipovitch G, Ishiuji Y, Patel TS, Hicks MI, Oshiro Y, Kraft RA, et al. The brain processing of scratching. J Invest Dermatol 2008; 1:1806−11.

[14] Vierow V, Fukuoka M, Ikoma A, Dörfler A, Handwerker HO, Forster C. Cerebral representation of the relief of itch by scratching. J Neurophysiol 2009;102(6):3216−24.

[15] Pfab F, Valet M, Sprenger T, Huss-Marp J, Athanasiadis GI, Baurecht HJ, et al. Temperature modulated histamine-itch in lesional and nonlesional skin in atopic eczema: a combined psychophysical and neuroimaging study. Allergy January 2010; 65(1):84−94.

[16] Helmchen C, Palzer C, Münte TF, Anders S, Sprenger A. Itch relief by mirror scratching: a psychophysical study. PLoS One 2013; 8(12):e82756.

[17] Napadow V, Li A, Loggia ML, Kim J, Schalock PC, Lerner E, et al. The brain circuitry mediating antipruritic effects of acupuncture. Cereb Cortex 2014;24(4):873−82.

[18] Dawn AG, Yosipovitch G. Butorphanol for treatment of intractable pruritus. J Am Acad Dermatol 2006;54(3):527−31.

[19] Ko MC, Lee H, Song MS, Sobczyk-Kojiro K, Mosberg HI, Kishioka S, et al. Activation of kappa-opioid receptors inhibits pruritus evoked by subcutaneous or intrathecal administration of morphine in monkeys. J Pharmacol Exp Ther 2003;305(1): 173−9.

[20] Ko MC, Husbands SM. Effects of atypical kappa-opioid receptor agonists on intrathecal morphine-induced itch and analgesia in primates. J Pharmacol Exp Ther 2009;328(1):193−200.

[21] Inan S, Cowan A. Kappa opioid agonists suppress chloroquine-induced scratching in mice. Eur J Pharmacol 2004;502(3):233−7.

[22] Cowan A, Kehner GB, Inan S. Targeting itch with ligands selective for κ opioid receptors. Handb Exp Pharmacol 2015;226: 291−314.

[23] Yokoyama Y, Yokoyama T, Nagao Y, Nakagawa T, Magaribuchi T. Treatment of epidural morphine induced pruritus with butorphanol. Masui 2009;58(2):178−82.

[24] Liu XY, Liu ZC, Sun YG, Ross M, Kim S, Tsai FF, et al. Unidirectional cross-activation of GRPR by MOR1D uncouples itch and analgesia induced by opioids. Cell 2011;147(2):447−58.

[25] [a] Kardon AP, Polgár E, Hachisuka J, Snyder LM, Cameron D, Savage S, et al. Dynorphin acts as a neuromodulator to inhibit itch in the dorsal horn of the spinal cord. Neuron 2014;82(3): 573−86.
[b] Shelley WB, Arthur RP. Studies on cowhage (Mucuna pruriens) and its pruritogenic proteinase, mucunain. AMA Arch Derm 1955;72(5):399−406.
[c] Shelley WB, Arthur RP. Mucunain, the active pruritogenic proteinase of cowhage. Science 1955;122(3167):469−70.

[26] Reddy VB, Iuga AO, Shimada SG, LaMotte RH, Lerner EA. Cowhage-evoked itch is mediated by a novel cysteine protease: a ligand of protease-activated receptors. J Neurosci April 23, 2008;28(17):4331−5.

[27] Steinhoff M, Neisius U, Ikoma A, Fartasch M, Heyer G, Skov PS, et al. Proteinase-activated receptor-2 mediates itch: a novel pathway for pruritus in human skin. J Neurosci 2003;23(15): 6176−80.

[28] Dugas-Breit S, Schöpf P, Dugas M, et al. Baseline serum levels of mast cell tryptase are raised in hemodialysis patients and associated with severity of pruritus. J Dtsch Dermatol Ges 2005;3: 343−7.

[29] Kawakami T, Kaminishi K, Soma Y, Kushimoto T, Mizoguchi M.

Oral antihistamine therapy influences plasma tryptase levels in adult atopic dermatitis. J Dermatol Sci 2006;43:127−34.

[30] Kim H, Jeong S, Jeong M, Ahn J, Moon S, Lee S. The relationship of PAR2 and pruritus in end stage renal disease patients and the clinical effectiveness of soybean extracts containing moisturizer on epidermal permeability barrier in end stage renal disease patients. J Invest Dermatol 2010;130:S56 [abstract].

[31] Apkarian AV, Bushnell MC, Treede RD, Zubieta JK. Human brain mechanisms of pain perception and regulation in health and disease. Eur J Pain 2005;1:463−84.

[32] Hsieh JC, Hagermark O, Stahle-Backdahl M, Ericson K, Eriksson L, Stone-Elander S, et al. Urge to scratch represented in the human cerebral cortex during itch. J Neurophysiol 1994; 1:3004−8.

[33] Roy CS, Sherrington CS. On the regulation of blood flow in the brain. J Phys 1896;1:85−108.

[34] Darsow U, Drzezga A, Frisch M, Munz F, Weilke F, Bartenstein P, et al. Processing of histamine-induced itch in the human cerebral cortex: a correlation analysis with dermal reactions. J Invest Dermatol Symp Proc 2000;1:1029−33.

[35] Drzezga A, Darsow U, Treede RD, Siebner H, Frisch M, Munz F, et al. Central activation by histamine-induced itch: analogies to pain processing: a correlational analysis of O^{15} H_2O positron emission tomography studies. Pain 2001;1:295−305.

[36] Schneider G, Stander S, Burgmer M, Driesch G, Heuft G, Weckesser M. Significant differences in central imaging of histamine-induced itch between atopic dermatitis and healthy subjects. Eur J Pain 2008;12(7):834−41.

[37] Walter B, Sadlo MN, Kupfer J, Niemeier V, Brosig B, Stark R, et al. Brain activation by histamine prick test-induced itch. J Invest Dermatol 2005;125(2):380−2.

[38] Herde L, Forster C, Strupf M, Handwerker HO. Itch induced by a novel method leads to limbic deactivations a functional MRI study. J Neurophysiol 2007;1:2347−56.

[39] Leknes SG, Bantick S, Willis CM, Wilkinson JD, Wise RG, Tracey I. Itch and motivation to scratch: an investigation of the central and peripheral correlates of allergen- and histamine-induced itch in humans. J Neurophysiol 2007;1:415−22.

[40] Valet M, Pfab F, Sprenger T, Woller A, Zimmer C, Behrendt H, et al. Cerebral processing of histamine-induced itch using short-term alternating temperature modulation: an fMRI study. J Invest Dermatol 2008;1:426−33.

[41] Logothetis NK. The neural basis of the blood-oxygen-level−dependent functional magnetic resonance imaging signal. Philos Trans R Soc Lond B Biol Sci 2002;357(1424):1003−37.

[42] Roberts DA, Detre JA, Bolinger L, Insko EK, Leigh Jr JS. Quantitative magnetic resonance imaging of human brain perfusion at 1.5 T using steady-state inversion of arterial water. Proc Natl Acad Sci USA 1994;91(1):33−7.

[43] Buxton RB, Frank LR, Wong FC, Siewert B, Warach S, Edelman RR. A general kinetic model for quantitative perfusion imaging with arterial spin labeling. Magn Reson Med 1998;40(3):383−96.

[44] Owen DG, Bureau Y, Thomas AW, Prato FS, St Lawrence KS. Quantification of pain-induced changes in cerebral blood flow by perfusion MRI. Pain 2008;136(1−2):85−96.

[45] [a] Detre JA, Rao H, Wang DJ, Chen YF, Wang Z. Applications of arterial spin labeled MRI in the brain. J Magn Reson Imaging 2012;35(5):1026−37.
[b] Detre JA, Zhang W, Roberts DA, Silva AC, Williams DS, Grandis DJ, et al. Tissue specific perfusion imaging using arterial spin labeling. NMR Biomed 1994;7(1−2):75−82.

[46] Aguirre GK, Detre JA, Zarahn E, Alsop DC. Experimental design and the relative sensitivity of BOLD and perfusion fMRI. Neuroimage 2002;15(3):488−500.

[47] Silva AC, Lee SP, Yang G, Iadecola C, Kim SG. Simultaneous blood oxygenation level-dependent and cerebral blood flow functional magnetic resonance imaging during forepaw stimulation in the rat. J Cereb Blood Flow Metab 1999;19(8):871−9.

[48] Duong TQ, Kim DS, Uğurbil K, Kim SG. Localized cerebral blood flow response at submillimeter columnar resolution. Proc Natl Acad Sci USA 2001;98(19):10904−9.

[49] Mochizuki H, Inui K, Tanabe HC, Akiyama LF, Otsuru N, Yamashiro K, et al. Time course of activity in itch-related brain

regions: a combined MEG-fMRI study. J Neurophysiol 2009; 102(5):2657–66.

[50] Lee CH, Sugiyama T, Kataoka A, Kudo A, Fujino F, Chen YW, et al. Analysis for distinctive activation patterns of pain and itchy in the human brain cortex measured using near infrared spectroscopy (NIRS). PLoS One October 3, 2013;8(10):e75360.

[51] Menon V, Uddin LQ. Saliency, switching, attention and control: a network model of insula function. Brain Struct Funct 2010; 214(5–6):655–67.

[52] Mathur BN. The claustrum in review. Front Syst Neurosci 2014; 8:48.

[53] Smith JB, Radhakrishnan H, Alloway KD. Rat claustrum coordinates but does not integrate somatosensory and motor cortical information. J Neurosci 2012;32(25):8583–8.

[54] Crick FC, Koch C. What is the function of the claustrum? Philos Trans R Soc Lond B Biol Sci June 29, 2005;360(1458):1271–9.

[55] Peckys D, Landwehrmeyer GB. Expression of mu, kappa, and delta opioid receptor messenger RNA in the human CNS: a 33P in situ hybridization study. Neuroscience 1999;88(4): 1093–135.

[56] Usunoff KG, Schmitt O, Lazarov NE, Itzev DE, Rolfs A, Wree A. Efferent projections of the claustrum to the dorsal, and ventral striatum, substantia nigra, ventral tegmental area and parabrachial nuclei: retrograde tracing studies in the rat. C R Acad Bulg Sci 2008;61(6):817–30.

[57] Cohen OS, Chapman J, Lee H, Nitsan Z, Appel S, Hoffman C, et al. Pruritus in familial Creutzfeldt-Jakob disease: a common symptom associated with central nervous system pathology. J Neurol 2011;258(1):89–95.

[58] Smythies J, Edelstein L, Ramachandran V. Hypotheses relating to the function of the claustrum. II. Does the claustrum use frequency codes? Front Integr Neurosci 2014;8:7.

[59] Buzsáki G. Theta oscillations in the hippocampus. Neuron January 31, 2002;33(3):325–40.

[60] Lisman JE, Idiart MA. Storage of 7 ± 2 short-term memories in oscillatory subcycles. Science 1995;267:1512–5.

[61] Wallenstein GV, Hasselmo ME. GABAergic modulation of hippocampal population activity: sequence learning, place field development, and the phase precession effect. J Neurophysiol 1997;78:393–408.

[62] Altier N, Stewart J. Dopamine receptor antagonists in the nucleus accumbens attenuate analgesia induced by ventral tegmental area substance P or morphine and by nucleus accumbens amphetamine. J Pharmacol Exp Ther 1998;285(1):208–15.

[63] Hjelmstad GO, Fields HL. Kappa opioid receptor activation in the nucleus accumbens inhibits glutamate and GABA release through different mechanisms. J Neurophysiol May 2003;89(5): 2389–95.

[64] [a] Lee H, Naughton NN, Woods JH, Ko MC. Effects of butorphanol on morphine-induced itch and analgesia in primates. Anesthesiology 2007;107(3):478–85.
[b] Olds J, Milner P. Positive reinforcement produced by electrical stimulation of septal area and other regions of rat brain. J Comp Physiol Psychol 1954;47(6):419–27.

[65] Khanna S, Zheng F. Morphine reversed formalin-induced CA1 pyramidal cell suppression via an effect on septo-hippocampal neural processing. Neuroscience 1999;89(1):61–71.

[66] Sarnthein J, Jeanmonod D. High thalamo-cortical theta coherence in patients with neurogenic pain. Neuroimage 2008;39(4):1910–7.

[67] Wang J, Li D, Li X, Liu FY, Xing GG, Cai J, et al. Phase-amplitude coupling between θ and γ oscillations during nociception in rat electroencephalography. Neurosci Lett July 20, 2011;499(2): 84–7.

[68] Liu CC, Chien JH, Kim JH, Chuang YF, Cheng DT, Anderson WS, et al. Cross-frequency coupling in deep brain structures upon processing the painful sensory inputs. Cereb Cortex 2013; 23(10):2437–47.

[69] Leblanc BW, Lii TR, Silverman AE, Alleyne RT, Saab CY. Cortical theta is increased while thalamo-cortical coherence is decreased in rat models of acute and chronic pain. Pain 2014;155(4):773–82.

[70] Wang J, Cao B, Yu TR, Jelfs B, Yan J, Chan RH, et al. Theta-frequency phase-locking of single anterior cingulate cortex neurons and synchronization with the medial thalamus are modulated by visceral noxious stimulation in rats. Neuroscience

2015;298:200–10.

[71] Renouard L, Billwiller F, Ogawa K, Clément O, Camargo N, et al. The supramammillary nucleus and the claustrum activate the cortex during REM sleep. Sci Adv 2015;1(3):e1400177.

[72] Alonso A, Garcia-Austt E. Neuronal sources of theta rhythm in the entorhinal cortex of the rat. II. Phase relations between unit discharges and theta field potentials. Exp Brain Res 1987;67: 502–9.

[73] Bragin A, Jando G, Nadasdy Z, Hetke J, Wise K, Buzsaki G. Gamma (40–100 Hz) oscillation in the hippocampus of the behaving rat. J Neurosci 1995;15:47–60.

[74] Chrobak JJ, Buzsáki G. Selective activation of deep layer (V-VI) retrohippocampal neurons during hippocampal sharp waves in the behaving rat. J Neurosci 1994;14:6160–70.

[75] Chrobak JJ, Buzsáki G. Gamma oscillations in the entorhinal cortex of the freely-behaving rat. J Neurosci 1998;18:388–98.

[76] Deshmukh SS, Yoganarasimha D, Voicu H, Knierim JJ. Theta modulation in the medial and lateral entorhinal cortices. J Neurophysiol 2010;104:994–1006.

[77] Hinman JR, Penley SC, Escabí MA, Chrobak JJ. Ketamine disrupts theta synchrony across the septotemporal axis of the CA1 region of hippocampus. J Neurophysiol 2013;109(2):570–9.

[78] Kocsis B, Bragin A, Buzsáki G. Interdependence of multiple theta generators in the hippocampus: a partial coherence analysis. J Neurosci 1999;19:6200–12.

[79] O'Reilly RC, McClelland JL. Hippocampal conjunctive encoding, storage, and recall: avoiding a trade-off. Hippocampus 1994;4: 661–82.

[80] Ang CW, Carlson GC, Coulter DA. Hippocampal CA1 circuitry dynamically gates direct cortical inputs preferentially at theta frequencies. J Neurosci 2005;25:9567–80.

[81] Sabolek HR, Penley SC, Hinman JR, Bunce JG, Markus EJ, Escabí M, et al. Theta and gamma coherence along the septotemporal axis of the hippocampus. J Neurophysiol 2009;101:1192–200.

[82] Leszkowicz E, Kuśmierczak M, Matulewicz P, Trojniar W. Modulation of hippocampal theta rhythm by the opioid system of the pedunculopontine tegmental nucleus. Acta Neurobiol Exp (Wars) 2007;67(4):447–60.

[83] Marrosu F, Cozzolino A, Puligheddu M, Giagheddu M, Di Chiara G. Hippocampal theta activity after systemic administration of a non-peptide delta-opioid agonist in freely-moving rats: relationship to D1 dopamine receptors. Brain Res 1997; 776:24–9.

[84] Doñamayor N, Schoenfeld MA, Münte TF. Magneto- and electro-encephalographic manifestations of reward anticipation and delivery. Neuroimage 2012;62(1):17–29.

[85] Buzsáki G, Grastyán E, Tveritskaya IN, Czopf J. Hippocampal evoked potentials and EEG changes during classical conditioning in the rat. Electroencephalogr Clin Neurophysiol 1979; 47(1):64–74.

[86] Bland BH. The physiology and pharmacology of hippocampal formation theta rhythms. Prog Neurobiol 1986;26(1):1–54.

[87] Hagains CE, He JW, Chiao JC, Peng YB. Septal stimulation inhibits spinal cord dorsal horn neuronal activity. Brain Res 2011; 1382:189–97.

[88] Tambeli CH, Levine JD, Gear RW. Centralization of noxious stimulus-induced analgesia (NSIA) is related to activity at inhibitory synapses in the spinal cord. Pain 2009;143(3):228–32.

[89] Kuraishi Y. Noradrenergic modulation of itch transmission in the spinal cord. Handb Exp Pharmacol 2015;226:207–17. Springer Verlag.

[90] [a] Gotoh Y, Andoh T, Kuraishi Y. Noradrenergic regulation of itch transmission in the spinal cord mediated by α-adrenoceptors. Neuropharmacology 2011;61(4):825–31.
[b] Gotoh Y, Omori Y, Andoh T, Kuraishi Y. Tonic inhibition of allergic itch signaling by the descending noradrenergic system in mice. J Pharmacol Sci 2011;115(3):417–20.

[91] Zhao ZQ, Liu XY, Jeffry J, Karunarathne WK, Li JL, Munanairi A, et al. Descending control of itch transmission by the serotonergic system via 5-HT1A-facilitated GRP-GRPR signaling. Neuron 2014;84(4):821–34.

[92] Morita T, McClain SP, Batia LM, Pellegrino M, Wilson SR, Kienzler MA, et al. HTR7 mediates serotonergic acute and chronic itch. Neuron 2015;87(1):124–38.

[93] Baizer JS. Serotonergic innervation of the primate claustrum. Brain Res Bull 2001;55:431−4.

[94] [a] Rahman FE, Baizer JS. Neurochemically defined cell types in the claustrum of the cat. Brain Res 2007;1159:94−111.

[b] Pompeiano M, Palacios JM, Mengod G. Distribution of the serotonin 5-HT2 receptor family mRNAs: comparison between 5-HT2A and 5-HT2C receptors. Brain Res Mol Brain Res 1994;23:163−78.

[c] Wright DE, Seroogy KB, Lundgren KH, Davis BM, Jennes L. Comparative localization of serotonin1A, 1C and 2 receptor subtype mRNAs in rat brain. J Comp Neurol 1995;351:357−73.

[d] Mengod G, Vilaró MT, Raurich A, López-Giménez JF, Cortés R, Palacios JM. 5-HT receptors in mammalian brain: receptor autoradiography and in situ hybridization studies of new ligands and newly identified receptors. Histochem J 1996;28:747−58.

[e] Pasqualetti M, Ori M, Castagna M, Marazziti D, Cassano GB, Nardi I. Distribution and cellular localization of the serotonin type 2C receptor messenger RNA in human brain. Neuroscience 1999;92:601−11.

[95] Sörman E, Wang D, Hajos M, Kocsis B. Control of hippocampal theta rhythm by serotonin: role of 5−HT2c receptors. Neuropharmacology 2011;61(3):489−94.

[96] Khanna S. Nociceptive processing in the hippocampus and entorhinal cortex: neurophysiology and pharmacology. In: Gebhart GF, Schmidt RF, editors. Encyclopedia of pain. Berlin Heidelberg: Springer; 2013. p. 2198−201.

[97] Papoiu AD, et al. Differential processing of cowhage and histamine itch in health and disease: insights into brain processing of chronic pruritus revealed by arterial spin labeling fMRI. Acta Derm Venereol 2011;2011(91):612 [abstract].

[98] [a] Zhang LJ, Wen J, Ni L, Zhong J, Liang X, Zheng G, et al. Predominant gray matter volume loss in patients with end-stage renal disease: a voxel-based morphometry study. Metab Brain Dis 2013;28(4):647−54.

[b] Qiu Y, Lv X, Su H, Jiang G, Li C, Tian J. Structural and functional brain alterations in end stage renal disease patients on routine hemodialysis: a voxel-based morphometry and resting state functional connectivity study. PLoS One 2014;9(5):e98346.

[c] Prohovnik I1, Post J, Uribarri J, Lee H, Sandu O, Langhoff E. Cerebrovascular effects of hemodialysis in chronic kidney disease. J Cereb Blood Flow Metab 2007;27(11):1861−9.

[99] [a] Niemeier V, Kupfer J, Gieler U. Observations during itch-inducing lecture. Dermatol Psychosomatics 2000;1:15−8.

[b] Papoiu AD, Wang H, Coghill RC, Chan YH, Yosipovitch G. Contagious itch in humans: a study of visual 'transmission' of itch in atopic dermatitis and healthy subjects. Br J Dermatol June 2011;164(6):1299−303.

[c] Holle H, Warne K, Seth AK, Critchley HD, Ward J. Neural basis of contagious itch and why some people are more prone to it. Proc Natl Acad Sci USA 2012;109(48):19816−21.

[d] Feneran AN, O'Donnell R, Press A, Yosipovitch G, Cline M, Dugan G, et al. Monkey see, monkey do: contagious itch in nonhuman primates. Acta Derm Venereol 2013;93(1):27−9.

[e] Lloyd DM, Hall E, Hall S, McGlone FP. Can itch-related visual stimuli alone provoke a scratch response in healthy individuals? Br J Dermatol 2013;168(1):106−11.

[f] Schut C, Bosbach S, Gieler U, Kupfer J. Personality traits, depression and itch in patients with atopic dermatitis in an experimental setting: a regression analysis. Acta Derm Venereol 2014;94(1):20−5.

[g] Ogden J, Zoukas S. Generating physical symptoms from visual cues: an experimental study. Psychol Health Med 2009;14(6):695−704.

[100] Mochizuki H, Papoiu ADP, Yosipovitch G. The brain processing of itch and scratching. In: Itch: mechanism and treatment. CRC Press, Taylor & Francis; 2014. p. 391−407 [chapter 23].

第 29 章

皮肤磁共振显微镜

K.E. Gobel

人们越来越关注将常规磁共振（magnetic resonance，MR）系统的分辨率从毫米范围扩展到微米范围，以便满足小平面样本结构的成像，例如具有细胞和矩阵网络的人体皮肤。如果有足够的空间分辨率、对比度和灵敏度，MR 显微镜可用作研究人体皮肤的有力工具，可替代/补充侵入性组织病理学取样，后者目前仍然是了解形态学结构特征的首要选择方法。

本章介绍了目前皮肤高分辨率磁共振成像（magnetic resonance imaging，MRI）领域的研究主题和最新研究成果。共分为四个小主题：磁共振显微镜基础知识；皮肤磁共振现状；低场和高场磁共振文献综述的详细回顾；皮肤磁共振专家群体及其研究兴趣。

本章最后将展望有关基础研究和临床应用的未来前景。

引言

1973 年，Lauterbur 发明了一种新的成像技术，命名为磁共振成像[1]，这是迄今用于临床期以及潜伏期组织成像最重要的方法之一。相比于其他成像方法，如放射线照相术或计算机断层扫描，这种非侵入性技术显示出极高的软组织对比度，且能获得扩散和灌注、生理和功能过程、运动，以及代谢活动的信息。

遗传和生物技术领域的快速发展要求高分辨率技术可达分子和细胞水平。Aguayo 等在 1986 年首次发表的单细胞图像[2]奠定了磁共振显微镜的基础，图像在场强 9.5T（相当于 400MHz 的质子共振频率）下获得，具有 20G/cm 梯度，螺线管线圈直径 5mm，样品是在玻璃毛细管内的非洲爪蟾的卵子，面内分辨率为 10μm×13μm，切片方向为 250μm。自这一历史性文章发表以来，更小的专用射频（radio frequency，RF）线圈与更强的梯度相结合，大大提高了空间分辨率[3]。迄今为止，电子和计算机工程的进步使得数天长扫描时间下的同向性分辨率降至 3μm[4,5]。扩散加权测量确定了组织结构的特性，因其对水质子平移运动敏感，甚至在单个神经元可行[6]。此外，MR 显微镜和传统组织学之间的对照研究已经证实这种非侵入性三维技术可作为侵入性组织学检查的替代方法[7-11]。

"磁共振显微镜"这个术语没有明确的定义。磁共振覆盖不同尺寸范围的患者/样本，具有更高分辨率的典型线性体素尺寸可以实现将人脑中的 1mm 降低至青蛙胚胎中的约 16μm，甚至应用于更小的固定样本。如果体素尺寸缩小，则负责质子成像信号的水分子数量和体积以及相应可检测的自旋数——这些磁共振或核磁共振（nuclear magnetic resonance，NMR）成像的基础，都会相应地小几个数量级。文献中关于此没有明确的定义，但一般而言，如果固定组织的空间分辨率为 100μm 或更小，那么就属于磁共振显微镜的研究领域[12-14]。

小体积成像时需要克服的主要障碍是信噪比（signal-to-noise，SNR）的降低，因为信号强度随着线性分辨率的三次幂而降低[15]。由于磁共振显微镜灵敏度低，信噪比也与测量时间的平方根成正比，因此需要极长的采集时间。例如，分辨率的各向同性加倍导致信噪比减少 8 倍，就需要 64 倍的采集时间来恢复信噪比损失。专用的高灵敏度射频线圈也是减少信噪比损耗的必要条件[16]。在早期的研究中，只使用螺线管线圈在微米范围内获得更高的分辨率[4,17]。新型现代微加工技术，例如光刻、连续蚀刻或自动引线键合方法，允许制造单个微线圈[18]。具有各种几何形状的新磁共振探测器(例如,视频表面微线圈[19-24]、阵列微线圈[25]、系统集成芯片[26]、低温和超导系统)已经开发出来,工作量设计用于减轻这种限制并最大化检测信号,从而获得理想的图像质量[5,6,17,27]。另一种增加信噪比的方法是增加主磁场强度B_0,然而,可实现的领域仍然非常有限,特别是对于临床应用而言[28]。还需要强大且快速切换的梯度系统以获得高分辨率。

皮肤的 MR 成像非常具有挑战性,因为需要专门的技术来克服常规磁共振在微结构组织应用上的低灵敏度和对比度。其原因在于皮肤的特殊几何形状——一种嵌入 3D 空间的双曲面 2D 片材,具有大的横向尺寸(毫米至厘米)和微米层厚——要求在大视野(field of view,FOV)范围内具有极高的分辨率。磁共振皮肤显微镜的优点是可以研究具有高灵敏度的多种参数和皮肤表征的对比机制,尤其是水的性质,例如结构组成、代谢和扩散,这是其他微观成像模式无法获得的。

就应用范围而言,患者的临床应用与小动物或组织样本的临床前期皮肤磁共振之间存在明显的区别。临床应用必须在相对比较低且场强可达 3T 的磁场下进行扫描。梯度系统设计用于更低的空间分辨率,以涵盖器官和器官系统宏观成像的典型应用。商业上可获得的视频线圈通常覆盖几厘米,对于皮肤专科应用来说过大。

对小动物和组织样本的检查允许使用更小的磁体和更高的场强(高达 20T)。梯度系统更小且更强大,并且适合于获得微观分辨率的小视频线圈可商购获得。

人体皮肤磁共振成像现状

皮肤的磁共振研究在 20 世纪 90 年代开始发展,那时仅被一个小型研究团体运用,尚未在皮肤病学中广泛使用。磁共振中的视野更宽,超过了超声和光学显微镜技术的成像范围。与其他非侵入性成像技术相比[29],磁共振提供了多种组织对比,产生许多解剖区域的体积图像,具有比超声波更好的软组织对比度和穿透深度[30]。这使磁共振具有手术前测量皮肤肿瘤大小和范围的能力,并可以监测皮肤病变,而无需采用传统的切开活检和皮肤本身的改变。对易产生副作用的外科手术的需求减少了,这有助于改善非侵入性疾病的随访质量。该技术能够提供关于组织的解剖学和生物化学参数的详细信息,并将患病组织与周围健康组织区分开。

随着物理学、电子学和计算机工程领域的重大发展,最近将数种成像方式整合到皮肤分析研究框架中,以提高皮肤疾病的诊断准确性,并实现皮肤肿瘤、皮肤病变的形态学表征,或者识别皮肤炎症改变。因此,磁共振作为临床诊断方法已经变得重要,因为它安全,无创和精确。

Cal 等的综述中概述了体内皮肤研究的先进方法[31],深入介绍了诸如磁共振、电子顺磁共振、多普勒血流计和时域反射计等技术。Stefanowska 等简要回顾了从使用磁共振到非侵入性地探索皮肤结构的多种可能性[32]。

低场磁共振成像:迈向临床常规检查的第一步

在 20 世纪 90 年代早期,Bittoun 和 Richard 及其团队开始使用 0.1~1.5T 的场强对人体皮肤进行磁共振检查,因此开创了这一领域[33-42]。Bittoun 等设计了一个 1.5T 的表面梯度线圈,连接到全身系统,使得在垂直于皮肤表面方向上的分辨率提高到 $30\mu m \times 80\mu m$。磁共振首次证实皮肤的分层结构,即表皮为薄而明亮的外层,真皮为低信号的内层,并可以精确地观察穿透表皮的毛囊和其他皮肤结构。几位研究人员对皮肤进行了 MRI 检查[43-45]。几个小组应用适应的序列和专用线圈,开始使用皮肤磁共振诊断肿瘤[46-53]或单侧淋巴水肿[54]。

1997 年,Song 等在 1.5T 机器上使用 1cm×1cm 表面线圈获得小牛皮肤图像[55],采集时间约 10 分钟,体素体积为 $19\mu m \times 78\mu m \times 800\mu m$。Weis 等[56,57]展示了磁共振如何用于皮肤的一般形态表征,显示其三个主要层,并研究了与皮肤有关的各种病理状态,如黑色素瘤的早期诊断。

Dias 等首次报道了使用直角到场梯度的磁共振分析技术进行体内和体外皮肤水合作用研究。在临床应用中,这种做法可以让临床医生对皮肤病变进行随访检查并在治疗过程中对其进行监测[58-60]。Barral 等[61]通过将场强从 1.5T 增加到 3T,使得皮下组织和真皮中的信噪比增加。除此之外,运动效果被分析且基于导航器的运动校正来聚焦模糊图像的方法被运用。Aubry 和他的团队开发了一种用于 3T 系统的接收器线圈,可以对皮肤进行详细检查(图 29.1)[62]。表皮表现为一层薄的表层,具有强烈的阳性对比。下面的真皮微结构上定义为由弹性纤维和胶原纤维构成的结缔组织致密网络。最深的皮肤层是皮下组织,有着非常高的信号。它主要由小叶中分组的脂肪组成。由于磁场强度增加,采集时间可能会缩短,空间分辨率和信噪比会增加。伪影的出现在较高磁场下十分常见,然而,这不会影响图像质量,也不会影响图像的评估。较高的场强能够在 15~20 分钟的扫描

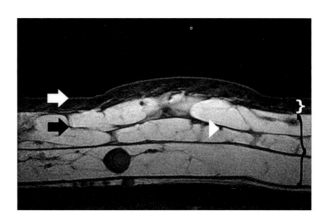

图 29.1　小牛的自旋回波 T_1 加权图像。表皮(白色箭),真皮(白色大括号),皮下组织(黑色大括号),小叶间隔(黑色箭)和隔膜血管(白色箭头)可见[62]

经 Springer Science and Business Media 授权重印

时间内完成平面分辨率为 87~180μm² 的成像。研究纳入了 36 名志愿者，按操作规程检查小腿和面部。该研究表明，虽然皮肤 3T 磁共振是可行的，但是需要更高的分辨率才能获得可靠的分析。

除了皮肤的形态学检查外，磁共振还可用于人体皮肤微血管的研究。在 3T 系统中，使用正常导电表面线圈可以获取至 100μm 的小血管[63]。

超导或冷却探针常规应用于高分辨率核磁共振和磁共振[64-66]。Laistler 等[67]在 1.5T 下实施 12.4mm 的高温超导（high-temperature superconducting，HTS）线圈，用于小腿的皮肤成像。该研究旨在通过使用小型高温超导线圈的高射频灵敏度来改善临床磁共振系统的空间分辨率；将信噪比提高 32 倍，并且与商用 23mm 发射 / 接收铜微线圈进行比较；识别精细解剖学皮肤结构的 3D 梯度回波（gradient-echo，GE）图像在 30 分钟内以 80μm 的各向同性分辨率获得，包括三个平均值。图 29.2 显示了在该研究期间体内获得的不同

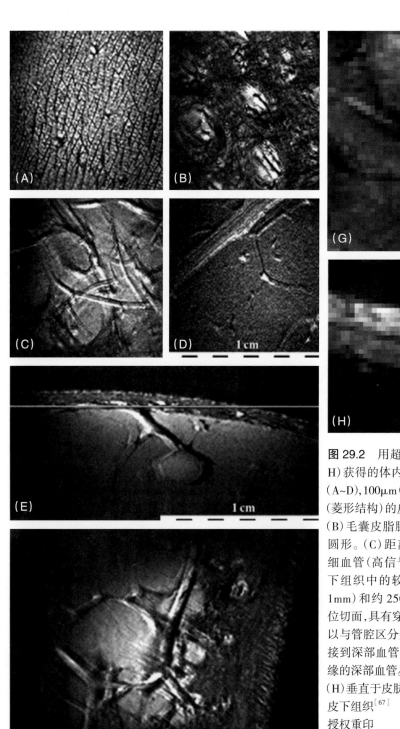

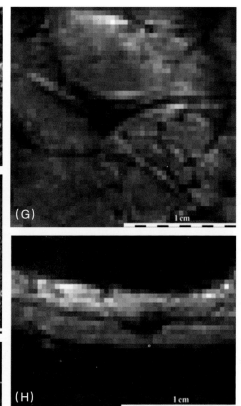

图 29.2　用超导线圈（A~F）和市售的铜显微镜线圈（G 和 H）获得的体内皮肤图像。图像的各向同性分辨率为 80μm（A~D），100μm（E 和 F）和 400μm（G 和 H）。（A）具有网状（菱形结构）的皮肤表面。黑点对应于头发穿透表面的位置。（B）毛囊皮脂腺单位（毛囊）在约 700μm 深处呈现明亮的圆形。（C）距离表层约 1.1mm 的深层真皮丛。可以看到细血管（高信号线）。（D）在大约 3.4mm 的深度处，显示皮下组织中的较大血管。可以清楚地观察到管腔（深度约 1mm）和约 250μm 厚的血管壁。（E）垂直于皮肤表面的轴位切面，具有穿过较大血管的切口（深度约 2mm）。血管壁可以与管腔区分开。较小的血管（直径约 400μm）将大血管连接到深部血管丛。（F）矢状切面，其包含真皮和皮下组织边缘的深部血管丛血管。（G）在皮下组织中含有血管的矢状面。（H）垂直于皮肤表面的轴向切面因为空间分辨率不足仅显示皮下组织[67]。

授权重印

图像。在图 29.2A~D 中,不同深度的四个不同切片突出了精细结构,例如多毛皮肤最外层的角质层,毛囊在约 700μm 的深度表现为高对比度,而细的血管在约 1.1mm 的深度,皮下组织中的较大血管位于约 3.4mm 处。图 29.2E 和 F 具有 100μm 的各向同性较低分辨率。其余图像,图 29.2G 和 H,采用铜线圈作为参考测量值。图像质量的明显差异清晰可见。

具体而言,空间分辨率越高,体积覆盖率越低。因此,在显微镜检查中,视野和穿透深度都非常有限。角质层和真皮是临床问题中最受关注的层面,但由于它们的短 T_2 信号,大多数序列是有限的。因此,许多显微镜技术仍然仅适用于体外研究。

高场磁共振成像:一种体外成像方法

除人类受试者外,研究者也在小动物模型中[68,69]对患病皮肤进行了体内研究,在小皮肤贴片和细胞培养[11,70]中进行了体外研究。一般来说,这些微成像实验是在高分辨率核磁共振上进行的,这些核磁共振仪通过附加的成像软件和特殊的成像探头进行升级。微观表面线圈尺寸在微米范围内,因此具有高灵敏度,目前已经可以在市场获得。甚至在常规动物磁共振系统中,由于高灵敏度微线圈的优化,可以进行磁共振显微镜检查[71]。

Kinsey 等[70]在 14.1T 磁共振获得水合无毛大鼠皮肤体外制剂的高分辨率图像。主要的解剖学特征,如角质层、表皮、皮脂腺、细胞层和毛囊,以及脂肪沉积,与电子显微镜检查结果相当。水迁移率数据可通过计算的扩散图获取,从而能够检查体外皮肤样品的透皮转运过程。钆对比增强磁振成为评估皮肤癌的常用诊断工具[72,73]。此外,因为表皮的增厚是小鼠皮肤活力的指标,这种延迟对比磁共振方法可以显示表皮的异常[74]。

Aubry 等人首次进行了与当前的诊断"金标准",即皮肤活检的组织形态学的比较研究[75]。在 7T 磁共振系统上对 30 个角质形成细胞皮肤肿瘤样本进行成像,随后与组织病理学结果进行了比较。在苏木精 - 伊红(hematoxylin and eosin,HE)染色下,病变可以被清楚地描述。

可以通过若干物理修改来进一步增加皮肤磁共振显微镜的信噪比,如减小接收器线圈的尺寸,增加梯度强度,这些修改适用于身体各种皮肤区域的相控阵列配置组合接收微线圈。结合较小表面线圈的高灵敏度和大容量谐振器的体积覆盖率这两个概念,1990 年,Roemer 等人在宏观尺度上引入了所谓的"相控阵"线圈设计[76]。总地来说,这种阵列线圈旨在实现在相当短的扫描时间内获得高空间分辨率,并已经在实验中得到了应用,正如 Schmit 等[77]演示,将 128 个线圈(每个线圈的直径为 7.5cm)的相控阵列用于人类软骨成像。在 Gruschke 等人的研究中[27],Roemer 的概念被应用以大幅地减小尺寸。有了这种设计,大面积的高分辨率磁共振就意味着增加视野和并行磁共振光谱采集,从而实现薄膜表征、皮肤形态或细胞微生物学等应用的目标。Gobel 等人[11,78,79]用这个专用阵列进行了第一次

可行性研究,获取了健康和患病拟行皮肤活检区域的详细磁共振图像,随后与相应的 HE 染色进行了比较。使用多层梯度回波序列在尾骨区域取得的健康皮肤样品上得到图 29.3 中的轴位图像。在 26 分 26 秒内获得高分辨率图像 30μm × 30μm × 100μm,通过轴向切割能够描绘表皮和真皮。表皮在皮肤外表面,显示为阳性对比水平线。下方的真皮微结构上定义为由弹性和胶原纤维组成的结缔组织密集网络。这证明获得的真皮低强度的磁共振信号主要是纤维网络的短 T_2 值的结果。

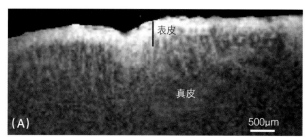

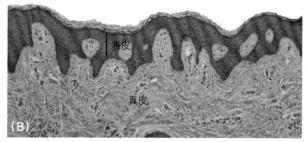

图 29.3 (A)表皮和真皮的典型轴位磁共振图像(分辨率 30μm × 30μm × 100μm,扫描时间 26 分 26 秒)。(B)相同皮肤样本的相应苏木精 - 伊红(HE)染色验证磁共振结果。表皮用线表示[11]
授权重印

对相同皮肤样本进行的组织学研究证实了磁共振结果:这种非侵入性的方法具有描绘皮肤亚结构的潜力,因此可以作为组织学的补充技术。

使用 GE 序列在平行于线圈表面的平面中对皮肤成像,在 4 分 19 秒及 13 分 7 秒内分辨率分别为 45μm × 45μm × 200μm 和 40μm × 40μm × 140μm。在这种情况下,选择较低的空间分辨率是因为要得到皮肤大的平面内尺寸,需要在读取和相位方向上选择更大视野。为了能够获得与轴位相同的分辨率,需要显著增加相位编码步骤的数目以覆盖整个视野,从而导致非常长的扫描时间。因此,较低的分辨率是优选的,并且被证明足以清楚地区分皮肤结构的主要特征,例如毛囊和皮肤表面的网格皮肤区域。图 29.4 显示了冠状面磁共振图像的详细视图。除了周围的上皮鞘,还明显突出了髓质和皮质。

这项工作是首项研究,该研究使用了一系列微线圈,这些微线圈专为基于磁共振的人体皮肤研究而量身定制。这些体外技术特别适用于细胞和分子水平的疾病机制分析以及治疗应用的测试。

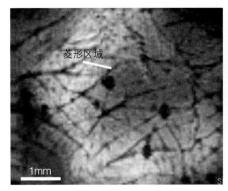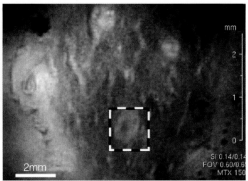

图 29.4　冠状面磁共振图像描绘皮肤表面菱形区域(网格皮肤),对应于毛干位置的黑色圆形斑点显示出了毛囊孔。白色圆形区域(虚线框)代表毛囊的外上皮鞘[11]
授权重印

结论

高分辨率磁共振已成为临床医学领域的一项突破性技术。然而,信噪比是磁共振显微成像中最重要的限制因素。迄今为止,体内分辨率仍然低于体外样本中获得的分辨率。Schwaiger 和 Blumich[80] 显示的专用设备和改进的磁共振序列和方法可推动磁共振成为皮肤成像领域最有用的非侵入性方法之一,并且成为研究人体皮肤解剖、新陈代谢和扩散的强有力的工具,以研究多种皮肤相关的病理变化,如黑色素瘤[34]和化脓性汗腺炎[81-83]的诊断,皮肤血管形成的检查[84,85],皮肤肿瘤血管生成[86]和遗传性皮肤剥脱性疾病,如大疱性表皮松解症[68]。

(张伟　译,刘娟　校)

参考文献

[1] Lauterbur P. Image formation by induced local interactions: examples employing nuclear magnetic resonance. Nature 1973;242:190−1.

[2] Aguayo JB, Blackband SJ, Schoeniger J, Mattingly MA, Hintermann M. Nuclear magnetic resonance imaging of a single cell. Nature July 10, 1986;322(6075):190−1.

[3] Neuberger T, Webb A. Radiofrequency coils for magnetic resonance microscopy. NMR Biomed November 1, 2009;22(9):975−81.

[4] Ciobanu L, Seeber DA, Pennington CH. 3D MR microscopy with resolution 3.7 μm by 3.3 μm by 3.3 μm. J Magn Reson September 2002;158(1−2):178−82.

[5] Ciobanu L, Pennington CH. 3D micron-scale MRI of single biological cells. Solid State Nucl Magn Reson January 2004;25(1−3):138−41.

[6] Grant SC, Buckley DL, Gibbs S, Webb AG, Blackband SJ. MR microscopy of multicomponent diffusion in single neurons. Magn Reson Med 2001;46(6):1107−12.

[7] Meadowcroft MD, Connor JR, Smith MB, Yang QX. Magnetic resonance imaging and histological analysis of beta-amyloid plaques in both human Alzheimer's disease and APP/PS1 transgenic mice. J Magn Reson Imaging JMRI May 2009;29(5):997−1007.

[8] Flint JJ, Lee CH, Hansen B, Fey M, Schmidig D, Bui JD, et al. Magnetic resonance microscopy of mammalian neurons. NeuroImage July 15, 2009;46(4):1037−40.

[9] Blackwell ML, Farrar CT, Fischl B, Rosen BR. Target-specific contrast agents for magnetic resonance microscopy. NeuroImage June 2009;46(2):382−93.

[10] Göbel K, Leupold J, Dhital B, LeVan P, Reisert M, Gerlach J, et al. MR microscopy and DTI of organotypic hippocampal slice cultures. In: Proceedings of the 22nd Annual Meeting of ISMRM. Milan, Italy; 2014.

[11] Göbel K, Gruschke OG, Leupold J, Kern JS, Has C, Bruckner−Tuderman L, et al. Phased-array of microcoils allows MR microscopy of ex vivo human skin samples at 9.4 T. Skin Res Technol 2015;21(1):61−8.

[12] Eccles CD, Callaghan PT. High-resolution imaging: the NMR microscope. J Magn Reson 1969 June 15, 1986;68(2):393−8.

[13] Benveniste H, Blackband S. MR microscopy and high resolution small animal MRI: applications in neuroscience research. Prog Neurobiol August 2002;67(5):393−420.

[14] Gimi B. Magnetic resonance microscopy: concepts, challenges, and state-of-the-art. Methods Mol Med 2006;124:59−84.

[15] Hoult DI, Richards RE. The signal-to-noise ratio of the nuclear magnetic resonance experiment, 1976. J Magn Reson San Diego Calif 1997 1976;24:71−85.

[16] Hoult DI, Lauterbur P. The sensitivity of the zeugmatographic experiment involving human samples. J Magn Reson 1979;34:425−33.

[17] Lee SC, Kim K, Kim J, Lee S, Han Yi J, Kim SW, et al. One micrometer resolution NMR microscopy. J Magn Reson San Diego Calif 1997 June 2001;150(2):207−13.

[18] Kratt K, Badilita V, Burger T, Korvink JG, Wallrabe U. A fully MEMS-compatible process for 3D high aspect ratio micro coils obtained with an automatic wire bonder. J Micromech Microeng January 1, 2010;20(1):015021.

[19] Hyde JS, Jesmanowicz A, Kneeland JB. Surface coil for MR imaging of the skin. Magn Reson Med 1987;5(5):456−61.

[20] Dechow J, Lanz T, Stumber M, Forchel A, Haase A. Preamplified planar microcoil on GaAs substrates for microspectroscopy. Rev Sci Instr November 2003;74(11):4855.

[21] Eroglu S, Gimi B, Roman B, Friedman G, Magin RL. NMR spiral surface microcoils: design, fabrication, and imaging. Concepts Magn Reson Part B Magn Reson Eng January 1, 2003;17B(1):1−10.

[22] Massin C, Vincent F, Homsy A, Ehrmann K, Boero G, Besse P-A, et al. Planar microcoil-based microfluidic NMR probes. J Magn Reson October 2003;164(2):242−55.

[23] Massin C, Eroglu S, Vincent F, Gimi BS, Besse P-A, Magin RL, et al. Planar microcoil-based magnetic resonance imaging of cell: transducers, solid-state sensors, actuators and microsystems. In: 12th International Conference on, 2003, vol. 2; 2003. p. 967−70.

[24] Baxan N, Rabeson H, Pasquet G, Châteaux J-F, Briguet A, Morin P, et al. Limit of detection of cerebral metabolites by localized NMR spectroscopy using microcoils. Comptes Rendus Chim April 2008;11(4−5):448−56.

[25] Anders J, Chiaramonte G, SanGiorgio P, Boero G. A single-chip array of NMR receivers. J Magn Reson San Diego Calif 1997 December 2009;201(2):239−49.

[26] Badilita V, Kratt K, Baxan N, Mohmmadzadeh M, Burger T,

Weber H, et al. On-chip three dimensional microcoils for MRI at the microscale. Lab Chip June 7, 2010;10(11):1387—90.

[27] Gruschke OG, Baxan N, Clad L, Kratt K, von Elverfeldt D, Peter A, et al. Lab on a chip phased-array MR multi-platform analysis system. Lab Chip 2012;12(3):495.

[28] Beuf O, Jaillon F, Saint-James H, Small-animal MRI. signal-to-noise ratio comparison at 7 and 1.5 T with multiple-animal acquisition strategies. Magn Reson Mater Phys Biol Med September 7, 2006;19(4):202—8.

[29] Smith L, Macneil S. State of the art in non-invasive imaging of cutaneous melanoma. Skin Res Technol Off J Int Soc Bioeng Skin ISBS Int Soc Digit Imaging Skin ISDIS Int Soc Skin Imaging ISSI August 2011;17(3):257—69.

[30] Liffers A, Vogt M, Ermert H. In vivo biomicroscopy of the skin with high-resolution magnetic resonance imaging and high frequency ultrasound. Biomed Tech (Berl) May 2003;48(5):130—4.

[31] Cal K, Zakowiecki D, Stefanowska J. Advanced tools for in vivo skin analysis. Int J Dermatol May 2010;49(5):492—9.

[32] Stefanowska J, Zakowiecki D, Cal K. Magnetic resonance imaging of the skin. J Eur Acad Dermatol Venereol 2010;24(8):875—80.

[33] Querleux B, Yassine MM, Darrasse L, Saint-Jalmes H, Sauzade M, Leveque JL. Magnetic resonance imaging of the skin: a comparison with the ultrasonic technique. Bioeng Skin 1988;4(1):1—14.

[34] Bittoun J, Saint-Jalmes H, Querleux BG, Darrasse L, Jolivet O, Idy-Peretti I, et al. In vivo high-resolution MR imaging of the skin in a whole-body system at 1.5 T. Radiology August 1, 1990;176(2):457—60.

[35] Richard S, Querleux B, Bittoun J, Idy-Peretti I, Jolivet O, Cermakova E, et al. In vivo proton relaxation times analysis of the skin layers by magnetic resonance imaging. J Invest Dermatol July 1991;97(1):120—5.

[36] Richard S, Querleux B, Bittoun J, Jolivet O, Idy-Peretti I, de Lacharriere O, et al. Characterization of the skin in vivo by high resolution magnetic resonance imaging: water behavior and age-related effects. J Invest Dermatol 1993 Mai;100(5):705—9.

[37] Querleux B, Richard S, Bittoun J, Jolivet O, Idy-Peretti I, Bazin R, et al. In vivo hydration profile in skin layers by high-resolution magnetic resonance imaging. Skin Pharmacol Off J Skin Pharmacol Soc 1994;7(4):210—6.

[38] Bittoun J, Querleux B, Jolivet O, Richard SB. Microscopy imaging of the skin in-vivo by using a high gradient intensity and a narrow bandwidth. In: Proceedings of the 3rd Annual Meeting of ESMRMB. Nice, France; 1995.

[39] Hawnaur JM, Dobson MJ, Zhu XP, Watson Y. Skin: MR imaging findings at middle field strength. Radiology December 1996; 201(3):868—72.

[40] Querleux B, Cornillon C, Jolivet O, Bittoun J. Anatomy and physiology of subcutaneous adipose tissue by in vivo magnetic resonance imaging and spectroscopy: relationships with sex and presence of cellulite. Skin Res Technol 2002;8(2):118—24.

[41] Querleux B. Magnetic resonance imaging and spectroscopy of skin and subcutis. J Cosmet Dermatol 2004;3(3):156—61.

[42] Bittoun J, Querleux B, Darrasse L. Advances in MR imaging of the skin. NMR Biomed 2006;19(7):723—30.

[43] Mirrashed F, Sharp JC. In vivo morphological characterisation of skin by MRI micro-imaging methods. Skin Res Technol 2004; 10(3):149—60.

[44] Denis A, Loustau O, Chiavassa-Gandois H, Vial J, Lalande Champetier de Ribes C, Railhac JJ, et al. High resolution MR imaging of the skin: normal imaging features. J Radiol August 2008;89(7—8 Pt 1):873—9.

[45] Sans N, Faruch M, Chiavassa-Gandois H, de Ribes CLC, Paul C, Railhac J-J. High-resolution magnetic resonance imaging in study of the skin: normal patterns. Eur J Radiol November 2011;80(2): e176—181.

[46] Zemtsov A, Reed J, Dixon L. Magnetic resonance imaging evaluation helps to delineate a recurrent skin cancer present under the skin flap. J Dermatol Surg Oncol June 1992;18(6):508—11.

[47] Mäurer J, Knollmann FD, Schlums D, Garbe C, Vogl TJ, Bier J, et al. Role of high-resolution magnetic resonance imaging for differentiating melanin-containing skin tumors. Invest Radiol November 1995;30(11):638—43.

[48] Ono I, Kaneko F. Magnetic resonance imaging for diagnosing skin tumors. Clin Dermatol August 1995;13(4):393—9.

[49] Drapé JL, Idy-Peretti I, Goettmann S, Guérin-Surville H, Bittoun J. Standard and high resolution magnetic resonance imaging of glomus tumors of toes and fingertips. J Am Acad Dermatol October 1996;35(4):550—5.

[50] El Gammal S, Hartwig R, Aygen S, Bauermann T, el Gammal C, Altmeyer P. Improved resolution of magnetic resonance microscopy in examination of skin tumors. J Invest Dermatol June 1996;106(6):1287—92.

[51] Mäurer J, Hoffmann KT, Lissau G, Schlums D, Felix R. High-resolution magnetic resonance imaging for determination of thickness and depth of invasion of skin tumours. Acta Derm Venereol November 1999;79(6):478—9.

[52] Rajeswari MR, Jain A, Sharma A, Singh D, Jagannathan NR, Sharma U, et al. Evaluation of skin tumors by magnetic resonance imaging. Lab Invest September 1, 2003;83(9):1279—83.

[53] Hong H, Sun J, Cai W. Anatomical and molecular imaging of skin cancer. Clin Cosmet Investig Dermatol October 7, 2008;1:1—17.

[54] Idy-Peretti I, Bittoun J, Alliot FA, Richard SB, Querleux BG, Cluzan RV. Lymphedematous skin and subcutis: in vivo high resolution magnetic resonance imaging evaluation. J Invest Dermatol May 1998;110(5):782—7.

[55] Song HK, Wehrli FW, Ma J. In vivo MR microscopy of the human skin. Magn Reson Med Off J Soc Magn Reson Med Soc Magn Reson Med February 1997;37(2):185—91.

[56] Weis J, Ericsson A, Hemmingsson A. Chemical shift artifact-free microscopy: spectroscopic microimaging of the human skin. Magn Reson Med 1999;41(5):904—8.

[57] Weis J, Ericsson A, Åström G, Szomolanyi P, Hemmingsson A. High-resolution spectroscopic imaging of the human skin. Magn Reson Imaging February 2001;19(2):275—8.

[58] Dias M, Hadgraft J, Glover PM, McDonald PJ. Stray field magnetic resonance imaging: a preliminary study of skin hydration. J Phys Appl Phys February 21, 2003;36(4):364.

[59] Backhouse L, Dias M, Gorce JP, Hadgraft J, McDonald PJ, Wiechers JW. GARField magnetic resonance profiling of the ingress of model skin-care product ingredients into human skin in vitro. J Pharm Sci 2004;93(9):2274—83.

[60] Ciampi E, van Ginkel M, McDonald PJ, Pitts S, Bonnist EYM, Singleton S, et al. Dynamic in vivo mapping of model moisturiser ingress into human skin by GARfield MRI. NMR Biomed 2011; 24(2):135—44.

[61] Barral JK, Bangerter NK, Hu BS, Nishimura DG. In vivo high-resolution magnetic resonance skin imaging at 1.5 T and 3 T. Magn Reson Med 2010;63(3):790—6.

[62] Aubry S, Casile C, Humbert P, Jehl J, Vidal C, Kastler B. Feasibility study of 3-T MR imaging of the skin. Eur Radiol March 11, 2009; 19(7):1595—603.

[63] Laistler E, Loewe R, Moser E. Magnetic resonance microimaging of human skin vasculature in vivo at 3 Tesla. Magn Reson Med 2011;65(6):1718—23.

[64] Wright A, Song HK, Wehrli FW. In vivo MR micro imaging with conventional radiofrequency coils cooled to 77 degrees K. Magn Reson Med 2000;43(2):163—9.

[65] Ginefri J-C, Darrasse L, Crozat P. High-temperature superconducting surface coil for in vivo microimaging of the human skin. Magn Reson Med 2001;45(3):376—82.

[66] Darrasse L, Ginefri J-C. Perspectives with cryogenic RF probes in biomedical MRI. Biochimie September 2003;85(9):915—37.

[67] Laistler E, Poirier-Quinot M, Lambert SA, Dubuisson R-M, Girard OM, Moser E, et al. In vivo MR imaging of the human skin at subnanoliter resolution using a superconducting surface coil at 1.5 Tesla. J Magn Reson Imaging JMRI February 2015; 41(2):496—504.

[68] Fritsch A, Loeckermann S, Kern JS, Braun A, Bösl MR, Bley TA, et al. A hypomorphic mouse model of dystrophic epidermolysis bullosa reveals mechanisms of disease and response to fibroblast therapy. J Clin Invest May 1, 2008;118(5):1669—79.

[69] Canuto HC, Fishbein KW, Huang A, Doty SB, Herbert RA, Peckham J, et al. Characterization of skin abnormalities in a mouse model of osteogenesis imperfecta using high resolution magnetic resonance imaging and Fourier transform infrared imaging spectroscopy. NMR Biomed 2012;25(1):169—76.

[70] Kinsey ST, Moerland TS, McFadden L, Locke BR. Spatial resolution of transdermal water mobility using NMR microscopy.

Magn Reson Imaging 1997;15(8):939—47.

[71] Weber H, Baxan N, Paul D, Maclaren J, Schmidig D, Mohammadzadeh M, et al. Microcoil-based MRI: feasibility study and cell culture applications using a conventional animal system. Magn Reson Mater Phys Biol Med February 18, 2011;24(3):137—45.

[72] Bond JB, Haik BG, Mihara F, Gupta KL. Magnetic resonance imaging of choroidal melanoma with and without gadolinium contrast enhancement. Ophthalmology April 1991;98(4):459—66.

[73] Mäurer J, Strauss A, Ebert W, Bauer H, Felix R. Contrast-enhanced high resolution magnetic resonance imaging. Melanoma Res [Internet]. LWW. 2000. Available from:, http://journals.lww.com/melanomaresearch/Fulltext/2000/02000/Contrast_enhanced_high_resolution_magnetic.6.aspx.

[74] Sharma R. Gadolinium toxicity: epidermis thickness measurement by magnetic resonance imaging at 500 MHz. Skin Res Technol 2010;16(3):339—53.

[75] Aubry S, Leclerc O, Tremblay L, Rizcallah E, Croteau F, Orfali C, et al. 7-Tesla MR imaging of non-melanoma skin cancer samples: correlation with histopathology. Skin Res Technol 2012;18(4):413—20.

[76] Roemer PB, Edelstein WA, Hayes CE, Souza SP, Mueller OM. The NMR phased array. Magn Reson Med Off J Soc Magn Reson Med Soc Magn Reson Med November 1990;16(2):192—225.

[77] Schmitt M, Potthast A, Sosnovik DE, Polimeni JR, Wiggins GC, Triantafyllou C, et al. A 128-channel receive-only cardiac coil for highly accelerated cardiac MRI at 3 Tesla. Magn Reson Med Off J Soc Magn Reson Med Soc Magn Reson Med June 2008;59(6):1431—9.

[78] Göbel K. Development of dedicated methods for mr microscopy of the human skin using phased-array microcoils [Diploma thesis]. University of Konstanz; 2012.

[79] Göbel K, Gruschke OG, Leupold J, Kern JS, Has C, Korvink JG, et al. MR microscopy of diseased human skin using phased-array of microcoils at 9.4 T: first results. 2013. Salt Lake City, USA.

[80] Schwaiger A, Blümich B. Biomedizinische Anwendungen der NMR-MOUSE 25.11.2002 [Internet]. Publikationsserver der RWTH Aachen University; 2003. Available from: http://publications.rwth-aachen.de/record/52070/files/Schwaiger_Andrea.pdf.

[81] Alharbi Z, Kauczok J, Pallua N. A review of wide surgical excision of hidradenitis suppurativa. BMC Dermatol June 26, 2012; 12(1):9.

[82] Griffin N, Williams AB, Anderson S, Irving PM, Sanderson J, Desai N, et al. Hidradenitis suppurativa: MRI features in anogenital disease. Dis Colon Rectum June 2014;57(6):762—71.

[83] Kelly AM, Cronin P. MRI features of hidradenitis suppurativa and review of the literature. Am J Roentgenol November 1, 2005; 185(5):1201—4.

[84] Csernok E, Gross WL. Primary vasculitides and vasculitis confined to skin: clinical features and new pathogenic aspects. Arch Dermatol Res September 2000;292(9):427—36.

[85] Bley TA, Uhl M, Venhoff N, Thoden J, Langer M, Markl M. 3-T MRI reveals cranial and thoracic inflammatory changes in giant cell arteritis. Clin Rheumatol March 2007;26(3):448—50.

[86] Döme B, Paku S, Somlai B, Tímár J. Vascularization of cutaneous melanoma involves vessel co-option and has clinical significance. J Pathol July 2002;197(3):355—62.

第 30 章

磁共振成像在肛门生殖器化脓性
汗腺炎诊断中的作用

O. Westerland, G. Charles-Edwards, V. Goh, N. Griffin

引言

化脓性汗腺炎(hidradenitis suppurativa,HS),又称反常性痤疮或 Verneuil 病[1],是一种慢性炎性皮肤病,影响具有大汗腺的皮肤。其特点是炎性结节、脓肿、窦道和瘘管,在慢性期可形成组织瘢痕[2]。HS 是一种相对常见的疾病,据报道发病率约为 1%[3],在女性中更为常见(女性∶男性 =3∶1),主要为年轻人和青春期后发病的中年人。男性发病的严重程度通常更重。尽管具有独特的流行病学和临床特征,HS 的诊断往往被延误,特别是在无皮肤专科的地方[2]。

直到目前,对 HS 疾病活动度的评估大多依据临床。然而,人们越来越认识到磁共振成像(magnetic resonance imaging,MRI)可以帮助诊断肛门生殖器疾病,从而指导药物治疗和术前明确肛门生殖器疾病累及的范围。本章讨论了 HS 的流行病学和 MRI 在肛门生殖器疾病患者诊疗中的应用。

病因学

HS 的病因尚不完全清楚,最有可能是多因素的。大约 40% 的患者有患病的家庭成员,并且研究者已经在 HS 患者的一个亚群中发现了 γ- 分泌酶基因的突变[4]。目前,具有不完全外显率的常染色体显性突变被认为是一种可能的理论[5],但该领域还有待进一步研究。

HS 还被认为具有自身免疫基础,常与克罗恩病、溃疡性结肠炎、脊椎关节病和坏疽脓皮病等疾病同时存在[6]。也有一些研究表明,严重的 HS 可能对免疫调节治疗产生反应,如抗肿瘤坏死因子(tumor necrosis factor,TNF)———一种可用于治疗银屑病的抑制剂(英夫利昔单抗、阿达木单抗和依那西普),以及最近发现的一种人抗 p40 单克隆抗体——乌司奴单抗[7]。

研究者还认为 HS 具有内分泌基础,因为其发病通常是青春期后(30 岁之后)以及育龄期间。一些患者还出现了经前突然发作、孕期疾病缓解的情况。然而,应该注意的是,HS 的潜在激素机制尚不完全清楚。HS 患者的血清雄激素水平与对照组相比没有升高,推测 HS 患者终末器官可能对循环血清雄激素敏感性增加[6]。

吸烟和肥胖是公认的 HS 发生的危险因素,与临床严重程度成正相关。血清尼古丁水平的升高被认为能够促进表皮增生和毛囊口堵塞。尼古丁亦有一些促炎作用。例如,它促进肥大细胞脱颗粒,并增强中性粒细胞的作用[3]。然而,临床上确诊 HS 后,戒烟并未显示能够减缓疾病的严重程度[8]。肥胖促进 HS 的发病机制被认为是增加的组织压力促进了窦道形成。皮肤褶皱所产生的温暖潮湿的环境也被认为有助于继发性细菌感染。最后，肥胖患者的循环即局部组织中促炎因子水平增高（如 TNF-α、白细胞介素 -1 和白细胞介素 -6），可能促进了对毛囊破裂的过度免疫应答[9]。

发病机制

HS 累及大汗腺分布区域，主要是腋窝和腹股沟区域，但乳房、乳房下方、会阴、肛周区域和躯干也可能受累。在女性中，腋窝和腹股沟区域受累最常见。会阴和肛周受累在男性中更为常见，罕见部位受累也更常见（如，耳后区和胸部）。HS 的主要致病性损害发生在毛囊皮脂腺单位，继发累及大汗腺[6]。HS 中毛囊角栓导致毛囊扩张继而破裂。毛囊破裂导致角蛋白 / 渗出物溢出到周围组织并触发炎症反应，继发皮下炎症、水肿和脓肿形成。中度和重度 HS 的特点是窦道和瘘管形成，慢性期出现瘢痕和组织挛缩。HS、聚合型痤疮、头部脓肿性穿凿性毛囊周围炎和藏毛脓肿共同形成毛囊闭锁四联征，其共同的发病机制为毛囊闭塞[10]。

临床表现

HS 患者表现出炎性病变 / 脓肿引起的严重疼痛。慢性 HS 瘢痕形成可能导致挛缩和活动受限。HS 患者也可能由于与该疾病相关的恶臭渗出而遭受被孤立、人际关系受损和抑郁。因此，与其他慢性皮肤病（如寻常痤疮和银屑病）患者相比，HS 患者在皮肤病生活质量指数（dermatology life quality index，DLQI）测试中通常具有更高的分数，表明生活质量受损程度更大[11]。HS 还常与其他疾病伴发（如脊柱关节病和克罗恩病）。HS 患者有时可能被误诊为肛周克罗恩病。事实上，HS 和克罗恩病可能共存（在一项研究中，17% 克罗恩病患者有 HS 症状）[12]，进一步导致了诊断困难。

诊断

HS 的临床诊断需要具备以下三个特征：①存在典型皮损（即疼痛结节、脓肿、窦道、瘢痕和开放性粉刺）；②病变分布在典型区域（如腋窝、腹股沟、会阴、肛周、臀部、乳房和乳房下皱襞）；③疾病表现为慢性和复发性[13]。主要的组织学表现包括：漏斗部堵塞、囊肿形成和表皮银屑病样增生[3]。

疾病严重程度评估

HS 的严重程度可采用几种评估工具，最著名的是 Hurley 评估量表[14]。Hurley I 期（轻度）疾病患者有单个或多个脓肿，没有窦道或瘢痕。Hurley II 期（中度）疾病与复发性脓肿、窦道和瘢痕形成有关，但病变分布较散。在 Hurley

III 期（严重）疾病中，皮肤弥漫受累，所有受累区域有多个复杂、相互连接的窦道和脓肿。大多数患者为 Hurley I 期或 II 期疾病。修订的 Sartorius 量表是评价疾病严重程度的另一种衡量标准，常用于临床试验[8,15]。其包括计算每个区域的活动病灶的数目（以及病灶之间的间隔），因而更耗时，可能不适合在临床实践中常规使用。HS 的严重程度也可以使用 DLQI 测试量表来评估。

影像技术的价值

直到近年来，影像在 HS 患者的评估和管理中的价值依然是有限的。然而，在过去的 20 年里，MRI 已经成为评估克罗恩病或新近肛周脓毒症患者肛周瘘的无创性方法[16]。其优点包括无电离辐射、多平面成像，以及优异的对比度和分辨率，从而便于显示窦道及其与肛门括约肌复合体的关系。我院是 HS 三级转诊中心，过去 5 年中，我们使用骨盆 MRI 检查肛门生殖器 HS 患者。我们近期发表了关于 MRI 在肛门生殖器 HS 的应用经验[17]。MRI 有助于确定皮下窦道的分布和数量，以及肛门括约肌受累、脓肿和肛提肌上方间隙疾病的存在。它可以帮助确定是否需要外科干预引流脓肿或清创，或挂线控制肛周瘘。MRI 的应用可以帮助区分 HS 和克罗恩病（可看到其他特征，如直肠炎或小肠炎症），也可用于在外科手术或内科治疗后对肛门生殖器 HS 的再评估。

磁共振成像参数

我们机构的 MR 成像参数见表 30.1。患者仰卧位，采用相控阵表面线圈和脊柱线圈的组合。患者不需要特殊准备。成像在 1.5T 磁共振（magnetic resonance，MR）扫描仪上进行，这是肛周瘘管成像中最常用的磁体强度。虽然高场强临床磁体（3T）可带来高信噪比及高空间分辨率，但是其缺点包括磁敏感伪影增加、场的不均匀性和比吸收率增加[18]。

一些机构使用直肠线圈来增加空间分辨率[19]。然而，有严重肛门疾病的患者对其耐受性很差，并且与相控阵线圈相比，直肠线圈的成像视野有限，因此并不常规使用。我们的成像方案中采用使用 T$_2$ 加权短时间反转恢复序列（short tau inversion recovery，STIR），可提供脂肪抑制的 T$_2$ 加权图像。STIR 高信号窦道与皮下、坐骨窝及肛提肌上方间隙的低信号脂肪形成很好的对比。STIR 序列在三个平面上进行，轴位和斜冠状位的图像分别是垂直及平行于肛管的长轴。在矢状位 STIR 图像上确定好轴位和斜冠状位成像平面很重要，以便能够看到肛门括约肌复合体与窦道的准确关系，特别是在存在瘘管的情况下。在 T$_2$ 加权脂肪抑制图像上，有时很难确定窦道是急性期还是已经纤维化，尽管典型纤维化病变缺乏在急性期能看到的 T$_2$ 加权像高信号[20]。为了帮助明确诊断，也可以增加 T$_1$ 加权脂肪抑制增强扫描。急性期窦道表现为壁强化，而中心由于充满液体而呈低信号，纤维化的窦道由于充满肉芽组织，一般均匀性强化[21]。增强扫描可以帮助更好地诊断脓肿，表现为环形强化的液性病变。有部分研究探索了动态对比增强 MR 成像在 HS 不相关性

表 30.1　磁共振成像参数表

参数	矢状位 STIR	斜轴位 STIR	斜冠状位 STIR	脂肪抑制平面回波弥散加权成像	轴位 T$_2$ 加权小 FOV 成像
TR/ms	4 000	4 000	4 000	4 400	6 360
TE/ms	26	26	26	70	103
TI/ms	150	150	150	—	—
翻转角 /°	153	153	153	—	180
采集时间 /min	2.04	2.52	2.20	4.12	3.57
采集次数	2	2	2	4	3
层数	23×3mm (1mm 层间距)	30×3mm (1mm 层间距)	30×4 mm (1mm 层间距)	35×5mm (1.5mm 层间距)	35×3mm (1mm 层间距)
FOV/mm	300×291	300×281	300×281	300×300	220×220
空间分辨率 /mm	0.9×0.9×3	0.9×0.9×3	0.9×0.9×3	2.1×2.6×5	0.4×0.4×3
并行采集因子	2	2	2	2	2
带宽 /(Hz·Px^{-1})	220	220	220	1318	199
加速因子	10	10	10	—	16
b 值	—	—	—	0,100,400,700,1 000	—

FOV,矩阵;STIR,短时翻转恢复序列;TE,回波时间;TI,翻转时间;TR,重复时间

的肛周瘘患者中的应用,时间信号曲线被认为与炎症程度相关[22]。然而,这种方法耗时。在我们的机构中,我们不常使用钆增强序列,因为大多数病例中,STIR 序列已经足够。

MR 瘘管造影术被认为是标准 MR 瘘管成像有用的辅助手段,可以提高瘘管内开口的检出率[23]。该技术使用婴儿喂养管插入瘘管外部开口并注入钆对比剂(1ml 钆对比剂溶于 20ml 生理盐水),高信号瘘管即可以在 T$_1$ 加权脂肪抑制图像上清晰显示[23]。虽然 MR 瘘管造影术可用于与 HS 无关的单纯性肛周瘘管疾病,但其在 HS 患者中的应用可能受限,因 HS 患者肛门括约肌受累较少见。严重肛门生殖器 HS 患者存在多个窦道,所有窦口的插管也不切实际。

我们的 MR 扫描方案包含了高分辨率小视野 T$_2$ 加权序列可供选择。我们在肛管层面进行轴位成像,与 T$_2$ 加权脂肪抑制序列相比,小视野序列信号均匀,能更好地显示正常的肛门括约肌解剖结构(除非存在充满液体的窦道)。它还有助于鉴别 STIR 序列上看到的小高信号结构是否为窦道或血管,因为血管在 STIR 图像上表现为高信号,而在自旋回波序列上表现为低信号。

弥散加权成像(diffusion-weighted imaging,DWI)在评估肛周瘘管活动性中的价值越来越被认可,表现为疾病活动期患者表观弥散系数(apparent diffusion coefficients,ADC)较低(即水分子扩散受限)[24]。根据我们的经验,HS 中的窦道在弥散加权成像上通常表现为高信号,在 ADC 图上表现为相应的低信号。融合的轴位 T$_2$/弥散加权图像有助于 STIR 序列上的诊断(图 30.1)。弥散张量成像(diffusion tensor imaging,DTI)主要用于中枢神经系统正常或异常脑和脊髓

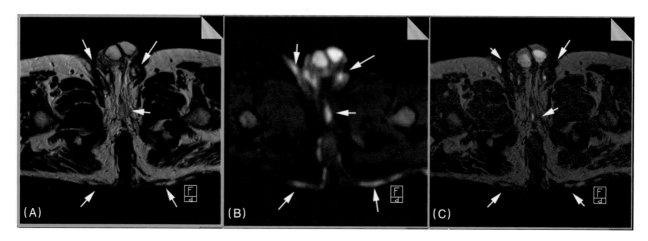

图 30.1　融合的轴位 T$_2$/弥散张量成像(DWI)。在高分辨率轴位 T$_2$ 加权图像(A)、DWI(B1000)(B)和相应的融合图像(C)上,臀部、会阴和腹股沟(箭)处可见多发窦道,其中窦道在融合图上以红色突出显示

白质纤维束成像，以及小部分横纹骨骼肌纤维成像[25]。它描述了由组织内各向异性的内部微观结构所引起的水扩散方向的改变。在 DTI 中，每个体素中水分子扩散的方向由扩散张量建模，由此可重建纤维束图像。研究表明，DTI 纤维束成像可以显示盆底肌肉纤维的三维方向[26]，可能有益于肛门括约肌的三维建模。在 HS 患者中，它也可以显示急性活动性窦道（图 30.2）。

全身 DWI 是一项有前景的非侵入性、无电离辐射的成像技术，可用于评估 HS 全身受累情况。其已被用于评估各种恶性肿瘤患者（如淋巴瘤和骨髓瘤）的全身累及情况[27,28]。然而，目前不太可能常规用于 HS，因为这种疾病主要是一种皮肤病，内脏或骨骼受累罕见。在对肛门生殖器疾病患者的评估上，全身 DWI 的空间分辨率同常规盆腔 MRI 比较还不足。

正常肛门解剖的磁共振成像

肛管从肛门边缘延伸至耻骨直肠肌并形成胃肠道的最远端部分。它由肛门内外括约肌组成。肛门内括约肌是直肠环状平滑肌的延续，在 STIR 序列上表现为相对高信号（图 30.3），但在 T_1 和 T_2 加权图像上为低信号。肛门外括约肌由横纹肌组成，在 $T_1/T_2/STIR$ 序列上均为低信号（图 30.3）。它位于肛门内括约肌的外侧，与耻骨直肠肌的纤维连接（被认为是肛门外括约肌上纤维的增厚），然后与骨盆底（肛提肌）合并。括约肌平面位于这两个括约肌之间，包含直肠外纵行肌纤维的延续，这在 1.5T MR 上是不可见的。提肌板将下提肌间隙（包括肛管）和上提肌间隙（包含直肠和其他盆腔脏器）分离，在所有序列上与肛门外括约肌的信号强度相同，属于横纹肌。肛管两侧的脂肪（内侧以肛门外括约肌为界，外侧以闭孔内肌为界，上方以肛提肌为界）所形成的脂肪间隙称为坐骨肛门窝，在 T_2 加权图像上为高信号，脂肪抑制的 T_2 加权图像上呈低信号。

化脓性汗腺炎盆腔磁共振成像表现

大多数肛门生殖器 HS 患者有浅表皮下窦道，其数量、

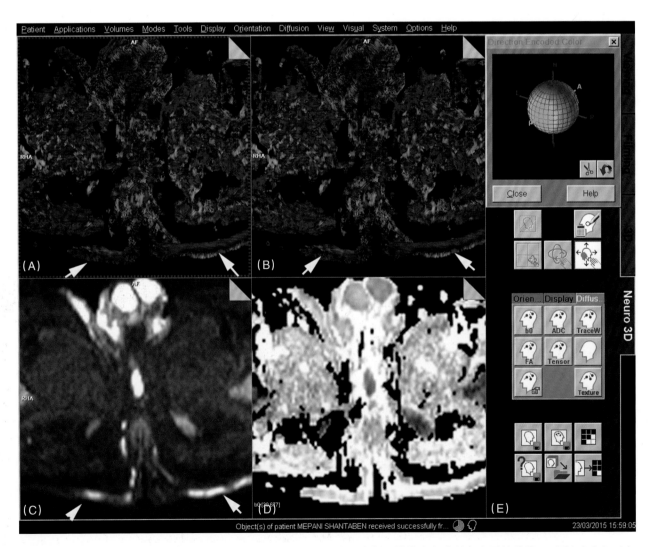

图 30.2　肛门括约肌复合体弥散张量成像在化脓性汗腺炎中的应用实例。轴位彩色编码各向异性分数 FA 图（A）和相对各向异性图（B），以及对应的 DWI 图（C）和 ADC 图（D）。（E）DTI 彩色图显示臀部的窦道（箭）为左右方向性

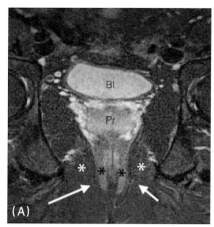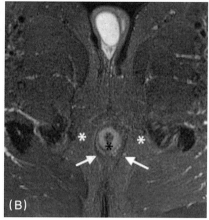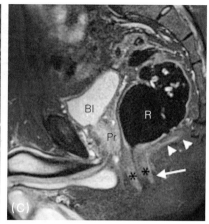

图 30.3 肛管平面正常肛门括约肌解剖：(A)冠状位，(B)轴位，(C)矢状位 T$_2$ 加权短时反转恢复序列(STIR)图像。肛门内括约肌(黑色星号)比肛门外括约肌(箭)STIR 信号更高。坐骨肛门窝是包含脂肪的三角形小室,在括约肌复合体外侧(白色星号)。肛提肌(箭头)与 EAS 连续,形成盆底。Bl,膀胱;Pr,前列腺;R,直肠

大小以及分布情况取决于疾病活动度和严重程度。在 MR 成像中[17],最常见的受累部位(图 30.4)位于臀沟和臀部的两侧,会阴(阴囊 / 外阴)、腹股沟、下腹壁、大腿近端和骶尾区上方的组织受累程度较小。少数病例有肛门括约肌复合体受累,可见括约肌间瘘(图 30.5)和经括约肌和外括约肌瘘(图 30.6)。偶尔也可见直肠阴道瘘(图 30.7)。活动性疾病常伴随皮下水肿(图 30.4B)(表现为皮下脂肪内的弥漫性 STIR 高信号)。由于炎症反应,高 STIR 信号有时也出现于骨盆底部肌肉组织(如臀大肌)(图 30.6)。极其偶然的情况下,如果存在脓毒血症且窦道靠近骨骼,则可能会出现骨髓炎[如,骶骨上窦道可导致骶尾骨骨髓炎(图 30.8)],表现为骨髓 STIR 序列高信号,在 T$_1$ 加权图像上呈低信号。

脓肿偶尔可见于严重的病例,STIR 图像上表现为窦道的局灶性扩张或相邻组织中的高信号液体聚集区(图 30.6)。

反应性腹股沟淋巴结肿大在许多肛门生殖器 HS 患者中常见(图 30.9)。

在 MRI 上鉴别肛门生殖器 HS 和肛周克罗恩病很重要,因为两者的治疗方法不同,且后者可有更多的近端肠管受累。在一些情况下,单独依靠影像诊断标准可能很难鉴别,因为两者间可出现许多类似的影像表现。一般来说,肛周克罗恩病较少累及会阴、腹股沟和臀部,大多数(如果不是全部)克罗恩肛周病患者都存在瘘管。MRI 可用于外科手术或内科治疗后肛门生殖器 HS 的再评估。经过药物治疗,在随访 MR 成像中可能出现疾病活动性的下降,表现为 STIR 图像上窦道信号变低,且出现低信号纤维化壁。窦道可变小,数量减少。少数患者可出现罕见的完全消退(图 30.10),周围皮下组织的水肿也可以减轻。部分病例对药物治疗抵抗甚至恶化,可出现窦道内积液增多变大,并出现脓肿。

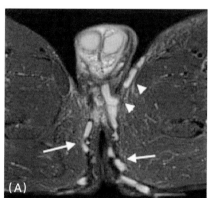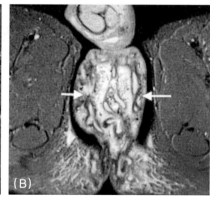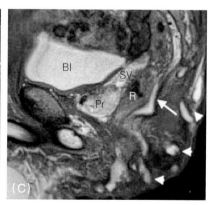

图 30.4 肛门生殖器汗腺炎患者皮下窦道的典型分布。(A)轴位短时反转恢复(STIR)序列,显示出臀沟两侧的窦道延伸到左臀部(箭)、会阴和左腹股沟(箭头)。(B)严重窦道累及阴囊患者的轴位 STIR 图像(箭),双侧臀部可见皮下水肿,表现为 STIR 高信号。(C)具有多个皮下窦道患者的矢状位 STIR 图像,皮下窦道累及会阴、臀沟和骶骨前方组织(箭),窦道可进一步在提肌板(箭)上方延伸。Bl,膀胱;Pr,前列腺;R,直肠;SV,精囊

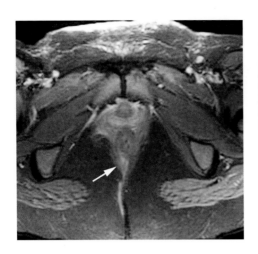

图 30.5　一例肛门生殖器化脓性汗腺炎并括约肌间瘘形成患者的轴位 STIR 图像(箭)

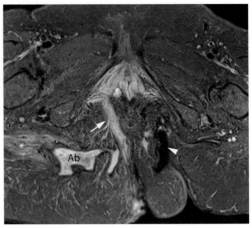

图 30.6　肛门生殖器化脓性汗腺炎和括约肌外瘘形成患者的轴位 STIR 图像(箭)。右臀部(Ab)局灶性脓肿形成(Ab)合并周围肌炎(星号)。该患者既往接受过外科清创术(箭头)

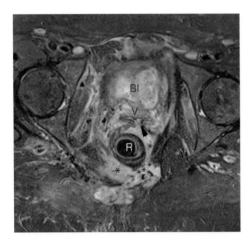

图 30.7　肛门生殖器化脓性汗腺炎患者轴位 STIR 图像,提肌上方呈马蹄形液体聚集(星号),向直肠周围延伸,阴道后壁存在瘘口(箭头)。Bl,膀胱;R,直肠;V,阴道

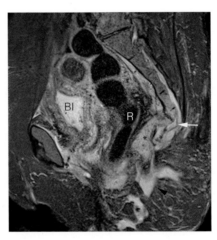

图 30.8　矢状位 STIR 图像,与图 30.9 患者相同,尾骨(箭)可见高信号,符合骨髓炎。Bl,膀胱;R,直肠

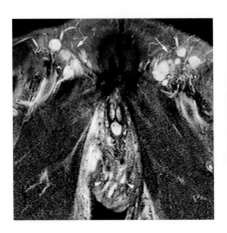

图 30.9　阴囊多发皮下窦道(箭头)形成和反应性双侧腹股沟淋巴结肿大(箭)患者的冠状位 STIR 图像

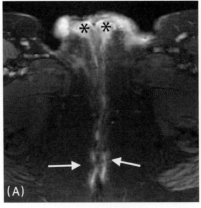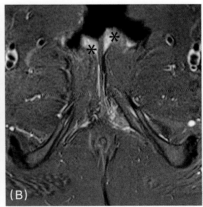

图 30.10　(A 和 B)存在臀沟窦道(箭)和外阴水肿(星号)患者经英夫利昔单抗治疗后的轴向 STIR 图像。在治疗后 24 个月,患者的窦道消失,残余少许外阴水肿

与其他成像模式的比较

HS 在(^{18}F）氟代脱氧葡萄糖（fluorodeoxyglucoe，FDG）正电子发射断层扫描（positron emission tomography，PET)/ 计算机断层扫描（computed tomography，CT）的影像表现已经探讨过。PET/CT 结合了 PET 扫描仪上获得的功能信息和 CT 扫描仪上获得的解剖信息。FDG 是用于评估葡萄糖代谢的最常用的放射性药物，在炎症或肿瘤部位，这种示踪剂的摄取会增加。病例报道显示，一例接受 PET/CT 全身疾病筛查的患者（如淋巴瘤[29]）的局灶皮下炎性结节的 FDG 活性增高。虽然 PET/CT 是显示 HS 受累部位的潜在工具，但由于存在电离辐射和较 MRI 更差的对比分辨率，它很难成为 HS 患者的标准成像评估的一部分。

有数项研究表明三维肛门内超声在评估 HS 患者中有潜在价值，可检测早期 HS 变化（如毛囊扩大）。它也可以用来发现脓肿和窦道[30]。超声的优点包括容易获得、相对便宜、操作快速，且耐受性相对较好。然而，与其他断层技术相比，它更依赖于操作者，可重复性差，并且在体型大的患者和对深部窦道 / 瘘管的显示上效能可能有限。有疼痛性肛门生殖器疾病的患者对其耐受性也较差。

X 线透视检查（如钡灌肠）曾经很流行，被用于显示与直肠相通的窦道和瘘管[31]。然而，钡灌肠在当代肛门生殖器 HS 患者成像中的作用有限，因为大多数患者无直肠受累，并且 MRI 能更好地显示肛门生殖器疾病与周围结构的关系。MRI 还具有无电离辐射的优点。在严重的肛门生殖器 HS 中，如果怀疑存在膀胱瘘，膀胱造影才会很罕见地被使用（图 30.11）。

治疗

目前 HS 尚无法治愈，治疗方案多样[6]。生活方式的管理，如戒烟、减肥和饮食调整（如减少乳制品的摄入量）是极其重要的。还可以鼓励患者穿宽松的衣服以减少对皮肤的伤害。药物治疗通常包括抗生素（利福平和克林霉素的组合特别有效，部分由于抗炎作用）[32]，防菌剂，维 A 酸，抗雄激素和类固醇。免疫调节剂如抗 TNF-α 抑制剂有望在 Hurley Ⅲ期疾病中发挥作用[7]。严重疾病患者可能需要广泛切除，达到二期愈合（在抗生素治疗继发感染和脓肿的切开和引流后），一些患者可能需要外科皮瓣重建[33]。

结论

HS 是一种相对常见的慢性复发性炎症性皮肤病，其特征为痛性炎性结节、脓肿、窦道、瘘管和瘢痕形成，病因为多因素。肛门生殖器 HS 具有特征性 MR 表现，T$_2$ 加权脂肪抑制序列在 HS 疾病的确诊、疾病范围和严重程度评估中具有价值，可显示复杂的窦道和瘘管。这是一种非侵入性、无电离辐射的成像工具，有助于 HS 患者的直接管理和治疗反应评估。

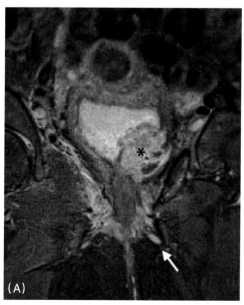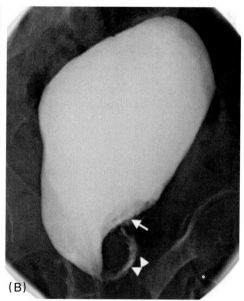

图 30.11　一例肛门生殖器汗腺炎累及膀胱的病例。（A）冠状位 STIR 图像显示部分窦道（箭）延伸到左侧提肌板，终止于左侧膀胱底部的脓肿（星号）。（B）膀胱造影可显示左膀胱底部（箭）由于脓肿所造成的压迹，同时可见窦道从膀胱底部延伸到盆底（箭头）

（鲁珊珊　译，王佳　校）

参考文献

[1] Velpeau A. Dictionnaire de Medicine, un Repertoire General des Sciences Medicales sons le Rapport Theorique et Pratique [in French]. 2nd ed. Paris, France: Z Bechet Jeune; 1839.

[2] Dufour DN, Emtestam L, Jemec GB. Hidradenitis suppurativa: a common and burdensome, yet under-recognised inflammatory skin disease. Postgrad Med J 2014;90:216−21.

[3] Deckers IE, van der Zee HH, Prens EP. Epidemiology of hidradenitis suppurativa: prevalence, pathogenesis, and factors associated with the development of HS. Curr Derm Rep 2014;3: 54−60.

[4] Pink AE, Simpson MA, Desai N, Trembath RC, Barker JNW. Gamma-secretase mutations in hidradenitis suppurativa: new insights into disease pathogenesis. J Invest Dermatol 2012;133: 601−7.

[5] Von der Werth JM, Williams HC, Raeburn JA. The clinical genetics of hidradenitis suppurativa revisited. Br J Dermatol 2000;142: 947−53.

[6] Margesson LJ, Danby FW. Hidradenitis suppurativa. Best Pract Res Clin Obstet Gynecol 2014;28:1013−27.

[7] Kelly G, Sweeney CM, Tobin A, Kirby B. Hidradenitis suppurativa; the role of immune dysregulation. Int J Dermatol 2014;53: 1186−96.

[8] Sartorius K, Emtestam L, Jemec GBE, Lapins J. Objective scoring of hidradenitis suppurativa reflecting the role of tobacco smoking and obesity. Br J Dermatol 2009;161:831−9.

[9] Coppack SW. Pro-inflammatory cytokines and adipose tissue. Proc Nutr Soc Lond 2001;60:349−56.

[10] Plewig G, Kligman AM. Acne: morphogenesis and treatment. Berlin, Germany: Springer; 1975.

[11] Wolkenstein P, Loundou A, Barrau K, Auquier P, Revuz J, Quality of Life Group of the French Society of Dermatology. Quality of life impairment in hidradenitis suppurativa: a study of 61 cases. J Am Acad Dermatol 2007;56:621−3.

[12] Van der Zee HH, Van Der Woude CJ, Florencia EF, Prens EP. Hidradenitis suppurativa and inflammatory bowel disease: are they associated? Results of a pilot study. Br J Dermatol 2010;162: 195−7.

[13] Revuz J. Hidradenitis suppurativa. J Eur Acad Dermatol Venereol 2009;23:985−98.

[14] Hurley HJ. Axillary hyperhidrosis, apocrine bromhidrosis, hidradenitis suppurativa and familial benign pemphigus: surgical approach. In: Roenigk RK, Roenigk Jr HH, editors. Dermatologic surgery: principles and practice. 2nd ed. New York: Marcel Dekker; 1996. p. 623−45.

[15] Sartorius K, Lapins J, Emtestam L, Jemec GBE. Suggestions for uniform outcome variables when reporting treatment effects in hidradenitis suppurativa. Br J Dermatol 2003;149:211−3.

[16] Halligan S. Imaging fistula-in-ano. Clin Radiol 1998;53:85−95.

[17] Griffin N, Williams AB, Anderson S, et al. Hidradenitis suppurativa: MRI features in anogenital disease. Dis Colon Rectum 2014; 57:762−71.

[18] Lee VS, Hecht EM, Taouli B, Chen Q, Prince K, Oesingmann N. Body and cardiovascular imaging at 3.0 T. Radiology 2007;244: 692−705.

[19] deSouza NM, Gilderdale DJ, Coutts GA, Puni R, Steiner RE. MRI of fistula-in ano: a comparison of endoanal coil with external phased array coil techniques. J Comput Assist Tomogr May−June 1998;22(3):357−63.

[20] Beets Tan R, Beets G, Van D, Hoop A. Preoperative MR imaging for anal fistulas: does it really help the surgeon? Radiology 2001;218:75−84.

[21] Buchanan GN, Bartram CI, Phillips RKS, et al. Efficacy of fibrin sealant in the management of complex anal fistula. A prospective trial. Dis Colon Rectum 2003;46(9):1167−74.

[22] Torkzad MR, Karlbom U. MRI for assessment of anal fistula. Insights Imaging 2010;1:62−71.

[23] Waniczek D, Adamczyk T, Arendt J, Kluczewska E, Kozinska-Marek E. Usefulness assessment of preoperative MRI fistulography in patients with perianal fistulas. Pol J Radiol 2011;76(4):40−4.

[24] Yoshizako T, Wada A, Takahara T, et al. Diffusion-weighted MRI for evaluating perianal fistula activity: feasibility study. Eur J Radiol September 2012;81(9):2049−53.

[25] Qiu A, Mori S, Miller MI. Diffusion tensor imaging for understanding brain development in early life. Annu Rev Psychol January 3, 2015;66:853−76.

[26] Zijta FM, Froeling M, van der Paardt MP, et al. Feasibility of diffusion tensor imaging (DTI) with fibre tractography of the normal female pelvic floor. Eur Radiol June 2011;21(6):1243−9.

[27] Lin C, Luciani A, Itti E, et al. Whole-body diffusion magnetic resonance imaging in the assessment of lymphoma. Cancer Imaging September 28, 2012;12:403−8.

[28] Derlin T, Bannas P. Imaging of multiple myeloma: current concepts. World J Orthop July 18, 2014;5(3):272−82.

[29] Simpson RC, Dyer MJS, Entwisle J, Harman KE. Positron emission tomography features of hidradenitis suppurativa. Brit J Radiol 2011;84:164−5.

[30] Wortsman XC, Holm EA, Wulf HC, Jemec GBE. Real-time spatial compound ultrasound imaging of skin. Skin Res Technol 2004;10: 23−31.

[31] Nadgir R, Rubesin SE, Levine MS. Perirectal sinus tracks and fistulas caused by hidradenitis suppurativa. AJR Am J Roentgenol 2001;177:476−7.

[32] Guet-Revillet H, Coignard-Biehler H, Jais JP, et al. Bacterial pathogens associated with hidradenitis suppurativa, France. Emerg Infect Dis 2014;20(12):1990−8.

[33] Alharbi Z, Kauczok J, Pallua N. A review of wide surgical excision of hidradenitis suppurativa. BMC Dermatol 2012;12(9):1−8.

第 31 章

皮肤热成像

M. Bonmarin, F.A. Le Gal

引言

　　热成像包括对绝对零温度以上物体发射热辐射的测量和成像[1]。因为这种辐射与温度有关,记录的红外(infrared,IR)图像可以转换成温度图或热谱图,从而从中可获取物体的有用信息。热成像自 20 世纪中叶就为人所知。最近,关于 IR 成像设备的技术成就,以及基于瞬态热辐射测量的新程序的开发,已经彻底改变了该领域。如今,热成像技术在工程上是一种具有无可争议的优势的方法,通常用于无损检测材料[2]、研究电子元件[3],或在光伏工业中检测太阳能电池的缺陷[4]。

　　尽管早期有研究探讨了热成像在医学中的潜在应用[5-7],但其临床使用较少,最主要的原因可能是最初静态测量的结果并不令人满意。在这个过程中,样本应保持静止,而第一代 IR 相机使用不方便且性能有限。不过,这些早期研究已被深入研究,医学热成像自 20 世纪 90 年代末开始复兴[8,9]。

　　在热成像的众多潜在医学应用(例如神经病学[10]、肿瘤学[11]、眼科学[12]、外科[13]或口腔医学[14])中,皮肤病学是最有希望的应用领域之一。尽管静态热成像特异性较低,但它是检测和表征影响皮肤生理学问题的有力工具。实际上,诸如恶性肿瘤、炎症和感染之类的异常通常引起局部温度升高,可被识别为皮肤热谱图中的热点或不对称图案。结合皮肤热模型,新的主动程序通过检索定量生理信息,大大扩展了热成像的能力。

　　本章旨在探讨热成像在皮肤病学中应用的潜力并综述迄今为止完成的主要研究。本章将简要回顾皮肤热特性,以及用于从实验数据中提取生理参数的主要传热模型。热辐射和热成像装置技术的基础知识将与文献中报道的不同实验程序一起呈现。本章的目的不在于详尽描述热成像,而是旨在让读者熟悉关键概念,可据特定用途使用理想的 IR 相机来设计合适的实验方案。具体将采用热成像检测皮肤肿瘤和评估烧伤深度来举例说明。其他潜在应用将在最后一段中作简要概述。

皮肤热特性

在下文中,我们将简要回顾一下皮肤结构、体温调节机制,以及文献中提出的模拟其热行为的不同模型。

皮肤结构

皮肤是人体最大的器官,成人皮肤平均表面积为 $2m^2$,重 4~10kg(约为体重的 8%)。皮肤有四个主要功能:保护、感觉连接、体温调节和新陈代谢。由于角质层限制了水分流失,皮肤可以保持身体的水分。此外,它还可以保护身体免受机械损伤、化学损伤、温度变化、紫外线(ultraviolet,UV)辐射和微生物侵袭[15]。皮肤厚度不一,根据身体不同部位需要赋予适应的灵活性或机械保护。皮肤主要分三层,即表皮、真皮和皮下组织(图 31.1A)。

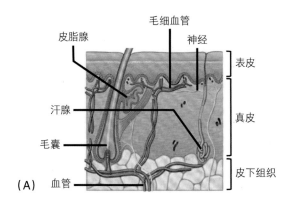

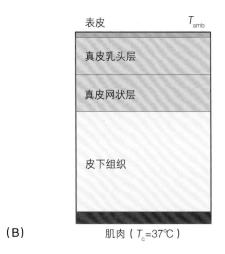

图 31.1 (A)皮肤结构图示。表皮由上皮细胞组成,位于真皮上部,而真皮为致密结缔组织。人体皮肤是高度不均匀、各向异性的介质。(B)根据图 A 描述所得理想皮肤模型。真皮分为乳头层和网状层两层。有些模型还额外包括肌肉层。T_{amb},室内温度;T_c,核心温度

表皮

表皮是皮肤最外细胞层。表皮的厚度因部位而变化,例如,眼睑表皮厚度约为 30~40μm,臀部则为 140μm,而掌跖则超过 600μm[16]。角质形成细胞是表皮细胞最重要的组成部分。当这些细胞分化时,它们向上移行到表面,其形状和内容均发生改变并形成连续的表皮层次。最后一层是角质层,由充满含硫角蛋白的死亡角质形成细胞组成,并覆有脂质,其内聚结构对于皮肤减少水分丢失以及维持皮肤完整保护屏障功能具有重要作用。黑色素细胞位于表皮的基底层,并经树突状结构与数层角质细胞连接。黑色素细胞分泌黑色素,并经树突结构将黑素颗粒转至角质形成细胞。朗格汉斯细胞是专业抗原呈递细胞,在人体免疫防御中起着关键作用。梅克尔细胞(最初被 Merkel 称为"触觉细胞")与感觉神经末梢相连,参与精细敏感辨别。

真皮

真皮致密,与表皮经基底膜连接。其厚度不一,从 0.4mm(眼睑 / 包皮)至 1cm(背部)不等。真皮是含有皮肤血供的纤维结缔组织。真皮通过非常发达的血管网(每平方厘米皮肤约 1m 长毛细血管)为没有直接血供的表皮供给营养。附属器,即分泌皮脂的皮脂腺、分泌汗液的大汗腺和小汗腺以及毛囊,均位于真皮(见图 31.1A)。真皮的基础是由黏多糖类组成的结构基质,这些大分子如同海绵一样保持水分。在这种基质中,两种纤维赋予了皮肤的强度特性——胶原纤维的拉伸力量和弹性纤维的弹性。真皮细胞主要由分泌胶原蛋白和弹性纤维的成纤维细胞组成。其他细胞包括参与免疫系统的组织细胞和肥大细胞。

皮下组织

皮下组织也称为皮下脂肪,也是皮肤的一部分。是皮肤最内和最厚的一层,通过胶原蛋白和弹性纤维附于真皮。由脂肪细胞组成的脂肪小叶和含有血管和神经的结缔组织构成(见图 31.1A)。皮下组织在身体的某些部位可能非常薄(眼睑 <1mm),或非常厚(在腹部或臀部达数厘米),个体之间因体重不同而存在巨大差异。

皮肤热模拟

正如本章后面所讨论的,热成像只有结合所研究样品的适当热模拟才能发挥其全部潜力。这种热模型的建立要求从实验数据中提取定量参数。不同皮肤层发生的传热现象是热传导过程和生理机制的混合,后者包括血液灌注、代谢产热和出汗。皮肤是调节体温的活跃介质。可见光、紫外线或红外辐射的吸收和发射取决于皮肤厚度和颜色。皮下组织和毛发保暖身体。热调节也可以通过皮肤血管直径变化来实现。实际皮肤富含血管,包含了全身 10% 的血管。位于皮肤上的温度感受器可以检测到温度水平和变化。如果皮温下降,神经信号被发送来促使真皮和皮下小动脉血管收缩,通过减少暴露在周围低温下的血液流动来减少热量损失。如果内部温度上升,血管扩张通过辐射、传导和对流的方式将热量传递到外部环境。当环境温度很高时,由大小汗腺分泌的汗液蒸发可降低体温。在极端温度下,新陈代谢最终会减慢。皮肤组织是一种复杂、活跃、不均匀和各向异性

的介质。因此，建立一个理想的热皮肤模型仍然具有挑战性。

既往文献中已经由许多传热皮肤模型（例如参见参考文献［17］对此问题的综述）；可以分为四类：连续模型、血管模型、复合模型和基于多孔介质理论的模型。连续模型因其简单而被广泛使用，因为它们可以经解析或使用有限元或有限差分求解器求解。它们基于 Penne 的生物热方程，采用体积分布热源描述了血液灌注对皮肤温度分布的影响［18］。

$$\rho C \frac{\partial T}{\partial t} + \omega \rho_b C_b (T - T_b) - Q = k \nabla^2 T \quad \text{（公式 31.1）}$$

其中 C, k, ρ, ω 和 Q 分别是比热、热导率、密度、血液灌注率和代谢热产生。C_b, ρ_b 和 T_b 表示通常设定为 C 时的血液比热、血液密度和血液温度。T 表示局部组织温度，t 表示时间变量，∇^2 表示拉普拉斯算子。公式 31.1 指出，单位体积中包含的热能变化率等于热能通过传导、灌注和代谢热产生进入或离开体积的速率之和。公式 $\omega \rho_b C_b (T - T_b)$ 描述了体积分布的热源或散热器，取决于局部组织温度是高于还是低于血液温度。

在简单的单层模型中，皮肤被认为是半无限、均质的介质，根据不同的边界条件可得出公式 31.1 的闭式解析解［19,20］。然而，为了实现更真实的描述，皮肤组织应被视为由不同层组成，每层具有特定的热物理性质。此外，应将血管收缩和血管舒张机制添加到模型中，使得组织灌注成为局部温度的一个函数。这种系统的复杂性需要使用数值计算方法。

图 31.1B 是用于描述皮肤结构的理想化模型［21］。涉及三个不同的层次：表皮、真皮和脂肪组织。每层厚度因不同部位而变化。一些模型将真皮分成真皮网状层和真皮乳头层，或额外考虑了肌肉层［22,23］。表 31.1 总结了文献所述每个层次的热物理性质。

公式 31.1 在不同组织层次界面之间的温度和热流通施加适当的主要边界和连续条件后，可数值求解皮肤底面通常固定在核心温度 $T_c = T_b = 37\,℃$（见图 31.1B），而在皮肤表面发生热传递的边界条件一般包括三部分，即对流、辐射和蒸发［21］：

$$-k \nabla T_s = h(T_s - T_{amb}) + \varepsilon \sigma (T_s^4 - T_{amb}^4) + Q_e$$

（公式 31.2）

其中，T_s 是皮肤表面温度，T_{amb} 是环境室温，h 是对流传热系数（自然或强制），ε 是皮肤发射率，s 是 Stefan-Boltzmann 常数，Q_e 是由出汗导致的蒸发热损失。

在皮肤热成像中，红外热像仪可测量公式 31.2 的辐射分量。即使忽略皮肤和相机检测器之间的大气吸收，也应该知道环境温度以及皮肤表面发射率来计算绝对皮肤表面温度 T_s。"热辐射特性"部分中将更详细地讨论这一众所周知的热成像难点。

从皮肤热模型得出，仅病理状态影响表 31.1 中所示的一个或几个热物理参数，或影响不同皮肤层次的厚度，可以诱导皮肤表面温度 T_s 出现潜在可测量的变化。更严格的是热成像的非特异性。从静态皮肤热分析图中很难区分热信号的来源。克服该限制可进行主动或动态热成像测量，而其中的皮肤表面温度是瞬时监测。例如，公式 31.2 的对流项可以通过改变环境温度或传热系数 h 来定期调整。我们建议采用不同调制频率来监测皮肤表面温度，来区分源自灌注变化的热信号［24］。

通过特别设计主动成像实验以及建立热传递模型，热成像可获取不同皮肤热物理性质的定量信息。"测量程序"部分介绍了不同的主动热成像方法。

热成像基本原理

对热成像及其局限性的最浅显理解是避免不合理的使用。我们简要地讨论了热辐射的基本特征，比较了市场可用的成像器件，并研究了可行的不同测量过程。

热辐射特性

绝对零度（-273.15℃）以上的每个物体都会发射电磁辐射。普朗克定律可阐明该辐射特性由理想放射物（即黑体）的光谱辐射度 M_λ 可由公式 31.3 计算，其中 λ 是波长，T 是绝对温度，h 是普朗克常数，k 是玻尔兹曼常数，c 是真空中的光速。

$$M_\lambda(\lambda, T) = \frac{2hc^2}{\lambda^5} \frac{1}{e^{\frac{hc}{\lambda kT}} - 1} \quad \text{（公式 31.3）}$$

表 31.1　不同皮肤层次的热物理特性

组织	C/(J·kg⁻¹K)	k/(W·m⁻¹K)	ρ/(kg·m⁻³)	ω/(ml·s⁻¹·ml⁻¹)	Q/(W·m⁻³)
表皮	3 600	0.25	1 200	0	0
真皮乳头层	3 300	0.45	1 200	0.000 2	370
真皮网状层	3 300	0.45	1 200	0.001	370
脂肪层	2 700	0.2	1 000	0.000 1	370
肌肉	3 900	0.5	1 100	0.003	700
血液	3 770	0.5	1 100	无	无

C，比热；k，导热系数；Q，代谢产热；ρ，密度；ω，血液灌注率

来源：Bonmarin M, Le Gal FA. Lock-in thermal imaging for the early-stage detection of cutaneous melanoma：a feasibility study. Comput Biol Med 2014;47:36-43.

图 31.2 显示了在不同平衡温度下计算的黑体的光谱辐射度。所用辐射主要在电磁波谱的远红外区域，在 3~20μm。热成像不同于近红外成像，后者所用辐射波长较短，在 0.8~2.5μm。

图 31.2 显示了在较高温度下光谱辐射向电磁波谱的可见光范围偏移的变化。这种效应被称为维恩位移律，其中辐射峰值波长与物体绝对温度成反比：

$$\lambda_{\max} = \frac{b}{T} \qquad \text{（公式 31.4）}$$

b 是维恩位移常数。

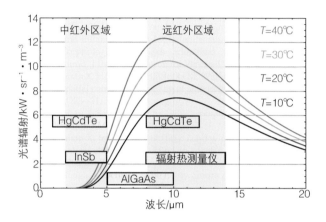

图 31.2　不同平衡温度下黑体的光谱辐射。几乎所用辐射都在电磁波谱的远红外（IR）区域。不同 IR 探测器的光谱范围用黄色标注。由于水蒸气和二氧化碳的吸收，相机通常被设计为采用中红外或长红外范围窗口波长工作，在此范围内，光谱在大气中传输最大。AlGaAs，砷化铝镓；InSb，碲化汞镉；InSb，锑化铟

将公式 31.3 在所有波长上推导可得斯特藩 - 玻尔兹曼定律，即黑体总辐射能量与其温度 T 的四次方成正比：

$$M(T) = \int_0^\infty M_\lambda(\lambda, T)d\lambda = \sigma T^4 \qquad \text{（公式 31.5）}$$

其中，σ 为斯特藩 - 玻尔兹曼常数。大多数物体并非理想辐射体，其发射红外辐射的能力用表面辐射度 ε 来描述的，ε 定义为表面物体辐射能量 E 与黑体辐射能量之比：

$$E(T) = \varepsilon(\lambda)\sigma T^4 \qquad \text{（公式 31.6）}$$

辐射度率通常由波长决定。根据基尔霍夫定律，$\varepsilon(\lambda)$ 等于均匀介质在温度平衡时的吸收系数 $\alpha(\lambda)$。物体的辐射能量不仅取决于其温度，还取决于其表面辐射度，这是热成像的主要限制之一。不过，人体皮肤是一个非常好的发射体，与色素沉着甚至烧伤无关[25]，在 3~20μm 波长区域具有恒定的发射率[25,26]，经适当校准后可进行绝对温度计算。为了将相机获得的模拟 - 数字单元（analog-to-digital unit，ADU）转换为温度，通常使用多项式表达，例如[2]：

$$T(^\circ\text{C}) = -13.4 + 0.05 \times \text{ADU} - 1.6 \times 10^{-5}\text{ADU}^2 + \\ 2.2 \times 10^{-9}\text{ADU}^3$$

$$\text{（公式 31.7）}$$

公式 31.7 仅适用于高辐射度材料，且大气吸收可忽略不计。在皮肤病学应用中，患者皮肤和 IR 检测器之间的距离相对较小（<1m），因此，大气吸收可忽略。其次，这意味着皮肤与低辐射度材料如金属类似，是远红外区域光谱的好吸收剂，且表面上无混杂的红外反射。

表面发射率 ε 在理论上与角度有关，在研究类似鼻梁的大曲率皮肤表面时应特别小心。尽管如此，当视角为 45° 时，测量误差可能很小[27]。虽然很大程度上取决于位置，但非病理状态皮肤的平衡温度约为 30℃，在这些条件下，最大辐射波长恰低于 10μm，为可被现有 IR 成像设备很好覆盖的区域。

热辐射成像设备

所有热成像实验的核心部分是 IR 成像系统，其将皮肤表面热发射辐射转换成可测量的电信号。详细而透彻地描述当前 IR 探测器技术非本章内容所及，可以参考相关综述[28-30]。本节的目的更多是为读者提供关键概念，可依据特定应用而选择理想的 IR 相机。需要衡量的主要指标包括：相机光谱范围、探测器制式、物镜、相机帧速率，以及相机灵敏度。另外将简要讨论其他重要因素，如价格及可用性。

光谱范围

光谱范围是指由红外探测器集成的发射电磁辐射的一部分：

$$I = \int_{\lambda_1}^{\lambda_2} \varepsilon(\lambda)M_\lambda(\lambda, T)d\lambda \qquad \text{（公式 31.8）}$$

IR 探测器有两大类：量子和热探测器，两者都用于商业 IR 系统。

热探测器将远红外辐射转化为热能，使得辐射热测量计这一特殊元件的电阻产生电可测量的变化。因此，这种系统通常被称为微辐射热测量计红外相机，通常基于非晶硅或氧化钒。

量子器件将吸收的光子能量直接转换为释放的电子，材料带隙指电荷载体从介带到导带转变所需的能量。常用材料包括锑化铟（InSb）、碲镉汞（HgCdTe）和砷化铝镓（AlGaAs），也称为量子阱红外光电探测器（quantum well infrared photodetector，QWIP）。铂硅化物因量子效率低而被弃用。虽然新型量子红外探测器，即Ⅱ型超晶格探测器已在开发中，但在此我们讨论市场可及的设备。量子探测器工作基于光导模式（光子通量增加了电导电子的数量，当偏置电路中使用检测元件时可允许更多的电流流动）或光伏模式（二极管结收集光激发的载体），后者的商业系统使用更普遍。图 31.2 标示了不同检测器类型的光谱范围。由于热辐射可被水蒸气和二氧化碳强烈吸收，因此，红外探测器通常设计为采用吸收最少的中波红外或长波红外大气投射窗口（见图 31.2）。将不同 QWIP 堆栈组装，可以制备出中红外和长红外范围内均敏感的双频探测器。

图 31.2 显示辐射热测量计或 HgCdTe 探测器是最好的

选择,因为两者都可显示皮肤热辐射最大的光谱范围。尽管如此,微辐射热测量计不及量子相机灵敏,介于 HgCdTe 和 InSb 探测器之间,InSb 探测器量子效率更高也更敏感(能检测皮肤表面更小的温度差)。

选择最佳探测器光谱带取决于将来的应用和测量程序。显微镜下实验需要短波长以获得优异性能。实际上,衍射极限分辨率与波长成比例。InSb 相机可较微辐射热测量计的分辨率提高约 2 倍。对于其他应用,光谱带对于进行标准被动热成像测量的影响有限,在此情况下,应特别强调其他参数,尤其是所需的灵敏度。

探测器制式

第一代 IR 成像装置结合了单个红外探测器与扫描镜。图 31.3A 和图 31.3B 为第一代 IR 相机模型示例。所有现代相机都使用所谓"凝视"或焦平面阵列(focal plane array,FPA)探测器,速度更快且更可靠(见图 31.3B 和图 31.3C)。探测器制式是结合相机物镜决定红外图像横向分辨率的另一个重要参数,微辐射热测量计和量子相机有不同的制式:80 像素 × 60 像素,160 像素 × 120 像素,320 像素 × 256 像素,382 像素 × 288 像素,640 像素 × 480 像素[视频图形阵列(video graphics array,VGA)],640 像素 × 512 像素,甚至1 280 像素 × 1 024 像素[高清晰度(high definition,HD)]。像素大小,即探测器间距,通常在 15~40μm 之间,结合填充因子决定了探测器的总尺寸。像素越高,敏感度越高。另一方面,低像素减少了积分时间,图像采集更快。此外,探测器的尺寸越大,所需光学器件的尺寸越大,相机物镜的成本也越高。

相机目标

IR 相机生产商可以使用不同 IR 物镜,如长焦、广角镜头或微距物镜,也可以单独购买,并通过标准卡口或螺纹进行安装。视场(field of view,FOV)是可观察区域的角度范围对象场的角度扩展。FOV 取决于相机物镜和探测器尺寸。焦距为 f,探测器直径为 b 的物镜,其 FOV 可经以下公式计算:

$$\text{FOV} = 2\tan^{-1}\left(\frac{b}{2f}\right) \qquad (\text{公式 31.9})$$

探测器为矩形,故水平和垂直 FOV 不同。对于特定FOV,工作距离为 d,长度为 l 时,相机样本区域由下式计算:

$$l = 2d\tan\left(\frac{\text{FOV}}{2}\right) \qquad (\text{公式 31.10})$$

例如,将一个标准 18mm 焦距镜头物镜安装在 17μm 间距的 VGA 微辐射热测量计阵列上,在 20cm 的工作距离内研究患者的皮肤。在此配置下,相机测量 12cm × 9cm 的皮肤区域,图像分辨率为 0.18mm。

使用合适的物镜,甚至可以进行热成像显微镜实验。然而,在中红外范围内可实现的衍射极限最大分辨率约为5μm,远低于可见光显微镜性能。此外,皮肤热成像是否必需高分辨率系统(尤其对于被动在体式样),值得存疑,因横向热量可扩散到组织。

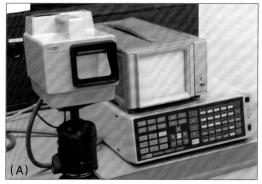

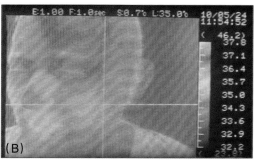

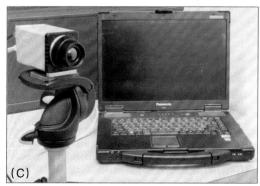

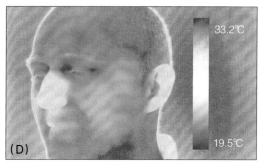

图 31.3 （A）第一代热像仪(1990 年,Model 6T62 ThermoTracer,NEC San-ei Instruments,日本)。该相机通过单像素碲镉汞(mercury cadmium telluride,HgCdTe)探测器和两个振镜扫描镀金反射镜来获得图像。最大帧率约为 1Hz。相机需要液氮来冷却探测器。（B）6T62 Thermo Tracer 获得的面部典型热谱图。（C）基于微辐射热测量计的 IR 相机(Gobi-640-GigE,Xenics nv,比利时[80])。640 像素 × 480 像素芯片无需额外冷却。最大帧率为 50Hz,噪声等效温差(noise equivalent temperature difference,NETD)约为 50mK。相机经千兆以太网(gigabit Ethernet,GigE)协议可与笔记本电脑连接。（D）用图 C 中所示微辐射热测量计照相机采集的 B 中同一面部的热谱图

相机帧率

另一个重要参数是相机速度或帧率。以赫兹为单位的帧率即为相机每秒可获取 IR 图像的数量。大多数微辐射热测量计的工作范围为 50~60Hz，而量子装置可以达到几百赫兹。微辐射热测量计在"卷幅"读出模式下工作，较"快照模式"下工作的量子相机更难以被外源触发。当执行动态热成像(dynamic thermal imaging,DTI)时，这些考量更为重要，因需要记录瞬态信号并需要相机和刺激源之间同步。然而，人类皮肤的热传导是一个相对缓慢的过程(如，与金属相比)，因此，数赫兹即可满足大多数皮肤学应用需求。

相机灵敏度

相机灵敏度描述了物体表面可测量的最小温差，常用单位为开氏度的噪声等效温差(noise equivalent temperature difference,NETD)表示。表 31.2 显示了前述不同相机类型的 NETD。量子相机的 NETD 可低达 17mK(0.017℃)，而最好的微辐射热测量计则约为 30mK。

重要的是相机敏感性不是单由 NETD 决定。由于信噪比(signal-to-noise-ratio,SNR)与测量次数的平方根成正比，一个 AlGaAs 相机 200Hz 工作时，可与 50Hz 时的微辐射热测量计具有相同 30mK 的 NETD，在 1 秒内的可测量信号可小 2 倍。此外，探测器制式也会影响灵敏度。FPA 640 像素 ×512 像素的像素数是 320 像素 ×256 像素制式的 4 倍。具有相同 NETD 和相同帧率的两个探测器，经空间平均将 640 像素 ×512 像素分辨率降至 320 像素 ×256 像素时，可提高敏感度。

值得注意的是，对于热成像而言，相机敏感度并非限制因素。例如，在皮肤肿瘤检测中，区分皮下组织来源的相关信号以及干扰性热伪像则比 SNR 更重要[24]。

其他参数

最后，还需要考虑其他因素的影响，比如相机的操控性、价格或连接性。量子相机的传感器需要额外冷却(InSb 和 HgCdTe 需要 80K，而 AlGaAs 最高可达 60K)。第一代相机使用液氮冷却(见图 31.3A)。现在，几乎所有的商业模型都使用一个更实用的低温冷却引擎，液氮冷却保留用于不能

震动的显微领域。由于大多数微辐射热测量计不需要任何冷却，因此其尺寸和价格大幅降低。现在可以将小于一角硬币大小的微辐射热测量计阵列(80 像素 ×60 像素)集成到智能手机中(Lepton Core,FLIR Systems,美国)。表 31.2 总结了市售红外相机的特征。

测量程序

热成像基于两种测量方法:被动测量和主动测量。被动热成像技术研究的是静止稳定状态样品，而主动热成像(有时医学应用中称为 DTI)测量的是由外部热刺激引起的瞬态温度。热调制可以通过传导或对流传热或电磁吸收来实现。根据刺激信号形状和持续时间，主动热成像可以细分为脉冲、阶梯或锁相方法。

被动热成像

被动热成像检测自然处于(常高于)周围环境温度的样品[1,2]。分析温谱图以寻找异常温差，提示存在潜在问题。被动热成像是定性的，可检索的信息相当有限。然而，它是迄今为止最常用的热成像程序。由于皮肤表面温度在很大程度上受到皮下因素(如大血管或骨骼)的影响，因此存在局限性。例如，图 31.3D 为典型面部温谱图。一个小的热点或冷点可能被杂散的热信号埋没而无法被检测。此外，其他外部因素也可能影响被动热成像测量，如患者位置、最近对热或冷饮料的吸收、一天中的时间、女性的月经周期。为了限制这些因素的影响，一些作者试图制定严格的测量程序[32]，但这大大降低了被动热成像在临床常规活动中的可行性。如果被动热成像主要为定性且受上述因素限制，其在皮肤病学中仍可用作辅助工具，可识别如异常代谢活动或灌注改变(关于被动热成像的潜在应用，参见"其他潜在应用"部分)。

主动热成像

与被动热成像相比，主动热成像是强大的研究工具，它允许检索关于样品热特性的定量信息。在主动热成像技术中，样品受到热刺激时，红外成像设备记录其瞬态温度以进行进一步处理(图 31.4)。

表 31.2 市场上不同热成像探测器的主要特征总结

参数	InSb	HgCdTe	AlGaAs	Bolometer
光谱范围	3~5μm	1~5μm 和 8~12μm	5~10μm	8~14μm
可用最大制式	1 280 像素 ×1 024 像素	1 280 像素 ×1 024 像素	1 280 像素 ×720 像素	1 024 像素 ×768 像素
640 像素 ×480 像素时的帧率	100Hz	125Hz	200Hz	50Hz
噪声等效温差	17mK	25mK	30mK	30mK
量子效率	80%	80%	10%	—
冷却	80K	80K	60K	无冷却
读出模式	快照模式	快照模式	快照模式	卷幅

AlGaAs,砷化铝镓;HgCdTe,,碲镉汞;InSb,锑化铟

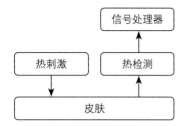

图 31.4　主动热成像图。通过对流加热、传导加热或通过吸收电磁辐射，皮肤接受热刺激。红外(IR)成像设备记录皮肤表面的瞬态温度,进一步数字化处理,以提取关于组织的定量信息

热刺激可以通过不同的方式来实现。第一代皮肤病学所用主动热成像基于采用冷凝胶或充满酒精的热化气球进行皮肤热传导[33]。该技术具有快速产生均匀分布的较大温度梯度的优点,但也存在一些缺点。首先,在刺激过程中几乎不可能监测组织表面温度,限制了不同的研究方式。其次,尽管定量信息提取需要热检测和刺激之间精确同步,但很难实现。或者可以通过吸收电磁辐射来加热组织。需要避免使用可见光,因为与周围的健康组织相比,皮肤或皮损色素沉着会导致皮损的选择性加热,可产生干扰性伪像。采用中红外光源则是一个很好的选择,例如,在 2~3μm 左右光发射,皮肤的吸收则较少依赖于色素。因为在此光谱范围内,皮肤具有较高的发射率,所以不需要担心红外辐射对相机目镜的干扰性反射,就如同处理低发射率材料的情况,而且就技术而言,许多低成本的红外光源均可用。然而,这样的方法只能加热皮肤,因此热梯度较小。对流传热尽管存在技术难度,但可能是皮肤科应用的最佳刺激方法,可以利用温度可调的空气流,产生相对较大的温度梯度,并且可以通过红外相机监测皮肤表面温度。此外,该技术卫生,因无须与患者皮肤接触。

脉冲热成像和阶梯热成像

最常用的热成像方法之一是脉冲热成像(pulsed thermography,PT)。PT 包括短暂加热(或冷却)样品,并记录产生的瞬态表面温度响应(图 31.5A)。定性而言,PT 的工作流程为:初始热脉冲后,由于热峰传播弥散入样品以及辐射和对流损失,样品温度迅速变化。样本依据其热特性达到平衡温度。对于均质样品,热扩散系数为 e;对于生物样品,灌注系数为 ω。热扩散率定义为:

$$e = \sqrt{k\rho C_t} \qquad (公式 31.11)$$

k 是热传导率,ρ 是密度,而 C_t 是热容。时间依赖的热对比度为 $C(t)$,计算公式为:

$$C(t) = \frac{T_1(t) - T_1(t_0)}{T_s(t) - T_s(t_0)} \qquad (公式 31.12)$$

其中,T_1 和 T_s 分别表示潜在病变和周围皮肤的温度。在热刺激之前,去除环境影响并通过健康组织行为进行标化,在时间 t_0 计算 C。针对每个相机像素计算 C,给出时间依赖性

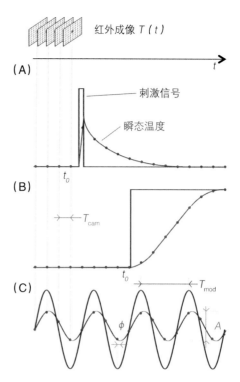

图 31.5　不同主动热成像测量程序的示意图。(A)脉冲热成像(PT)。(B)阶梯热成像(ST)。(C)锁相热成像温度记录(LIT)。蓝色曲线表示刺激信号,而红色代表红外(IR)相机阵列单像素捕获的皮肤表面瞬态温度。主动热成像需要刺激源和红外相机同步。A,振幅图像;t_0,刺激前温度;T_{cam},红外成像设备采集时间;T_{mod} 调制时间;$T(t)$,单像素时间依赖性温度;ϕ,相位图像

对比图像 $C(t)(x, y)$。定量结合热对比度的演变以及从皮肤反向热传递建模得到的解决方案,可以提取有价值的参数(见"烧伤"部分关于烧伤深度评估)。进行主动或被动热成像时,通常假定纯表面辐射。然而,许多材料,尤其是人体皮肤,具有小的波长依赖性 IR 透明度。关于瞬态热发射光谱学的前期工作表明,可经不同的光谱条带检索有用信息[34,35]。虽然本章并不详尽描述红外成像光谱,但值得一提的是,双波段红外成像设备可检索一些与波长相关的信息。使用双波段 QWIP IR 相机,Abuhamad 和 Netzelmann 证明了由光脉冲产生的皮肤表面瞬态温度信号在 5mm 和 8mm 区域表现出的差异[36]。这些实验表明,瞬态发射光谱的原理可以扩展到成像技术,并为主动热成像测量增加新的信息。

与 PT 不同,热刺激后测量瞬态温度信号,阶梯热成像(stepped thermography,ST)记录了在阶梯加热(或冷却)期间样品的表面温度。图 31.5B 表示了标准的 ST 实验。同样,定量信息提取依赖于实验的传热模型。尽管实验观点不同,ST 和 PT 程序在数学上都包含完全相同的信息[2],最佳选择取决于应用。PT 通常用于研究快速现象。而在测量皮肤热扩散率变化时,由于皮肤灌注变化过程较慢,ST 则是理想选择。

与被动热成像相反,PT 和 ST 均需要红外相机和热刺激

源的同步。光子相机图像采集易被外界因素促发。因此,通常在从模式下工作,热刺激系统提供主控时钟。相反,微辐射热测量计在卷幅模式下工作,并以刺激启动作为主控时钟。对于 PT 和 ST 实验,一个高帧率的相机是捕捉快速瞬态信号的理想选择。

锁相热成像、脉冲相热成像和动态热评估

锁相热成像(lock-in thermal imaging 或 lock-in thermography,LIT)是 Busse 和同事在 20 世纪 90 年代早期开发的一项技术。LIT 的工作流程如下:样品在特定调制频率下热刺激,并同步记录样品表面红外图像,再根据锁相原理进行数字化处理(图 31.5C)。该解调的结果是相位图像 Φ 和幅度图像 A。相位图像(Φ)是周期性热刺激和皮肤表面谐波温度响应之间的相角(以弧度表示)的图形,而 A 给出皮肤振幅(开氏度)。有文献提出了不同的解调算法[38,39]。如 Breitenstein 所述,如果相机与刺激源同步并且调制频率与相机帧率低,则同步窄双信道相关是最佳的数字解调算法[3]。该方法的优点是实时处理,无须存储红外图像。使用两组加权因子,一个近似正弦函数,另一个近似为余弦函数。相关性表达为:

$$S_0 = \frac{2}{nT_{\text{mod}}} \int_0^{nT_{\text{mod}}} I(t) \sin\left(\frac{2\pi}{T_{\text{mod}}} t\right) dt$$

(公式 31.13)

$$S_{90} = \frac{2}{nT_{\text{mod}}} \int_0^{nT_{\text{mod}}} I(t) \cos\left(\frac{2\pi}{T_{\text{mod}}} t\right) dt$$

(公式 31.14)

$$A = \sqrt{S_0^2 + S_{90}^2}$$

(公式 31.15)

$$\phi = \tan^{-1}\left(\frac{S_{90}}{S_0}\right)$$

(公式 31.16)

其中,$I(t)$ 是时间相关性 IR 图像,T_{mod} 是调制时间,n 是获取的调制周期的数量。S_0 和 S_{90} 是"同相"和"正交"图像,用于计算幅度和相位图像。

在实验中,相位图较振幅更为重要。首先,它不受样品表面发射率的影响。其次,相位对不均匀热刺激或相机校准不良并不太敏感。LIT 的直接优势在于该技术的平均性质。LIT 可以检测非常小的温度梯度,即使其隐藏在噪声背景中。LIT 灵敏度由文献[3]给出:

$$S = \frac{\text{NETD}}{\sqrt{f_{\text{cam}} \times t_{\text{acq}}}}$$

(公式 31.17)

其中 f_{cam} 是相机帧率,t_{acq} 是采集时间。例如,对于 NETD30mK、帧率 50Hz 的微辐射热测量计相机,仅需 2 分钟即可测量 50mK 的温度差,LIT 高灵敏度可用以减小施加至皮肤热调制的幅度。大的温度梯度可能会影响皮肤的热物理参数,如血液灌注。此外,如果选择足够高的热调制频率,LIT 能够防止 IR 图像的横向热传播,得出清晰的温谱图,而这对于高精度定位病灶边缘极为重要[23]。进行锁相实验需

要 IR 相机与热调制的适当同步。如果每个调制周期 4 幅图像足够,那么对于恰当的数字解调,每个周期内至少需要 10 幅。因此,如果不使用耗时的欠采样方法[3],现有相机帧率将限制最大调制频率为几赫兹。不过,这并不影响皮肤病学研究。当皮肤表面经受周期性热调制时,高阻尼的热波将传播到一定距离的组织中,而该距离称为热扩散长度[3]。该热扩散长度取决于组织的热物理性质,但也取决于调制频率。频率越低,热波传播到皮肤的深度越深。使用高频(数赫兹以上)将限制对非常表浅皮肤层(角质层)的研究[23]。虽然,几乎所有的理论研究都假定谐波热调制,但是刺激的形状并不相关,因为如果调制频率与相机帧率相比较低,同步窄双信道相关将消除瞬态皮肤表面的非谐波成分。锁相解调形式是在假设测量是在准稳态的条件下进行的。换而言之,样本表面温度随时间变化在稳定平均温度附近波动。实际上,热调制开始,皮肤表面温度在初始不稳定阶段存在变动。这个初始阶段或热弛豫时间,主要取决于皮肤表面和周围区域之间的热传递阻力,进而在解调信号中产生相位和幅度偏移[3]。理论而言,应在达准稳态之后解调热信号,但实际根据调制参数,需要数分钟才可完成。文献中已经提出了不同的技术来解决这个问题[40]。最后,对于 PT,可以通过使用双波段或多波段 IR 探测器从 LIT 检索获得皮肤外层的附加信息。

脉冲相位热成像(pulsed-phase thermography,PPT)是一种新型主动热成像技术,它结合了 PT 和 LIT 的优点。在 PPT 应用中,与经典 PT 实验一致,样本以同样方式被脉冲加热(或冷却),但单像素的瞬态温度信号在频域中分析。在时域中以极短脉冲刺激样品,相当于一个宽频激发。振幅和相位谱可以通过简单傅里叶变换计算瞬态温度信号而得。在一个单独的实验中,PPT 允许检索由多个调制频率 LIT 顺序获得的相同振幅和相位图像。然而,PPT 不能达到 LIT 类似的 SNR。PPT 中,通过单一瞬态测量来计算相位和振幅谱,而 LIT 则是计算多个周期温度信号的平均值。

本章末尾将讨论动态热评估(dynamic thermal assessment,DTA),尽管无须对样品进行外部热刺激,既往文献中错误地称其为 DTI。DTA 利用皮肤的天然热调节,即心源性搏动和神经元控制引起的微血管血流变化的调节[41]。简言之,监测一段时间内的皮肤表面温度,再经傅里叶变换得到温谱图。傅里叶变换计算出频率振幅,从毫赫兹到数赫兹。8~815mHz 的频率被归因于神经元控制效应,而 815mHz 和更高频率则被归因于血流动力学效应[42]。这项技术由 Anbar 在 20 世纪 90 年代初开发,它揭示了任何可能影响血液供应解剖或生理参数的病因。

皮肤病学的应用

自医学热成像开始应用以来,已有研究成果用于检测皮肤肿瘤检测和评估烧伤深度。尽管仍处于评估阶段,但两个领域中已经有了一些有希望的临床结果,尤其在使用主动测量程序方面。在后续篇幅中,我们将更详细地描述两个领域中的现有技术,并通过简要综述热成像在皮肤病学中的其

他潜在应用作最后总结。

烧伤

　　烧伤是由热、电、化学、摩擦或辐射引起的伤害。作为身体的防护外壳,皮肤是这些伤害触及的第一个器官。

　　热烧伤最常见。皮肤吸收的能量越多,发生的细胞破坏程度越大,损伤延及的深度越深[43]。热使细胞内、外蛋白变性。超过 40℃,细胞开始发生功能障碍,而超过 45℃,细胞丧失修复机制而出现死亡。当温度达到 60℃,血管内血栓形成且组织坏死。传统烧伤分类如下:Ⅰ,表皮浅层;Ⅱa,真皮浅层;Ⅱb,真皮深层;Ⅲ,皮肤全层。烧伤创面愈合取决于存活的上皮细胞数量。在表皮浅层烧伤(Ⅰ)中,基底角质形成细胞仍可以分裂,愈合容易。在部分厚度烧伤(Ⅱa 和Ⅱb)中,位于真皮深处的毛囊和腺体是内陷上皮细胞的储库,由此伤口愈合。在皮肤全层烧伤(Ⅲ)中,上皮细胞被完全破坏,阻碍了伤口的自发愈合,因此需要早期植皮。理解真皮浅层烧伤可在几周内自发愈合以及深度烧伤需要手术的区别,对于指导治疗决策尤为重要(图 31.6)。烧伤的临床评估主要基于对皮损的视诊。组织学评估仍然是“金标准”,但因有创并耗时,通常很少被使用[44]。激光多普勒成像(laser doppler imaging,LDI)的结果可靠[45],但仍较昂贵。

　　一个有趣的替代方案是热成像。1961 年,Lawson 及其同事首次尝试使用热成像进行烧伤评估[46]。Lawson 证明,被动热成像可以有助于预测狗烧伤的深度。数年后 Mladick[47],Hackett[48]和 Newman[49]在患者身上获得了类似结果[47]。Cole 研究表明,热成像可以识别深度烧伤患者中适合早期手术的部分人[50]。尽管这些结果非常有潜力,但

临床上却并未常规使用。主要原因可能是技术方面的挑战,其次是当时的相机价格昂贵且不易操作。自 1990 年以来,红外成像设备有显著的改进,小型微辐射热测量计相机的敏感度足够且价位合适。这些技术改进引发了新的研究热潮[51]。Hardwicke 等人研究了 11 例烧伤患者,烧伤部位包括上下肢、躯干前后侧。在烧伤后 42 小时和 5 天拍摄 IR 图像[52]。全层烧伤比健康皮肤温度明显降低(-2.3℃),而真皮深部烧伤部位温度仅低 1.2℃。表皮烧伤则较健康组织温度差较小(-0.1℃)。尽管使用 IR 成像装置测量这种温度差异相对容易,但是被动热成像仍然存在对精确评估烧伤深度的若干限制。首先,应注意测量条件,例如,恒定室内温度、患者适应时间和其他因素。其次,对于特定的烧伤深度类别缺乏广为认知的温差范围[51]。

　　主动热成像程序可以解决这些问题。Ruminsky 是将动态热成像技术用于烧伤深度评估的先驱之一[53-55]。他展示了基于 PT 的设置:采用两个卤素灯产生的短脉冲光热刺激皮肤(在这种特殊情况下加热)[53]。热刺激后的瞬态皮肤表面温度由红外相机监测,并使用简单的指数函数建模:

$$T(t) = T_0 + \Delta T \left[\exp\left(\frac{-t}{\tau}\right) \right] \quad (公式 31.18)$$

其中,$T(t)$ 是单像素的时间依赖性温度,T_0 是刺激前温度,ΔT 是热刺激引起的温度升高,τ 为组织热时间常数。对每个像素重复该操作允许产生热时间常数图像 $\tau(x,y)$。Ruminsky 及其同事表示,热时间常数与烧伤创面的深度密切相关。3 周内可自愈伤口的 τ 值高于健康皮肤,而深度烧伤部位 τ 值较低,较难愈合。图 31.7 显示了一名 49 岁患者右大腿后侧烧伤的病例。热时间常数图像帮助临床医生精

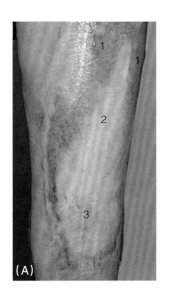 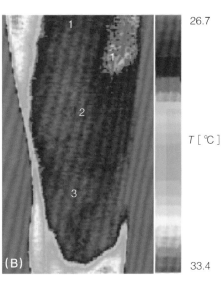 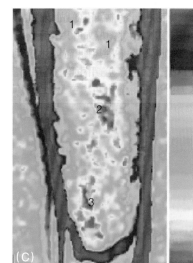

图 31.6　一名 49 岁患者右大腿后侧烧伤的肉眼、热及热时间常数图像。(A)标记区域的临床烧伤深度评估:1,Ⅱa 真皮浅层;2,Ⅱa 真皮浅层,更接近中央,Ⅱb 真皮深层;3,Ⅱb 真皮深层,较深部分,Ⅲ全层。(B)静态热谱图分析图(较临床照片稍内旋)。区域 2 和区域 3 是温度最低的,且无明显内部差异。(C)热时间常数图像[与(B)中相同旋转位置]。手术区域时间常数较短,边界清晰,与在可见光或静态热图上的区域 2 和区域 3 相比,这些区域的面积要小得多。T,温度;τ,热时间常数
来源:Renkielska A,Nowakowski A,Kaczmarek M,Ruminski J. Burn depths evaluation based on active dynamic IR thermal imaging:a preliminary study. Burns 2006;32(7):867-75.

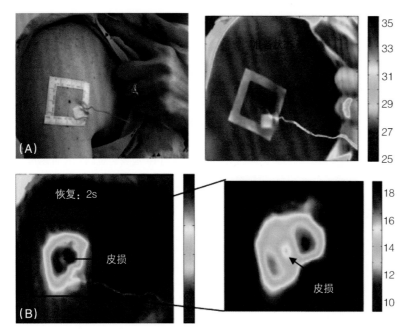

图31.7 （A）左：肩部区域群集色素性皮损及粘贴窗口；右：环境温度下同区域的参考红外（IR）图。（B）左：冷却后的同区域（移除热刺激后2s）；右：黑色素瘤皮损及其周边的放大部分

来 源：Cetinguel MP，Herman C. Quantification of the thermal signature of a melanoma lesion. Int J Therm Sci 2011；50（4）：421e31 with permission from Elsevier.

确定位需要手术的皮肤区域。Nowakowski通过考虑通过多层皮肤模型获得多个热时间常数来进一步改进方法[56]。与此同时，已经有相关研究探讨了基于皮肤对流热刺激的替代实验方案[56]。

皮肤肿瘤

　　皮肤肿瘤是最常见的肿瘤。基底细胞癌（basal cell carcinoma，BCC）和鳞状细胞癌（squamous cell carcinoma，SCC）都与老化和日光暴露有关，在非黑色素瘤皮肤肿瘤（nonmelanoma skin cancer，NMSC）中占大部分。BCC是迄今为止最常见的非黑色素瘤皮肤肿瘤类型。虽较少致命，但可严重损容。SCC相对少见，但可能致命。黑色素瘤是最严重的皮肤肿瘤之一，具有转移潜力，故在皮肤相关肿瘤死亡病例中占90%。然而，如能早期发现肿瘤厚度<1mm的黑色素瘤，患者的存活率很高[57]。皮肤恶性肿瘤会产生很大的卫生支出，在美国，皮肤肿瘤是经济支出最多的五种肿瘤之一[58]。因此，早期发现皮肤肿瘤可改善预后并减少卫生支出。

　　20世纪60年代早期，已经有研究发现热成像可用于检测皮肤肿瘤，尤其用于早期黑色素瘤[59,60]。然而，早期相关的热成像研究结果令人失望，假阴性率过高[61]，这就大大降低了医学界的热情。然而，可以用几个因素来解释：首先，早期病变中潜在热信号很小，早期研究阶段尚无高灵敏度的红外成像装置；其次，这种小的温差通常被源自皮下组织的强大的热信号埋没，即使采用当前高灵敏度的红外相机，也很难检测到小的热点或冷点[23]。

　　1995年，Di Carlo提出通过进行主动热成像测量来克服这些困难。他采用了一个PT设置，采用充满恒温酒精溶液的气球刺激皮肤[33]。在去除刺激后几秒钟，黑色素瘤和色素型BCC较周围健康皮肤表现出显著的温度变化。几年后，

Buzug及其同事使用冷凝胶包和更新的红外热像仪重复Di Carlo的实验[62]。最近，Çetingül和Herman研究了黑色素瘤皮损的瞬态热信号，使用多层传热皮肤模型，可以从瞬态热信号中提取定量信息[22,63]。例如，图31.7显示了一组位于肩部的色素沉着病变，并用PT进行了研究。尽管稳态热谱图（图31.7A）不提示任何诊断，但在去除冷刺激后几秒钟拍摄的红外图像上，可清楚地识别黑色素瘤皮损（图31.7B）。Çetingül和Herman认为该方法可检测Clark分级I级（原位黑色素瘤）病变，但该研究仅在少数患者中进行[63]。

　　我们最近开发了一种基于LIT专门用以研究皮肤肿瘤的装置[24,64]。在此装置中，气流周期性地调节皮肤表面温度，而IR相机记录皮肤的热辐射。许多理论研究[19,20,23,65,66]已经证实了这种皮肤表面周期性调节的优点。与先前基于脉冲刺激的装置相比，LIT可抑制横向热扩散，热谱图更敏感。图31.8显示LIT可准确探查皮肤肿瘤的边缘。该设备正在日内瓦大学医院（Geneva University Hospital）进行临床试验。

其他潜在的应用

　　尽管研究较少，已有文献将热成像用于皮肤病学的其他潜在领域。例如，被动热成像用于区分转移黑色素瘤与良性皮肤病变，对于>15mm的病变表现出极好的敏感性和特异性[67]。Hassan及其同事在对卡波西肉瘤（Kaposi sarcoma，KS）患者的随访观察中比较了LDI被动热成像[68]，发现热成像可用于识别KS病变中功能异常性血管并定量评估抗KS疗效。Santa Cruz及其同事使用PT随访了进行硼中子俘获治疗的黑色素瘤患者，证明了与健康皮肤相比，放疗后红斑及黑色素瘤结节复温更快[69]。Di Carlo在其早期文章中提到了热成像在硬皮病中应用的潜力[33]。热谱图可以显示受冷刺激后的皮肤血流功能异常。一些研究进行了更深入的

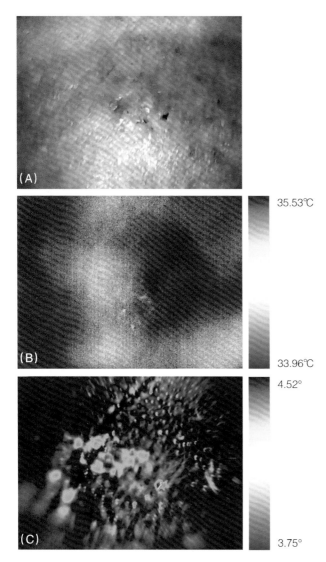

35.53℃

33.96℃

4.52°

3.75°

图31.8 一名79岁男性患者前额基底细胞癌(BCC)的肉眼、热成像和相位图像。(A)皮损临床图像。(B)同一皮损的静态热图。在稳态红外(IR)图像上很难识别皮损边缘。(C)数字锁相解调产生的伪相位图像。与健康的皮肤相比,皮损具有更高相位值,故可精确识别BCC边缘

研究[70-73]。Bharara和Cobb探索了将主动热成像用于评估糖尿病神经病变足[74,75]。Laino和Di Carlo证明热成像可以用作评估斑贴试验结果的有效补充[76]。最后,在美容领域,被动热成像已被用于随访观察氩激光器治疗的鲜红斑痣患者[77,78],或用于评估橘皮组织的严重程度[31]。

结论

热成像是一种非接触性的无创成像方法,可用于皮肤病学研究。实际上,人体皮肤是非常好的热发射器,IR成像装置可以很容易捕获辐射。基于稳态温度测量的被动程序检索的信息有限。然而,因微辐射热测量计技术改进,红外相机的价格已大幅下降,这样就开辟了新的潜在用途。例如,

可以忽略额外成本,将红外相机核心集成到标准皮表透光显微镜,从而为皮肤科医生提供关于皮损灌注和/或代谢活动的额外信息。

另一方面,主动热成像允许提取定量生理参数。计算人类皮肤热模型相关的复杂性与较大的生物变异性限制了该方法可获取的信息量。此外,热成像较敏感,可以检测<0.001℃的温差,但特异性并不是很高。由于这些原因,作者认为被动或主动热成像只有与其他(光学)诊断方法结合才能发挥其全部潜力。红外成像光谱技术是一个有趣的选择。因皮肤对IR辐射半透明,主动热成像结合IR带通滤光片、Fabry-Pérot干涉仪或者多波段QWIP相机则可提取皮肤表面成分的更多信息用于特异性诊断。

致谢

这项工作得到了Gebert Rüf基金会(Grant Nr. GRS-072/13)、日内瓦癌症联盟(Geneva Cancer League)、日内瓦大学医院(Geneva University Hospital)和苏黎世应用科学大学(Zurich University of Applied Sciences)的支持。作者感谢Xenics nv公司能够提供本研究中的不同红外相机和核心的测试,以及富有成效的讨论。

(马立文 译,李承旭 许阳 校)

参考文献

[1] Vollmer M, Möllman K-P. Infrared thermal imaging: fundamentals, research and applications. Wiley-VCH; 2010.
[2] Maldague X. Theory and practice of infrared technology for nondestructive testing. Wiley-Interscience; 2001.
[3] Breitenstein O, Warta W, Langenkamp M. Lock-in thermography: basics and use for evaluating electronic devices and materials. Springer; 2010.
[4] Breitenstein O, Rakotoniaina JP, Al Rifai MH. Quantitative evaluation of shunts in solar cells by lock-in thermography. Prog Photovoltaics 2003;11(8):515−26.
[5] Williams KL. Infrared thermometry as a tool in medical research. Ann NY Acad Sci 1964;121:99−112.
[6] Gershon-Cohen J, Haberman-Brueschke JA, Brueschke EE. Medical thermography: a summary of current status. Radiol Clin North Am 1965;3(3):403−31.
[7] Davy JR. Medical applications of thermography. Phys Technol 1977;8(2):54−61.
[8] Jones B. A reappraisal of the use of infrared thermal image analysis in medicine. IEEE Trans Med Imaging 1998;17(6):1019−27.
[9] Diakides N, Bronzino J, Peterson D. Medical infrared imaging. CRC Press; 2007.
[10] Kateb B, Yamamoto V, Yu C, Grundfest W, Gruen JP. Infrared thermal imaging: a review of the literature and case report. Neuroimage 2009;47:154−62.
[11] Amalu W, Hobbins W, Head J, Elliot R. Infrared imaging of the breast: a review. In: Diakides M, Bronzino J, Peterson D, editors. Medical infrared imaging. CRC Press; 2007. p. 1−22.
[12] Tan JH, Ng EYK, Acharya UR, Chee C. Infrared thermography on ocular surface temperature: a review. Infrared Phys Technol 2009; 52(4):97−108.
[13] Campbell P, Roderick T. Thermal imaging in surgery. In: Diakides M, Bronzino J, Peterson D, editors. Medical infrared imaging. CRC Press; 2007. p. 1−18.
[14] Gratt B. Infrared imaging applied to dentistry. In: Diakides M, Bronzino J, Peterson D, editors. Medical infrared imaging. CRC Press; 2007. p. 1−8.
[15] van der Graaff KM, Strete D, Creek CH. Human anatomy. McGraw Hill; 2001.

[16] Lee Y, Hwang K. Skin thickness of Korean adults. Surg Radiol Anat 2002;24(3−4):183−9.

[17] Xu F, Lu TJ. Skin biothermomechanics: modeling and experimental characterization. Advances in Applied Mechanics. 2009. p. 147−248.

[18] Pennes H. Analysis of the tissue and arterial blood temperature in the resting human forearm. J Appl Physiol 1948;1:93−122.

[19] Shih T, Yuan P, Lin W, Kou H. Analytical analysis of the Pennes bioheat transfer equation with sinusoidal heat flux condition on the skin surface. Med Eng Phys 2007;29:946−53.

[20] Liu J, Xu L. Estimation of blood perfusion using phase shift in temperature response to sinusoidal heating at the skin surface. IEEE Trans Biomed Eng 1999;46(9):1037−43.

[21] Deng Z, Liu J. Mathematical modelling of temperature mapping over skin surface and its implementation in thermal disease diagnostics. Comput Biol Med 2004;34:495−521.

[22] Cetinguel MP, Herman C. A heat transfer model of skin tissue for the detection of lesions: sensitivity analysis. Phys Med Biol 2010; 55(19):5933−51.

[23] Bonmarin M, Le Gal FA. Lock-in thermal imaging for the early-stage detection of cutaneous melanoma: a feasibility study. Comput Biol Med 2014;47:36−43.

[24] Bonmarin M, Le Gal FA. A lock-in thermal imaging setup for dermatological applications. Skin Res Technology 2015;21(3): 284−90.

[25] Boylan A, Martin CJ, Gardner GG. Infrared emissivity of burn wounds. Clin Phys Physiol Meas 1992;13(2):125−7.

[26] Sanchez-Marin F, Calixto-Carrera S, Villasenor-Mora C. Novel approach to assess the emissivity of the human skin. J Biomed Opt 2009;14(2):024006.

[27] Watmough DJ, Fowler PW, Oliver R. The thermal scanning of a curved isothermal surface: implications for clinical thermography. Phys Med Biol 1970;15(1):1−8.

[28] Rogalski A. Infrared detectors. CRC Press; 2010.

[29] Jagadish C, Gunapala S, Rhiger D. Advances in infrared photodetectors. Elsevier Science; 2011.

[30] Henini M. Handbook of infrared detection technologies. Elsevier; 2002.

[31] Nkengne A, Papillon A, Bertin C. Evaluation of the cellulite using a thermal infra-red camera. Skin Res Technol 2013;19(1):231−7.

[32] Ammer K, Ring FJ. Standard procedures for infrared imaging in medicine. In: Diakides M, Bronzino JD, Peterson DR, editors. Medical infrared imaging. CRC Press; 2007. p. 1−15.

[33] Di Carlo A. Thermography and the possibilities for its applications in clinical and experimental dermatology. Clin Dermatol 1995;13(4):329−36.

[34] Notingher I, Imhof R, Xiao P, Pascut F. Spectral depth profiling of arbitrary surfaces by thermal emission decay-Fourier transform infrared spectroscopy. Appl Spectrosc 2003;57(12):1494−501.

[35] Notingher I, Imhof R. Mid-infrared in vivo depth-profiling of topical chemicals on skin. Skin Res Technol 2004;10(2):113−21.

[36] Abuhamad M, Netzelmann U. Dual-band active thermography on infrared transparent materials. Quantitative InfraRed Thermography J 2010;7(2):189−200.

[37] Busse G, Wu D, Karpen W. Thermal wave imaging with phase sensitive modulated thermography. J Appl Phys 1992;71:3962−5.

[38] Krapez JC. Compared performances of four algorithms used for digital lock-in thermography. In: Balageas D, Busse G, Carlomagno C, editors. Quantitative infrared thermography QIRT; 1998. p. 148−53. Lodz, Poland.

[39] Junyang L, Yang W, Jingmin D. Research on thermal wave processing of lock-in thermography based on analysing image sequences for NDT. Infrared Phys Technol 2010;53:348−57.

[40] Gupta R, Breitenstein O. Unsteady-state lock-in thermography: application to shunts in solar cells. Quantitative InfraRed Thermography J 2007;4(1):85−105.

[41] Anbar M. Quantitative dynamic telethermometry in medical diagnosis and management. CRC-Press; 1994.

[42] Anbar M, Milescu L, Grenn MW, Zamani K, Marino MT. Study of skin hemodynamics with fast dynamic area telethermometry (DAT). 19th Annual International Conference of the IEEE Engineering in Medicine and Biology Society. 1997. p. 644−8.

[43] Judson RT. Burns. In: Tjandra J, Clunie G, Kaye H, Smith JA, editors. Textbook of surgery. 3rd ed. John Wiley and Sons; 2005.

[44] Watts AMI, Tyler MPH, Perry ME, Roberts AHN, McGrouther DA. Burn depth and its histological measurement. Burns 2001;27(2):154−60.

[45] Hoeksema H, Van de Sijpe K, Tondu T, et al. Accuracy of early burn depth assessment by laser Doppler imaging on different days post burn. Burns 2009;35(1):36−45.

[46] Lawson RN, Wlodek GD, Webster DR. Thermographic assessment of burns and frostbite. Can Med Assoc J 1961;84: 1129−31.

[47] Mladick R, Georgiade N, Thorne F. A clinical evaluation of the use of thermography in determining degree of burn injury. Plast Reconstr Surg 1966;38(6):512−8.

[48] Hackett ME. The use of thermography in the assessment of depth of burn and blood supply of flaps, with preliminary reports on its use in Dupuytren's contracture and treatment of varicose ulcers. Br J Plast Surg 1974;27(4):311−7.

[49] Newman P, Pollock M, Reid WH, James WB. A practical technique for the thermographic estimation of burn depth: a preliminary report. Burns 1981;8(1):59−63.

[50] Cole RP, Jones SG, Shakespeare PG. Thermographic assessment of hand burns. Burns 1990;16(1):60−3.

[51] Renkielska A, Nowakowski A, Kaczmarek M, et al. Static thermography revisited: an adjunct method for determining the depth of the burn injury. Burns 2005;31(6):768−75.

[52] Hardwicke J, Thomson R, Bamford A, Moiemen N. A pilot evaluation study of high resolution digital thermal imaging in the assessment of burn depth. Burns 2013;39(1):76−81.

[53] Renkielska A, Nowakowski A, Kaczmarek M, Ruminski J. Burn depths evaluation based on active dynamic IR thermal imaging: a preliminary study. Burns 2006;32(7):867−75.

[54] Ruminski J, Kaczmarek M, Renkielska A, Nowakowski A. Thermal parametric imaging in the evaluation of skin burn depth. IEEE Trans Biomed Eng 2007;54(2):303−12.

[55] Renkielska A, Kaczmarek M, Nowakowski A, et al. Active dynamic infrared thermal imaging in burn depth evaluation. J Burn Care Res 2014;35(5):294−303.

[56] Nowakowski A. Quantitative active dynamic thermal IR-imaging and thermal tomography in medical diagnostic. In: Diakides M, Bronzino JD, Peterson DR, editors. Medical infrared imaging. CRC Press; 2007. p. 1−30.

[57] Balch C, Soong S, Gershenwald J, et al. Prognostic factors analysis of 17,600 melanoma patients: validation of the American Joint Committee on cancer melanoma staging system. J Clin Oncol 2001;19(16):3622−34.

[58] Housman TS, Feldman SR, Williford PM, et al. Skin cancer is among the most costly of all cancers to treat for the medicare population. J Am Acad Dermatol 2003;48(3):425−9.

[59] Brasfield R, Sherman R, Laughlin J. Thermography in management of cancer: a preliminary report. Ann NY Acad Sci 1964; 121(A1):235−47.

[60] Hartmann M, Kunze J, Friedel S. Telethermography in the diagnostics and management of malignant melanomas. J Dermatol Surg Oncol 1981;7(3):213−8.

[61] Cristofolini M, Perani B, Pisciolini F, Rechchia G, Zumiani G. Uselessness of thermography for diagnosis and follow-up of cutaneous malignant melanoma. Tumori 1981;67(2):141−3.

[62] Buzug TM, Schumann S, Pfaffmann L, Reinhold U, Ruhlmann J. Functional infrared imaging for skin-cancer screening. Conf IEEE Eng Med Biol Soc 2006:2766−9.

[63] Cetinguel MP, Herman C. Quantification of the thermal signature of a melanoma lesion. Int J Therm Sci 2011;50(4):421−31.

[64] http://www.dermolockin.com.

[65] Deng Z, Liu J. Analytical Study on bioheat transfer problems with spatial or transient heating skin surface or inside biological bodies. J Biomech Eng 2002;124:638−50.

[66] Yuan P, Liu H, Chen C, Kou H. Temperature response in biological tissue by alternating heating and cooling modalities with sinusoidal temperature oscillation on the skin. Int Commun Heat Mass Transfer 2008;35:1091−6.

[67] Shada AL, Dengel LT, Petroni GR, Smolkin ME, Acton S, Slingluff Jr CL. Infrared thermography of cutaneous melanoma metastases. J Surg Res 2013;182(1):9−14.

[68] Hassan M, Little RF, Vogel A, Aleman K, Wyvill K, Yarchoan R, et al. Quantitative assessment of tumor vasculature and response

to therapy in Kaposi's sarcoma using functional noninvasive imaging. Technol Cancer Res Treat 2004;3(5):451−7.

[69] Santa Cruz G, Bertotti J, Marin J, Gonzalez SJ, Gossio S, Alvarez D, et al. Dynamic infrared imaging of cutaneous melanoma and normal skin in patients treated with BNCT. Appl Radiat Isot 2009;67:54−8.

[70] Cutolo M, Sulli A, Smith V. Assessing microvascular changes in systemic sclerosis diagnosis and management. Nat Rev Rheumatol 2010;6(10):578−87.

[71] Murray AK, Moore TL, Manning JB, Taylor C, Griffiths CEM, Herrick AL. Noninvasive imaging techniques in the assessment of scleroderma spectrum disorders. Arthritis Rheum 2009;61(8): 1103−11.

[72] Pauling JD, Shipley JA, Harris ND, McHugh NJ. Use of infrared thermography as an endpoint in therapeutic trials of Raynaud's phenomenon and systemic sclerosis. Clin Exp Rheumatol 2012; 30(2):103−15.

[73] Merla A, Di Donato L, Di Luzio S, Farina G, Pisarri S, Proietti M, et al. Infrared functional imaging applied to Raynaud's phenomenon. IEEE Eng Med Biol Mag 2002;21(6):73−9.

[74] Bharara M, Cobb JE, Claremont DJ. Thermography and thermometry in the assessment of diabetic neuropathic foot: a case for furthering the role of thermal techniques. Int J Low Extrem Wounds 2006;5(4):250−60.

[75] Bharara M, Viswanathan V, Cobb JE. Cold immersion recovery responses in the diabetic foot with neuropathy. Int Wound J 2008; 5(4):562−9.

[76] Laino L, Di Carlo A. Telethermography: an objective method for evaluating patch test reactions. Eur J Dermatol 2010;20(2): 175−80.

[77] Patrice T, Dreno B, Weber J, Le Bodic L, Barriere H. Thermography as a predictive tool for laser treatment of port-wine stains. Plast Reconstr Surg 1985;76(4):554−7.

[78] Troilius A, Wardell K, Bornmyr S, Nilsson GE, Ljunggren B. Evaluation of port wine stain perfusion by laser Doppler imaging and thermography before and after argon-laser treatment. Acta Derm Venereol 1992;72(1):6−10.

[79] Robinson JK. Anatomy for procedural dermatology. In: Robinson JK, Hanke WC, Sengelmann R, Siegel D, editors. Surgery of the skin. 3rd ed. Philadelphia: Elsevier; 2015. p. 1−27.

[80] http://www.xenics.com/en.

第 32 章

正电子发射断层显像／计算机断层扫描（PET/CT）在皮肤黑色素瘤中的作用

A.C. Bourgeois, A.S. Pasiak, Y.C. Bradley

背景

关键信息

- 2- 脱氧 -2-(^{18}F) 氟 -D- 葡萄糖（^{18}F-FDG）是正电子发射断层扫描（positron emission tomograph, PET）常用的放射性示踪剂，该示踪剂可在体显示细胞的葡萄糖代谢活性。

- 计算机断层扫描（computer tomography, CT）图像则可用于辅助 PET 所示病灶的定位，同时可利用 CT 数据对 PET 图像进行衰减校正，进一步增加了 PET 图像的准确性。

- PET/CT 检查的平均扫描时间约为 40~60 分钟，较单独 CT 扫描辐射量更大。（译者注：单独 PET 扫描时间是 40~60 分钟，PET/CT 可以明显缩短检查时间，但扫描辐射量有所增加。）

- 组织摄取放射性示踪剂的程度也就是 FDG 的代谢活性，通常采用标准化摄取值（standard uptake value, SUV）作为评价组织摄取 ^{18}F-FDG 示踪剂的半定量指标。

PET/CT 在高危皮肤黑色素瘤（cutaneous melanoma, CM）患者的分期、治疗和监测中起着重要作用。PET/CT 是两种成像方式的结合，可同时提供病变的功能影像和结构影像。

PET/CT 检查需要预先静脉注射放射性示踪剂后方可进行 PET 图像的采集。在美国，大部分 PET 显像所使用的放射性示踪剂是 ^{18}F-FDG，^{18}F-FDG 是由发射正电子的同位素 ^{18}F 所标记的葡萄糖类似物，因此具有与葡萄糖相似的细胞转运过程而进入细胞内。然而，一旦进入细胞通过磷酸化转化为 6- 磷酸氟代脱氧葡萄糖（^{18}F-FDG-6-P）之后，则不再参与进一步的糖酵解，而滞留于细胞内。^{18}F 在体内衰变过程中放出正电子[1]，正电子是电子的反粒子，带正电荷，质量和电子相等[1]。正电子在人体中运行很短的距离就会与附近的带负电荷的电子撞击发生湮灭，同时以能量的形式释放出两个方向相反（互成 180°）的高能（511KeV）γ 光子。因为两个光子同时由单次湮灭事件产生，所以 PET 扫描仪中排列在患者周围的环形探测器可以同时探测到这些成对的 γ 光子（图 32.1）并记录下来。在利用计算机进行一系列复杂的计算之后重组 ^{18}F-FDG-6-P 在患者组织或器官内的分布[2]。

采用 ^{18}FDG 的 PET 显像可以定量评价全身的组织葡萄糖摄取。由于葡萄糖摄取通常与正常组织和恶性肿瘤的代谢活性相关，因此，PET 显像可作为鉴别正常组织与异常组织的一种方法。然而，用 PET 显像检测恶性病变应考虑恶

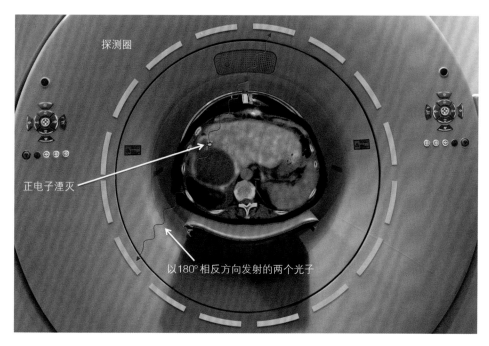

图 32.1　^{18}F 离子衰变后的湮灭。正电子湮灭产生两个光子,这两个光子以 180° 的相反方向发射,并且由 PET 扫描机架中相对的一组探测器同时探测到。该患者为右肝切除术后。在残余肝右叶内有一个大的渗出性囊肿,术后炎症引起其周边葡萄糖代谢稍有增加。注意其内部没有任何 2- 脱氧 -2-(^{18}F)氟 -D- 葡萄糖摄取

性病变的正常组织本底的葡萄糖摄取水平。比如,大脑和心脏是葡萄糖代谢较高的脏器,会有较高的放射性本底;而胃肠道和泌尿系统则参与 ^{18}FDG 的排泄,因此也会受到生理性代谢的影响。PET 的灵敏性也与肿瘤类型有关,一些低代谢的肿瘤同样对 ^{18}FDG 的摄取较低而呈现 PET 显像的假阴性。所幸的是,CM 通常属于 FDG 高摄取的肿瘤,因此 PET 对其诊断准确率较高,对 CM 分期的敏感性和特异性超过 90%[3]。

　　而 CT 扫描部分与 PET 显像的联合使用显著提高了 PET/CT 成像的特异性。PET/CT 中 PET 机架和 CT 机架的机械连接,确保了患者在扫描床的相同位置可进行多模态成像(图 32.2)。PET 和 CT 图像融合,CT 图像能够为 PET 上检测到的病变提供解剖定位,从而提高准确性。CT 数据还可提供与组织光子衰减特性相关的信息进行衰减校正,结合复杂的图像重建算法使 PET/CT 成为一种定量化成像[2]。PET/CT 的定量信息使得其图像可以直接提供肿瘤的葡萄糖代谢率,用于评估肿瘤的良恶性[2]。此外,PET/CT 还可以定量分析肿瘤患者不同阶段的肿瘤葡萄糖代谢的变化,从而评估疾病的进展情况及其治疗后反应,在肿瘤患者的医疗管理中价值巨大。

　　在 CM 的临床诊疗中,PET/CT 显像是许多高危患者临床和外科分期的重要辅助手段。本章概述了 PET/CT 显像在 CM 临床决策和肿瘤特征方面的应用,同时也解释了其应用的局限性和缺点。

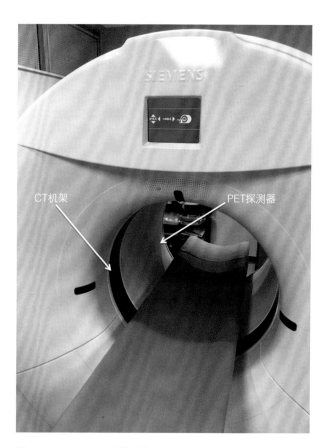

图 32.2　PET/CT 系统,例如 Siemens mCT Flow,将 PET 和 CT 安装在同一机架上,利用同一扫描床,确保了精确的图像配准和两种显像的解剖融合

黑色素瘤分期及正电子发射断层扫描/计算机断层扫描(PET/CT)的作用

关键信息

- FDG-PET/CT 对微小转移灶的敏感性相对较低。因此,前哨淋巴结活检是常规局部淋巴结评价的主要依据。
- PET/CT 对大转移瘤或远处转移的诊断最敏感,在Ⅲ期和Ⅳ期疾病分期方面具有很高的临床应用价值。
- PET/CT 在早期(Ⅰ期、Ⅱa 期)疾病中价值有限。
- 具有高风险的组织病理学,或者病变部位风险较高的患者更容易通过 PET/CT 检查获益。
- 相比于 PET 或 CT 单独用于黑色素瘤分期,PET/CT 用于疾病分期的准确性更高。

CM 分期需要结合诸多复杂的组织学特征和临床特征[4]。最近的研究集中于这些因素的临床和预后意义,包括前哨淋巴结状态、肿瘤溃疡和卫星转移灶的存在、血清乳酸脱氢酶水平和有丝分裂率[4-7]。美国癌症联合委员会(American Joint Committee of Cancer, AJCC)提供了更简化的分期方法,将患者分为三组:局部(Ⅰ期和Ⅱ期)、区域性(Ⅲ期)和远处转移(Ⅳ期)[4]。在黑色素瘤分期方面,PET/CT 在局部 CM(Ⅰ期和Ⅱ期)中价值有限,一般用于区域性分布或远处转移的高危患者(Ⅲ期和Ⅳ期)[4]。在临床实践中,是否采用 PET/CT 评估 CM,不同的机构差别很大,多取决于机构的一些诊疗指南、临床偏好,以及是否容易进行 PET/CT 检查等各种情况。目前并没有严格的标准来规范 PET/CT 在黑色素瘤分期中的应用。美国国家综合癌症网络(National Comprehensive Cancer Network, NCCN)指南为 PET/CT 在 CM 中的应用提供了循证医学证据。2013 年,NCCN 更新了其关于黑色素瘤治疗和再分期的建议,其中有一部分专门讨论了 PET/CT 的价值[4]。为了理解这些建议,有必要了解 CM 临床和病理分期的一般方法以及 NCCN 指南所依据的文献。

局限性疾病

临床检查首先是对可疑皮肤病变的检查和活检,接着进行全面的病史、体格检查和完整的皮肤检查,重点检查局部淋巴结、转移灶、原发灶、远处转移的证据和发病因素。这些临床信息决定了临床分期,并极大地影响外科分期以及是否需要进一步影像检查的决策[4]。外科治疗的主要目的是广泛切除局部原发病灶和手术取样,为组织学和临床特征提供依据[4,8]。综合临床和手术的分期数据可对 CM 患者进行风险分层评估,制订治疗计划,并确定是否需要更进一步的影像检查。

局部疾病,包括Ⅰ期和Ⅱ期,是指原发肿瘤没有局部淋巴结转移、中途转移或远处转移。Breslow 厚度和肿瘤溃疡是早期黑色素瘤的两个最重要的预后因素,并且是病理分期标

准的依据[4]。Ⅰ期疾病包括具有(Ⅰb 期)或不具有(Ⅰa 期)溃疡的厚度为 1mm 或更小的原发病变,以及没有(Ⅰb 期)溃疡的厚度为 2mm 或更小的病变。Ⅱa 期病变包括原发性病变 1~2mm 厚度伴溃疡,和 2~4mm 厚度不伴溃疡。Ⅱb 期包括病变 2~4mm 厚度伴溃疡,和 4mm 或更大的厚度而无溃疡。Ⅱc 期是指任何 4mm 或更大厚度的病变同时伴有溃疡。其他几个因素与预后虽然相关,但不包括在 AJCC 分期标准中[9]。

淋巴结转移的存在及转移程度对临床及预后具有重要意义。前哨淋巴结活检阴性通常意味着局限性(Ⅰ期或Ⅱ期)疾病,5 年生存率 >90%[4]。对 2 500 多名患者的 meta 分析显示,前哨淋巴结活检阴性患者的疾病复发率仅为 5%[4]。然而,即使是仅存在一个阳性前哨淋巴结,患者的 5 年生存率将显著降低到 62%[10]。前哨淋巴结活检被认为是评价区域性淋巴结情况的标准,尽管没有高水平的证据显示前哨淋巴结活检对提高总体生存率有益[11,12]。前哨淋巴结活检与完全淋巴结清扫(complete lymph node dissection, CLND)相比,具有较高的准确性,假阴性率 <4%[12],死亡率低。一般而言,PET/CT 很少用于前哨淋巴结活检阴性患者的转移评估,在 NCCN 分期指南中,PET/CT 仅用于评估Ⅰ期和Ⅱ期有特异性症状的患者[4](图 32.3)。

在肿瘤缺乏高危组织学特征的情况下,PET 和 PET/CT 作为淋巴结转移的首要筛查工具的价值有限[11-14]。2007 年,Kell 在一项针对 83 名平均肿瘤厚度为 1.9mm 的 CM 患者的研究中发现,在患者接受前哨淋巴结活检后,术前 PET/CT 并没有提供额外的价值[15]。在病理证实的存在淋巴结转移的 15 例患者中,PET/CT 仅发现阳性 2 例(13.3%)。Singh 的研究也证实了上述发现,在对 52 名 CM 患者淋巴结的评估中,PET/CT 与前哨淋巴结活检相比,敏感性为 14.3%[16]。Bikhchandani 使用 PET/CT 对 47 例低风险的原发性头颈部肿瘤患者进行回顾性分析,发现 PET/CT 并没有检测到一例隐匿性局部或远处转移[17]。虽然这些研究使用较老的扫描仪,其灵敏度与现代 PET/CT 无法相比,但是这些数据仍然清楚地表明,作为评价淋巴结的主要手段,PET/CT 扫描不如前哨淋巴结活检。

PET 显像对淋巴结的敏感性较差主要是由于对微小转移灶检出的敏感性较低所致。对转移性病灶的检出能力应基于病灶的代谢活性和大小。高代谢病变,通过有丝分裂率间接测量,可确保较小的病变能被检出。此外,肿瘤的数量与检出率有直接关系。Crippa 对 38 例接受 56 个淋巴结清扫的Ⅲ期患者进行了淋巴结大小与 PET 检测准确性关系的研究[18]。尽管 PET 对淋巴结的检出的敏感性为 95%、特异性为 84%,但只有超过 10mm 的转移性淋巴结,PET 才可检出[18]。对于 5~10mm 大小的转移性淋巴结,PET 检测率为 83%。对于 5mm 或更小的转移性淋巴结,PET 检出率只有 23%[18]。PET 检测效率与肿瘤大小的关系反映了目前 PET 技术的局限性。随着 PET/CT 技术和更多特异性的放射性示踪药物的发展,较小淋巴结转移的检出率有可能会提高。然而,到目前为止,前哨淋巴结活检仍然是淋巴结评估的主要手段,在没有局部或远处转移临床证据的患者中,其不应被 PET/CT 取代[4]。

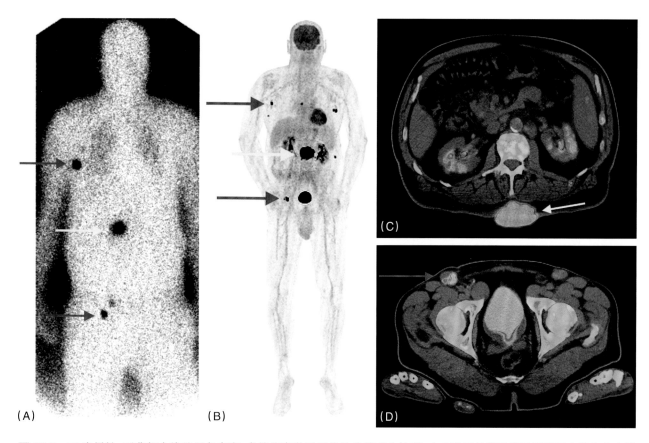

图 32.3 56 岁男性,下背部中线处黑色素瘤,术前核素淋巴显像的价值充分体现。(A)淋巴显像示淋巴引流至右腋窝和右腹股沟淋巴结。(B)随后的 PET/CT 显示转移灶位置与核素淋巴显像所示位置一致,同时也显示了多个其他的转移灶。黄色箭示黑色素瘤原发灶,红色箭示 PET 上的转移。(B)最大密度投影。(C 和 D)融合轴位 PET/CT 图

高危原发病灶与进展期疾病

在高风险原发性肿瘤或Ⅲ期和Ⅳ期疾病的患者中,先进的显像技术价值更大。具有高危组织学特征的肿瘤患者可以从先进显像方法中更多地获益,部分原因是,在较高风险的原发灶中,先进的显像手段的阳性预测值较高。NCCN 指南目前建议,在厚度 >1mm 的黑色素瘤和具有侵袭性特征(如肿瘤溃疡和有丝分裂率每毫米 >1)的薄黑色素瘤(0.76~1.0mm)中使用 PET/CT[24]。然而,需要指出的是,这些指南建议先进的显像技术在上述情况下应该只用来评估特定的症状。PET/CT 在高危病变中的潜在价值源于提高了病灶检测的准确性。Iagura 采用 PET/CT 研究了 106 例平均 Breslow 厚度为 3.56mm 的肿瘤,发现其对黑色素瘤检出的敏感性和特异性分别为 89.3% 和 88%[12]。当 PET/CT 被用作患者的筛选工具后,其检测的准确性远远超过了之前所提到的方法。有意思的是,PET/CT 对 Breslow 厚度 1~4mm、中等风险的原发性肿瘤转移灶的检出的敏感性最高(92.7%)。需指出的是,常规 PET/CT 在中等厚度黑色素瘤中的应用是有争议的,部分原因是研究表明其假阳性率高。在一项 Barsky 的研究中,对 149 例中等风险的患者应用了 PET/CT,发现假阳性率高达 85%[19],这一结果使得作者认为,在中等厚度肿瘤中,常规 PET/CT 可能导致不必要的有创或无创性检查。

PET/CT 检查对前哨淋巴结活检阳性的患者是有临床价值的。虽然在许多机构中,PET/CT 成像被常规用于高危原发病灶,但当前的 NCCN 指南并未建议在该类患者中常规使用 PET/CT。因为前哨淋巴结活检阳性的患者通常会进行淋巴结切除,是否进一步需要 PET/CT 检查通常根据淋巴结清扫的结果。因此,受这种处理惯例影响,仅前哨淋巴结活检阳性的患者的 PET/CT 研究数据较为有限。2008 年,一项对 30 例接受 PET 显像和前哨淋巴结活检阳性的完全性淋巴结清扫患者的研究发现,PET/CT 成像对患者的治疗结果并未提供额外价值[20]。因此,NCCN 指南目前推荐 PET/CT 用于评估有特殊临床症状的前哨淋巴结活检阳性的患者。

PET/CT 显像在患者出现可触及的肿大淋巴结(临床Ⅲ期)或病理Ⅲ期或Ⅳ期疾病中的临床应用的潜力更大。临床Ⅲ期疾病可触及淋巴结肿大意味着患者转移负荷大,因而更容易被 PET 显像发现。许多研究指出,与用于低风险患者的筛查相比,PET/CT 在临床晚期疾病中的阳性预测值提高[16,21,22]。在临床Ⅲ期疾病中,PET/CT 在转移灶的检出方面灵敏性较高,因此,有相当一部分患者因为进行了 PET/CT 检查而更改了其外科治疗方案。对于临床怀疑为Ⅲ期或Ⅳ期的黑色素瘤患者,2013 年 NCCN 指南建议,对可触及的肿大淋巴结进行细针抽吸活检和 PET/CT,而不是前哨淋巴结活检和完全性淋巴结清扫[4]。这在很大程度上是由于 PET/CT 检查结果对手术方案和临床结果的影响。Aukema 对 70

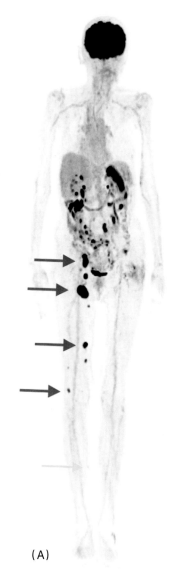

(A)

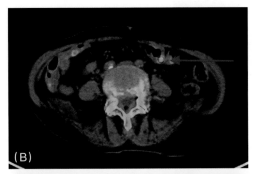

(B)

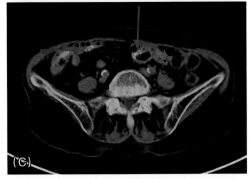

(C)

图 32.4　82 岁的女性,最初被认为是Ⅲ期。依据 PET/CT 结果,被提升到Ⅳ期。(A)在腿中段内侧原发病灶的手术切除部位可见轻度的摄取增高(黄色箭)。患肢淋巴链和软组织内可见转移。值得注意的是,在她的小肠壁上发现了许多转移灶。(B 和 C)断层图像上由红色箭标记

例临床Ⅲ期患者术前行 PET/CT 和脑磁共振成像(magnetic resonance imaging,MRI)成像。PET/CT 结果改变了 26 例(37%)患者局部淋巴结清扫的方案,敏感性为 87%,特异性为 98%[23]。PET/CT 结果也与预后相关,PET/CT 显像无转移病变的患者的 2 年生存率为 84%,而有转移病变的患者为 56%(P<0.001)(图 32.4)。

FDG 显像在临床晚期黑色素瘤(Ⅲ期或Ⅳ期)中的临床价值已在更多的研究中得到证实,改变了多达 49% 患者的临床治疗方案[24]。平均而言,通过识别额外的可切除病灶或确认不可切除的远处转移灶(Ⅳ期),PET/CT 影响了大约 10%~20% 患者的临床治疗方案[21,24]。

PET/CT 还可在检测潜在可切除的远处转移和提供预后信息方面发挥作用[25]。尽管Ⅳ期黑色素瘤预后差,但皮肤转移比内脏转移者预后更好[27]。此外,切除所有影像学和临床上可见的病变可以进一步提高生存率[27]。值得一提的是,一小部分患者在切除了有限的远处转移后,获得了外科性治愈[26]。因此,与单纯 CT 相比,PET/CT 增加了转移灶检出的敏感性,即使在疾病Ⅳ期患者中也有一定的临床价值。

正电子发射断层扫描/计算机断层扫描(PET/CT)在再分期中的作用

关键信息

- 最近的文献显示,PET/CT 在筛查治疗后高转移负荷患者是否复发方面具有潜在的应用价值。
- PET/CT 目前推荐用于评估症状性的疾病复发。
- PET/CT 在再分期中提供了预后信息,有助于外科手术的规划。

黑色素瘤患者的长期随访涉及基于临床和影像学的多学科方法。目前的 NCCN 指南建议对黑色素瘤患者进行密切的临床观察,而不建议对无症状患者进行常规 PET/CT 监测。然而,一项来自耶鲁黑素瘤病房的 373 名患者的研究结果表明,早期检测可提高无症状复发患者的生存期[28]。虽然目前关于 PET/CT 在无症状患者黑色素瘤复发中的作

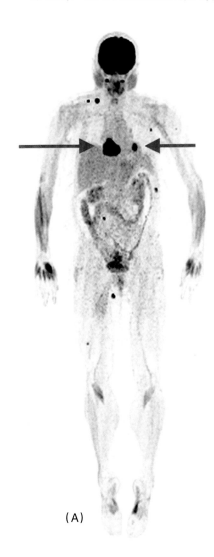

(A)

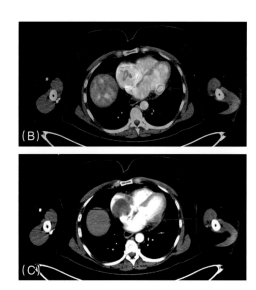

图 32.5　74 岁男性Ⅳ期黑色素瘤治疗后,PET/CT 再分期。(A)全身多发转移,中心转移灶大。(B 和 C)PET/CT 的 CT 增强图像证实右心房内有大的软组织密度转移灶,左心室侧壁有小的软组织密度转移灶,局部红色箭标记

用研究数量有限,但仍有证据表明,PET/CT 检查可以帮助检测早期转移。在对 34 例Ⅲ期黑色素瘤患者的研究中,通过 PET/CT 每年的随访,发现了 7 例无症状患者中有 6 例复发[9]。本次研究中唯一未发现的复发是临床的局部复发,可能被局部术后改变而遮掩。然而,PET/CT 在常规术后随访中的价值需要进一步研究,且目前其临床应用仍然是依不同机构而定(图 32.5)。

临床上存在明显的疾病复发时,PET/CT 显像有助于发现病灶及了解病变范围,因此可影响临床治疗决策,被NCCN 推荐用于评估症状性复发的疾病[4]。Camargo 探讨了PET/CT 显像对 78 例复发黑色素瘤患者的临床影响,并指出显像结果改变了 27% 的患者的临床治疗方案[29]。在这项研究中,PET/CT 提高了 22% 的患者的临床分期(Ⅲ期提高到Ⅳ期),检出了 5% 的患者存在转移。即使在远处复发的患者中,PET/CT 检查结果也使约 30% 的患者的手术、放疗或化疗计划发生变化。常规使用 PET/CT 进行再分期的一个重要问题是假阳性,这种假阳性的影像学发现使本来可能治愈的患者的分期提高。临床怀疑局部复发的患者的 PET/CT 显像最易出现假阳性的情况,因此,对这一部分患者的 PET/CT 的影像结果判读应格外谨慎[30](图 32.6)。

除了对初始分期和对复发的临床管理,PET/CT 提供的

信息在治疗中也起着重要作用。据报道,PET/CT 结果改变了 60% 的拟放疗患者的治疗方案[30]。PET 提供的代谢活性信息有助于进行治疗疗效的无创性评估,从而提供重要的预后信息。这在调整治疗策略和研发潜在的黑色素瘤治疗方案中已经得到了应用[30]。值得注意的是,PET/CT 检查在评估治疗反应和评估预后方面的应用是否具有成本效益尚无定论[30]。相反,当 PET/CT 用于手术规划时,很可能具有成本效益,其在临床管理方面的作用已被证实。

正电子发射断层扫描 / 计算机断层扫描(PET/CT)成像技术

PET/CT 检查视野一般从颅底延伸到股骨近端。因为黑色素瘤可能发生在检查视野之外的部位,例如头皮和远端骨骼,许多机构通常对黑色素瘤患者进行从头顶到足底的更大视野的扫描。这是所有黑色素瘤患者的标准扫描方案,可以发现常规 PET/CT 检测视野外的转移性病变。然而,增加头颅和远端肢体的扫描几乎使 PET 扫描时间增加 1 倍,限制了扫描仪的使用效率,同时也增加了全身辐射剂量。基于上述原因,全身 PET 显像在黑色素瘤中的应用一直是几个

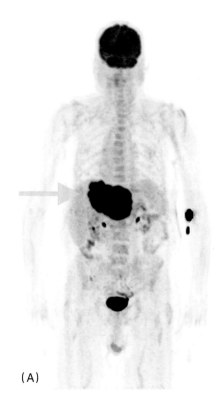

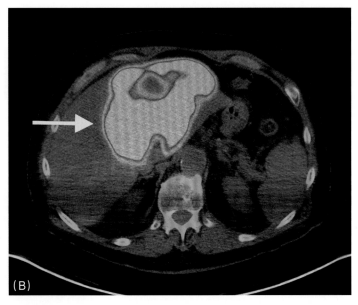

图 32.6 (A)64 岁男性患者,既往黑色素瘤病史(>10 年前)和最近 1 年结肠癌病史。PET/CT 显示肝脏左叶内孤立性大肿块。(B)中央区 2- 脱氧 -2-(^{18}F)氟 -D- 葡萄糖的摄取缺损,考虑为侵袭性结肠癌肝转移瘤并伴中心坏死。然而,活检结果提示其为黑色素瘤肝转移

研究关注的重点。Niederkohrn 2007 年对接受全身 PET 显像的 296 名患者进行了研究,发现在颅骨或四肢骨并没有发现影响分期或临床治疗方案的孤立性转移灶[31]。因此该作者认为,扩大颅骨和下肢骨显像范围的临床价值有限。Querellou 通过对 122 例没有明确下肢受累患者的研究证实了 Niederkohrn 的发现[32]。在他们的研究中,只有 28 名患者发现有转移灶,且其中只有 5 名患者在下肢有异常发现,表现为不能肯定的或可能的转移灶[32]。随后,在进一步的临床随访中,发现这些影像结果并不代表黑色素瘤。这种较高的假阳性率和不能确定的获益提示 PET/CT 扩大范围的全身显像的临床价值有限。然而,许多机构更喜欢大视野的全身 PET/CT 显像,因为全身 PET/CT 检查之后或可避免对原发的面部 / 头皮和远端肢体的黑色素瘤进行额外的专门的检查。在我们的机构中,我们发现,除非原发病灶位于四肢内,否则肢体转移灶会与广泛性转移同时出现。

黑色素瘤常规 PET/CT 检查中是否进行增强 CT 扫描或者口服对比剂,这对于临床研究的安全性和检查的效率都有明显的影响,但是其临床价值尚不明确。Pfluger 等人进行了一项纳入 50 例患者的研究,发现采用静脉增强 CT(contrast-enhanced CT,CECT)较常规平扫 CT 提高了 PET/CT 对转移灶检测的敏感性(97% vs. 90%)[33]。然而,CECT 的这种额外提高的敏感性并没有改变分期或影响临床治疗决策[33]。在 PET 成像中,使用口服对比剂可能更具争议性。口服对比剂常用于 PET/CT,但据报道,可能导致高估 SUV 达 125%[33]。大转移灶代谢活性普遍较高,可能会改善这种状况,随后的研究表明口服对比剂在临床上没有显著作用[34]。因为没有进一步的证据来明确口服和静脉注射对比剂如何合理使用,所以,最审慎的做法是遵循机构相关的对比剂使用协议。

临床医生应该知道,血糖升高和胰岛素抵抗会降低 PET/CT 的准确性。血液循环中的葡萄糖与 FDG 竞争,改变细胞对 FDG 的摄取并可能影响 PET/CT 显像肿瘤的表观代谢活性。无论是外源性给药还是机体自身生成的胰岛素,都能够促进 FDG 在胰岛素敏感组织中的摄取。因此,这两个因素都可能改变 PET/CT 检查的敏感性,并导致在后续的研究对比中的不一致性[33]。此外,在 PET/CT 检查前 48 小时内,患者不应该参与剧烈活动,因为肌肉摄取的增加将减少肿瘤摄取,从而可能掩盖小的或摄取率低的病变。寒冷也可以通过增加"棕色脂肪"的葡萄糖代谢而对显像结果产生影响,可以通过提高受检者的环境温度或者使用苯二氮䓬等药物来避免。

正电子发射断层扫描 / 计算机断层扫描(PET/CT)与其他成像方式的比较

与 PET/CT 成像相比,独立的 CT 成像的诊断准确率较低,可用于评估特定症状。但是,CT 可用于随访 <6mm 的性质待定的肺小结节,因为这些小结节直径低于 PET 能够准确定性的阈值。CT 也有较高的假阳性率。一项对 347 名临床Ⅲ期患者进行检查的研究表明,CT 识别出的假阳性病变是真 / 假阴性黑色素瘤病变的 2 倍[29]。然而,PET/CT 中的 CT 成像对于分期和手术计划的制订是很重要的。Strobel 的研究表明,融合的 CT 解剖图像显著提高了 PET/CT 发现代谢活性较低的转移灶的准确性[35]。这在肺部病变的评估中特别重要,因为 CT 可以弥补呼吸伪影所导致的 PET 准确性的降低[35]。我们在背景部分提到过,CT 数据还可用于 PET

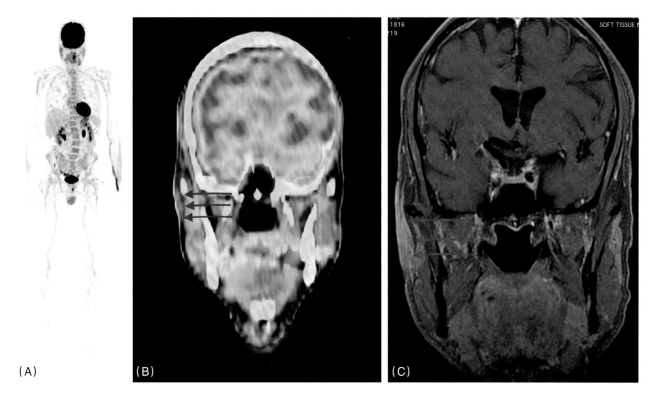

图 32.7　（A）80 岁男性患者，右侧面部大的促纤维增生性黑色素瘤，有丝分裂率低。PET/CT 未显示任何转移，且原发灶部位也未见明显的 2- 脱氧 -2-(^{18}F）氟 *D-* 葡萄糖高摄取。（B）冠状位 PET/CT 图像也未见明显的放射性聚集。（C）磁共振增强成像显示了黑色素瘤的范围，强化明显、边界清晰

图像的衰减校正，帮助更好地区分真正的病变与伪影。

　　除了 PET/CT，MRI 在临床某些情况下也有诊断价值。MRI 常用于解决特定的临床问题，帮助描绘肿瘤与周围组织的解剖关系。MRI 在评估肝脏和颅脑病变方面也是首选的成像模式，已被证明优于 PET/CT，因为 PET/CT 中一些脏器的本底的高代谢活性是限制因素[28]。需要指出的是，脑 MRI 在非症状患者中的应用是存在争议的，一般不作为筛查工具（图 32.7）。

结论

　　PET/CT 显像在高危黑色素瘤患者的初始评估中起着重要作用，很大程度上显示出改变临床治疗决策的能力。目前的指南不推荐在所有病理性淋巴结阳性疾病中使用 PET/CT。然而，PET/CT 被推荐用于临床上存在明显的淋巴结或远处转移患者的分期，在该类人群中有较高的准确性。它在评估症状性疾病复发、治疗反应和预后方面也起着重要的作用。

（鲁珊珊　译，郭喆　校）

参考文献

[1] Cherry SR, Sorenson JA, Phelps ME. Physics in nuclear medicine. Elsevier Health Sciences; 2012.

[2] Zaidi H. Quantitative analysis in nuclear medicine imaging. Springer Science & Business Media; 2006.

[3] Prichard RS, Hill ADK, Skehan SJ, O'Higgins NJ. Positron emission tomography for staging and management of malignant melanoma. Br J Surg 2002;89:389−96.

[4] Coit DG, Andtbacka R, Anker CJ, Bichakjian CK, Carson 3rd WE, Daud A, et al. Melanoma, version 2.2013 featured updates to the NCCN guidelines. J Natl Compr Canc Netw 2013;11:395−407.

[5] Vazquez V, Silva TB, Vieira Mde A, de Oliveira AT, Lisboa MV, de Andrade DA, et al. Melanoma characteristics in Brazil: demographics, treatment, and survival analysis. BMC Res Notes 2015;8:4.

[6] Kelderman S, Heemskerk B, van Tinteren H, van den Brom RR, Hospers GA, van den Eertwegh AF, et al. Lactate dehydrogenase as a selection criterion for ipilimumab treatment in metastatic melanoma. Cancer Immunol Immunother 2014;63:449−58.

[7] Bonnelykke-Behrndtz ML, Schmidt H, Christensen IJ, Damsgaard TE, Moller HJ, Bastholt L, et al. Prognostic stratification of ulcerated melanoma: not only the extent matters. Am J Clin Pathol 2014;142:845−56.

[8] Gallegos Hernandez JF, Nieweg OE. Cutaneous melanoma (CM): current diagnosis and treatment. Gac Med Mex 2014;150(Suppl. 2): 175−82.

[9] Abbott RA, Acland KM, Harries M, O'Doherty M. The role of positron emission tomography with computed tomography in the follow-up of asymptomatic cutaneous malignant melanoma patients with a high risk of disease recurrence. Melanoma Res 2011;21:446−9.

[10] Torre LA, Bray F, Siegel RL, Ferlay J, Lortet-Tieulent J, Jemal A, et al. Global cancer statistics, 2012. CA Cancer J Clin 2015. http://dx.doi.org/10.3322/caac.21262.

[11] El-Maraghi RH, Kielar AZ. PET vs sentinel lymph node biopsy for staging melanoma: a patient intervention, comparison, outcome analysis. J Am Coll Radiol 2008;5:924−31.

[12] Iagaru A, Quon A, Johnson D, Gambhir SS, McDougall IR. 2-Deoxy-2-[F-18]fluoro-D-glucose positron emission tomography/

computed tomography in the management of melanoma. Mol Imaging Biol 2007;9:50−7.

[13] Sabel MS, Wong SL. Review of evidence-based support for pretreatment imaging in melanoma. J Natl Compr Canc Netw 2009; 7:281−9.

[14] Yancovitz M, Finelt N, Warycha MA, Christos PJ, Mazumdar M, Shapiro RL, et al. Role of radiologic imaging at the time of initial diagnosis of stage T1b-T3b melanoma. Cancer 2007;110: 1107−14.

[15] Kell MR, Ridge JA, Joseph N, Sigurdson ER. PET CT imaging in patients undergoing sentinel node biopsy for melanoma. Eur J Surg Oncol 2007;33:911−3.

[16] Singh B, Ezziddin S, Palmedo H, Reinhardt M, Strunk H, Tuting T, et al. Preoperative ^{18}F-FDG-PET/CT imaging and sentinel node biopsy in the detection of regional lymph node metastases in malignant melanoma. Melanoma Res 2008;18:346−52.

[17] Bikhchandani J, Wood J, Richards AT, Smith RB. No benefit in staging fluorodeoxyglucose-positron emission tomography in clinically node-negative head and neck cutaneous melanoma. Head Neck 2013. http://dx.doi.org/10.1002/hed.23456. n/a−n/a.

[18] Crippa F, Leutner M, Belli F, Gallino F, Greco M, Pilotti S, et al. Which kinds of lymph node metastases can FDG PET detect? A clinical study in melanoma. J Nucl Med 2000;41:1491−4.

[19] Barsky M, Cherkassky L, Vezeridis M, Miner TJ. The role of preoperative positron emission tomography/computed tomography (PET/CT) in patients with high-risk melanoma. J Surg Oncol 2014; 109:726−9.

[20] Constantinidou A, Hofman M, O'Doherty M, Acland KM, Healy C, Harries M. Routine positron emission tomography and positron emission tomography/computed tomography in melanoma staging with positive sentinel node biopsy is of limited benefit. Melanoma Res 2008;18:56−60.

[21] Bronstein Y, Ng CS, Rohren E, Ross MI, Lee JE, Cormier J, et al. PET/CT in the management of patients with stage IIIC and IV metastatic melanoma considered candidates for surgery: evaluation of the additive value after conventional imaging. AJR Am J Roentgenol 2012;198:902−8.

[22] Akcali C, Zincirkeser S, Ergajcy Z, Akcali A, Halac M, Durak G, et al. Detection of metastases in patients with cutaneous melanoma using FDG-PET/CT. J Int Med Res 2007;35:547−53.

[23] Aukema TS, Valdes Olmos RA, Wouters MW, Klop WM, Kroon BB, Vogel WV, et al. Utility of preoperative ^{18}F-FDG PET/CT and brain MRI in melanoma patients with palpable

lymph node metastases. Ann Surg Oncol 2010;17:2773−8.

[24] Gulec SA, Faries MD, Lee CC, Kirgan D, Glass C, Morton DL, et al. The role of fluorine-18 deoxyglucose positron emission tomography in the management of patients with metastatic melanoma: impact on surgical decision making. Clin Nucl Med 2003;28: 961−5.

[25]] Bradley Y. PET/CT, an Issue of radiologic clinics of North America. Elsevier Health Sciences; 2013.

[26] Andrews S, Robinson L, Cantor A, DeConti RC. Survival after surgical resection of isolated pulmonary metastases from malignant melanoma. Skin (Depth Unkn) 2006;2:7.

[27] Ho Shon IA, Chung DKV, Saw RPM, Thompson JF. Imaging in cutaneous melanoma. Nucl Med Commun 2008;29:847−76.

[28] Choi EA, Gershenwald JE. Imaging studies in patients with melanoma. Surg Oncol Clin N Am 2007;16:403−30.

[29] Etchebehere EC, Romanato JS, Santos AO, Buzaid AC, Camargo EE. Impact of [F-18] FDG-PET/CT in the restaging and management of patients with malignant melanoma. Nucl Med Commun 2010;31:925−30.

[30] Buck AK, Herrmann K, Stargardt T, Dechow T, Krause BJ, Schreyogg J. Economic evaluation of PET and PET/CT in oncology: evidence and methodologic approaches. J Nucl Med 2010;51:401−12.

[31] Niederkohr RD, Rosenberg J, Shabo G, Quon A. Clinical value of including the head and lower extremities in ^{18}F-FDG PET/CT imaging for patients with malignant melanoma. Nucl Med Commun 2007;28:688−95.

[32] Querellou S. Clinical and therapeutic impact of ^{18}F-FDG PET/CT whole-body acquisition including lower limbs on patients with malignant melanoma. Nucl Med Commun 2011;32:873.

[33] Pfluger T, Melzer HI, Schneider V, La Fougere C, Coppenrath E, Berking C, et al. PET/CT in malignant melanoma: contrast-enhanced CT versus plain low-dose CT. Eur J Nucl Med Mol Imaging 2011;38:822−31.

[34] Gorospe L, Raman S, Echeveste J, Avril N, Herrero Y, Herna Ndez S. Whole-body PET/CT: spectrum of physiological variants, artifacts and interpretative pitfalls in cancer patients. Nucl Med Commun 2005;26:671−87.

[35] Strobel K, Dummer R, Husarik DB, Perez Lago M, Hany TF, Steinert HC. High-risk melanoma: accuracy of FDG PET/CT with added CT morphologic information for detection of metastases. Radiology 2007;244:566−74.

第 33 章

梅克尔细胞癌的分子影像学表现

V. Beylergil, J.A. Perez, J.R. Osborne

引言

20 世纪 70 年代，Cyril Toker 首次描述了梅克尔细胞癌 (Merkel cell carcinoma, MCC)[1]，一些文献提出了病毒致癌作用。MCC 是一种侵袭性皮肤癌，源于表皮基底层的神经内分泌细胞，主要累及曝光部位，亦可累及非曝光部位[2]。本章不讨论危险因素与病毒病因，仅讨论现有分子成像机制及相应神经内分泌机制。而解剖成像技术，如计算机断层扫描 (computed tomography, CT)，在本书中的单独章节讨论。

分子成像技术

间碘苄胍显像

间碘苄胍 (metaiodobenzylguanidine, MIBG) 是胍乙啶的放射性标记类似物，通过去甲肾上腺素转运蛋白进入细胞，并储存在细胞质或分泌颗粒中[3]。有关 MCC 患者 MIBG 显像的数据有限。然而，一些研究显示 MCC 患者存在对 MIBG 的摄取。在早期的一项研究中，Van Moll 报道了 MCC 患者的可摄取 ^{131}I-MIBG[4]。从剂量学的角度考虑，^{131}I-MIBG 不及 ^{123}I-MIBG，并很大程度上被 ^{123}I-MIBG 取代。尽管一些零散报告表明使用这种放射性药物可成功实现肿瘤可视化，但目前相关研究和数据仍很少。例如，Watanabe 等人用 ^{123}I-MIBG 成功显像了一例眼睑 MCC[5]。研究 MIBG 的意义在于，如果 MCC 病灶有明确摄取，则可以通过高剂量 MIBG

进行治疗。但因目前的研究有限，尚不能明确 MIBG 成像的作用。^{18}F 标记的新型药物，如间 ^{18}氟苄基胍，使正电子发射断层扫描 (positron emission tomography, PET)/CT 的分辨率更高。若可用 ^{18}F 标记 MIBG 衍生物，该方法值得被重新使用。

生长抑素受体显像

生长抑素受体 (somatostatin receptor, SSTR) 显像在 MCC 中的研究较少。例如，在 Gardair 等人的研究中，来自 98 名患者的 105 个 MCC 组织标本中 SSTR 高表达，约 80% 的肿瘤至少表达一种 SSTR[6]。^{111m}In- 奥曲肽是放射性标记的生长抑素类似物，与 SSTR2 受体的亲和力极强。早期 ^{111m}In- 奥曲肽的相关研究结果极具前景。如，Kwekkeboom 等人认为其灵敏度与 CT 相同或更高[7]。Guitara-Rovel 认为，^{111m}In- 奥曲肽是 MCC 的一种特有检查方法，但目前尚无足够证据建议可常规使用。相关的病例也有报道，但目前没有确凿的证据证明 ^{111m}In- 奥曲肽优于常规成像。近期一研究在 9 名患者中比较 2- 脱氧 -2-(^{18}F) 氟 -D- 葡萄糖 (FDG) PET/CT 与 ^{111m}In-奥曲肽成像，结果显示 FDG PET / CT 优于奥曲肽显像[8]。

^{111m}In- 奥曲肽显像的劣势可部分归咎于 SPECT 系统的分辨率有限。实际上，基于 PET 的 SSTR 成像会更清晰。例如，Buder 等人在 24 名患者的研究中发现，^{68}GaDOTA-D-Phe1-Tyr3- 奥曲肽显像更好，改变了 3 名患者 (13%) 的治疗方案，提高了 4 名患者 (14%) 的肿瘤分级[9]。但遗憾的是，尽管仍在努力，基于 ^{68}Ga 的肽受体成像在美国本土尚未广泛应用。

SSTR 代表了未来的诊断和治疗靶标。已有文献报道在受体成像后进行肽治疗[10]。笔者认为，这一 MCC 的诊断治疗方法需要更多的研究。

2- 脱氧 -2-(^{18}F) 氟 -D- 葡萄糖正电子发射断层扫描 / 计算机断层扫描

　　^{18}F-FDG PET/CT 研究证据充分，是目前 MCC 分子成像的主要技术方法。FDG PET/CT 可用于疾病初始分期、预后分层和治疗反应的重分级（图 33.1 和图 33.2）。

　　据报道，^{18}F-FDG PET/CT 具有较高的敏感度（约 79%~94%）和特异度（>95%）[11,12]。最近一项 meta 分析中纳入了符合条件的 328 名患者，报道其敏感度为 90%，特异度为 98%[13]。

　　将 ^{18}F-FDG PET/CT 纳入临床治疗决策依据已经使得 MCC 的治疗出现了毋庸置疑的变化。例如，在一项基于 97 名患者的 270 次 FDG PET/CT 检查的回顾性研究中，Hawryluk 等人发现 ^{18}F-FDG PET/CT 可提高 16% 的患者肿瘤分期[14]。在一项包括 102 名患者的前瞻性研究中，Siva 等人观察到 PET 改变了 37% 患者的管理计划，这与先前小样本研究的结果一致[15]。22% 患者的 PET 分期与传统分期不一致，17% 的患者分期提高，3% 的患者分期降低，作者反复强调 ^{18}F-FDG PET/CT 对 MCC 的预后分层很重要。

　　近来，同一个澳大利亚小组研究了 PET/CT 在治疗后的应用，发现完全代谢反应（complete metabolic response，CMR）提示更高的总体生存率。无 CMR 患者的 1 年总生存率为 15%，而有 CMR 患者的 2 年总生存率为 88%。PET/CT 可中至重度影响大多数患者的再分期[16]。

前哨淋巴结成像

　　核医学分子成像的另一个重要应用领域为前哨淋巴结成像（图 33.3）。前哨淋巴结是肿瘤肿块的第一组引流淋巴结。应用前哨淋巴结是常用方法，但 MCC 中前哨淋巴结活检（sentinel node biopsy，SLNB）的作用不明，因其发病率低且无前瞻性研究。与其他肿瘤（如黑色素瘤和乳腺癌）相比，SLNB 在 MCC 中的作用尚未完全明确，对总生存率的影响未知。但美国国家综合癌症网络指南（the National

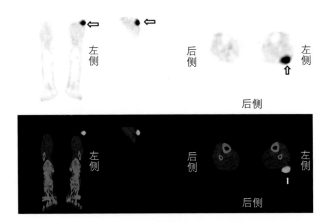

图 33.1　PET 和 PET /CT 横断面、矢状面和冠状面图像。左大腿后侧的梅克尔细胞癌（活检确诊）具有 2- 脱氧 -2-(^{18}F) 氟 -D- 葡萄糖高亲和力。白色箭所示为头皮原发病灶

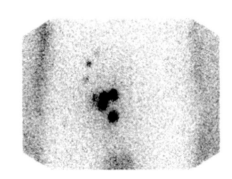

ANT PEL TRANS

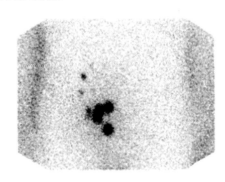

图 33.2　PET（上排）和 PET/CT 横断面图像，示头皮中高摄取率 2- 脱氧 -2-(^{18}F) 氟 -D- 葡萄糖的原发肿瘤（白色箭）和双叶肝转移（红色箭）

图 33.3　在右腿原发肿瘤（本图未显示）周围注射放射性标记的胶体后前哨淋巴结成像显示了多个右腹股沟淋巴结。ANT PEL TRANS，Co-57 做传递源的骨盆正面斑点成像

Comprehensive Cancer Network guidelines)仍推荐所有临床
N0 患者进行 SLNB,因 SLNB 是局部控制的重要分期工具。
最近一项对 4 000 多名未行淋巴结活检的患者进行的综合
评估研究显示,淋巴结活检阳性患者的存活率较低,这强调
了在 MCC 中淋巴结活检的重要性[17]。虽然该技术出现较
早,但现今仍在使用,并且我们应尽一切努力改进技术以提
高新型放射性药物的可用性并整合荧光和放射性方法的可
能性[18]。

结论

　　我们认为,[18]F-FDG PET/CT 是目前最好的分子成像技
术[19]。未来可能需要更多研究来阐明非 FDG PET/CT 成像
的作用,如肽成像和基于肽的靶向治疗。基于 SSTR 的阳性
率,这些诊断治疗方法在一些神经内分泌肿瘤中具有临床应
用潜力。

(戴洁　译,王文菊　许阳　校)

参考文献

[1] Toker C. Trabecular carcinoma of the skin. Arch Dermatol 1972; 105(1):107−10.

[2] Marcoval J, Ferreres JR, Penin RM, Perez D, Vinals JM. Merkel cell carcinoma: differences between sun-exposed and non-sun-exposed variants−a clinical analysis of 36 cases. Dermatology (Basel, Switzerland) 2014;229(3):205−9.

[3] Carrasquillo JA, Chen CC. Molecular imaging of neuroendocrine tumors. Semin Oncol 2010;37(6):662−79.

[4] Von Moll L, McEwan AJ, Shapiro B, Sisson JC, Gross MD, Lloyd R, et al. Iodine-131 MIBG scintigraphy of neuroendocrine tumors other than pheochromocytoma and neuroblastoma. J Nucl Med Off Publ Soc Nucl Med 1987;28(6):979−88.

[5] Watanabe N, Shimizu M, Kageyama M, Kitagawa K, Hayasaka S, Seto H. 123I-MIBG SPECT of Merkel cell carcinoma. Br J Radiol 1998;71(848):886−7.

[6] Gardair C, Samimi M, Touze A, Coursaget P, Lorette G, Caille A, et al. Somatostatin receptors 2A and 5 are expressed in merkel cell carcinoma with No association with disease severity. Neuroendocrinology 2015;101(3):223−35.

[7] Kwekkeboom DJ, Hoff AM, Lamberts SW, Oei HY, Krenning EP. Somatostatin analogue scintigraphy. A simple and sensitive method for the in vivo visualization of Merkel cell tumors and their metastases. Arch Dermatol 1992;128(6):818−21.

[8] Lu Y, Fleming SE, Fields RC, Coit DG, Carrasquillo JA. Comparison of 18F-FDG PET/CT and 111In pentetreotide scan for detection of Merkel cell carcinoma. Clin Nucl Med 2012;37(8):759−62.

[9] Buder K, Lapa C, Kreissl MC, Schirbel A, Herrmann K, Schnack A, et al. Somatostatin receptor expression in Merkel cell carcinoma as target for molecular imaging. BMC cancer 2014;14:268.

[10] Schmidt MC, Uhrhan K, Markiefka B, Hasselbring L, Schlaak M, Cremer B, et al. (68)Ga-DotaTATE PET-CT followed by peptide receptor radiotherapy in combination with capecitabine in two patients with merkel cell carcinoma. Int J Clin Exp Med 2012;5(4): 363−6.

[11] Belhocine T, Pierard GE, Fruhling J, Letesson G, Bolle S, Hustinx R, et al. Clinical added-value of 18FDG PET in neuroendocrine-merkel cell carcinoma. Oncol Rep 2006;16(2): 347−52.

[12] Peloschek P, Novotny C, Mueller-Mang C, Weber M, Sailer J, Dawid M, et al. Diagnostic imaging in Merkel cell carcinoma: lessons to learn from 16 cases with correlation of sonography, CT, MRI and PET. Eur J Radiol 2010;73(2):317−23.

[13] Treglia G, Kakhki VR, Giovanella L, Sadeghi R. Diagnostic performance of fluorine-18-fluorodeoxyglucose positron emission tomography in patients with Merkel cell carcinoma: a systematic review and meta-analysis. Am J Clin Dermatol 2013;14(6):437−47.

[14] Hawryluk EB, O'Regan KN, Sheehy N, Guo Y, Dorosario A, Sakellis CG, et al. Positron emission tomography/computed tomography imaging in Merkel cell carcinoma: a study of 270 scans in 97 patients at the Dana-Farber/Brigham and Women's Cancer Center. J Am Acad Dermatol 2013;68(4):592−9.

[15] Siva S, Byrne K, Seel M, Bressel M, Jacobs D, Callahan J, et al. 18F-FDG PET provides high-impact and powerful prognostic stratification in the staging of Merkel cell carcinoma: a 15-year institutional experience. J Nucl Med Off Publ Soc Nucl Med 2013; 54(8):1223−9.

[16] Byrne K, Siva S, Chait L, Callahan J, Bressel M, Seel M, et al. 15-Year experience of 18F-FDG PET imaging in response assessment and re-staging after definitive treatment of merkel cell carcinoma. J Nucl Med Off Publ Soc Nucl Med 2015;56(9):1328−33.

[17] Tseng J, Dhungel B, Mills JK, Diggs BS, Weerasinghe R, Fortino J, et al. Merkel cell carcinoma: what makes a difference? Am J Surg 2015;209(2):342−6.

[18] Stoffels I, Leyh J, Poppel T, Schadendorf D, Klode J. Evaluation of a radioactive and fluorescent hybrid tracer for sentinel lymph node biopsy in head and neck malignancies: prospective randomized clinical trial to compare ICG-Tc-nanocolloid hybrid tracer versus Tc-nanocolloid. Eur J Nucl Med Mol Imaging 2015;42(11): 1631−8.

[19] Beylergil V, Carrasquillo JA. Molecular imaging and therapy of merkel cell carcinoma. Cancers 2014;6(2):1020−30.

第 34 章

梅克尔细胞癌的影像学表现

L. Kadletz, S.F. Nemec, B.M. Erovic

引言

历史背景和基本发现

1972 年,Cyril Toker 博士首次描述了梅克尔细胞癌,并将其定性为皮肤小梁癌[1-3]。1978 年,他通过电子显微镜检测到密集的神经分泌颗粒,进而推测小梁癌可能起源于神经嵴[3,4]。

尽管对梅克尔细胞癌的细胞起源仍有争论,但电子显微镜结果显示,癌细胞位于表皮基底层,与梅克尔细胞(神经内分泌分化的机械感受器)具有相似的组织学和免疫组织化学特征[2]。相反,也有其他研究假设梅克尔细胞癌细胞来源于多能表皮干细胞[5]。

2008 年,Feng 及其同事在梅克尔细胞癌患者的标本中发现了一种多瘤病毒。这种新的多瘤病毒被称为梅克尔细胞多瘤病毒,研究发现其在癌症发生和进展过程中发挥了关键作用[5-8]。

疾病的临床表现与治疗

与其他皮肤恶性肿瘤相比,梅克尔细胞癌非常罕见,美国的发病率为 1/10 000[7-9]。诊断时患者的平均年龄为 75 岁,免疫抑制似乎对该病的发病率和患者生存有重大影响[2,4,10,11]。

临床上,梅克尔细胞癌病变表现为发生于皮肤光暴露区域,特别是四肢和头颈部的红色、发亮、坚实的结节,时有毛细血管扩张,少见溃疡[7,12]。这种快速生长的无痛肿瘤与免疫抑制(即人类免疫缺陷病毒感染或淋巴瘤)有关[8,13]。

梅克尔细胞癌通过淋巴管转移扩散的潜力很大。最近的数据显示,在最初诊断时,25%~60% 的患者有明显的淋巴结转移,5%~30% 的患者有肝、骨、肺或脑的远处转移[8,14]。

Yiengpruksawan 及其同事开发了一个梅克尔细胞癌分期系统,该系统将局部病变分为 I 期,淋巴结转移分为 II 期,远位转移扩散分为 III 期[15]。此外,该分期系统基于新的美国癌症联合委员会(American Joint Committee on Cancer)梅克尔细胞癌分期系统,与 5 年生存率相关,用于制订每个患者的治疗策略[8,16]。

I 期和 II 期梅克尔细胞癌的治疗可选择切除手术,辅助或不辅助放疗。除面部以外,手术切缘最好超过 2cm[17]。

具有更窄切除边缘的 Mohs 手术似乎与梅克尔细胞癌的生物学特性相反，因为梅克尔细胞癌通常会形成卫星转移[8]。前哨淋巴结活检的作用有争议，但大部分最近的研究都强调了前哨淋巴结活检在梅克尔细胞癌患者中的价值[6,18,19]。

梅克尔细胞癌具有相当高的放射敏感性，这使得放疗作为一种辅助治疗方法，成为其治疗的基础[20-22]。最近发表的研究表明，辅助放疗显著降低了局部复发率，且对无瘤患者和所有患者的生存率都有很大的影响[23]。然而，关于主要用放射治疗梅克尔细胞癌的研究文献很少[31,32]。单纯放疗是作为不能耐受广泛手术切除的患者或原发肿瘤不能切除的患者的保守治疗选择[20]。晚期播散性梅克尔细胞癌患者应该接受化疗[2,7,10]。

具体而言，卡铂、顺铂和依托泊苷联合或者环磷酰胺、长春新碱、阿霉素、泼尼松和博莱霉素（或 5- 氟尿嘧啶）的联合，可用于晚期梅克尔细胞癌患者[10]。

在开始治疗之前，对疾病进行恶性程度分期至关重要。除临床查体、活检和组织学检查之外，影像学检查是确定肿瘤位置、大小和边界的关键步骤。通常，超声、计算机断层扫描（computed tomography，CT）和磁共振成像（magnetic resonance imaging，MRI）用于确定局部病变，而正电子发射断层扫描（positron emission tomography，PET）和正电子发射计算机断层扫描（positron emission computed tomography，PET/CT）用于排除远处转移病灶。淋巴闪烁扫描和生长抑素受体闪烁扫描作为梅克尔细胞癌患者的特异性检查，用以确定局部淋巴结转移[11,24,25]。然而，由于梅克尔细胞癌的发病率很低，目前还没有标准化的诊断或成像算法[24,26,27]。

超声检查

背景和技术

自从 Harold Alexander 在 20 世纪 70 年代末将超声检查引入皮肤科以来，超声检查已成为皮肤病诊断的重要工具之一[28]。超声检查是一种普遍应用、无创、经济、有效的成像方式，可以对皮肤病理结构进行定性及定量检测。最近发表的研究表明，超声检查可以准确检测肿瘤的外延、从表皮到皮下空间的侵袭，以及血管形成[29-33]。实际上，超声检查是确定原发恶性疾病局部播散的关键成像工具，尤其是对颈部、腋窝和腹部的淋巴结转移。

超声检查需要带有线性探头的高频回波描记系统，频率范围在 20~25MHz 的探头用于检查表皮[31,34]，而 5~12MHz 的探头则用于检查真皮下病变和淋巴结[35]。多普勒超声有助于获取更多关于原发肿瘤和淋巴结中血管分布的信息。特别是频率在 7~14MHz 的多普勒超声，可以确定不明病变血管化的强度（高血管化或低血管化）和定位（肿瘤周围或瘤体内），这有助于判断这些病变的良恶性。

首先，进行灰度检查使大体结构和内部架构可视化，然后再进行彩色多普勒检查。与传统彩色多普勒相比，能量多普勒超声具有 3 倍的灵敏度，能够检测富含小血管的浅表病变中的低速血流[31,36,37]。尽管目前尚无关于梅克尔细胞癌和能量多普勒的文献，但 >5mm 的非转移性淋巴结要么无血管，要么伴有门部血管[38,39]。然而，最重要的是，功率多普勒在检测转移淋巴结的肝门部和 / 或外周血管中非常有用[38,39]。

超声弹性成像是另一种无创技术，其基于这样一个事实：与健康组织相比，硬组织变形更小，应变更小。一般来说，转移性淋巴结显示出比良性淋巴结更大的硬度。然而，仍没有这种技术在梅克尔细胞癌中的应用数据[40]。

临床应用与表现

梅克尔细胞癌患者进行超声检查的主要目的是评估是否存在局部淋巴结转移。I 期为原发病变无淋巴结转移，II 期为存在淋巴结转移但没有远处转移，III 期为存在远处转移。结合 CT 和 MRI，超声检查也可能有助于测定原发肿瘤向邻近组织的蔓延情况[31,34]。

梅克尔细胞癌最初表现为发生于皮肤的单一或多中心、低回声、不规则的病变，边缘模糊不清[41]。实质肿瘤无钙化迹象，但周围组织有明显的血管增生[24,42]。尽管由于皮下组织本身的低回声信号，评估肿瘤向皮下组织的蔓延似乎很困难。但已有研究表明，梅克尔细胞癌特征性地发展为手指状的皮下延伸，并可发展为皮下局部转移[24,33,42]。有趣的是，梅克尔细胞癌的肌肉和筋膜浸润只有在 MRI 和 CT 成像上才能被发现[26]。为了识别非梅克尔细胞癌性肿瘤（如恶性黑素瘤、皮肤鳞状细胞癌和基底细胞癌），熟悉它们的特征性临床表现及其超声特征至关重要。事实上，恶性黑色素瘤早期表现为结构均匀、水平扩散的低回声肿块，而梅克尔细胞癌表现为垂直扩散[33,41,43,44]。

皮肤鳞状细胞癌很难与梅克尔细胞癌鉴别，因为其超声图像表现为类似于梅克尔细胞癌的低回声。然而与恶性黑色素瘤相比，这两种病变都更倾向于向真皮和皮下组织渗透[31,34,45]。

基底细胞癌显示肿瘤内有多个高回声点[46,47]，该超声特征可与梅克尔细胞癌、恶性黑色素瘤和皮肤鳞状细胞癌相鉴别。有趣的是，Baek 及其同事报道了一个病例，病例腋下梅克尔细胞癌肿瘤与基底细胞癌超声特征完全相同[41]。但因为其他研究无法证实这一观察，该报告是描述梅克尔细胞癌这一特征的唯一的发表文献[24,42]。需要与梅克尔细胞癌相鉴别的皮肤良性病变包括表皮样囊肿、皮肤纤维瘤或皮内痣，这些疾病彩色多普勒超声下表现为边界清晰、包裹性的囊性或实性肿瘤，周围有血管分布[48-50]。

梅克尔细胞癌与其他恶性肿瘤转移性淋巴结的超声形态学特征表现相同[11,51-53]。超声下淋巴结大小由其最小横径所反映，尽管这很大程度上取决于淋巴结的位置，如颌下淋巴结横径超 15mm，咽后淋巴结超 8mm，纵隔淋巴结超 10mm，肠系膜淋巴结超 5mm，表现为低回声或不均质回声、边缘不规则球形，瘤内和 / 或瘤周血管增生，另可有偏心性或同心性增厚的皮质。淋巴结没有脂肪门，在多数情况下可以检测到中央坏死（图 34.1）[38,44,54]。在能量多普勒检查中，

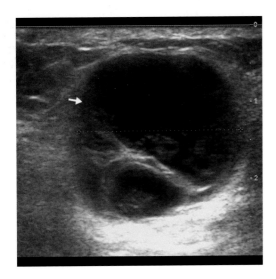

图34.1　一位68岁男性患者的腹股沟淋巴结的超声检查：一个明显增大的圆形结节，界限不清（箭），表现为伴有中央坏死的低回声病变

90%的直径为5mm及以上的良性淋巴结显示门血管，在某些情况下甚至无血管。相反，由于新血管生成和外周血管的募集，转移性淋巴结显示有外周血管和混合血管[38,39]。

关于梅克尔细胞癌远处转移的超声学特征，目前的临床研究还很少。仅有少数病例报告发表，描述了超声心动图检查发现心脏内多发小叶性肿瘤团块[51,55]。

超声检查的另一个非常重要的临床应用是在细针穿刺抽吸过程中作为指导。超声引导下的细针穿刺可用于无法触诊病变的活检检查，以评估超声、MRI或CT成像的异常发现。在梅克尔细胞癌患者中，大多数细针穿刺吸取细胞取自颈部淋巴结（43.5%），其次是腋窝（20.3%）和腹股沟区（11.6%）[8,9,11,13,16,56]。只有一例内窥镜超声引导下细针穿刺抽吸检查胰腺的病例报告，结果为诊断出转移性梅克尔细胞癌[57]。

梅克尔细胞癌穿刺吸取组织的病理表现为特征性的小而圆的肿瘤细胞，没有或很少的细胞质，细胞核中度大小不等。然而，有时候这些肿瘤细胞很难与黑色素瘤或淋巴瘤细胞区分开来[58]。

临床资料

由于淋巴转移扩散在这种罕见皮肤肿瘤患者中很常见，所以超声检查是患者初诊时进行局部淋巴结检查分期的一种重要的影像学工具[24,59]。因为梅克尔细胞癌80%发生于手臂和头颈部，所以肿瘤转移的第一站淋巴结通常位于腋窝或颈部[8]。在所有患者中，25%被发现临床可触及的淋巴结病，且这些淋巴结一般可以通过超声检出[8,27,60]。关于超声检查对鳞状细胞癌患者良恶性淋巴结鉴别的敏感性和特异性，最近的文献显示，超声对颏下、颌下淋巴结和颈上淋巴结的敏感性约为80%，而其特异性在80%~90%。有趣的是，超声检查对位于颈静脉球部的转移性淋巴结的敏感性明显较低，仅为38%，而特异性为89%[11,24,42,53]。

考虑到梅克尔细胞癌患者的治疗后随访，还没有关于超声检查时间间隔的指南。在我们机构中，区域淋巴结的超声检查在前两年为每6个月进行一次，然后每年进行一次。

关键信息

梅克尔细胞癌患者的淋巴结超声分期至关重要。由于超声检查可用性广、准确性高且成本效益可观，基于淋巴结转移的局部扩散可以被容易、快速和准确地诊断。超声检查，特别是在颈部和腋窝区域，在所有患者初诊时即应进行。即使没有发现可疑淋巴结，也必须进行CT和MRI检查，以进一步排除局部和远处转移肿瘤。对于检测到高度可疑淋巴结的早期和晚期梅克尔细胞癌患者，应该进行全身CT和MRI扫描。

同样，梅克尔细胞癌患者的淋巴结外观呈低回声或不均匀回声，表现为横径增大、边缘不规则的球形，瘤内和/或瘤周血管增生，皮质可有偏心性或同心性增厚。淋巴结没有脂肪门，但通常表现为中心坏死。原发肿瘤表现为单一或多中心的低回声、实性、不规则结节，真皮层边缘不规则。此外，梅克尔细胞癌可特征性地向皮下组织指状蔓延，且其能够进展为皮下局部转移。

淋巴结的超声检查和CT、MRI各有优点。超声可进行动态检测，但诊断在很大程度上取决于检查者的专业水平，而CT和MRI提供静态图像，除淋巴结之外，还可反映整个扫描区域的状态，并可将图像提交给其他医生和肿瘤团队讨论。超声检查没有已知的副作用，可以无限制地重复诊断，常规随访，而CT对患者有很大的相关暴露辐射。虽然超声检查对某些患者来说在组织穿透和可及性（即肥胖）方面的应用有限，但这种成像方式对于已知对造影剂过敏、慢性肾衰竭和甲状腺功能亢进的患者来说，总是一个很好的选择。

计算机断层扫描

背景和技术

20世纪90年代，对梅克尔细胞癌患者进行CT分析的研究首次发表了[61,62]。目前，颈部、胸部和腹部的强化CT扫描是肿瘤分期的关键：①可确定定位和延伸；②可确定是否存在原发病灶的浸润；③可检测淋巴结转移和/或远处扩散[27,63]。

由于梅克尔细胞癌是一种具有高度侵袭性并可快速转移的皮肤癌，早期和晚期肿瘤患者表现初发症状时即应进行超声检查，随后进行原发肿瘤和区域淋巴结CT成像。然而，应该强调的是，当确定梅克尔细胞癌患者是否存在软组织受累时，MRI明显优于超声和CT扫描。

临床应用与表现

尽管梅克尔细胞癌的诊断需要组织学检查，以及免疫组织化学检测细胞角蛋白 -20 呈阳性,但 CT 可以对肿瘤可能潜在的邻近组织浸润和淋巴结转移进行准确观察。

由于肿瘤具有高度侵袭性的生物学行为(即使是在疾病早期),所有患者都必须接受 CT 检查。极少数情况下,当样本中细胞角蛋白 -20 表达较低甚至不存在时,必须进行胸腹部 CT 成像,结合支气管镜和结肠镜检查,以排除肺、结肠或胰腺的原发性神经内分泌肿瘤[26,27,61]。

原发性梅克尔细胞癌病变主要表现为从真皮延伸到皮下组织的圆形结节。尤其是在增强 CT 扫描中,与相邻肌肉相比,皮肤肿瘤表现为一个轮廓分明的等密度到稍高密度区域(图 34.2A)。

在一些患者中,可观察到皮下线状或网状脂肪条纹及原发肿瘤附近淋巴水肿(图 34.3A)。这种现象可能与淋巴管侵袭有关。肿瘤靠近或邻近骨骼非常罕见。在这种情况下,常可见到局部溶骨性破坏区[64]。

在多达 30% 的患者中,梅克尔细胞癌可发展出皮下卫星灶,而多数情况下这些卫星灶在视诊或触诊时很难被发现。同样,CT 成像有助于确定卫星灶的数量、蔓延程度,以及是否存在相邻组织的浸润。这些卫星灶均匀强化,20~70mm 大小,边缘光滑或呈小叶状[24,27,42]。

关于原发性皮损的鉴别诊断,首先是基底细胞癌,这是迄今为止最常见的皮肤恶性肿瘤[66],相对于相邻肌肉,它表现为等密度或低密度肿瘤[67]。而梅克尔细胞癌在增强 CT 图像上表现为等密度到稍高密度的肿瘤[24,27,42]。但在临床常规中,CT 成像仅在晚期基底细胞癌患者中进行,以确定病变范围和相邻组织的可能浸润。其次是恶性黑色素瘤和皮肤鳞状细胞癌,两者均可显示与梅克尔细胞癌相似的影像学特征。在增强 CT 扫描中均表现为等密度到高密度肿瘤。唯一显著的区别是梅克尔细胞癌患者的邻近皮下脂肪中存在卫星结节,这在鳞状细胞癌或恶性黑色素瘤患者中明显不常见[27]。此外,来自小细胞肺癌和恶性小细胞淋巴瘤的皮肤转移虽然很少,但其与梅克尔细胞癌的鉴别很重要。在

CT 扫描中,两者可显示出相似表现[42]。与所有恶性肿瘤不同,良性皮肤病变如表皮样囊肿或神经纤维瘤,表现为边界清晰的低密度灶,对比增强很少或没有增强。

由于有无淋巴结转移的梅克尔细胞癌患者的 5 年生存率分别为 58% 和 80%,因此,通过 CT 成像评估淋巴结转移至关重要。淋巴结数目增加,尤其是大小变化,表明淋巴结可能受累。测量主要基于最大横向直径或最大纵向直径与最大横向直径之比[68,69](图 34.3B 和 C)。判断恶性淋巴结的另外一个标准是中央坏死的结节(图 34.3B)。但应始终记住,脂肪替代和淋巴结脓肿可能会模仿转移性淋巴结。因此,应用脂肪饱和无对比和脂肪饱和对比增强的 T1 加权自旋回波 MRI 成像对区分良恶性病变极为重要[68]。最后,邻近脂肪层的浸润作为包膜外扩散的迹象,是淋巴结侵袭的明确指标[69,70](图 34.2C)。

CT 的另一个用途及其最重要的应用是评估远处转移。约 5% 的患者在初诊时已经发生转移扩散。梅克尔细胞癌可能发生皮肤、肺、肝、骨及泌尿生殖系统转移,脑转移罕见(图 34.4)。

梅克尔细胞癌的内脏转移倾向于模仿其他神经内分泌转移性病变,如小细胞肺癌,并表现出典型的环状强化。值得注意的是,梅克尔细胞癌患者的肝转移在造影强化后通常呈靶形或均匀的低密度影[11,24,61]。

临床资料

Colgan 及其同事进行的最新研究纳入了 69 例梅克尔细胞癌患者,对其中区域受累淋巴结 CT 成像的特异性和敏感性进行了分析。69 例患者中,组织学证实有 32 例存在淋巴结转移,其他 37 例无淋巴结转移。在 32 例淋巴结转移的患者中,有 15 例 CT 也检测到淋巴结转移,敏感性只有 47%。但在 37 例无淋巴结转移的患者中,有 36 例 CT 成像证实无淋巴结受累,其特异性为 97%。据报道,CT 成像的阳性和阴

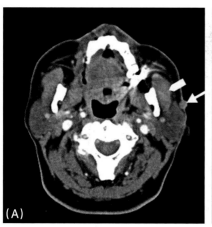
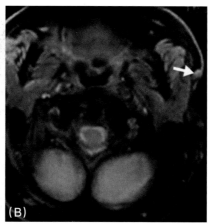
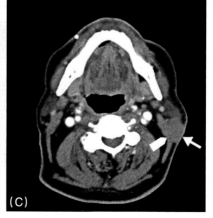

图 34.2 (A)一位 84 岁的男性患者,左颈部原发性梅克尔细胞癌。病变表现为从真皮延伸到皮下组织的圆形结节(箭)。在强化 CT 扫描中,与相邻咬肌(方箭)相比,皮肤肿瘤表现为轮廓分明的等密度到轻微强化的区域。(B)图 A 中的原发肿瘤(箭),脂肪饱和对比增强磁共振成像结果与 CT 成像类似。圆形肿瘤边界清晰,未浸润相邻肌肉组织。(C)同一患者,左侧靠近原发肿瘤尾部可见明显增大的转移性淋巴结(箭)。与相邻的胸锁乳突肌和斜方肌相比,该结节为等密度且边界不清。皮肤侵袭以及皮下组织和两块肌肉的深度浸润(方箭)反映了肿瘤的包膜外扩散

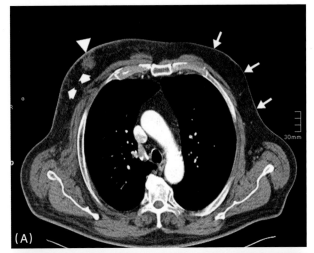

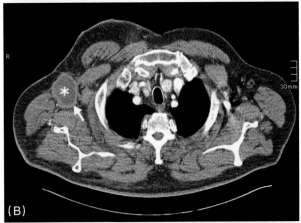

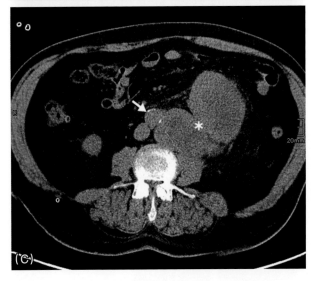

图34.3 （A）一位76岁头颈部梅克尔细胞癌男性患者，CT图像显示了肿瘤右侧淋巴结转移（箭头）。淋巴结呈圆形，推测为一小结节，边缘不规则，从真皮延伸到皮下组织。在强化CT扫描中，与胸壁肌肉相比，皮肤肿块仍为等密度。最显著的问题是右侧胸壁有明显的弥漫性皮肤增厚和网状脂肪条纹（小箭），而左侧（箭）则没有观察到脂肪条纹。（B）同一患者，右侧腋窝淋巴结明显增大（箭），且伴中央坏死（星号）。（C）同一患者，非增强CT成像显示扩张主动脉旁（箭）淋巴结团块（星号）

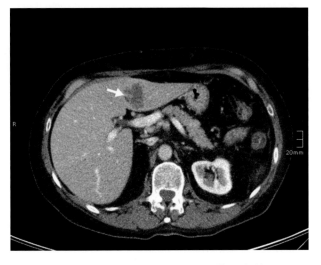

图34.4 一位76岁的女性患者的CT成像。在增强CT上可以检测到单个边界不清的肝转移灶（箭），且有中央坏死

性预测值分别为94%和68%。在检测病理性淋巴结时，[18]F脱氧葡萄糖PET/CT扫描的敏感性为83%，特异性为95%，阳性预测值为91%，阴性预测值为91%[65]。Peloschek及其同事使用CT、MRI和超声检查来评估阳性淋巴结区。上述三种影像学方法联合后的敏感性和特异性分别为96%和89%[71]。

除了对初始诊断和分期治疗的重要性之外，CT成像是梅克尔细胞癌患者临床随访的重要影像学工具。一些作者建议，在初始治疗后的3、6、12和18个月对组织学证实存在阳性淋巴结的患者进行随访CT扫描。这些时间间隔基于局部或区域复发的平均周期和远处转移可检测的平均时间[61]。最近的数据显示，30%~55%的梅克尔细胞癌患者在前12个月内会复发[61,63]。

关键信息

梅克尔细胞癌患者的CT成像是肿瘤分期的关键工具。这种极具价值的成像方式可检测原发肿瘤的大小、定位和向真皮下的延伸，特别是可检测局部和远处转移扩散。在应用造影剂增强后，梅克尔细胞癌表现为从真皮延伸出的等密度到稍高密度的圆形结节。在有些患者中，肿瘤可发展出皮下线状或网状脂肪条纹，同时伴有原发肿瘤附近淋巴水肿。

梅克尔细胞癌患者的转移性淋巴结没有特征性的CT表现。转移性淋巴结的最大横径增大，结构可出现中央坏死和/或包膜外扩散。

对于Ⅱ期梅克尔细胞癌患者，强烈建议进行胸腹部CT扫描，以检测内脏转移。特别是皮肤、肺、肝、骨及泌尿生殖系统，或较为罕见的脑转移——5%的患者有初发症状时即可发生脑转移。这些转移灶倾向于模仿其他神经内分泌转移性病变，如小细胞肺癌，并可能出现周围环状强化。

磁共振成像

背景和技术

第一个描述梅克尔细胞癌患者 MRI 表现的影像学研究发表于 1998 年[72]。但迄今为止，关于梅克尔细胞癌患者 MRI 表现的文献仍非常少[26,27,73]。

与 CT 相比，MRI 显示软组织的能力更优越，可对皮下组织、筋膜和肌肉组织进行良好的观察[26]。尤其是当旨在评估：①原发肿瘤的延伸；②皮肤受累情况；③筋膜和肌肉组织的浸润；④淋巴结转移时；MRI 可明确诊断[74]。MRI 的绝对禁忌证包括植入起搏器或除颤器、特定的脑动脉瘤夹、人工耳蜗、金属异物（特别是眼部的）、薄壁血管内导管和药物输注装置。

临床应用与表现

原发性梅克尔细胞癌病变在 MRI 上的表现取决于肿瘤的大小。与相邻肌肉组织相比，直径 <15mm 的小病灶在 T_1 序列上表现为中等信号强度（图 34.2B），在 T_2 序列上呈不均匀的高信号强度[26,27]。一些作者假设信号强度是由梅克尔细胞癌的显微结构引起的。特别是梅克尔细胞癌的特征是密集的小蓝细胞，细胞核深染，细胞质少。对于眼睛和鼻子周围具有手术挑战性的区域，可以用显微线圈高分辨率 MRI 扫描小而浅的结构，以确定皮肤肿瘤的深层软组织边缘[75]。由于尚无梅克尔细胞癌患者进行显微线圈 MRI 扫描的相关研究，这项技术可能只代表了一种检测软组织侵袭以及确定肿瘤深层软组织边缘的新方法。

在 T_1 序列上，>15mm 的病变在大多数情况下显示不均匀信号且弥散性对比增强[26,72]。特别是在原发性和转移性梅克尔细胞癌病变的病理标本中观察到的精细间质间隔，可

能表现为可变的异质信号强度。

迄今为止，大小变化和坏死出现是淋巴结恶性转化的最重要的放射学特征。淋巴结的大小具有很大的变异性，短轴 >10mm 的球形淋巴结是恶性预示。椭圆外形和脂肪门是良性淋巴结的标志，而包膜外扩散是转移性淋巴结的特征[68]。边缘不规则（图 34.5A 和 B）提示淋巴结转移的可能性增加[76]。MRI 检查 T_2 加权像呈高信号强度，相应 T_1 加权像呈低信号强度，不论有或没有周围边缘强化，提示淋巴结坏死。

弥散加权 MRI 研究表明，与良性淋巴结相比，转移性淋巴结中的表观弥散系数一般显著降低。特别是与解剖 MRI 相比，弥散加权 MRI 的最重要的优点是，它在检测 <1cm 的头颈部转移性淋巴结时的灵敏度高达 76%。相反，解剖 MRI 在检测 <1cm 的颈部淋巴结时，灵敏度仅为 7%[77,78]。因此，与解剖 MRI 相比，弥散加权 MRI 在淋巴结转移疾病，尤其是亚厘米级淋巴结检测中，可提供更多信息[77,78]。此外，MRI 特别适用于脑转移的检测[24]。

皮下脂肪组织中的卫星灶是梅克尔细胞癌的典型特征，表现为孤立或与脂肪条纹相结合的结节。这些结节靠近原发肿瘤并沿淋巴引流路径分布。在 T_2 加权像上，那些结节多数 >20mm，呈不均匀的高信号强度，边界明显或分叶。此外，它们显示出与原发肿瘤类似的弥漫性增强。应该记住，黑色素瘤和骨髓瘤也可以发展卫星皮肤病变。但这些肿瘤不像梅克尔细胞癌那样沿淋巴路径排列[79,80]。

基底细胞癌、恶性黑色素瘤和皮肤鳞状细胞癌在 MRI 上具有类似于梅克尔细胞癌的形态学外观。特别是基底细胞癌表现为 T_1 序列等信号到高信号，T_2 序列高信号[26,27,67,81]。由于黑色素中稳定自由基的顺磁效应，黑色素可导致 T_1 和 T_2 弛豫时间缩短。因此，黑色素瘤的预期信号模式是 T_1 加权像高信号和 T_2 加权像低信号[27,74]。良性皮肤或皮下病变，类似表皮样囊肿和脂肪瘤，据报道为包块边界清晰，有包膜，呈 T_2 高信号，有些情况下可见极薄的强化边缘。肌细胞瘤边界清晰，有明显强化。特别是与相邻的肌肉相比，该肿瘤 T_1 和 T_2 加权像均呈等信号和高信号。神经纤维瘤的特征性

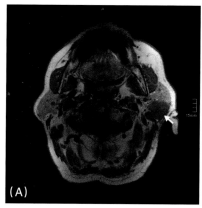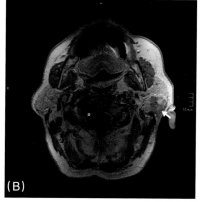

图 34.5　（A）一位 75 岁的男性患者，原发性梅克尔细胞癌尚未明确，此为该患者的非增强磁共振（MR）图像。转移性淋巴结（箭）位于腮腺内。T_1 加权非强化 MR 图像显示，与腮腺和肌肉相比，肿块呈边界不清的低信号和等信号。（B）与图 A 相对应，T_1 加权 MR 图像显示出具有显著不均匀强化的病变（箭）

表现为靶征,T₂ 加权像呈中央低信号但周边高信号[82]。据报道,多种现象如皮肤增厚、筋膜水肿、病灶内坏死、小叶化和出血,都是恶性病变的重要指征,在鉴别良恶性疾病方面很有价值[83]。

临床资料

CT 成像中也发现约 60% 的患者存在网状脂肪条纹[11,23,24,26,42]。然而,与 CT 相比,MRI 对皮下网状脂肪条纹所致淋巴受累的检出率更高[26]。此外,在加权脂肪抑制序列上,网状条纹是组织充血或水肿引起的高信号线性网状结构的特征。55%~60% 组织学证实淋巴结转移的患者可以观察到网状脂肪条纹[7,26,73]。梅克尔细胞癌患者的转移淋巴结相对较大,伴有受压纤细的残留脂肪组织。Colgan 及其同事报道了病例数最多的系列研究,其中包括 10 例梅克尔细胞癌患者,其目的是评估区域淋巴结受累情况[65]。7 名患者中有 6 名被正确识别为淋巴结阴性患者。然而,MRI 未能在所有 3 名淋巴结阳性的梅克尔细胞癌患者中检测到组织学证实的淋巴结转移[65]。

关键信息

MRI 检查有助于确定梅克尔细胞癌原发肿瘤对软组织特别是肌肉和筋膜的浸润,也可用于检测多个排列的皮下病灶和淋巴结转移[26,27,73]。梅克尔细胞癌或卫星病变,特别是直径 <15mm 的小病灶,与相邻肌肉组织相比,在 T₁ 序列上表现为中等信号强度,T₂ 序列上呈不均匀的高信号强度[26,27]。但 >15mm 的肿瘤在 T₁ 序列上多数显示不均匀信号及细小间隔所致的不同低信号及高信号区,同时弥散性对比增强。

淋巴闪烁造影与前哨淋巴结活检

背景和技术

肿瘤级联生长首先为局部扩张,随后肿瘤细胞通过淋巴管或血管扩散,最终引发远处转移疾病。梅克尔细胞癌是一种高度侵袭性的皮肤肿瘤,局部生长迅速且可通过淋巴管扩散。前哨淋巴结被定义为从原发肿瘤部位接收淋巴引流的第一个淋巴结[29,52],因此也是肿瘤细胞遇到的第一个淋巴结。对黑色素瘤、头颈部鳞状细胞癌和梅克尔细胞癌患者的临床研究表明:①存在阳性前哨淋巴结可预测临床结果;②当前哨淋巴结阳性时,同区的其他淋巴结被侵犯的可能性很小[16,19,59,84]。

1992 年,Donald L. Morton 及其同事在猫科动物模型中引入了前哨淋巴结活检[85]。多年来,该方法已成为黑色素瘤患者分期的基准,随后被应用于头颈部鳞状细胞癌和梅克尔细胞癌的分期[86-88]。因此,前哨淋巴结定位继而活检,已被纳入美国国家综合癌症网络指南(the National Comprehensive Cancer Network guidelines)。

临床应用与表现

淋巴闪烁成像是通过将放射性示踪剂注射到原发肿瘤邻近或切除边缘周围的皮肤和皮下组织中进行的。最常用的示踪剂是直径为 10nm 的锝 -99m(⁹⁹ᵐTc) 硫化锑胶体。其他放射性胶体,如 ⁹⁹ᵐTc 人血清白蛋白、⁹⁹ᵐTc 纳米胶体或 ⁹⁹ᵐTc 硫胶体,直径范围为 5~40nm。所有放射性标记的示踪剂都进入淋巴回流系统,受引力作用顺流而下,直至到达首站收集器,即前哨淋巴结或淋巴结组[27,89]。

淋巴闪烁成像有辐射暴露。尤其是每次注射都会导致患者接受 30Sv 的辐射量[89,90]。

注射后,伽马相机或闪烁相机立即每隔 30 秒采集动态图像,持续约 20 分钟。这些动态图像采集后是静态图像采集,时间为 300 秒。单光子发射 CT 为三维重建放射性示踪剂在人体内的分布提供了机会[90,91]。伽马相机显示的任何热点都被认为是前哨淋巴结(图 34.6)。如果不同淋巴通路的几个淋巴结均显示为明显热点,则所有淋巴结都被视为前哨淋巴结。有些情况下,前哨淋巴结并不一定是离肿瘤最近的淋巴结。

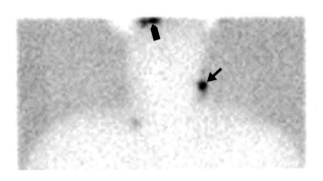

图 34.6　左颊原发性肿瘤(方箭)患者的淋巴闪烁成像,显示出同侧舌骨肌水平的经典前哨淋巴结(箭)

随后,前哨淋巴结必须在计划进行淋巴结清扫的前一天或当天进行标记。此外,术中常用蓝色染料注射进行淋巴结显影及定位。通常应在肿瘤局部广泛切除时进行前哨淋巴结活检,以尽量减少中断皮肤淋巴引流的风险。

临床资料

最近发表的研究表明,大约 1/3 的梅克尔细胞癌患者在初诊时即存在前哨淋巴结转移[91,92]。根据原发肿瘤部位的不同,最常见的淋巴转移部位是颈部、腋窝和腹股沟区域。在非常罕见的情况下,淋巴引流第一站显示为肘窝、腘窝或其他部位的淋巴结[19,62]。

Gupta 及其同事分析了 122 名无法触及淋巴结的梅克尔细胞癌患者的前哨淋巴结活检,发现 32% 的患者有淋巴结转移。与梅克尔细胞癌患者相比,黑色素瘤患者隐匿性淋巴结转移的发生率显著降低。前哨淋巴结阳性的梅克尔细胞癌患者复发的风险增加了 3 倍[87]。

相比之下,其他研究报告称,33%~67% 的前哨淋巴活检阴性的患者在病程中出现了区域淋巴结转移[18,19]。此外,一项研究强调,前哨淋巴结活检阳性的唯一预测因素是原发肿瘤大小(在肿瘤 <2cm 的患者中为 25%,在肿瘤 >2cm 的患者中为 45%),以及存在淋巴侵袭(在前哨淋巴结活检阴性的患者中为 4%,在前哨淋巴结活检阳性的患者中为 55%)。然而,就前哨淋巴结活检阳性和阴性的梅克尔细胞癌患者而言,疾病的复发率和生存率没有差异[6]。

关键信息

淋巴闪烁扫描继而前哨淋巴结活检,是梅克尔细胞癌患者的重要诊断和治疗工具。由于在接受前哨淋巴结活检的所有患者中有多达 1/3 显示淋巴结转移阳性,因此,应进行彻底的淋巴结诊断检查,然后进行治疗,这是延长梅克尔细胞癌患者无病期和疾病特异性总生存期的关键。相比之下,前哨淋巴结活检对于梅克尔细胞癌患者而言是一种微创性选择,以避免前哨淋巴结阴性患者进行选择性颈部清扫。

致谢

感谢 Mary McAllister(Johns Hopkins University, Baltimore, MD)在本章编辑方面的杰出帮助。

(刘雯敏 译,周炳荣 校)

参考文献

[1] Toker C. Trabecular carcinoma of the skin. Arch Dermatol 1972; 105(1):107−10.

[2] Erovic I, Erovic BM. Merkel cell carcinoma: the past, the present, and the future. J Skin Cancer 2013;2013:929364.

[3] Tang CK, Toker C. Trabecular carcinoma of the skin: an ultrastructural study. Cancer 1978;42(5):2311−21.

[4] Brunner M, et al. Expression of hedgehog signaling molecules in Merkel cell carcinoma. Head Neck 2010;32(3):333−40.

[5] Feng H, et al. Clonal integration of a polyomavirus in human Merkel cell carcinoma. Science 2008;319(5866):1096−100.

[6] Fields RC, et al. Five hundred patients with Merkel cell carcinoma evaluated at a single institution. Ann Surg 2011;254(3):465−75.

[7] Hughes MP, et al. Merkel cell carcinoma: epidemiology, target, and therapy. Curr Dermatol Rep 2014;3:46−53.

[8] Schrama D, et al. Merkel cell carcinoma: recent insights and new treatment options. Curr Opin Oncol 2012;24(2):141−9.

[9] Hodgson NC. Merkel cell carcinoma: changing incidence trends. J Surg Oncol 2005;89(1):1−4.

[10] Desch L, Kunstfeld R. Merkel cell carcinoma: chemotherapy and emerging new therapeutic options. J Skin Cancer 2013;2013: 327150.

[11] Enzenhofer E, et al. Imaging in patients with Merkel cell carcinoma. J Skin Cancer 2013;2013:973123.

[12] Rockville Merkel Cell Carcinoma Group. Merkel cell carcinoma: recent progress and current priorities on etiology, pathogenesis, and clinical management. J Clin Oncol 2009;27(24):4021−6.

[13] Hitchcock CL, et al. Neuroendocrine (Merkel cell) carcinoma of the skin. Its natural history, diagnosis, and treatment. Ann Surg 1988;207(2):201−7.

[14] Brissett AE, et al. Merkel cell carcinoma of the head and neck: a retrospective case series. Head Neck 2002;24(11):982−8.

[15] Yiengpruksawan A, et al. Merkel cell carcinoma. Prognosis and management. Arch Surg 1991;126(12):1514−9.

[16] Edge SB, Compton CC. The American Joint Committee on Cancer: the 7th edition of the AJCC cancer staging manual and the future of TNM. Ann Surg Oncol 2010;17(6):1471−4.

[17] Haymerle G, et al. Merkel cell carcinoma: overall survival after open biopsy versus wide local excision. Head Neck 2015;2015: 24148.

[18] Maza S, et al. Impact of sentinel lymph node biopsy in patients with Merkel cell carcinoma: results of a prospective study and review of the literature. Eur J Nucl Med Mol Imaging 2006;33(4): 433−40.

[19] Warner RE, et al. Management of merkel cell carcinoma: the roles of lymphoscintigraphy, sentinel lymph node biopsy and adjuvant radiotherapy. Ann Surg Oncol 2008;15(9):2509−18.

[20] Harrington C, Kwan W. Outcomes of Merkel cell carcinoma treated with radiotherapy without radical surgical excision. Ann Surg Oncol 2014;21(11):3401−5.

[21] Veness M, Howle J. Radiotherapy alone in patients with Merkel cell carcinoma: the Westmead Hospital experience of 41 patients. Australas J Dermatol 2015;56(1):19−24.

[22] Hruby G, Scolyer RA, Thompson JF. The important role of radiation treatment in the management of Merkel cell carcinoma. Br J Dermatol 2013;169(5):975−82.

[23] Bishop AJ, et al. Merkel cell carcinoma of the head and neck: favorable outcomes with radiotherapy. Head Neck 2015;2015: 24678.

[24] Nguyen BD, McCullough AE. Imaging of Merkel cell carcinoma. Radiographics 2002;22(2):367−76.

[25] Buder K, et al. Somatostatin receptor expression in Merkel cell carcinoma as target for molecular imaging. BMC Cancer 2014;2014: 26814.

[26] Anderson SE, et al. MRI of merkel cell carcinoma: histologic correlation and review of the literature. Am J Roentgenol 2005; 185(6):441−8.

[27] Grandhaye M, et al. Focus on Merkel cell carcinoma: diagnosis and staging. Skeletal Radiol 2015;44(6):777−86.

[28] Alexander H, Miller DL. Determining skin thickness with pulsed ultra sound. J Invest Dermatol 1979;72(1):17−9.

[29] Gershenwald JE, et al. Multi-institutional melanoma lymphatic mapping experience: the prognostic value of sentinel lymph node status in 612 stage I or II melanoma patients. J Clin Oncol 1999;17(3):976−83.

[30] Schmid-Wendtner M-H, Burgdorf W. Ultrasound scanning in dermatology. Arch Dermatol 2005;141(2):217−24.

[31] Wortsman X. Common applications of dermatologic sonography. J Ultrasound Med 2012;31(1):97−111.

[32] Wortsman X, et al. Sonography in pathologies of scalp and hair. Br J Radiol 2012;85(1013):647−55.

[33] Wortsman X, Wortsman J. Ultrasound accuracy in the diagnosis of skin and soft-tissue lesions. Am J Roentgenol 2015;204(2):220−2.

[34] Kleinerman R, et al. Ultrasound in dermatology: principles and applications. J Am Acad Dermatol 2012;67(3):478−87.

[35] Jemec GB, et al. Ultrasound in dermatology. Part I. High frequency ultrasound. Eur J Dermatol 2000;10(6):492−7.

[36] Babcock DS, et al. Power doppler sonography: basic principles and clinical applications in children. Pediatr Radiol 1996;26(2): 109−15.

[37] Martinoli C, Derchi LE. Gain setting in power Doppler US. Radiology 1997;202(1):284−5.

[38] Ahuja AT, et al. Ultrasound of malignant cervical lymph nodes. Cancer Imaging 2008;8(1):48−56.

[39] Ying M, et al. Power Doppler sonography of normal cervical lymph nodes. J Ultrasound Med 2000;19(8):511−7.

[40] Choi YJ, et al. Ultrasound elastography for evaluation of cervical lymph nodes. Ultrasonography 2015;34(3):157−64.

[41] Baek SH, et al. Merkel cell carcinoma of the axilla and adrenal gland: a case report with imaging and pathologic findings. Case Rep Med 2015;2015:931238.

[42] Eftekhari F, et al. Merkel cell carcinoma of the skin: imaging and clinical features in 93 cases. Br J Radiol 1996;69(819):226−33.

[43] Machet L, et al. Preoperative measurement of thickness of cutaneous melanoma using high-resolution 20 MHz ultrasound imaging: a monocenter prospective study and systematic review of the literature. Ultrasound Med Biol 2009;35(9):1411−20.

[44] Righi A, et al. An ultrasonography-cytology protocol for the diag-

nostic management of regional nodes in a subset of patients with Merkel cell carcinoma of the skin. Br J Dermatol 2013;168(3): 563–70.

[45] Dasgeb B, et al. An introduction to primary skin imaging. Int J Dermatol 2013;52(11):1319–30.

[46] Uhara H, et al. Multiple hypersonographic spots in basal cell carcinoma. Dermatol Surg 2007;33(10):1215–9.

[47] Harland CC, et al. High frequency, high resolution B-scan ultrasound in the assessment of skin tumours. Br J Dermatol 1993; 128(5):525–32.

[48] Fornage BD, et al. Imaging of the skin with 20-MHz US. Radiology 1993;189(1):69–76.

[49] Park J, Chae IS, Kwon DR. Utility of sonoelastography in differentiating ruptured from unruptured epidermal cysts and implications for patient care. J Ultrasound Med 2015;34(7):1175–81.

[50] Oebisu N, et al. Contrast-enhanced color Doppler ultrasonography increases diagnostic accuracy for soft tissue tumors. Oncol Rep 2014;32(4):1654–60.

[51] Fong LS, et al. Right atrial Merkel cell tumour metastasis characterization using a multimodality approach. Eur Heart J 2012; 33(17):2205.

[52] Wong JH, et al. Lymphatic drainage of skin to a sentinel lymph node in a feline model. Ann Surg 1991;214(5):637–41.

[53] Zager JS, et al. Imaging of Merkel cell carcinoma. Curr Probl Cancer 2010;34(1):65–76.

[54] Norling R, et al. Staging of cervical lymph nodes in oral squamous cell carcinoma: adding ultrasound in clinically lymph node negative patients may improve diagnostic work-up. PLoS One 2014; 2014:90360.

[55] Wang LW, et al. Metastatic Merkel cell carcinoma of the heart. Eur Heart J 2014;35(41):2927.

[56] Collins BT, et al. Fine-needle aspiration of Merkel cell carcinoma of the skin with cytomorphology and immunocytochemical correlation. Diagn Cytopathol 1998;18(4):251–7.

[57] Bernstein J, et al. Endoscopic ultrasound-guided fine-needle aspiration diagnosis of Merkel cell carcinoma metastatic to the pancreas. Diagn Cytopathol 2014;42(3):247–52.

[58] Shield PW, Crous H. Fine-needle aspiration cytology of Merkel cell carcinoma-a review of 69 cases. Diagn Cytopathol 2014; 42(11):924–8.

[59] Ricard A-S, et al. Sentinel lymph node biopsy for head and neck Merkel cell carcinoma: a preliminary study. Eur Ann Otorhinolaryngol Head Neck Dis 2015;132(2):77–80.

[60] Schwartz JL, et al. Features predicting sentinel lymph node positivity in Merkel cell carcinoma. J Clin Oncol 2011;29(8): 1036–41.

[61] Gollub MJ, et al. Merkel cell carcinoma: CT findings in 12 patients. Am J Roentgenol 1996;167(3):617–20.

[62] Orr LA, et al. Computed tomography evaluation of recurrent Merkel cell carcinoma. Clin Imaging 1992;16(1):52–4.

[63] Tirumani SH, et al. Merkel cell carcinoma: a primer for the radiologist. Am J Roentgenol 2013;200(6):1186–96.

[64] Azizi L, et al. Merkel cell carcinoma: a rare cause of hypervascular nasal tumor. Am J Neuroradiol 2001;22(7):1389–93.

[65] Colgan MB, et al. The predictive value of imaging studies in evaluating regional lymph node involvement in Merkel cell carcinoma. J Am Acad Dermatol 2012;67(6):1250–6.

[66] Nakayama M, et al. Basal cell carcinoma of the head and neck. J Skin Cancer 2011;2011:496910.

[67] Baheti AD, et al. Basal cell carcinoma: a comprehensive review for the radiologist. Am J Roentgenol 2015;204(2):132–40.

[68] Mack MG, et al. Cervical lymph nodes. Eur J Radiol 2008;66(3): 493–500.

[69] Ganeshalingam S, Koh D-M. Nodal staging. Cancer Imaging 2009; 9:104–11.

[70] Chai RL, et al. Accuracy of computed tomography in the prediction of extracapsular spread of lymph node metastases in squamous cell carcinoma of the head and neck. JAMA Otolaryngol Head Neck Surg 2013;139(11):1187–94.

[71] Peloschek P, et al. Diagnostic imaging in Merkel cell carcinoma: lessons to learn from 16 cases with correlation of sonography, CT, MRI and PET. Eur J Radiol 2010;73(2):317–23.

[72] Dunlop P, et al. Merkel cell carcinoma of the abdominal wall. Skeletal Radiol 1998;27(7):396–9.

[73] Caldarone F, et al. Merkel cell carcinoma of the calf: MRI imaging of a rare tumor. Rofo 2002;174(9):1175–6.

[74] Budak MJ, et al. High-resolution microscopy-coil MR imaging of skin tumors: techniques and novel clinical applications. Radiographics 2015;35(4):1077–90.

[75] de Bondt RBJ, et al. Morphological MRI criteria improve the detection of lymph node metastases in head and neck squamous cell carcinoma: multivariate logistic regression analysis of MRI features of cervical lymph nodes. Eur Radiol 2009;19(3): 626–33.

[76] Thoeny HC, et al. Metastases in normal-sized pelvic lymph nodes: detection with diffusion-weighted MR imaging. Radiology 2014; 273(1):125–35.

[77] Thoeny HC, et al. Diffusion-weighted MR imaging in the head and neck. Radiology 2012;263(1):19–32.

[78] Patten RM, et al. Subcutaneous metastases from malignant melanoma: prevalence and findings on CT. Am J Roentgenol 1989; 152(5):1009–12.

[79] Moulopoulos LA, et al. Extraosseous multiple myeloma: imaging features. Am J Roentgenol 1993;161(5):1083–7.

[80] Hawnaur JM, et al. Skin: MR imaging findings at middle field strength. Radiology 1996;201(3):868–72.

[81] Kim J-H, et al. MR imaging manifestations of skin tumors. Eur Radiol 2008;18(11):2652–61.

[82] Zhuang KD, et al. MRI features of soft-tissue lumps and bumps. Clin Radiol 2014;69(12):568–83.

[83] Calleja M, et al. MRI of superficial soft tissue masses: analysis of features useful in distinguishing between benign and malignant lesions. Skeletal Radiol 2012;41(12):1517–24.

[84] Shaw H, Thompson J. Predicting sentinel and residual lymph node basin disease after sentinel lymph node biopsy for melanoma. Cancer 2002;94(1):283–4.

[85] Morton DL, et al. Technical details of intraoperative lymphatic mapping for early stage melanoma. Arch Surg 1992;127(4):392–9.

[86] Bredell MG. Sentinel lymph node mapping by indocyanin green fluorescence imaging in oropharyngeal cancer - preliminary experience. Head Neck Oncol 2010;2:31.

[87] Gupta SG, et al. Sentinel lymph node biopsy for evaluation and treatment of patients with Merkel cell carcinoma: the Dana-Farber experience and meta-analysis of the literature. Arch Dermatol 2006;142(6):685–90.

[88] Naehrig D, et al. Sentinel lymph node mapping for defining site and extent of elective radiotherapy management of regional nodes in Merkel cell carcinoma: a pilot case series. J Med Imaging Radiat Oncol 2014;58(3):353–9.

[89] Stoffels I, et al. Evaluation of a radioactive and fluorescent hybrid tracer for sentinel lymph node biopsy in head and neck malignancies: prospective randomized clinical trial to compare ICG-(99m)Tc-nanocolloid hybrid tracer versus (99m)Tc-nanocolloid. Eur J Nucl Med Mol Imaging 2015;2015:203466.

[90] Kretschmer L, et al. Dynamic lymphoscintigraphy and image fusion of SPECT and pelvic CT-scans allow mapping of aberrant pelvic sentinel lymph nodes in malignant melanoma. Eur J Cancer 2003;39(2):175–83.

[91] Wasserberg N, et al. Sentinel-node guided lymph-node dissection for merkel cell carcinoma. Eur J Surg Oncol 1999;25(4):444–6.

[92] Messina JL, et al. Selective lymphadenectomy in patients with Merkel cell (cutaneous neuroendocrine) carcinoma. Ann Surg Oncol 1997;4(5):389–95.

第 35 章

对皮肤淋巴瘤功能和结构成像的
影像学评价

S. Fardin, S. Gholami, T.J. Werner, A.H. Rook, A. Alavi

引言

除胃肠道淋巴瘤外,原发性皮肤淋巴瘤(primary cutaneous lymphoma,PCL)是结外非霍奇金淋巴瘤的第二大常见的类型,占结外非霍奇金淋巴瘤的 10%。欧洲肿瘤研究和治疗组织(the European Organization for Research and Treatment of Cancer)和世界卫生组织对 PCL 提出了两种常用的分类法[1,2]。基于此,PCL 分为两种常见类型——皮肤 T 细胞淋巴瘤(cutaneous T cell lymphoma,CTCL)和皮肤 B 细胞淋巴瘤,定义为在诊断时肿瘤细胞仅限于皮肤而无皮肤外表现。CTCL 是最常见的亚型,约占 PCL 的 65%。一般而言,CTCL 虽罕见,但潜在危害大,一些报道已表明,最近 25~30 年,美国和世界上其他地方的患病率已增长 3 倍[3,4]。

两种最常见的 CTCL 是蕈样肉芽肿(mycosis fungoides,MF)和 Sezary 综合征(Sezary syndrome,SS)。MF 是 CTCL 最常见的一种类型,具有多种临床皮肤表现,包括斑片、斑块、肿瘤或红皮病。随着疾病进展,淋巴结增大、周围血管累及和内脏器官病变的症状也逐步显现。SS 可是晚期 MF 的变型,表现为泛发红皮、淋巴结肿大,以及外周血中不典型 T 细胞(Sezary 细胞)[5,6]。

类似于许多其他恶性肿瘤,PCL 的预后取决于就诊时疾病的严重程度。因此,对 CTCL 患者,疾病的严重程度和准确分期的决定至关重要,有助于采取适合的治疗方式并预测疾病结果[7]。考虑到临床症状的多样性,CTCL 的诊断和评估存在一定难度,可能需要复杂的检查。当前推荐的 CTCL 的评估和分期方法包括:完整的体格检查、皮肤活检,以及血液检查。血液检查包括:完整的血细胞计数、乳酸脱氢酶、肝功能检查、皮肤和血液中 T 细胞受体(T cell receptor,TCR)基因重排、流式细胞术、放射影像学检查,以及可能时行淋巴结活检。

CTCL 患者常规需要行放射学检查,这有助于引导胸腔穿刺活检分期。处于 T1N0B0 期原本健康无特定器官不适主诉的患者以及 T2N0B0 期皮损有限的患者,放射学检查常限于胸部 X 线片和外周淋巴结群的超声,以明确有无淋巴结肿大。然而,对于所有疾病分期可能超过 1a 期的患者,或伴异常实验室检查结果的患者(如,外周血细胞流式细胞结果异常、乳酸脱氢酶增高),均应进一步行胸、腹部和盆腔计算机断层扫描(computed tomography,CT)平扫及有 /无 ¹⁸F- 脱氧葡萄糖(¹⁸F-FDG)正电子放射断层成像(positron emission tomography,PET),以检查有无淋巴结肿大和内脏累及(图 35.1)[8]。

影像检查被广泛应用于淋巴瘤分期。CT 扫描尽管在肿瘤分期上具有重要作用,但对于发现皮损作用有限,鉴于对结构异常的检测能力,其不能发现正常淋巴结大小的皮肤外累及以及轻度增大的反应性淋巴结[6]。FDG-PET/CT 对于检测淋巴结和结外淋巴瘤的敏感性很高。此外,在探测累及区域尤其是结外部位时,其准确性高于单用 CT[9-11]。因此,据已发表的研究表明,FDG-PET 是评估原发性肿瘤、随访及提供淋巴瘤预后信息的有用工具[12]。

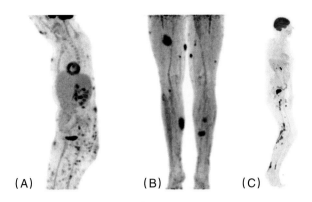

(A)　　　　　(B)　　　　　(C)

图35.1　正电子发射断层扫描显示淋巴结和皮肤组织中摄取 ^{18}F-脱氧葡萄糖的恶性肿瘤细胞。(A)48 岁女性广泛皮肤和淋巴结累及。(B)43 岁女性下肢累及。(C)83 岁男性骨盆带和下肢累及

目前,PET/CT 是大多数霍奇金淋巴瘤和侵袭性非霍奇金淋巴瘤疾病分期、疗效评估和复发检测的标准检查。然而,在 2002 年之前,并无太多关于 PET/CT 用于 PCL 的文献资料[13]。2002 年有研究发现,CTCL 皮损的 FDG 摄取量增加,开始将 PET/CT 用于 PCL[14],这是首次 PET 成像是否可用于 CTCL 诊断的讨论。此后有了更多 FDG-PET 诊断 PCL 作用的研究[15]。较新的研究表明,FDG-PET 对 PCL 分期、检测疾病复发、评估疗效、指导干预方面具有重要意义。然而,目前它尚未被常规用作该类患者的标准诊疗[6,14-16]。

蕈样肉芽肿和 Sezary 综合征

MF 为 CTCL 最常见的类型,约占所有 PCL 的 50%。典型的临床表现特征是皮肤斑片、斑块至肿瘤的演变。典型组织病理学表现为亲表皮的异型脑回状核的淋巴细胞。通常的发病年龄为 50 岁,男女比例为 1.6 : 2.0。SS 典型三联症包括红皮病、外周血出现肿瘤细胞(Sezary 细胞 >1 000 个 /μl)[17]和全身淋巴结肿大。该病罕见,通常的临床表现有明显水肿、脱屑和苔藓化、淋巴结肿大、脱发、甲营养不良[18]。

首诊及随访中评估和筛选这些患者常经体格检查即浅表淋巴结触诊来进行分期。然而,体格检查偏主观,常低估了肿瘤原发灶和淋巴结的大小。

增强 CT 扫描常规用于淋巴瘤的肿瘤分期及筛查淋巴结和内脏的累及。单用 FDG-PET 可发现原发肿瘤和受累淋巴结的高代谢状态,甚至是极小的淋巴结。此外,FDG-PET 还可呈现淋巴结和其他器官的代谢和分子活动。然而,所能提供的特定区域和病变大小的解剖学信息非常有限。

PET/CT 可对皮肤淋巴瘤和受累淋巴结结构和功能特征提供高度特异性的信息。比起单独 PET,组合 PET/CT 可提供高代谢病灶在明确解剖结构中的精准定位,提高了特异性和敏感性。敏感性更高的 PET/CT 比单独 CT 诊断早期 PCL 更具优势。CT 扫描可能会遗漏在组织上尚未表现出结节和肿块的皮肤原发灶,特别是像 γ/δ 类或结外自然杀伤细胞 /T 细胞淋巴瘤(亦称鼻型)。还有,一些研究已发现 FDG-PET/CT 可探及斑块型皮肤病灶。因为 CT 诊断基于解剖,正常大小的淋巴结常被 CT 遗漏,而增大的反应性淋巴结易被误诊为淋巴瘤[19-24]。

PET/CT 中的 PET 对检测受累淋巴结和内脏组织的敏感性极高。不能扪及的淋巴结肿大,CT 不易发现,但在 PET 扫描上就能发现其高代谢状态。同时,PET/CT 能够提高对检测 MF 或 SS 患者受累淋巴结的特异性。PET/CT 扫描使许多之前仅凭体格检查和 CT 而分期偏低的患者的治疗方案得以调整。FDG 摄取强度可能和受累淋巴结的组织学特征有关。然而,还需考虑到其他临床原因,如炎症和感染,因为 FDG 的摄取不具特异性,故不能仅凭此证明是肿瘤。PET 扫描还能呈现高代谢淋巴结,为手术医生提供有用的活检指导。然而,术中可能不易辨认 FDG 高摄取的淋巴结,手术医生需依赖自身判断来选择活检的合适淋巴结。如今,一些中心使用了术中 PET 探针,显著增加了探测高代谢淋巴结的水平,降低了取样误差。

FDG/PET 可用于评估 MF 皮肤受累,较 CT 更易发现疾病皮肤病灶,因为 PET/CT 扫描组合能够区别皮肤 FDG 的摄取与 CT 扫描的伪影,或区分淋巴结和皮下组织的摄取。许多研究支持 PET/CT 用于 MF/SS 分期,因为其能发现更多受累淋巴结,从而有利于提供更精确的分期和预后信息。结合 PET/CT,术中使用 PET 探针和细针吸引可提高手术取样的准确度[5]。

FDG-PET/CT 已被证明有助于区分 MF 的斑块期和肿瘤期。同时,也发现尽管临床表现为红皮病状态,PET/CT 也可在高肿瘤分期的 SS 中检测到 FDG 摄取。因此,PET/CT 可检测到高肿瘤分期的 SS[20-25]。

非蕈样肉芽肿 /Sezary 综合征的皮肤恶性淋巴瘤

关于非 MF/SS 的 PCL,有文献报道了皮下脂膜炎样 T 细胞淋巴瘤(subcutaneous panniculitis-like T cell lymphoma, SPTCL)。SPTCL 是 CTCL 中罕见的侵袭类型,在非霍奇金淋巴瘤中占不足 1%。典型的临床症状为单一或多个皮下斑块或结节,类似于炎症性脂膜炎。SPTCL 发生于成人或者年幼儿童,男女发病率均等。组织病理学表现为受累部位皮下组织的肿瘤细胞毒 T 细胞和大量巨噬细胞浸润,可伴噬血综合征。全身症状为可出现发热、乏力及体重减轻。

仅 α/β TCR 表型的病例被分类为 SPTCL,而 γ/δ TCR 表型目前被归类为 γ/δ T 细胞淋巴瘤,是“原发性皮肤外周 T 细胞淋巴瘤,非特异”的一个亚型。α/β+ T 细胞表型常仅限于皮下组织,不累及真皮、表皮,且大多数病例为临床惰性表现。然而,γ/δ T 细胞表型通常不局限于皮下组织,也侵及真皮,预后极差[18]。

仅有少数报道将 FDG-PET 或 PET/CT 用于 SPTCL[26]。和其他类型淋巴瘤类似,仅体格检查较 PET/CT 明显低估了疾病负担。增强 CT 可在病灶部位的皮下组织发现大量增

强的结节。然而,这些表现并无特异性,也可见于系统性红斑狼疮或风湿性关节炎的炎症性脂膜炎,恶性黑色素瘤或乳腺癌的皮下转移,细菌、真菌或寄生虫感染引起的皮下结节。有研究表明,CT 可能不能发现皮下病灶。CT 能评估病灶的厚度,PET 可呈现病灶的代谢活动。这些皮下病灶对 FDG 具有高亲和性,故 PET/CT 检查比体格检查或单 CT 检查具有更高的敏感性(见图 35.1)[19,26]。对于其他类型的非 MF/SS 皮肤淋巴瘤,FDG/PET 对于监测、疾病分期、探查皮外累及,以及评估疗效具有很大意义。

对肿瘤生物学和行为、疗效和预后的评估

FDG-PET 对于描述肿瘤生物学特征、预测肿瘤行为和判定 PET 预后指标具有重要价值。FDG 摄取与淋巴瘤分期相关。例如,CTCL 中 MF 伴大细胞转化的病灶的 FDG 摄取明显高于不伴大细胞转化的病灶。同样,累及淋巴结的 MF/SS 中,伴大细胞转化者的 FDG 摄取明显高于不伴转化者[5,20]。

通过 ^{18}F- 脱氧葡萄糖正电子发射断层扫描 / 计算机断层扫描对原发性皮肤淋巴瘤进行整体化定量分析

利用 FDG-PET/CT 评估淋巴瘤的研究寥寥无几。并且,几乎没有研究对比 CTCL 评估中 PET/CT 的 FDG 摄取测量指标和预后决策。PET 测量包括:定性评估;区域半定量指数,如平均标准摄取值(mean standardized uptake value,SUVmean),即局部 FDG 摄取的平均值,和最大标准摄取值(maximum standardized uptake value,SUVmax),即 FDG 摄取最高区域的像素值;以及总体指标,如总体代谢量和总体病灶糖酵解,代表了总体病灶的代谢活动(图 35.2)。

通过 FDG-PET/CT 监测不同分期 CTCL 和其他淋巴瘤是否是最可靠的定量方法仍有争议。哪个指标更具优越性也有争议。对淋巴瘤患者,一些研究者支持常见测量指标(SUVmax 和 SUVmean)作为疗效评估的最佳指标,然而,一些研究者认为整体肿瘤摄取值有更大价值[27-30]。这些指标可用于评估肿瘤行为、预测活动评估疗效,以及在预期后期复发上具有一定价值,但这些指标的适用性存有异议。因此,需要更多的研究来明确最有用的 PET 指标[3,17]。

传统指标如 SUVmean 和 SUVmax,对于局部评估意义巨大,可显示单个区域的肿瘤活动及预后,单对于描述肿瘤范围和总体活动的价值有限。另外,大多实体肿瘤同一时间或不同时间的不均质性可影响区域指标[29]。由于单个皮肤

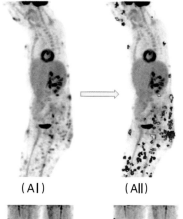

参数	数值
MTV	342.7
SUVmax	3.7
SUVmean	1.3
TLG	429.8

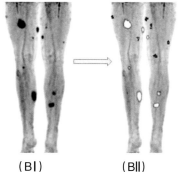

参数	数值
MTV	71.6
SUVmax	3.7
SUVmean	1.3
TLG	90.9

图 35.2　皮肤 T 细胞淋巴瘤患者的图像分析。(AⅠ)肿瘤累及上下肢、腹部和盆腔。(AⅡ)病灶被定量分析软件(Rover)分割出的图像。(BⅠ)下肢病灶。(BⅡ)定量分析软件(Rover)描画出了病灶。表格中是定量分割后的病灶代谢活动、体积和体积指数。MTV,代谢肿瘤体积,TLG(总病灶糖酵解 = MTV × 平均标准摄取值)

淋巴瘤病灶预后难以判断,故不考虑局灶肿瘤行为而评估总体是研究总体肿瘤活动的更好的办法。

结论

当皮肤病灶肉眼可见时,我们可能会思索使用 FDG-PET/CT 的意义何在。已有研究证实,体格检查较 FDG-PET/CT 严重低估了疾病负担。尽管 CT 能够探测病灶的厚度,FDG-PET 能够评估病灶的代谢活动,但 FDG-PET/CT 能够提供更多严重程度的信息。部分容积效应可低估 FDG 的摄取值,故 PET 是否适用于斑片和薄斑块的检查存在争议。FDG-PET/CT 非衰减校正的图像也许会克服这一问题,与衰减校正(attenuation-corrected,AC)图像相比,是更好的工具(图 35.3)。然而,目前尚无研究评估 AC 图像在 PCL 的适用性。FDG-PET/CT 应被看作一类非常强大的筛查工具,是患者病史、体格检查的有效补充,对于准确评估疾病的严重程度和活动不可或缺,但应排除其他引起高 FDG 摄取的感染或炎症状态[25,31]。

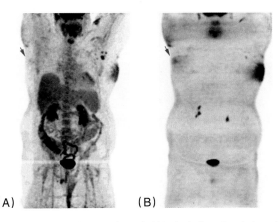

图 35.3　患者右腋下区域(红色箭)皮肤淋巴瘤。(A)经衰减校正 [18]F- 脱氧葡萄糖正电子发射断层扫描(FDG-PET)未显示。(B)非衰减校正 FDG-PET 扫描下显示

（戴洁　译，许阳　校）

参考文献

[1] Willemze R, et al. EORTC classification for primary cutaneous lymphomas: a proposal from the cutaneous lymphoma study group of the European Organization for Research and Treatment of Cancer. Blood 1997;90(1):354–71.

[2] Jaffe ES, et al. World Health Organization classification of neoplastic diseases of the hematopoietic and lymphoid tissues. A progress report. Am J Clin Pathol 1999;111(1 Suppl. 1):S8–12.

[3] Riou-Gotta MO, et al. Primary cutaneous lymphomas: a population-based descriptive study of 71 consecutive cases diagnosed between 1980 and 2003. Leuk Lymphoma 2008;49(8): 1537–44.

[4] Litvinov IV, et al. Demographic patterns of cutaneous T-cell lymphoma incidence in Texas based on two different cancer registries. Cancer Med 2015.

[5] Tsai EY, et al. Staging accuracy in mycosis fungoides and sezary syndrome using integrated positron emission tomography and computed tomography. Arch Dermatol 2006;142(5):577–84.

[6] Kumar R, et al. ^{18}F-fluorodeoxyglucose-positron emission tomography in evaluation of primary cutaneous lymphoma. Br J Dermatol 2006;155(2):357–63.

[7] Agar NS, et al. Survival outcomes and prognostic factors in mycosis fungoides/Sezary syndrome: validation of the revised International Society for Cutaneous Lymphomas/European Organisation for Research and Treatment of Cancer staging proposal. J Clin Oncol 2010;28(31):4730–9.

[8] Burg G, et al. Cutaneous malignant lymphomas: update 2006. J Dtsch Dermatol Ges 2006;4(11):914–33.

[9] Jerusalem G, et al. Whole-body positron emission tomography using ^{18}F-fluorodeoxyglucose for posttreatment evaluation in Hodgkin's disease and non-Hodgkin's lymphoma has higher diagnostic and prognostic value than classical computed tomography scan imaging. Blood 1999;94(2):429–33.

[10] Moog F, et al. Extranodal malignant lymphoma: detection with FDG PET versus CT. Radiology 1998;206(2):475–81.

[11] Moog F, et al. Lymphoma: role of whole-body 2-deoxy-2-[F-18]fluoro-D-glucose (FDG) PET in nodal staging. Radiology 1997;203(3): 795–800.

[12] Zinzani PL, et al. Role of [18F]fluorodeoxyglucose positron emission tomography scan in the follow-up of lymphoma. J Clin Oncol 2009;27(11):1781–7.

[13] Jerusalem G, et al. Evaluation of therapy for lymphoma. Semin Nucl Med 2005;35(3):186–96.

[14] Shapiro M, et al. Assessment of tumor burden and treatment response by ^{18}F-fluorodeoxyglucose injection and positron emission tomography in patients with cutaneous T- and B-cell lymphomas. J Am Acad Dermatol 2002;47(4):623–8.

[15] Kuo PH, et al. FDG-PET/CT for the evaluation of response to therapy of cutaneous T-cell lymphoma to vorinostat (suberoylanilide hydroxamic acid, SAHA) in a phase II trial. Mol Imaging Biol 2008;10(6):306–14.

[16] Spaccarelli N, et al. Role of (18)F-fluorodeoxyglucose positron emission tomography imaging in the management of primary cutaneous lymphomas. Hell J Nucl Med 2014;17(2):78–84.

[17] Olsen E, et al. Revisions to the staging and classification of mycosis fungoides and Sezary syndrome: a proposal of the International Society for Cutaneous Lymphomas (ISCL) and the cutaneous lymphoma task force of the European Organization of Research and Treatment of Cancer (EORTC). Blood 2007;110(6): 1713–22.

[18] Willemze R, et al. WHO-EORTC classification for cutaneous lymphomas. Blood 2005;105(10):3768–85.

[19] Dan S, et al. Preliminary discussion on the value of (18)F-FDG PET/CT in the diagnosis and early staging of non-mycosis fungoides/Sezary's syndrome cutaneous malignant lymphomas. Eur J Radiol 2015;84(7):1293–8.

[20] Feeney J, et al. Characterization of T-cell lymphomas by FDG PET/CT. AJR Am J Roentgenol 2010;195(2):333–40.

[21] Kim JS, et al. Usefulness of F-18 FDG PET/CT in subcutaneous panniculitis-like T cell lymphoma: disease extent and treatment response evaluation. Radiol Oncol 2012;46(4):279–83.

[22] Mitsuhashi K, et al. Positron emission tomography revealed diffuse involvement of the lower legs and occult extracutaneous lesions in subcutaneous panniculitis-like T-cell lymphoma. Clin Nucl Med 2013;38(3):209–11.

[23] Schramm N, et al. Subcutaneous panniculitis-like T-cell lymphoma with breast involvement: functional and morphological imaging findings. Br J Radiol 2010;83(989):e90–4.

[24] Babb A, et al. Subcutaneous panniculitis-like T-cell lymphoma with extracutaneous dissemination demonstrated on FDG PET/ CT. Am J Hematol 2011;86(4):375–6.

[25] Kuo PH, et al. FDG-PET/CT in the evaluation of cutaneous T-cell lymphoma. Mol Imaging Biol 2008;10(2):74–81.

[26] Kang BS, et al. Subcutaneous panniculitis-like T-cell lymphoma: US and CT findings in three patients. Skeletal Radiol 2007; 36(Suppl. 1):S67–71.

[27] Berkowitz A, et al. Determination of whole-body metabolic burden as a quantitative measure of disease activity in lymphoma: a novel approach with fluorodeoxyglucose-PET. Nucl Med Commun 2008;29(6):521–6.

[28] Kim TM, et al. Total lesion glycolysis in positron emission tomography is a better predictor of outcome than the International Prognostic Index for patients with diffuse large B cell lymphoma. Cancer 2013;119(6):1195–202.

[29] Basu S, et al. FDG PET/CT methodology for evaluation of treatment response in lymphoma: from "graded visual analysis" and "semiquantitative SUVmax" to global disease burden assessment. Eur J Nucl Med Mol Imaging 2014;41(11):2158–60.

[30] Rossi C, et al. Interim ^{18}F-FDG PET SUVmax reduction is superior to visual analysis in predicting outcome early in Hodgkin lymphoma patients. J Nucl Med 2014;55(4):569–73.

[31] Bakshi A, et al. Assessing cutaneous Psoriasis activity using FDG-PET: nonattenuation corrected versus attenuation corrected PET images. Clin Nucl Med 2015.

第 36 章

头颈部皮肤鳞状细胞癌的成像

G.C. Casazza, M.M. Monroe

引言

在美国,非黑色素瘤性皮肤肿瘤是最常见的恶性肿瘤,估计每年发生 350 万例[1]。皮肤鳞状细胞癌约占所有非黑色素瘤性皮肤肿瘤的 20%,每年发生 70 万例,美国北部和南部每年的总发病率为 316/10 万[2]。鳞状细胞癌是第二种最常见的癌,发病率仅次于基底细胞癌。然而,基底细胞癌是一种相对偏良性的肿瘤,具有较低的侵袭性或转移扩散倾向。与基底细胞癌不同,皮肤鳞状细胞癌具有更高潜在的肿瘤转移风险。

至少 75% 的皮肤鳞状细胞癌发生在头颈部[3,4],这很可能是中波紫外线暴露的结果。那些生活在高日照地区(如澳大利亚和美国南部等地)的居民罹患皮肤鳞状细胞癌的风险明显增加。每靠近赤道 8~10 个纬度,患皮肤鳞状细胞癌的危险将增加 1 倍[5]。在头颈部皮肤鳞状细胞癌发展的过程中,一生总的日光暴露量是最重要的危险因素。发病率将随年龄增长而增加,平均诊断年龄为 72 岁。此外,年龄较大的患者发病时,肿瘤通常更具侵袭性且皮损更大[6]。男性发生侵袭性和原位鳞癌的风险总体更高,发病率分别为 2 154/10 万和 736/10 万[7]。与男性相比,女性侵袭性和原位鳞癌的发病率较低,分别为 1 265/10 万和 687/10 万[7]。男性头颈部病变中,侵袭性病变可占 60%,而女性则仅为 43%[7]。此外,男性患者更易出现 >2.0cm 的侵袭性损害,且寻求治疗的时间更晚[6]。

其他的危险因素还包括:化学物质或放射线暴露,人乳头状瘤病毒,慢性皮肤损伤(即溃疡、烧伤、慢性皮肤病等),有癌前病变史和 / 或既往被诊断为皮肤鳞状细胞癌的患者。12%~25% 的光化性角化病最终会发展为鳞状细胞癌[4]。此外,免疫抑制已被证实显著增加皮肤鳞状细胞癌的发生风险[8,9]。与正常人群相比,脏器器官移植的受者发生皮肤鳞状细胞癌的风险增加了 65~250 倍,且其侵袭、复发和远处转移的风险增加[9]。这种风险与免疫抑制程度直接相关联。

临床表现

侵袭性皮肤鳞状细胞癌通常发生在头颈部。这些病变通常发生在面部的高曝光区,颊部、耳廓、额和颞部更易发生侵袭性病变,而唇、鼻和颈部的侵袭性病变则相对较少[3],这些皮损通常为呈现不同质地和颜色的丘疹或斑块。原发皮损典型的特征是质硬、肤色或粉红色、光滑或角化过度的斑块。皮损容易出现溃疡和出血,尤其在病情进展的过程中。患者通常诉皮损为持续性瘙痒或刺激,轻度创伤可导致过度出血[10]。临床表现上,皮损可能固定于下方骨路或软骨上,提示预后不佳以及需要更积极的治疗。对这些患者,应初步检查病变所涉及的解剖区域,皮损活动度以及下方软骨和骨的受累,肿瘤周围神经出现的神经功能缺损,以及区域淋巴结病的受累。这对准确地进行肿瘤风险分层以及确定进一步评估解剖成像的必要性至关重要。

从患者的活检组织检查中获得的其他信息可以帮助决定什么时候需要执行影像学检查。淋巴血管浸润、神经肿瘤扩散、组织学分化差及浸润深度增加都是证明预后较差的指标[11]。依据临床检查,这些征象将有助于决定患者是否需要做影像学检查。

头颈部皮肤鳞状细胞癌通常较身体其他部位所出现的病变更具侵袭性。此外,头颈部大量的神经、血管和淋巴网络系统为肿瘤扩散提供了大量的传播途径。原发皮损预示病变更具侵袭性的特征包括:水平尺寸、浸润深度、肿瘤位置和组织学分化等。

水平尺寸

通常,皮损 >20mm 的病变更具侵袭性。也有某些小的,如 18mm 的病变具有侵袭性的报道[11,12]。这种大小的病变侵袭入相邻结构和远处扩散的风险增加。

浸润深度

切除或环钻活检所示的浸润深度是一个提示侵袭性病变的有效预后指标。与在皮肤黑色素瘤中一样,其已被证明是鉴别侵袭性疾病的独立危险因素。深度 <2.0mm 的病变无浸润风险或存在低度浸润风险,2.0~5.9mm 的病变存在中度浸润风险,≥6.0mm 的病变存在高度转移及局部浸润风险[12,13]。

组织分化

结缔组织高度生成提示病变更具侵袭性。这些分化较差的病变通常在水平尺寸上较大并深度侵袭下层组织,这两种预后不良的指标皆提示疾病的侵袭性[11]。

肿瘤部位

位于头颈部的鳞状细胞癌通常比身体其他部位的病变更具侵袭性。位于耳廓和眶周区域的病变往往比头颈部其他部位的病变更具侵袭性。在这两个区域中,覆盖骨骼的皮肤较薄,且有广泛分布的血管、淋巴和神经结构,提供了便于传播的途径。此外,当这些病变侵袭至底层组织(如面神经、眼眶和海绵窦等)的重要结构时,增加了肿瘤破坏的风险。

原发皮损成像

全面的临床检查是评估所有皮肤鳞状细胞癌患者的重要步骤,因为即使是相对无症状的患者,也可能藏匿广泛的疾病。周围神经侵袭和颈淋巴结肿大可能直到晚期都不会出现任何症状。因此,影像学检查可用于评价疾病的分期和患者预后信息,并将有助于指导最合适的治疗。

骨和软骨侵袭的评估

肿瘤侵袭至骨骼或软骨提示损害具有侵袭性。这些皮损可能固定在骨骼或软骨上,检查时皮损通常是不能移动的。骨和软骨侵袭多发生在皮下脂肪或肌肉少的区域(例如头皮和耳朵,耳廓和外耳道)。头皮皮损侵袭颅骨是头皮鳞状细胞癌的常见表现。检查时,与周围头皮相比,累及颅骨的皮损移动度降低或不能移动。最初,被侵袭骨骼的患者可能相对无症状,但侵袭若进一步加重,可扩展至颅内,最终甚至可能累及脑膜。

骨累及通常是皮肤鳞状细胞癌体格检查中很容易发现的一个症状,然而,仅仅靠体格检查辨别早期骨累及或评估疾病的程度较为困难。利用射线成像可有助于确定早期累及和疾病程度。计算机断层扫描(computed tomography,CT)是评估固定或活动度差的病变的首选方法。骨累及的典型 CT 表现是皮损下的骨破坏或骨透明度增加,呈虫蛀状特征。皮肤鳞状细胞癌骨侵袭的最常累及区域之一是头皮病灶累及颅骨。早期的颅骨侵蚀的最常见的特征是骨皮质平滑线的缺失(图 36.1)。一些严重病例,肉眼可见肿瘤侵袭骨的整体(图 36.2)。磁共振成像(magnetic resonance imaging,MRI)也可能显示骨累及的特征,例如在 T_1 成像中,骨和骨周围组织出现异常增强信号或正常骨髓信号丢失。

假如考虑肿瘤已侵袭至颅腔,则应对脑进行详细影像学检查。CT 可以显示原发皮损侵袭穿透颅骨并对脑产生压迫。MRI 可探及早期累及,通过发现硬脑膜异常增强信号(图 36.2C)。

神经周围肿瘤扩散的影像学评估

神经周围累及的诊断具有挑战性。虽然临床上可通过明显的脑神经病理征进行识别,但临床上无症状的神经侵袭要在手术切除之前诊断是很困难的,神经累及的诊断可能会改变治疗方法及患者的预后。神经周围累及是指肿瘤沿着神经外膜扩散,传播至整个头颈部。这些病变通常是顺向扩散至颅底和中枢神经系统的,但也可能逆向扩散,典型发生在结合部(例如三叉神经节)。肿瘤沿神经外膜扩散偶尔会突破神经鞘,引起疾病肉眼可见的变化。神经侵袭的程度即使通过临床、放射学和外科手术可能也会难以评估,因为跳跃性生长的病灶和少量残存的肿瘤细胞沿小神经传播是非常容易被遗漏的。

神经侵袭在皮肤鳞状细胞癌中是相当常见的,2.5%~14% 的病变呈现出一定数量的神经侵袭[21,22]。临床上,神经侵袭与否可显著影响患者的发病率和死亡率。神经侵袭患者的局部区域的复发率增加近 3 倍,且整体的存活率下降 30%[23-26]。此外,当这些病变侵袭神经并通过颅底时,有可能变成无法切除的病变。

神经侵犯可大致分为两类:一类是明确的临床和/或放射学证据确认侵犯周围神经侵袭,另一类是仅在手术切除和组织病理学分析后所检测到的微观疾病。神经侵袭患者相对无神经侵袭患者,其临床或放射学依据越多,预后越差[27]。具神经侵袭风险的原发皮损与高风险皮肤鳞状细

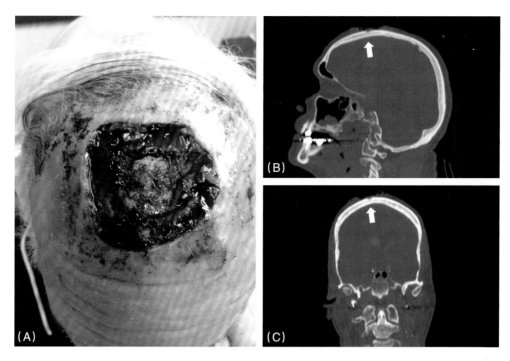

图 36.1 头皮复发性鳞状细胞癌侵袭颅骨。(A)患者 Mohs 切除术后,可见明显下方颅骨受累。(B 和 C)头部的 CT 扫描,显示经颅骨外层的累及。注意沿着颅骨外层皮质(箭)平滑线条的缺失

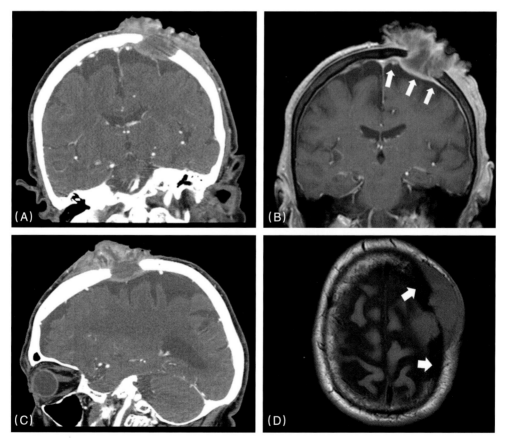

图 36.2 头皮鳞状细胞癌经颅骨至硬脑膜全层累及。CT 和 MRI 在评估该患者时可互补。(A)(B)CT 扫描显示颅骨外层至内层的全层侵袭。(C)MRI 中 T_1 加权像显示头皮鳞状细胞癌颅内侵袭,累及下方硬脑膜,表现为增厚和信号增强(箭所示)。(D)MRI T_1 信号显示颅骨内正常骨髓信号丢失(箭所示),提示鳞状细胞癌经颅骨板状层亚临床扩散

胞癌有相似的特征。初步诊断时,原发皮损的水平尺寸增加、浸润深度增加以及组织分化差都会增加神经侵犯的风险[11,12]。此外,复发的病变具有最高神经侵犯风险,这可能归咎于存在沿着神经的残余的肿瘤细胞,这也提示首次治疗可能遗漏了初期原发皮损的神经侵犯。

神经侵犯的相关症状一般比较隐匿,在初期很容易被临床医生忽略,患者主诉较为模糊,可能有面部无力、麻木或声音嘶哑。最常见的受累的神经是三叉神经(CN V)和面神经(CN VII)[28]。三叉神经受累的患者通常会在单个三叉神经分布区出现不完全的麻木感和刺痛感。最先,他们叙述症状似蚁行感(如蚂蚁在皮肤上下爬行的感觉),最终症状会逐渐发展为疼痛和感觉异常[28]。面神经受累可表现为面神经单个分支区域微小不适或一侧面部完全麻痹。在一些情况下,肿瘤沿三叉神经和面神经之间的正常解剖连接传播,可导致面神经受累并出现面部无力。然而,在大多数情况下,面神经的受累是由邻近的耳廓鳞状细胞癌直接传播或腮腺区域的局部转移所引起的。这些患者中的一些人在此

期间常被误诊为贝尔麻痹或三叉神经痛。在罕见且晚期的神经侵犯病例中,可能存在少数脑神经受累,例如前庭神经(CN VIII)受累导致听力和平衡相关变化,舌咽神经(CN IX)受累导致味觉改变,迷走神经(CN X)受累导致声音嘶哑,以及舌下神经(CN XII)受累导致伸舌异常和舌运动异常[29-31]。

如果神经侵犯有临床依据,很可能也会有影像学证据。无症状的患者很少能显示出影像学证据。神经侵犯的影像学诊断具有挑战性。在治疗前检查中,有50%~85%的患者可能被漏诊[23]。这种诊断的困难是因为受累神经直径较小、跳跃病变存在或沿着神经传播的传统成像技术不可见的微观病变。即使有了组织学证实的神经侵袭,回顾分析治疗前影像也不一定有明确证据[23]。

MRI是评估神经周围侵袭的最敏感的成像方式。异常增强或增大的神经及脂肪包裹的神经闭塞颅底孔(如颏下孔、眶下孔、卵圆孔)是MRI下神经侵犯的特征性表现(图36.3)。还应注意评估神经侵犯后导致下游效应的成像,包括肌肉萎缩和脂肪替代,两者都可以在常规MRI上被容易

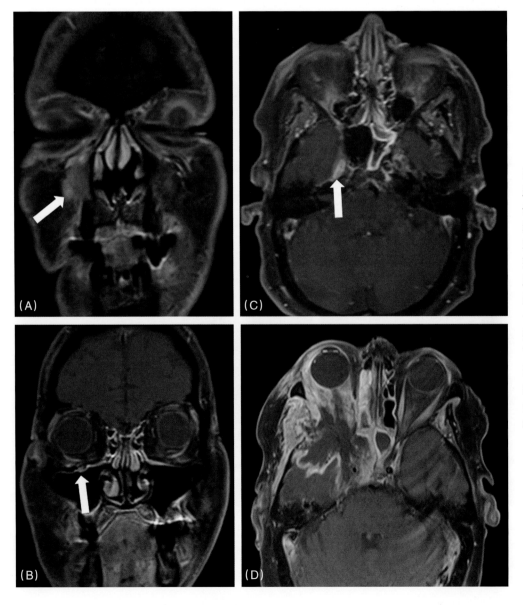

图36.3　右颊鳞状细胞癌伴广泛神经周围侵袭。(A)右颊鳞状细胞癌的增强MRI表现,右颊内侧信号增强的皮下肿块(箭所示)。(B)右眼眶下神经(箭所示)增大及信号增强,与围神经肿瘤扩散一致。(C)沿眶下神经扩散至Meckel腔(箭所示)。(D)尽管接受了治疗,但患者颅底和眼眶出现了进行性脑神经病变

地识别。此外,高功率扫描仪,如3.0-T扫描仪,已经被证明可以改善头颈部结构的空间分辨率,从而增加对疾病的识别[32]。尽管MRI针对神经侵犯成像是首选方法,但由于病变跳跃性和微肿瘤的扩散,MRI还不能达到高敏感性地评估神经侵犯的程度。

其他评估可疑神经累及的成像方法包括CT和正电子发射计算机断层显像组合(positron emission tomography-computed tomography,PET/CT)。超声缺乏评估神经的分辨率和能力,在评估神经侵犯时无用。CT描述软组织结构的微小变化虽然缺乏清晰度,但仍可以通过扩大的神经孔或孔的骨侵蚀来判断周围神经侵犯。在一些微小侵犯的情况下,神经孔的扩大和侵蚀可能是疾病的唯一证据。

应用PET/CT诊断神经侵犯值得怀疑[33]。PET/CT有图像质量低和无法区分邻近病变的缺点。PET/CT在评估<4~8mm大小的病变时是不可靠的,而受影响的神经可小至0.1mm。如果神经侵犯并不能通过常规成像被证明的话,PET/CT或许有助于识别代谢增加的区域(特别是在颅底),这可能提示潜在的神经侵袭。

对原发皮损进行成像时,评估相邻组织和神经侵犯是至关重要的,因为这能为手术切除不足而导致复发风险增加的病例提供重要的预后信息或治疗计划。考虑到直接识别神经侵袭的方法面临挑战,评估面部、舌和腭的肌肉萎缩和脂肪替代或许是识别疾病证据的最可靠的方法。

耳部鳞状细胞癌的影像学评估

耳廓的解剖位置使其因紫外线暴露增多而易出现光损伤。大约5%~10%的皮肤恶性肿瘤涉及外耳和/或内耳,包括耳廓和外耳道[14]。区分内耳和外耳受累对患者的发病率和预后有重要作用。由于颞骨的骨骼解剖结构,累及外耳道肿瘤扩散至腮腺、腮腺旁淋巴结区和上颈部淋巴结的风险更大[15]。经Santorini裂隙和Huschke裂隙扩散至鼓膜乳突缝,

容易导致肿瘤蔓延到邻近的腮腺间隙、茎乳突和颈静脉孔,可累及较低脑神经(图36.4)。肿瘤沿着颅底进一步扩散,可导致颞骨岩部顺向累及更高的脑神经[16]。

区分耳廓和外耳道受累是很重要的。交界线位于耳廓和外耳道的骨软骨交界处。然而耳廓原发皮损可侵袭软骨,使这些病变难以区分。区分这两种亚型是很重要的,因为两种亚型间的疾病扩散程度及相应手术干预程度均有差异(图36.5)。耳廓引流入耳前和耳后淋巴结区,而外耳道引流通常进入耳前和耳后淋巴结区、表面腮腺淋巴结区和颈内静脉二腹肌淋巴结[14]。两种亚型疾病的传播存在差异,外耳道鳞状细胞癌直接通过Santorini裂隙和Huschke裂隙进入前腮腺区域,直接累及腮腺区域(图36.4A)。耳廓鳞状细胞癌通常没有这样的播散,因为耳廓前方的皮肤比后方的皮肤更紧密排列,故耳廓原发皮损通常由前向后方扩散[14,17]。

成像方法需根据病变的位置、病变特征和相关症状而变化。累及外耳道骨性部分的病变具有侵入及穿透颞骨的倾向。一种专门的颞骨CT扫描是评估骨侵袭的成像方式。这种扫描技术可通过分辨率为1mm的切面检查颞骨,从而提供详细的解剖结构图。在设计手术切除时,确定骨侵袭的程度非常重要,这样可以根据需要选择完全或次全颞骨切除,或简单袖状切除。

随着疾病的进展,肿瘤沿周围神经扩散可导致脑神经病变。与脑神经病变相关的体征和症状可为面部无力、吞咽困难、声音嘶哑,以及面部麻木。最常见受影响的脑神经是面神经(CN Ⅶ)。在一项研究中,外耳道原发鳞状细胞癌患者中有33%出现面神经累及[16]。面神经的受累可以继发于肿瘤直接扩展到中耳累及面神经的鼓室部分,或者通过侵犯鼓乳裂后,在离开茎乳孔前累及面神经的乳突节段。

肿瘤病变沿颅底扩展,可能累及颈静脉孔,导致吞咽困难(影响舌咽神经CN Ⅸ和迷走神经CN Ⅹ),肩部无力(脊髓副神经CN Ⅺ),以及扩张至舌下神经管导致的伸舌偏斜(舌下神经CN Ⅻ)。由颅底进一步扩张导致岩部受累并累及三

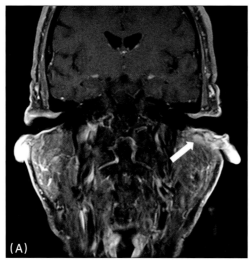
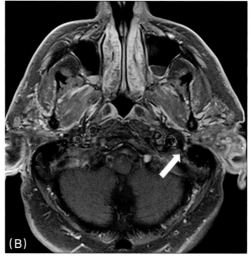

图36.4 左侧耳窝鳞状细胞癌的MRI T$_1$成像。(A)通过软骨外耳道扩散至邻近的腮腺(箭所示)。(B)茎乳孔处面神经信号增强(箭所示),与围神经肿瘤扩散一致

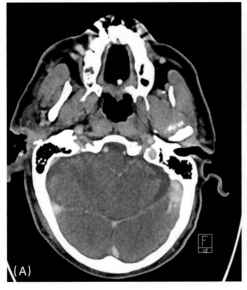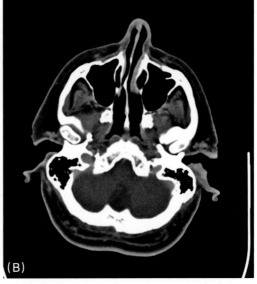

图 36.5　两例外耳鳞状细胞癌的 CT 显像。提示术前成像对确定扩散外耳道的深度很重要。在（A）右侧耳窝鳞状细胞癌和（B）左侧耳窝鳞状细胞癌的两个病例中，肿瘤软组织肿块扩散至外耳道的骨软骨连接处。这两例患者都需要进行一侧颞骨切除以确保足够的手术切缘

叉神经（CN Ⅴ）和外展神经（CN Ⅵ），分别引起面部感觉异常和眼外肌运动减弱。如果患者有任何脑神经病变症状，应该进行 MRI 检查以评估神经侵袭的程度。即使无典型症状，也应考虑 MRI，因为早期神经侵袭通常无症状。

虽然外耳道的评估相对直接，但当耳部损害扩展不超过外耳道骨软骨交界处时，评估就变得复杂了。耳廓上原发鳞状细胞癌的区域扩展风险较低。一些研究提出，耳廓鳞状细胞癌腮腺累及的早期发生率达 18%[18,19]。一项研究表明，有 37.5% 的耳廓鳞状细胞癌累及腮腺区域[14]。肿瘤大小可能是腮腺扩散风险的主要决定因素，水平尺寸 >4.0cm 的病变扩散到腮腺间隙的风险很高，然而所有 >2.0cm 的病变累及腮腺区域的风险均增高[14]。此外，任何显示腮腺或腮腺周围淋巴结受累的肿瘤血管受累和神经侵袭的风险均增加[14,15,20]。因此，即使在单独的耳廓病变中，也需要检查以评估骨、血管和神经侵袭的状态。

眶周区域鳞状细胞癌的成像

皮肤鳞状细胞癌是眶周区域第二常见的皮肤肿瘤，仅次于基底细胞癌。紧邻眶周区域的皮肤鳞状细胞癌可发生于上下眼睑、前额、内外眦、眶下缘。由于眼周区域内独特的解剖学结构、功能，以及手术和重建对美观的影响，因此诊断和治疗均具挑战性。令人担忧的是眶周区域内的病变可延及眶内。这种扩张可以通过多种途径发生，包括直接蔓延、神经侵袭，以及淋巴和血管结构侵袭。当肿瘤延及眶内，则可进一步扩散到海绵窦、脑膜，以及中和 / 后颅窝。

据报道，以各种方式延及眶内的比例高达 5.9%[34]。紧邻眼眶附近比较大的溃疡性病变（即 >20mm）可能直接向眶内扩展。临床检查中，症状可能包括眼球活动受限、溢泪（流泪失控），以及感觉迟钝（异常感觉，通常为疼痛）[34]。成像可显示眼眶内肿块的影响或眼外肌的侵袭。虽然直接蔓延是侵犯眶内的常见途径，但更常见的是神经周围侵袭，进而进入中枢神经系统。最常受累的则是眶上神经和眶下神经，但也能见到沿三叉神经（CN Ⅴ）、面神经（CN Ⅶ）以及动眼神经、滑车神经和外展神经（分别为 CN Ⅲ，CN Ⅳ 和 CN Ⅵ）伴分支逆行入眶内。CN Ⅴ 和 CN Ⅶ 的受累可使头颈部远处病变蔓延并累及眼部。

眼部神经侵袭所引起的症状包括：复视（双重视觉）、眼肌麻痹（视力受损）、上眼睑下垂和眶周区域的感觉缺损。另外，还可以出现斜视（眼球失调）、眼球上移或眼球下移，以及突眼[35]。与眼外神经侵袭症状相同，出现任何眼眶症状都表明疾病进展。严重的病例甚至可能出现眶尖综合征（眼球运动和视神经功能障碍导致眼肌麻痹、视力障碍和上面部感觉减退）或眶裂综合征（CN Ⅲ，CN Ⅳ，CN Ⅴ1 和 CN Ⅵ 以及眼静脉受累，导致复视、眼外肌麻痹、眼球突出以及上睑下垂联合出现），两者均提示肿瘤扩散至海绵窦[36]。

为了明确眼眶的解剖结构，需要精细 CT 或 MRI 来评估大体或微观的眼眶疾病。CT 和 MRI 成像能容易识别压迫眼眶结构的巨大肿块。怀疑神经侵袭时，精细 MRI 可见到神经异常增强或扩大，或眼外肌中的脂肪替代。CT 可以显示骨侵蚀以及扩大的眶上孔和眶下孔，眶上裂周围的骨侵袭，以及鼻旁窦的侵袭。如果担心肿瘤扩散到海绵窦，可以选择对比度增强的薄层 MRI（≤3mm）的成像模式，因为海绵窦主要是由两层硬脑膜组成。成像应包括眶尖至桥前池，薄层扫描可见单个脑神经。CT 最好使用静脉造影且扫描厚度 <1mm。

淋巴侵袭比例高达 24%，主要包括腮腺周围淋巴结和颈部淋巴结[35]。淋巴扩散更常与位于内眦或内眦附近的病

变相关。解剖学研究表明，内眦周围区域将更容易经由沿面静脉分布的面淋巴结引流至下颌下淋巴结，而眼睛外侧部分则将引流入腮腺周围淋巴结区[37]。

局部和远处转移性肿瘤的成像

尽管大多数头颈部皮肤鳞状细胞癌不发生转移，但可出现局部淋巴结和远处部位扩散。据报道，水平直径≥20mm 是区分淋巴结转移高风险和低风险病变的关键尺寸[11,12]。淋巴结转移易发生与否根据原发病变的解剖位置不同而不同，通常为腮腺周围和腮腺内淋巴结区以及上颈部淋巴管，主要是因其邻近皮肤鳞状细胞癌的高危部位[38]。

转移性皮肤鳞状细胞癌是腮腺最常见的恶性肿瘤之一。在高风险的原发病变患者中，腮腺转移风险可高达55%~68%[38,39]。转移至腮腺区域的临床诊断可能很困难，据报道，腮腺转移的隐匿率高达 36%[38]。因此，放射学诊断用来确认腮腺和颈部淋巴结的受累在缺乏临床颈部症状时至关重要，因其常是转移扩散的第一阶段。

如果临床上怀疑肿瘤转移到腮腺区域或颈部淋巴结区，影像检查可助于了解疾病的程度或评估隐匿性肿瘤。超声是一种用于初步评估腮腺和颈淋巴结肿大的有用的技术。超声便宜、便捷且无电离辐射。在高达 90% 的病例中，超声可用于区分良恶性，且区分腺体和腺外肿块可达 98% 的准确度[40]。此外，超声可辅助细针穿刺和引导下活检，增加成像的诊断视野。尽管它简单、安全且易于使用，但超声并非无缺点。超声不容易识别面神经，不易评估深部腮腺肿块、咽部扩张至咽后和颈部深处的淋巴结肿大，且不能检查颅内或颅底扩张的表现。

MRI 可用于区分软组织平面，并对腮腺腺体有很好的空间分辨。T_1 加权像在强信号背景下容易识别腮腺病变并区分病变边界。MRI 是评估神经侵袭的首选成像方式，对咽旁间隙成像非常有效。与 CT 相同，MRI 可用于评估深叶病变或临床上并不明显的病变。CT 可用于评估扩散到咽部或颈深处的所有骨侵袭或淋巴结肿大。MRI 和 CT 均优于 PET/CT，这是因为 PET/CT 不易区分病变的良恶性，或无法显示头颈部较小空间内的区分细节，特别是当有多个病损彼此相邻时。

累及颈部区域预示预后不佳[38,41]，选择治疗方案时，临床上或放射学上对颈部进行准确评估至关重要。传统上颈部淋巴结被分为六区，而这些分区有助于颈部外科手术，了解基本分区可更好地整合和解读临床和放射学结果[42]：

Ⅰ区分为两组：ⅠA 组（颏下组）和ⅠB 组（下颌下组）。ⅠA 组包括在二腹肌前腹部及舌骨形成的三角形界内的淋巴结，ⅠB 组包括在二腹肌前腹和后腹、舌骨肌和下颌体界内的淋巴结。

Ⅱ区由从颅底扩展到舌骨下缘的水平围绕颈内静脉的上 1/3 的淋巴结组成。Ⅱ区的内侧界为胸骨舌骨肌和茎突舌肌外缘，外侧界为胸锁乳突肌的后缘。

Ⅲ区即颈静脉中组，是从舌骨下缘延至环状软骨下缘的淋巴结群。内侧界是胸骨舌骨肌的外缘，外侧界是胸锁乳突肌的后缘。

Ⅳ区即颈静脉下组，是从环状软骨的下方到锁骨包绕下 1/3 颈内静脉的淋巴结。内侧界是胸骨舌骨肌的外界，而外侧界是胸锁乳突肌的后界。

Ⅴ区构成颈后三角，颈后三角上界是胸锁乳突肌和斜方肌的会聚处，下界是锁骨，内侧界是胸锁乳突肌的后缘，外侧界是斜方肌。

Ⅵ区是前或中央淋巴结组，包括气管前淋巴结和气管旁淋巴结、环状淋巴结和甲状腺周围淋巴结。上界为舌骨，下界为胸骨切迹，外界为颈总动脉。

虽然在临床检查中转移到颈部比转移到腮腺更明显，但对颈部进行隐匿性肿瘤的评估仍然是制订治疗计划前的重要步骤。皮肤鳞状细胞癌的转移模式主要与头颈部原发病变的位置有关[43]。传统上，头颈前部由在前部的头皮和面部组成，头颈后部由在后部的头皮和颈部组成。Ⅱ区和Ⅲ区是最常累及的颈椎平面，任何颈部疾病几乎都会累及这些区域。仅Ⅰ区累及通常由头颈前部病变引起，而Ⅰ区和颈后部疾病常同时累及Ⅱ区和Ⅲ区。颈后部病变常累及Ⅳ区和Ⅴ区。累及Ⅳ区和Ⅴ区的病变总是与Ⅱ区和Ⅲ区相关[15,38,43]。

无明显颈部淋巴结转移的患者可以采用选择性颈部淋巴结清扫、前哨淋巴结活检、选择性放疗或经系列检查后保守治疗。颈部淋巴结转移的预处理及评估至关重要。受累淋巴结可能位置较深或过小而不易在临床检查中被触及，因此需要放射学检查来辅助诊断。虽然临床检查仍然是评估颈部最方便的方法，但需要很高的技巧，触及直径 <1cm 的淋巴结较为困难，因此其诊断准确度为 59%~84%[44]。影像学检查可以发现无临床隐匿的淋巴结，如操作得当，可确定其解剖标志，从而在术前对颈部的淋巴结进行分类。

大多数头颈部肿瘤患者需行 CT 扫描或 MRI 评估颈部。只有原发皮损较小（<10mm）且临床基本不考虑转移的患者，不考虑行影像学检查可能是安全的。然而颈部转移对预后非常重要，因此对所有患者（无论原发病变大小）进行影像检查都是合适的。CT 和 MRI 可以很好地显示头颈部解剖细节。增强 CT 操作较方便，通常是评估颈部所选的典型影像方法。据报道，CT 识别颈部转移灶的敏感性和特异性分别为 54%~95% 和 39%~100%[45,46]。

考虑到颈部的三维结构，根据影像区分位于不同分区连接处的淋巴结具有挑战性。检查前优化患者定位可助于评估和分类[47]。患者的头部应处于中立位置，硬腭垂直于桌子，肩部尽可能下垂。如果没有禁忌证，静脉增强可助于勾画处淋巴结中血管。扫描范围包括从颅底到胸骨柄的整个颈部。CT 扫描层次厚度不超过 2~3mm，而 MRI 扫描层次厚度不超过 5mm，间隔 1mm[47]。

超声和超声引导下的细针抽吸细胞学（fine-needle aspiration cytology，FNAC）操作便捷，是评估颈部淋巴结转移的可行选择。超声和超声引导下 FNAC 与其他常规成像方法（如 CT，MRI 和 PET/CT）相比，具有相同的识别颈部转移的能力[48]。进一步来说，超声优于 CT 成像，能够探测受累淋巴结内部结构[49]。已有研究提示，除了患者年龄超过 40 岁，超声检查下的特征如大小（短轴和长轴）、内部纹理和淋巴结门血管模式变化是与颈部转移相关的超声学表现[44]。

可疑淋巴结 FNAC 检查在识别和分期颈部淋巴结时优于单用超声[48]。超声引导下 FNAC 的敏感性和特异性分别为 63%~97% 和 74%~100%[50]。超声和超声引导下 FNAC 的缺点是仰赖于超声医师和细胞学家的经验,且无法评估咽后和纵隔淋巴结区的情况。

PET/CT 评估颈部有用。虽然价格昂贵,需要较长的扫描时间以及患者配合禁食,但它可以提供评估颈部肿瘤和远处转移的重要细节(图 36.6)。据报道,敏感性和特异性分别为 67%~96% 和 82%~100%[51-54],PET/CT 可评估原发性肿瘤、颈部转移性肿瘤、潜在并发的第二处原发灶,以及单次扫描识别远处转移。PET/CT 主要的缺点是其分辨率有限,无法找到小的肿瘤(<4~5mm)。另外,肿瘤扩散引起的淋巴结坏死可能表现为假阴性结果,而假阳性可能会继发于炎症变化或反应性淋巴结[33]。

评估区域淋巴结疾病最合适的成像方式将最终取决于临床情况以及原发病灶所需成像。临床检查和不同成像方式结合可最全面评估颈部病灶的分期并选择临床决策。颈部转移影响预后变化,因此,全面评估颈部对制订治疗计划至关重要。

头颈部以外的远处转移性肿瘤极为罕见。虽然报道指出头颈部外转移仅为 4%~6%,但所有具侵袭性特征的病变应进行远处转移扩散的评估,因为这对患者的预后有显著影响[55]。与没有远处转移病灶的患者相比,远处转移患者皮肤鳞状细胞癌的死亡风险可高至 8 倍[55]。皮肤鳞状细胞癌转移扩散最常见的部位包括肺、纵隔淋巴结,以及肝脏。在高风险患者中,应考虑远处部位影像检查,特别是那些已知有区域转移的患者。基于个体临床情况,可合理选择 CT、MRI、PET/CT 或胸部 X 线检查。

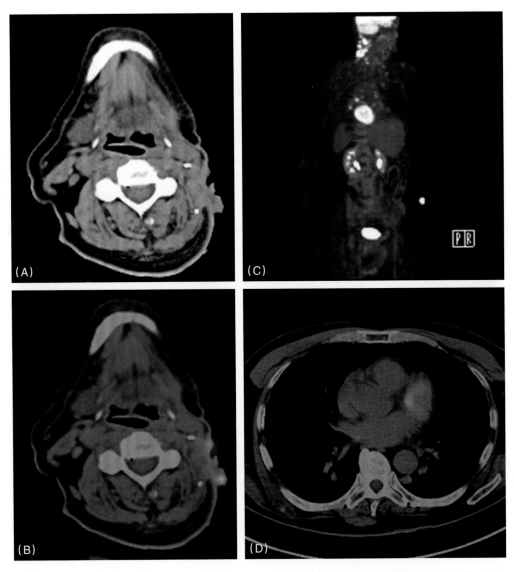

图 36.6 (A)右颊鳞状细胞癌具有广泛的围神经肿瘤侵袭。(B)右颊鳞状细胞癌沿着眶下神经侵袭至 Meckel 腔(C)。(D)尽管进行了治疗,患者仍出现了进行性脑神经病变并沿颅底侵袭

结论

高风险皮肤鳞状细胞癌具有潜在局部和区域播散的风险，进行合理评估对于了解疾病程度、确定患者预后以及选择最合适的治疗至关重要。皮肤鳞状细胞癌的诊断和分期可结合多种影像学方法，每种方法都有其优点和缺点。选择影像学检查的最适时机和何种方式在很大程度上取决于肿瘤的解剖学和病理学特征，以及临床评估中的存疑特征。

风险分层未来的改进，可能通过将分子标记与当前使用的临床、解剖和组织病理学特征结合，将有助于选择影像学检查的时机和方式。

成像技术的未来发展，特别是分子成像，可提高识别早期病变的能力，早期干预则可能治愈疾病。

（刘珍如　王大光　译，许阳　校）

参考文献

[1] Rogers HW, Wienstock MA, Harris AR, Hinckley MR, Feldman SR, Fleischer AB, et al. Incidence estimate of nonmelanoma skin cancer in the United States, 2006. Arch Dermatol 2010;146(3):283−7.

[2] Karia P, Han J, Schmults CD. Cutaneous squamous cell carcinoma: estimated incidence of disease, nodal metastasis, and deaths from disease in the United States, 2012. J Am Acad Dermatol 2013;68(6):957−66.

[3] Kyrgidis A, Tzellos TG, Kechagias N, Patriidou A, Xirou P, Kitikidou K, et al. Cutaneous squamous cell carcinoma (SCC) of the head and neck: risk factors of overall and recurrence-free survival. Eur J Cancer 2010;46(9):1563−72.

[4] Brantsch KD, Meisner C, Schönfisch B, Trilling B, Wehner-Caroli J, Röcken M, et al. Analysis of risk factors determining prognosis of cutaneous squamous-cell carcinoma: a prospective study. Lancet Oncol 2008;9(8):713−20.

[5] Scotto J, Kopf AW, Urbach F. Non-melanoma skin cancer among Caucasians in four areas of the United States. Cancer 1974;34(4):1333−8.

[6] Renzi C, Mastroeni S, Passarelli F, Mannooranparampil TJ, Caggiati A, Potenza C, et al. Factors associated with large cutaneous squamous cell carcinomas. J Am Acad Dermatol 2010;63(3):404−11.

[7] Nguyen KD, Han J, Li T, Qureshi AA. Invasive cutaneous squamous cell carcinoma in US health care workers. Arch Dermatol Res 2014;306(6):555−60.

[8] Lindelof B, Sigurgeirsson B, Gäbel H, Stern RS. Incidence of skin cancer in 5356 patients following organ transplantation. Br J Dermatol 2000;143(3):513−9.

[9] Cooper JZ, Brown MD. Special concern about squamous cell carcinoma of the scalp in organ transplant recipients. Arch Dermatol 2006;142(6):755−8.

[10] Alam M, Ratner D. Cutaneous squamous-cell carcinoma. N Engl J Med 2001;344(13):975−83.

[11] Jensen V, Prasad AR, Smith A, Raju M, Wendel CS, Schmelz M, et al. Prognostic criteria for squamous cell cancer of the skin. J Surg Res 2008;159(1):509−16.

[12] Rowe DE, Carroll RJ, Day CL. Prognostic factors for local recurrence, metastasis, and survival rates in squamous cell carcinoma of the skin, ear, and lip. J Am Acad Dermatol 1992;26(6):977−90.

[13] Mourouzis C, Boynton A, Grant J, Umar T, Wilson A, MacPheson D, et al. Cutaneous head and neck SCCs and risk of nodal metastasis: UK experience. J Cranio-Maxillofac Surg 2009;37(8):443−7.

[14] Kadakia S, Saman M, Gordin E, Marra D, Ducic Y. The role of parotidectomy in the treatment of auricular squamous cell carcinoma. Otolaryngol Head Neck Surg 2015;152(6):1048−52.

[15] Peiffer N, Kutz JW, Myers LL, Isaacson B, Sumer BD, Truelson JM, et al. Patterns of regional metastasis in advanced stage cutaneous squamous cell carcinoma of the auricle. Otolaryngol Head Neck Surg 2011;144(1):36−42.

[16] Gal TJ, Futran ND, Bartels LJ, Klotch DW. Auricular carcinoma with temporal bone invasion: outcome analysis. Otolaryngol Head Neck Surg 1999;121(1):62−5.

[17] Clark RR, Soutar DS. Lymph node metastases from auricular squamous cell carcinoma: a systemic review and meta-analysis. J Plast Reconstr Aesthet Surg 2008;61(10):1140−7.

[18] Turner SJ, Morgan GJ, Palme CE, Veness MJ. Metastatic cutaneous squamous cell carcinoma of the external ear: a high-risk cutaneous subsite. J Laryngol Otol 2010;124(1):26−31.

[19] Wermker K, Kluwig J, Schipmann S, Klein M, Schulz HJ, Hallermann C. Prediction score for lymph node metastasis from cutaneous squamous cell carcinoma of the external ear. Eur J Surg Oncol 2015;41(1):128−35.

[20] Khurana VG, Mentis DH, O'Brien CJ, Hurst TL, Stevens GN, Packham NA. Parotid and neck metastases from cutaneous squamous cell carcinoma of the head and neck. Am J Surg 1995;170(5):446−50.

[21] Lin C, Tripcony L, Keller J, Poulsen M, Martin J, Jackson J, et al. Perineural infiltration of cutaneous squamous cell carcinoma and basal cell carcinoma without clinical features. Int J Radiat Oncol Biol Phys 2012;82(1):334−40.

[22] Han A, Ratner D. What is the role of adjuvant radiotherapy in the treatment of cutaneous squamous cell carcinoma with perineural invasion? Cancer 2007;109(6):1053−9.

[23] Lee KJ, Abemayor E, Sayre J, Bhuta S, Kirsch C. Determination of perineural invasion preoperatively on radiographic images. Otolaryngol Head Neck Surg 2008;139(2):275−80.

[24] Rapidis AD, Givalos N, Gakiopoulou H, Faratzis G, Stravrianos SD, Vilos GA, et al. Adenoid cystic carcinoma of the head and neck: clinicopathological analysis of 23 patients and review of the literature. Oral Oncol 2005;41(3):328−35.

[25] Fagan JJ, Collins B, Barnes L, D'Amico F, Myers EN, Johnson JT. Perineural invasion in squamous cell carcinoma of the head and neck. Arch Otolaryngol Head Neck Surg 1998;124(6):637−41.

[26] Ampil FL, Hardin JC, Peskind SP, Stucker FJ. Perineural invasion in skin cancer of the head and neck: a review of nine cases. J Oral Maxillofac Surg 1995;53(1):34−8.

[27] Garcia-Serra A, Hinerman RW, Mendenhall WM, Amdur RJ, Morris CG, Williams LS, et al. Carcinoma of the skin with perineural invasion. Head Neck 2003;25(12):1027−33.

[28] Mendenhall WM, Ferlito A, Takes RP, Bradford CR, Corry J, Fagan JJ, et al. Cutaneous head and neck basal and squamous cell carcinomas with perineural invasion. Oral Oncol 2012;48(10):918−22.

[29] Murofushi T, Pohl DV, Halmagyi GM. Perineural spread of facial squamous cell carcinoma to the vestibulocochlear nerve. Otolaryngol Head Neck Surg 1997;116(3):392−4.

[30] Clouston PD, Sharpe DM, Corbett AJ, Kos S, Kennedy PJ. Perineural spread of cutaneous head and neck cancer: its orbital and central neurologic complications. Arch Neurol 1990;47(1):73−7.

[31] Begemann M, Rosenblum MK, Loh J, Kraus D, Raizer JJ. Leptomeningeal metastases from recurrent squamous cell cancer of the skin. J Neurooncol 2003;63(3):295−8.

[32] Penn R, Abemayor E, Nabili V, Bhuta S, Kirsch C. Perineural invasion detected by high-field 3.0-T magnetic resonance imaging. Am J Otolaryngol Head Neck Med Surg 2010;31(6):482−4.

[33] Purohit BS, Ailianou A, Dulguerov N, Becker CD, Ratib O, Becker M. FDG-PET/CT pitfalls in oncologic head and neck imaging. Insights Imaging 2014;5:585−602.

[34] Limawararut V, Leibovitch I, Sullivan T, Selva D. Periocular squamous cell carcinoma. Clin Exp Ophthalmol 2007;35(2):174−85.

[35] Yin VT, Merritt HA, Sniegowski M, Esmaeli B. Eyelid and ocular surface carcinoma: diagnosis and management. Clin Dermatol 2015;33(2):159−69.

[36] Veness MJ, Biankin S. Perineural spread leading to orbital invasion from skin cancer. Australas Radiol 2000;44(3):296−302.

[37] Jeong HS, Son YI, Baek CH. The pattern of lymphatic metastasis of malignant tumors in the periorbital area. Am J Otolaryngol Head

Neck Med Surg 2006;27(1):5-8.

[38] Barzilai G, Greenburg E, Cohen-Kerem R, Doweck I. Pattern of regional metastases from cutaneous squamous cell carcinoma of the head and neck. Otolaryngol Head Neck Surg 2005;132(6): 852-6.

[39] Ch'ng S, Maitra A, Lea R, Brasch H, Tan ST. Parotid metastasis: an independent prognostic factor for head and neck cutaneous squamous cell carcinoma. J Plast Reconstr Aesthet Surg 2006;59(12): 1288-93.

[40] Sriskandan N, Hannah A, Howlett DC. A study to evaluate the accuracy of ultrasound in the diagnosis of parotid lumps and to review the sonographic features of parotid lesions: results in 220 patients. Clin Radiol 2010;65(5):366-72.

[41] Cerezo L, Millan I, Torre A, Aragon G, Otero J. Prognostic factors for survival and tumor control in cervical lymph node metastases from head and neck cancer: a multivariate study of 492 cases. Cancer 1992;69(5):1224-34.

[42] Robbins KT, Clayman G, Levine PA, Medina J, Sessions R, Shaha A, et al. The Committee for Head and Neck Surgery and Oncology, American Academy of Otolaryngology—Head and Neck Surgery. Neck dissection classification update: revisions proposed by the American Academy of Otolaryngology—Head and Neck Surgery. Arch Otolaryngol Head Neck Surg 2002; 128(7):751-8.

[43] Ebrahimi A, Moncrieff MD, Clark JR, Shannon KF, Gao K, Milross G, et al. Predicting the pattern of regional metastases from cutaneous squamous cell carcinoma of the head and neck based on location of the primary. Head Neck 2010;32(10):1288-94.

[44] Lai YS, Kuo CY, Chen MK, Chen HC. Three-dimensional Doppler ultrasonography in assessing nodal metastases and staging head and neck cancer. Laryngoscope 2013;123(12):3037-42.

[45] de Bondt RB, Hoeberigs MC, Nelemans PJ, Deserno WM, Peutz-Kootstra C, Kremer B, et al. Diagnostic accuracy and additional value of diffusion-weighted imaging for discrimination of malignant cervical lymph nodes in head and neck squamous cell carcinoma. Neuroradiology 2009;51(3):183-92.

[46] Yoon DY, Hwang HS, Chang SK, Rho YS, Ahn HY, Kim JH, et al. CT, MR, US,18F-FDG PET/CT, and their combined use for the assessment of cervical lymph node metastases in squamous cell carcinoma of the head and neck. Eur Radiol 2009;19(3):634-42.

[47] Som PM, Curtin HD, Mancuso AA. Imaging-based nodal classification for evaluation of neck metastatic adenopathy. AJR Am J Roentgenol 2000;174(3):837-45.

[48] Stoeckli SJ, Haerle SK, Haile SR, Hany TF, Schuknecht B. Initial staging of the neck in head and neck squamous cell carcinoma: a comparison of CT, PET/CT, and ultrasound-guided fine-needle aspiration cytology. Head Neck 2012;34(4):469-76.

[49] Sumi M, Ohki M, Nakamura T. Comparison of sonography and CT for differentiating benign from malignant cervical lymph nodes in patients with squamous cell carcinoma of the head and neck. AJR Am J Roentgenol 2001;176(4):1019-24.

[50] de Bondt RB, Nelemans PJ, Hofman PA, Casselman JW, Kremer B, van Engelshoven JM, et al. Detection of lymph node metastases in head and neck cancer: a meta-analysis comparing US, USgFNAC, CT and MR imaging. Eur J Radiol 2007;64(2):266-72.

[51] Murakami R, Uozumi H, Hirai T, Nishimura R, Shiraishi S, Ota K, et al. Impact of FDG PET/CT imaging on nodal staging for head-and-neck squamous cell carcinoma. Int J Radiat Oncol Biol Phys 2007;68(2):377-82.

[52] Jeong HS, Baek CH, Son YI, Ki Chung M, Kyung Lee D, Young Choi J, et al. Use of integrated 18F-FDG PET/CT to improve the accuracy of initial cervical nodal evaluation in patients with head and neck squamous cell carcinoma. Head Neck 2007;29(3): 203-10.

[53] Gordin A, Golz A, Keidar Z, Daitzchman M, Bar-Shalom R, Israel O. The role of FDG-PET/CT imaging in head and neck malignant conditions: impact on diagnostic accuracy and patient care. Otolaryngol Head Neck Surg 2007;137(1):130-7.

[54] Ng SH, Ko SF, Toh CH, Chen YL. Imaging of neck metastases. Chang Gung Med J 2006;29(2):119-28.

[55] Brunner M, Veness MJ, Ch'ng S, Elliott M, Clark JR. Distant metastases from cutaneous squamous cell carcinoma: analysis of AJCC stage IV. Head Neck 2013;35(1):72-5.

第 37 章

转移性黑色素瘤的影像学表现

B. Peters, F.M. Vanhoenacker

引言

恶性黑色素瘤是一种具有扩散至身体各个器官及系统潜能的侵袭性肿瘤。转移途径包括局部转移、淋巴转移和血行转移[1,2]。几乎所有死于黑色素瘤的患者都涉及多个器官转移。尽管医学影像在原发性黑色素瘤的诊断上作用非常有限,但对黑色素瘤远处转移的评估和疗效监测以及评估局部复发有着重要作用[3]。

本章我们将讨论不同的影像技术在评估转移性黑色素瘤中的应用,并详细阐述常见转移器官的影像表现。

影像技术

超声

超声是一种相对经济且应用广泛的技术,但超声技术在转移性黑色素瘤方面的应用较为有限。超声主要用于检查黑色素瘤局部复发和移行转移(指原发病灶与其区域淋

巴结之间通过淋巴途径的转移)。另外,超声检查对腹部转移(如肝、脾和淋巴结转移)没有横断面成像技术如计算机断层扫描(computed tomography,CT)、正电子发射断层显像(positron emission tomography,PET)或磁共振成像(magnetic resonance imaging,MRI)敏感[4]。

超声的主要优势在于可以同时进行细针穿刺作为诊断性检查,有报道超声诊断移行转移或卫星转移灶的敏感性和特异性分别为95%和100%,诊断淋巴结转移的敏感性和特异性则分别为79%和100%[5,6]。

放射摄影术

放射摄影术或 X 射线是一种经济、低辐射的影像技术。但是 X 射线在检测转移性黑色素瘤方面作用局限。对无临床症状的患者的研究发现,X 射线对隐匿性肺转移的检测率低且假阳性率较高[7,8]。Mooney 等人报道了一项胸部 X 射线长期系统地随访观察无症状患者的研究。该研究认为昂贵的系统检查对于疾病早期筛查的意义不大[9]。

尽管如此,临床实践中仍把胸部 X 射线作为随访无症状患者的一项常规检查。

X 射线在评估黑色素瘤骨转移上价值有限。大部分病

灶在 X 射线上无法显示,除非已经出现骨皮质破坏或30%以上的骨小梁破坏(见"脊柱"部分)[10]。

计算机断层扫描

计算机断层扫描(computer tomograph,CT)在评估原位、Ⅰ期和Ⅱ期无症状的黑色素瘤患者方面没有太大价值。对Ⅲ期黑色素瘤和显见的疾病,通过 CT 可以检查到转移病灶从而调整治疗方案。对于进展期的患者,如ⅢB、ⅢC 和Ⅳ期患者,CT 检查有助于术前评估,也可能检测出另外的转移灶从而调整治疗[3,11]。

与其他影像技术相比,CT 的优势在于其评估远处转移时可以快速检查身体的大部分(胸、腹)并设置不同参数,从而可以较好地评估淋巴结、不同的实质器官和骨转移情况。

与很多其他肿瘤转移相比,转移性黑色素瘤血供丰富,在肝转移灶上有特异的对比表现。肝脏转移性黑色素瘤与周围组织相比在增强 CT(contrast-enhanced CT,CE CT)早期动脉相显示高密度。含两个以上不同时相期的多相期 CE CT(非增强和门静脉期或动脉期和门静脉期)比单 CE CT 门静脉期检出率可增加14%[12]。

CT 是评估肺部疾病的优选影像技术[13]。

Grey 等人研究发现转移性黑色素瘤患者接受贝伐珠单抗治疗后,患者血清 L-乳酸脱氢酶联合 CT 检查可以更准确预测生存期[14]。

磁共振成像

MRI 并不是评估转移性黑色素瘤的常规检查项目,而常用于解决特定的临床问题如评估肿瘤具体大小、术前评估可切除的远处转移灶的解剖关系、存疑病灶的进一步精确定性,以及疑诊脑转移患者的检查[3]。

MRI 是一种横断面成像技术,通过利用磁场和无线电波进行人体成像。它具有高对比度分辨率,因此除了肺部转移优选 CT,对其他大部分系统转移病灶,MRI 更加敏感[13]。MRI 的不足包括患者相关禁忌证(不属于本章讨论范围)、应用受限、检查视野局限和每次检查时间较长。MRI 的绝对禁忌证和相对禁忌证详见 www.MRIsafety.com。

全身磁共振成像(whole-body MRI,WB MRI)是一项诊断恶性黑色素瘤有前景的新技术。根据最新的 WB MRI 和 PET/CT 对恶性黑色素瘤分期的对比研究,WB MRI 在检测肝、骨和脑转移方面更具优势[15]。

黑色素具有顺磁效应,T_1 和 T_2 弛豫时间缩短,导致 T_1 加权(T_1-weighted imaging,T_1WI)上表现为高信号,T_2 加权(T_2-weighted imaging,T_2WI)上表现为低信号[16]。无色素性转移性黑色素瘤几乎不含黑色素,则没有这种特异的影像学表现[16]。

正电子发射断层显像

PET 是利用放射性标记物显示人体组织代谢活动的一种功能性影像技术。它可以将高代谢活动的细胞与正常细胞区分出来。不足之处在其解剖学分辨力低和特异性低。Tyler 等报道 PET 对临床明确的区域淋巴结转移或移行转移患者的分期上存在56%的假阳性率[17],因此 PET 主要与 CT 和/或 MRI 联合应用。

PET/CT 融合了 PET 提供病灶代谢活动等信息和 CT 提供精确解剖定位两者的优势。因此,PET/CT 比单独的 CT 或 PET 对转移病灶有更高的检出率[3]。当然,PET/CT 的合理应用还需进一步研究,PET/CT 为传统影像技术不能定性的病灶、精确评估转移灶的可切除性和治疗后随访监测提供了重要的价值[3]。

PET-MRI 也同样集中了 PET 能检测高代谢活动和 MRI 高分辨特性这两者的优势,但技术上比 PET/CT 要求更高。它在评估转移性黑色素瘤方面的应用前景尚不明确。关于黑色素瘤 PET 影像的更多详细信息见第32章。

单电子发射计算机断层显像

单电子发射计算机断层显像(single photon emission CT,SPECT)是通过注射放射性同位素被人体特定组织吸收而成像。SPECT 可以用于检测前哨淋巴结诊断恶性黑色素瘤,它可以较好地评估淋巴结转移从而有助于术前评估。

黑色素瘤患者中头颈部淋巴回流呈高度变异性,SPECT 在评估头颈部淋巴回流方面的作用尤其突出[3]。

不同组织器官的黑色素瘤转移

皮肤、皮下组织和区域淋巴结

皮肤、皮下组织和区域淋巴结是黑色素瘤复发最常见的转移部位,59%的转移性黑色素瘤患者存在这些部位的转移[18]。

黑色素瘤患者体格检查中经常遇到怀疑局部复发的情况,超声检查有助于证实这些不确定的皮下病灶或淋巴结损害。超声引导下的细针穿刺可以对局部复发病灶或侵犯的淋巴结进一步通过组织病理来确诊。淋巴显像技术有助于术前或术中评估淋巴引流系统,尤其头颈区域。

尽管淋巴结转移和移行转移在 CT 上通常比较明显,但对局部的转移并不建议使用 CT。因为 CT 上局部转移病灶和肌肉等密度,经常被低密度的皮下脂肪组织所掩盖(图37.1)。

胸部

肺是黑色素瘤最常侵犯的器官,见于36%的转移性黑色素瘤,可发生于肺实质(图37.2)或胸膜(图37.3)[18]。病灶大小不一,0.6mm~5cm,大多在1~2cm。常可见滋养血管,这与肺部病灶通过血行转移相符合。另外经常伴随纵隔淋巴结或肺门淋巴结增大(图37.4)[19]。

X 射线检测肺结节的敏感性仅为54%,特异性为99%[20]。

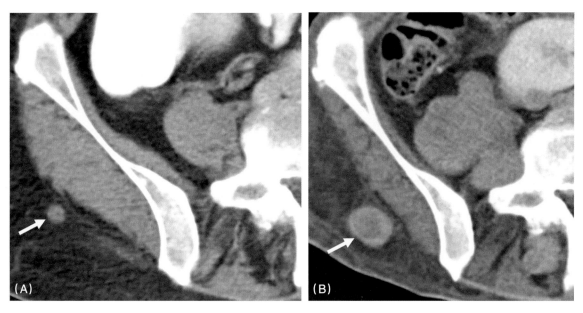

图 37.1　（A）骨盆轴位 CE CT 显示臀肌部位一皮下转移灶（白色箭）。（B）5 个月后 CT 复查显示该转移灶增大

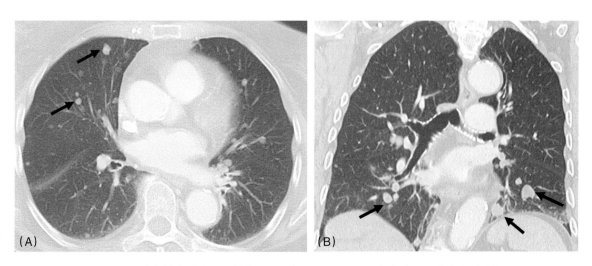

图 37.2　胸部轴位（A）和冠状位（B）重建 CT 显示恶性黑色素瘤两肺转移（黑色箭）

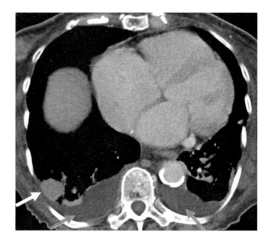

图 37.3　胸部轴位 CT 显示右肺下叶后方胸膜转移（白色箭）。另外可见胸腔积液（蓝色箭）

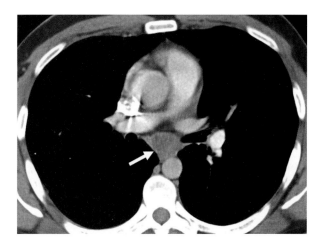

图 37.4　胸部轴位增强 CT 显示第 7 组隆突下淋巴结增大（白色箭）

CT检测肺部病灶的敏感性高,接近100%,但特异性低,仅59%[21]。对有疑问的肺部病变,建议[18]F-脱氧葡萄糖PET/CT检查,有报道其检测肺转移的敏感性和特异性分别为85%和96%[22]。

中枢神经系统

脑

脑是黑色素瘤第二大转移器官,发生于20%的黑色素瘤患者[18],也是转移性黑色素瘤患者死亡的最主要原因[23]。病灶可出现在脑中轴内(图37.5)或软脑膜内(图37.6)。大部分转移灶大小在1~4cm,伴周围明显水肿。与其他大部分肿瘤的脑转移不同,黑色素瘤脑转移常有肿瘤内出血这一明显特征(19%)(图37.7)[24]。因为脑部病灶内出血,患者经常出现急性脑部症状,如头疼、精神状态改变、恶心和呕吐。

12%的脑转移患者可以无症状[25]。为了正确检测和定性脑部病灶内出血,除了非增强CT,还需要CE CT进一步检查。MRI检测脑转移灶的敏感性和特异性比CT更高,条件允许下推荐应用[26]。黑色素特异的MRI影像特征(见"磁共振成像"部分)可以将黑色素瘤转移灶与其他疾病区分。它们在T_1加权上表现为高信号,T_2加权上表现为低信号[16]。但还有12%的转移灶是无黑色素的,因此没有特异

的MRI影像学表现[27]。

脊柱

17%的中枢神经系统转移发生在脊柱。根据部位,可以分为骨(见"骨"部分)、髓内、髓外硬膜下和硬膜外病灶。大部分脊柱转移病灶位于髓外硬膜下(软脑膜)(图37.8)。髓部病灶较为少见,硬膜外病灶(图37.9)极其罕见[28,29]。

腹部

肝脏是转移性黑色素瘤的第三大侵犯器官,大约20%转移性黑色素瘤患者出现肝转移[18]。肝转移可以单发或者多发(图37.10)。转移灶大小不一,最小<5mm,最大>15cm。病灶内出血、钙化和坏死区常导致病灶异质性[19]。CT和MRI检查时都必须静脉增强造影。转移性黑色素瘤血供丰富,因此在增强CT肝动脉期显示高密度影[12]。建议行多相期CT扫描评估肝转移(见"计算机断层扫描"部分)[12]。大的病灶包含坏死区,在CE CT上显示低密度影(图37.11)。

尽管尸检研究发现黑色素瘤的肾上腺转移率为50%,且通常是双侧,但在体的肾上腺转移实际很少检测到,且通常是单侧(图37.12)[30]。黑色素瘤转移到脾也不多见,在体研究发生率约为1.4%~4.5%,尸体解剖中约占30%(图37.13)[30-32]。

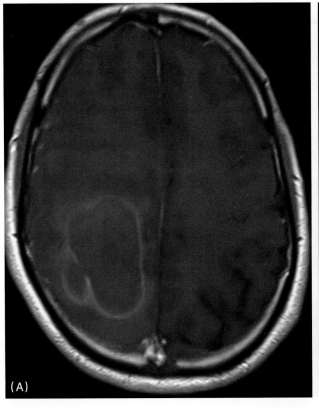
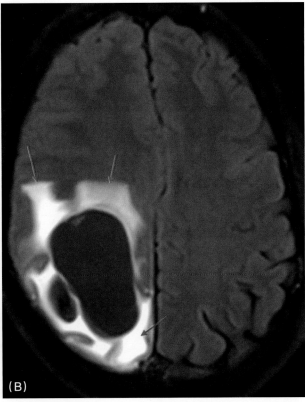

图37.5　脑中轴内转移。(A)静脉注射钆增强显影后,轴位T_1WI显示在脑右顶叶的较大环状强化转移灶。(B)轴位液体衰减反转恢复(axial fluid attenuated inversion recovery,FLAIR)序列(dark fluid序列)显示病灶周围广泛水肿(红色箭)

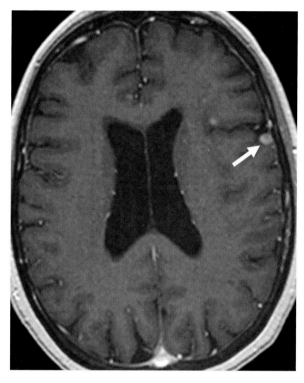

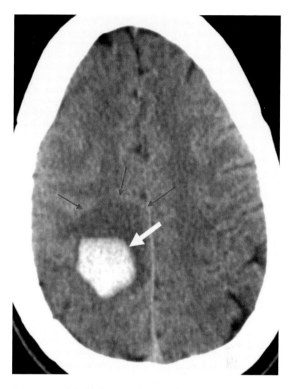

图 37.6　软脑膜转移。静脉注射钆增强显影后,轴位 T_1WI 显示左侧大脑外侧裂软脑膜结节状增强影(白色箭)

图 37.7　脑部轴位 CT 平扫显示转移性黑素瘤病灶内出血(白色箭)及其周围水肿(红色箭)

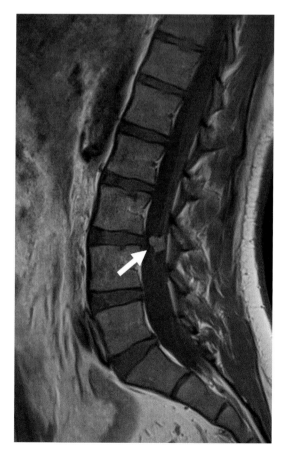

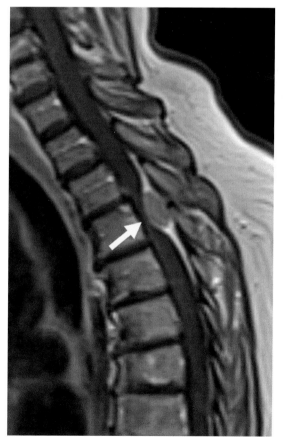

图 37.8　静脉注射钆增强显影后,腰椎矢状位 T_1WI 显示 L2~L3 软脑膜转移灶(白色箭)

图 37.9　静脉注射钆增强显影后,胸椎矢状位 T_1WI 显示第 3 胸椎硬膜外转移性黑色素瘤(白色箭)[28]

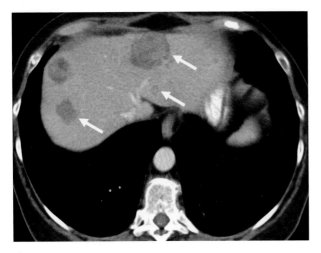

图 37.10　腹部轴位 CE CT 显示肝脏多发大小不一转移灶（白色箭）

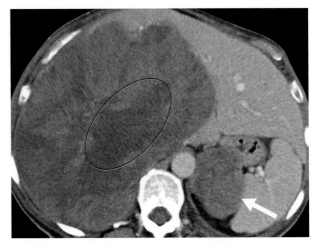

图 37.11　轴位 CE CT 显示肝右叶一较大不均质转移灶，其中包含较大范围的坏死区域（红色椭圆）。左肾上腺可见另一转移灶（白色箭）

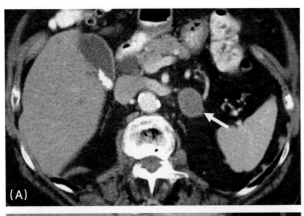

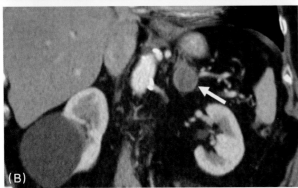

图 37.12　腹部轴位（A）和冠状位（B）CE CT 显示左肾上腺一转移灶（白色箭）

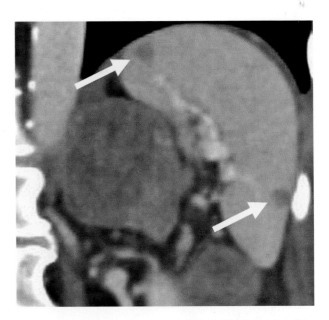

图 37.13　腹部轴位 CE CT 显示脾脏两处转移灶（白色箭）。注意左肾上腺和肠系膜转移灶

　　黑色素瘤在其他器官如肾、胰腺、胆囊和膀胱的转移较罕见[33,34]。

　　尸检研究发现黑色素瘤在胃肠道和肠系膜淋巴结有较高的转移率(图 37.14),但在影像检查中几乎很少发现。其中小肠(图 37.15)转移最多见,其次是结肠(图 37.16)和胃。

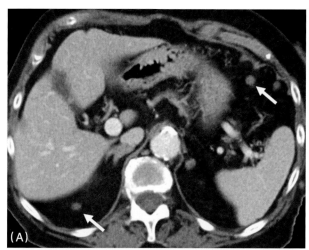

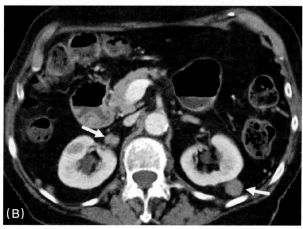

图 37.14　腹部轴位 CE CT 显示多处增大的肠系膜淋巴结(A)和腹膜后淋巴结(B)(白色箭)

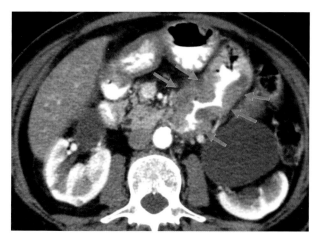

图 37.15　口服造影剂后,腹部轴位 CE CT 显示转移性黑色素瘤致空肠(蓝色箭)弥漫性肿大

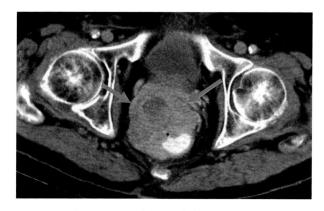

图 37.16　直肠注入造影剂后,腹部轴位 CE CT 显示转移性黑色素瘤致乙状结肠(蓝色箭)弥漫性肿大

　　十二指肠、直肠、食管和肛门转移则很少见。尽管胃肠道转移率高,但通常无临床症状。溃疡性肠道病变可能引起危及生命的并发症,如表现为急腹症的胃肠道穿孔[35]。

　　评估黑色素瘤胃肠道转移最好是联合静脉注射、口服和直肠注入造影剂进行 CT 检查。

肌肉骨骼系统

骨

　　骨是转移性黑色素瘤第四大易转移部位,见于 17% 黑色素瘤患者[18]。最易发的部位是中轴骨和肋骨,实际上可侵及任何骨[36]。大部分损害呈溶骨性和轻度膨大(图 37.17)。黑色素瘤罕见成骨性转移灶[37]。尽管骨转移相对普遍,但患者通常无任何症状。大部分症状是由病理性骨折和脊髓受压导致的[37]。病灶在 X 射线上通常不显现,除非出现大量的骨组织破坏(见"放射摄影术"部分)(图 37.18)[10]。对有症状的患者,如果怀疑骨(包括脊柱)转移,尤其在遇到有神经症状的患者时,建议进行 CT(图 37.19A 和 B)或 MRI(图 37.19C)检查[38]。

肌肉

　　尸检研究发现恶性肿瘤转移到骨骼肌的概率为 0.8%~16%[39],数据上显示似乎较常见,但实际临床上骨骼肌转移较罕见,这意味着肌肉转移仅出现在肿瘤晚期且不是孤立出现的。骨骼肌转移最多见的部位是下肢(40%)、躯干(30%)和上肢(26%)[40]。与原发性肉瘤不同,骨骼肌转移灶通常出现疼痛[41]。CT 平扫下转移病灶与肌肉等密度,增强 CT 下病灶显示局部增强影(图 37.20)。MRI 是评估肌肉疾病的"金标准"(图 37.21)。转移性黑色素瘤具有黑色素的特征性影像表现(见"磁共振成像"部分),但最终确诊还需要组织活检。尽管 MRI 是评估肌肉转移的优选方式,建议进一步选择 CT 或 PET/CT 检测其他远处转移[13]。

眼

　　原发性黑色素瘤经常侵犯眼葡萄膜,而恶性黑色素瘤

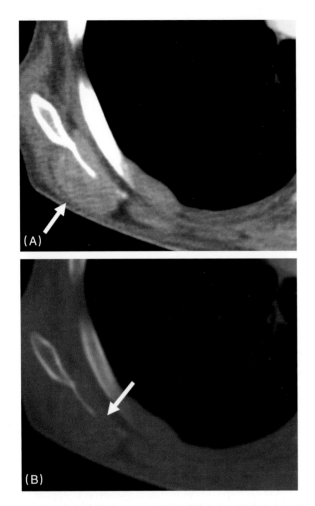

图 37.17   胸部轴位 CE CT 在纵隔窗（A）和骨窗（B）显示右肩胛骨溶骨性转移伴骨外软组织肿块

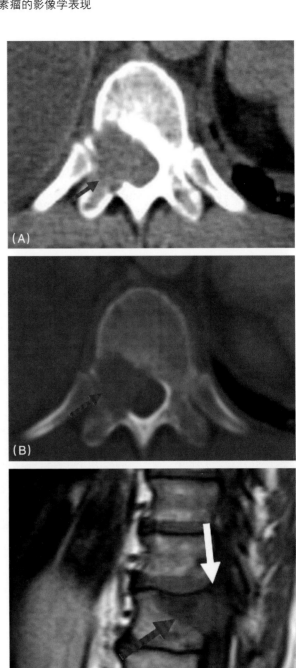

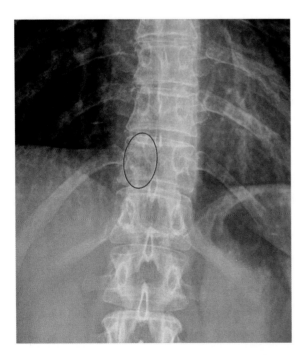

图 37.18   溶骨性骨转移。X 线平片显示第 11 胸椎椎弓根骨皮质轮廓破坏（红色圆圈）

图 37.19   溶骨性骨转移。（A 和 B）CT 显示转移病灶侵入椎管（红色箭）。（C）MRI T₁WI 显示第 11 胸椎（红色箭）骨髓破坏及转移病灶侵入椎管（白色箭）

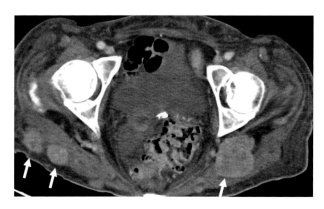

图 37.20 骨盆轴位 CE CT 显示双侧臀大肌(白色箭)多发肌内转移

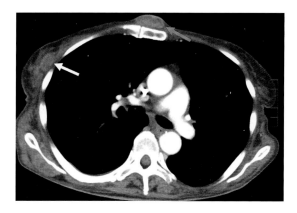

图 37.22 胸部轴位 CE CT 显示右侧乳房(白色箭)一转移灶。注意胸骨前另一皮下转移灶(蓝色箭)

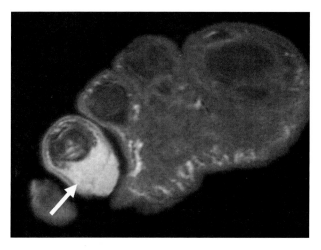

图 37.21 静脉注射钆增强显影后,右足冠状位脂肪抑制 T_1WI 上显示第四趾骨跖面一转移性黑素瘤(白色箭)

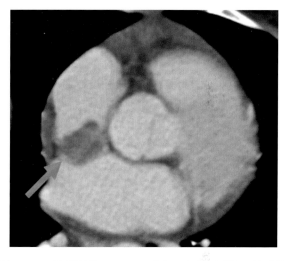

图 37.23 胸部轴位 CE CT 显示右心房(蓝色箭)一转移灶

的眼内转移较罕见,约 0.5%~1%[42]。鉴别眼部病灶是原发性还是转移性有一定难度。既往有黑色素瘤患病史及体内存在多发转移常提示为继发性疾病,当然还要考虑肿瘤异时性[43]。超声检查是评估眼球问题的优选方式,其可以检测 <3mm 厚度的病灶,而其他横断面成像技术则难以检测到[44]。CT 和 MRI 可用于评估肿瘤扩散情况。CT 上转移病灶对比眼玻璃状液呈典型的蘑菇样高密度影。MRI 上病灶一般呈现 T_1WI 高信号和 T_2WI 低信号[45,46]。

其他

恶性黑色素瘤是导致乳腺转移的第三大肿瘤(图 37.22)[47,48]。尽管黑色素瘤乳腺转移相对常见,但很少孤立出现。高达 50% 的患者的乳腺转移位于外上象限[47]。

尽管心脏转移是罕见的,但黑色素瘤的心脏转移率高于其他肿瘤(图 37.23)[49]。虽然有文献报道过原发性唾液腺黑色素瘤,但其仍比原发性黑色素瘤转移到唾液腺少见(图 37.24)[50,51]。

据我们所知,没有黑色素瘤转移到鼻腔的文献报道,极少数原发性黑色素瘤可能位于鼻旁窦[52]。

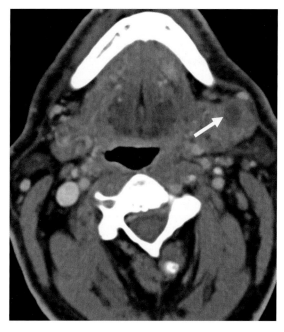

图 37.24 颈部轴位 CE CT 显示左下颌下腺(白色箭)一转移灶

总结

　　恶性黑色素瘤是一种潜在的侵袭性肿瘤,可以通过局部转移、淋巴转移或血行转移传播。大部分转移位于皮肤、皮下组织和区域淋巴结。肺、脑和肝是转移最多的器官,但实际上可侵及任何器官。影像技术在评估肿瘤范围、指导治疗和疗效监测等方面起到重要作用。对有症状的患者或者晚期患者,影像检查有确切的临床价值。但对监测早期、无症状患者,影像检查无法提供明确依据。

(徐丽贤　译,许阳　校)

参考文献

[1] Haass NK, Smalley KSM, Li L, Herlyn M. Adhesion, migration and communication in melanocytes and melanoma. Pigment Cell Res 2005;18:150−9.

[2] Zbytek B, Carlson JA, Granese J, Ross J, Mihm MC, Slominski A. Current concepts of metastasis in melanoma. Expert Rev Dermatol 2008;3:569−85.

[3] Choi EA, Gershenwald JE. Imaging studies in patients with melanoma. Surg Oncol Clin N Am 2007;16:403−30.

[4] Kinkel K, Lu Y, Both M, Warren RS, Thoeni RF. Detection of hepatic metastases from cancers of the gastrointestinal tract by using noninvasive imaging methods (US, CT, MR imaging, PET): a meta-analysis. Radiology 2002;224:748−56.

[5] Solivetti FM, Di Luca Sidozzi A, Pirozzi G, Coscarella G, Brigida R, Eibenshutz L. Sonographic evaluation of clinically occult in-transit and satellite metastases from cutaneous malignant melanoma. Radiol Med 2006;111:702−8.

[6] Voit C, Kron M, Schäfer G, et al. Ultrasound-guided fine needle aspiration cytology prior to sentinel lymph node biopsy in melanoma patients. Ann Surg Oncol 2006;13:1682−9.

[7] Terhune MH, Swanson N, Johnson TM. Use of chest radiography in the initial evaluation of patients with localized melanoma. Arch Dermatol 1998;134:569−72.

[8] Ardizzoni A, Grimaldi A, Repetto L, Bruzzone M, Sertoli MR, Rosso R. Stage I−II melanoma: the value of metastatic work-up. Oncology 1987;44:87−9.

[9] Mooney MM, Mettlin C, Michalek AM, Petrelli NJ, Kraybill WG. Life-long screening of patients with intermediate-thickness cutaneous melanoma for asymptomatic pulmonary recurrences: a cost-effectiveness analysis. Cancer 1997;80:1052−64.

[10] Dimopoulos M, Terpos E, Comenzo RL, et al. International myeloma working group consensus statement and guidelines regarding the current role of imaging techniques in the diagnosis and monitoring of multiple myeloma. Leukemia 2009;23:1545−56.

[11] Balch CM, Gershenwald JE, Soong S-J, et al. Final version of 2009 AJCC melanoma staging and classification. J Clin Oncol 2009;27:6199−206.

[12] Blake SP, Weisinger K, Atkins MB, Raptopoulos V. Liver metastases from melanoma: detection with multiphasic contrast-enhanced CT. Radiology 1999;213:92−6.

[13] Müller-Horvat C, Radny P, Eigentler TK, et al. Prospective comparison of the impact on treatment decisions of whole-body magnetic resonance imaging and computed tomography in patients with metastatic malignant melanoma. Eur J Cancer 2006;42:342−50.

[14] Gray MR, del CSM, Zhang X, et al. Metastatic melanoma: lactate dehydrogenase levels and CT imaging findings of tumor devascularization allow accurate prediction of survival in patients treated with bevacizumab. Radiology 2014. published online Feb 1, http://pubs.rsna.org/doi/full/10.1148/radiol.13130776.

[15] Pfannenberg C, Schwenzer N. Whole-body staging of malignant melanoma: advantages, limitations and current importance of PET-CT, whole-body MRI and PET-MRI. Radiologe 2015;55:120−6.

[16] Isiklar I, Leeds NE, Fuller GN, Kumar AJ. Intracranial metastatic melanoma: correlation between MR imaging characteristics and melanin content. AJR Am J Roentgenol 1995;165:1503−12.

[17] Tyler DS, Onaitis M, Kherani A, et al. Positron emission tomography scanning in malignant melanoma. Cancer 2000;89:1019−25.

[18] Balch CM, Soong SJ, Murad TM, Smith JW, Maddox WA, Durant JR. A multifactorial analysis of melanoma. IV. Prognostic factors in 200 melanoma patients with distant metastases (stage III). J Clin Oncol 1983;1:126−34.

[19] Fishman EK, Kuhlman JE, Schuchter LM, Miller JA, Magid D. CT of malignant melanoma in the chest, abdomen, and musculoskeletal system. Radiographics 1990;10:603−20.

[20] Gavelli G, Giampalma E. Sensitivity and specificity of chest X-ray screening for lung cancer. Cancer 2000;89:2453−6.

[21] Veronesi G, Bellomi M, Mulshine JL, et al. Lung cancer screening with low-dose computed tomography: a non-invasive diagnostic protocol for baseline lung nodules. Lung Cancer 2008;61:340−9.

[22] Strobel K, Dummer R, Husarik DB, Pérez Lago M, Hany TF, Steinert HC. High-risk melanoma: accuracy of FDG PET/CT with added CT morphologic information for detection of metastases. Radiology 2007;244:566−74.

[23] Sampson JH, Carter JH, Friedman AH, Seigler HF. Demographics, prognosis, and therapy in 702 patients with brain metastases from malignant melanoma. J Neurosurg 1998;88:11−20.

[24] Atlas SW, Grossman RI, Gomori JM, et al. MR imaging of intracranial metastatic melanoma. J Comput Assist Tomogr 1987;11:577−82.

[25] Zukauskaite R, Schmidt H, Asmussen JT, Hansen O, Bastholt L. Asymptomatic brain metastases in patients with cutaneous metastatic malignant melanoma. Melanoma Res 2013;23:21−6.

[26] Schellinger PD, Meinck HM, Thron A. Diagnostic accuracy of MRI compared to CCT in patients with brain metastases. J Neurooncol 1999;44:275−81.

[27] Velez A, Walsh D, Karakousis CP. Treatment of unknown primary melanoma. Cancer 1991;68:2579−81.

[28] Peters B, Peters R, De Praeter G, Vanhoenacker F. Epidural metastatic melanoma. Eurorad 2015:12851.

[29] De la Monte SM, Moore GW, Hutchins GM. Patterned distribution of metastases from malignant melanoma in humans. Cancer Res 1983;43:3427−33.

[30] Patel JK, Didolkar MS, Pickren JW, Moore RH. Metastatic pattern of malignant melanoma. Am J Surg 1978;135:807−10.

[31] Silverman PM, Heaston DK, Korobkin M, Seigler HF. Computed tomography in the detection of abdominal metastases from malignant melanoma. Invest Radiol 1984;19:309−12.

[32] Shirkhoda A, Albin J. Malignant melanoma: correlating abdominal and pelvic CT with clinical staging. Radiology 1987;165:75−8.

[33] Trout AT, Rabinowitz RS, Platt JF, Elsayes KM. Melanoma metastases in the abdomen and pelvis: frequency and patterns of spread. World J Radiol 2013;5:25−32.

[34] Patnana M, Bronstein Y, Szklaruk J, et al. Multimethod imaging, staging, and spectrum of manifestations of metastatic melanoma. Clin Radiol 2011;66:224−36.

[35] Schuchter LM, Green R, Fraker D. Primary and metastatic diseases in malignant melanoma of the gastrointestinal tract. Curr Opin Oncol 2000;12:181−5.

[36] Fon GT, Wong WS, Gold RH, Kaiser LR. Skeletal metastases of melanoma: radiographic, scintigraphic, and clinical review. AJR Am J Roentgenol 1981;137:103−8.

[37] Potepan P, Spagnoli I, Danesini GM, et al. The radiodiagnosis of bone metastases from melanoma. Radiol Med 1994;87:741−6.

[38] Fayad LM, Kawamoto S, Kamel IR, et al. Distinction of long bone stress fractures from pathologic fractures on cross-sectional imaging: how successful are we? AJR Am J Roentgenol 2005;185:915−24.

[39] Viswanathan N, Khanna A. Skeletal muscle metastasis from malignant melanoma. Br J Plast Surg 2005;58:855−8.

[40] Herring CL, Harrelson JM, Scully SP. Metastatic carcinoma to skeletal muscle: a report of 15 patients. Clin Orthop Relat Res 1998:272−81.

[41] Damron TA, Heiner J. Distant soft tissue metastases: a series of 30 new patients and 91 cases from the literature. Ann Surg Oncol 2000;7:526−34.

[42] Drummond SR, Fenton S, Pantilidis EP, Harnett AN, Kemp EG. A case of cutaneous melanoma metastatic to the right eye and left orbit. Eye (Lond) 2003;17:420−2.

[43] De Bustros S, Augsburger JJ, Shields JA, Shakin EP, Pryor CC. Intraocular metastases from cutaneous malignant melanoma. Arch Ophthalmol (Chicago, Ill 1960) 1985;103:937−40.

[44] Singh P, Singh A. Choroidal melanoma. Oman J Ophthalmol 2012; 5:3−9.

[45] Heller M, Guthoff R, Hagemann J, Jend H-H. CT of malignant choroidal melanoma: morphology and perfusion characteristics. Neuroradiology 1982;23:23−30.

[46] Russo A, Mariotti C, Longo A, et al. Diffusion-weighted magnetic resonance imaging and ultrasound evaluation of choroidal melanomas after proton-beam therapy. Radiol Med 2015;120:634−40.

[47] Ravdel L, Robinson WA, Lewis K, Gonzalez R. Metastatic mela-noma in the breast: a report of 27 cases. J Surg Oncol 2006;94: 101−4.

[48] Bassi F, Gatti G, Mauri E, Ballardini B, De Pas T, Luini A. Breast metastases from cutaneous malignant melanoma. Breast 2004;13: 533−5.

[49] Bussani R, De-Giorgio F, Abbate A, Silvestri F. Cardiac metastases. J Clin Pathol 2007;60:27−34.

[50] Batsakis JG, Bautina E. Metastases to major salivary glands. Ann Otol Rhinol Laryngol 1990;99:501−3.

[51] Bussi M, Cardarelli L, Riontino E, Valente G. Primary malignant melanoma arising in the parotid gland: case report and literature review. Tumori 1999;85:523−5.

[52] Yousem DM, Li C, Montone KT, et al. Primary malignant melanoma of the sinonasal cavity: MR imaging evaluation. Radiographics 1996;16:1101−10.

第 **38** 章

皮肤病学和皮肤生物学中的影像处理

M.O. Visscher, S.A. Burkes, R. Randall Wickett, K.P. Eaton

引言

简单地说，影像处理以提取成像系统捕获的信息为目的。"皮肤病学"这一概念内容涵盖广泛，包括皮肤结构、功能、疾病、癌疤、黑色素瘤、光损伤、创伤、瘢痕、皮肤修复、化妆品和环境效应。本章主要阐述相对于正常和健康皮肤的皮肤疾病的影像处理。皮肤为水分流失和刺激、感觉、热调节、创伤恢复和免疫监视提供了屏障作用[1]。皮肤固有免疫通过促炎和抗炎细胞因子、结构蛋白、脂质、抗原呈递细胞和角质层（stratum corneum，SC）的物理屏障而发挥作用。因此，任何一种正常结构和稳态平衡的破坏均可导致皮肤的损伤。

从事医学相关学术研究、生物工程和皮肤护理行业的研究人员为提供重要概念、研究和发展作了很大的贡献。影像处理技术的选择取决于具体临床和/或研究目的，以及所选择的成像设备或应用模式。本章将针对目前临床/研究问题呈现已有和新兴技术的特定病例。

皮肤影像处理的目的

皮肤影像的目的是诊断、鉴别诊断、评估疾病严重程度、疾病进展和治疗效果，评估临床诊断，识别某种疾病的生物学变化，以及评估疾病过程中的作用机制。影像学可以将临床判断与患者反应以及患者对临床医生预期治疗效果的期望联系在一起。图像处理方法的选择取决于以下相关因素：①目的；②皮肤状况，如疾病、创伤；③疾病特征；④成像技术（图38.1）。

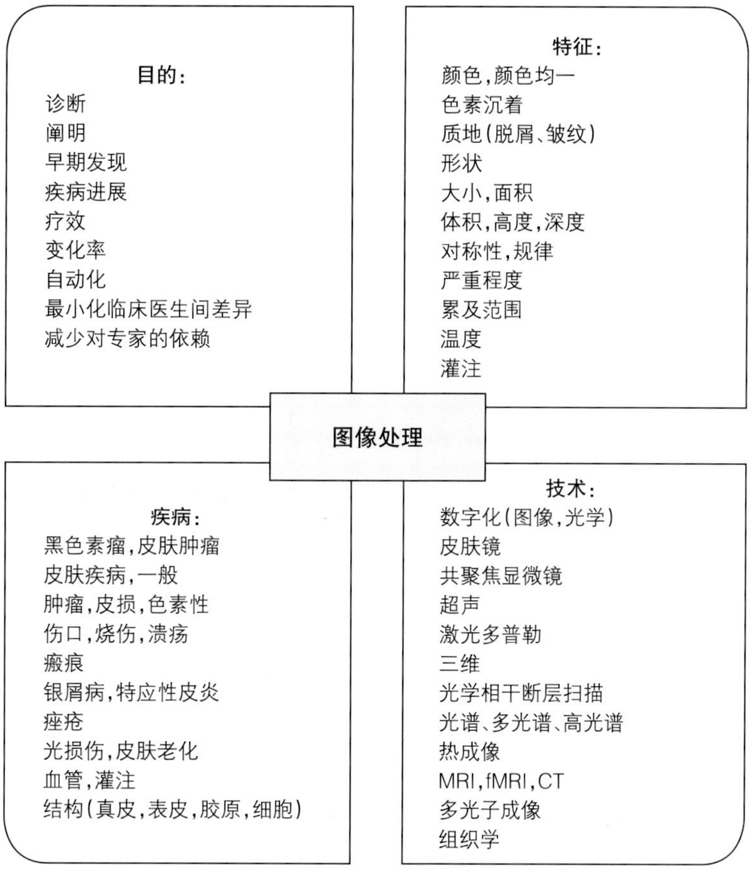

图 38.1　影响图像处理策略的因素。图像处理方法的选择取决于四个相互关联的因素：①目的，例如，临床评估或研究；②特定皮肤状况，例如，疾病、创伤；③特征 / 感兴趣的特征；④特定成像技术和 / 或方案的属性。CT，计算机断层扫描；fMRI，功能磁共振成像；MRI，磁共振成像

皮肤病影像学的意义

影像即"利用计算机技术创建用于数据提取或医学诊断对象的可视化再现"[3]。视觉检查是皮肤评估的"金标准"[4]。临床判断取决于对皮肤表面的感知[5]。临床医生、患者和消费者利用肤色的均匀性、分布和皮肤质地来推测生理健康[6]。肤色较均一、浅肤色、黄色色素较少和皱纹更少意味着年轻的皮肤[7-9]。可采用多种视觉方法，通常可检测损害如炎症的严重程度、受累区域与正常皮肤的对比，方法因疾病不同而异[10-18]。例如，评估黑色素瘤采用不对称、边界清晰、颜色变化，以及直径（ABCD）法则、Menzies 评分和七分法[19]。而临床医生使用带有盲彩色图像的视觉模拟尺来评价血管瘤的改善程度[20,21]，包括稳定 / 加重（0）、轻度改善（<25%）、中度改善（25%～50%）、疗效良好（50%～75%）和疗效显著（>75%）。临床判断基于正规训练、实践和经验而来，而非典型病例有助于经验的建立。

直接目测法的局限性在于低重复性、专家间的差异和低可靠性[22,2]。其准确性明显受皮肤色素的影响，从浅肤色（高加索）到深肤色（非洲）人群的差异很大。因为色素沉着会更明显地干扰红斑的检测，所以对于深肤色皮肤组成的评估则较为复杂[24,25]。新生儿黄疸的视觉评估低估了 17%～40% 病例并高估了 5%～36% 病例的胆红素水平[26]。四名临床医生经彩色图像评估创伤的一致性仅有 55%～76%[27]。皮脂腺肿瘤诊断的观察者间差异性为一般至中等[28]。具有 3～5 年临床经验医生对黑色素瘤诊断的准确率为 56%～62%，而 10 年经验的则为 80%[29]。因此，目测方法不准确、专业集中且耗时[30]，可能导致延迟或无效的治疗、感染、疼痛和费用的增加。因此，对客观、可靠的测量皮肤特征方法的需求推动了皮肤影像学的发展。

皮肤影像和图像处理的发展趋势

在 1977—2015 年的范围内，用关键词"影像和皮肤评估"和"皮肤图像处理"检索文献，共可检索到 1698 篇文献。而 2006—2015 年里这一数字大幅增加，是 1996—2005 年的 2 倍（图 38.2A）。皮肤癌是最常见的主题，即大约是其他疾病的 2 倍，其次是创伤、脉管系统或灌注、组织结构、皮损和其他常见皮肤病。数字成像是最常用的方法，其次是

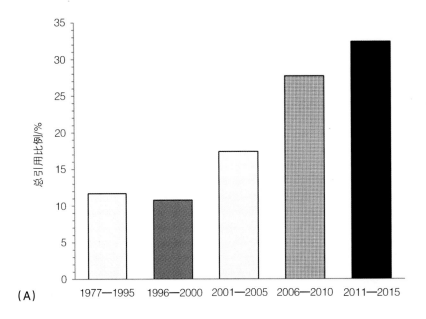

(A)

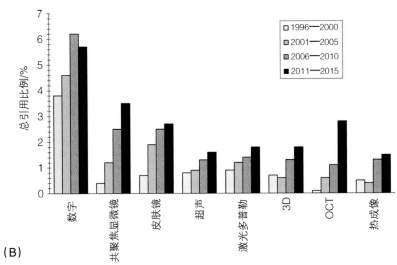

(B)

图 38.2　皮肤成像和图像处理的发展趋势。采用 "影像和皮肤评价" 和 "皮肤图像处理" 检索到 1698 个主题内容的文献。(A) 过去 20 年大幅增长,2006—2015 年的文献数目是 1996—2005 年的 2 倍。数字成像是最常见的主题,其次是共聚焦显微镜、皮肤镜、超声、激光多普勒灌注成像、三维 (3D) 成像、光学相干层析成像 (OCT),以及多光谱 / 光谱和热成像。(B) 与 2006—2010 年相比,2011—2015 年出现的增长提示高光谱成像、多光子层析成像、OCT 以及共焦、热和光声方法的出现

共聚焦显微镜,皮肤镜,超声,激光多普勒灌注,三维 (three-dimentional,3D) 成像,光学相干,以及多光谱 / 光谱和热成像。特别是自 2001 年以来,大多数 (88%) 是在体研究报告。在 2011—2015 年,出现了高光谱,多光子断层扫描,光学相干断层扫描 (optical coherence tomography,OCT),以及共焦、热和光声成像 (图 38.2B)。

2006—2015 年,光学、生物物理、生物医学、工程和计算机期刊的创刊号出版物相比 1996—2005 年明显增加,1996—2005 年的创刊号主要有《皮肤研究和技术》(*Skin Research and Technology*,1995),《生物医学光学杂志》(*Journal of Biomedical Optics*,1996),《光学快报》(*Optics Express*,1997),《医疗计算机图形和成像》(*Computerized Medical Imaging and Graphics*,1999) 和《生物光子学杂志》(*Journal of Biophotonics*,2008)。大约 30% 的人专注于图像处理,包括预处理、分割算法、特征提取、自动分类和统计分析技术。

皮肤影像技术进展

下面将讨论为图像处理奠定基础的已有和新兴的皮肤影像技术。

数字影像

人的视觉利用光通过视网膜细胞、视神经和神经网络观察物体[31]。可见光与黑素(褐色)、氧合血红蛋白(红色)、脱氧血红蛋白(蓝紫色)、胆红素(黄色)和胡萝卜素(黄色)相互作用,产生被感知的皮肤颜色[32]。约 5% 可见光被反射,约 95% 被透射、吸收或散射[7]。角质层可透射光,皮下组织散射光,表皮和真皮可吸收和散射光[33]。

数字成像技术提高了对包括红斑、色素异常、光老化、萎缩、创伤、皮损和疾病在内的各种皮肤异常的客观定性分析[23,33-39]。客观评价婴儿血管瘤(infantile hemangioma,IH)色泽的可重复性更高(3%,而主观评价为 26%)[40]。通过计算机分析红色通道图像的均数和标准差可鉴别红斑毛细血管扩张型玫瑰痤疮、丘疹脓疱型玫瑰痤疮和脂溢性皮炎。虽然临床医生可成功地确定疾病的模式,但无法像计算机那样有效地量化红斑[41]。

随着时间的推移,很多报道提示数字图像的收集为临床评估提供了便利。标准化的参数,包括距离、亮度、定位及色彩校正是必要的。由于色基水平和紫外线暴露的差异导致内在肤色差异很大[42]。这种差异可通过测量未受累部位作为正常对照来解决。虽然数字成像广泛使用,但其标准尚未建立[43]。数字图像同时也被应用于组织标本的分析。采用数字分析银屑病组织中特定生物标志物染色密度的结果与人工手动计数结果高度吻合[44]。

皮肤镜

皮肤镜可通过皮肤表面液体折射来增加进入表皮和真皮上部的光透射,从而克服数字成像的一些局限性。这种技术可以区分恶性和非恶性病变[45]。图像采集利用偏振光消除反射光的干扰,以强化表皮和真皮特征[46,47]。采用皮肤镜检测黑色素瘤的灵敏度较直接视觉检查显著增加,联合两者后诊断准确度提高[48]。黑色素瘤诊断准确性的提高过去仅限于经验丰富的临床医生[49]。

反射共焦显微镜和共聚焦激光扫描成像

近 10 年来,关于反射共焦显微镜(reflectance confocal microscopy,RCM)的出版物数量显著增加(图 38.2B)。单色激光能量可探查表面积 0.5~0.10μm 大小组织下深度 200~350μm[50,51]。激光通过针孔扫描特定焦平面中的目标区域。光线被定向反射到光电感应器上的共焦点进而在一个通道中产生数据。通过改变焦点深度收集连续光学切片,随后将数据转化成 3D 图形。RCM 可在体使用,可提供比皮肤镜或数字成像更好的分辨率。来自 9 位 RCM 使用者的数据显示,利用 RCM 共确定 37 种黑色素瘤 / 黑色素细胞皮损特征[52],包括区别于非恶性病变的 6 种恶性病变特征:基底索样结构、Paget 样细胞、非特异性连接、环状表真皮连接、非典型细胞和溃疡[53]。RCM 的准确性、特异性和敏感性分别为 76%~89%、69%~91% 和 83%~100%。更高的诊断特异性需要更丰富的临床诊断经验,这表明区间可靠性仍然是一个重要因素,需要进一步区分特征并提高训练来改进方法。

RCM 已被用于炎症疾病,例如,显示银屑病的角化不全和颗粒层缺失[54]、过敏性接触性皮炎的表皮海绵状水肿、坏死和水疱为主。刺激性接触性皮炎有角化不全、海绵状水肿、表皮增厚、坏死和 SC 断裂。因此,充分挖掘 RCM 的应用潜力应予全面系统的研究。

光谱成像、多光谱成像和高光谱成像

光谱成像利用 400~1 000nm 的特定波长[55]在体检查皮肤[56],包括分光光度法和漫反射光谱法。当皮肤表面反射被消除时,可分别检测黑色素、氧合血红蛋白和脱氧血红蛋白[57]。近红外波长用于胶原(真皮乳头层)的定位和定量。表面黑色素和血红蛋白被去除后,深层次色素可以再次被分析[56]。光谱成像也可定量检测由表面活性剂刺激、组胺释放、紫外线暴露和反应性充血导致的皮肤红斑[58]。

多光谱成像系统利用可见光、紫外线和红外线区域的特定波长来获取皮肤信息。利用多光谱相机获得了更深的色彩对比度,具有 L*a*b* 色彩空间的发光二极管则提供了更大的亮度[59]。类似的系统用于定量分析深肤色人群血管阻塞后充血性红斑[60]。也有研究在 334 个血管性和色素性疾病患者中每间隔 10nm 采集了 450~950nm 波长的多光谱图像[61]。研究表明,黑色素瘤比其他色素性肿瘤吸收更多的能量。

高光谱成像利用组织成分(如胶原和弹力蛋白)对紫外线、可见光和红外线波长区域全光谱的反射光和自然荧光来采集光谱数据,并产生一系列的二维平面图像,进而产生三维图像(超立方体)[62]。对于皮肤创伤,高光谱成像相较于其他手段获得的信息更多[63]。高光谱成像可以区分坏死组织、肉芽组织、剃除毛发皮肤和有毛发的正常皮肤,但不能区分瘢痕、新生上皮和正常皮肤。

光学相干层析成像与多光子断层成像

OCT 成像具有两个入射光路径,其穿透深度高达 2mm,并具有高分辨率(10μm)[64]。OCT 可以区分肿瘤边界与正常皮肤,并且可在体定量测量非黑色素瘤性皮肤肿瘤。OCT 成像也可以观察到刺激性皮炎和银屑病的表皮增厚和水肿。

多光子断层扫描采用快速(飞秒)脉冲激光能量(钛:蓝宝石激光,700~1 000nm),同时吸收近红外区域两个光子以及分子水平自发荧光,实现了亚细胞水平的穿透和分辨率[65]。如下两点需求促进了其发展,包括:①比计算机断层扫描和磁共振成像更高的分辨率;②可促进现有方法无法诊断的大约 10 000 种疾病的诊断[66]。黑色素瘤具有六个特征性改区别于其他黑色素细胞病变:界限不清、细胞间距大、多形性细胞、结构混乱、上行黑素细胞和树突状细胞。特异性和敏感性分别为 71%~95% 和 69%~97%，经验丰富的研究者则更高[67]。

热成像

皮肤由于生理过程，如新陈代谢和血液灌注、导热性、交感神经系统活动以及对环境变化的响应而发出红外辐射[68-70]。包括黑色素瘤和 IH 在内的肿瘤的温度高于未受累皮肤[71]，部分原因是灌注和代谢的差异[68,72]。皮肤表面温度取决于肿瘤的大小和深度，即随着肿瘤大小的增加而升高，与肿瘤与血管距离成反比[68,73,74]。稳态条件下（静态模式）红外热像仪可检测 7.5~13μm 的皮肤表面辐射[69]。动态热成像对皮肤采用应力（如冷却、加热）来消除环境因素作用[70]。当应力被去除时，组织应对恢复平衡。随着时间的推移，红外信号的变化提供了功能信息[75-77]，并且可以反映生理异常[78]。肿瘤的热成像反应异常，从而将之与未受累组织区别开来[68]。观察发现 2 月龄患者 IH 较超 5 月龄患者 IH 对冷应力的反应更快，提示为增殖期肿瘤[79]。

光声成像

许多成像方法利用紫外线、可见光和近红外区域的能量，但皮肤穿透深度有限。功能性光声显微镜使用具有快脉冲（6ns）的可调谐激光器（掺钕钇铝石榴石）来干扰皮肤产生超声波[80]。光声能量引起弹力组织膨胀，使得穿透深度 >1mm 并具有高分辨率。已有研究用该方法获得了黑色素瘤和周围血管的三维重建图像。目前的研究正在探索光声成像在皮肤肿瘤和其他疾病中的诊断潜力。

皮肤影像处理

皮肤影像和图像处理的目的通常分为两类：①诊断，即存在、缺如和何种疾病；②病情随时间变化的范围 / 严重程度。方法和处理策略都取决于目的。

一般策略

图像捕获是第一步，考虑到皮肤特性随季节的固有变化，定位、距离、方向和仪器设置的标准条件是必不可缺少的。建议收集未受累皮肤的影像数据用作图像处理和分析的对照。

图像处理包括四个主要步骤：预处理、特征提取、特征选择和分类[81,82]。对于黑色素瘤的检测，步骤是：预处理、边界检测、特征提取和分类[83]。预处理最大化信息并去除混杂干扰，例如用滤光器对不均匀光照进行校正。图像直方图显示了值从 0 至 255 的像素强度分布。对比度的增加是通过均衡化或"拉伸"像素强度分布范围实现的。增加对比度这一步骤对于需要进行边界检测的情况，如黑色素瘤或日光性黑子，是很重要的。直方图的形状确定了图像信息是否具有不同的区域，例如，正常和异常的强度，或者更均匀的强度。

第二步是特征提取。图像分割是将图像分成若干部分，即片段，以简化数据并增加信噪比。图像可以在灰度、颜色、纹理、深度和运动上分割。例如，将图像转换为灰度图像，利用某一阈值将皮损区域与正常皮肤分开。阈值通常由处理的特定目的决定。直方图形状可用于选择阈值。纹理，即图像中的重复元素和强度，在阈值无效时使用。

特征选择用于确定可以把疾病从对照 / 参照区别开来的那些特征，例如恶性黑色素瘤的 ABCD 法则[83]。这些特征通常来自临床（视觉）评估、组织病理学和机制研究。最后一步，分类，是确定图像中信息的含义。通常，用于诊断的图像处理技术基于专家对图像集进行评估进而训练后生成的计算机算法。下文将详细讨论特征选择和分类。以下为特定的成像方法提供了四种图像处理实例。

第一类：刺激性皮炎、红斑和一般皮肤结构

数字图像

数字图像通常利用红 - 绿 - 蓝（red-green-blue，RGB）颜色空间记录临床检查。RBG 图像在预处理过程中通常被转换为国际照明委员会（Commission of Illumination，CIE）于 1976 年发布的 L*a*b* 颜色空间（即 CIELab，Lab），因为这个颜色空间与人眼对颜色的感知相关[84]。CIE L*a*b* 是均匀的 3D 颜色空间。其中 L* 表示明度（L*=255，白色；L*=0，黑色）。a* 表示红和绿（正和负）。b* 表示黄和蓝（正和负）[85-87]。有作者将色调、饱和度和色彩空间与 L*a*b* 相结合以识别颜色阴影并量化对鲜红斑痣的治疗效果[88]。

反复接触水、清洁剂和消毒剂引起的皮肤刺激表现为毛细血管扩张和血流增加引起的红斑[89]。由于皮肤组成不均一性（指节、手指），所以皮肤红斑难以量化视觉表现。数字图像处理被应用于客观量化手部刺激性红斑[90]。RGB 图像被转换成 L*a*b* 形式，并被分离成 L*、a* 和 b* 通道（图 38.3）。a* 图像，即红色，与红斑相关[91]。将其转换为灰度（图 38.3A1），设定一个阈值用于提取感兴趣的特征（手）并分离背景（图 38.3A2），同时增加对比度（图 38.3A3）。大于红色像素平均值（μ）的像素加上一个标准偏差（$\mu+\sigma$）代表了大多数红斑区域。红斑过量定义为大于（$\mu+\sigma$）的红色像素的百分比[90]，如图 38.3B 所示。红斑最明显位于手背和指节（图 38.3B1）以及指节和手指（图 38.3B2 和 B3）。

多光谱成像

多光谱成像在深肤色个体中量化了血管闭塞（动脉压力）诱导的红斑[60]。多光谱成像可对图像进行配准并校正阴影变化。用五种融合算法从黑色素中提取红斑。使用无红斑的对照及有 / 无对比增强算法去除背景。基于血红蛋白（550nm）、黑色素（650nm）和水（94~970nm 中的 950nm）的算法联合对照可使获得最高的灵敏度（100%）和特异性（92%）。

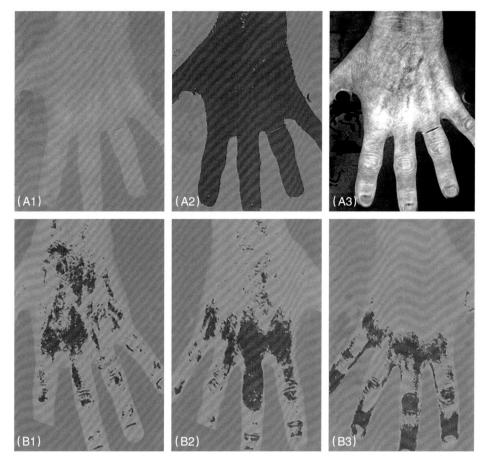

图 38.3　刺激性接触性皮炎引起的皮肤红斑的图像处理程序。(A 和 B)应用数字成像和图像处理客观定量由刺激性接触性皮炎引起的手部皮肤红斑。收集 RGB 图像,转换为 L*a*b* 颜色,并分离成 L*、a* 和 b* 图像。红色与红斑相关[91]。(A)将 a* 图像转换为灰度(A1)。应用阈值提取感兴趣的特征(手)并分离背景(A2)。灰度图像对比度增加以降噪(A3)。计算红像素平均值(μ)和标准差(σ)值。大于平均值(μ)加上一个标准差(σ)的像素值,即 $\mu+\sigma$,表示最红斑区域,并且被定义为过度红斑[90]。最大红斑的区域是通过应用阈值显示为 $\mu+\sigma$,过度红斑。(B)手背和指节(B1)以及指关节和手指(B2 和 B3)上为最高红斑

多光子断层成像

　　三维多光子断层图像克服了图像捕获的限制,例如,在 x,y 和 z 采样间隔中信号强度的变化以及胶原含量不同导致的二次谐波产生信号,以此发展出了用于区分表皮和真皮的处理方法[92]。标记物用于双光子激发荧光和二次谐波产生信号的图像分割。用分水岭算法和图割法分离立体像素,生成三个灰度级(即三个图层)。提取表皮厚度、表真皮皮结合面积、弹性纤维密度和黑色素含量。对 0.3% 视黄醇和 0.025% 视黄酸的疗效评价显示,与对照组相比,两种治疗方法都可增加表皮厚度,增加真皮表皮连接褶皱并减少黑色素[93]。联合 RCM 和多光子显微镜在体内可有效地识别亚细胞水平的表皮特征[94]。共聚焦图像通过高斯滤波器和分水岭算法可识别与细胞物质分离的细胞边界。由于细胞质和核的信号强度并不特别明显,因此,采用了总体能量水平集公式和局部 Lagrange 水平集方法进行分割。

第二类:创伤、烧伤和溃疡

数字图像

　　伤口成像可用于确定伤口的愈合、感染、炎症和变化率。临床评估通常是图像处理的开始。伤口颜色表示如下:肉芽组织(红色)、坏死(黑色)、纤维蛋白(黄色)和角化过度(白色)[95]。在预处理之后,像素强度的突然变化可用于区分创伤与未受累组织。例如,使用多个颜色空间,即 RGB,L*a*b*、色调、饱和度和强度,以及 L*u*v* 从伤口图像中提取 111 个特征[95]。现已采用灰度共生矩阵算法,即在宽度和长度上给定灰度强度的像素频率。选择最能量化伤口的特征并用四种算法进行分类:k- 最近邻($n=10$)、多层感知器、决策树和朴素贝叶斯(k- 最近邻,5 个近邻,如图 38.4 所示)。专家(皮肤科医生)确定这些区域以创建用于监督机器学习的训练集。这 111 个特征用训练程序集的 12 个过程[96]进

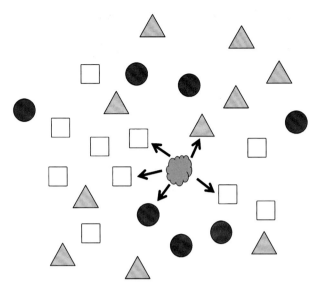

图 38.4 k-最近邻分类方法的示意图。三种类型的图像像素用白色正方形、红色圆圈和金色三角形表示。为了对绿色像素进行分类，对五个最近邻进行了检验。有三个白色方块、一个红色圆圈和一个金色三角形。因此，绿色像素被归类为白色正方形

行评价。a* 和 b* 和 u* 和 v* 之间的对比，以及 a* 和 b* 之间的熵和异质性区分了伤口特征。

在强调标准化图像采集和预处理重要性的同时，远程皮肤病学采用了一种定量化肉芽组织、坏死和腐肉(纤维蛋白)的分类系统[27]。对四种特征提取算法，即 J 值分割、高效图像分割、平均移位和颜色结构编码进行评价：①每个自动化系统；②一个手动确定伤口边界的专家组。将专家值组合作为训练集，并采用聚类和支持向量机(support vector machine，SVM)方法进行特征分类(图 38.5)。分类效果不受皮肤颜色、光照或湿度变化的影响。对肉芽、坏死、腐肉和健康皮肤的 J 值分割效果最好，可与专家综合结果相媲美。

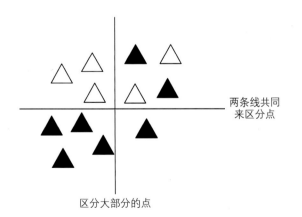

图 38.5 支持向量机(support vector machine，SVM)分类方法原理图。两种类型的图像像素由白色和黑色三角形表示。水平边界将白色与大部分黑色分隔开来。添加第二边界(垂直线)允许分离白色和黑色像素

均值漂移程序结合区域生长算法分割用以确定压力性溃疡的最大密度区域[97]。肉芽组织、创面和腐肉之间的边界在直方图或分水岭方法的阈值没有明显区别。为了克服这一局限性，图像采用自适应均值漂移和区域生长过程进行分割。采用主成分分析方法，降低了颜色和纹理特征。伤口护理专家分类组织从分割图像的肉芽、腐肉、坏死、愈合及健康皮肤分割图像来特征化组织作为训练集。采用神经网络(基于大量模拟神经元传输的互连过程的模式识别)和贝叶斯分类器(基于两种类型已知信息和区域对比来确定一张图像区域是否为两类中一种的方法)来区分伤口组织。区域分为坏死区或非坏死区(二进制分类)，非坏死区再分为腐肉和非腐肉。接着，该地区被归类为愈合或健康皮肤。贝叶斯方法的总体准确性为 94%(范围 87%~99%)，愈合组织和健康皮肤的值最低。整体灵敏度为 84%(范围为 75%~89%)，腐肉的敏感性最低。

高光谱成像

高光谱成像被用来研究鉴别肉芽肿、血块、坏死和未受累组织上皮的效果。研究者评估了用一种混合调谐匹配滤波算法来分类创伤组织[63]。通过两个主分量数据变换使得在预处理阶段可降噪，随后是利用阈值图像像素和纯光谱值对比来分类的过程。用聚类方法提取特征进一步显示为一个地图。

第三类：黑色素瘤、色素性病变、基底细胞癌和光老化

皮肤镜

用于评估疑似恶性肿瘤的图像处理需要确定存在或缺失，并需区分视觉上类似的病变，如黑色素瘤与色素性病变。有文献全面总结了许多所采用的处理策略[81]。预处理包括去除或最小化毛发、镜面反射率和其他噪音[98]。特征提取包括：①直方图和自适应阈值；②彩色特征分割的统计程序(如主成分转换、顺序前向选择、顺序向后选择)；③边缘检测包括径向搜索和活动轮廓；④根据区域相似度分割为更小的数据集；⑤像素分类。必须能够识别出可准确区分一种病变类型区别于其他病变的提取特征。10~15 个特征集可提供最佳的辨别力，而超过 20 个特征则会降低辨别力[99]。框 38.1 给出了文献中提到的色素性皮损特征，包括形状、颜色和质地[82]。2015 年，Masood 等综述了各种分类方法的使用频率，如：统计程序(23%)、人工神经网络(27%)、SVM(16%)、决策树(13%)、基于规则(10%)、k 邻近算法(6%)、其他(4%)，以及超限学习机(1%)[81]。

文献对色素性皮损的图像处理方法进行了全面和严格的评论，包括复杂性和缺乏标准化[83]。列举了以下方法：SVM、人工神经网络、决策树、k-邻近算法、判别分析、回归分析、贝叶斯分类器、模糊逻辑、主方向分裂划分、自适应小波变换树结构、最小距离分类器、隐马尔可夫模型、多分类器、AdaBoost meta 分类法和归因演算。框 38.2 显示了模式识别

框 38.1 色素性皮损的特征[81]

特征名称	
形状	**对比度和熵**
面积,边缘	Gabor 滤波器
不规则性,压实比	灰度共生矩阵
集合分型	高斯差分
傅立叶特征	以微波为基础的描述符
色彩	局部二元模式
色彩量化	尺度不变特征转换
色彩方差和比	(scale-invariant feature
色彩对角	transformation,SIFT) 和色
替代颜色空间	彩 SIFT
纹理	Harris/Hessian-Laplace
梯度直方图	

框 38.2 模式识别中色素性皮损的特点[19,83]

模式	
整体模式	**局部模式**
小球	色素网
网状	点/球
鹅卵石样	条纹
均质	蓝白幕
平行	退行结构
星爆	色素减退
多组分	污斑
非特异性的	血管结构

表 38.1 黑色素瘤与发育不良痣鉴别诊断要点[81]

描述	种类和数量
厚度比	形状
边界不对称	形状
边界点到中心的距离变化	形状
病变边界梯度算子的统计分析	形状
RGB,HSI 和 L*a*b* 颜色空间的颜色方差和响应	色彩
RGB 颜色直方图	色彩(n=42)
色彩空间对角和色调直方图	色彩(n=42)
完整的局部二元模式	色彩
灰度共生矩阵	质地(n=32)
Gabor 滤波器	质地
梯度直方图	质地
尺度不变特征转换(SIFT)	质地

his,色调、饱和度和强度;L*a*b*,代表亮度、红色/绿色和蓝色/黄色的正交颜色空间;RGB,红-绿-蓝

分析的特征。这些作者均要求建立一个强大的皮肤镜图像数据库,以改进计算机辅助诊断色素病变。

临床和皮肤镜都难以将黑色素瘤与发育不良痣相鉴别[100]。有研究采用了新型颜色和纹理图像处理方法来鉴别 4 090 例良性色素痣、950 例发育不良痣和 90 例黑色素瘤[82],包括:①定向梯度直方图和尺度不变特征变换;②Gabor 滤波器;③对手颜色空间;④局部二进制模式。用第一色和灰度共生矩阵方法对 90 例黑色素瘤和 90 例发育不良痣图像(表 38.1)进行了形状分析。在特征选择后,用三分类算法进行了评估:SVM、提升梯度改进性能、随机森林算法和决策树。将纹理、颜色和形状组合产生了最高的灵敏度,以区分黑色素瘤和发育不良痣。结果显示形状敏感度为56.2%,而四种纹理特征的 SVM 分类敏感度为 98.5%。病变颜色特征并非最有效的系统。整体病变特征的敏感度高于局部特征。

反射共聚焦显微镜

在体 RCM 通过数字皮肤镜和组织学结合,可对以下情况分类鉴别:①黑色素细胞性和非黑色素细胞性皮损;②黑色素瘤和色素痣[101]。鉴别黑色素细胞性和非黑色素细胞性皮损的 4 个要点包括:Paget 播散、鹅卵石征、真皮细胞团或真皮巢和网状表真皮连接。黑色素瘤皮损有圆形 Paget 样细胞和非典型真皮有核细胞,而色素痣基底细胞和真皮乳头正常。根据每个特征的程度,对图像进行 -2 到 +2 评分,-1 常作为区分黑色素瘤与色素痣的阈值。

为了区分色素痣和浅表扩散型黑色素瘤,用 RCM 收集连续光学图层,生成 3D 图像[102]。一种用于鉴别色素痣和浅表播散型黑色素瘤的算法利用了 Paget 播散和真表皮连接特征。预处理时修正了运动伪影和曲率。最强反射点的深度在色素表面上生成粗糙的地图。色素痣在真皮表皮结合处粗糙度较低,而浅表播散型黑色素瘤则较高。

有研究采用了 100μm 连续图层 RCM 来量化 20~30 岁和 50~60 岁受试者的光损伤[103]。"光老化"由规则形状的角质形成细胞形成连续统一体,随着时间推移不规则增加,发展为光化性角化病和鳞状细胞癌。专家们根据手和前臂图像对"内源性和外源性皮肤老化量表评分"的 18 个特征(0 为无,3 为严重)进行了评分(0~10)。另有两位专家评估共聚焦图像的 21 个特征(表 38.2)[104]。使用熵函数功能来减少模糊性,并用腐蚀方法分割图像以去除背景。应用二维傅里叶变换确定组织规则性。该研究的结论是:①在体RCM 图像可以提高非黑色素瘤皮肤肿瘤早期诊断的临床判断;②客观评价可结合有监督(建模专家)和无监督的图像处理。

多光谱成像

在体采集了色素性皮损(共 1 856 例,243 例黑色素瘤)的多光谱图像,产生了反映病变和周围组织的四个区域的阈值反射图[105]。分割算法和专家随访结果之间的一致性为 97%。

多光子断层成像

研究对基底细胞癌患者进行体内和体外离体皮损多光子多谱层析成像(荧光寿命),并与正常皮肤进行了比较[106]。在整个表皮至真皮的深度为 10mm 的深度处获得连续图像。

表 38.2　皮肤自然老化和光老化的反射共焦成像特征[104]

位置和深度	描述
浅表皮(15μm±5μm)	小菱形沟纹模式
	大菱形沟纹模式
	错位菱形沟纹模式
	线性沟纹模式
	角化过度区
中表皮(30μm±5μm)	晒伤细胞
	规则蜂巢模式
	不规则蜂巢模式
	蜂巢模式紊乱
	斑驳色素沉着
真表皮连接(60μm±5μm)	规则环
	不规则环
	多环
	环的缺失
真皮上部(60μm±5μm)	细网状胶原纤维
	粗胶原纤维
	蜷缩胶原
	卷曲纤维(弹力纤维增生)
	炎性细胞
	纵行血管
所有皮肤层次图像堆栈(最大100μm)	最小表皮厚度

通过手动阈值指定感兴趣区域以减少背景干扰。采用逐像素变换的图像分割算法提高亮度。应用用户指定的阈值。红色和黄色通道图像在基底细胞癌与正常皮肤之间产生了最大差异。

第四类:血管性病变

热成像

采集高分辨率的 IH 数字图像。同时采集红外热和低分辨率彩色图像。颜色和热图像通过基于标记物的配准算法进行配准,因为热活动区域超出了肿瘤的可见边界。通过至少三个在两幅图像中容易识别的控制点,例如解剖标志、肿瘤特征和/或界面点(衣服、背景)来完成配准。该方法包括红外到低分辨率彩色图像配准、低分辨率彩色到高分辨率彩色配准、控制点低分辨率彩色到高分辨率彩色,以及控制高分辨率彩色到 IH 高分辨率彩色。在每个配准步骤执行仿射变换以保持共线性和距离比。

将算法应用于配准图像,提取与 IH 状态相关的相关生理信息[79]。彩色图像被分为 L*、a* 和 b* 图层。将 IH 和正常对照的直方图进行了 120 次比较来确定阈值(图 38.6)。即: L*(明度)$<\mu-4\sigma$(平均值:4 × 标准差),a*(红色)$>\mu+4\sigma$,b*

(黄色)$<\mu-3.5\sigma$,红外温度高于 $\mu+3\sigma$。分割算法生成强度分布图(配准图像)和量化的 IH 特征(图 38.7)。

光声成像

光声成像(422nm 和 530nm 的激光激发)对 15 名受试者的血管和色素性病变产生不同的反应[107]。比较了概率密度法(假定为高斯)和贝叶斯概率回归模型两种方法。前者的病灶分类率为 100%,而后者为 80%。

结论

皮肤影像已经经历了巨大且令人印象深刻的发展,具备各种专业知识的研究人员取得了实质性研究进展。这些技术已经从最初使用的摄影术中拓展出来,可提供临床记录并随着时间的推移观测疾病进展。

很多证据表明视觉检查不精确、依赖于专家经验并且耗时。依靠专家经验的必要条件尚值得商榷,因为诊疗过程基于多名观察者,例如,医生和护士——他们排班每天都在变化,也可能没有接受足够的培训。因此,关于皮肤状况的评估和结论存在差异,这可能导致延迟或无效的治疗、愈合延迟、感染、疼痛及花费增加。对客观、可靠地测量皮肤状况特征的公认需求推动了皮肤影像模式的发展。在过去的 10 年中,出现了诸如高光谱成像、多光子层析成像、OCT、RCM、热成像及光声成像等技术提高了检查皮肤结构、功能和治疗反应的能力。

图像处理方法的选择取决于四个相互关联的因素:①目的;②皮肤状况,如疾病、创伤;③状况特征;④成像技术。

皮肤影像的目的通常是:①诊断,即存在或不存在一种或数种疾病;②皮肤疾病随时间变化程度/严重程度的改变以确定治疗效果。数字图像的诊断精确度取决于图像质量[108]。

目前已经开发、实施和评价了各种图像处理方法的准确性、敏感性和特异性。发展新的图像处理策略的关键驱动力是:①成像技术的能力提高,例如 RCM、多光子断层扫描和多光谱成像以获得亚细胞信息;②需要更准确的疾病诊断,而不依赖于医生多年的经验;③减少体内侵入性活检的在体方法的需要。这些方法要求开发更复杂的图像处理技术来处理 3D 数据重建的复杂性[63]。

展望

未来的皮肤影像和图像处理显示出进一步发展的希望。新的应用技术和机会是可能的,同样也是挑战。从目前的现状,综述观点如下:

● 研究者经常陈述其研究的局限性在于兴趣点的样本量较小。鉴于对患者的重要性和价值,需要开发可访问数据库、用于信息共享的有效论坛以及对初级卫生保健者提供教育。

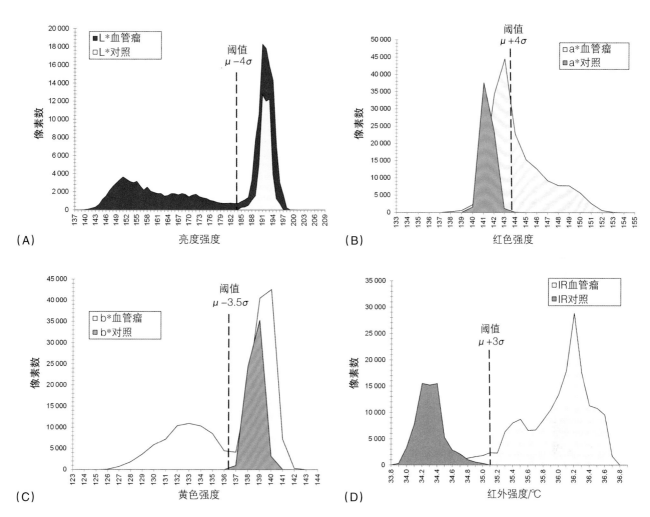

图 38.6　婴儿血管瘤（infantile hemangioma，IH）的彩色和热图像分析的阈值选择。彩色图像被分为 L*，a* 和 b* 图像。比较 IH 和对照直方图的 120 个值以确定阈值。分别是：(A) L*（亮度）$<\mu-4\sigma$（平均值：4 × 标准差）；(B) a*（红色）$>\mu+4\sigma$；(C) b*（黄色）$<\mu-3.5\sigma$；(D) 红外温度高于 $\mu+3\sigma$。IR：红外线

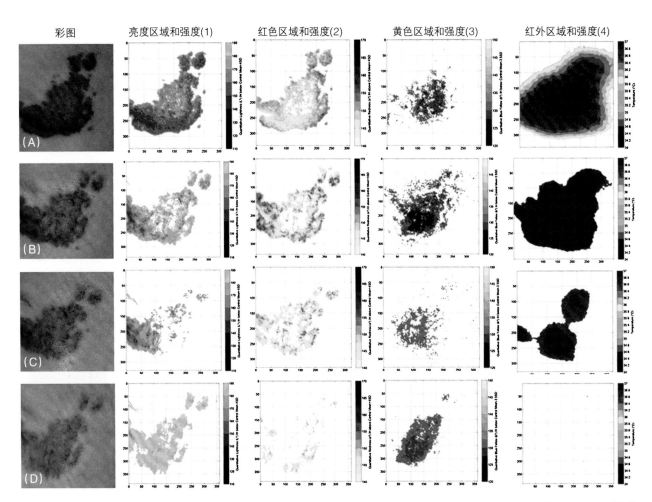

图 38.7   混合性婴儿血管瘤(infantile hemangioma,IH)的特征和强度分布提取。用分割算法生成强度分布图(配准图像)并量化混合性 IH 在基线(A)和超 7 个月普萘洛尔治疗[79]的特征。每个年龄相关数据用区域(像素)和每个阈值以上平均像素代表的强度表示。(B)1 个月后,红色强度、红色区域和温度升高而黄色强度降低。高度、亮度强度、亮度区域和热区域减小。到 2 个月时,高度、亮度强度、红色强度、红外强度和红外区域减小(B 和 C)。黄色强度随时间增加(D)。在 6 个月时,红外强度和面积为零,即 IH 中没有区域在温度超阈值(D)

年龄	高度 / mm	体积 / mm³	亮度强度	亮度区域	红色强度	红色区域	黄色强度	黄色区域	红外强度	红外区域
3.0	5.3	2.5	−16.6	46 071	4.3	32 697	−1.9	11 590	0.70	82 074
4.3	2.5	1.2	−13.7	36 660	5.1	36 005	−2.5	26 289	0.43	59 163
6.0	1.8	0.9	−10.5	14 839	3.2	21 638	−1.0	9 901	0.20	23 608
9.9	1.8	0.6	−5.4	5 570	1.8	9 693	−1.5	16 876	0.00	0

- 仍然需要做大量工作将验证的技术和处理方法应用到常规用途。Parsons 等人 2011 年技术报告批判性地回顾了科学的现状、优点、缺点,并指出下一计划[109]。这是一个实用的观点,与通常在研究文献中发现的兴奋和洞察力形成对比,我们如何从研究转到临床? 皮肤科医生、护士、外科医生和医疗保健提供者需要什么样的合作伙伴? 改变是困难的。

- 新技术的开发成本很高,并且可能限制了医疗保健社区的访问,因其为获取影像资料付费需合理化。这个阶段是为了建立新的合作伙伴关系来克服这种限制并促进方法的发展。

- 结合使用成像和分析技术结合的报告有望增加临床医生可获得的信息范围。颜色和纹理模式正与评估皮肤功能的方法相结合,包括超声、热成像和激光多普勒灌注成像。用以配准信息的图像处理是多模态方法必不可少的。

- 通过实施客观的成像和处理方式,例如伤口护理[110],有机会改善患者的预后。创伤是普遍的,预期随着寿命的延长而增加,并且需要监测以优化治疗。关于专家观察员的资源有限为成像和自动处理提供了机会。在美国,慢性创伤的费用估计为 250 亿美元,并在增长中[111]。利用影像学可在观察者发现之前早期发现皮肤病变,这对于减少创伤护理成本有可能是至关重要的。

致谢

本章中提供的某些信息来自儿科皮肤病学会、美国药学教育基金会、博士前研究基金,临床与转化科学与培训中心以及影像学研究中心资助的相关研究。该项目得到了美国国立卫生研究院(National Institutes of Health,NIH)国家研究资源中心和国家转化科学促进中心八项 UL1 TR000077-05 资助支持。作者对内容全权负责,不代表 NIH 官方观点。

(汤华阳　译,尹智　校)

参考文献

[1] Visscher M, Narendran V. The ontogeny of skin. Adv Wound Care 2014;3(4):291−303.

[2] Visscher MO. Imaging skin: past, present and future perspectives. Giornale italiano di dermatologia e venereologia : organo ufficiale. Societa italiana di dermatologia e sifilografia 2010; 145(1):11−27.

[3] The American heritage science dictionary. Orlando, FL, USA: Houghton Mifflin Company; 2005 [Imaging].

[4] Taylor S, Westerhof W, Im S, Lim J. Noninvasive techniques for the evaluation of skin color. J Am Acad Dermatol 2006;54 (5 Suppl. 2):S282−90.

[5] Serup J. Skin irritation: objective characterization in a clinical perspective. In: Wilhelm KP, Elsner P, Berardesca E, Maibach HI, editors. Bioengineering of the skin: skin surface imaging and analysis. Boca Raton: CRC Press; 1997. p. 261−73.

[6] Galdino GM, Vogel JE, Vander Kolk CA. Standardizing digital photography: it's not all in the eye of the beholder. Plast Reconstr Surg 2001;108(5):1334−44.

[7] Anderson RR, Parrish JA. The optics of human skin. J Invest Dermatol 1981;77(1):13−9.

[8] Arce-Lopera C, Igarashi T, Nakao K, Okajima K. Image statistics on the age perception of human skin. Skin Res Technol 2012.

[9] Nkengne A, Bertin C, Stamatas GN, Giron A, Rossi A, Issachar N, et al. Influence of facial skin attributes on the perceived age of Caucasian women. J Eur Acad Dermatol Venereol 2008;22(8): 982−91.

[10] Wagner JK, Jovel C, Norton HL, Parra EJ, Shriver MD. Comparing quantitative measures of erythema, pigmentation and skin response using reflectometry. Pigment Cell Res 2002; 15(5):379−84.

[11] Jordan WE, Lawson KD, Berg RW, Franxman JJ, Marrer AM. Diaper dermatitis: frequency and severity among a general infant population. Pediatr Dermatol 1986;3(3):198−207.

[12] Hanifin JM, Thurston M, Omoto M, Cherill R, Tofte SJ, Graeber M. The eczema area and severity index (EASI): assessment of reliability in atopic dermatitis. EASI Evaluator Group. Exp Dermatol 2001;10(1):11−8.

[13] Sugarman JL, Fluhr JW, Fowler AJ, Bruckner T, Diepgen TL, Williams ML. The objective severity assessment of atopic dermatitis score: an objective measure using permeability barrier function and stratum corneum hydration with computer-assisted estimates for extent of disease. Arch Dermatol 2003;139(11): 1417−22.

[14] Pressure Ulcer Scale for Healing (PUSH). Push Tool 3.0. National pressure ulcer Advisory Panel. 1998.

[15] Horfelt C, Funk J, Frohm-Nilsson M, Wiegleb Edstrom D, Wennberg AM. Topical methyl aminolaevulinate photodynamic therapy for treatment of facial acne vulgaris: results of a randomized, controlled study. Br J Dermatol 2006;155(3):608−13.

[16] Sullivan T, Smith J, Kermode J, McIver E, Courtemanche DJ. Rating the burn scar. J Burn Care Rehabil 1990;11(3):256−60.

[17] Vierkotter A, Ranft U, Kramer U, Sugiri D, Reimann V, Krutmann J. The SCINEXA: a novel, validated score to simultaneously assess and differentiate between intrinsic and extrinsic skin ageing. J Dermatol Sci 2009;53(3):207−11.

[18] Visscher M. A practical method for rapid measurement of skin condition. Newborn Infant Nurs Rev 2014;14:147−53.

[19] Malvehy J, Puig S, Argenziano G, Marghoob AA, Soyer HP. International Dermoscopy Society Board m. Dermoscopy report: proposal for standardization: results of a consensus meeting of the International Dermoscopy Society. J Am Acad Dermatol 2007; 57(1):84−95.

[20] Bertrand J, McCuaig C, Dubois J, Hatami A, Ondrejchak S, Powell J. Propranolol versus prednisone in the treatment of infantile hemangiomas: a retrospective comparative study. Pediatr Dermatol 2011;28(6):649−54.

[21] Ho NT, Lansang P, Pope E. Topical imiquimod in the treatment of infantile hemangiomas: a retrospective study. J Am Acad Dermatol 2007;56(1):63−8.

[22] Kawai K, Kawai J, Nakagawa M, Kawai K. Effects of detergents. In: Wilhelm K, Elsner P, Berardesca E, Maibach HI, editors. Bioengineering of the skin: skin surface imaging and analysis. Boca Raton: CRC Press; 1997. p. 303−14.

[23] Mattsson U, Jonsson A, Jontell M, Cassuto J. Digital image analysis (DIA) of colour changes in human skin exposed to standardized thermal injury and comparison with laser Doppler measurements. Comput Methods Progr Biomed 1996;50(1):31−42.

[24] Barczak CA, Barnett RI, Childs EJ, Bosley LM. Fourth national pressure ulcer prevalence survey. Adv Wound Care 1997;10(4): 18−26.

[25] Henderson CT, Ayello EA, Sussman C, Leiby DM, Bennett MA, Dungog EF, et al. Draft definition of stage I pressure ulcers: inclusion of persons with darkly pigmented skin. NPUAP Task Force on Stage I Definition and Darkly Pigmented Skin. Adv Wound Care 1997;10(5):16−9.

[26] De Luca D, Zecca E, Zuppa AA, Romagnoli C. The joint use of human and electronic eye: visual assessment of jaundice and transcutaneous bilirubinometry. Turk J Pediatr 2008;50(5): 456−61.

[27] Wannous H, Treuillet S, Luas Y. Robust tissue classification for reproducible wound assessment in telemedicine environments. J Electron Imaging 2010;19(2):023002.

[28] Harvey NT, Budgeon CA, Leecy T, Beer TW, Kattampallil J, Yu L, et al. Interobserver variability in the diagnosis of circumscribed sebaceous neoplasms of the skin. Pathology 2013;45(6):581−6.

[29] Morton CA, Mackie RM. Clinical accuracy of the diagnosis of cutaneous malignant melanoma. Br J Dermatol 1998;138(2): 283−7.

[30] Mukherjee R, Manohar DD, Das DK, Achar A, Mitra A, Chakraborty C. Automated tissue classification framework for reproducible chronic wound assessment. Biomed Res Int 2014; 2014:851582.

[31] Rock I, Gallant J, Kube P. An introduction to vision science. In: Palmer SE, editor. Vision science. Cambridge: MIT Press; 1999; p. 760.

[32] Chardon A, Cretois I, Hourseau C. Skin colour typology and suntanning pathways. Int J Cosmet Sci 1991;13(4):191−208.

[33] Takiwaki H. Measurement of skin color: practical application and theoretical considerations. J Med Invest 1998;44(3−4):121−6.

[34] Aspres N, Egerton IB, Lim AC, Shumack SP. Imaging the skin. Aust J Dermatol 2003;44(1):19−27.

[35] Fogelberg A, Ioffreda M, Helm KF. The utility of digital clinical photographs in dermatopathology. J Cutan Med Surg 2004;8(2): 116−21.

[36] Nystrom J, Geladi P, Lindholm-Sethson B, Rattfelt J, Svensk AC, Franzen L. Objective measurements of radiotherapy-induced erythema. Skin Res Technol 2004;10(4):242−50.

[37] Oduncu H, Hoppe A, Clark M, Williams RJ, Harding KG. Analysis of skin wound images using digital color image processing: a preliminary communication. Int J Low Extrem Wounds 2004; 3(3):151−6.

[38] Setaro M, Sparavigna A. Quantification of erythema using digital camera and computer-based colour image analysis: a multicentre

study. Skin Res Technol 2002;8(2):84−8.

[39] Coelho SG, Miller SA, Zmudzka BZ, Beer JZ. Quantification of UV-induced erythema and pigmentation using computer-assisted digital image evaluation. Photochem Photobiol 2006; 82(3):651−5.

[40] Szychta P, Stewart K, Anderson W. Treatment of infantile hemangiomas with propranolol: clinical guidelines. Plast Reconstr Surg 2014;133(4):852−62.

[41] Choi JW, Kim BR, Lee HS, Youn SW. Characteristics of subjective recognition and computer-aided image analysis of facial erythematous skin diseases: a cornerstone of automated diagnosis. Br J Dermatol 2014;171(2):252−8.

[42] Lock-Andersen J, Wulf HC. Seasonal variation of skin pigmentation. Acta Derm Venereol 1997;77(3):219−21.

[43] Quigley EA, Tokay BA, Jewell ST, Marchetti MA, Halpern AC. Technology and technique standards for camera-acquired digital dermatologic images: a systematic review. JAMA Dermatol 2015.

[44] Soendergaard C, Nielsen OH, Skak K, Ropke MA, Seidelin JB, Kvist PH. Objective quantification of immune cell infiltrates and epidermal proliferation in psoriatic skin: a comparison of digital image analysis and manual counting. Appl Immunohistochem Mol Morphol 2015.

[45] Malvehy J, Puig S, Argenziano G, Marghoob AA, Soyer HP. Dermoscopy report: proposal for standardization: results of a consensus meeting of the International Dermoscopy Society. J Am Acad Dermatol 2007;57(1):84−95.

[46] Dhawan AP, Gordon R, Rangayyan RM. Nevoscopy: three-dimensional computed tomography of nevi and melanomas in situ by transillumination. IEEE Trans Med Imaging 1984; 3(2):54−61.

[47] Demirli R, Otto P, Viswanathan R, Patwardhan S, Larkey J. RBXTM technology overview. Fairfield, NJ, USA: Canfield Imaging Systems; 2007.

[48] Vestergaard ME, Macaskill P, Holt PE, Menzies SW. Dermoscopy compared with naked eye examination for the diagnosis of primary melanoma: a meta-analysis of studies performed in a clinical setting. Br J Dermatol 2008;159(3):669−76.

[49] Kittler H, Pehamberger H, Wolff K, Binder M. Diagnostic accuracy of dermoscopy. The Lancet Oncol 2002;3(3):159−65.

[50] Calzavara-Pinton P, Longo C, Venturini M, Sala R, Pellacani G. Reflectance confocal microscopy for in vivo skin imaging. Photochem Photobiol 2008;84(6):1421−30.

[51] Gonzalez S. Confocal reflectance microscopy in dermatology: promise and reality of non-invasive diagnosis and monitoring. Actas dermo-sifiliograficas 2009;100(Suppl. 2):59−69.

[52] Pellacani G, Guitera P, Longo C, Avramidis M, Seidenari S, Menzies S. The impact of in vivo reflectance confocal microscopy for the diagnostic accuracy of melanoma and equivocal melanocytic lesions. J Invest Dermatol 2007;127(12):2759−65.

[53] Farnetani F, Scope A, Braun RP, Gonzalez S, Guitera P, Malvehy J, et al. Skin cancer diagnosis with reflectance confocal microscopy: reproducibility of feature recognition and accuracy of diagnosis. JAMA Dermatol 2015.

[54] Hoogedoorn L, Peppelman M, van de Kerkhof PC, van Erp PE, Gerritsen MJ. The value of in vivo reflectance confocal microscopy in the diagnosis and monitoring of inflammatory and infectious skin diseases: a systematic review. Br J Dermatol 2015; 172(5):1222−48.

[55] Stamatas GN, Kollias N. Blood stasis contributions to the perception of skin pigmentation. J Biomed Opt 2004;9(2):315−22.

[56] Moncrieff M, Cotton S, Claridge E, Hall P. Spectrophotometric intracutaneous analysis: a new technique for imaging pigmented skin lesions. Br J Dermatol 2002;146(3):448−57.

[57] Stamatas GN, Zmudzka BZ, Kollias N, Beer JZ. In vivo measurement of skin erythema and pigmentation: new means of implementation of diffuse reflectance spectroscopy with a commercial instrument. Br J Dermatol 2008;159(3):683−90.

[58] Kollias N, Seo I, Bargo PR. Interpreting diffuse reflectance for in vivo skin reactions in terms of chromophores. J Biophotonics 2010;3(1−2):15−24.

[59] Wang H, Cuijpers RH, Luo MR, Heynderickx I, Zheng Z. Optimal illumination for local contrast enhancement based on the human visual system. J Biomed Opt 2015;20(1):015005.

[60] Sprigle S, Zhang L, Duckworth M. Detection of skin erythema in darkly pigmented skin using multispectral images. Adv Skin Wound Care 2009;22(4):172−9.

[61] Kuzmina I, Diebele I, Jakovels D, Spigulis J, Valeine L, Kapostinsh J, et al. Towards noncontact skin melanoma selection by multispectral imaging analysis. J Biomed Opt 2011;16(6): 060502.

[62] Lu G, Fei B. Medical hyperspectral imaging: a review. J Biomed Opt 2014;19(1):10901.

[63] Calin MA, Coman T, Parasca SV, Bercaru N, Savastru R, Manea D. Hyperspectral imaging-based wound analysis using mixture-tuned matched filtering classification method. J Biomed Opt 2015;20(4):046004.

[64] Mogensen M, Thrane L, Joergensen TM, Andersen PE, Jemec GB. Optical coherence tomography for imaging of skin and skin diseases. Semin Cutan Med Surg 2009;28(3):196−202.

[65] Tsai TH, Jee SH, Dong CY, Lin SJ. Multiphoton microscopy in dermatological imaging. J Dermatol Sci 2009;56(1):1−8.

[66] Konig K. Clinical multiphoton tomography. J Biophotonics 2008; 1(1):13−23.

[67] Dimitrow E, Ziemer M, Koehler MJ, Norgauer J, Konig K, Elsner P, et al. Sensitivity and specificity of multiphoton laser tomography for in vivo and ex vivo diagnosis of malignant melanoma. J Invest Dermatol 2009;129(7):1752−8.

[68] Wu Z, Liu HH, Lebanowski L, Liu Z, Hor PH. A basic step toward understanding skin surface temperature distributions caused by internal heat sources. Phys Med Biol 2007;52(17): 5379−92.

[69] Jones BF. A reappraisal of the use of infrared thermal image analysis in medicine. IEEE Trans Med Imaging 1998;17(6):1019−27.

[70] Fujimasa I, Chinzei T, Saito I. Converting far infrared image information to other physiological data. IEEE Eng Med Biol Mag 2000;19(3):71−6.

[71] Keyserlingk JR, Ahlgren PD, Yu E, Belliveau N, Yassa M. Functional infrared imaging of the breast. IEEE Eng Med Biol Mag 2000;19(3):30−41.

[72] Tepper M, Gannot I. Parametric study of different contributors to tumor thermal profile. Proc SPIE 2014;8940. 89400P-1-P-12.

[73] Draper JW, Boag JW. Skin temperature distributions over veins and tumours. Phys Med Biol 1971;16(4):645−54.

[74] Deng ZS, Liu J. Mathematical modeling of temperature mapping over skin surface and its implementation in thermal disease diagnostics. Comput Biol Med 2004;34(6):495−521.

[75] Pirtini Çetingül M, Herman C. The assessment of melanoma risk using the dynamic infrared imaging technique. J Therm Sci Eng Appl 2011;3(3):031006.

[76] Leaute-Labreze C, Hoeger P, Mazereeuw-Hautier J, Guibaud L, Baselga E, Posiunas G, et al. A randomized, controlled trial of oral propranolol in infantile hemangioma. N Engl J Med 2015; 372(8):735−46.

[77] Santa Cruz GA, Bertotti J, Marin J, Gonzalez SJ, Gossio S, Alvarez D, et al. Dynamic infrared imaging of cutaneous melanoma and normal skin in patients treated with BNCT. Appl Radiat Isot 2009;67(7−8 Suppl.):S54−8.

[78] Cetingul MP, Herman C. A heat transfer model of skin tissue for the detection of lesions: sensitivity analysis. Phys Med Biol 2010; 55(19):5933−51.

[79] Burkes SA, Adams DM, Hammill AM, Chute C, Eaton KP, Welge JA, et al. Skin imaging modalities quantify progression and stage of infantile hemangiomas. Br J Dermatol 2015.

[80] Zhang HF, Maslov K, Stoica G, Wang LV. Functional photoacoustic microscopy for high-resolution and noninvasive in vivo imaging. Nat Biotechnol 2006;24(7):848−51.

[81] Masood A, Al-Jumaily AA. Computer aided diagnostic support system for skin cancer: a review of techniques and algorithms. Int J Biomed Imaging 2013;2013:323268.

[82] Rastgoo M, Garcia R, Morel O, Marzani F. Automatic differentiation of melanoma from dysplastic nevi. Comput Med Imaging Graphics 2015;43:44−52.

[83] Korotkov K, Garcia R. Computerized analysis of pigmented skin lesions: a review. Artif Intell Med 2012;56(2):69−90.

[84] Lee HC. Color imaging science. Cambridge: Cambridge University Press; 2005.

[85] CIE publications No. 15.2 Colorimetry. 2nd ed. Vienna: Central Bureau of the CIE; 1986.

[86] Wyszecki G, Stiles WS. Color science: concepts and methods, quantitative data and formulae. 2nd ed. New York: Wiley; 1982.

[87] Weatherall IL, Coombs BD. Skin color measurements in terms of CIELAB color space values. J Invest Dermatol 1992;99(4):468—73.

[88] Szychta P, Al-Nakib K, Anderson W, Stewart K, Quaba A. Quantitative method for evaluation of aesthetic results after laser treatment for birthmarks. Lasers Med Sci 2013;28(6):1567—72.

[89] Elsner P. Skin color. In: Berardesca E, Elsner P, Wilhelm KP, Maibach HI, editors. Bioengineering of the skin: methods and instrumentation. Boca Raton: CRC Press; 1995. p. 29—40.

[90] Canning J, Barford B, Sullivan D, Wickett R, Visscher M. Use of digital photography and image analysis techniques to quantify erythema in health care workers. Skin Res Technol 2009;15(1):24—34.

[91] Westerhof W, van Hasselt BA, Kammeijer A. Quantification of UV-induced erythema with a portable computer controlled chromameter. Photodermatol 1986;3(5):310—4.

[92] Decenciere E, Tancrede-Bohin E, Dokladal P, Koudoro S, Pena AM, Baldeweck T. Automatic 3D segmentation of multiphoton images: a key step for the quantification of human skin. Skin Res Technol 2013;19(2):115—24.

[93] Tancrede-Bohin E, Baldeweck T, Decenciere E, Brizion S, Victorin S, Parent N, et al. Non-invasive short-term assessment of retinoids effects on human skin in vivo using multiphoton microscopy. J Eur Acad Dermatol Venereol 2015;29(4):673—81.

[94] Chen G, Lui H, Zeng H. Image segmentation for integrated multiphoton microscopy and reflectance confocal microscopy imaging of human skin in vivo. Quant Imaging Med Surg 2015;5(1):17—22.

[95] Pereira SM, Frade MA, Rangayyan RM, Azevedo Marques PM. Classification of color images of dermatological ulcers. IEEE J Biomed Health Inform 2013;17(1):136—42.

[96] Singh B, Kushwaha N, Vyas OP. A feature subset selection technique for high dimensional data using symmetric uncertainty. J Data Anal Inf Process 2014;2:95—105.

[97] Veredas F, Mesa H, Morente L. Binary tissue classification on wound images with neural networks and bayesian classifiers. IEEE Trans Med Imaging 2010;29(2):410—27.

[98] Abbas Q, Fondon I, Rashid M. Unsupervised skin lesions border detection via two-dimensional image analysis. Comput Methods Progr Biomed 2011;104(3):e1—15.

[99] Ganster H, Pinz A, Rohrer R, Wildling E, Binder M, Kittler H. Automated melanoma recognition. IEEE Trans Med Imaging 2001;20(3):233—9.

[100] Burroni M, Sbano P, Cevenini G, Risulo M, Dell'eva G, Barbini P, et al. Dysplastic naevus vs. in situ melanoma: digital dermoscopy analysis. Br J Dermatol 2005;152(4):679—84.

[101] Segura S, Puig S, Carrera C, Palou J, Malvehy J. Development of a two-step method for the diagnosis of melanoma by reflectance confocal microscopy. J Am Acad Dermatol 2009;61(2):216—29.

[102] Gareau D, Hennessy R, Wan E, Pellacani G, Jacques SL. Automated detection of malignant features in confocal microscopy on superficial spreading melanoma versus nevi. J Biomed Opt 2010;15(6):061713.

[103] Raphael AP, Kelf TA, Wurm EM, Zvyagin AV, Soyer HP, Prow TW. Computational characterization of reflectance confocal microscopy features reveals potential for automated photoageing assessment. Exp Dermatol 2013;22(7):458—63.

[104] Wurm EM, Longo C, Curchin C, Soyer HP, Prow TW, Pellacani G. In vivo assessment of chronological ageing and photoageing in forearm skin using reflectance confocal microscopy. Br J Dermatol 2012;167(2):270—9.

[105] Carrara M, Tomatis S, Bono A, Bartoli C, Moglia D, Lualdi M, et al. Automated segmentation of pigmented skin lesions in multispectral imaging. Phys Med Biol 2005;50(22):N345—57.

[106] Patalay R, Talbot C, Alexandrov Y, Lenz MO, Kumar S, Warren S, et al. Multiphoton multispectral fluorescence lifetime tomography for the evaluation of basal cell carcinomas. PLoS One 2012;7(9):e43460.

[107] Swearingen JA, Holan SH, Feldman MM, Viator JA. Photoacoustic discrimination of vascular and pigmented lesions using classical and Bayesian methods. J Biomed Opt 2010;15(1):016019.

[108] Weingast J, Scheibbock C, Wurm EM, Ranharter E, Porkert S, Dreiseitl S, et al. A prospective study of mobile phones for dermatology in a clinical setting. J Telemed Telecare 2013;19(4):213—8.

[109] Parsons SK, Chan JA, Yu WW, Obadan N, Raticheck SJ, Lee J, et al. Noninvasive diagnostic techniques for the detection of skin cancers. 2011. Contract No.: Technical Brief No. 11.

[110] Salcido RS. Beyond photography: wound imaging. Adv Skin Wound Care 2011;24(2):56.

[111] Sen CK, Gordillo GM, Roy S, Kirsner R, Lambert L, Hunt TK, et al. Human skin wounds: a major and snowballing threat to public health and the economy. Wound Repair Regen 2009;17(6):763—71.